# Fundamentos do personal training

**National Strength and Conditioning Association (NSCA)**

# Fundamentos do Personal Training

2ª edição

## Editores

**Jared W. Coburn, PhD, CSCS,*D, FNSCA**
California State University, Fullerton
**Moh H. Malek, PhD, CSCS,*D, NSCA-CPT,*D, FNSCA**
Wayne State University, Detroit

## Revisão científica

**Prof. Dr. Brunno Elias Ferreira**
Doutor e Mestre em Saúde e Desenvolvimento na Região Centro-Oeste pela Faculdade de Medicina da Universidade Federal de Mato Grosso do Sul (UFMS). Especialista em Wellness: Saúde & Bem-Estar (LFG / Anhanguera / Uniderp). Graduado em Educação Física pela UFMS.

Manole

Título original em inglês: *NSCA'S Essentials of Personal Training - 2nd edition*
Publicado originalmente nos EUA por Human Kinetics Inc. Todos os direitos reservados.

Publicado no Brasil, em língua portuguesa, pela Editora Manole Ltda.,
por meio de acordo com a Human Kinetics Inc.

Este livro contempla as regras do Acordo Ortográfico da Língua Portuguesa de 1990, que entrou em vigor no Brasil.

Editora gestora: Sônia Midori Fujiyoshi
Capa: Rubens Lima
Projeto gráfico: Departamento de Arte da Editora Manole
Editoração eletrônica: Anna Yue e Francisco Lavorini
Tradução: Guilherme Miranda
Fotos (miolo): © Human Kinetics, exceto se indicado o contrário
Figuras das páginas 314, 405, 417, 422, 424 e 425: cortesia de Stacy Peterson of Acceleration Sports, San Diego.
Ilustrações: © Human Kinetics

CIP-BRASIL. CATALOGAÇÃO NA PUBLICAÇÃO
SINDICATO NACIONAL DOS EDITORES DE LIVROS, RJ

F977
2. ed.

Fundamentos do personal training / editores Jared W. Coburn, Moh H. Malek ; tradução Guilherme Miranda. - 2. ed. - Barueri [SP] : Manole, 2019.

Tradução de: Nsca's essentials of personal training
Inclui bibliografia e índice
ISBN 978-85-204-5045-1 (9788520450451)

1. Educação física. 2. Preparadores físicos pessoais - Orientação profissional. 3. Exercícios físicos. 4. Musculação. I. Coburn, Jared W. II. Malek, Moh H. III. Miranda, Guilherme.

19-56265 CDD: 613.71
CDU: 613.71

Vanessa Mafra Xavier Salgado - Bibliotecária - CRB-7/6644



Edição brasileira – 2019

Editora Manole Ltda.
Av. Ceci, 672 – Tamboré
06460-120 – Barueri – SP – Brasil
Tel.: (11) 4196-6000
www.manole.com.br
https://atendimento.manole.com.br/

Impresso no Brasil | *Printed in Brazil*

# Colaboradores

Travis W. Beck, PhD
Universidade de Oklahoma, Norman, EUA

David T. Beine, MS, ATC, LAT
Milwaukee School of Engineering, EUA

Lee E. Brown, EdD, CSCS,*D, FNSCA, FACSM
Universidade do Estado da Califórnia, Fullerton, EUA

Jared W. Coburn, PhD, CSCS,*D, FNSCA, FACSM
Universidade do Estado da Califórnia, Fullerton, EUA

Joel T. Cramer, PhD, CSCS,*D, NSCA-CPT,*D, FNSCA, FACSM, FISSN
Oklahoma State University, Stillwater, EUA

Kyle T. Ebersole, PhD, LAT
University of Wisconsin-Milwaukee, EUA

Tammy K. Evetovich, PhD, CSCS, FACSM
Wayne State College, Wayne, NE, EUA

Avery D. Faigenbaum, EdD, CSCS,*D, FNSCA, FACSM
The College of New Jersey, Ewing, NJ, EUA

Ryan Fiddler, MS
Oklahoma State University, Stillwater, EUA

Sean P. Flanagan, PhD, ATC, CSCS,*D
Universidade do Estado da Califórnia, Northridge, EUA

John F. Graham, MS, CSCS,*D, FNSCA
Lehigh Valley Health Network, Allentown/Bethlehem, PA, EUA

G. Gregory Haff, PhD, CSCS,*D, FNSCA
Universidade, Edith Cowan, Austrália Ocidental

Erin E. Haff, MA
Universidade, Edith Cowan, Austrália Ocidental

Patrick S. Hagerman, EdD, CSCS, NSCA-CPT, FNSCA
Axia College em Universidade de Phoenix, EUA

Bradley D. Hatfield, PhD, FACSM, FNAK
Universidade de Maryland, College Park

Allen Hedrick, MA, CSCS,*D, RSCC,*D, FNSCA
Colorado State University-Pueblo, EUA

David L. Herbert, JD
David L. Herbert & Associates, Attorneys and Counselors at Law, Canton, OH, EUA

Kristi R. Hinnerichs, PhD, ATC, CSCS,*D
Wayne State College, Wayne, NE, EUA

Phil Kaplan, MS, NSCA-CPT
Phil Kaplan's Fitness, Sunrise, FL, EUA

Tom P. LaFontaine, PhD, CSCS, NSCA-CPT, FACSM, FAACVPR
Optimus: The Center for Health, Columbia, MO, EUA

Moh H. Malek, PhD, CSCS,*D, NSCA-CPT,*D, FNSCA, FACSM
Wayne State University, Detroit, EUA

Robert Mamula, CSCS
Universidade da Califórnia, San Diego, EUA

John P. McCarthy, PhD, PT, CSCS,*D, FNSCA, FACSM
University of Alabama at Birmingham, EUA

Kevin Messey, MS, ATC, CSCS
Universidade da Califórnia, San Diego, EUA

David R. Pearson, PhD, CSCS*D, FNSCA
Universidade Estadual Ball, Muncie, IN, EUA

Stacy Peterson, MA, CSCS, FACSM
Acceleration Sports, San Diego, EUA

Sharon Rana, PhD, CSCS
Universidade de Ohio, Athens, OH, EUA

Peter Ronai, MS, CSCS,*D, NSCA-CPT,*D
Sacred Heart University, Fairfield, CT, EUA

Jane L.P. Roy, PhD, CSCS
University of Alabama at Birmingham, EUA

Eric D. Ryan, PhD, CSCS, NSCA-CPT
Universidade da Carolina do Norte em Chapel Hill, EUA

Douglas B. Smith, PhD
Oklahoma State University, Stillwater, EUA

Paul Sorace, MS, CSCS,*D
Hackensack University Medical Center, Nova Jersey, EUA

Marie Spano, MS, RD, CSCS, CSSD, FISSN
Spano Sports Nutrition Consulting, Atlanta, GA

Shinya Takahashi, PhD, CSCS, NSCA-CPT
Universidade de Nebraska-Lincoln, EUA

N. Travis Triplett, PhD, CSCS,*D, FNSCA
Appalachian State University, Boone, NC, EUA

Vanessa van den Heuvel Yang, MS, ATC
Universidade da Califórnia, San Diego, EUA

Joseph P. Weir, PhD, FNSCA, FACSM
Des Moines University, Des Moines, IA, EUA

Wayne L. Westcott, PhD, CSCS
Quincy College, Quincy, MA

Jason B. White, PhD
Universidade de Ohio, Athens, OH, EUA

William C. Whiting, PhD, CSCS, FACSM
Universidade do Estado da Califórnia, Northridge, EUA

# Colaboradores da edição anterior

- Anthony A. Abbott, EdD, CSCS,*D, NSCA-CPT,*D, FNSCA, FACSM
- Thomas R. Baechle, EdD, CSCS,*D, aposentado; NSCACPT,*D, aposentado
- Lee E. Brown, EdD, CSCS,*D, FNSCA, FACSM
- Jared W. Coburn, PhD, CSCS,*D, FNSCA, FACSM
- Matthew J. Comeau, PhD, ATC, LAT, CSCS
- Joel T. Cramer, PhD, CSCS,*D, NSCA-CPT,*D, FNSCA, FACSM, FISSN
- J. Henry "Hank" Drought, MS, CSCS,*D, NSCACPT,*D
- Roger W. Earle, MA, CSCS,*D, NSCA-CPT,*D
- JoAnn Eickhoff-Shemek, PhD, FACSM, FAWHP
- Todd Ellenbecker, PT, MS, SCS, OCS, CSCS
- Avery D. Faigenbaum, EdD, CSCS,*D, FNSCA, FACSM
- John F. Graham, MS, CSCS,*D, FNSCA
- Mike Greenwood, PhD, FNSCA, FISSN, FACSM, CSCS,*D
- Patrick S. Hagerman, EdD, CSCS, NSCA-CPT, FNSCA
- Everett Harman, PhD, CSCS, NSCA-CPT
- Bradley D. Hatfield, PhD, FACSM, FNAK
- Allen Hedrick, MA, CSCS,*D, RSCC,*D, FNSCA
- Susan L. Heinrich, MS
- Carlos E. Jiménez, MD, NSCA-CPT
- Phil Kaplan, MS, NSCA-CPT
- John A.C. Kordich, MEd, CSCS,*D, NSCA-CPT,*D, FNSCA
- Len Kravitz, PhD
- Tom P. LaFontaine, PhD, CSCS, NSCA-CPT, FACSM, FAACVPR
- David R. Pearson, PhD, CSCS*D, FNSCA
- David H. Potach, PT, MS, CSCS,*D, NSCA-CPT,*D
- Kristin J. Reimers, MS, RD
- Torrey Smith, MA, CSCS,*D, NSCA-CPT,*D
- N. Travis Triplett, PhD, CSCS,*D, FNSCA
- Christine L. Vega, MPH, RD, CSCS,*D, NSCACPT,*D
- Robert Watine, MD
- Joseph P. Weir, PhD, FNSCA, FACSM
- Wayne L. Westcott, PhD, CSCS
- Mark A. Williams, PhD, FACSM, FAACVPR

# Sumário

## Parte IV – Elaboração do programa



## Parte V – Clientes com necessidades específicas



## Parte VI – Segurança

# Prefácio

*Fundamentos do personal training da NSCA* é a obra mais completa sobre personal training. Assim como a primeira edição, a segunda vai servir como principal recurso para os alunos que se preparam para o exame norte-americano de personal trainer certificado pela NSCA (NSCA-CPT).

Os autores do livro são professores universitários, pesquisadores, personal trainers, treinadores esportivos, fisioterapeutas e nutricionistas. O livro apresenta as informações mais atuais sobre os aspectos aplicados do personal training ao mesmo tempo que oferece os princípios científicos que guiam essa prática. O conteúdo do livro foi elaborado para apresentar os conhecimentos, técnicas e capacidades (CTC) exigidos de um personal trainer. Esses CTC são apresentados ao longo de 13 áreas de conteúdo divididas nas seis seções do livro. São as seguintes:

- Parte I: Ciência do exercício. A primeira parte do livro contém informações científicas básicas sobre o exercício em campos como anatomia, fisiologia, bioenergética, biomecânica, adaptações de treinamento, psicologia do exercício, motivação e definição de metas e orientações nutricionais gerais.
- Parte II: Consulta e avaliação inicial. Essa seção inclui orientações detalhadas sobre a avaliação de um cliente, a seleção e a administração de testes, e a interpretação de resultados com base em normas descritivas e normativas.
- Parte III: Técnica de exercício. Os capítulos nessa parte do livro descrevem técnicas apropriadas de exercício e métodos didáticos para exercícios de flexibilidade; exercícios calistênicos, com pesos livres e com aparelhos de resistência; e atividades cardiovasculares. Além disso, são identificados os músculos-alvo e erros comuns de desempenho.
- Parte IV: Elaboração do programa. O foco dessa seção é o processo complexo de elaborar programas de treinamento de força, aeróbio, pliométrico e de velocidade seguros, efetivos e com metas específicas.
- Parte V: Clientes com necessidades específicas. Essa parte do livro descreve uma variedade de clientes que têm necessidades e limitações (p. ex., pré-púberes, gestantes, idosos e atletas) ou condições físicas especiais (p. ex., obesidade, dislipidemia, diabete, hipertensão, dor lombar, cardiopatia, epilepsia). Essa seção detalha como modificar um programa de exercício; identificar contraindicações de exercícios; e quando, como e para quem encaminhar um cliente com uma condição que esteja além do âmbito de prática do personal trainer.
- Parte VI: Segurança. A última seção apresenta orientações sobre a organização e a disposição de instalações de condicionamento comerciais e residenciais, a manutenção básica de equipamentos de exercício.

*Fundamentos do personal training da NSCA* apresenta recursos e elementos úteis aos personal trainers:

- Mais de 220 fotografias que ilustram e representam claramente a técnica de exercício apropriada.
- Objetivos e pontos-chave dos capítulos.
- Quadros com explicações e aplicações.
- Protocolos de testes e normas para avaliar clientes.
- Mais de 120 questões nos capítulos que podem ser usadas para fixar o conteúdo.
- Um glossário abrangente de termos mais usados e conceitos destacados em negrito no texto.

*Fundamentos do personal training da NSCA* é a referência mais completa no mercado para personal trainers e outros profissionais de condicionamento. Como ferramenta de estudo, sua abrangência e relevância são incomparáveis para os exames de certificação.

## Atualizações da segunda edição

A segunda edição de *Fundamentos do Personal Training da NSCA* atualiza e amplia as informações apresentadas na primeira edição. Todos os esforços foram feitos para apresentar informações científicas e práticas mais recentes de interesse para os personal trainers. As atualizações desta edição incluem:

- Pesquisas mais recentes de toda a ciência do exercício.
- Questões novas e revisadas para ajudar os leitores a se preparar para os exames.
- Informações atualizadas sobre a estrutura e a função dos sistemas muscular, esquelético e cardiorrespiratório, entre outros (Capítulos 1 e 2).
- Figuras e tabelas novas e revisadas em todo o livro.
- Informações expandidas e atualizadas sobre a nutrição adequada para o cliente de personal training (Capítulo 7).
- Informações atualizadas sobre a avaliação e a testagem do cliente com base nas diretrizes mais recentes de organizações proeminentes no campo da ciência do exercício (Capítulos 9, 10 e 11).
- Capítulos revisados ou reescritos sobre prescrição do exercício e técnicas de treinamento de flexibilidade, treinamento de força, exercícios de resistência aeróbia, pliometria e treinamento de velocidade (Capítulos 12 a 17).
- Um capítulo reescrito sobre elaboração de programas de treinamento de força, apresentando as informações mais recentes sobre a aplicação da periodização do treinamento (Capítulo 15).
- Informações revisadas, expandidas e atualizadas a respeito da aplicação de princípios de nutrição para clientes com problemas metabólicos (Capítulo 19).
- Novas informações relativas a lesões, reabilitação e pacientes com doenças cardiovasculares, respiratórias e ortopédicas (Capítulos 20 e 21).
- Novas orientações para determinar cargas de treinamento para clientes atletas (Capítulo 23).

Independentemente de ser usado para aprender os fundamentos do personal training, para se preparar para um exame de certificação ou como referência por profissionais, a segunda edição de *Fundamentos de Personal Training da NSCA* irá ajudar os profissionais e a comunidade científica a entender melhor como desenvolver e administrar programas de personal training seguros e eficazes.

# Agradecimentos

Primeiro, gostaríamos de agradecer aos autores dos vários capítulos deste livro. Damos muito valor à sua disposição para contemplar as diversas revisões e recomendações ao longo dos últimos anos. Acreditamos que sua experiência fez deste um livro de peso que vai contribuir positivamente para a prática do personal training. Além disso, somos gratos pelas produtivas revisões de capítulos que recebemos de Jay Dawes, Kristy Richardson, Travis Triplett e Carrie White.

Também gostaríamos de agradecer à equipe da Human Kinetics pelas muitas horas dispensadas à finalização do livro. Em particular, gostaríamos de agradecer a Chis Drews e a Brendan Shea pela ajuda, paciência e detalhismo extraordinários.

A equipe da NSCA foi fundamental para garantir uma obra atualizada, precisa e que atenda às necessidades daqueles que buscam nela orientações e informações especializadas. Agradecemos, em especial, ao ex-presidente da NSCA Lee Brown por nos convidar, logo de início, para editar este livro.

Por último, mas não menos importante, gostaríamos de agradecer a nossas famílias. A nossos pais, os falecidos Darrel e Mary Coburn e Frida Malek, a nossas esposas Tamara Coburn e Bridget Malek; e aos filhos Dara e Jansen Coburn.

# Créditos

**Figuras 1.1, 4.5, 4.6, 4.7, 4.8, 4.10, 4.13 e 4.16** Reproduzidas, com autorização, de NSCA, 2008, Biomechanics of resistance exercise, por E. Harman. In *Essentials of strength training and conditioning*, 3rd ed., editado por T. Baechle e R. Earle (Champaign, IL: Human Kinetics), 68, 69, 69, 70, 76, 73 e 81.

**Figuras 1.2, 1.3, 1.4, 2.5, 2.6, 2.7, 2.10 e 2.11** Reproduzidas, com autorização, de NSCA, 2008, Structure and function of the muscular, neuromuscular, cardiovascular, and respiratory systems, por G.R. Hunter e R.T. Harris. In *Essentials of strength training and conditioning*, 3rd ed., editado por T. Baechle e R. Earle (Champaign, IL: Human Kinetics), 5, 5, 6, 15, 14, 15, 17 e 18.

**Figuras 1.5, 1.6, 1.7, 1.8, 2.1, 2.8, 2.13, 3.1, 6.2, 6.4, 6.5, 6.6, 6.7 e Tabelas 6.2 e 6.4** Adaptadas, com autorização, de J.H. Wilmore, D.L. Costill e W.L. Kenney, 2008, *Physiology of sport and exercise*, 4th ed. (Champaign, IL: Human Kinetics), 32, 80, 81, 95, 140, 139, 148, 50, 172, 230, 226, 228, 285, 237, 415 e 103 e 239.

**Figura 1.9** Reproduzida de R. Behnke, 2006, *Kinetic anatomy*, 2nd ed. (Champaign, IL: Human Kinetics), 5.

**Figuras 1.10a, 4.1, 21.3, 21.12 e 21.13** Reproduzidas, com autorização, de J. Watkins, 2010, *Structure and function of the musculoskeletal system*, 2nd ed. (Champaign, IL: Human Kinetics), 8, 25, 122, 193 e 312.

**Figura 1.10b** Reproduzida de L. Cartwright e W. Pitney, 2011, *Fundamentals of athletic training*, 3rd ed. (Champaign, IL: Human Kinetics), 34.

**Figuras 2.2, 2.3 e 6.3** Reproduzidas, com autorização, de S.K. Powers e E.T. Howley, 2004, *Exercise physiology: Theory and application to fitness and performance*, 5th ed. (New York: McGraw-Hill Companies), 205, 206 e 97. © The McGraw-Hill Companies.

**Figuras 2.4, 4.11, 4.12 e 4.14** Adaptadas, com autorização, de W.C. Whiting e S. Rugg, 2006, *Dynatomy: Dynamic human anatomy* (Champaign, IL: Human Kinetics, Inc.), 15, 76, 77 e 123.

**Figura 2.9** Reproduzida, com autorização, de P.O. Åstrand et al., 2003, *Textbook of work physiology: Physiological bases of exercise*, 4th ed. (Champaign, IL: Human Kinetics), 136.

**Figuras 3.2, 3.3, 3.4, 3.5, 3.6, 3.7, 3.8, 3.9** Reproduzidas, com autorização, de NSCA, 2008, Bioenergetics of exercise and training, por J.T. Cramer. In *Essentials of strength training and conditioning*, 3rd ed., editado por T. Baechle e R. Earle (Champaign, IL: Human Kinetics), 25, 26, 28, 29, 30, 31, 35, 36.

**Figura 4.2** Reproduzida, com autorização, de E.A. Harman, M. Johnson e P.N. Frykman, 1992, "A movement oriented approach to exercise prescription", *NSCA Journal* 14(1):47-54.

**Figuras 4.3, 4.4, 4.9** Adaptadas, com autorização, de W.C. Whiting e R.F. Zernicke, 1998, *Biomechanics of musculoskeletal injury* (Champaign, IL: Human Kinetics), 108, 109, 67.

**Figura 4.15** Reproduzida, com autorização, de NSCA, 2000, Biomechanics of resistance exercise, por E. Harman. In *Essentials of strength training and conditioning*, 2nd ed., editado por T. Baechle e R. Earle (Champaign, IL: Human Kinetics), 43.

**Figuras 5.1 e 5.2** Reproduzidas, com autorização, de NSCA, 2008, Adaptations to anaerobic training programs, por N.A. Ratamess. In *Essentials of strength training and conditioning*, 3th ed., editado por T. Baechle e R. Earle (Champaign, IL: Human Kinetics), 97, 152.

**Figura 6.1** Reproduzida, com autorização, de J. Hoffman, 2002, *Physiological aspects of sport training and performance* (Champaign, IL: Human Kinetics), 50.

**Figura 8.1** Adaptada, com autorização, de D.E. Sherwood e D.J. Selder, 1979, "Cardiorespiratory health, reaction time, and aging", *Medicine and Science in Sports* 11:186-189.

**Figura 8.2** Reproduzida de *Neurobiology of Aging*, vol. 11, R.E. Dustman et al., "Age and fitness effects on EEG, ERPs, visual sensitivity, and cognition", p. 193-200, *copyright* 1990, com autorização de Elsevier Science.

**Figura 9.1** Reproduzida, com autorização, de ACSM, 2010, *ACSM's guidelines for exercise testing and prescription*, 8th ed. (Philadelphia, PA: Lippincott, Williams, and Wilkins), 24.

**Figura 9.2** Reproduzida, com autorização, de T. Olds e K. Norton, 1999, *Pre-exercise and health screening guide* (Champaign, IL: Human Kinetics), 29.

**Formulário PAR-Q** De Physical Activity Readiness Questionnaire (PAR-Q) © 2002. Reproduzido com autorização para Canadian Society for Exercise Physiology. http://www.csep.ca/forms.asp.

**Formulário de análise de riscos à saúde** B. Sharkey e S. Gaskill, 2007, *Fitness and health*, 7th ed. (Champaign, IL: Human Kinetics), 64-68; Data for Life Expectancy from CDC, 2010, National Vital Statistics Reports.

**Teste de bicicleta ergométrica da YMCA** Adaptado, com autorização, de American College of Sports Medicine, 2010, *ACSM's resource manual for guidelines for exercise testing and prescription*, 6th ed. Philadelphia: Lippincott Williams & Wilkins.

**Tabelas 11.3 e 11.9** Reproduzidas, com autorização, de V. Heyward, 2010, *Advanced fitness and exercise prescription*, 6th ed. (Champaign, IL: Human Kinetics), 32 e 204.

**Tabela 11.10** Reproduzida, com autorização, de V. Heyward e D. Wagner, 2004, *Applied body composition assessment*, 2nd ed. (Champaign, IL: Human Kinetics), 9.

**Tabela 11.13** Adaptada, com autorização, de ACSM, 2010, *ACSM's Resource manual for guidelines for exercise testing and prescription*, 6th ed. (Lippincott, Williams, and Wilkins), 78.

**Tabelas 11.15, 11.16 e 11.17** Adaptada, com autorização, de P.O. Åstrand, 1960, "Aerobic work capacity in men and women with special references to age", *Acta Physiologica Scandanavia* 49 (suppl 169):45-60.

**Tabela 11.25** Fonte: *The Canadian Physical Activity, Fitness & Lifestyle Approach: CSEP-Health & Fitness Program's Health-Related Appraisal and Counselling Strategy*, 3rd ed. © 2003. Reproduzida com autorização de Canadian Society for Exercise Physiology.

**Figura 14.11** Adaptada, com autorização, de E.W. Maglischo, 2003, *Swimming fastest* (Champaign, IL: Human Kinetics), 181.

**Figura 17.1** Reproduzida de Eccentric muscle training in sports and orthopaedics, M. Albert, *copyright* 1995, com autorização de Elsevier.

**Figuras das páginas 314, 405, 417, 422, 424 e 425** são cortesia de Stacy Peterson da Acceleration Sports, San Diego.

**Figura 18.1** Reproduzida, com autorização, de W. Westcott, 2003, *Building strength and stamina*, 2nd ed. (Champaign, IL: Human Kinetics), 9.

**Figura 18.2** Reproduzida, com autorização, de W. Westcott e T. Baechle, 2010, *Fitness professional's guide to strength training older adults*, 2nd ed. (Champaign, IL: Human Kinetics), 22.

**Figura 19.1** Reproduzida, com autorização, de C.W. Baker e K.D. Brownwell, 2000, Physical activity and maintenance of weight loss. In *Physical activity and obesity*, editado por C. Bouchard (Champaign, IL: Human Kinetics), 315.

**Sinais de alerta de anorexia e bulimia** Reproduzida, com autorização, de C. Otis e R. Goldingay, 2000, *The athletic women's survival guide* (Champaign, IL: Human Kinetics), 74.

**Figuras 20.2 e 20.3** Reproduzidas, com autorização, de A.S. Fauci et al., 1998, *Harrison's principles of internal medicine*, 14th ed. (New York: McGraw-Hill Companies), 1345-1352. © The McGraw-Hill Companies.

**Tabela 23.1** Adaptada, com autorização, de NSCA, 2000, Resistance training, por T.R. Baechle, R.W. Earle e D. Wathen. In *Essentials of strength training and conditioning*, 2nd ed., editado por T.R. Baechle e R.W. Earle (Champaign, IL: Human Kinetics), 400.

**Tabela 24.1** Adaptada, com autorização, de NSCA, 2008, Facility organization and risk management, por M. Greenwood e L. Greenwood. In *Essentials of strength training and conditioning*, 3r ed., editado por T.R. Baechle e R.W. Earle (Champaign, IL: Human Kinetics), 551.

# Parte I

# Ciência do exercício

# 1

# Estrutura e função dos sistemas muscular, nervoso e esquelético

Jared W. Coburn, PhD, e Moh H. Malek, PhD

**Ao término deste capítulo, você será capaz de:**

- Descrever a estrutura e a função do músculo esquelético.
- Relacionar e explicar os passos da teoria dos filamentos deslizantes da ação muscular.
- Explicar o conceito de tipos de fibras musculares e como ele se aplica ao desempenho do exercício.
- Descrever a estrutura e a função do sistema nervoso no que concerne à sua aplicação no controle do músculo esquelético.
- Explicar o papel do exercício na saúde óssea, bem como a função dos tendões e ligamentos na atividade física.

A atividade física ocorre graças aos esforços combinados e coordenados dos sistemas muscular, nervoso e esquelético. O sistema nervoso é responsável por iniciar e modificar a ativação dos músculos. Os músculos produzem movimento gerando forças para girar os ossos em torno das articulações. Este capítulo explora a estrutura e a função básica desses sistemas no que concerne à sua aplicação no personal training.

## Sistema muscular

Os músculos, quando ativados, geram força. Isso é denominado *contração muscular* ou *ação muscular*. Dos três tipos de músculo – liso, cardíaco e esquelético –, é o terceiro que se insere nos ossos, fazendo com que eles girem em torno das articulações. É essa função dos músculos esqueléticos que nos permite correr, pular, e levantar e lançar objetos. A função do músculo é determinada por sua estrutura.

### Anatomia geral do músculo esquelético

O sistema de músculos esqueléticos é ilustrado na Figura 1.1. Cada músculo esquelético (p. ex., deltoide, peitoral maior, gastrocnêmio) é envolto por uma camada de tecido conjuntivo conhecida como **epimísio**. Os músculos são subdivididos em feixes de **fibras musculares**. Um feixe de fibras musculares é chamado de **fascículo**. Cada fascículo é envolto por um tecido conjuntivo denominado **perimísio.** Dentro de um fascículo, cada fibra muscular é envolta e separada das fibras adjacentes por uma camada de tecido conjuntivo conhecida como **endomísio**. Juntos, esses três tecidos conjuntivos ajudam a transmitir a força da ação muscular ao osso através de outra estrutura de tecido conjuntivo: o tendão. A Figura 1.2 ilustra essas estruturas e sua relação com o músculo.

### Anatomia microscópica do músculo esquelético

Cada fibra muscular é uma célula, com muitos dos mesmos componentes estruturais de outras células (Fig. 1.3). Por exemplo, cada fibra muscular está envolta por uma membrana plasmática conhecida como *sarcolema*. O sarcolema envolve o conteúdo da célula, regula a passagem de materiais como glicose para dentro e para fora da célula, e recebe e conduz estímulos na forma de impulsos elétricos ou **potenciais de ação**. As células do músculo esquelético são multinucleadas, o que significa que possuem mais de um núcleo. Fato é que as células dos músculos esqueléticos possuem muitos núcleos como resultado da fusão embrionária de células de núcleo único durante o desenvolvimento. Os núcleos contêm o material genético, ou DNA, da célula e são em grande parte responsáveis por iniciar o processo associado às adapta-

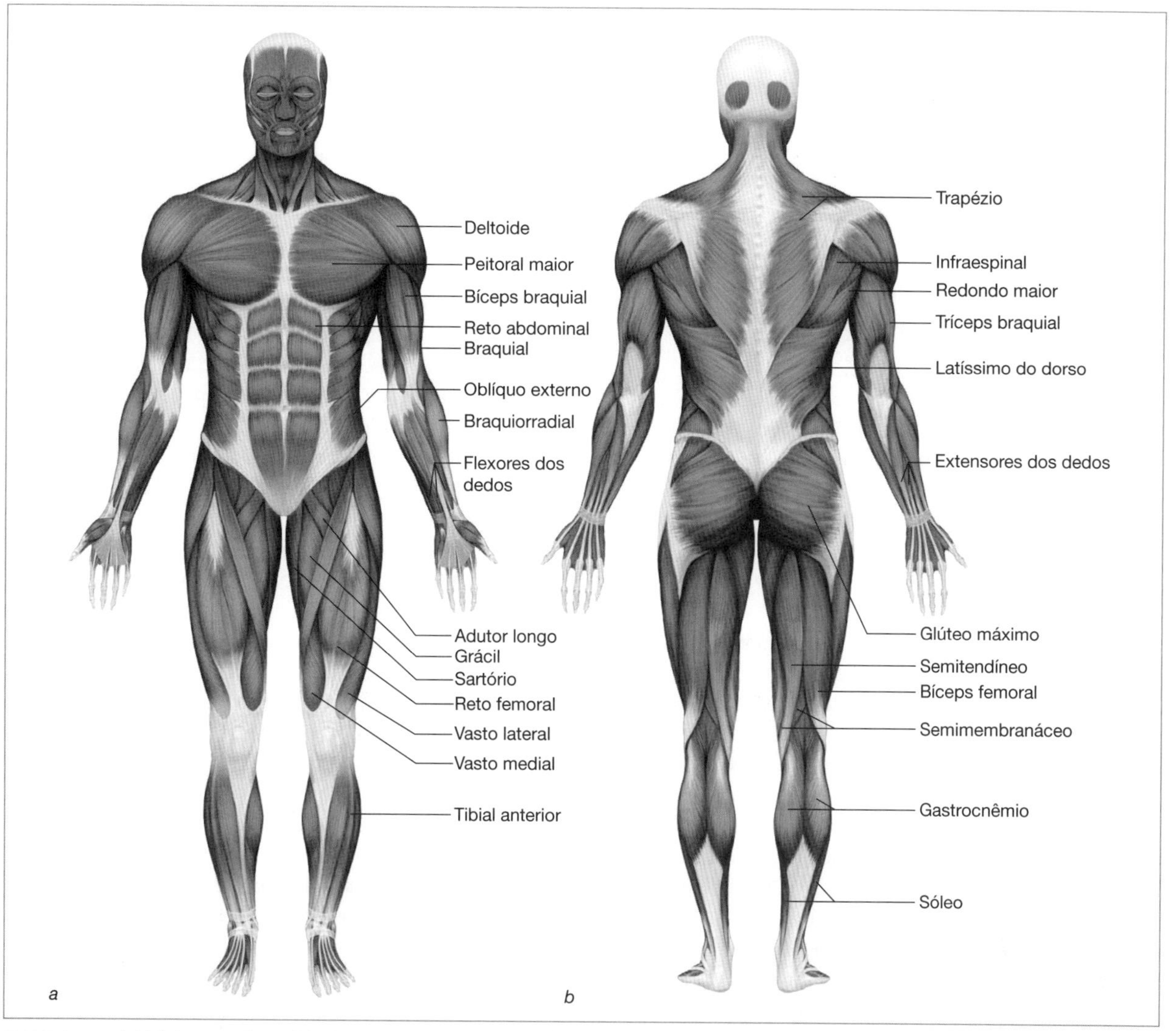


FIGURA 1.1 (a) Vista anterior e (b) vista posterior da musculatura esquelética de um corpo humano adulto do sexo masculino.
Reproduzida com autorização de NSCA, 2008.

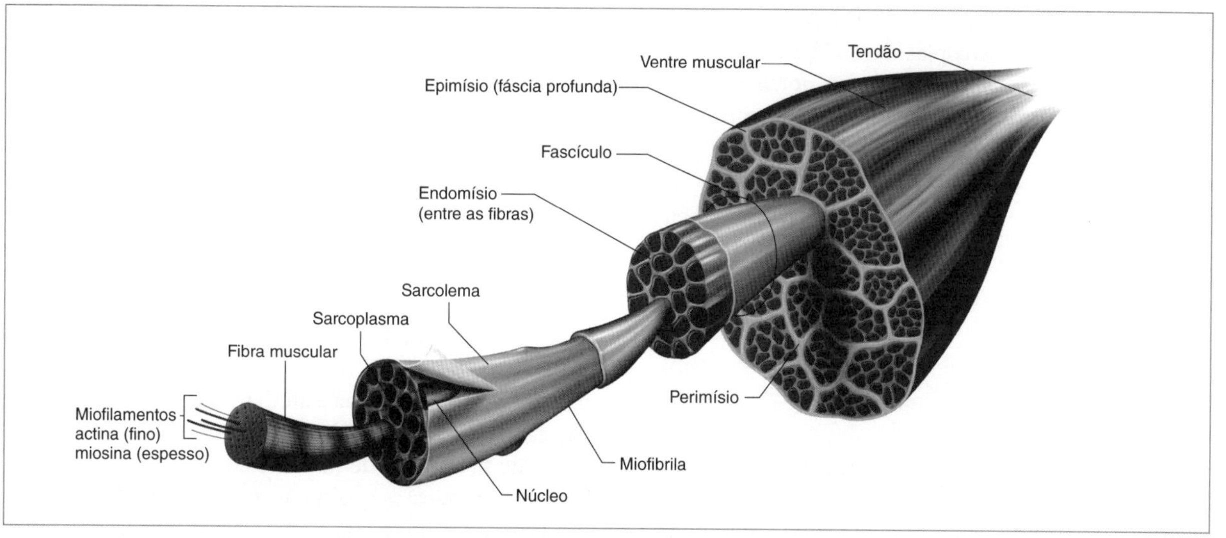


FIGURA 1.2 Estrutura anatômica geral do músculo esquelético. O músculo todo, o fascículo e as fibras musculares individuais são envoltos pelos tecidos conjuntivos epimísio, perimísio e endomísio, respectivamente.
Reproduzida com autorização de NSCA, 2008.

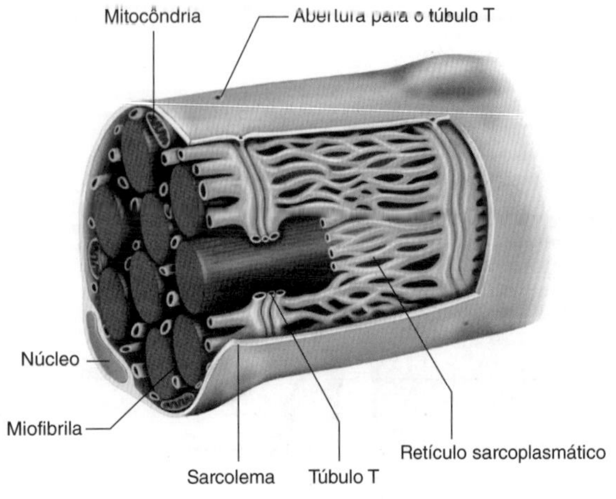


FIGURA 1.3 Anatomia da fibra muscular.
Reproduzida com autorização de NSCA, 2008.

ções ao exercício, como no caso do aumento do volume da célula muscular ou hipertrofia. As adaptações ao treinamento de força e ao treinamento de resistência aeróbia são discutidas nos Capítulos 5 e 6, respectivamente.

Delimitado pelo sarcolema, mas fora dos núcleos, fica o citoplasma, conhecido como *sarcoplasma muscular*. Essa solução aquosa contém as fontes de energia da célula, como trifosfato de adenosina (ATP) (a única fonte direta de energia para as ações musculares), fosfocreatina, glicogênio e gotículas de gordura. As organelas, em suspensão, também estão no sarcoplasma. Elas incluem as **mitocôndrias**, locais de produção do ATP aeróbio dentro da célula e, portanto, de grande importância para o desempenho do exercício aeróbio. Outra organela importante é o **retículo sarcoplasmático**. Essa organela armazena cálcio e regula o processo de ação muscular alterando a concentração de cálcio intracelular. Especificamente, o retículo sarcoplasmático libera cálcio dentro do sarcoplasma da célula quando um potencial de ação passa para o interior da célula através de estruturas chamadas *túbulos transversos* ou *túbulos T*. Os túbulos T são canais que se formam a partir de aberturas no sarcolema da célula muscular.

Fibra muscular é uma célula especializada em contrair e gerar força (tensão).

## Miofibrila

Cada célula muscular contém estruturas de proteína em forma de coluna dispostas paralelamente ao comprimento da fibra muscular. Essas estruturas são conhecidas como **miofibrilas** (Fig. 1.4). Cada miofibrila é um feixe de **miofilamentos**, que consistem, sobretudo, em **miosina** (filamento grosso) e **actina** (filamento fino). Os filamentos de miosina e actina estão dispostos em um padrão regular ao longo do comprimento da miofibrila, conferindo-lhe um aspecto estriado.

Os filamentos de miosina são formados pela agregação de glóbulos de miosina. A molécula de miosina consiste em cabeça, pescoço e cauda. A cabeça é capaz de se ligar e se prender ao filamento de actina. A energia da divisão, ou hidrólise, do ATP, é usada para realizar essa poderosa ação, um passo importante no processo de ativação muscular. A estrutura do pescoço liga a cabeça à cauda. O meio do filamento de miosina tem uma orientação de cauda com cauda, de maneira que as porções da cabeça se projetam para fora das extremidades do filamento (Fig. 1.4). A proteína titina age para manter a posição adequada do filamento de miosina em relação à actina.

O filamento de actina é formado a partir de proteínas globulares individuais, ou proteína actina G (Fig. 1.4). Toda actina G tem um ponto de ligação para a cabeça da miosina. As proteínas actinas G se juntam em feixes de filamentos, ou actina F. Associadas ao filamento de actina estão duas outras estruturas proteicas: **tropomiosina** e **troponina**. Juntas, a tropomiosina e a troponina são consideradas proteínas regulatórias uma vez que regulam a interação de miosina e actina, que são as proteínas contráteis. A tropomiosina é uma proteína alongada que abrange a extensão das sete proteínas actinas G ao longo do comprimento do filamento de actina. Quando a célula muscular está em repouso, a tropomiosina fica sobre os locais de ligação na actina. Cada extremidade de um filamento de tropomiosina se liga à troponina. Quando ligada ao cálcio, a troponina faz a tropomiosina se afastar dos pontos de ligação da miosina na actina, o que permite que a cabeça da miosina se ligue e se prenda na actina, um passo fundamental no processo de ativação muscular. A proteína nebulina age para garantir o comprimento correto dos filamentos de actina.

## Sarcômero

O **sarcômero** é a unidade contrátil básica do músculo (Fig. 1.4). Ele se estende de uma linha Z à linha Z adjacente. A banda A é determinada pela largura do filamento de miosina. É a banda A que proporciona o estriamento escuro do músculo esquelético. Os filamentos de actina são fixados em uma extremidade da linha Z. Eles se estendem até o interior do centro do sarcômero. A área da banda A que contém miosina, mas não actina, é a zona H. No meio da zona H há uma linha escura, denominada *linha M*. A linha M ajuda a alinhar filamentos de miosina adjacentes. A banda I cobre a distância entre as extremidades de filamentos de miosina adjacentes. Assim, cada banda I se localiza parcialmente em cada um dos dois sarcômeros. As bandas I são menos densas que as bandas A e, portanto, são responsáveis por conferir o estriamento claro do músculo esquelético.

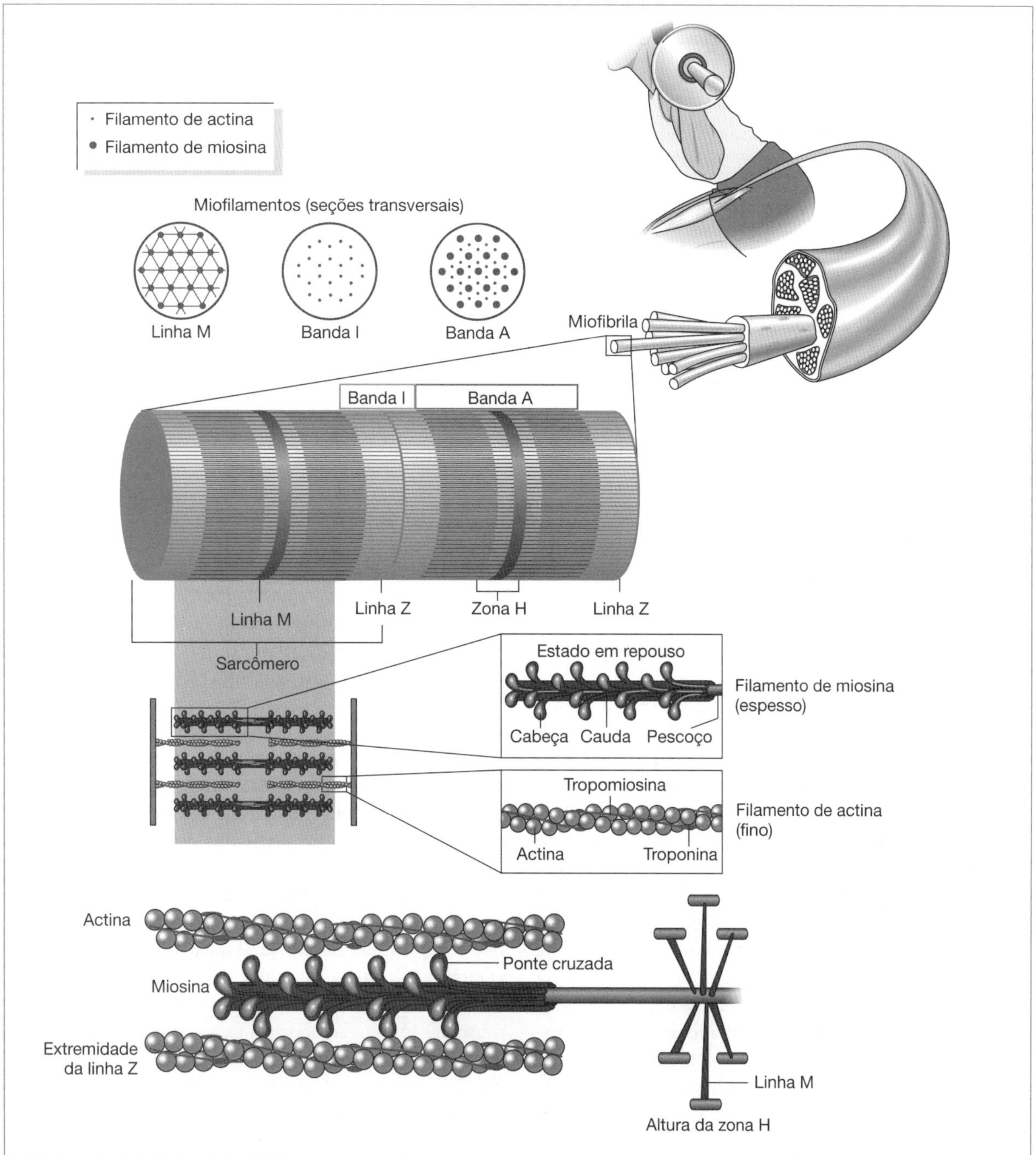


FIGURA 1.4 Disposição estrutural dos miofilamentos de actina e miosina dentro do sarcômero, a unidade funcional básica do músculo esquelético.
Reproduzida com autorização de NSCA, 2008.

> A unidade funcional e contrátil básica do músculo esquelético é o sarcômero.

## Junção neuromuscular

Para se contrair, as fibras musculares normalmente precisam receber um estímulo do sistema nervoso. Essa comunicação entre os sistemas nervoso e muscular ocorre em uma região especializada, conhecida como *junção neuromuscular* (Fig. 1.5a). Cada fibra muscular tem uma única junção neuromuscular, localizada no centro aproximado da extensão da célula. As estruturas na junção neuromuscular incluem o terminal axônico do neurônio; uma região especializada da membrana da célula muscular chamada *placa motora*; e o espaço entre o terminal axônico e a placa motora, conhecido como *fenda sináptica*.

## Teoria dos filamentos deslizantes

Embora ainda falte determinar os detalhes, a teoria dos filamentos deslizantes continua sendo a teoria mais amplamente aceita de ação muscular.[9] Ela afirma que um músculo se encurta ou se alonga quando os filamentos (actina e miosina) deslizam um sobre o outro, sem que os filamentos em si mudem de comprimento. Os passos a seguir detalham a série de eventos que ocorrem durante a ação muscular:

1. Um potencial de ação passa ao longo do comprimento de um neurônio, provocando a liberação do neurotransmissor excitatório acetilcolina (ACh) na junção neuromuscular. Quando o neurônio está em repouso, a ACh é armazenada no terminal axônico do neurônio dentro de estruturas chamadas *vesículas sinápticas*. É o potencial de ação que causa a liberação da ACh armazenada para a fenda sináptica entre o terminal axônico do neurônio e a fibra muscular.
2. A ACh migra através da fenda sináptica e se liga a receptores de ACh na placa motora da fibra muscular (Fig. 1.5a).
3. Esse processo provoca a geração de um potencial de ação ao longo do sarcolema da fibra muscular. Além disso, esse potencial de ação vai se transmitir para o interior da fibra muscular através de túbulos T. O músculo desencadeia a liberação do cálcio armazenado do retículo sarcoplasmático (Fig. 1.5b).
4. Depois de liberado no sarcoplasma, o cálcio migra para se ligar às moléculas de troponina localizadas ao longo da extensão dos filamentos de actina (Fig. 1.5c).
5. A ligação do cálcio à troponina causa uma mudança conformacional na forma da troponina. Como a tropomiosina é presa à troponina, há um movimento da tropomiosina de maneira que os pontos de ligação na actina são expostos à cabeça da miosina.
6. Quando um músculo está em estado de repouso, a cabeça da miosina é efetivamente "energizada"; isto é, ela fica armazenando a energia liberada pela decomposição do ATP em difosfato de adenosina (ADP) e fosfato inorgânico ($P_i$). Quando os pontos de ligação na actina são expostos à cabeça de miosina, ela é capaz de se ligar, formar uma ponte cruzada e puxar o filamento de actina na direção do centro do sarcômero. Sua capacidade de puxar e, consequentemente, encurtar o músculo, depende da magnitude de força gerada pelas pontes cruzadas que estão puxando e da força externa que se opõe às pontes cruzadas.
7. Depois de prender o filamento de actina, a cabeça de miosina fica agora em um estado de baixa energia. Para causar o afastamento do filamento de actina, bem como para energizar a cabeça, é preciso se ligar a uma nova molécula de ATP. Quando ela estiver ligada, a cabeça de miosina se afasta da actina, e a enzima miosina **adenosina trifosfatase** (**ATPase**) leva à divisão da molécula de ATP, o que reenergiza a cabeça de miosina. Se os pontos de ligação na actina ainda estiverem expostos, a cabeça de miosina pode voltar a formar uma ponte cruzada com a actina, tentando novamente puxar o filamento em direção ao centro do sarcômero. Esse processo vai continuar desde que a fibra muscular esteja sendo estimulada para se contrair por seu neurônio motor.

> De acordo com a teoria dos filamentos deslizantes, um músculo se encurta ou se alonga porque os filamentos de actina e miosina deslizam uns sobre os outros sem que os filamentos em si sofram mudanças de comprimento.

## Tipos de ações musculares

É importante reconhecer que, quando estimuladas, as fibras musculares sempre tentam se encurtar. Isto é, as pontes cruzadas sempre buscam puxar a actina em direção ao centro do sarcômero, o que causaria o encurtamento do sarcômero e, consequentemente, do músculo. Todavia, os músculos geralmente se contraem contra algum tipo de resistência externa, como uma barra ou um haltere, que pode agir em oposição à força muscular. Se a magnitude de força produzida por um músculo for maior que a resistência externa que age na direção oposta, o resultado será uma **ação muscular concêntrica**. Durante uma ação muscular concêntrica, a resistência é vencida e o músculo se encurta. Se a magnitude de força produzida por um músculo for menor que a resistência externa em oposição, o músculo vai se alongar mesmo se tentar se encurtar. Essa ação muscular de alongamento é conhecida como **ação muscular excêntrica**. Por fim, se a força muscular for igual e oposta à de uma resistência externa, o resultado é uma **ação muscular isométrica (estática)**. Neste caso, o músculo nem se encurta nem se alonga, mas permanece com a mesma extensão.

Durante a realização de exercícios de treinamento de força, a fase concêntrica é sentida pelo praticante como mais difícil que a excêntrica. Por exemplo, durante a realização do supino, levantar a barra na direção oposta ao peito (ações concêntricas dos músculos peitoral maior, deltoide anterior e tríceps braquial) é mais difícil que descer a barra na direção do peito (ações excêntricas dos mesmos músculos). Esse fato muitas vezes leva à noção errônea de que a fase excêntrica é menos importante que a concêntrica. No entanto, existem evidências[3,8] de que é importante dar ênfase tanto à fase de ação concêntrica como à de ação excêntrica para maximizar os benefícios do treinamento de força.

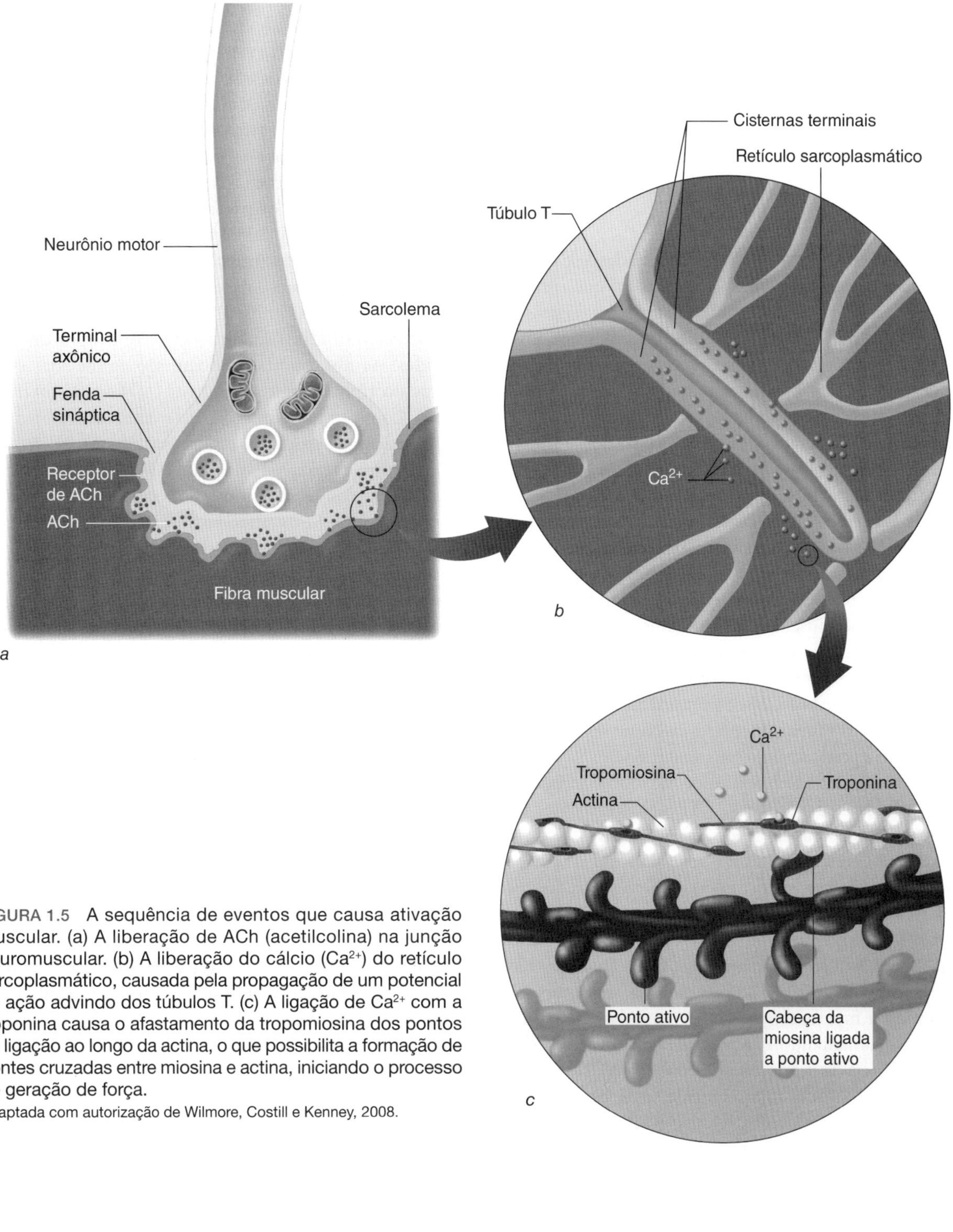


FIGURA 1.5 A sequência de eventos que causa ativação muscular. (a) A liberação de ACh (acetilcolina) na junção neuromuscular. (b) A liberação do cálcio ($Ca^{2+}$) do retículo sarcoplasmático, causada pela propagação de um potencial de ação advindo dos túbulos T. (c) A ligação de $Ca^{2+}$ com a troponina causa o afastamento da tropomiosina dos pontos de ligação ao longo da actina, o que possibilita a formação de pontes cruzadas entre miosina e actina, iniciando o processo de geração de força.

Adaptada com autorização de Wilmore, Costill e Kenney, 2008.

## Dor muscular tardia (DOMS) e ações musculares excêntricas

É comum sentir dor e desconforto muscular de 24 a 48 horas após o início de um programa de exercícios ou a prática de exercícios novos. Inicialmente, acreditava-se que a dor muscular tardia (DOMS, do inglês *delayed-onset muscle soreness*) era resultado do acúmulo de ácido láctico. No entanto, pesquisas recentes sugerem que ela resulta de uma combinação de danos no tecido conjuntivo e muscular, seguidos por uma reação inflamatória que ativa os receptores de dor.[2] Esse dano é causado sobretudo pelas ações musculares excêntricas e pelas microlesões resultantes nos tecidos conjuntivo e muscular. A dor que resulta pode durar dias, reduzindo a amplitude de movimento, a resistência e a capacidade de produzir força rapidamente.[2,13] Estratégias para combater a dor e as reduções de desempenho resultantes da DOMS já incluíram suplementos nutricionais, massagem, gelo e ultrassom.[1,2] Há indícios, porém, de que o próprio exercício possa ser o melhor meio de reduzir a dor associada à DOMS, embora os efeitos analgésicos sejam temporários.[2]

## Tipos de fibra muscular

Embora todas as fibras sejam destinadas a se contrair e produzir força, nem todas são iguais no que concerne a desempenho contrátil e características fisiológicas básicas. Por exemplo, fibras musculares do mesmo músculo podem diferir na força que produzem, no tempo que levam para atingir a força máxima, em sua preferência de metabolismo aeróbio ou anaeróbio, e em sua fatigabilidade. Essas diferenças levam ao conceito de tipos de fibra muscular. Isto é, as fibras musculares podem ser classificadas em "tipos" com base em diferentes características de interesse. Para determinar o tipo de fibra muscular, deve-se realizar uma biopsia muscular. Essa técnica envolve a remoção de uma pequena porção do músculo por meio da inserção de uma agulha de biopsia através de uma incisão no músculo. Após a remoção do tecido muscular, ele pode ser rapidamente congelado e, na sequência, processado. Embora se possam realizar muitos tipos de análise, a determinação das propriedades bioquímicas e contráteis das fibras musculares costuma ser a de maior importância prática para o personal trainer.

Uma propriedade bioquímica das fibras musculares é a capacidade de produzir ATP aerobicamente, uma característica chamada *capacidade oxidativa*, visto que o oxigênio é necessário para o metabolismo aeróbio. As fibras que possuem mitocôndrias grandes e numerosas, e estão cercadas por um amplo suprimento de capilares para o fornecimento de sangue e oxigênio, são consideradas fibras oxidativas. Além disso, essas fibras possuem uma grande quantidade de **mioglobina**, que transporta oxigênio da membrana da célula muscular até as mitocôndrias, aumentando a capacidade aeróbia e reduzindo a dependência da produção anaeróbia de ATP.

Como explicado anteriormente, a enzima miosina ATPase é responsável por dividir o ATP, disponibilizando, assim, energia para a ação muscular. Existem várias formas de miosina ATPase, que diferem na velocidade em que dividem o ATP. Fibras com uma forma de miosina ATPase com alta atividade vão ter uma velocidade alta de encurtamento em virtude da rápida disponibilidade de ATP para apoiar o processo de ação muscular. O oposto é verdadeiro com fibras que demonstram baixa atividade de ATPase. Esse conceito de que o tipo de miosina ATPase afeta a velocidade de encurtamento máximo de uma fibra muscular mostra uma relação entre as características bioquímicas (tipo de miosina ATPase) e contráteis (velocidade de encurtamento) do músculo.

Além da velocidade de encurtamento máximo, duas outras características contráteis do músculo são produção de força máxima e eficiência da fibra. Por exemplo, as fibras podem diferir na magnitude de força que produzem em relação a seu tamanho (área transversal), o que é conhecido como *tensão específica*. As fibras também podem ser descritas com base em sua eficiência. Uma fibra eficiente é capaz de produzir mais trabalho com um determinado gasto de ATP.

As diferenças nas propriedades bioquímicas e contráteis das fibras musculares levaram os fisiologistas a classificar as fibras musculares em tipos. É consenso que existem um tipo de fibra lenta e dois tipos de fibras rápidas. As fibras lentas também são conhecidas como fibras do **tipo I**, *lentas oxidativas (LO)* ou *de contração lenta*. Como se pode inferir pelo nome, essas fibras têm alta capacidade oxidativa e são resistentes à fadiga, mas se contraem e relaxam lentamente. Os dois tipos de fibras rápidas são conhecidos como fibras do **tipo IIa**, *rápidas oxidativas-glicolíticas (ROG)* e fibras do **tipo IIb**, *rápidas glicolíticas (RG)*. Os dois tipos de fibras rápidas são grandes e potentes, com capacidade metabólica anaeróbia. A principal distinção entre os dois é que as fibras ROG têm capacidade oxidativa e anaeróbia moderada, o que lhes garante certa resistência à fadiga em comparação com as fibras RG, que são puramente anaeróbias e altamente fatigáveis.

Deve-se observar, porém, que as características pelas quais as fibras são categorizadas em tipos encontram-se em um contínuo, e não em categorias distintas. Por exemplo, em que ponto uma fibra possui mitocôndrias suficientes para ser classificada como oxidativa? De um ponto de vista prático, as fibras musculares vão se adaptar com base no estresse fisiológico imposto a elas. Por exemplo, tanto as fibras do tipo I como as do tipo II vão aumentar de tamanho em resposta ao treinamento de força regular. As adaptações ao treinamento de força e de resistência aeróbia serão discutidas com mais detalhes nos Capítulos 5 e 6, respectivamente.

# Sistema nervoso

Embora os músculos esqueléticos produzam a força que permite que nos movamos e nos exercitemos, é o sistema nervoso que direciona e controla o movimento voluntário.

## Organização do sistema nervoso

Anatomicamente, todo o sistema nervoso pode ser dividido em sistema nervoso central e sistema nervoso periférico (Fig. 1.6). O sistema nervoso central consiste em cérebro e medula espinal. Como seu nome sugere, o sistema nervoso periférico se localiza fora do sistema nervoso

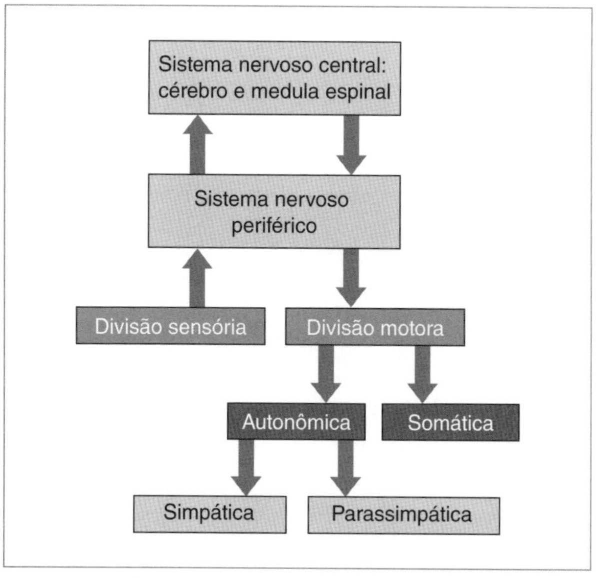


FIGURA 1.6 Organização das partes central e periférica do sistema nervoso.
Adaptada com autorização de Willmore, Costill e Kenney, 2008.

central. O sistema nervoso periférico age para transmitir impulsos nervosos do sistema nervoso central para a periferia (para músculos esqueléticos, por exemplo) ou da periferia de volta ao sistema nervoso central. Também se podem dividir as ações do sistema nervoso em somáticas (voluntárias) e autonômicas (involuntárias). O sistema nervoso somático é responsável por ativar os músculos esqueléticos, como as ações rítmicas dos músculos quadríceps femorais durante o ciclismo. O sistema nervoso autonômico controla as funções involuntárias como a contração do coração e do músculo liso em vasos sanguíneos, bem como em glândulas.

## Neurônios

A unidade mais básica do sistema nervoso é a célula nervosa, ou neurônio. Os neurônios que conduzem impulsos do sistema nervoso central aos músculos são conhecidos como *neurônios motores* ou *neurônios eferentes*. São esses sinais motores que fazem os músculos esqueléticos se contraírem. Os neurônios responsáveis pelo transporte de impulsos da periferia para o sistema nervoso central são chamados de *neurônios sensoriais* ou *aferentes*. Os neurônios sensoriais retransmitem impulsos da periferia para o sistema nervoso central sobre informações como tensão, alongamento, movimento e dor. O local de comunicação entre dois neurônios ou um neurônio e uma glândula ou célula muscular é chamado de *sinapse*. Por exemplo, a sinapse entre um neurônio motor e uma fibra muscular é chamada de *função neuromuscular*, como discutido anteriormente neste capítulo.

A estrutura de um neurônio motor típico é apresentada na Figura 1.7. Os dentritos são projeções do corpo celular do neurônio. Eles servem para receber sinais excitatórios ou inibitórios (ou ambos) de outros neurônios. Tanto os dentritos como o corpo celular de um neurônio motor são localizados no corno anterior cinzento da medula espinal. Se estiver suficientemente excitado, um neurônio vai transmitir um potencial de ação pelo axônio, para longe do corpo celular. O axônio se estende para fora da medula espinal e pode inervar um músculo que esteja a uma distância relativamente grande da coluna vertebral. No caso de um neurônio motor que ativa o músculo esquelético, o potencial de ação causa a liberação de ACh na junção neuromuscular. Isso suscita o processo de ação muscular discutido anteriormente (ver "Teoria dos filamentos deslizantes").

Além dos neurônios motores, existe uma variedade de neurônios sensoriais que transmitem informações da periferia, como dos músculos e das articulações, de volta ao sistema nervoso central. Duas estruturas sensoriais com importância particular para o treinamento de exercícios são o **fuso muscular** e o **órgão tendinoso de Golgi (OTG)**.

### Fuso muscular

Como o nome sugere, o fuso muscular é um órgão sensorial em forma de fuso, o que significa que ele é mais espesso no meio e afilado nas extremidades. É um receptor de estiramento amplamente distribuído em quase todos os músculos esqueléticos. Os fusos musculares são especializados em sentir mudanças no comprimento muscular, particularmente quando o músculo muda de comprimento rapidamente. Cada fuso muscular, paralelo a fibras musculares extrafusais (fibras musculares esqueléticas comuns), é envolto por uma cápsula (Fig. 1.8). O fuso muscular contém fibras musculares especializadas chamadas *fibras intrafusais*. Essas fibras intrafusais têm proteínas contráteis em cada extremidade (actina e miosina) e uma região central envolta por terminações nervosas sensoriais. Como as fibras intrafusais do fuso muscular são paralelas às fibras musculares extrafusais, uma força de alongamento aplicada ao músculo vai alongar tanto as fibras musculares intrafusais como as extrafusais. Esse alongamento provoca uma descarga sensorial do fuso muscular que é transportada para a medula espinal. Esse processo, por sua vez, gera uma resposta motora, a ativação do músculo que inicialmente estava alongado. Esse reflexo é conhecido como **reflexo miotático** ou **reflexo de estiramento**. De um ponto de vista prático, costumam-se realizar exercícios de alongamento estático de modo a evitar a ativação dos fusos musculares. Entrar lentamente em uma postura alongada evita a ativação do fuso muscular. Esse procedimento é importante porque os músculos são mais facilmente alongados quando estão relaxados. Existem outros momentos, porém, em que a ativação do fuso muscular é desejada durante o treinamento. Por exemplo, os exercícios pliométricos são rea-

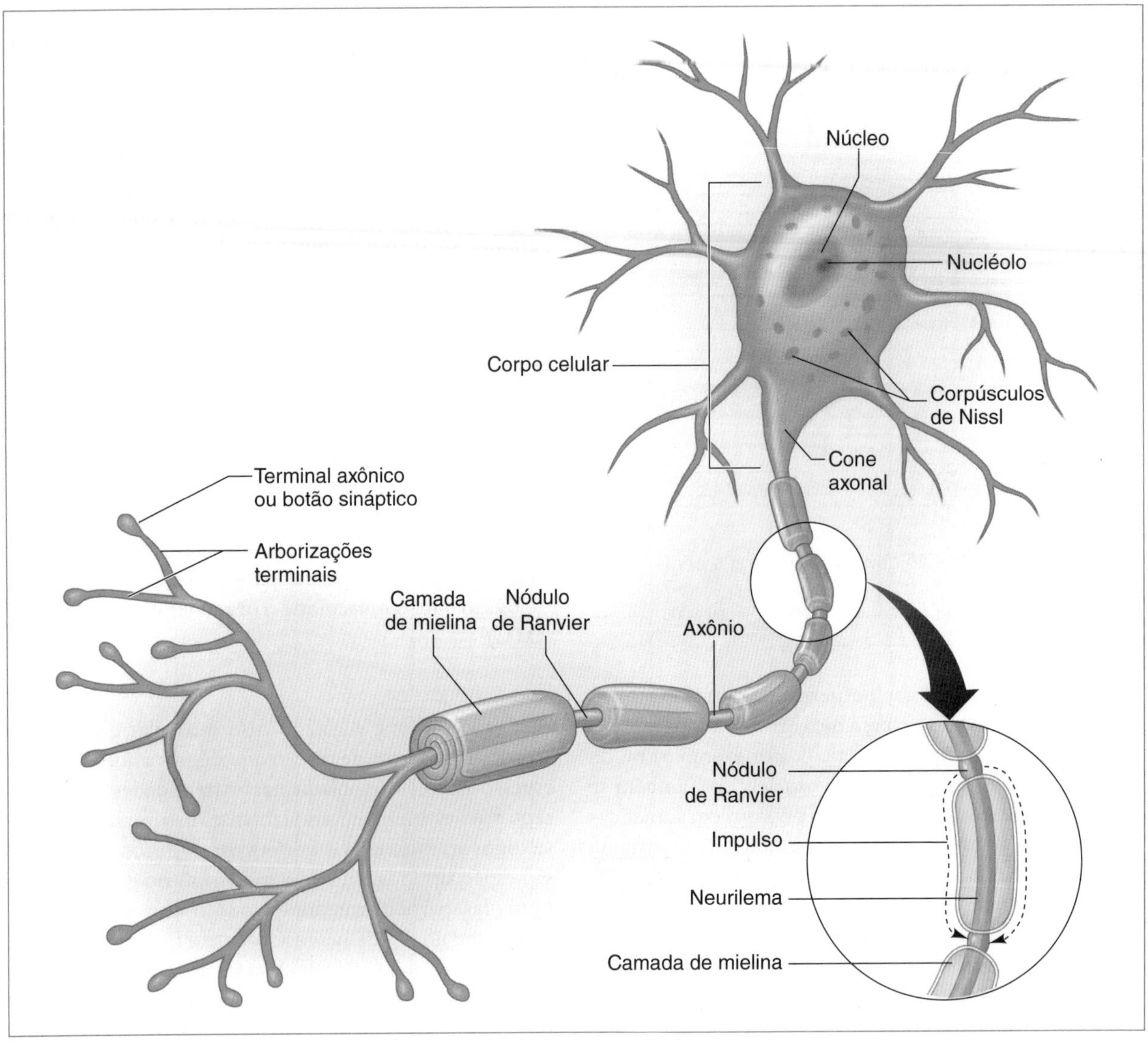


FIGURA 1.7 Representação esquemática de um neurônio, incluindo seus dentritos, corpo celular e axônio.
Adaptada com autorização de Willmore, Costill e Kenney, 2008.

lizados com um alongamento rápido de um músculo, seguido por uma ação concêntrica do mesmo músculo. Esse alongamento rápido do músculo vai ativar o reflexo de estiramento, o que proporciona uma ação concêntrica mais potente.

### Órgão tendinoso de Golgi

O órgão tendinoso de Golgi é localizado na junção do músculo com o tendão que se insere no osso (Fig. 1.8). Segundo indícios, seu papel é proteger o músculo de lesões. O órgão tendinoso de Golgi é deformado quando o músculo se ativa. Se a força da ação muscular for grande o suficiente, vai fazer com que o órgão tendinoso de Golgi transmita informações sensoriais para a medula espinal, o que causará o relaxamento do músculo atuante e a estimulação do músculo antagonista. Supõe-se que esse reflexo protetor previna lesões ao músculo e à articulação causadas por uma força potencialmente excessiva da ação muscular.

## Unidade motora

Um neurônio motor e as fibras musculares que ele inerva são conhecidos como **unidade motora**. Todas as fibras em determinada unidade motora são do mesmo tipo. É, aliás, o neurônio motor que confere às fibras suas características metabólicas e contráteis. As unidades motoras podem variar no número de fibras inervadas. Por exemplo, unidades motoras em músculos menores, como na mão, têm relativamente menos fibras. Músculos maiores, como os da coxa, contêm um grande número de fibras por unidade motora.

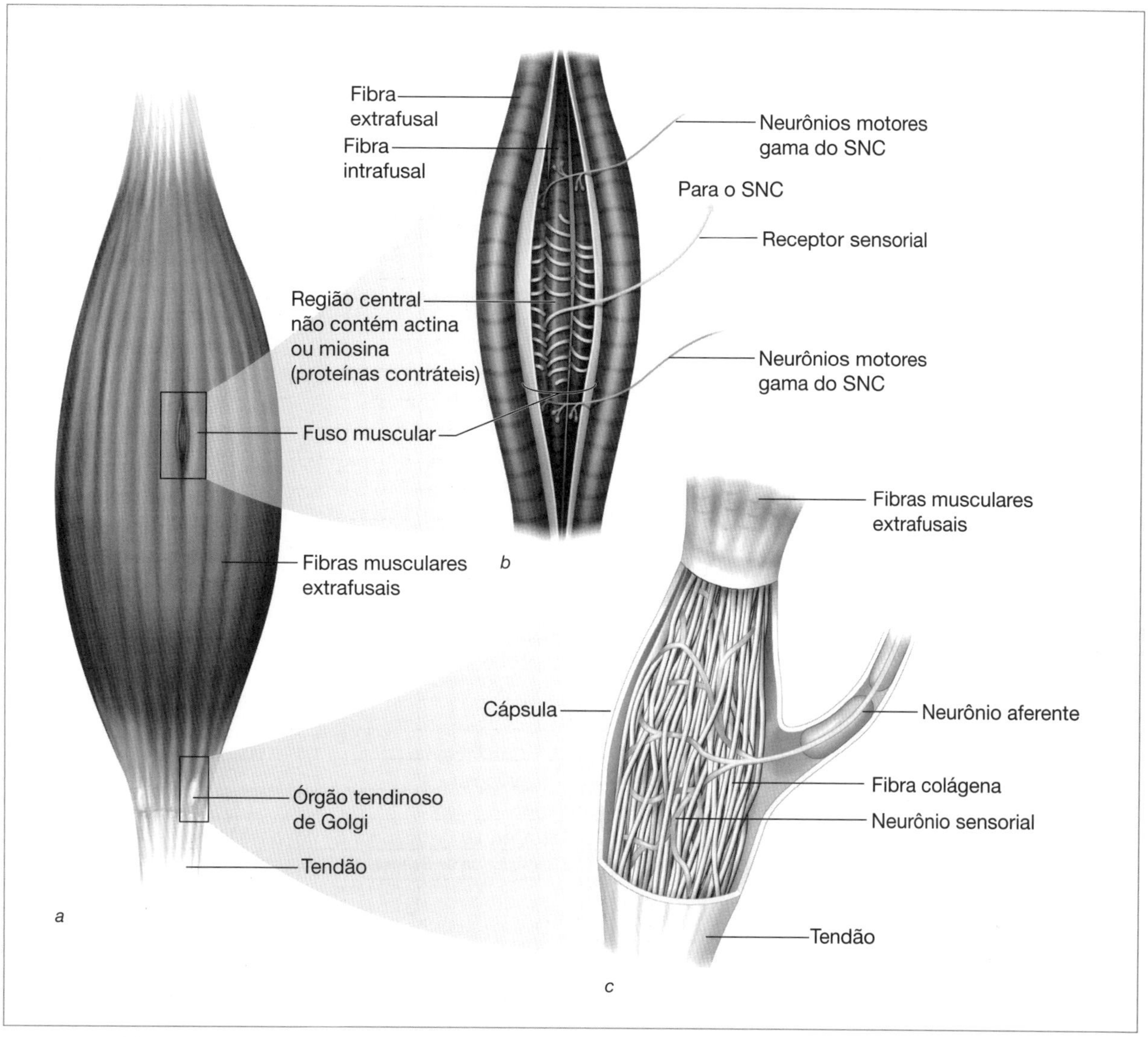


FIGURA 1.8 (a) Localização de um fuso muscular dentro de um músculo esquelético. (b) Estrutura de um fuso muscular. (c) Estrutura de um órgão tendinoso de Golgi.
Adaptada com autorização de Willmore, Costill e Kenney, 2008.

Todas as fibras de uma unidade motora têm o mesmo tipo de fibra muscular. Tipos de fibra muscular diferentes têm características anatômicas e fisiológicas distintas, que determinam suas capacidades funcionais.

## Graduação de força

É possível para o sistema nervoso variar a força produzida por um músculo ao longo de uma grande gama de intensidades. Por exemplo, os indivíduos podem conseguir levantar um haltere de 5 kg, mas também são capazes de ir se fortalecendo para levantar um haltere de 30 kg com esforço máximo. No sentido mais simples, existem dois mecanismos que o sistema nervoso pode usar para variar ou mudar a produção de força gradativamente para realizar essas tarefas. Um método é variar o número de unidades motoras e, assim, de fibras musculares ativadas. Ele é conhecido como *recrutamento de unidade motora*. O segundo método é aumentar a velocidade de ativação de unidades motoras já recrutadas, um processo conhecido como *codificação de frequência*.

Quando se levanta um peso leve, ativa-se um número relativamente pequeno de unidades motoras. Com o aumento da força, isto é, quando um haltere mais pesado é levantado, mais unidades motoras podem ser acrescentadas, ou "recrutadas", para o conjunto ativo de unidades motoras e, por consequência, a força aumenta de acordo com o aumento do número de fibras musculares que se contraem. O recrutamento de todas as unidades motoras exigiria, portanto, levantar os pesos máximos ou quase máximos em intensidade máxima. Também é importante compreender que existe uma ordem específica em que as unidades motoras são recrutadas. Esse processo é denominado *princípio do tamanho de recrutamento de unidades motoras*.[7] As primeiras unidades motoras recrutadas são as unidades motoras menores do tipo I. Elas possuem um limiar mais baixo de ativação e, portanto, são recrutadas mesmo em ações musculares de pouca força. As próximas unidades motoras recrutadas são as do tipo IIa, seguidas pelas do tipo IIb. Essas unidades motoras do tipo II são maiores que as do tipo I e têm um limiar mais alto que precisa ser atingido para serem ativadas. Segundo consta, a maioria das pessoas não consegue ativar todas as suas unidades motoras, mas é capaz de recrutar mais unidades motoras com o treinamento.[10]

Também é possível aumentar a produção de força muscular aumentando a frequência de ativação de unidades motoras já ativas.[12] Se um músculo é estimulado a se contrair antes de ter a chance de relaxar de um estímulo prévio, ele vai produzir uma força maior. Evidências sugerem que levantadores de peso bem treinados, mesmo na terceira idade, têm frequências máximas de descarga de unidades motoras mais elevadas que indivíduos não treinados.[11]

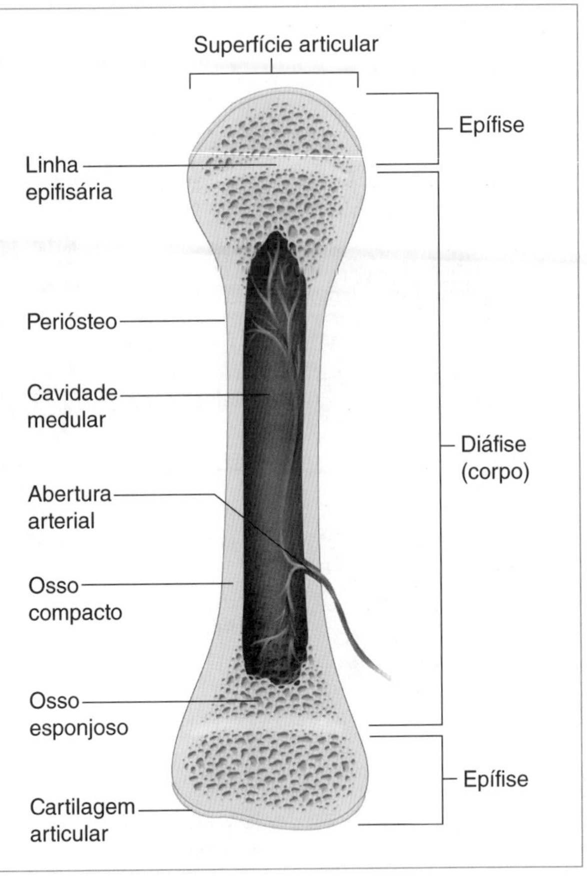


FIGURA 1.9 Anatomia de um osso longo.
Reproduzida de Behnke, 2006.

## Sistema esquelético

O movimento e o exercício são possíveis porque os músculos esqueléticos se inserem nos ossos, que, por sua vez, estão ligados a articulações. O movimento dos músculos nos ossos faz os ossos girarem. É o funcionamento combinado de músculos, ossos e articulações que nos permite levantar pesos, correr na esteira e participar de uma aula de spinning. A Figura 1.9 mostra a estrutura de um osso longo. Além de propiciar um sistema de alavancas, o esqueleto realiza diversas outras funções anatômicas e fisiológicas importantes. Por exemplo, os ossos são o principal local de armazenagem de minerais, como cálcio e fósforo. Eles também são o local onde se formam as células sanguíneas e servem como proteção de órgãos internos e da medula espinal.

### Organização do sistema esquelético

O corpo humano típico tem 206 ossos que compõem o sistema esquelético (Fig. 1.10). Os ossos podem ser categorizados em duas divisões anatômicas: o **esqueleto axial** e o **esqueleto apendicular**. O esqueleto axial consiste sobretudo em crânio, coluna vertebral, esterno e costelas. Esses ossos protegem órgãos internos importantes, como cérebro, coração e pulmões, mas também oferecem locais de inserção para os músculos esqueléticos. O esqueleto apendicular inclui os ossos dos membros superiores e inferiores. As rotações desses ossos em torno das articulações são responsáveis pela maioria dos movimentos associados ao exercício, como levantamento, corrida, lançamento, chute e arremesso.

### Osteoporose e exercício

O osso é um tecido complexo, vivo e dinâmico. Ele passa por um processo constante chamado de *remodelação*, no qual as células que destroem os ossos, chamadas de *osteoclastos*, quebram o osso enquanto outras células, chamadas de *osteoblastos*, estimulam a síntese óssea. Os dois tipos, ou categorias, de osso são o osso cortical (compacto) e o esponjoso (trabecular). O osso cortical é duro e denso; ele é encontrado sobretudo nas camadas externas do corpo de ossos longos, como os de braços e pernas. O osso esponjoso é muito menos denso que o osso cortical e é encontrado na área interior de ossos longos, nas vértebras e na cabeça do fêmur. É o local de hematopoese, a síntese de células sanguíneas. O cálcio e o fósforo são dois minerais importantes que ajudam a formar os ossos do corpo.

A osteoporose, que significa literalmente "osso poroso", é uma doença na qual os ossos ficam fracos e quebradiços. Nessa condição enfraquecida, eles são mais suscetíveis a se romper, particularmente na coluna vertebral e no quadril. Aliado a uma nutrição adequada, incluindo ingestão adequada de cálcio, o exercício é um componente importante da saúde óssea. Segundo a lei de

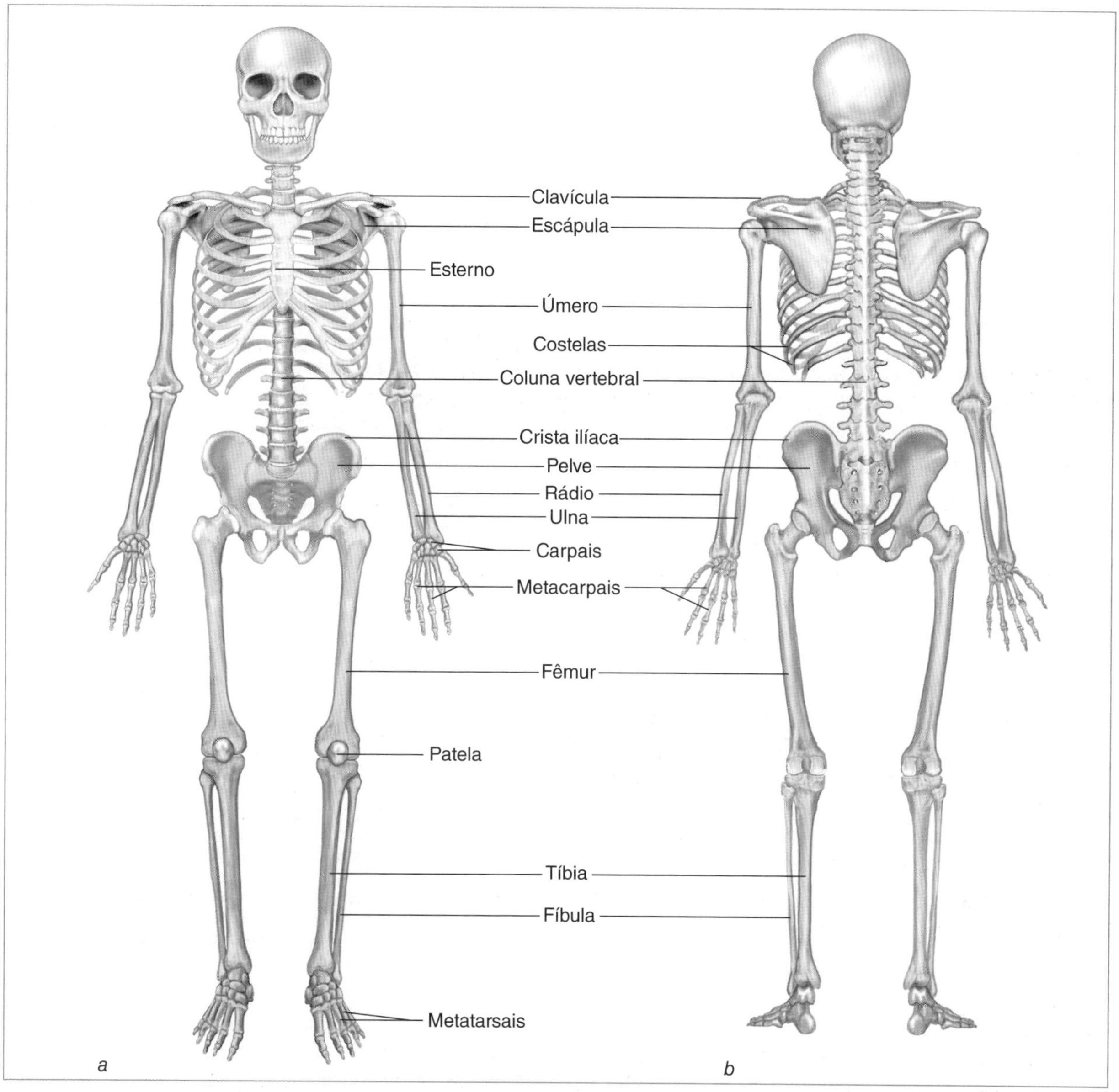


FIGURA 1.10 (a) Vista anterior e (b) posterior de um esqueleto de um humano adulto do sexo masculino.
a: Reproduzida com autorização de Watkins, 2010.
b: Reproduzida com autorização de Cartwright e Pitney, 2011.

Wolff, o osso vai se adaptar às respostas aos estresses a ele aplicados. Por exemplo, comprovou-se que exercícios de sustentação de peso, como corrida, causam aumentos na densidade mineral óssea.[5] O treinamento de força também é eficaz no aumento da densidade mineral óssea,[4] sendo a sobrecarga excêntrica um estímulo especialmente potente para o crescimento ósseo.[6,14] Essas informações têm implicações óbvias para os personal trainers, que devem incorporar exercícios de sustentação de peso como caminhada ou corrida (ou ambos) em um programa de treinamento de força abrangente, além de enfatizar a sobrecarga excêntrica, no treinamento de seus clientes.

> Assim como o músculo, o osso se adapta ao exercício aumentando em massa e força. Exercícios de sustentação de peso e treinamento de força são as melhores formas de aumentar a densidade mineral óssea.

## Tendões e ligamentos

Associados ao sistema esquelético estão dois outros tecidos conjuntivos, os tendões e os ligamentos. Os tendões foram discutidos anteriormente neste capítulo como um tecido conjuntivo que insere o músculo no osso. Os tendões estão preparados para suportar as forças de tensão produzidas quando os músculos puxam os ossos. Os ligamentos também são formados de colágeno, mas, além disso, contêm uma proteína elástica chamada *elastina*. Ela proporciona aos ligamentos certa capacidade de se alongar, permitindo assim um equilíbrio entre estabilizar uma articulação e permitir certa mobilidade.

## Conclusão

No sentido mais simples, o exercício envolve a ativação do sistema nervoso de músculos, que, por sua vez, tracionam os ossos e seus tecidos conjuntivos associados. Os personal trainers devem compreender profundamente a estrutura e a função desses tecidos para entender como eles funcionam durante o exercício. Esse conhecimento vai ajudar o personal trainer a conduzir programas de exercício seguros e eficazes, além de servir como base para adaptações específicas que ocorrem com séries repetidas de tipos variados de atividade física.

### Questões para estudo

1. A produção aeróbia de ATP dentro da célula ocorre em qual das seguintes organelas celulares?
   A. Mitocôndrias.
   B. Retículo sarcoplasmático.
   C. Miofibrila.
   D. Túbulo T.
2. Qual das alternativas a seguir é o miofilamento espesso?
   A. Actina.
   B. Troponina.
   C. Miosina.
   D. Tropomiosina.
3. Qual dos tipos de ação muscular a seguir ocorre quando o músculo se alonga, apesar da tentativa de se encurtar?
   A. Concêntrica.
   B. Excêntrica.
   C. Isométrica.
   D. Isocinética.
4. Qual dos tipos de fibra muscular a seguir tem capacidade oxidativa e anaeróbia moderadas?
   A. OL.
   B. ROG.
   C. RG.
   D. Contração lenta.
5. Qual das partes do sistema nervoso a seguir é responsável por ativar os músculos esqueléticos?
   A. Sensorial.
   B. Autonômica.
   C. Aferente.
   D. Somática.

### Questão de conhecimento aplicado

Que conselho você daria a um cliente interessado em saber como se exercitar para evitar a osteoporose?

## Referências bibliográficas


1. Beck, T.W., T.J. Housh, G.O. Johnson, R.J. Schmidt, D.J. Housh, J.W. Coburn, M.H. Malek, and M. Mielke. 2007. Effects of a protease supplement on eccentric exerciseinduced markers of delayed-onset muscle soreness and muscle damage. Journal of Strength and Conditioning Research 21: 661-667.
2. Cheung, K., P. Hume, and L. Maxwell. 2003. Delayed onset muscle soreness: Treatment strategies and performance factors. Sports Medicine (Auckland) 33: 145-164.
3. Colliander, E.B., and P.A. Tesch. 1990. Effects of eccentric and concentric muscle actions in resistance training. Acta Physiologica Scandinavica 140: 31-39.
4. Conroy, B.P., W.J. Kraemer, C.M. Maresh, S.J. Fleck, M.H. Stone, A.C. Fry, P.D. Miller, and G.P. Dalsky. 1993. Bone mineral density in elite junior Olympic weightlifters. Medicine and Science in Sports and Exercise 25: 1103-1109.
5. Duncan, C.S., C.J. Blimkie, C.T. Cowell, S.T. Burke, J.N. Briody, and R. Howman-Giles. 2002. Bone mineral density in adolescent female athletes: Relationship to exercise type and muscle strength. Medicine and Science in Sports and Exercise 34: 286-294.
6. Hawkins, S.A., E.T. Schroeder, R.A. Wiswell, S.V. Jaque, T.J. Marcell, and K. Costa. 1999. Eccentric muscle action increases site-specific osteogenic response. Medicine and Science in Sports and Exercise 31: 1287-1292.
7. Henneman, E., G. Somjen, and D.O. Carpenter. 1965. Functional significance of cell size in spinal motoneurons. Journal of Neurophysiology 28: 560-580.
8. Higbie, E.J., K.J. Cureton, G.L. Warren 3rd, and B.M. Prior. 1996. Effects of concentric and eccentric training on muscle strength, cross-sectional area, and neural activation. Journal of Applied Physiology 81: 2173-2181.
9. Huxley, H.E. 1969. The mechanism of muscular contraction. Science (New York) 164: 1356-1365.
10. Knight, C.A., and G. Kamen. 2001. Adaptations in muscular activation of the knee extensor muscles with strength training in young and older adults. Journal of Electromyography and Kinesiology 11: 405-412.
11. Leong, B., G. Kamen, C. Patten, and J.R. Burke. 1999. Maximal motor unit discharge rates in the quadriceps muscles of older weight lifters. Medicine and Science in Sports and Exercise 31: 1638-1644.
12. Milner-Brown, H.S., R.B. Stein, and R. Yemm. 1973. Changes in firing rate of human motor units during linearly changing voluntary contractions. Journal of Physiology 230: 371-390.
13. Nguyen, D., L.E. Brown, J.W. Coburn, D.A. Judelson, A.D. Eurich, A.V. Khamoui, and B.P. Uribe. 2009. Effect of delayed-onset muscle soreness on elbow flexion strength and rate of velocity development. Journal of Strength and Conditioning Research 23: 1282-1286.
14. Schroeder, E.T., S.A. Hawkins, and S.V. Jaque. 2004. Musculoskeletal adaptations to 16 weeks of eccentric progressive resistance training in young women. Journal of Strength and Conditioning Research 18: 227-235.

2

# Sistema cardiorrespiratório e hematose

Moh H. Malek, PhD

**Ao término deste capítulo, você será capaz de:**

- Descrever as características anatômicas e fisiológicas do sistema cardiovascular.
- Descrever o sistema de condução elétrica do coração e o eletrocardiograma básico.
- Descrever os mecanismos que controlam a circulação sanguínea pelo corpo.
- Descrever as características anatômicas e fisiológicas do sistema respiratório.
- Explicar a troca de gases entre os pulmões e o sangue.
- Entender os mecanismos que controlam a respiração.

Os sistemas cardiovascular e respiratório trabalham em conjunto para fornecer oxigênio e nutrientes ao corpo sob várias perturbações, como o exercício. Além disso, esses dois sistemas são fundamentais para limpar os subprodutos metabólicos do músculo. Este capítulo resume a estrutura e a função de ambos os sistemas.

> O sistema cardiovascular transporta nutrientes e remove resíduos enquanto faz a manutenção do ambiente para todas as funções do corpo. O sangue transporta oxigênio dos pulmões para os tecidos para uso no metabolismo celular e transporta dióxido de carbono dos tecidos para os pulmões, onde ele é removido do corpo.

## Anatomia e fisiologia cardiovascular

Antes de tratar do sistema cardiovascular e da hematose, é importante discutir brevemente as características do sangue, que está envolvido no transporte de oxigênio, nutrientes e subprodutos metabólicos em todo o corpo. O sangue total pode ser separado em plasma, leucócitos e plaquetas, e eritrócitos. Eles compõem cerca de 55%, < 1% e 45% do sangue total, respectivamente (ver Fig. 2.1). Além disso, a faixa de pH normal do sangue arterial gira em torno de 7,4, e desvios desse número podem ser influenciados por fatores como exercício, estresse ou doenças. Deve-se notar, porém, que a tolerância fisiológica a mudanças no pH do sangue arterial e do músculo fica entre 6,9 e 7,5 e 6,63 e 7,10, respectivamente. No entanto, o pH é regulado por tampões como bicarbonato, ventilação e função renal.

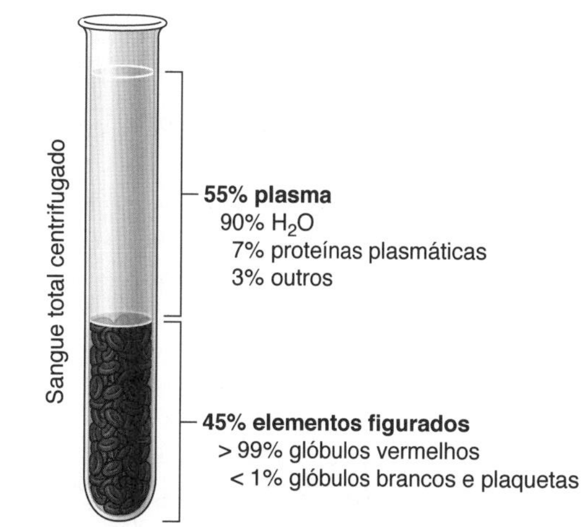


$$\text{Hematócrito} = \frac{\text{45\% elementos figurados}}{\text{100\% de volume sanguíneo total}} = 45$$

FIGURA 2.1 Os vários componentes do sangue total após centrifugação.
Adaptada com autorização de Wilmore, Costill e Kenney, 2009.

## Transporte de oxigênio

O oxigênio é dissolvido no sangue e transportado pela hemoglobina. Como o oxigênio dissolvido no sangue representa uma porcentagem muito pequena (0,3 mL de $O_2$ por 100 mL de sangue ou cerca de 2%), vamos nos focar na hemoglobina.[4] A hemoglobina é uma proteína que contém ferro dentro dos glóbulos vermelhos e tem a capacidade de associar de uma a quatro moléculas de oxigênio. Cada grama de hemoglobina, portanto, é capaz de carregar cerca de 1,39 mL de oxigênio. Além disso, o sangue saudável contém aproximadamente 15 g de hemoglobina por 100 mL. Portanto, a capacidade que o sangue saudável tem de transportar oxigênio gira em torno de 20,8 mL de oxigênio por 100 mL de sangue (20,8 mL de $O_2$/100 mL de sangue = [15 g de Hb/100 mL] × [1,39 mL de $O_2$]).[3] O adulto saudável médio não anêmico tem cerca de 5,0 L de volume de sangue, o que corresponde a quase 7% de seu peso corporal.

### Curva de dissociação da oxi-hemoglobina

Após compreender como o oxigênio é transportado no sangue, é importante discutir a curva de dissociação da oxi-hemoglobina. Essa curva ilustra a saturação de hemoglobina em várias pressões parciais. A pressão parcial é basicamente a pressão exercida por um gás em uma mistura de gases e é calculada como o produto da pressão total de uma mistura gasosa pela concentração percentual do gás específico. Por exemplo, a pressão atmosférica normal é 760 mmHg, ao passo que a concentração percentual de oxigênio na atmosfera é 20,93%. Assim, a pressão parcial de oxigênio no nível do mar é de aproximadamente 159 mmHg (760 mmHg × [20,93/100]). Como mostrado na Figura 2.2, a relação entre pressão parcial de oxigênio e saturação de oxigênio é sigmoide (em forma de S), não linear (direta). Em parte, isso se deve à ligação cooperativa, o que significa que, quando o oxigênio se liga à hemoglobina, a ligação subsequente de moléculas de oxigênio é facilitada.[2] Ou seja, a ligação da primeira molécula de oxigênio à hemoglobina aumenta a afinidade da hemoglobina ao oxigênio, de maneira que a quarta molécula de oxigênio se liga em uma afinidade muito mais elevada que a primeira. Portanto, com o aumento da pressão parcial de oxigênio, a hemoglobina fica saturada, mas essa saturação começa a se nivelar. Geralmente, em torno de 60 mmHg, a curva começa a ficar relativamente plana, com cerca de 90% da hemoglobina saturada com oxigênio. O aumento subsequente de 60 mmHg para 100 mmHg resulta em um aumento para 98% da hemoglobina saturada com oxigênio.

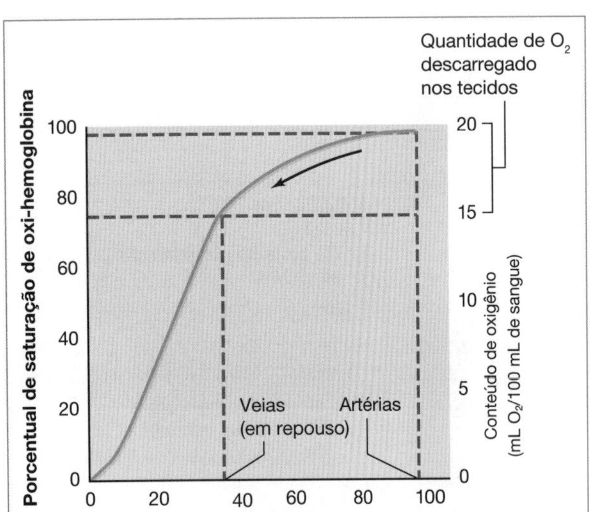


FIGURA 2.2 Curva de dissociação da oxi-hemoglobina.
Reproduzida com autorização de S.K. Powers e E.T. Howley, 2004, *Exercise physiology: Theory and application to fitness and performance*, 5th ed. (New York: McGraw-Hill Companies), 2015. Com autorização de The McGraw-Hill Companies.

### Fatores que influenciam a curva de oxi-hemoglobina

Vários fatores, todavia, podem influenciar a curva de oxi-hemoglobina, deslocando assim a curva para a direita ou para a esquerda. Por exemplo, uma redução na temperatura interna do corpo resulta em um deslocamento da curva para a esquerda, ao passo que um aumento na temperatura resulta em um deslocamento da curva para a direita (Fig. 2.3a). Outro fator que pode causar esse deslocamento é a acidez do sangue arterial. Como mostrado na Figura 2.3b, o sangue com baixo pH (ácido) resulta em um deslocamento da curva para a direita, ao passo que o sangue com alto pH (alcalino) resulta em um deslocamento da curva para a esquerda. Para aplicar a curva de dissociação da oxi-hemoglobina em um ambiente prático, considere o exercício. Geralmente o exercício vai aumentar a temperatura corporal, o que desloca a curva para a direita; assim, o oxigênio é liberado em uma pressão parcial mais elevada para que possa ser usado pelos músculos ativos, em vez de permanecer ligado à hemoglobina.

## Morfologia cardíaca

O coração é composto de músculo cardíaco, que, ao contrário do músculo esquelético, é mononucleado, contém quatro câmaras (átrio direito, átrio esquerdo, ventrículo direito e ventrículo esquerdo) e fica sob controle neural involuntário (Fig. 2.4).[1] Isso significa que o coração tem seu próprio marca-passo e, portanto, bate automaticamente. O sistema de condução elétrica do coração começa com o nó sinoatrial (SA), que é o marca-passo intrínseco primário do coração. O nó SA gera um impulso elétrico que se irradia pelo **átrio** até o nó atrioventricular (AV) (Fig. 2.5). De lá, o impulso continua a ser transmitido pelos ramos esquerdo e direito rumo ao complexo estimulante. O complexo estimulante é uma série de fibras que rodeiam os **ventrículos**, os

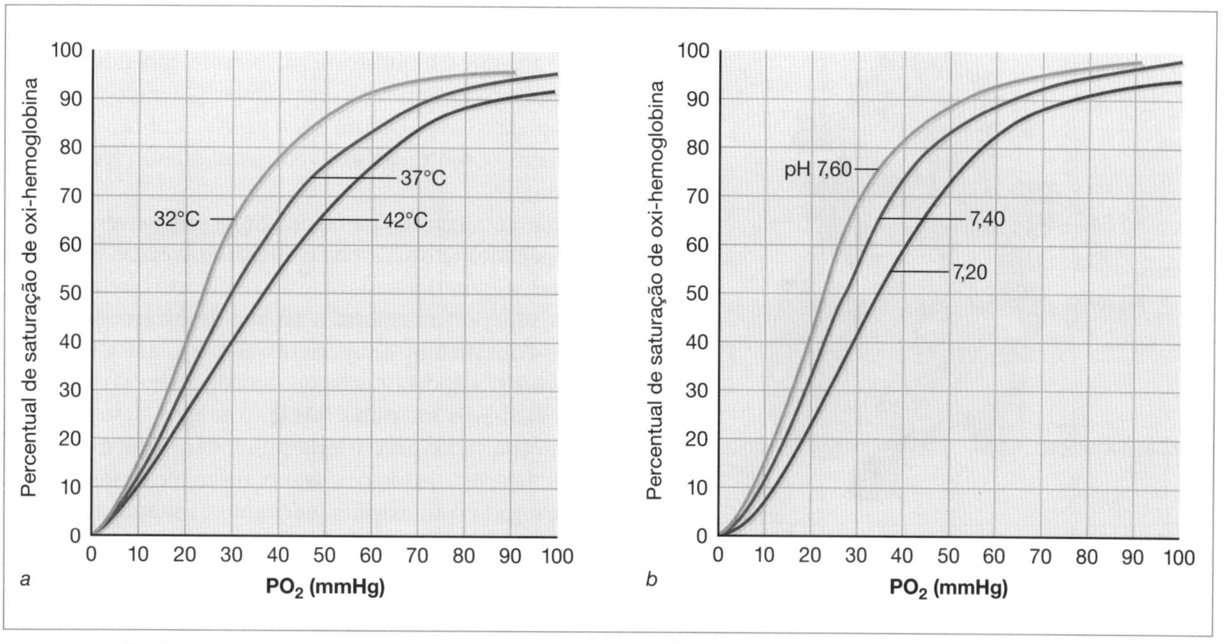


FIGURA 2.3 Deslocamentos na curva de oxi-hemoglobina com (a) mudanças na temperatura interna do corpo e (b) mudanças nas concentrações de pH do sangue.

Reproduzida com autorização de S.K. Powers e E.T. Howley, 2004, Exercise physiology: Theory and application to fitness and performance, 5th ed. (New York: McGraw-Hill Companies), 2016. Com autorização de The McGraw-Hill Companies.

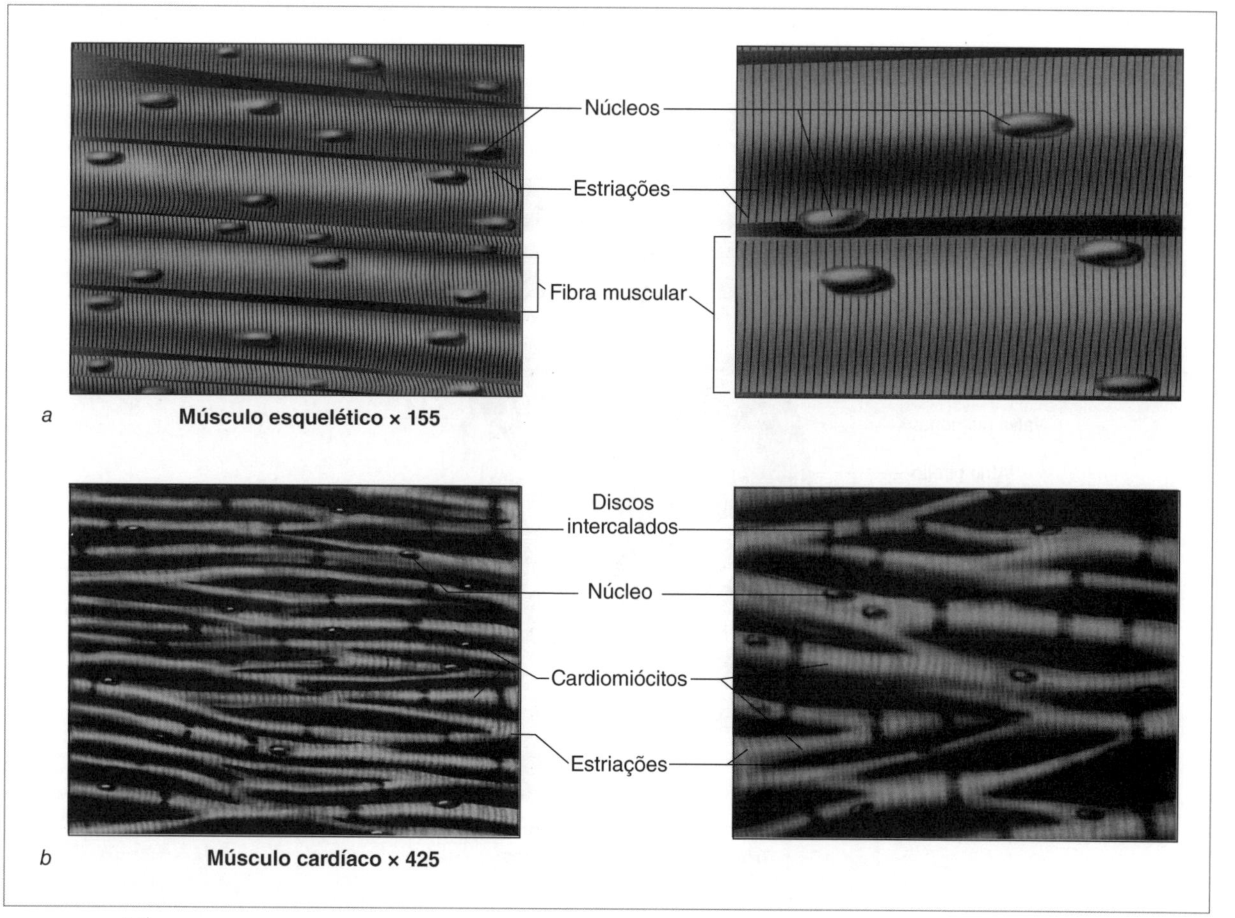


FIGURA 2.4 Vistas ampliadas do (a) músculo esquelético e do (b) músculo cardíaco.

Adaptada com autorização de Whiting e Rugg, 2006.

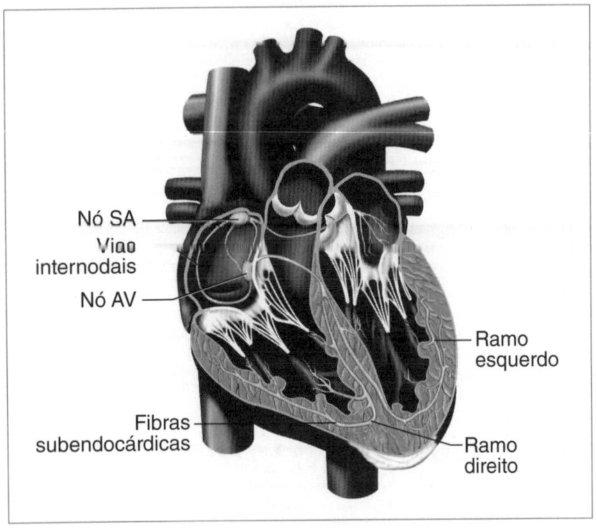


FIGURA 2.5 Sistema de condução do músculo cardíaco.
Reproduzida com autorização de NSCA, 2008.

quais estimulam a contração ventricular. O impulso do nó AS se difunde muito rapidamente (~0,08 m/s) pelos dois átrios e depois fica mais lento através do nó AV, permitindo um retardamento entre a excitação dos átrios e dos ventrículos para que o preenchimento possa ocorrer. Quando o impulso chega ao ramo subendocárdico, o resultado é a contração ventricular. O tempo total para completar o impulso (nó SA → nó AV → fibras subendocárdicas → contração dos ventrículos) leva cerca de 0,2 segundo.[1]

Como mostrado na Figura 2.6, o sangue venoso (desoxigenado) retorna ao átrio direito através das veias cava superior e inferior e é levado ao ventrículo direito. A veia cava superior transporta o sangue desoxigenado da cabeça e dos membros superiores, ao passo que a veia cava inferior transporta o sangue desoxigenado do tronco e dos membros inferiores. De lá, o sangue desoxigenado é transportado, pela artéria pulmonar, para o pulmão, onde ocorre a hematose. Isto é, o sangue desoxigenado é carregado com oxigênio enquanto os subprodutos metabólicos são removidos. O sangue oxigenado retorna, então, ao átrio esquerdo através da veia pulmonar e é transportado para o ventrículo esquerdo. Nesse momento, o sangue rico em oxigênio está pronto para ser transportado por todo o corpo através da artéria aorta e, em seguida, para os órgãos e tecidos através de quilômetros de vasculatura.

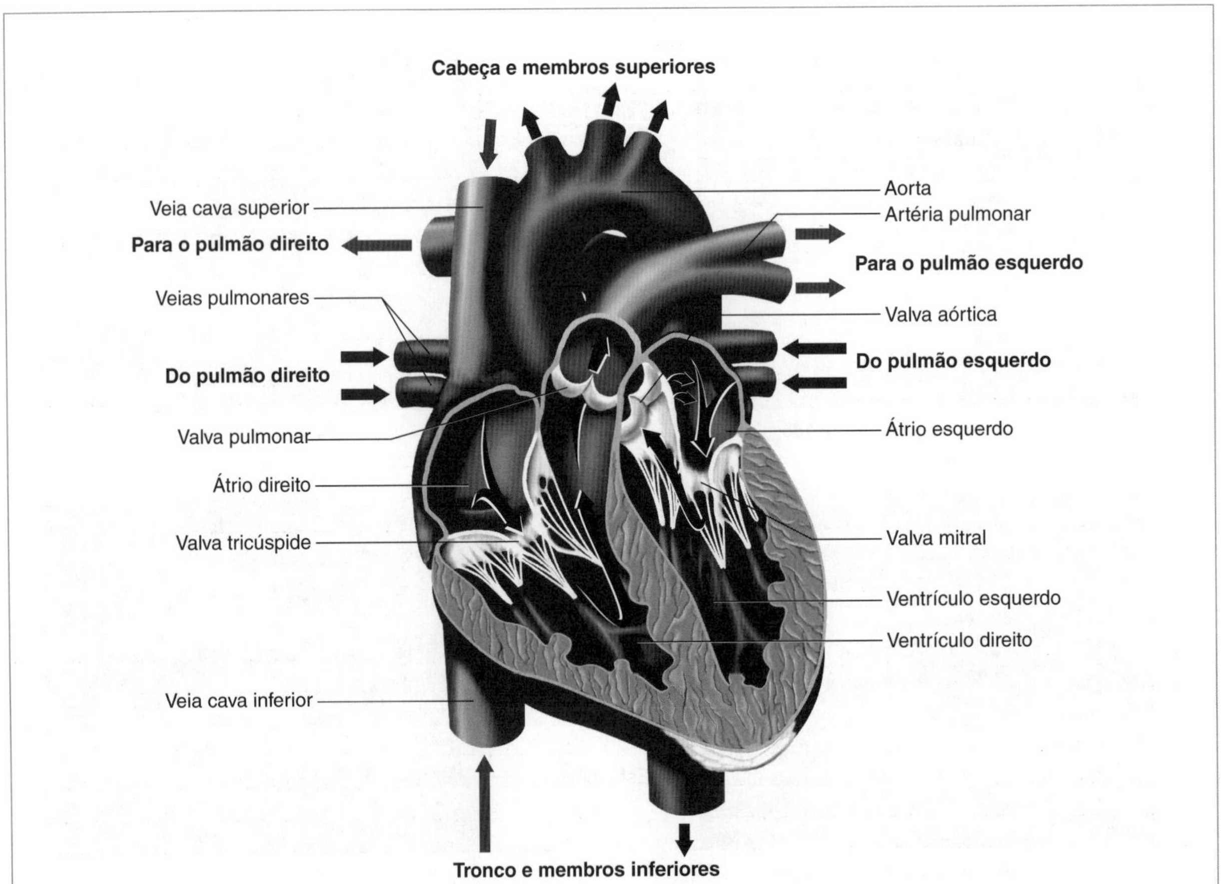


FIGURA 2.6 Estrutura do coração humano e via de fluxo sanguíneo correspondente.
Reproduzida com autorização de NSCA, 2008.

A circulação do coração e dos pulmões (circulação central) e a do restante do corpo (circulação periférica) formam um único sistema em circuito fechado com dois componentes: um sistema arterial, que transporta sangue do coração a outras partes do corpo, e um sistema venoso, que devolve sangue ao coração.

## Eletrocardiograma

Uma maneira de registrar a atividade elétrica do coração pela superfície do corpo é colocar de 10 a 12 eletrodos no peito. Os impulsos elétricos gerados pelo coração (discutidos anteriormente) são detectados pelos eletrodos da superfície e apresentados como padrões distintos, denominados *eletrocardiograma (ECG)*. O ECG tem três componentes distintos: (1) onda P, (2) complexo QRS e (3) onda T.[1] Como mostrado na Figura 2.7, a onda P representa a despolarização atrial, que ocorre quando o impulso viaja do nó SA para o nó AV. O complexo QRS reflete a despolarização ventricular e ocorre quando o impulso continua do nó AV para as fibras subendocárdicas que estão por todos os ventrículos. A onda T representa a recuperação elétrica (repolarização) dos ventrículos. É importante notar que a repolarização atrial ocorre, mas não pode ser vista, uma vez que acontece juntamente ao complexo QRS. Geralmente, os ECG são obtidos durante testes de exercício gradual em um ambiente clínico para examinar o coração sob estresse.

## Circulação

O sistema de circulação é composto de artérias, que transportam sangue do coração para os tecidos e órgãos, e veias, que transportam sangue dos tecidos e órgãos de volta para o coração, com uma exceção – as veias pulmonares (mencionadas anteriormente) transportam sangue oxigenado dos pulmões para o coração. Para a circulação sistêmica, as artérias geralmente são um sistema de alta pressão, variando de cerca de 100 mmHg na aorta para cerca de 60 mmHg nas arteríolas. As veias são caracterizadas pela pressão muito baixa em relação às artérias. Graças a esse sistema de baixa pressão, as veias têm válvulas unidirecionais e bandas de músculo liso que continuam movendo o sangue venoso em direção ao coração conforme nos movimentamos ou contraímos os músculos dos membros (Fig. 2.8).

A resistência de toda a circulação sistêmica é chamada de **resistência periférica total**. Com a contração dos vasos sanguíneos, a resistência periférica aumenta, ao passo que, com a dilatação, a resistência periférica diminui. Vale ressaltar, porém, que muitos fatores podem influenciar a contração ou a dilatação dos vasos, como o tipo de exercício, a estimulação do **sistema nervoso simpático**, o metabolismo do tecido muscular local e os

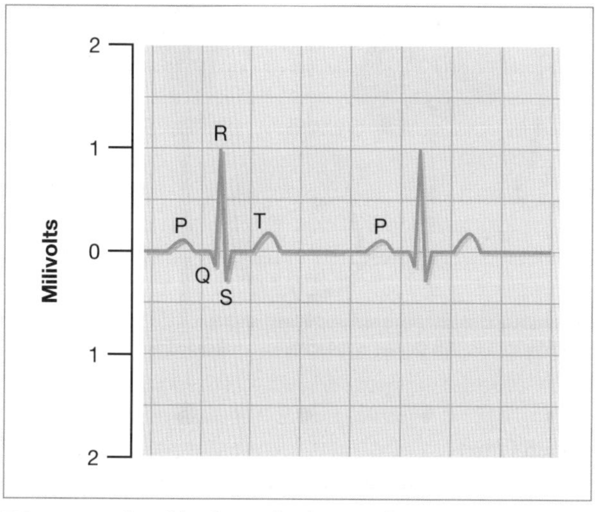


FIGURA 2.7 As várias fases do eletrocardiograma em repouso.
Reproduzida com autorização de NSCA, 2008.

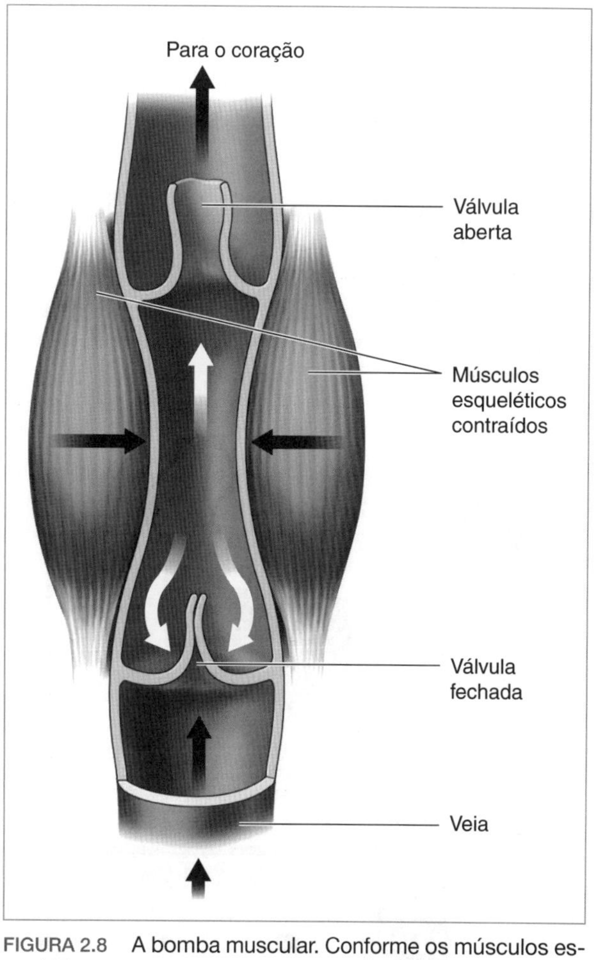


FIGURA 2.8 A bomba muscular. Conforme os músculos esqueléticos se contraem, eles apertam as veias nas pernas e auxiliam no retorno do sangue para o coração. Válvulas dentro de veias garantem o fluxo unidirecional de sangue de volta para o coração.
Reproduzida com autorização de Wilmore, Costill e Kenney, 2008.

estressores ambientais (i. e., calor ou frio). Por exemplo, durante o exercício, o sistema nervoso simpático estimula a vasodilatação arterial, o que, em seguida, aumenta o fluxo sanguíneo para os músculos ativos. Como mostrado na Figura 2.9, durante o exercício, o sangue é redistribuído de outros órgãos para os músculos usados naquele exercício em particular.

## Ciclo cardíaco

O ciclo cardíaco consiste nos eventos que ocorrem do início de um batimento cardíaco até o início de outro. O ciclo cardíaco, portanto, é composto por períodos de relaxamento (chamados de *diástole*) e de contração (chamados de *sístole*). A fase diastólica permite que o coração se encha de sangue. A **pressão arterial sistólica (PAS)** é a pressão exercida contra as paredes arteriais enquanto o sangue é ejetado forçosamente durante a contração ventricular (sístole). A medição simultânea de PAS e de frequência cardíaca (FC) é útil para descrever o trabalho do coração e pode fornecer uma estimativa indireta do consumo de oxigênio pelo miocárdio. Essa estimativa do trabalho do coração, conhecida como **duplo produto (DP)**, é obtida com a seguinte equação:[1]

$$RPP = SBP \times HR \quad (2.1)$$

Por outro lado, a **pressão arterial diastólica (PAD)** é a pressão exercida contra as paredes arteriais quando não há sangue ejetado forçosamente pelos vasos (diástole). Ela fornece uma indicação da resistência periférica ou rigidez vascular, que tende a diminuir com a vasodilatação e aumentar com a vasoconstrição. Além disso, a **pressão arterial média (PAM)** é a pressão média do sangue em todo o ciclo cardíaco, mas não deve ser confundida com a média das pressões sistólica e diastólica. A pressão arterial média costuma ser estimada pela seguinte equação:

$$MAP = DBP + [.333 \times (SBP - DBP)] \quad (2.2)$$

## Débito cardíaco

O **débito cardíaco (DC)** é definido como a quantidade de sangue bombeado pelo coração em 1 minuto, representado pela seguinte fórmula:

$$\dot{Q} = SV \times HR \quad (2.3)$$

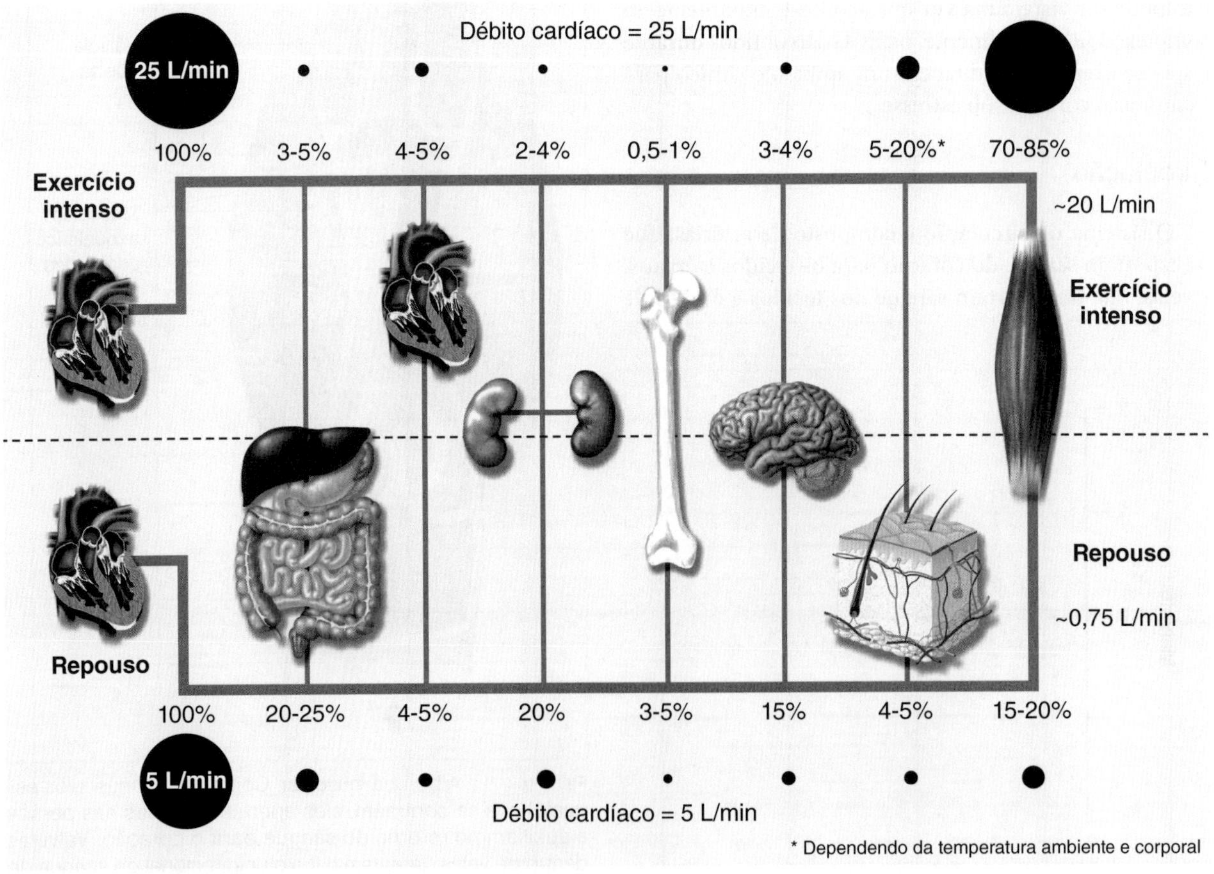


FIGURA 2.9 Redistribuição do sangue quando há mudança de um estado de repouso para um estado de exercício intenso. Reproduzida com autorização de Åstrand et al., 2003.

em que VS é **volume sistólico**, a quantidade de sangue ejetado por batimento cardíaco. O volume sistólico é estimado pela seguinte fórmula:

$$SV = EDV - ESV \quad (2.4)$$

em que VDF é o **volume diastólico final**, o volume de sangue nos ventrículos após o preenchimento. O volume sistólico final (VSF) é o volume de sangue nos ventrículos após a contração. Assim, o débito cardíaco é estimado como:

$$\dot{Q} = (EDV - ESV) \times HR. \quad (2.5)$$

O mecanismo de Frank-Starling indica que, quanto mais o ventrículo esquerdo é alongado, mais forte é a contração e, consequentemente, maior é volume de sangue que sai do ventrículo. Esse mecanismo, portanto, se baseia na relação comprimento-tensão. Um aumento na pré-carga (VDF) é diretamente influenciado pelo volume cardíaco e pelo **retorno venoso** de sangue para o coração.

## Sistema respiratório

A principal função do sistema respiratório é a simples troca de oxigênio e dióxido de carbono. Esta seção discute a anatomia e a fisiologia dos pulmões, bem como a hematose.

### Estrutura

Quando o ar passa pelo nariz, as cavidades nasais realizam três funções distintas, que consistem em aquecer, umedecer e purificar o ar. Em seguida, o ar é distribuído para os pulmões através da traqueia, dos brônquios e dos bronquíolos. A traqueia se divide em brônquios esquerdo e direito, e cada divisão a partir desse ponto é mais uma geração. Existem cerca de 23 gerações, que finalmente terminam com os alvéolos, onde ocorre a hematose (Fig. 2.10).[1]

A inspiração é um processo ativo que envolve o diafragma e os músculos intercostais externos (Fig. 2.11). A contração do diafragma resulta na expansão do tórax e, portanto, reduz a pressão do ar nos pulmões. Como os gases se afastam de uma área de alta pressão para uma de baixa pressão, o ar se move para os pulmões. É importante notar, porém, que, durante o exercício, outros músculos (escaleno, esternocleidomastóideo, peitorais maior e menor) se envolvem na inspiração. Em repouso, a expiração é uma resposta passiva e não envolve nenhum músculo, porque os músculos intercostais externos e o diafragma relaxam, resultando em aumento de pressão nos pulmões e na expiração do ar. Durante o exercício, porém, os músculos intercostais internos e abdominais se envolvem para facilitar o movimento de ar para dentro e para fora dos pulmões.

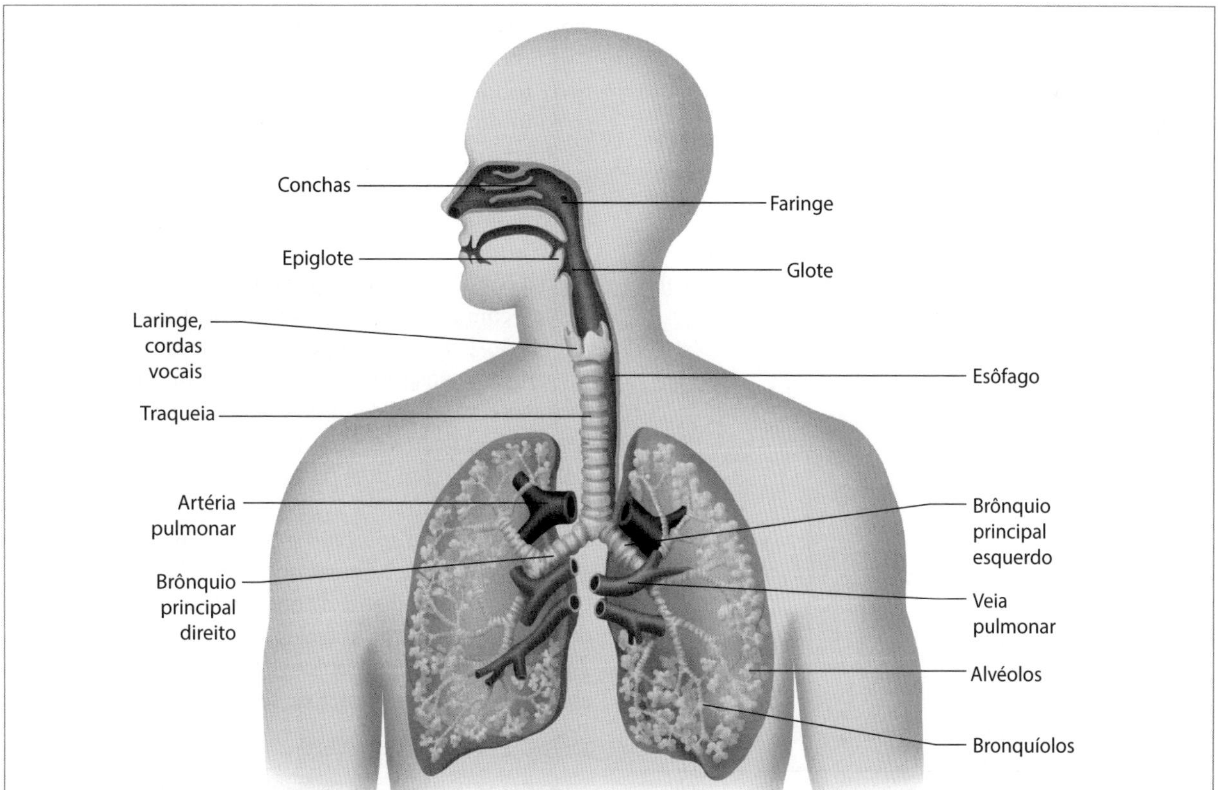


FIGURA 2.10 Sistema respiratório.
Reproduzida com autorização de NSCA, 2008.

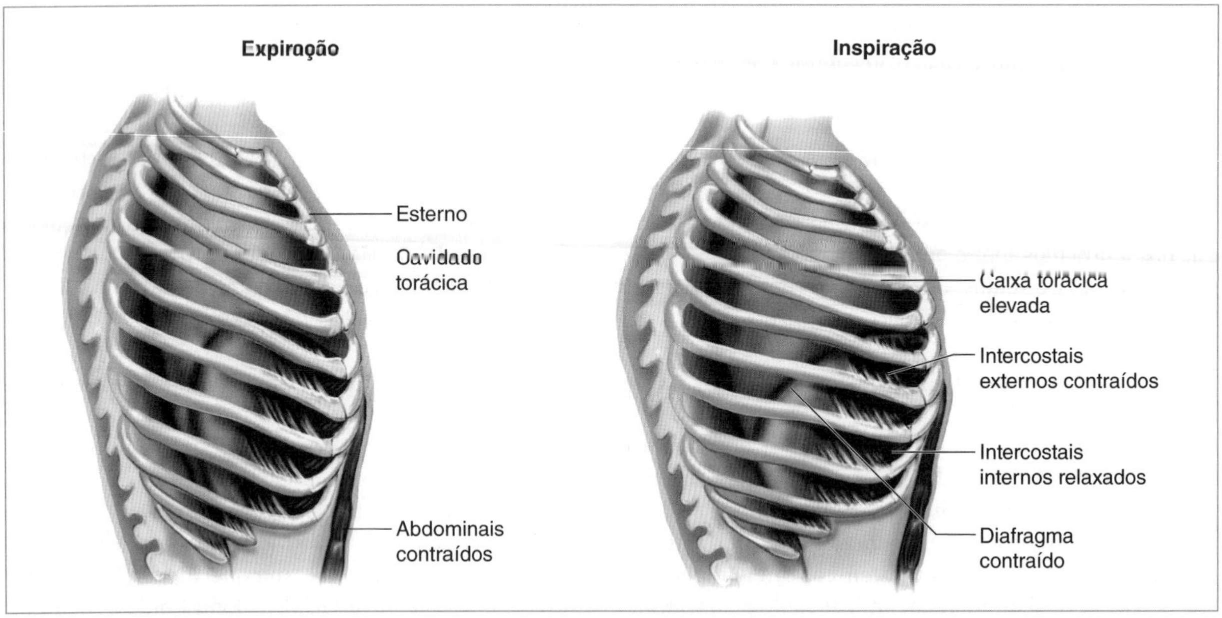


FIGURA 2.11 Contração e expansão da caixa torácica durante a expiração e a inspiração, ilustrando a contração diafragmática, a elevação da caixa torácica e a função dos intercostais. Os diâmetros vertical e anteroposterior aumentam durante a inspiração.
Reproduzida com autorização de NSCA, 2008.

## Volumes pulmonares

A espirometria é um método usado em ambientes clínicos e de pesquisa para examinar volumes pulmonares estáticos. A Figura 2.12 mostra os vários volumes pulmonares que podem ser medidos enquanto o indivíduo respira pelo espirômetro. Além disso, existem descrições de capacidades pulmonares que são combinações de vários volumes pulmonares.

## Hematose

O alvéolo é coberto por capilares, que são a menor unidade de vasos sanguíneos dentro do corpo e o local da hematose. O movimento de gases como oxigênio e dióxido de carbono por uma membrana celular é chamado de *difusão* (Fig. 2.13). A difusão ocorre quando existe um gradiente de concentração, ou seja, uma concentração maior de um gás em um lado da membrana. Como mencionado anteriormente, o gás se move de uma área de alta concentração para uma área de baixa concentração. No nível tecidual, as células utilizam oxigênio e produzem dióxido de carbono. As pressões parciais de oxigênio e de dióxido de carbono são diferentes dentro do tecido e dentro do sangue arterial. Como ilustrado na Figura 2.14, o oxigênio inspirado tem uma pressão parcial de 159 mmHg; todavia, quando ele chega aos alvéolos, a pressão parcial é reduzida para 100 mmHg, em virtude de vários fatores como umidificação do ar no trato respiratório. A pressão parcial de oxigênio e de dióxido de carbono no sangue venoso é de cerca de 40 e 46 mmHg, respectivamente. Com base nos gradientes de pressão, ocorre a hematose e, depois dela, o sangue fica rico em oxigênio (100 mmHg), com uma redução concomitante do dióxido de carbono (ver Fig. 2.14). Agora, o sangue carregado de oxigênio é transportado para o tecido (i. e., músculo ativo). Semelhante à hematose no alvéolo, a hematose no tecido segue o gradiente de pressão. Assim, o oxigênio se difunde para dentro do tecido (ver Fig. 2.14). O sangue desoxigenado (sangue venoso) é então devolvido para o alvéolo, e o ciclo de hematose se repete.

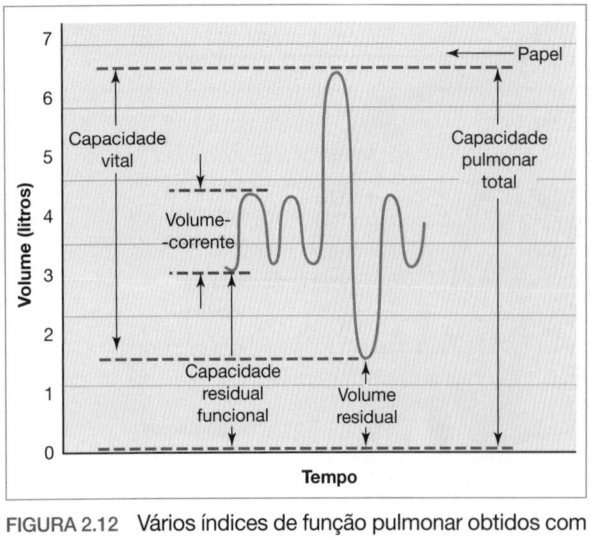


FIGURA 2.12 Vários índices de função pulmonar obtidos com espirometria básica.

> Com a ventilação, o oxigênio se difunde dos alvéolos para dentro do sangue pulmonar, enquanto o dióxido de carbono se difunde do sangue para dentro dos alvéolos.

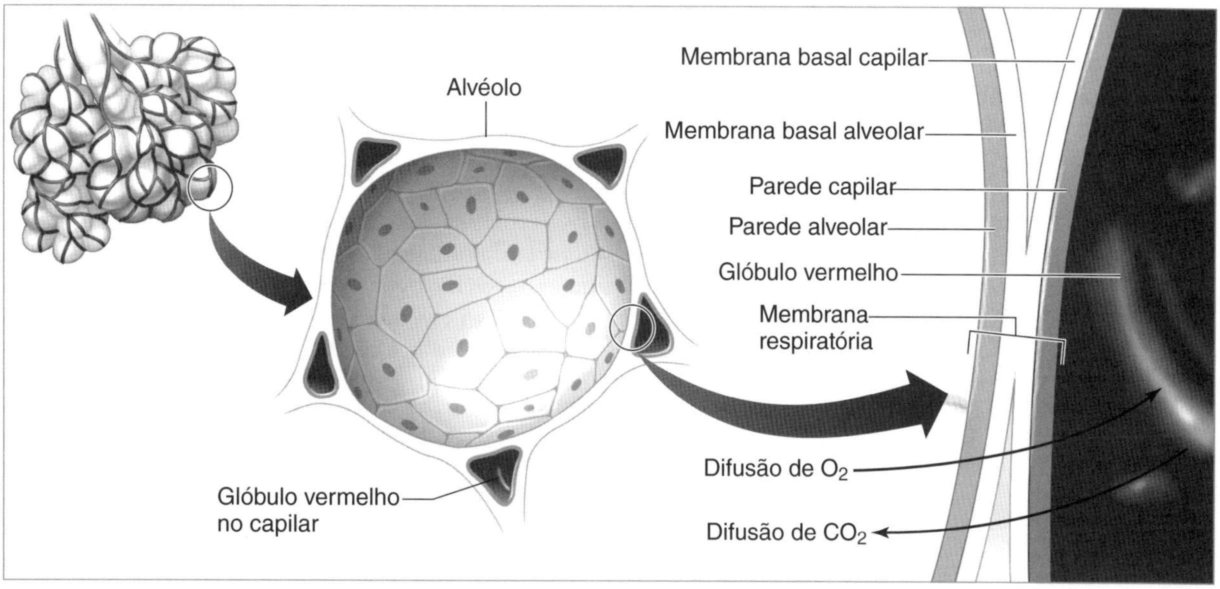


FIGURA 2.13 Anatomia das membranas respiratórias, mostrando a troca de oxigênio e dióxido de carbono entre um alvéolo e o sangue capilar pulmonar.

Baseada em Wilmore, Costill e Kenney, 2008.[5]

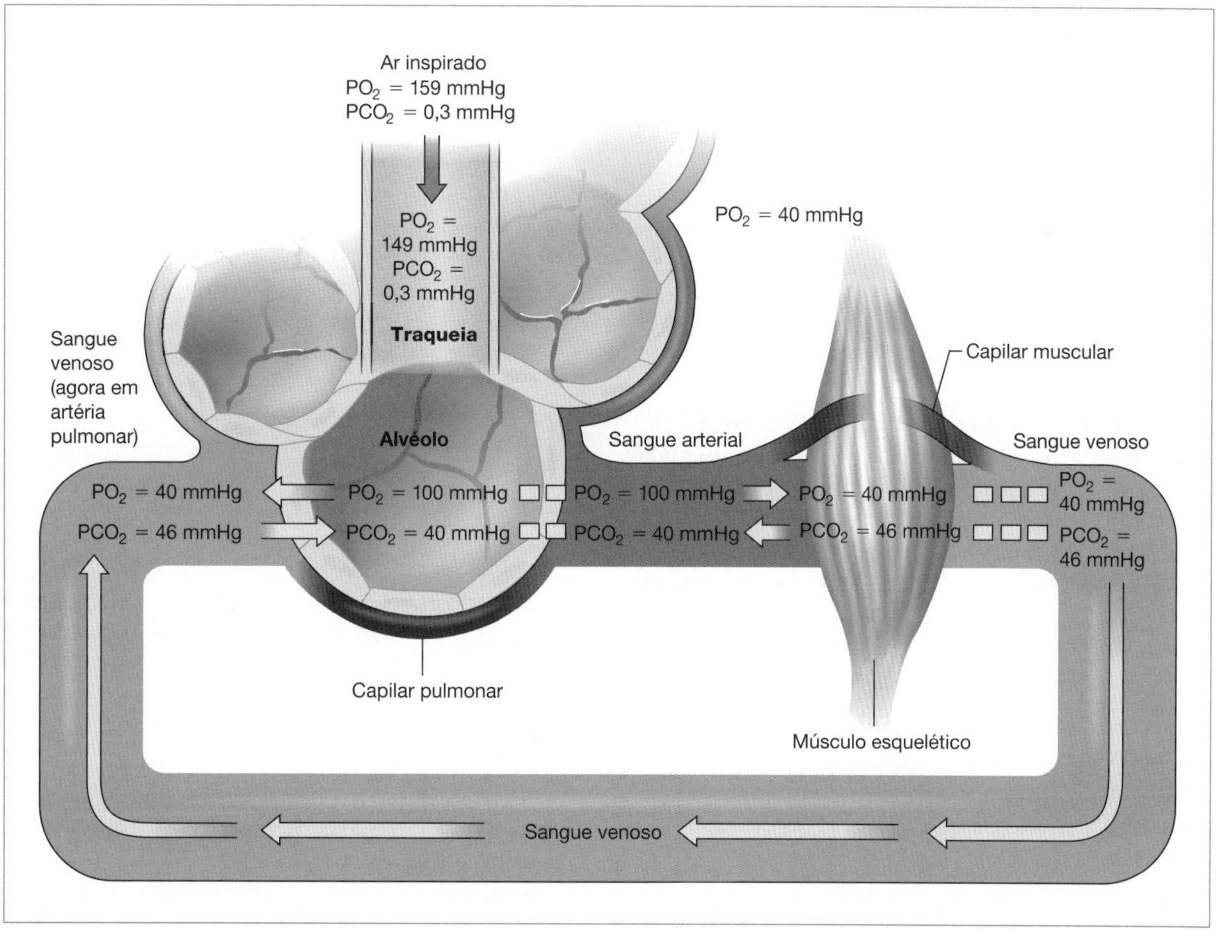


FIGURA 2.14 Alvéolo e hematose.

De E. Fox, R. Bowers e M. Foss, 1993, *The physiological basis for exercise and sport*, 5th ed. (Dubuque, IA: Wm. C. Brown). Reproduzida com autorização de McGraw-Hill companies.

## Consumo de oxigênio

O consumo de oxigênio ($\dot{V}O_2$) é a quantidade de oxigênio usado pelos tecidos do corpo. Tipicamente, o $\dot{V}O_2$ na fisiologia do exercício é medido na boca usando-se um calorímetro portátil. O $\dot{V}O_2$ está relacionado majoritariamente à capacidade do coração e do sistema circulatório de transportar oxigênio através do sangue para os tecidos, e à capacidade dos tecidos de extrair oxigênio. A fórmula que representa o $\dot{V}O_2$ é a equação de Fick (Equação 2.6):

$$\dot{V}O_2 = DC \times DAVO_2 \quad (2.6)$$

$$\dot{V}O_2 = (FC \times VS) \times DAVO_2 \quad (2.6.1)$$

$$\dot{V}O_2 = (FC) \times (VDF - VSF) \times DAVO_2 \quad (2.6.2)$$

em que $\dot{V}O_2$ é o produto do débito cardíaco (DC, Equação 2.3) pela $DAVO_2$. A $DAVO_2$ é o teor de oxigênio arterial menos o teor de oxigênio venoso em mililitros de $O_2$ por 100 mL de sangue. Essa diferença nos ajuda a identificar a quantidade de oxigênio que foi extraída do sangue transportado para uso em exercício. Como mostrado na Tabela 2.1, a $DAVO_2$ da extração de oxigênio aumenta com a intensidade do exercício. A seguir, um exemplo de cálculo de $\dot{V}O_2$:

$$\dot{V}O_2 = (FC \times VS) \times DAVO_2$$

$$\dot{V}O_2 = (80\ \text{bat/min} \times 65\ \text{mL sangue/batimento}) \times (6\ \text{mL}\ O_2\ \text{mL/100 mL sangue})$$

$$\dot{V}O_2 = 312\ \text{mL}\ O_2/\text{min}$$

Esse valor é dado em termos absolutos (mL $O_2$/min), mas também pode ser expresso em relação à massa corporal do indivíduo (mL · $kg^{-1}$ · $min^{-1}$).

$$\dot{V}O_2 = (312\ \text{mL}\ O_2/\text{min})/75{,}0\ \text{kg}$$

$$\dot{V}O_2 = 4{,}16\ \text{mL} \cdot kg^{-1} \cdot min^{-1}$$

O **consumo máximo de oxigênio ($\dot{V}O_2$máx)** é descrito como a maior quantidade de oxigênio que pode ser usada em um nível celular por todo o corpo. Descobriu--se que o $\dot{V}O_2$máx tem uma boa correlação com o grau de condicionamento físico e é reconhecido como a medida mais aceita de condicionamento cardiorrespiratório. O $\dot{V}O_2$ em repouso é tipicamente estimado em 3,5 mL · $kg^{-1}$ · $min^{-1}$, enquanto o $\dot{V}O_2$máx foi relatado em cerca de 80 mL · $kg^{-1}$ · $min^{-1}$ em atletas de resistência de elite.

TABELA 2.1 Relação entre intensidade do exercício e extração de oxigênio

| Intensidade do exercício | Lado arterial | Retorno venoso | Extração |
|---|---|---|---|
| Repouso | 20 mL $O_2$/100 mL de sangue | 14 mL $O_2$/100 mL de sangue | 6 mL $O_2$/100 mL de sangue |
| Moderada | 20 mL $O_2$/100 mL de sangue | 10 mL $O_2$/100 mL de sangue | 10 mL $O_2$/100 mL de sangue |
| Alta | 20 mL $O_2$/100 mL de sangue | 4 mL $O_2$/100 mL de sangue | 16 mL $O_2$/100 mL de sangue |

## Conclusão

O conhecimento dos sistemas cardiovascular e respiratório facilita o entendimento da hematose em repouso e durante o exercício. As informações apresentadas neste capítulo podem ser especialmente úteis porque cabe aos personal trainers explicar aos clientes a fisiologia subjacente relacionada ao programa de condicionamento que eles praticam.

### Questões para estudo

1. Qual das alternativas a seguir apresenta a sequência correta de estruturas percorrida pelo sangue?
   A. Veia cava superior, átrio direito, átrio esquerdo, ventrículo esquerdo, aorta.
   B. Veia cava inferior, átrio direito, ventrículo direito, veia pulmonar, átrio esquerdo.
   C. Veia pulmonar, artéria pulmonar, ventrículo esquerdo, átrio esquerdo, aorta.
   D. Veia cava superior, aorta, átrio esquerdo, ventrículo direito.
2. Quais dos itens a seguir são componentes da equação de Fick de consumo de oxigênio ($\dot{V}O_2$)?
   I. Frequência cardíaca.
   II. Pressão sistólica.
   III. Volume sistólico.
   IV. Pressão diastólica.

   A. I e III apenas.
   B. I e IV apenas.
   C. II e III apenas.
   D. II e IV apenas.
3. A hematose nos pulmões ocorre em qual dos seguintes locais?
   A. Parede capilar.
   B. Membrana basal.
   C. Brônquios.
   D. Alvéolos.
4. O débito cárdico (DC) é o produto do volume sistólico (VS) pela frequência cardíaca (FC). Qual das equações a seguir representa o volume sistólico?
   A. $\dot{V}O_2$ – FC.
   B. $\dot{V}O_2$ – VS.
   C. VDF – FC.
   D. VDF – VSF.
5. A via de condução cardíaca começa em qual dos seguintes locais?
   A. Nó AV.
   B. Fibras subendocárdicas.
   C. Ventrículo direito.
   D. Nó SA.

## Questão de conhecimento aplicado

Um homem de 25 anos e 77,11 kg usa a esteira para seus treinos de resistência aeróbia. Sua frequência cardíaca de exercício é de 160 batimentos/min, seu volume sistólico é de 100 mL por batimento e ele tem uma DAVO de 13 mL $O_2$ mL/100 mL de sangue. Quais são os $\dot{V}O_2$ absoluto e relativo desse indivíduo durante o exercício em esteira?

## Referências bibliográficas


1. Guyton, A.C., and J.E. Hall. 2006. Textbook of Medical Physiology. Philadelphia: Elsevier Saunders.
2. Nelson, D.L. and M.M. Cox. 2008. Lehninger Principles of Biochemistry. New York: W.H. Freeman.
3. Wagner, P.D. 1996. Determinants of maximal oxygen transport and utilization. Annual Review of Physiology 58: 21-50.
4. West, J.B. 2008. Respiratory Physiology: The Essentials. Philadelphia: Wolters Kluwer Health/Lippincott Williams & Wilkins. p. ix.
5. Wilmore, J.H., D.L. Costill, and W.L. Kenney 2008. Physiology of Sport and Exercise, 4th ed. Champaign, IL: Human Kinetics.

# 3 Bioenergética

N. Travis Triplett, PhD*

**Ao término deste capítulo, você será capaz de:**

- Entender a terminologia básica da bioenergética e do metabolismo relacionado ao exercício e ao treinamento.
- Discutir o papel central do trifosfato de adenosina na atividade muscular.
- Explicar os sistemas básicos de energia presentes no corpo humano e a capacidade básica de cada um de fornecer energia para atividades variadas.
- Discutir os efeitos do treinamento na bioenergética do músculo esquelético.
- Reconhecer os substratos usados por cada sistema de energia e discutir os padrões de uso de substrato em vários tipos de atividade.
- Desenvolver programas de treinamento que demonstrem uma compreensão da bioenergética e do metabolismo humanos, em particular da especificidade metabólica do treinamento.

Para elaborar um programa de exercícios e treinamento adequado e efetivo, o personal trainer deve conhecer a produção e o uso de energia nos sistemas biológicos. Depois de definir a terminologia bioenergética essencial, incluindo o papel do trifosfato de adenosina (ATP), este capítulo trata de três sistemas básicos de energia que são usados para reabastecer o ATP no músculo esquelético humano. Em seguida, a atenção é voltada para a forma como os substratos, substâncias obtidas principalmente através dos alimentos ingeridos, são usados para vários tipos de atividade, incluindo detalhes sobre como cada tipo de substrato é decomposto para produzir energia e como o substrato principal, o glicogênio muscular, é reposto. Por fim, discute-se a especificidade metabólica do treinamento, que se relaciona com as limitações de cada sistema de energia e a contribuição de cada sistema para a atividade física.

## Terminologia essencial

A capacidade de realizar trabalho físico requer energia. No corpo humano, é necessária a conversão de energia química em energia mecânica para que ocorra o movimento. A **bioenergética**, ou o fluxo de energia em um sistema biológico, aborda sobretudo a conversão do alimento – ou grandes moléculas de carboidrato, proteína e gordura que contêm energia química – em formas biologicamente utilizáveis de energia. A decomposição de ligações químicas nessas moléculas libera a energia necessária para a prática da atividade física.

O processo de decomposição de grandes moléculas em moléculas menores, como a decomposição de carboidratos em glicose, costuma ser acompanhado pela liberação de energia e é denominado **catabólico**. A síntese de moléculas maiores a partir de moléculas menores pode ser realizada utilizando-se a energia liberada pelas reações catabólicas. Esse processo de composição é chamado de **anabólico**, e um exemplo dele é a formação de proteínas a partir de aminoácidos. O corpo humano está em estado constante de anabolismo e catabolismo, o que é definido como *metabolismo*, ou o total de todas as reações catabólicas e anabólicas no corpo. A energia obtida pelas reações catabólicas é utilizada para estimular as reações anabólicas por meio de uma molécula intermediária, o **trifosfato de adenosina (ATP)**. Sem um suprimento

* A autora gostaria de agradecer as contribuições de dr. Michael Conley e dr. Michael Stone a este capítulo. Grande parte do conteúdo é diretamente atribuída ao trabalho do dr. Conley na segunda edição e do dr. Stone na primeira edição de *Essentials of Strength Training and Conditioning*.

adequado de ATP, a atividade muscular e o crescimento muscular não seriam possíveis. Por isso, ao desenvolver programas de treinamento, os personal trainers devem ter uma noção básica de como o exercício afeta o uso e a ressíntese de ATP.

O trifosfato de adenosina é composto de adenina, uma base que contém nitrogênio; ribose, um açúcar de cinco carbonos (juntos, adenina e ribose são chamados de *adenosina*); e três grupos de fosfato (Fig. 3.1). A remoção de um grupo de fosfato gera o difosfato de adenosina (ADP); a remoção de um segundo grupo de fosfato gera o monofosfato de adenosina (AMP). O trifosfato de adenosina é classificado como uma molécula de alta energia porque armazena grandes quantidades de energia nas ligações químicas dos dois grupos de fosfato terminais. A decomposição dessas ligações químicas libera energia para várias reações no corpo. Como as células musculares armazenam ATP apenas em quantidades limitadas e a atividade requer um fornecimento constante de ATP para proporcionar a energia necessária para as ações musculares, os processos de produção de ATP também devem ocorrer na célula.

## Sistemas de energia

Existem três sistemas de energia no corpo humano para repor o ATP:

- Sistema fosfagênio (um processo anaeróbio, i. e., que ocorre na ausência de oxigênio).
- Glicólise (dois tipos: glicólise rápida e glicólise lenta; ambos são anaeróbios).
- Sistema oxidativo (um processo aeróbio, i. e., que requer oxigênio).

Dos três principais componentes alimentares (carboidratos, gorduras e proteínas), apenas os carboidratos podem ser metabolizados para gerar energia sem o envolvimento direto de oxigênio.[6]

> A energia armazenada nas ligações químicas de ATP é empregada para energizar a atividade muscular. A reposição de ATP no músculo esquelético humano é realizada por três sistemas básicos de energia: (1) fosfagênio, (2) glicolítico e (3) oxidativo.

### Sistema fosfagênio

O **sistema fosfagênio** é a principal fonte de ATP para atividades de curto prazo e alta intensidade (p. ex., pular e correr), mas é ativo no início de todos os tipos de exercício independentemente da intensidade.[6] Por exemplo, mesmo durante os primeiros segundos de um jogging tranquilo de 5 quilômetros ou de uma aula de spinning de intensidade moderada, a energia para a atividade muscular é derivada a princípio do sistema fosfagênio. Esse sistema de energia depende das reações químicas de ATP e fosfocreatina, ambos fosfagênios, que envolvem as enzimas miosinas adenosinatrifosfatase (ATPase) e creatina quinase. A miosina ATPase aumenta a velocidade de decomposição do ATP para formar ADP e fosfato inorgânico ($P_i$) e libera energia; todo esse processo é uma reação

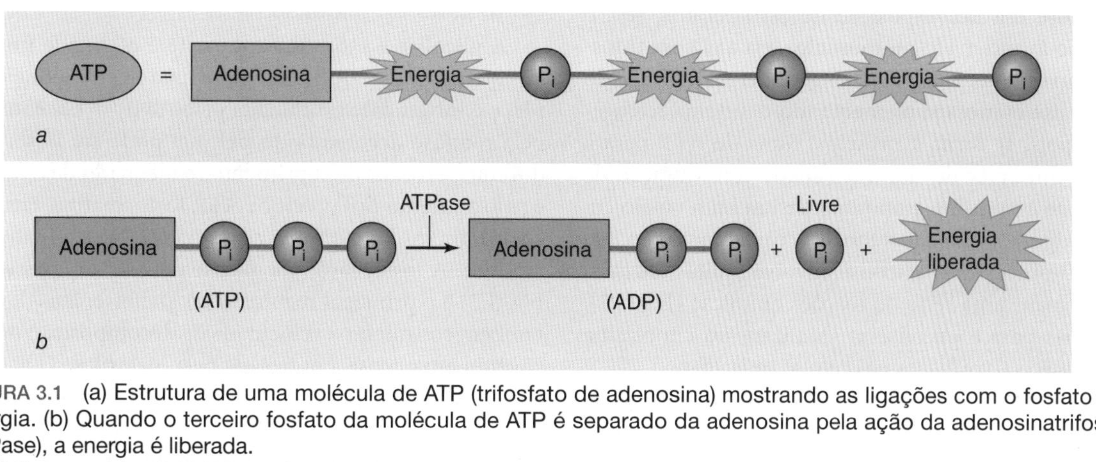


FIGURA 3.1 (a) Estrutura de uma molécula de ATP (trifosfato de adenosina) mostrando as ligações com o fosfato de alta energia. (b) Quando o terceiro fosfato da molécula de ATP é separado da adenosina pela ação da adenosinatrifosfatase (ATPase), a energia é liberada.
Adaptada com autorização de Wilmore, Costill e Kenney, 2008.

**Composição do trifosfato de adenosina**

- Adenina (base que contém nitrogênio) — Juntos denominados *adenosina*
- Ribose (açúcar de cinco carbonos ou pentose) — Juntos denominados *trifosfato*
- Três grupos de fosfato

catabólica. A creatina quinase aumenta a velocidade de síntese de ATP da fosfocreatina e do ADP, fornecendo um grupo de fosfato que combine com o ADP para formar ATP, que é uma reação anabólica.

Essas reações fornecem energia em uma velocidade alta; porém, como o ATP e o fosfato de creatina são armazenados no músculo em pequenas quantidades, o sistema fosfagênio não consegue fornecer energia suficiente para atividades contínuas de longa duração.[7] Em geral, as fibras musculares do tipo II (contração rápida) contêm maior concentração de fosfagênio que as do tipo I (contração lenta).[22]

A atividade da creatina quinase regula principalmente a decomposição da fosfocreatina. Um aumento na concentração da célula muscular de ADP promove a atividade da creatina quinase; um aumento na concentração de ATP a inibe.[33] No início do exercício, o ATP é decomposto em ADP, liberando energia para as ações musculares. Esse aumento na concentração de ADP ativa a creatina quinase para promover a formação de ATP a partir da quebra da fosfocreatina. A atividade da creatina quinase permanece elevada se o exercício continuar em uma intensidade alta. Se o exercício for descontinuado ou continuar em uma intensidade baixa o suficiente para permitir que a glicólise ou o sistema oxidativo forneçam uma quantidade adequada de ATP para as demandas de energia das células musculares, é provável que a concentração na célula muscular de ATP aumente. Esse aumento em ATP resulta, em seguida, em uma redução na atividade da creatina quinase.

## Glicólise

**Glicólise** é a decomposição de carboidratos, seja o **glicogênio** armazenado no músculo, seja a glicose transportada no sangue, para produzir ATP.[6] O ATP fornecido pela glicólise começa suplementando o sistema fosfagênio e, depois, se torna a principal fonte de ATP para a atividade muscular de alta intensidade com duração de até cerca de 2 minutos, como manter um bom voleio em um jogo rigoroso de raquetebol ou correr por 600 a 800 metros. O processo de glicólise envolve muitas enzimas que controlam uma série de reações químicas (Fig. 3.2). As enzimas para a glicólise se localizam no citoplasma das células (o sarcoplasma nas células musculares).

Como visto na Figura 3.2, o processo de glicólise pode ocorrer de duas formas diferentes, denominadas glicólise rápida e glicólise lenta. A glicólise rápida é popularmente conhecida como *anaeróbia*, enquanto a glicólise lenta é chamada de *aeróbia*, em razão do destino final do piruvato. No entanto, como a glicólise propriamente dita não depende de oxigênio, *esses termos não são uma forma fiel de descrever o processo*.[6] Durante a glicólise rápida, o produto final, **piruvato**, é convertido em ácido láctico, fornecendo energia (ATP) em uma velocidade mais rápida que com a glicólise lenta, na qual o piruvato é transportado para as mitocôndrias para a produção de energia através do sistema oxidativo. O destino dos produtos finais é controlado pelas demandas de energia dentro da célula. Se a energia deve ser fornecida em uma velocidade rápida, como durante o treinamento de força, a glicólise rápida é usada como fonte primária. Se a demanda de energia não for tão alta e houver oxigênio em quantidade suficiente na célula, como no início de uma aula de dança aeróbia de intensidade baixa, a glicólise lenta é ativada. Outro subproduto de interesse é o dinucleótido de nicotinamida e adenina reduzido (NADH), que vai para o sistema de transporte de elétrons para produzir mais ATP (*reduzido* se refere ao hidrogênio adicionado).

A reação líquida da glicólise rápida pode ser resumida da seguinte forma:

$$\text{Glicose} + 2P_i + 2ADP \rightarrow 2 \text{ ácidos lácticos} + 2ATP + H_2O \quad (3.1)$$

A reação líquida da glicólise lenta pode ser resumida da seguinte forma:

$$\text{Glicose} + 2P_i + 2ADP + 2NAD^+ \rightarrow 2 \text{ ácidos pirúvicos} + 2ATP + 2NADH + 2H_2O \quad (3.2)$$

### Geração de energia da glicólise

A glicólise gera um produto líquido de duas moléculas de ATP a partir de uma molécula de glicose. No entanto, se for usado o glicogênio (forma armazenada de glicose), existe um produto líquido de três ATP porque a reação de fosforilação (acréscimo de um grupo de fosfato) da glicose, que requer um ATP, é evitada (ver Fig. 3.2).[6]

### Regulação da glicólise

A glicólise é estimulada durante a atividade muscular intensa por ADP, $P_i$, amônia e uma ligeira redução no pH, e é fortemente estimulada pelo AMP.[6,18] Ela é inibida pela redução acentuada do pH que pode ser observada durante períodos de suprimento inadequado de oxigênio e pelo aumento dos níveis de ATP, fosfocreatina, citrato e ácidos graxos livres[6,18] que costumam estar presentes em repouso. A fosforilação da glicose pela hexoquinase (ver Fig. 3.2) é o principal regulador da glicólise; mas deve-se também considerar a velocidade de decomposição do glicogênio em glicose, controlada pela fosforilase (Fig. 3.2), na regulação da glicólise.[6,34] Em outras palavras, se o glicogênio não estiver sendo decomposto em glicose rápido o bastante e o suprimento de glicose livre já tiver sido esgotado, a glicólise vai ficar mais lenta.

Outra consideração importante na regulação de qualquer série de reações é o **passo determinante de taxa**, isto é, a reação mais lenta da série. O passo determinante de taxa na glicólise é a conversão de frutose-6-fosfato em frutose-1,6-difosfato (ver Fig. 3.2), uma reação controlada pela enzima fosfofrutoquinase (PFK, do inglês

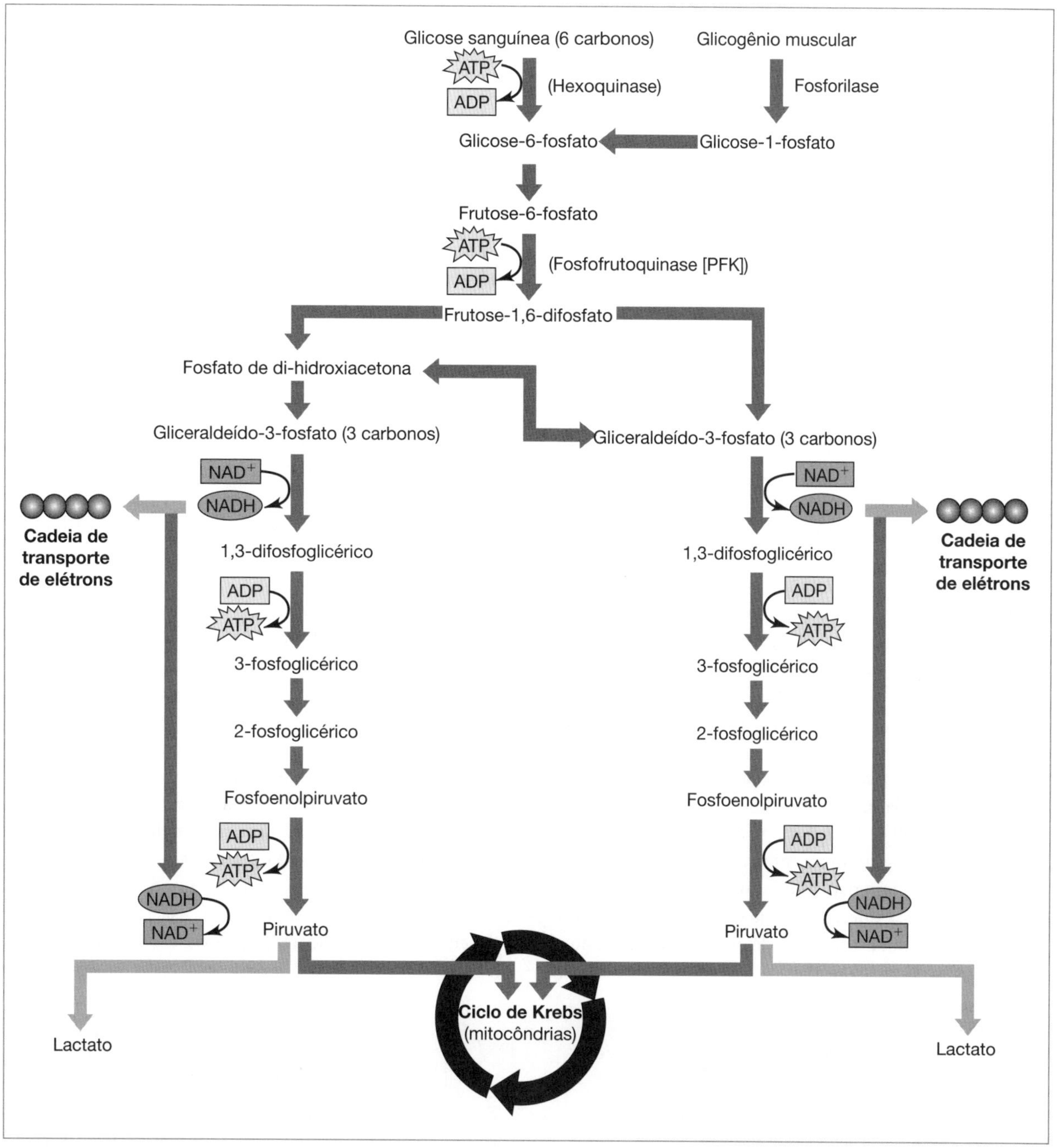


FIGURA 3.2 Glicólise.
ATP: trifosfato de adenosina; ADP: difosfato de adenosina; $NAD^+$, NADH: dinucleótido de nicotinamida e adenina.
Reproduzida com autorização de NSCA, 2006.

*phosphofructokinase*). Portanto, a PFK é o principal fator na regulação da taxa de glicólise. A ativação do sistema de energia fosfagênio estimula a glicólise (estimulando a PFK) para contribuir com a produção de energia do exercício de alta intensidade.[6,45] A amônia produzida durante o exercício de alta intensidade como resultado do aumento de AMP ou da desaminação (remoção do grupo de amido da molécula de aminoácido) também pode estimular a PFK.

## Ácido láctico e lactato sanguíneo

A glicólise rápida ocorre durante períodos de baixa disponibilidade de oxigênio nas células musculares e resulta na formação do produto final **lactato**, que pode ser convertido em ácido láctico. A fadiga muscular sofrida durante o exercício já foi associada a altas concentrações de ácido láctico no tecido muscular,[25] mas é mais provável que ela resulte da redução do pH tecidual de muitas fontes de ácido, incluindo os intermediários da glicólise.[35]

Acredita-se que, à medida que o pH diminui (fica mais ácido), ele iniba as reações glicolíticas e interfira diretamente na ação muscular, possivelmente inibindo a ligação de cálcio à troponina ou interferindo na formação da ponte cruzada actina-miosina.[44] Além disso, a redução nos níveis de pH inibe a atividade enzimática dos sistemas de energia da célula.[1] O efeito geral é uma redução na energia disponível e na força de ação muscular durante o exercício. O lactato é muito usado como substrato de energia, especialmente nas fibras de tipo I e do músculo cardíaco.[28] Ele também é utilizado na **gliconeogênese**, a formação de glicose, durante o exercício extenso e a recuperação.[4,28] A depuração de lactato do sangue indica a capacidade de a pessoa se recuperar. O lactato pode ser depurado por oxidação dentro da fibra muscular em que é produzido ou transportado pelo sangue para outras fibras musculares a fim de ser oxidado.[28] O lactato também pode ser transportado no sangue até o fígado, onde é convertido em glicose. Esse processo, conhecido como **ciclo de Cori**, é representado na Figura 3.3.

Normalmente, existe uma baixa concentração de lactato no sangue e no músculo. A faixa normal relatada de concentração de lactato no sangue é de 0,5 a 2,2 mmol/L em repouso.[14,30] A produção de lactato cresce com o aumento da intensidade do exercício[1,14,37] e parece depender do tipo de fibra muscular. A taxa mais alta de produção de lactato pelas fibras musculares do tipo II pode refletir uma concentração ou atividade de enzimas glicolíticas que é mais elevada que as fibras musculares do tipo I.[10]

Gollnick, Bayly e Hodgson[14] relataram que as concentrações de lactato sanguíneo normalmente retornam aos valores pré-exercício dentro de uma hora após a atividade. Comprovou-se que a atividade leve durante o período pós-exercício aumenta as taxas de depuração de lactato, e indivíduos treinados aeróbia[14] e anaerobiamente[31,32] têm taxas de depuração de lactato mais elevadas que pessoas não treinadas. As concentrações máximas de lactato sanguíneo ocorrem por volta de 5 minutos após a cessação do exercício, uma demora que costuma ser atribuída ao tempo necessário para transportar o lactato do tecido para o sangue.[14,24]

É amplamente aceito que existem pontos de inflexão na curva de acúmulo de lactato (Fig. 3.4) com o aumento da intensidade do exercício.[6,35] A intensidade do exercício ou intensidade relativa em que o lactato sanguíneo inicia um aumento abrupto acima da concentração basal foi denominada **limiar de lactato (LL)**.[48] O LL representa uma dependência crescente nos mecanismos anaeróbios. O LL costuma se iniciar em 50 a 60% do consumo máximo de oxigênio em indivíduos não treinados e em 70 a 80% em indivíduos treinados.[13,15,23] Um segundo aumento na taxa de acúmulo de lactato foi observado em intensidades relativamente maiores de exercício. Esse segundo ponto de inflexão, denominado **início do acúmulo de lactato sanguíneo (IALS ou OBLA, do inglês *onset blood lactate accumulation*)**, geralmente ocorre quando a concentração de lactato sanguíneo é de quase 4 mmol/L.[41,43] As interrupções na curva de acúmulo de lactato podem corresponder aos pontos em que unidades motoras intermediárias e grandes são recrutadas durante intensidades crescentes de exercício.[23] As células musculares associadas a grandes unidades motoras são tipicamente fibras do tipo II, particularmente adequadas para o metabolismo anaeróbio e a produção de lactato.

Sugeriu-se que o treinamento em intensidades próximas ou acima do LL ou do IALS altera o LL e o IALS para que o acúmulo de lactato ocorra depois em uma intensidade de exercício mais alta.[9] Essa mudança provavelmente ocorre como resultado de vários fatores, mas,

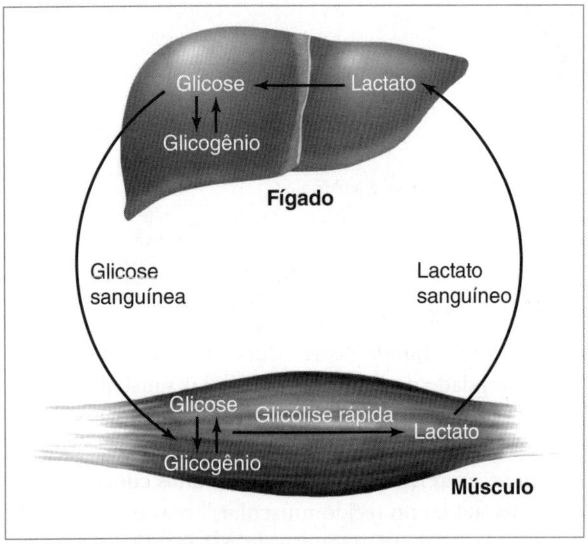


FIGURA 3.3 Ciclo de Cori.
Reproduzida com autorização de NSCA, 2008.

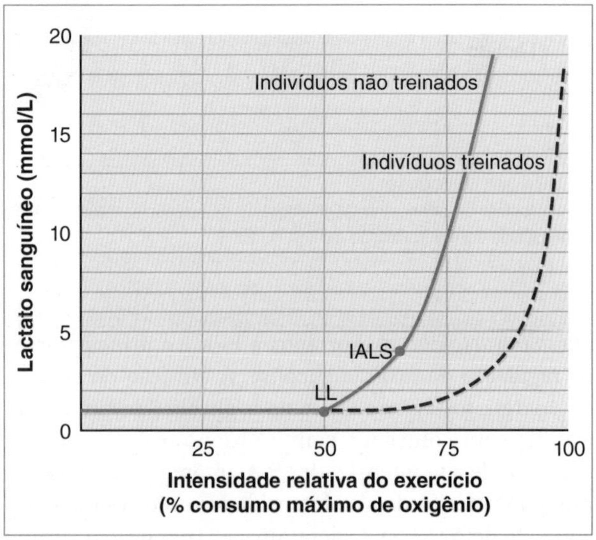


FIGURA 3.4 Limiar de lactato (LL) e início do acúmulo de lactato sanguíneo (IALS).
Reproduzida com autorização de NSCA, 2008.

em particular, como resultado do aumento no conteúdo mitocondrial que permite maior produção de ATP através dos mecanismos aeróbios. A mudança permite ao indivíduo um desempenho em porcentagens mais altas de consumo de oxigênio máximo sem tanto acúmulo de lactato no sangue.[6,23]

## Sistema oxidativo (aeróbio)

O **sistema oxidativo**, a fonte primária de ATP em repouso e durante atividades aeróbias, utiliza principalmente carboidratos e gorduras como substratos.[6] Clientes que caminham em esteira, praticam hidroginástica ou participam de aulas de ioga dependem principalmente do sistema oxidativo. Normalmente, a proteína não é metabolizada de maneira significativa, exceto durante a fome prolongada e sessões longas (> 90 minutos) de exercício.[8,27] Em repouso, cerca de 70% do ATP produzido é derivado de gorduras e 30%, de carboidratos. Após o início da atividade, conforme a intensidade do exercício vai aumentando, existe uma mudança na preferência de substrato, de gorduras para carboidratos. Durante o exercício aeróbio de alta intensidade, quase 100% da energia é derivada de carboidratos se houver um suprimento adequado. Todavia, durante o trabalho prolongado submáximo em estado constante, existe uma mudança gradual dos carboidratos de volta às gorduras e proteínas como substratos de energia.[6]

### Glicose e oxidação de glicogênio

O metabolismo oxidativo de glicose sanguínea e glicogênio muscular começa com a glicólise. Se estiver presente oxigênio em quantidade suficiente, o produto final da glicólise, o piruvato, não é convertido em lactato, mas transportado para as mitocôndrias, organelas especializadas dentro da célula. Quando o piruvato entra nas mitocôndrias, ele é convertido em acetilcoenzima A (acetil-CoA) e pode, então, entrar no **ciclo de Krebs** para mais produção de ATP. Também são transportadas ali duas moléculas de NADH produzidas durante as reações glicolíticas. O ciclo de Krebs, outra série de reações, produz dois ATP indiretamente a partir do trifosfato de guanosina (GTP) para cada molécula de glicose (Fig. 3.5). Também produzidas no ciclo de Krebs a partir de uma molécula de glicose são outras seis moléculas de NADH e duas moléculas de dinucleótido de flavina e adenina ($FADH_2$).

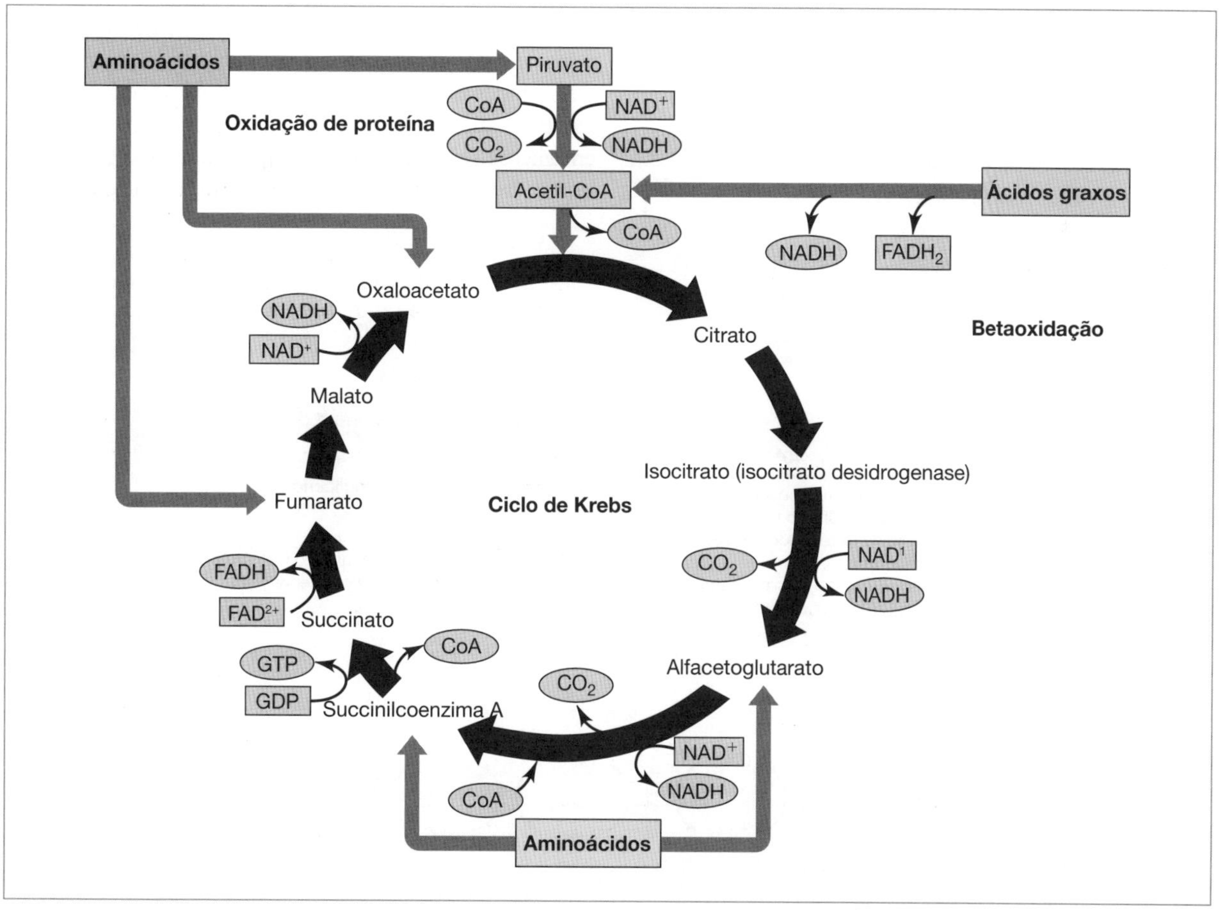


FIGURA 3.5 Ciclo de Krebs.

CoA: coenzima A; $FAD^{2+}$, $FADH_2$: dinucleótido de flavina e adenina; GDP: difosfato de guanina; GTP: trifosfato de guanosina; $NAD^+$, NADH: dinucleótido de nicotinamida e adenina.

Reproduzida com autorização de NSCA, 2008.

O número de ATP e a quantidade de NADH e $FADH_2$ são diferentes se gordura ou proteína entrarem no ciclo de Krebs, embora todos esses substratos possam ser convertidos em acetil-CoA antes de entrar no ciclo.

Essas moléculas transportam átomos de hidrogênio para a **cadeia de transporte de elétrons (CTE)** para serem usados na produção de ATP a partir do ADP.[6] A CTE usa as moléculas de NADH e $FADH_2$ para refosforilar o ADP em ATP (Fig. 3.6). Os átomos de hidrogênio são passados pela cadeia, uma série de transportadores de elétrons conhecidos como *citocromos*, para formar um gradiente de concentração de prótons a fim de fornecer energia para a produção de ATP, enquanto o oxigênio atua como receptor do último elétron (resultando na formação de água). Como o NADH e o $FADH_2$ entram na CTE em pontos distintos, eles diferem em sua capacidade de produzir ATP. Uma molécula de NADH pode produzir três moléculas de ATP, ao passo que uma molécula de $FADH_2$ pode produzir duas moléculas de ATP. A produção de ATP durante esse processo é conhecida como *fosforilação oxidativa*. O sistema oxidativo, que começa com a glicólise, resulta na produção de cerca de 38 ATP a partir da degradação de uma molécula de glicose.[6] A Tabela 3.1 resume a produção de ATP desses processos.

TABELA 3.1 Produção de energia total pela oxidação de uma molécula de glicose

| Processo | Produção de ATP |
|---|---|
| Glicólise lenta | |
| Fosforilação no nível do substrato | 4 |
| Fosforilação oxidativa: 2 NADH (3 ATP cada) | 6 |
| Ciclo de Krebs (duas rotações pelo ciclo de Krebs por glicose) | |
| Fosforilação no nível do substrato | 2 |
| Fosforilação oxidativa: 8 NADH (3 ATP cada) | 24 |
| Através de GTP: 2 $FADH_2$ (2 ATP cada) | 4 |
| **Total** | **40*** |

* A glicólise consome 2 ATP (se começar com a glicose), portanto a produção líquida de ATP é 40 – 2 = 38. Este número também pode ser relatado como 36 ATP, dependendo do sistema de transporte usado para levar o NADH para as mitocôndrias.
ATP: trifosfato de adenosina; NADH: dinucleótido de nicotinamida e adenina; GTP: trifosfato de guanosina; $FADH_2$: dinucleótido de flavina e adenina.

## Oxidação de gordura

As gorduras também podem ser usadas pelo sistema de energia oxidativo. Os triglicerídios armazenados nas células de gordura podem ser decompostos por uma enzima conhecida como *lipase hormônio sensível*. Essa enzima libera ácidos graxos livres das células de gordura no sangue, onde eles podem circular e entrar nas fibras musculares.[6,19] Além disso, quantidades limitadas de triglicerídio são armazenadas dentro do músculo, com uma forma de lipase hormônio-sensível, para servir de fonte de ácidos graxos livres dentro do músculo.[6,11] Os ácidos graxos livres entram nas mitocôndrias, onde passam pela **oxidação beta**, uma série de reações em que os ácidos graxos livres são decompostos, resultando na formação de acetil-CoA e átomos de hidrogênio (Fig. 3.5). A acetil-CoA entra diretamente no ciclo de Krebs e os átomos de hidrogênio são transportados pelo NADH e pelo $FADH_2$ para o CTE.[6] Um exemplo do ATP produzido a partir de uma molécula de triglicerídeo típica é mostrado na Tabela 3.2.

## Oxidação proteica

Embora não seja uma fonte significativa de energia para a maioria das atividades, a proteína pode ser decomposta em aminoácidos constituintes por meio de diversos processos. Esses aminoácidos podem, em seguida, ser convertidos em glicose (em um processo conhecido como *gliconeogênese*), piruvato ou vários intermediários do ciclo de Krebs

TABELA 3.2 Produção de energia total pela oxidação de uma molécula de triglicerídio (18 carbonos)

| Processo | Produção de ATP |
|---|---|
| Uma molécula de glicerol | 22 |
| Metabolismo do ácido graxo de 18 carbonos* | |
| 147 ATP por ácido graxo × três ácidos graxos por molécula de triglicerídio | 441 |
| **Total** | **463** |

* Outros triglicerídios que contêm diferentes quantidades de carbonos vão produzir mais ou menos ATP.
ATP: trifosfato de adenosina.

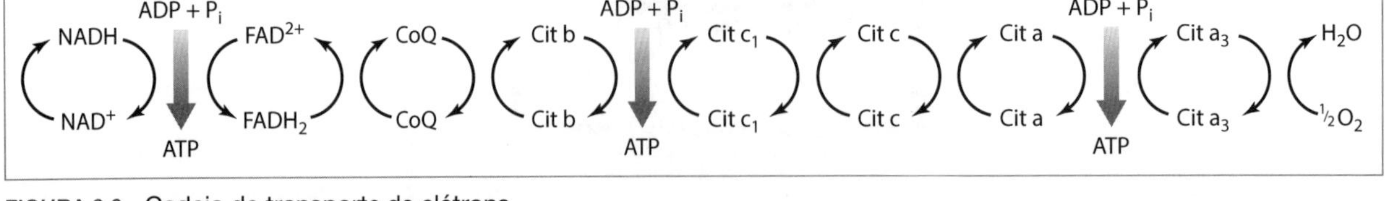


FIGURA 3.6 Cadeia de transporte de elétrons.
CoQ: coenzima Q; Cit: citocromo; ATP: trifosfato de adenosina; ADP: difosfato de adenosina; $P_i$: fosfato inorgânico; NADH, $NAD^+$: dinucleótido de nicotinamida e adenina; $FADH_2$, $FAD^{2+}$: dinucleótido de flavina e adenina; $H_2O$: água; $O_2$: oxigênio.
Reproduzida com autorização de NSCA, 2008.

para produzir ATP (Fig. 3.5). Estima-se que a contribuição dos aminoácidos para a produção de ATP seja mínima durante o exercício de curta duração, mas que possa chegar a compor de 3 a 18% das necessidades energéticas durante a atividade prolongada.[5,42] Há indícios de que os principais aminoácidos oxidados no músculo esquelético sejam os aminoácidos ramificados (leucina, isoleucina e valina), embora alanina, aspartato e glutamato também possam ser usados.[16] Os produtos residuais contendo nitrogênio da decomposição de aminoácidos são eliminados através da formação de ureia e pequenas quantidades de amônia, que vão parar na urina. A eliminação de amônia é importante em razão de sua toxicidade e associação à fadiga.[6]

### Regulação do sistema oxidativo (aeróbio)

O passo determinante de taxa no ciclo de Krebs (ver Fig. 3.5) é a conversão de isocitrato em alfacetoglutarato, uma reação controlada pela enzima isocitrato desidrogenase. A isocitrato desidrogenase é estimulada pelo ADP e normalmente inibida pelo ATP. As reações que produzem NADH e $FADH_2$ também influenciam a regulação do ciclo de Krebs. Se o $NAD^+$ e o $FAD^{2+}$ não estiverem disponíveis em quantidades suficientes para receber o hidrogênio, a taxa do ciclo de Krebs é reduzida. Além disso, quando o GTP se acumula, a concentração de succinil-coenzima A aumenta, inibindo a reação inicial (oxaloacetato + acetil-CoA → citrato + CoA) do ciclo de Krebs. O CTE é inibido pelo ATP e estimulado pelo ADP.[6] A Figura 3.7 apresenta uma visão geral simplificada do metabolismo de gordura, carboidrato e proteína.

Todos os três sistemas de energia ficam ativos em determinado momento; porém, a extensão de uso de cada um depende, em primeiro lugar, da intensidade da atividade e, em segundo, de sua duração.

## Produção de energia e capacidade

Os sistemas de energia fosfagênio, glicolítico e oxidativo diferem em suas capacidades de fornecer energia para atividades de intensidades e durações variadas (Tabs. 3.3 e 3.4). A intensidade do exercício é definida como um nível de atividade muscular que pode ser quantificado em termos de *potência*, que é definida como a quantidade de trabalho físico realizada em um determinado período.

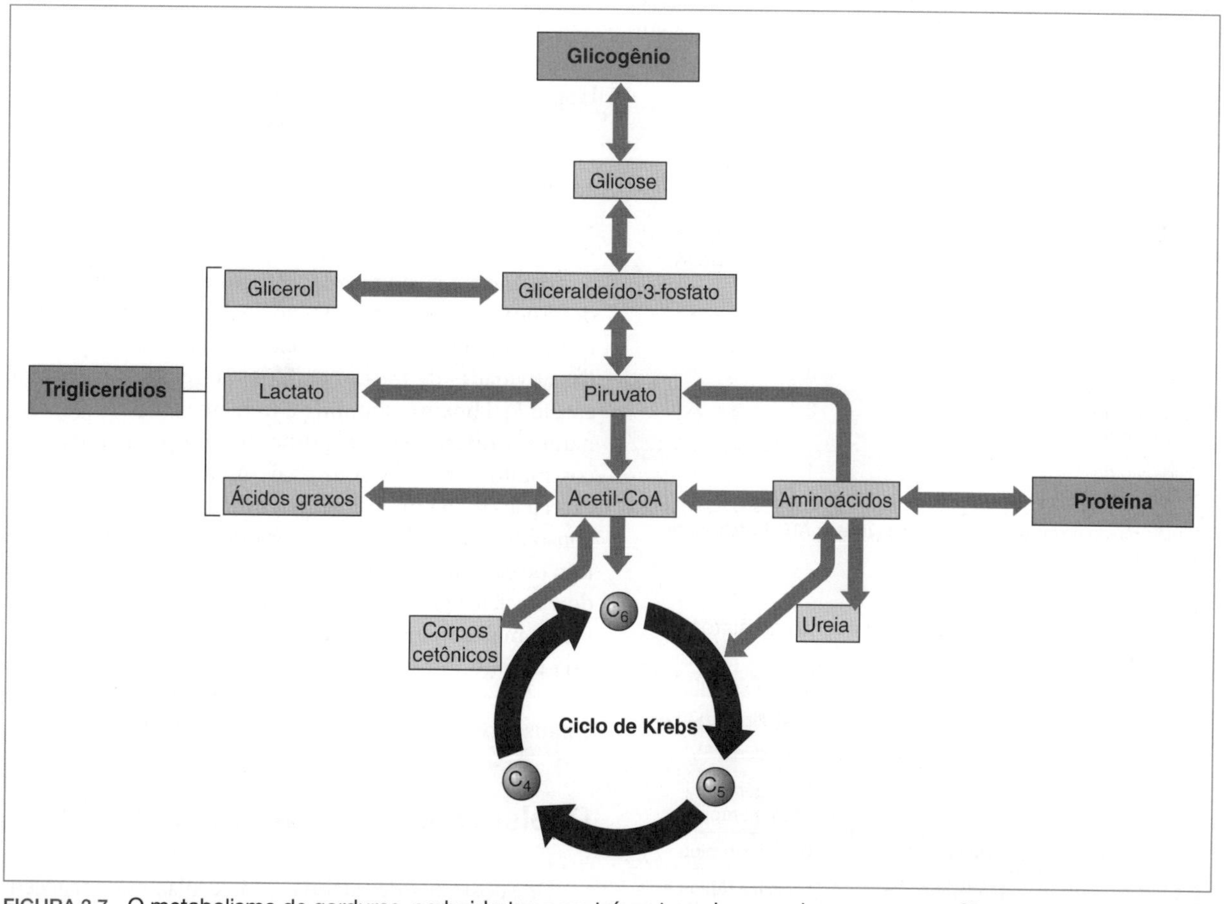


FIGURA 3.7 O metabolismo de gorduras, carboidratos e proteínas tem algumas vias em comum. Observe que todos os três são reduzidos em acetil-CoA e entram no ciclo de Krebs.
Reproduzida com autorização de NSCA, 2008.

Atividades como praticar treinamento de força e realizar um saque no tênis, que são de alta intensidade e, portanto, têm uma alta potência, exigem o fornecimento rápido de energia e dependem, quase inteiramente, da energia fornecida pelo sistema fosfagênio. Atividades de menor intensidade, mas de duração mais longa, como correr de bicicleta por 16 quilômetros ou nadar raias na piscina por uma hora, exigem um suprimento maior de energia e dependem da energia fornecida pelo sistema de energia oxidativo (Tab. 3.3). A fonte primária de energia para as atividades entre esses dois extremos difere dependendo da intensidade e da duração do evento (Tab. 3.4). Em geral, atividades breves de alta intensidade (p. ex., saltos ou chutes e socos em um cardio kickboxing) dependem do sistema de energia fosfagênio e de glicólise rápida. Com a redução da intensidade e o aumento da duração, a ênfase passa gradualmente para os sistemas de energia de glicólise lenta e oxidativo.[6,38]

A duração da atividade também influencia no sistema de energia usado. Exercícios específicos dentro de um programa prescrito podem variar em duração de aproximadamente 5 segundos (p. ex., uma série de supino em 90% de 1 RM [1 repetição máxima]) a mais de uma hora (p. ex., caminhada em esteira de baixa intensidade e longa duração). Se um indivíduo realiza seu maior esforço (um esforço que resulte no melhor desempenho possível em determinada atividade), as considerações temporais apresentadas na Tabela 3.4 são aceitáveis.[6,36,44,46]

TABELA 3.3 Classificações de taxa e capacidade de produção de trifosfato de adenosina (ATP)

| Sistema | Taxa de produção de ATP | Capacidade de produção de ATP |
|---|---|---|
| Fosfagênio | 1 | 5 |
| Glicólise rápida | 2 | 4 |
| Glicólise lenta | 3 | 3 |
| Oxidação de carboidrato | 4 | 2 |
| Oxidação de gordura e proteína | 5 | 1 |

1: mais rápida ou maior; 5: mais lenta ou menor; ATP: trisfosfato de adenosina.

TABELA 3.4 Efeito da duração do evento no sistema de energia primário usado

| Duração do evento | Intensidade do evento | Sistema(s) de energia primário(s) |
|---|---|---|
| 0 a 6 s | Muito intenso | Fosfagênio |
| 6 a 30 s | Intenso | Fosfagênio e glicólise rápida |
| 30 s a 2 min | Pesado | Glicólise rápida |
| 2 a 3 min | Moderado | Glicólise rápida e sistema oxidativo |
| > 3 min | Leve | Sistema oxidativo |

Em nenhum momento, durante o exercício ou em repouso, um sistema de energia fornece, sozinho, o suprimento total de energia. Durante o exercício, o grau em que os sistemas anaeróbio e oxidativo contribuem para a energia produzida é determinado, em primeiro lugar, pela intensidade do exercício e, em segundo, por sua duração.[6,38]

Em geral, existe uma relação inversa entre a taxa relativa e a quantidade total de ATP produzida por determinado sistema de energia. Como resultado, o sistema de energia fosfagênio fornece ATP sobretudo para atividades de alta intensidade e curta duração (p. ex., correr através de um campo de futebol americano), o sistema glicolítico, para atividades de intensidade moderada a alta e duração curta a média (p. ex., correr uma volta em uma pista) e o sistema oxidativo, para atividades de baixa intensidade e longa duração (p. ex., completar um passeio de bicicleta de 32 quilômetros).

O sistema de energia fosfagênio fornece ATP sobretudo para atividades de alta intensidade e curta duração; o sistema glicolítico, para atividades de intensidade moderada a alta e duração curta a média; e o sistema oxidativo, para atividades de baixa intensidade e longa duração.

## Especificidade metabólica do treinamento

Intensidades de exercício e intervalos de repouso adequados podem possibilitar a "seleção" de sistemas de energia específicos em treinamento para provas esportivas ou metas de treinamento específicas (p. ex., melhorar a resistência a curto prazo).[6] Poucos esportes ou atividades físicas requerem o exercício de esforço máximo contínuo até a exaustão ou perto dela. A maioria dos esportes e das atividades de treinamento (como futebol americano, cardio kickboxing, spinning e treinamento de força) tem natureza intermitente e, portanto, gera perfis metabólicos muito parecidos com os de uma série de treino de exercício de alta intensidade e esforço constante ou quase constante intercalado com períodos de repouso. Nesse tipo de exercício, a potência (uma medida da intensidade do exercício) produzida durante cada série de exercício é muito maior que a potência máxima que pode ser mantida usando fontes de energia aeróbias. Os Capítulos 15, 16 e 17 discutem métodos de treinamento que permitem enfatizar os sistemas metabólicos apropriados.

# Depleção e reposição de substratos

Os substratos de energia – moléculas que fornecem materiais para as reações bioenergéticas, incluindo os fosfagênios (ATP e fosfocreatina), glicose, glicogênio, lactato, ácidos graxos livres e aminoácidos – podem ser esgotados seletivamente durante o desempenho de atividades de intensidades e durações variadas. Na sequência, a quantidade de energia que pode ser produzida pelos sistemas bioenergéticos diminui. A fadiga sentida durante muitas atividades costuma ser associada ao esgotamento de fosfogênios[13,18] e glicogênio;[6,20,27,36] o esgotamento de substratos como ácidos graxos livres, lactato e aminoácidos normalmente só ocorre quando o desempenho é limitado. Por isso, o padrão de esgotamento e reposição de fosfagênios e glicogênio após a atividade física é importante para a bioenergética do exercício.

## Fosfagênios

Há indícios de que a fadiga durante o exercício seja, ao menos em parte, relacionada à redução de fosfagênios. As concentrações de fosfagênio no músculo são esgotadas mais rapidamente como resultado de exercício anaeróbio de alta intensidade do que do exercício aeróbio.[13,18] A fosfocreatina pode decair acentuadamente (50 a 70%) durante o primeiro estágio (5 a 30 segundos) de exercício de alta intensidade e pode ser praticamente eliminada como resultado de exercícios muito intensos até a exaustão.[17,21,29] No entanto, as concentrações de ATP nos músculos não diminuem em mais de 60% dos seus valores iniciais, mesmo durante o exercício muito intenso.[17] Também é importante notar que as ações musculares dinâmicas, como a repetição completa de um exercício de treinamento com pesos, usam mais energia metabólica e, tipicamente, esgotam fosfogênio em um grau maior que as ações musculares isométricas, como uma luta de braço, em que não existe encurtamento visível do músculo.[3]

A reposição de fosfagênio pós-exercício pode ocorrer em um período relativamente curto; segundo consta, a ressíntese completa de ATP ocorre em 3 a 5 minutos, e a ressíntesse completa de fosfocreatina pode ocorrer em 8 minutos.[18] A reposição de fosfagênios ocorre em grande medida como resultado do metabolismo aeróbio, embora a glicólise rápida possa contribuir para a ressíntese de ATP após o exercício de alta intensidade.[24]

## Glicogênio

Existem estoques limitados de glicogênio disponíveis para o exercício. Cerca de 300 a 400 g de glicogênio ficam armazenados em todos os músculos do corpo e por volta de 70 a 100 g ficam armazenados no fígado.[40] Concentrações em repouso de glicogênio no fígado e nos músculos podem ser influenciadas por manipulações no treinamento e na alimentação.[12,40] Pesquisas sugerem que tanto o treinamento anaeróbio, incluindo corrida e treinamento de força,[2] como o treinamento de resistência aeróbia típico, podem aumentar a concentração de glicogênio muscular em repouso.

A taxa de depleção de glicogênio é relacionada à intensidade do exercício.[40] O glicogênio muscular é uma fonte de energia muscular mais importante que o hepático durante o exercício de intensidade moderada a alta; tudo indica que o glicogênio hepático seja mais importante durante o exercício de baixa intensidade, e sua contribuição para os processos metabólicos aumenta com a duração do exercício. Aumentos na intensidade relativa do exercício do consumo máximo de oxigênio resultam em aumentos na taxa de **glicogenólise** muscular, a qual aumenta o glicogênio disponível para a via de glicólise.[6,36] Em intensidades relativas de exercício acima de 60% do consumo máximo de oxigênio, o glicogênio muscular se torna um substrato de energia cada vez mais importante, e todo o teor de glicogênio de algumas células musculares pode ser esgotado durante o exercício.[39]

O exercício intermitente de intensidade muito alta, como o treinamento de força ou o basquetebol em meia quadra, pode causar depleção substancial do glicogênio muscular (reduções de 20 a 60%) com relativamente poucas séries de exercício (sobrecargas totais baixas).[26,36,44] Embora os fosfagênios possam ser o principal fator limitante durante o exercício de força com poucas repetições ou poucas séries, o glicogênio muscular pode se tornar o fator limitante para o treinamento de força com muitas séries totais e quantidades totais de trabalho maiores.[36] Esse tipo de exercício pode causar depleção seletiva do glicogênio da fibra muscular (maior depleção em fibras tipo II), que pode ainda limitar o desempenho.[36] Quanto a outros tipos de exercício dinâmico, a taxa de glicogenólise muscular durante o exercício de força depende da intensidade. No entanto, tudo indica que quantidades iguais de trabalho total produzam quantidades iguais de depleção de glicogênio, independentemente da intensidade relativa do exercício.[36]

A reposição de glicogênio muscular durante a recuperação está relacionada à ingestão de carboidrato pós-exercício. Aparentemente, a reposição é ideal se forem ingeridos 0,7 a 3,0 g de carboidratos por quilograma de peso corporal a cada 2 horas após o exercício.[12,40] O glicogênio muscular pode ser completamente reabastecido dentro de 24 horas, desde que sejam ingeridos carboidratos suficientes.[12,40] Todavia, se o exercício tiver um alto componente excêntrico (associado a dano muscular induzido pelo exercício), pode ser necessário mais tempo para reabastecer o glicogênio muscular.

# Consumo de oxigênio e as contribuições aeróbias e anaeróbias ao exercício

O consumo de oxigênio é uma medida da capacidade da pessoa de inspirar e usar oxigênio. Quanto maior o consumo de oxigênio, mais se acredita que a pessoa esteja condicionada. Durante o exercício de baixa intensidade com uma potência constante, o consumo de oxigênio aumenta durante os primeiros minutos até atingir um estágio estável (a demanda de oxigênio é igual ao consumo de oxigênio) (Fig. 3.8).[6] No começo da sessão de exercício, porém, parte da energia deve ser fornecida por mecanismos anaeróbios.[47] Essa contribuição anaeróbia para o custo de energia total do exercício é denominada **déficit de oxigênio**. Depois do exercício, o consumo de oxigênio continua acima dos níveis pré-exercício por um período que varia de acordo com a intensidade e a duração do exercício. O consumo de oxigênio pós-exercício foi denominado **débito de oxigênio**, ou **consumo excessivo de oxigênio após o exercício** (**EPOC**, do inglês *excess postexercise oxygen consumption*). EPOC é o consumo de oxigênio acima dos valores em repouso usado para restaurar o corpo à condição anterior ao exercício. Existem relações pequenas a moderadas entre o déficit de oxigênio e o EPOC: o déficit de oxigênio pode influenciar o tamanho do EPOC, mas os dois não são equivalentes.[6]

Os mecanismos anaeróbios fornecem grande parte da energia para o trabalho se a intensidade do exercício estiver acima do consumo máximo de oxigênio que uma pessoa é capaz de atingir (Fig. 3.9). Por exemplo, se um cliente que não estava acostumado a este tipo de atividade pulasse direto para uma aula avançada de spinning, a maior parte da energia seria fornecida por mecanismos anaeróbios. Geralmente, quando aumenta a contribuição dos mecanismos anaeróbios que apoiam o exercício, a duração do exercício diminui.[6,15]

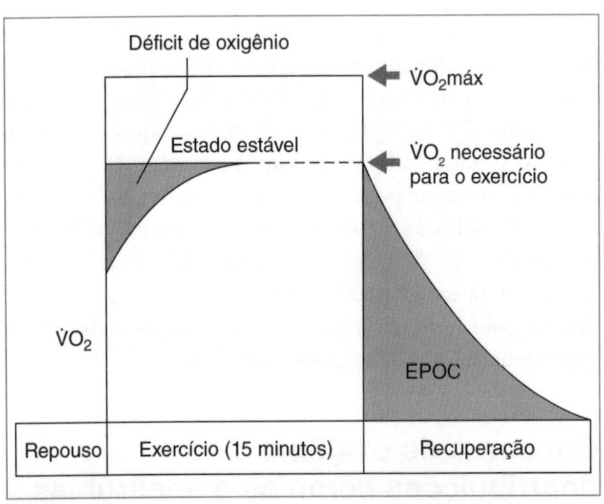


FIGURA 3.8 Metabolismo do exercício de baixa intensidade em estado estável: 75% do consumo máximo de oxigênio ($\dot{V}O_2$máx).

EPOC: consumo excessivo de oxigênio após o exercício; $\dot{V}O_2$: consumo de oxigênio.

Reproduzida com autorização de NSCA, 2008.

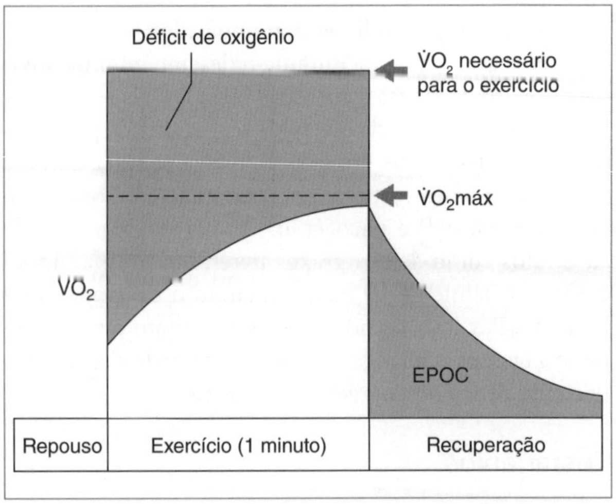


FIGURA 3.9 Metabolismo de exercício de alta intensidade em estado não estável (80% da potência máxima). O $\dot{V}O_2$ necessário aqui é o consumo de oxigênio que seria necessário para manter o exercício se fosse possível atingir esse consumo. Como não é, o déficit de oxigênio continua por toda a duração do exercício.

EPOC: consumo excessivo de oxigênio após o exercício; $\dot{V}O_2$: consumo de oxigênio.

Reproduzida com autorização de NSCA, 2008.

## Aplicação prática dos sistemas de energia

O conceito de sistemas de energia pode parecer muito abstrato; mas, com uma noção básica dos períodos de uso dos sistemas de energia, é possível determinar o sistema de energia primário que vai ser utilizado em diversos tipos de exercício ou atividades. O mais importante a se lembrar é que, quanto maior a intensidade do exercício, menor é o período em que ele pode ser realizado e maior é a dependência nos sistemas de energia de produção rápida de ATP, que também possuem menor capacidade. O oposto também é verdadeiro; quanto menor a intensidade do exercício, por mais tempo ele pode ser realizado e maior é a dependência nos sistemas de energia de produção mais lenta de ATP. Nesse caso, o ATP pode ser produzido enquanto o corpo tiver um bom suprimento de glicogênio muscular e ácidos graxos. Ao avaliar as necessidades dos clientes, é importante considerar suas metas de treinamento pela perspectiva do sistema de energia para que a seleção de exercício possa ser otimizada. Períodos de repouso entre as séries e os exercícios também influenciam essa otimização, porque períodos de repouso mais longos permitem uma ressíntese mais completa de ATP pelo sistema fosfagênio. Por exemplo, se um cliente deseja melhorar sua capacidade de chegar à primeira base na partida de *softball* da empresa, sugere-se repetir atividades que deem ênfase ao sistema fosfagênio (corridas, intervalos na bicicleta, exercícios para melhorar a força das pernas e exercícios de potência para toda a parte inferior do corpo). Se o cliente deseja treinar para uma escalada de 32 quilômetros nos Alpes, atividades que enfatizem o sistema oxidativo são melhores, como se exercitar em qualquer equipamento cardiovascular por períodos extensos.

## Conclusão

É possível elaborar programas de treinamento mais produtivos com uma noção de como se produz energia durante vários tipos de exercícios e como a produção de energia pode ser modificada por vários regimes de treinamento específicos. O sistema utilizado para fornecer energia para a ação muscular é determinado, primeiro, pela intensidade e, em seguida, pela duração do exercício. As respostas metabólicas e as subsequentes adaptações de treinamento são em grande parte reguladas por essas características (p. ex., intensidade e duração) e formam a base da especificidade metabólica do exercício e do treinamento. Esse princípio de especificidade permite melhor adaptação física e melhores resultados de programa pela introdução de programas de treinamento precisos.

### Questões para estudo

1. Quais dos itens a seguir descrevem o processo de glicólise rápida?
   I. Decomposição de glicogênio.
   II. Seu produto final é convertido em lactato.
   III. Decomposição de glicose.
   IV. Seu produto final é enviado para o ciclo de Krebs.

   A. I, II e III apenas.
   B. I, II e IV apenas.
   C. II, III e IV apenas.
   D. I, III e IV apenas.
2. Qual das alternativas a seguir descreve o que um cliente deve fazer para permitir que o sistema oxidativo contribua com uma *porcentagem* maior para a produção de ATP?
   A. Sentar-se imóvel.
   B. Caminhar.
   C. Jogging.
   D. Correr.
3. Qual dos sistemas de energia a seguir é capaz de produzir a maior quantidade (capacidade) de ATP?
   A. Fosfagênio.
   B. Glicólise rápida.
   C. Glicólise lenta.
   D. Oxidativo.
4. Qual dos sistemas de energia a seguir tem maior taxa de produção de ATP?
   A. Fosfagênio.
   B. Glicólise rápida.
   C. Glicólise lenta.
   D. Oxidativo.

### Questão de conhecimento aplicado

Preencha o quadro para descrever as mudanças nas fontes de energia para produzir ATP enquanto um cliente participa de um teste máximo em esteira. Escreva *Principalmente* se for a principal fonte de energia durante a atividade. Escreva *Mínimo* se for a fonte de energia menos usada durante a atividade.

| Atividade | Carboidrato | Gordura |
|---|---|---|
| Enquanto o cliente está sentado em uma cadeira ouvindo o personal trainer | | |
| Os primeiros segundos do teste de esteira | | |
| Durante um estágio em que o cliente atingiu o estado estável | | |
| Ao fim do teste quando o cliente atinge o máximo | | |

## Referências bibliográficas


1. Barany, M., and C. Arus. 1990. Lactic acid production in intact muscle, as followed by 13C and 1H nuclear magnetic resonance. In: Human Muscle Power, N.L. Jones, N. McCartney, and A.J. McComas, eds. Champaign, IL: Human Kinetics. pp. 153-164.
2. Boobis, I., C. Williams, and S.N. Wooten. 1983. Influence of sprint training on muscle metabolism during brief maximal exercise in man. Journal of Physiology 342: 36-37P.
3. Bridges, C.R., B.J. Clark III, R.L. Hammond, and L.W. Stephenson. 1991. Skeletal muscle bioenergetics during frequency-dependent fatigue. American Journal of Physiology 29: C643-C651.
4. Brooks, G.A. 1986. The lactate shuttle during exercise and recovery. Medicine and Science in Sports and Exercise 18: 360-368.
5. Brooks, G.A. 1987. Amino acid and protein metabolism during exercise and recovery. Medicine and Science in Sports and Exercise 19: S150-S156.
6. Brooks, G.A., T.D. Fahey, and K.M. Baldwin. 2005. Exercise Physiology: Human Bioenergetics and Its Applications, 4th ed. New York: Wiley.
7. Cerretelli, P., D. Rennie, and D. Pendergast. 1980. Kinetics of metabolic transients during exercise. International Journal of Sports Medicine 55: 178-180.
8. Dohm, G.L., R.T. Williams, G.J. Kasperek, and R.J. VanRij. 1982. Increased excretion of urea and N-methylhistidine by rats and humans after a bout of exercise. Journal of Applied Physiology 52: 27-33.
9. Donovan, C.M., and G.A. Brooks. 1983. Endurance training affects lactate clearance, not lactate production. American Journal of Physiology 244: E83-E92.
10. Dudley, G.A., and R. Terjung. 1985. Influence of aerobic metabolism on IMP accumulation in fast-twitch muscle. American Journal of Physiology 248: C37-C42.

11. DuFax, B., G. Assmann, and W. Hollman. 1982. Plasma lipoproteins and physical activity: A review. International Journal of Sports Medicine 3: 123-136.
12. Friedman, J.E., P.D. Neufer, and L.G. Dohm. 1991. Regulation of glycogen synthesis following exercise. Sports Medicine 11 (4): 232-243.
13. Gollnick, P.D., and W.M. Bayly. 1986. Biochemical training adaptations and maximal power. In: Human Muscle Power, N.L. Jones, N. McCartney, and A.J. McComas, eds. Champaign, IL: Human Kinetics. pp. 255-267.
14. Gollnick, P.D., W.M. Bayly, and D.R. Hodgson. 1986. Exercise intensity, training diet and lactate concentration in muscle and blood. Medicine and Science in Sports and Exercise 18: 334-340.
15. Gollnick, P.D., and L. Hermansen. 1982. Significance of skeletal muscle oxidative enzyme enhancement with endurance training. Clinical Physiology 2: 1-12.
16. Graham, T.E., J.W.E. Rush, and D.A. Maclean. 1995. Skeletal muscle amino acid metabolism and ammonia production during exercise. In: Exercise Metabolism, M. Hargreaves, ed. Champaign, IL: Human Kinetics. pp. 41-72.
17. Hirvonen, J., S. Ruhunen, H. Rusko, and M. Harkonen. 1987. Breakdown of high-energy phosphate compounds and lactate accumulation during short submaximal exercise. European Journal of Applied Physiology 56: 253-259.
18. Hultman, E., and H. Sjoholm. 1986. Biochemical causes of fatigue. In: Human Muscle Power, N.L. Jones, N. McCartney, and A.J. McComas, eds. Champaign, IL: Human Kinetics. pp. 215-235.
19. Hurley, B.F., D.R. Seals, J.M. Hagberg, A.C. Goldberg, S.M. Ostrove, J.O. Holloszy, W.G. Wiest, and A.P. Goldberg. 1984. Strength training and lipoprotein lipid profiles: Increased HDL cholesterol in body builders versus powerlifters and effects of androgen use. Journal of the American Medical Association 252: 507-513.
20. Jacobs, I., P. Kaiser, and P. Tesch. 1981. Muscle strength and fatigue after selective glycogen depletion in human skeletal muscle fibers. European Journal of Applied Physiology 46: 47-53.
21. Jacobs, I., P.A. Tesch, O. Bar-Or, J. Karlsson, and R. Dotow. 1983. Lactate in human skeletal muscle after 10 and 30 s of supramaximal exercise. Journal of Applied Physiology 55: 365-367.
22. Jansson, E., C. Sylven, and E. Nordevang. 1982. Myoglobin in the quadriceps femoris muscle of competitive cyclists and in untrained men. Acta Physiologica Scandinavica 114: 627-629.
23. Jones, N., and R. Ehrsam. 1982. The anaerobic threshold. In: Exercise and Sport Sciences Review, vol. 10, R.L. Terjung, ed. Philadelphia: Franklin Press. pp. 49-83.
24. Juel, C. 1988. Intracellular pH recovery and lactate efflux in mouse soleus muscles stimulated in vitro: The involvement of sodium/proton exchange and a lactate carrier. Acta Physiologica Scandinavica 132: 363-371.
25. Kreisberg, R.A. 1980. Lactate homeostasis and lactic acidosis. Annals of Internal Medicine 92 (2): 227-237.
26. Lambert, C.P., M.G. Flynn, J.B. Boone, T.J. Michaud, and J. Rodriguez-Zayas. 1991. Effects of carbohydrate feeding on multiple-bout resistance exercise. Journal of Applied Sports Science Research 5 (4): 192-197.
27. Lemon, P.W., and J.P. Mullin. 1980. Effect of initial muscle glycogen levels on protein catabolism during exercise. Journal of Applied Physiology: Respiration in Environmental Exercise Physiology 48: 624-629.
28. Mazzeo, R.S., G.A. Brooks, D.A. Schoeller, and T.F. Budinger. 1986. Disposal of blood [1-13C] lactate in humans during rest and exercise. Journal of Applied Physiology 60 (10): 232-241.
29. McCartney, N., L.L. Spriet, G.J.F. Heigenhauser, J.M. Kowalchuk, J.R. Sutton, and N.L. Jones. 1986. Muscle power and metabolism in maximal intermittent exercise. Journal of Applied Physiology 60: 1164-1169.
30. McGee, D.S., T.C. Jesse, M.H. Stone, and D. Blessing. 1992. Leg and hip endurance adaptations to three different weight-training programs. Journal of Applied Sports Science Research 6 (2): 92-95.
31. McMillan, J.L., M.H. Stone, J. Sartin, R. Keith, D. Marple, C. Brown, and R.D. Lewis. 1993. 20-hour physiological responses to a single weight-training session. Journal of Strength and Conditioning Research 7 (1): 9-21.
32. Pierce, K., R. Rozenek, M. Stone, and D. Blessing. 1987. The effects of weight training on plasma cortisol, lactate, heart rate, anxiety and perceived exertion (abstract). Journal of Applied Sports Science Research 1 (3): 58.
33. Poortmans, J.R. 1984. Protein turnover and amino acid oxidation during and after exercise. Medicine and Science in Sports and Exercise 17: 130-147.
34. Richter, E.A., H. Galbo, and N.J. Christensen. 1981. Control of exercise-induced muscular glycogenolysis by adrenal medullary hormones in rats. Journal of Applied Physiology 50: 21-26.
35. Robergs, R.A., F. Ghiasvand, and D. Parker. 2004. Biochemistry of exercise-induced metabolic acidosis. American Journal of Physiology: Regulatory, Integrative, and Comparative Physiology 287 (3): R502-516.
36. Robergs, R.A., D.R. Pearson, D.L. Costill, W.J. Fink, D.D. Pascoe, M.A. Benedict, C.P. Lambert, and J.J. Zachweija. 1992. Muscle glycogenolysis during differing intensities of weight-resistance exercise. Journal of Applied Physiology 70 (4): 1700-1706.
37. Rozenek, R., L. Rosenau, P. Rosenau, and M.H. Stone. 1993. The effect of intensity on heart rate and blood lactate response to resistance exercise. Journal of Strength and Conditioning Research 7 (1): 51-54.
38. Sahlin, K., M. Tonkonogi, and K. Soderlund. 1998. Energy supply and muscle fatigue in humans. Acta Physiologica Scandinavica 162 (3): 261-266.
39. Saltin, B., and P.D. Gollnick. 1983. Skeletal muscle adaptability: Significance for metabolism and performance. In: Handbook of Physiology, L.D. Peachey, R.H. Adrian, and S.R. Geiger, eds. Baltimore: Williams & Wilkins. pp. 540-555.
40. Sherman, W.M., and G.S. Wimer. 1991. Insufficient carbohydrate during training: Does it impair performance? International Journal of Sports Nutrition 1 (1): 28-44.
41. Sjodin, B., and I. Jacobs. 1981. Onset of blood lactate accumulation and marathon running performance. International Journal of Sports Medicine 2: 23-26.
42. Smith, S.A., S.J. Montain, R.P. Matott, G.P. Zientara, F.A. Jolesz, and R.A. Fielding. 1998. Creatine supplementation and age influence muscle metabolism during exercise. Journal of Applied Physiology 85: 1349-1356.
43. Tanaka, K., Y. Matsuura, S. Kumagai, A. Matsuzuka, K. Hirakoba, and K. Asano. 1983. Relationships of anaerobic threshold and onset of blood lactate accumulation with endurance performance. European Journal of Applied Physiology 52: 51-56.
44. Tesch, P. 1980. Muscle fatigue in man, with special reference to lactate accumulation during short intense exercise. Acta Physiologica Scandinavica 480: 1-40.
45. Tesch, P.A., B. Colliander, and P. Kaiser. 1986. Muscle metabolism during intense, heavy resistance exercise. European Journal of Applied Physiology 55: 362-366.
46. Tesch, P.A., L.L. Ploutz-Snyder, L. Ystrom, M.J. Castro, and G.A. Dudley. 1998. Skeletal muscle glycogen loss evoked by resistance exercise. Journal of Strength and Conditioning Research 12: 67-73.
47. Warren, B.J., M.H. Stone, J.T. Kearney, S.J. Fleck, G.D. Wilson, and W.J. Kraemer. 1992. The effects of short-term overwork on performance measures and blood metabolites in elite junior weightlifters. International Journal of Sports Medicine 13 (5): 372-376.
48. Yoshida, I. 1984. Effect of dietary modifications on lactate threshold and onset of blood lactate accumulation during incremental exercise. European Journal of Applied Physiology 53: 200-205.

# Biomecânica

4

William C. Whiting, PhD, e Sean P. Flanagan, PhD

**Ao término deste capítulo, você será capaz de:**

- Descrever movimentos humanos usando terminologia anatômica e mecânica apropriada.
- Aplicar conceitos mecânicos a problemas do movimento humano.
- Entender os fatores que contribuem para a força e a potência humana.
- Determinar as ações musculares envolvidas nas tarefas de movimento.
- Analisar os aspectos biomecânicos dos exercícios de força.

O sucesso como personal trainer exige conhecimento em diversas subdisciplinas científicas. Entre elas, estão a anatomia funcional e a biomecânica. Ao elaborar programas de exercício para a melhora do desempenho e a prevenção de lesões, os personal trainers devem entender a anatomia humana com uma perspectiva funcional e ser capazes de aplicar os princípios biomecânicos para atender às metas de seus clientes.

A **anatomia funcional** é o estudo de como os sistemas corporais cooperam para a realização de determinadas tarefas.[32] Os músculos nem sempre trabalham de acordo com sua classificação anatômica.[35] Por exemplo, o grupo muscular quadríceps é definido anatomicamente como um extensor do joelho. No entanto, a bem da verdade, esses músculos controlam o movimento durante a fase excêntrica, ou "para baixo", do agachamento – ainda que o joelho esteja se flexionando. Para elaborar intervenções de exercício eficazes, é necessário saber quais músculos ficam ativos durante quais atividades e fazer a correspondência entre eles e os exercícios apropriados.

A **biomecânica** é um campo de estudo que aplica os princípios mecânicos para entender a função de organismos e sistemas vivos. Em relação ao movimento humano, diversas áreas da biomecânica são relevantes, incluindo a mecânica do movimento, a mecânica dos fluidos, a mecânica dos materiais e a mecânica das articulações. Embora as mecânicas dos fluidos, dos materiais e das articulações tenham aplicações importantes no movimento humano e recebam menções breves aqui, o foco deste capítulo é a mecânica do movimento e os conceitos mecânicos aplicáveis.

Entender esses conceitos é essencial na seleção de exercícios eficazes. Na primeira parte do capítulo, definem-se termos e conceitos mecânicos de maneira clara; essas definições podem diferir dos sentidos usuais dos termos. Embora o corpo humano *funcione como* um sistema mecânico durante o movimento, a segunda parte deste capítulo examina como nossa estrutura biológica cria propriedades mecânicas únicas. A terceira parte do capítulo combina o conhecimento de mecânica e anatomia, detalhando uma fórmula para determinar quais músculos ficam ativos durante um movimento. Na última seção, explora-se a biomecânica do exercício de força.

## Fundamentos mecânicos

Mecânica é o ramo da física que trata dos efeitos das forças e energia nos corpos. Esta seção sobre fundamentos mecânicos se concentra na terminologia e nos conceitos mecânicos relevantes para os movimentos humanos envolvidos nos programas de força e condicionamento.

### Terminologia e princípios mecânicos

Assim como toda área especializada de estudo, a biomecânica tem seu próprio vocabulário. Muitos dos termos definidos e aplicados aqui têm sentidos específicos, às vezes diferentes dos sentidos dos termos empregados pelo público leigo. Termos como *força*, *trabalho*, *potência* e *energia* têm sentidos comuns que podem diferir das definições científicas, e seria errôneo usá-los de maneira intercambiável. Este capítulo define cada um desses termos, bem como outros.

Na biomecânica, o termo *corpo*, por exemplo, refere-se a um conjunto de matéria. Portanto, em termos biomecânicos, um *corpo* pode se referir a todo o corpo humano, ao segmento de um membro (p. ex., coxa ou antebraço) ou a algum outro conjunto de matéria (p. ex., um pedaço de giz). Em termos mecânicos, existem dois tipos básicos de movimento: (1) **movimento linear**, no qual um corpo se move em linha reta (**movimento retilíneo**) ou ao longo de um trajeto curvo (**movimento curvilíneo**), e (2) **movimento angular** (ou **movimento rotacional**), em que um corpo gira em torno de uma linha fixa conhecida como **eixo de rotação** (também chamado de **fulcro** ou **pivô**). Muitos movimentos humanos (p. ex., correr, pular, arremessar) envolvem uma combinação de movimentos linear e angular, denominado **movimento geral**. Ajuda muito pensar que esses movimentos ocorrem em um plano anatômico, isto é, no **plano frontal**, **sagital** ou **transverso** (Fig. 4.1). Os principais movimentos das articulações são apresentados na Figura 4.2 e serão referenciados por todo o capítulo.

O estudo do movimento de uma perspectiva descritiva *sem* relação com as forças subjacentes é denominado

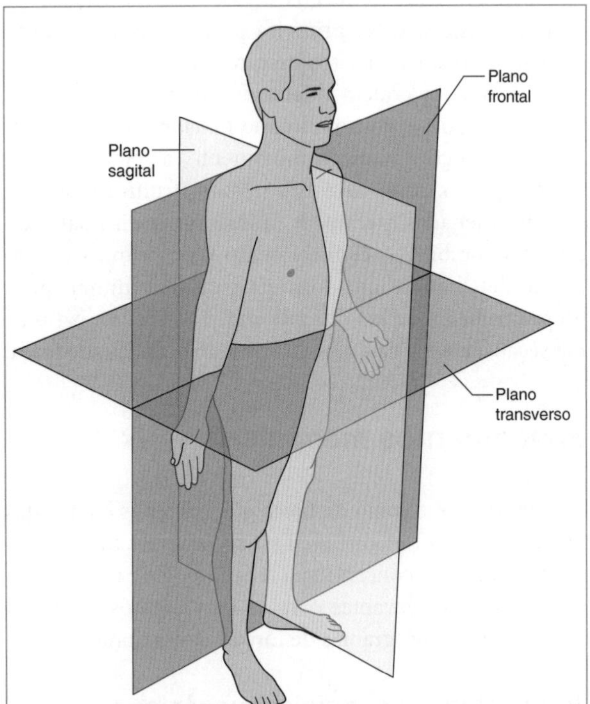


FIGURA 4.1 Os três grandes planos do corpo humano na **posição anatômica**.
Reproduzida com autorização de Watkins, 2010.

**cinemática**. A avaliação cinemática envolve as características espaciais e temporais do movimento utilizando-se cinco variáveis principais: (1) *timing* ou medidas temporais (p. ex., um atleta leva 0,8 segundo para levantar o haltere); (2) posição (p. ex., o cliente mantém o braço em 90° de abdução); (3) deslocamento (p. ex., o atleta moveu o cotovelo por 60° de flexão); (4) velocidade (p. ex., o jogador de voleibol estendeu seu joelho em 600°/s enquanto saltava); e (5) **aceleração** ou mudança na velocidade por unidade de tempo (p. ex., a gravidade acelerou o corpo do saltador na direção do chão em 9,81 $m/s^2$).

Em contraposição à cinemática, a avaliação do movimento *com* relação às forças envolvidas é chamada de **cinética**. Pode-se pensar nas forças como as causas do movimento. O movimento humano ocorre como resultado dos fatores mecânicos que produzem e controlam o movimento de dentro (forças internas, como as forças musculares) ou que afetam o corpo de fora (forças externas, como a gravidade). Muitas das medidas mecânicas (p. ex., força, torque) apresentadas nas próximas seções são variáveis cinéticas.

## Unidades de medida

Antes de explorar medidas mecânicas específicas, é preciso fazer alguns comentários sobre as unidades de medida. Internacionalmente, o sistema padrão de unidades de medidas é o Le Système International d'Unités (sistema SI).[19] Nos Estados Unidos e em outros países, um sistema tradicional (também conhecido como imperial, britânico ou inglês) é utilizado em certas ocasiões. As unidades-padrão de medidas em cada um desses sistemas, com os fatores de conversão, são apresentadas na Tabela 4.1.

Destaca-se uma unidade de medida em particular, o quilograma, que pode causar confusão. A possível confusão surge pela relação entre massa (quantidade de matéria) e peso (medida do efeito da gravidade sobre a massa). No SI, o quilograma (kg) é uma unidade de massa, enquanto o peso é medido em newtons (N) de força. O quilograma, porém, também é utilizado em alguns contextos como unidade de força (em vez de massa). Na sala de pesos livres, por exemplo, as anilhas costumam ser identificadas como 10 kg, 20 kg e assim por diante. Nesse contexto, quilograma (kg) é usado como unidade de força. Portanto, o *quilograma* é usado tanto como unidade de massa (quantidade de matéria ou kgm) quanto como unidade de força (anilhas de kg em uma sala de pesos livres, ou kgf).

## Força

**Força**, um elemento fundamental na mecânica do movimento, é definida como uma ação mecânica ou um efeito aplicado a um corpo que tende a produzir acele-

**Punho – sagital**
*Flexão*
Exercício: rosca punho
Esporte: lance livre no basquetebol

*Extensão*
Exercício: extensão de punho
Esporte: *backhand* no raquetebol

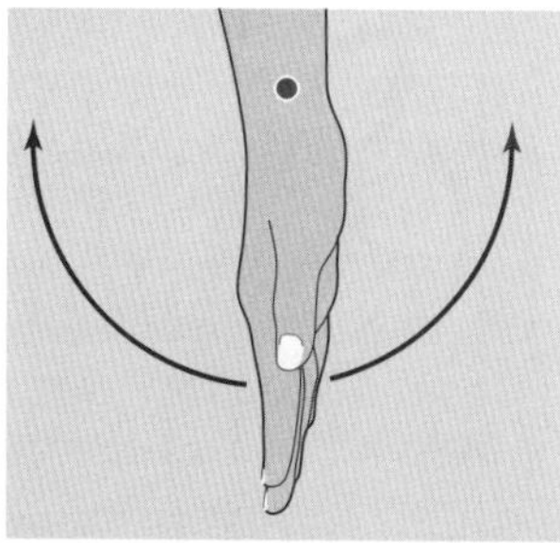

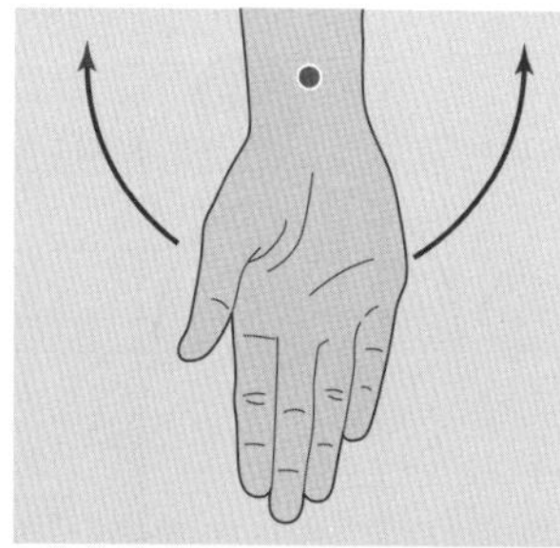

**Punho – frontal**
*Desvio ulnar*
Exercício: rosca punho específica
Esporte: *swing* do bastão no beisebol

*Desvio radial*
Exercício: rosca punho específica
Esporte: *backswing* no golfe

**Cotovelo – sagital**
*Flexão*
Exercício: rosca bíceps
Esporte: boliche

*Extensão*
Exercício: *pushdown* de tríceps
Esporte: arremesso de peso

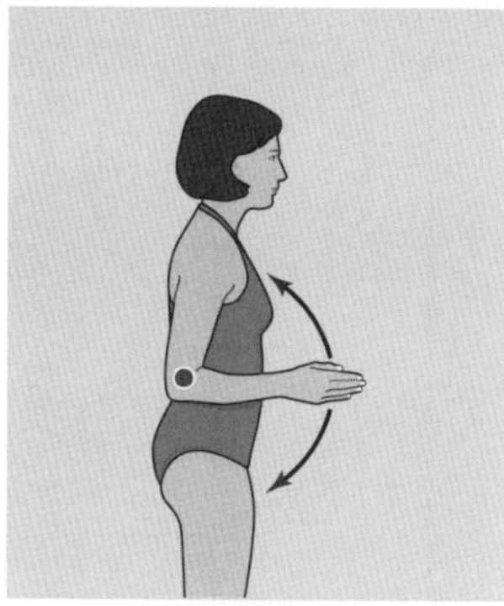

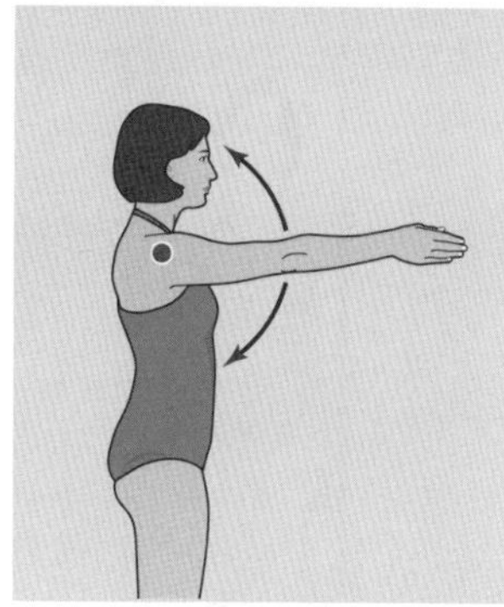

**Ombro – sagital**
*Flexão*
Exercício: elevação frontal
Esporte: soco *uppercut* no boxe

*Extensão*
Exercício: remada sentada com pegada neutra
Esporte: braçada do nado livre

**Ombro – frontal**
*Adução*
Exercício: *pulldown* com a pegada aberta
Esporte: braçada do nado peito

*Abdução*
Exercício: desenvolvimento com pegada aberta
Esporte: mergulho de trampolim

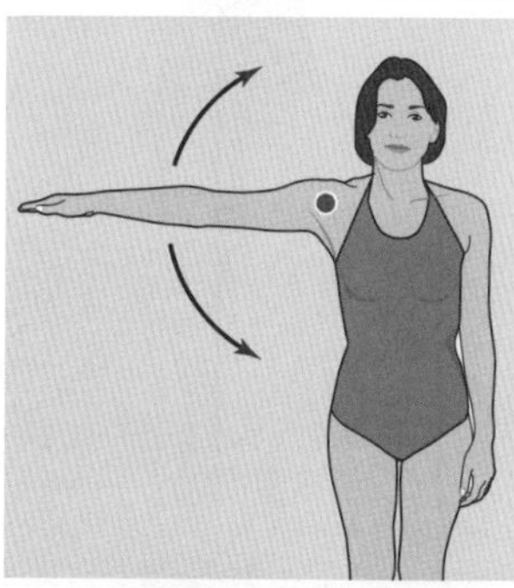

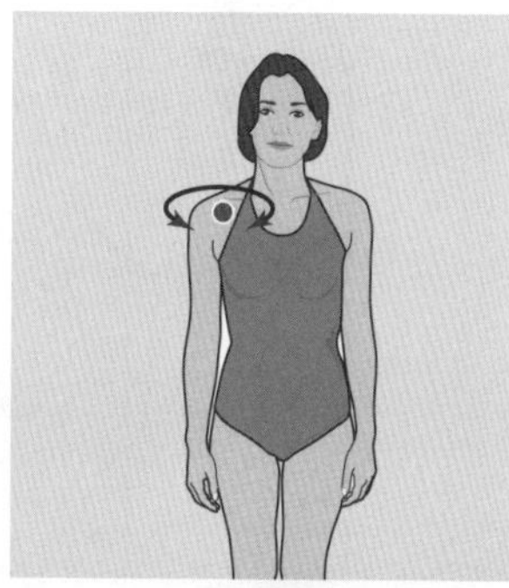

**Ombro – transverso**
*Rotação interna*
Exercício: movimento de queda de braço (com haltere ou cabo)
Esporte: lançamento de beisebol

*Rotação externa*
Exercício: movimento de queda de braço inverso
Esporte: bloqueio do caratê

**Ombro – transverso**
(braço a 90° do tronco)
*Adução horizontal*
Exercício: crucifixo com halteres
Esporte: *forehand* no tênis

*Abdução horizontal*
Exercício: crucifixo inverso
Esporte: *backhand* no tênis

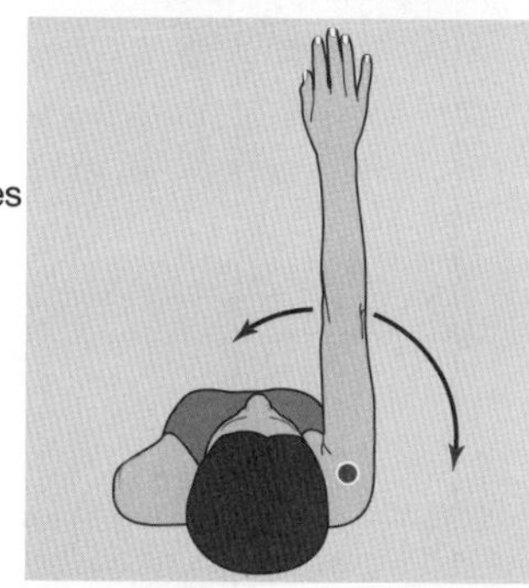

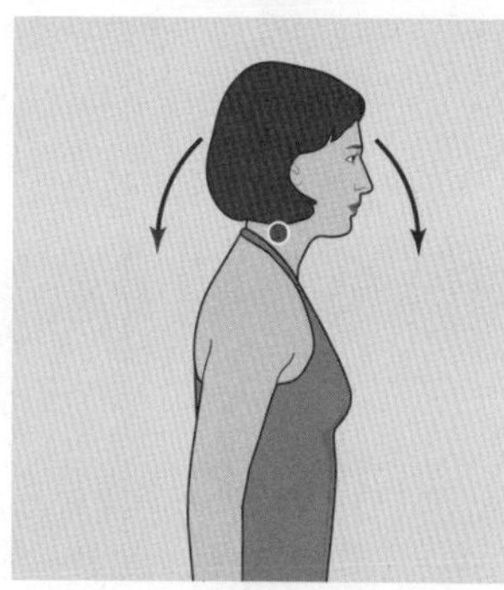

**Pescoço – sagital**
*Flexão*
Exercício: *neck machine*
Esporte: salto mortal

*Extensão*
Exercício: ponte dinâmica
Esporte: mortal para trás

**Pescoço – transverso**
*Rotação esquerda*
Exercício: resistência manual
Esporte: movimento de luta

*Rotação direita*
Exercício: resistência manual
Esporte: movimento de luta

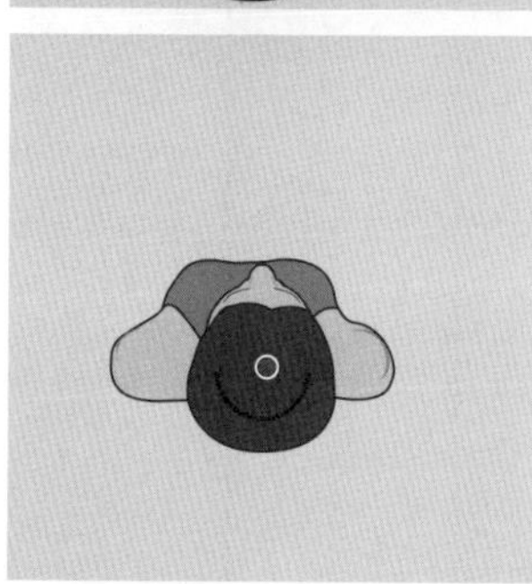

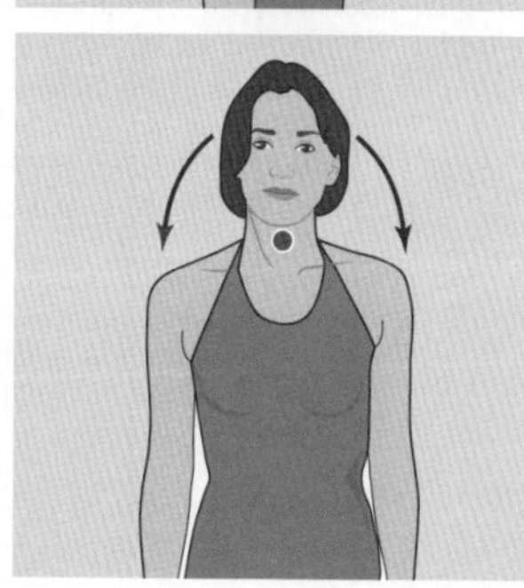

**Pescoço – frontal**
*Flexão lateral esquerda*
Exercício: *neck machine*
Esporte: esqui *slalom*

*Flexão lateral direita*
Exercício: *neck machine*
Esporte: esqui *slalom*

*(continua)*

FIGURA 4.2 Principais movimentos do corpo. Os planos de movimento são relativos ao corpo na posição anatômica. A lista inclui exercícios comuns que oferecem resistência aos movimentos e atividades físicas relacionadas.
Reproduzida com permissão de Harman e Johnson, 1992.

**Tronco – sagital**
*Flexão*
Exercício: abdominais *sit-ups*
Esporte: recuperação do lançamento de dardo

*Extensão*
Exercício: *stiff-leg deadlift*
Esporte: mortal para trás

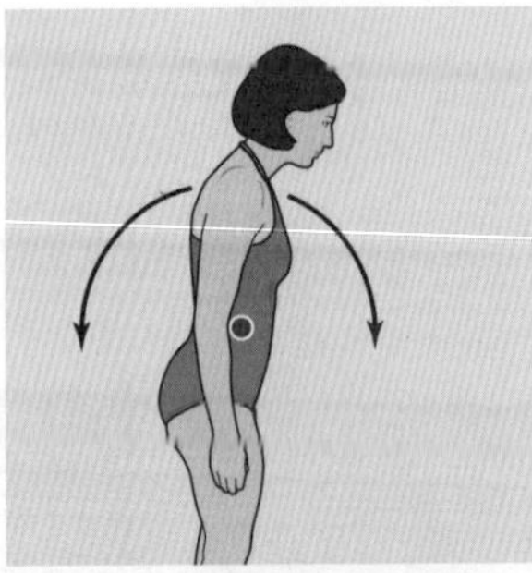

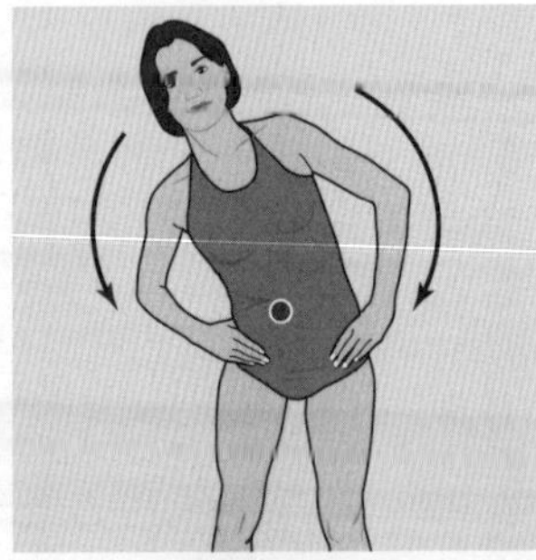

**Tronco – frontal**
*Flexão lateral esquerda*
Exercício: lançamento de *medicine ball* sobre a cabeça
Esporte: estrela sem mãos da ginástica

*Flexão lateral direita*
Exercício: flexão lateral
Esporte: arremesso gancho no basquete

**Tronco – transverso**
*Rotação esquerda*
Exercício: arremesso lateral de *medicine ball*
Esporte: tacada no beisebol

*Rotação direita*
Exercício: torso máquina
Esporte: *swing* no golfe

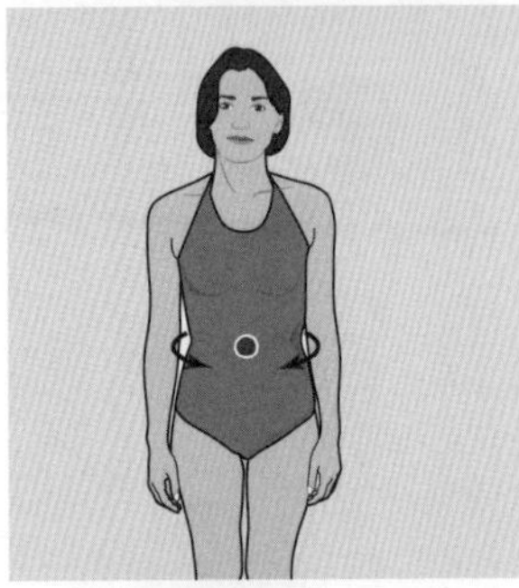

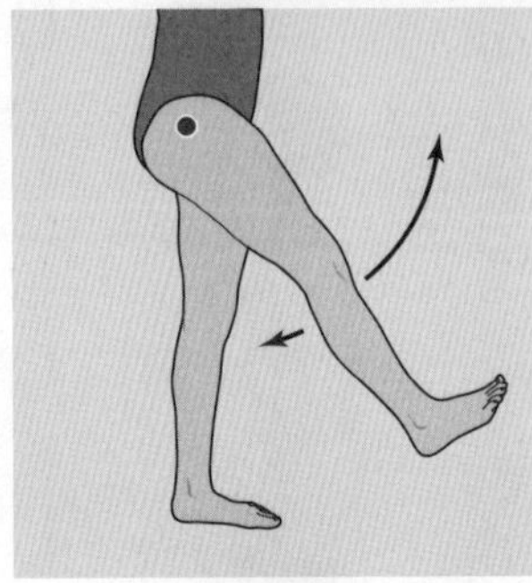

**Quadril – sagital**
*Flexão*
Exercício: elevação de perna
Esporte: chute no futebol americano

*Extensão*
Exercício: agachamento com a barra nas costas
Esporte: salto em distância

**Quadril – frontal**
*Adução*
Exercício: aparelho de adução em pé
Esporte: drible no futebol

*Abdução*
Exercício: aparelho de abdução em pé
Esporte: patinação

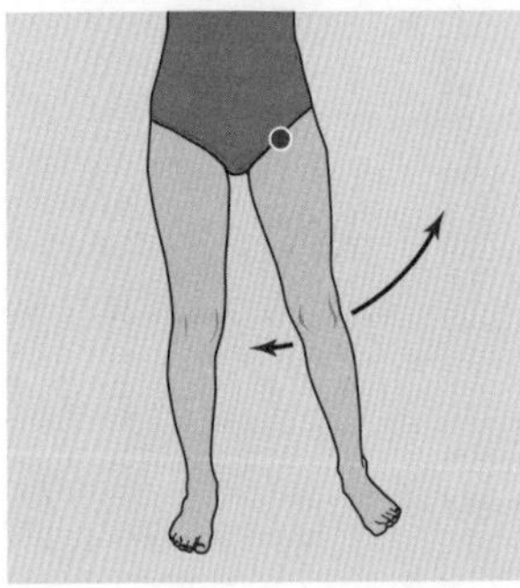

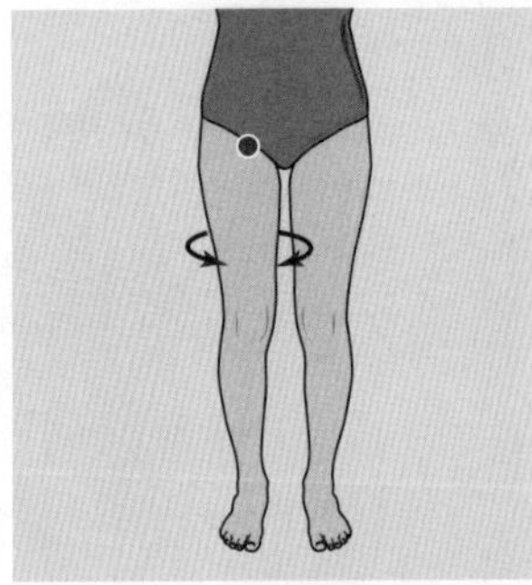

**Quadril – transverso**
*Rotação interna*
Exercício: rotação interna contra resistência
Esporte: movimento do pivô no basquetebol

*Rotação externa*
Exercício: rotação externa contra resistência
Esporte: virada na patinação artística

**Quadril – transverso**
*(perna a 90° do tronco)*
*Adução horizontal*
Exercício: aparelho de adução
Esporte: rasteira no caratê

*Abdução horizontal*
Exercício: cadeira abdutora
Esporte: evasão na luta livre

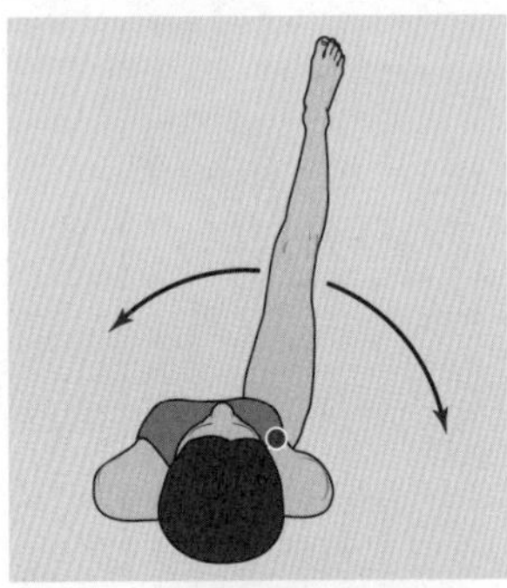

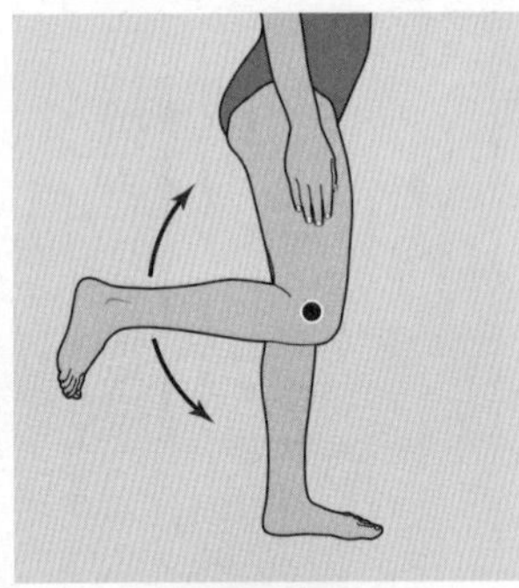

**Joelho – sagital**
*Flexão*
Exercício: extensão de perna (joelho)
Esporte: bloqueio no voleibol

**Tornozelo – sagital**
*Flexão dorsal*
Exercício: levantamento na ponta dos pés
Esporte: corrida

*Flexão plantar*
Exercício: levantamento da panturrilha (calcanhar)
Esporte: salto em altura

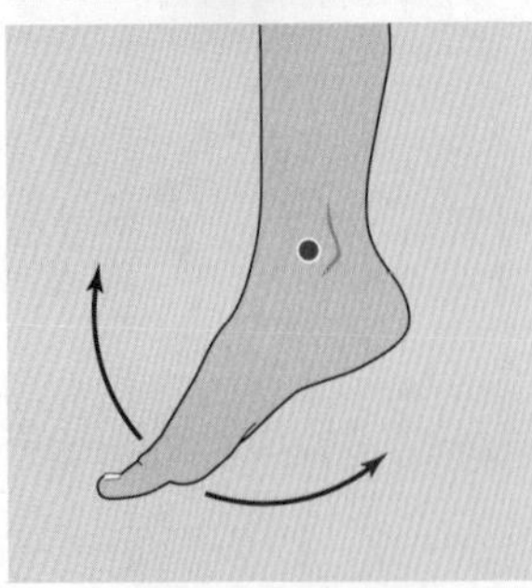

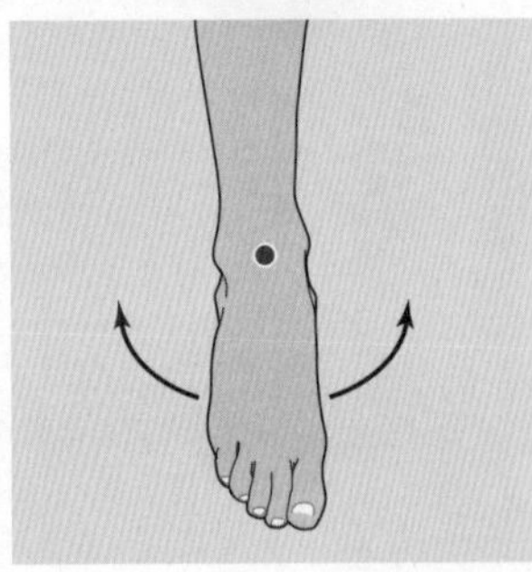

**Tornozelo (subtalar) – frontal**
*Inversão*
Exercício: inversão contra resistência
Esporte: drible no futebol

Exercício: eversão contra resistência
Esporte: patinação de velocidade no gelo

FIGURA 4.2 (*continuação*)

TABELA 4.1 Unidades de medida e conversões

| Quantidade | Unidade SI (internacional) | Multiplicador de conversão | Unidade tradicional (britânica) | Multiplicador de conversão | Unidade SI (internacional) |
|---|---|---|---|---|---|
| Distância | metro | × 3,28 = | pé | × 0,3048 = | metro |
| Ângulo | radiano | × 57,3 = | grau | × 0,0175 = | radiano |
| Velocidade | metros/segundo | × 2,24 = | milhas/hora | × 0,447 = | metros/segundo |
| Força | Newton | × 0,225 = | libra | × 4,45 = | Newton |
| Força | quilograma (kgf) | × 2,205 = | libra | × 0,4535 = | quilograma (kgf) |
| Trabalho, energia | joule | × 0,738 = | pé-libra | × 1,356 = | joule |
| Potência | watt | × 745,7 = | cavalo-vapor | × 0,0013 = | watt |
| Torque | Newton-metro | × 0,738 = | pé-libra | × 1,356 = | Newton-metro |

ração. Muitas forças são relevantes para o trabalho dos personal trainers com seus clientes. Elas incluem as *forças internas*, que agem dentro do corpo (p. ex., músculo, tendão, ligamento), e as *forças externas*, que atuam de fora (p. ex., gravidade, **atrito**, resistência do ar). A unidade-padrão de força do SI é o newton (N). O sistema tradicional mede a força em libras (lb). Uma libra equivale a 4,45 N.

O efeito das forças na produção, no controle ou na alteração do movimento humano depende do efeito combinado dos sete fatores relativos à força:[33]

- Magnitude (quanto de força é produzida ou aplicada).
- Localização (local no corpo ou na estrutura em que a força é aplicada).
- Direção/sentido (aonde a força é direcionada).
- Duração (durante a aplicação de uma força única, por quanto tempo a força é aplicada).
- Frequência (quantas vezes a força é aplicada em determinado período).
- Variabilidade (se a magnitude da força é constante ou mutável sobre o período de aplicação).
- Taxa (a velocidade em que a força é produzida ou aplicada).

> A força é um elemento mecânico fundamental no movimento humano, havendo forças que agem interna e externamente sobre o corpo em movimento.

## Leis do movimento de Newton

A análise mecânica do movimento humano é baseada em grande parte na obra de Isaac Newton (1642-1727). Em particular, as três leis do movimento de Newton formam a base da mecânica clássica e oferecem as regras que governam a física do movimento humano. As leis do movimento de Newton são as seguintes:

- Primeira lei do movimento: um corpo em repouso ou em movimento tende a permanecer em repouso ou em movimento a menos que sofra o efeito de uma força externa.
- Segunda lei do movimento: uma força líquida ($\Sigma F$) que age sobre um corpo produz uma aceleração ($a$) proporcional à força de acordo com a equação:

$$\Sigma F = m \times a \quad (4.1)$$

(em que $m$ = massa). Em outras palavras, a força equivale ao produto da massa vezes a aceleração.
- Terceira lei do movimento: para toda ação, existe uma reação igual e oposta.

As leis do movimento de Newton se aplicam a todos os movimentos humanos. A primeira lei de movimento declara essencialmente que é preciso forças para iniciar, parar ou modificar os movimentos do corpo. Quando um saltador sai do chão, por exemplo, uma força (gravidade) age para tornar o movimento para cima mais lento até que o saltador atinja seu ponto máximo e, depois disso, ela continua a agir acelerando o corpo do saltador na direção do chão.

A segunda lei do movimento de Newton é vista em tarefas de levantamento (p. ex., levantamento terra). O indivíduo deve exercer força suficiente para superar a força da gravidade e acelerar a barra para cima. A equação $F = m \times a$ pode ser usada para determinar a magnitude da aceleração da barra. Uma força maior ($F$) produzirá uma aceleração proporcionalmente maior ($a$).

A terceira lei do movimento de Newton afirma que toda força produz uma força de reação igual e oposta. Na corrida, por exemplo, a cada contato do pé, o pé exerce uma força sobre o solo. O solo reage de maneira igual e oposta contra o pé do corredor para produzir o que é denominado *força de reação do solo*. A magnitude e a direção da força de reação do solo determinam a aceleração do corredor.

## Momento e impulso

*Momento* caracteriza a "quantidade de movimento" de um corpo. Em geral, quanto maior o corpo e mais rápido ele se move, maior é o momento. Em termos mecânicos, *momento linear* é calculado como o produto da massa ($m$) pela velocidade ($v$). Aumentar o tamanho do corpo (massa) ou a velocidade aumenta seu momento linear. Da mesma forma, o *momento angular* é o produto do momento de inércia ($I$) pela **velocidade angular** ($\omega$), em que $I$ é a resistência a uma mudança no estado de movimento angular do corpo. A magnitude do momento de inércia depende de dois fatores: (1) massa corporal e (2) distribuição da massa em relação ao eixo de rotação. O efeito da distribuição da massa pode ser visto no *swing* de um bastão de *softball*. A resistência à rotação é maior quando o bastão é balançado com as mãos na extremidade da empunhadura do bastão. Se o batedor "estrangula" o bastão, subindo as mãos na empunhadura em direção ao corpo do bastão, vai ser mais fácil balançá-lo - ainda que a massa seja a mesma - porque uma parte maior da massa do bastão estará mais próxima do eixo rotacional (as mãos). Do mesmo modo, virar o bastão e balançá-lo com as mãos no corpo seria mais fácil porque a maior parte da massa do bastão está localizada próxima às mãos.

De uma perspectiva do desempenho, o princípio do momento de *transferência* é essencial. *Transferência de momento* é o mecanismo pelo qual o momento é transferido de um corpo para o outro. Em um movimento de lançamento, por exemplo, o lançador de *softball* transfere o momento sequencialmente das pernas e do torso para o braço, o antebraço e, depois, eventualmente para a mão e a bola no lançamento. Outro exemplo de transferência de momento pode ser visto quando uma pessoa "rouba" durante um exercício máximo de rosca bíceps. Ao balançar o corpo antes da flexão de cotovelo, ela consegue transferir o momento para a barra e permitir que mais peso possa ser levantado do que seria possível na ausência do movimento prévio do corpo.

Para mudar (seja aumentar, seja diminuir) o momento, é preciso aplicar um *impulso* mecânico. O impulso é o produto de força ($F$) multiplicado pelo tempo ($t$). Assim, aumentar a magnitude de força aplicada ou o tempo de aplicação de força resulta em uma mudança maior no momento.

## Torque

Como descrito anteriormente, força é o agente mecânico responsável pelos movimentos lineares. No caso do movimento angular, o agente mecânico análogo é denominado **torque** ($T$), ou **momento de força** ($M$, normalmente chamado apenas de "momento"), e definido como o efeito de uma força que tende a causar rotação ou girar em torno de um eixo. Embora haja uma diferença técnica entre os dois termos (i. e., *momento* normalmente se refere à ação rotacional ou de curvatura de uma força; *torque* se refere à ação de torção de uma força), é comum os dois termos serem usados de maneira intercambiável. Para efeito de simplicidade e brevidade, usaremos o termo *torque* ao longo do capítulo.

Os efeitos de rotação dos torques são evidentes em todo o sistema musculoesquelético humano. No joelho, por exemplo, o grupo muscular do quadríceps cria um torque que tende a estender a articulação. O grupo muscular dos posteriores da coxa gera um torque que tende a flexionar o joelho. O torque flexor criado pelos posteriores da coxa é ilustrado na Figura 4.3b.

> O torque cria uma aceleração angular semelhante à maneira que a força cria uma aceleração linear.

A magnitude do torque ($T$) é calculada como o produto matemático da força ($F$) vezes o braço de momento ($d$):

$$T = F \times d \qquad (4.2)$$

O **braço de momento** é definido como a distância perpendicular ($d$) do eixo até a **linha de ação de força**. A unidade padrão de torque, ou momento, resulta do produto dos dois termos componentes: força em newtons (N) e braço de momento em metros (m). Portanto, a unidade do torque é newton-metro (N·m). No sistema tradicional (britânico), o torque é medido em pé-libras (ft-lb).

O exame atento da equação de torque (4.2) revela vários conceitos importantes para a mecânica do movimento humano. Primeiro, a magnitude do torque depende de duas variáveis ($F$ e $d$). Para aumentar o torque, pode-se aumentar a força, o braço de momento ou ambos. Por outro lado, para reduzir o torque, pode-se diminuir a força, o braço de momento ou ambos.

Um segundo conceito relacionado ao torque envolve casos em que uma força é aplicada *pelo* eixo de rotação. Nesse caso, o braço de momento é zero e não há torque. Nas articulações humanas, isso cria uma situação em que os tecidos corporais (p. ex., osso) podem ser submetidos a forças altas sem gerar torque. Forças compressivas que agem através do centro de um corpo vertebral, por exemplo, não vão criar rotação vertebral, mas podem submeter o corpo vertebral a um risco maior de lesão.[22]

Um terceiro conceito relativo ao torque surge do fato de que, na maioria das situações de movimento humano, é aplicado mais de um torque. O movimento resultante de um corpo submetido a múltiplos torques se baseia no *torque líquido* (também chamado de *momento líquido*), que é simplesmente a soma matemática de todos os torques componentes. Um exemplo de torque líquido é mostrado na Figura 4.4. Nesse exemplo, a pessoa mantém o braço em 90° de abdução. A gravidade, que age tanto sobre o braço como sobre o haltere, cria um torque ($T_l$) sobre o eixo do ombro que tende a aduzir o membro superior. Se

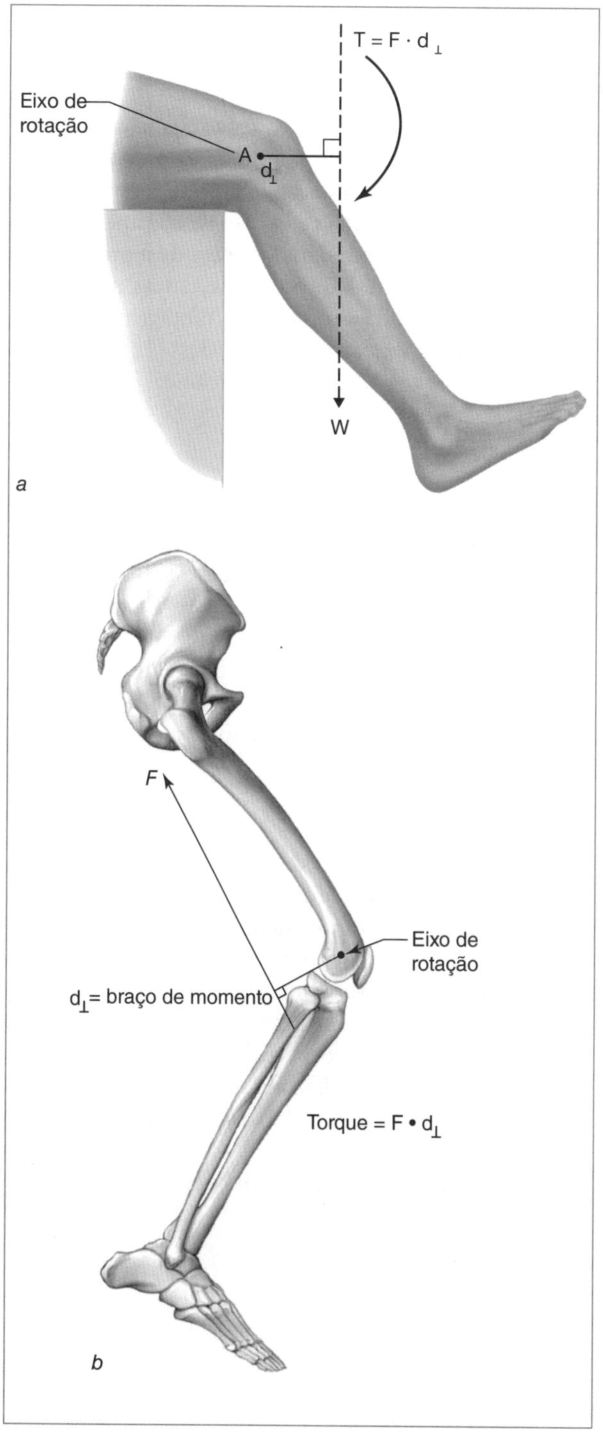


FIGURA 4.3 (a) Cálculo do torque no joelho quando a linha de ação de força é perpendicular. (b) O cálculo de torque quando a força não é perpendicular envolve o uso de funções trigonométricas.

Adaptada com autorização de Whiting e Zernicke, 1998.

$T_1$ fosse o único torque, o membro superior seria aduzido sob o efeito da gravidade. Para manter o membro superior na posição abduzida, os músculos abdutores (p. ex., deltoide médio, supraespinal) precisam criar um torque igual e oposto ao criado pela gravidade. Esse torque con-

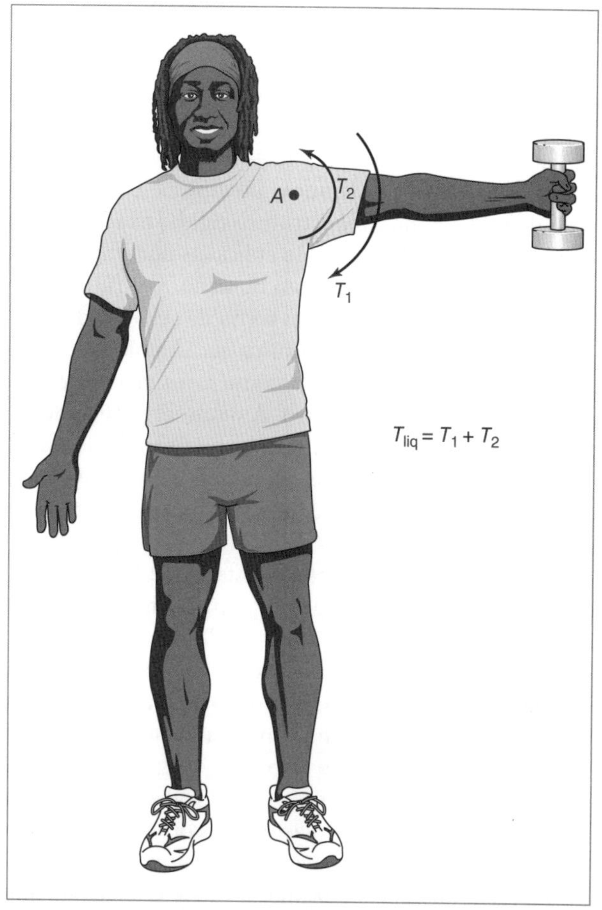


FIGURA 4.4 Torque líquido calculado como a soma de todos os momentos componentes que atuam sobre um eixo articular.

Adaptada com autorização de Whiting e Zernicke, 1998.

trabalançante ($T_2$) criado pelos abdutores nesse exemplo tende a abduzir o membro superior.

Esse movimento de ombro resultante depende das magnitudes relativas desses dois torques ($T_1$ e $T_2$). A soma dos torques cria um torque líquido na articulação. Se $T_1$ e $T_2$ tiverem a mesma magnitude (mas sentidos opostos), o torque líquido é zero e o membro superior se mantém na posição abduzida (i. e., não ocorre movimento). Se o torque gravitacional ($T_1$) for maior que o criado pelos abdutores ($T_2$), o torque líquido favorece a gravidade e o membro superior vai aduzir. Se o torque criado pelos abdutores ($T_2$) exceder o torque gravitacional ($T_1$), o torque líquido favorece a ação muscular e o membro superior vai abduzir mais.

A relevância dos conceitos relativos a torque é de importância crucial para a avaliação dos movimentos humanos e a elaboração de programas de exercício. Esse tema será discutido em mais detalhes adiante no capítulo.

Os movimentos articulares são produzidos e controlados pelo efeito líquido de torques internos (musculares) e externos, criados por forças como a gravidade.

## Sistemas de alavanca

Com uma noção do conceito de torque, é possível visualizar que o movimento articular normalmente resulta do fato de que as estruturas anatômicas do corpo atuam como um sistema de alavancas mecânicas. Uma **alavanca** é definida como uma estrutura rígida, fixada em um único ponto (*eixo*) em que são aplicadas duas forças (Fig. 4.5). Em termos de movimento humano, a estrutura rígida é um osso que se move em torno de seu eixo de rotação. Uma das forças ($F_A$) costuma ser chamada de *força aplicada* (também conhecida como *força de esforço*) e é produzida pelo músculo ativo. A outra força ($F_R$), denominada *força de resistência* (também chamada de *sobrecarga*), é produzida pelo peso levantado (i. e., gravidade) ou por outra força externa aplicada (p. ex., atrito, faixa elástica).

Esses três componentes do sistema de alavanca ($F_A$, $F_R$, eixo) podem ser dispostos espacialmente em três configurações distintas. Cada uma dessas configurações específicas é denominada *classe de alavanca*. Em uma **alavanca de primeira classe**, o eixo se localiza entre as duas forças (Fig. 4.6). Uma **alavanca de segunda classe** tem a $F_R$ localizada entre o eixo e a $F_A$ (Fig. 4.7). Em uma **alavanca de terceira classe**, a $F_A$ se localiza entre o eixo e a $F_R$ (Fig. 4.8). As articulações do corpo humano são predominantemente alavancas de terceira classe, havendo também algumas de primeira classe e relativamente poucas de segunda.

As distâncias entre os componentes são irrelevantes em termos de definição da classe da alavanca. No entanto, elas têm uma importância fundamental para determinar a função mecânica da articulação. Para ajudar a esclarecer, apresenta-se o conceito de **vantagem mecânica**, que é definido como a razão $F_R : F_A$ (ou a razão [braço de momento $F_A$ : braço de momento $F_R$]). Se a vantagem mecânica for igual a 1, os braços de momento da força de resistência e da força aplicada são iguais e nenhuma delas tem vantagem. Se a vantagem mecânica for menor que 1, a força de resistência está em vantagem e a força aplicada vai precisar ser maior que a força de resistência para superar a resistência. Por outro lado, se a vantagem mecânica for maior que 1, a força aplicada tem uma vantagem sobre a força de resistência. No caso de alavancas de primeira classe, a força com o maior braço de momento terá a vantagem mecânica. No caso de alavancas de segunda classe, a força aplicada sempre terá a vantagem mecânica. Já no caso das alavancas de terceira classe, a força de resistência sempre terá a vantagem mecânica.

## Trabalho

*Trabalho* é um termo com diversos sentidos, de local de emprego (p. ex., "Vou ao trabalho amanhã") a esforço físico ("Estou trabalhando muito") e gasto energético ("Gastei 300 calorias enquanto pedalava"). Do ponto de vista mecânico, porém, trabalho tem uma definição específica relacionada à magnitude de força aplicada e à distância percorrida por um objeto. O **trabalho** mecânico ($W$) é definido como o produto de força ($F$) pela distância ($d$) percorrida por um objeto:

$$W = F \times d \tag{4.3}$$

A unidade padrão de trabalho é o joule (1 J = 1 N·m). Uma pessoa que realiza um supino, por exemplo, levantando 800 N (~80 quilogramas) por uma distância de 0,5 m realiza 400 J de trabalho mecânico (Fig. 4.9).

Em um exercício com pesos livres, o deslocamento vertical pode ser medido pela diferença entre o ponto mais alto e o ponto mais baixo da barra durante cada repetição (p. ex., $d_{AB}$ na Figura 4.9). No caso de um aparelho de musculação, os pontos alto e baixo da pilha de pesos podem ser usados para medir o deslocamento vertical.

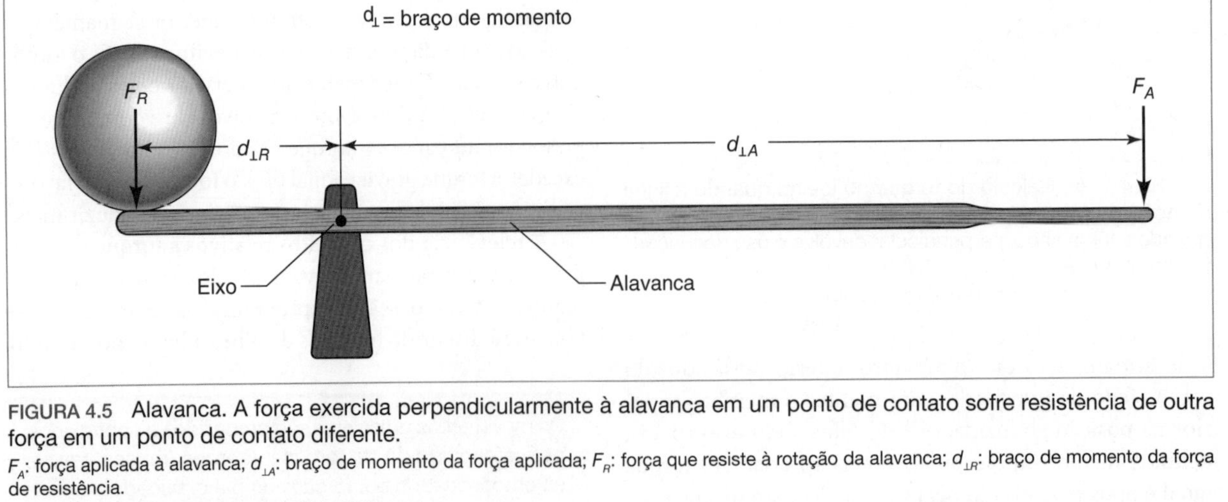


FIGURA 4.5 Alavanca. A força exercida perpendicularmente à alavanca em um ponto de contato sofre resistência de outra força em um ponto de contato diferente.

$F_A$: força aplicada à alavanca; $d_{\perp A}$: braço de momento da força aplicada; $F_R$: força que resiste à rotação da alavanca; $d_{\perp R}$: braço de momento da força de resistência.

Reproduzida com autorização de NSCA, 2008.

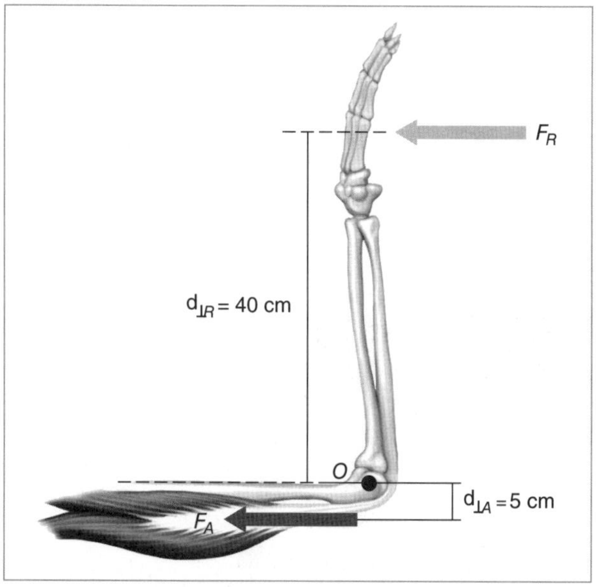


FIGURA 4.6 Alavanca de primeira classe (antebraço): extensão do cotovelo contra resistência.
Reproduzida com autorização de NSCA, 2008.

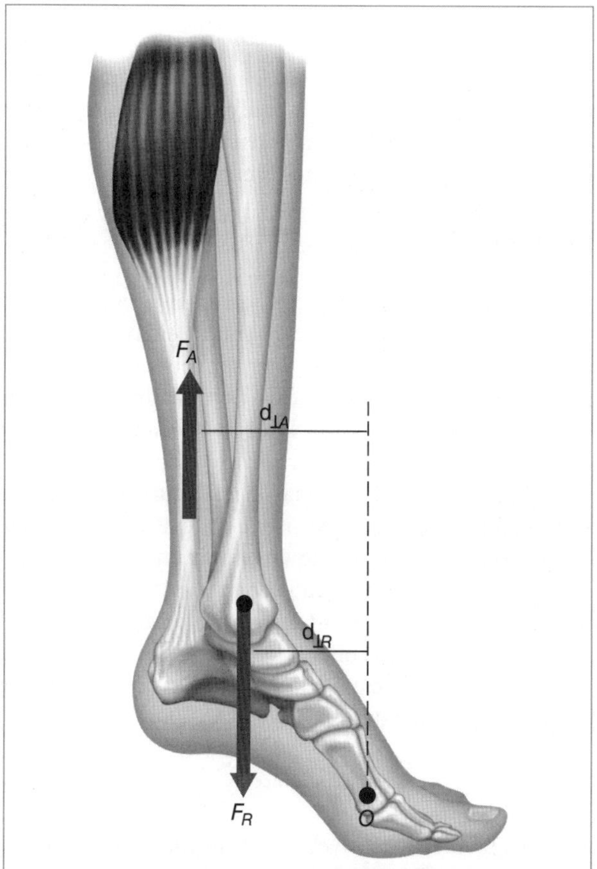


FIGURA 4.7 Alavanca de segunda classe: pé durante flexão plantar contra resistência, como quando uma pessoa fica na ponta dos pés.
$F_A$: força muscular; $F_R$: força de resistência; $d_{\perp A}$: braço de momento da força muscular; $d_{\perp R}$: braço de momento da força de resistência. Quando o corpo se ergue, o calcanhar, por ser o ponto em que o pé gira, é o eixo (O). Como o $d_{\perp A}$ é maior que o $d_{\perp R}$, $F_A$ é menor que $F_R$.
Reproduzida com autorização de NSCA, 2008.

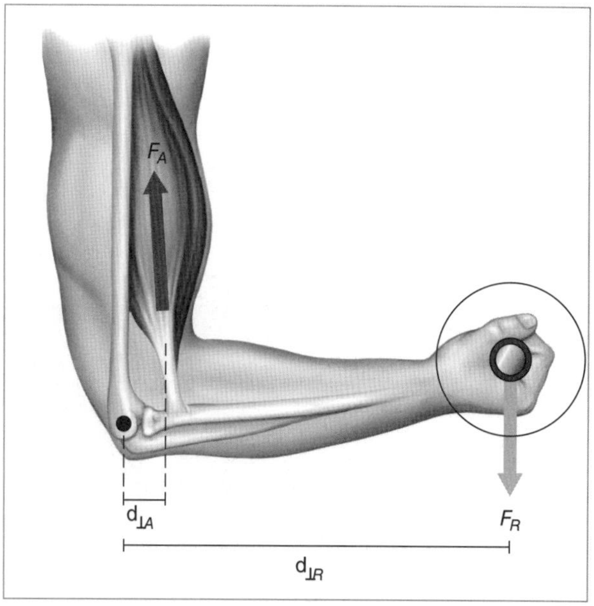


FIGURA 4.8 Alavanca de terceira classe: antebraço durante o exercício de rosca direta.
$F_A$: força muscular; $F_R$: força de resistência; $d_{\perp A}$: braço de momento da força muscular; $d_{\perp R}$: braço de momento da força de resistência. Como o $d_{\perp A}$ é muito menor que o $d_{\perp R}$, a $F_A$ precisa ser muito maior que a $F_R$.
Reproduzida com autorização de NSCA, 2008.

Além do peso levantado, deve-se considerar a porção do corpo da pessoa que é movida ou levantada. Em um agachamento, por exemplo, os membros inferiores levantam tanto a barra como uma grande porção do peso corporal da própria pessoa a cada repetição. Com uma máquina de *leg press*, a estrutura e a geometria do aparelho ditam quantos quilos do peso do cliente são envolvidos. Se um cliente empurra horizontalmente para levantar uma pilha de pesos, pouco de seu peso corporal é envolvido. Por outro lado, em um aparelho de *leg press* inclinado, a quantidade de peso corporal levantada durante o exercício varia de acordo com o grau de inclinação.

## Potência

Sozinho, o trabalho mecânico nem sempre descreve completamente a mecânica de um movimento em particular. No exemplo de supino apresentado na seção anterior, o praticante realizou 400 J de trabalho durante cada fase ascendente. Em uma série de 10 repetições levantando 800 N de peso, a pessoa realiza 400 J de trabalho em cada repetição. Se a primeira repetição levar 1 segundo e a última repetição levar 2 segundos, existe claramente uma diferença mecânica entre os levantamentos, embora o trabalho seja o mesmo (400 J) em ambas as repetições. A diferença não está na quantidade de trabalho realizado, mas na velocidade em que o trabalho é realizado. A velocidade de trabalho, denominada **potência** (*P*) mecânica, é calculada como a quantidade

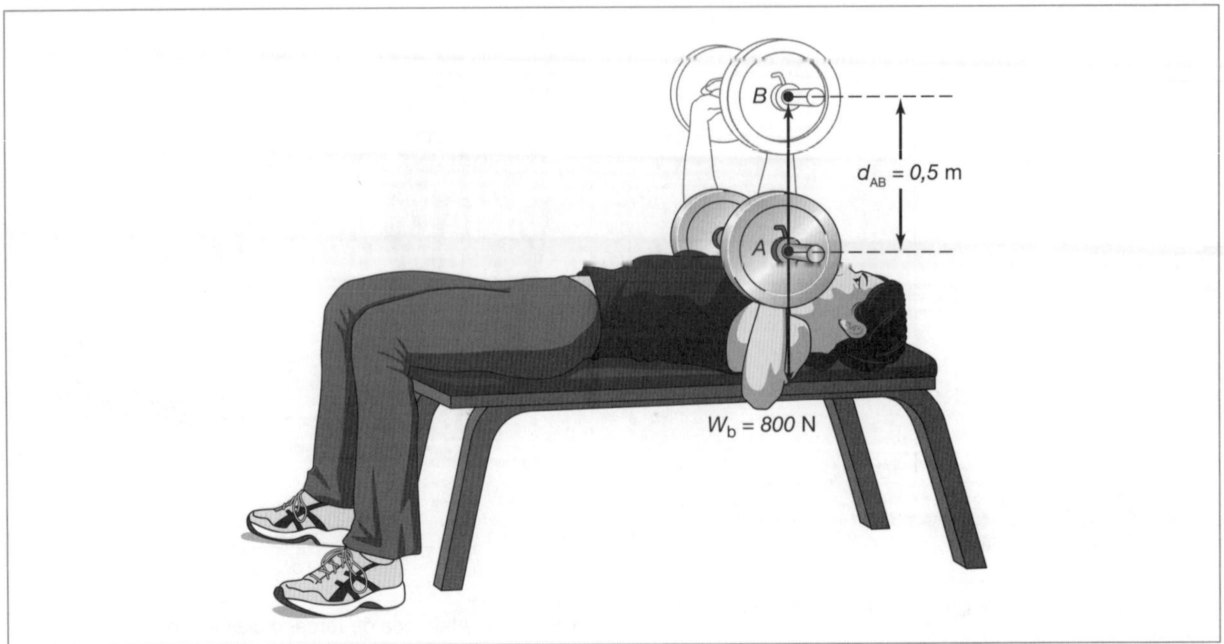


FIGURA 4.9 Cálculo de trabalho durante exercício de força.
Reproduzida com autorização de Whiting e Zernicke, 2008

de trabalho ($W$) dividida pelo tempo ($t$) necessário para realizar o trabalho:

$$P = W/t \qquad (4.4)$$

A unidade-padrão de potência é o watt (1 W = 1 J/s). No exemplo do supino, a fase ascendente da primeira repetição teria uma potência de 400 W (400 J/1 s), enquanto a última repetição teria uma potência menor de 200 W (400 J/2 s).

A potência também pode ser calculada como o produto de força ($F$) pela velocidade ($v$):

$$P = F \times v \qquad (4.5)$$

Muitas tarefas de movimento em alta velocidade (p. ex., saltos, lançamentos) exigem potências altas. Para produzir movimentos potentes e treinar a potência, a pessoa deve gerar forças altas enquanto se move em alta velocidade. Muitos exercícios gerais de condicionamento, como natação, caminhada e ioga, são realizados em velocidades relativamente lentas e, portanto, não são adequados para maximizar a potência. Exercícios "explosivos", como *power cleans* e arranques, chutes e socos de artes marciais, além de diversas formas de salto, são mais úteis para o desenvolvimento de potência.

Como um aparte interessante, deve-se notar que o esporte *levantamento de potência*, apesar do nome, deve ser classificado como um esporte de força, e não de potência. As três provas nas competições do levantamento de potência são agachamento, supino e levantamento terra. Em níveis máximos, nenhum desses levantamentos é realizado de maneira rápida. Portanto, ainda que definitivamente seja necessária uma força enorme para o sucesso no levantamento de potência, a potência é duas a três vezes menor que nos levantamentos olímpicos.[14]

## Energia

*Energia* é outro termo com diversos sentidos. Uma criança, por exemplo, pode ser muito enérgica, ou um operário ao fim do dia pode estar sem energia. A energia mecânica, porém (como no caso do trabalho mecânico), tem um sentido específico. **Energia mecânica** é definida como a capacidade de realizar trabalho mecânico. Dos muitos tipos de energia (p. ex., química, nuclear, eletromagnética), a energia mecânica é a mais usada na descrição e avaliação do movimento humano. A energia mecânica pode ser classificada como cinética (energia de movimento) ou potencial (energia de posição ou deformação). Condizentes com as duas formas de movimento, existem dois tipos de energia cinética. A *energia cinética linear* (ECL) é medida como:

$$ECL = \frac{1}{2} \times m \times v^2 \qquad (4.6)$$

em que $m$ = massa e $v$ = velocidade linear. A *energia cinética* de rotação (ECR) é definida como:

$$ECR = \frac{1}{2} \times I \times \omega^2 \qquad (4.7)$$

em que $I$ = momento de inércia e $\omega$ = velocidade angular. Um elemento importante nessas duas equações de energia cinética é a elevação ao quadrado dos termos de velocidade ($v$ e $\omega$). Um aumento comparativamente pequeno em $v$ e $\omega$ pode resultar em um aumento considerável na energia cinética. Por exemplo, um corredor que acelera de 5 para 6 m/s (um aumento de 20%) aumentaria sua energia cinética linear em 44%.

A energia potencial pode assumir duas formas. A primeira, a energia potencial de posição, é denominada *energia potencial gravitacional* e mede o potencial de realização de trabalho mecânico como uma função da altura do corpo sobre um ponto de referência (normalmente o solo). Portanto, a barra erguida sobre a cabeça com os braços completamente estendidos tem mais energia potencial gravitacional que a mesma barra erguida na altura do peito.

A magnitude de energia potencial gravitacional ($E_p$) é calculada como:

$$PE = m \times g \times h \tag{4.8}$$

em que $m$ equivale à massa, $g$ equivale à aceleração gravitacional (~9,81 m/s$^2$) e $h$ equivale à altura (em metros) em relação à altura de referência.

A segunda forma de energia potencial, denominada *energia elástica*, consiste na energia armazenada dentro de um corpo quando ele é deformado (i. e., alongado, comprimido, dobrado, torcido). Exemplos de energia elástica incluem um tendão do calcâneo (de Aquiles) estendido, a vara curvada de um saltador e um disco intervertebral comprimido. Quando a força que causou a deformação é removida, o corpo normalmente retorna à sua forma ou configuração original (sem sobrecarga) e, com isso, libera, ou devolve, parte da energia elástica armazenada. A energia armazenada não é inteiramente devolvida, visto que parte dela se perde como energia térmica. O armazenamento e a devolução de energia elástica são importantes em muitas tarefas de movimento, como mostrado no ciclo de alongamento–encurtamento mais adiante no capítulo.

### Eficiência mecânica e de movimento

Na biomecânica, **eficiência** se refere à quantidade de rendimento (trabalho) mecânico que pode ser produzida com o uso de determinada quantidade de insumo metabólico (energia). A relação de rendimento mecânico por insumo metabólico define a eficiência de uma tarefa de movimento. O músculo esquelético humano, por exemplo, é apenas cerca de 25% eficiente. Em termos práticos, isso significa que apenas um quarto da energia metabólica envolvida na atividade muscular é direcionada à realização de trabalho mecânico. Os três quartos restantes são convertidos em calor ou utilizados nos processos de recuperação de energia.[9]

Além da relativa ineficiência do músculo na realização de trabalho mecânico, diversas ações ou condições também contribuem para a ineficiência do movimento.[32] Elas incluem:

- Coativação muscular (a ação muscular **antagonista** que age contra a ação muscular **agonista** no lado oposto de uma articulação).
- Movimentos bruscos (alternar mudanças de sentido exigindo energia metabólica para acelerar e desacelerar os segmentos do membro).
- Movimentos exagerados (movimentos excessivos dos membros superiores durante a corrida além do necessário para o equilíbrio).
- Ações isométricas (em tarefas isométricas, não existe deslocamento e, portanto, não se produz trabalho mecânico).
- Desvios excessivos do centro de gravidade (energia metabólica exigida para levantar e abaixar o centro de gravidade além do minimamente necessário para determinada tarefa).

## Biomecânica do movimento humano

As leis da mecânica regem como os movimentos do corpo humano acontecem. No entanto, os personal trainers precisam entender que os humanos são seres biológicos, e não máquinas. Características específicas do sistema muscular afetam o modo de gerar forças e torques. No início desta seção, discutem-se a estrutura e a função do músculo.

### Músculo

O músculo esquelético (estriado) compõe uma porção substancial (40 a 50%) do peso corporal e realiza diversas funções necessárias (p. ex., movimento, proteção, produção de calor). Em relação ao movimento humano, o músculo gera as forças necessárias para mover segmentos dos membros em grandes articulações e estabilizar regiões do corpo. Entender os papéis do músculo é essencial para o trabalho dos personal trainers.

O tecido muscular tem quatro características distintivas: (1) *excitabilidade*, a capacidade de responder a estímulos; (2) *contratilidade*, a capacidade de gerar uma força de tração (também chamada de *tensão*); (3) *extensibilidade*, a capacidade de se alongar; e (4) *elasticidade*, a capacidade de voltar a comprimento e forma originais quando a força é removida. A ausência ou o comprometimento de qualquer uma dessas propriedades afeta a capacidade do músculo de produzir e controlar os movimentos humanos.

Grande parte da ação muscular está sob controle voluntário, mas ela também pode estar envolvida em reflexos (p. ex., resposta rápida a um estímulo doloroso) e movimentos estereotipados (p. ex., ações automáticas que não constituem reflexos, como caminhar).

## Arquitetura muscular

O tecido muscular é composto de elementos estruturais que podem gerar força (*componentes contráteis*), bem como de outras estruturas (p. ex., tecido conjuntivo) que não podem produzir força (*componentes não contráteis*), mas todos são importantes para o funcionamento fisiológico e mecânico adequado do músculo. A estrutura hierárquica do músculo é representada na Figura 1.1 (Capítulo 1), e uma fibra muscular é mostrada na Figura 1.2. A unidade funcional de produção de força dentro da miofibrila é o sarcômero (Fig. 1.3, Capítulo 1).

As fibras dentro do músculo são dispostas de diversas maneiras (Fig. 4.10). Em alguns músculos (p. ex., bíceps braquial, semitendíneo), as fibras musculares ficam paralelas a uma linha entre a origem e a inserção do músculo (linha de tração). Esses músculos são classificados como *fusiformes*. Em outros músculos, as fibras são dispostas em um ângulo (normalmente < 30°) em relação à linha de tração. Esse ângulo é denominado ângulo **de penação**. Um músculo unipenado como o semimembranáceo tem uma única série de fibras, todas com a mesma linha de tração. Músculos bipenados, como o reto femoral, têm duas séries de fibras com ângulos diferentes. Músculos multipenados (p. ex., deltoide) têm muitas séries de fibras que agem em uma variedade de ângulos. Outros músculos, como o peitoral maior e o latíssimo do dorso, têm uma disposição de fibras convergente.

A penação se prova vantajosa, pois permite que mais fibras musculares sejam agrupadas em determinado volume e aumenta o potencial de produção de força, proporcionando uma área de seção transversa funcional maior que a de músculos não penados. O treinamento de força não tem como alterar a arquitetura do músculo. No entanto, entender as diferenças estruturais pode ajudar os personal trainers a reconhecer a função de um músculo e seu potencial de lesão. O grupo quadríceps, por exemplo, é destinado à produção de força, ao passo que o dos posteriores da coxa é mais adequado ao encurtamento rápido. Essas diferenças de formato fazem com que os posteriores da coxa (compostos pelo semitendíneo, semimembranáceo e pela cabeça longa do bíceps femoral), que são biarticulares, sofram maior risco de lesão que o quadríceps (composto pelo vasto medial, pelo vasto lateral e pelo vasto intermédio), que é uniarticular, durante tarefas explosivas de alta potência, como correr e saltar.

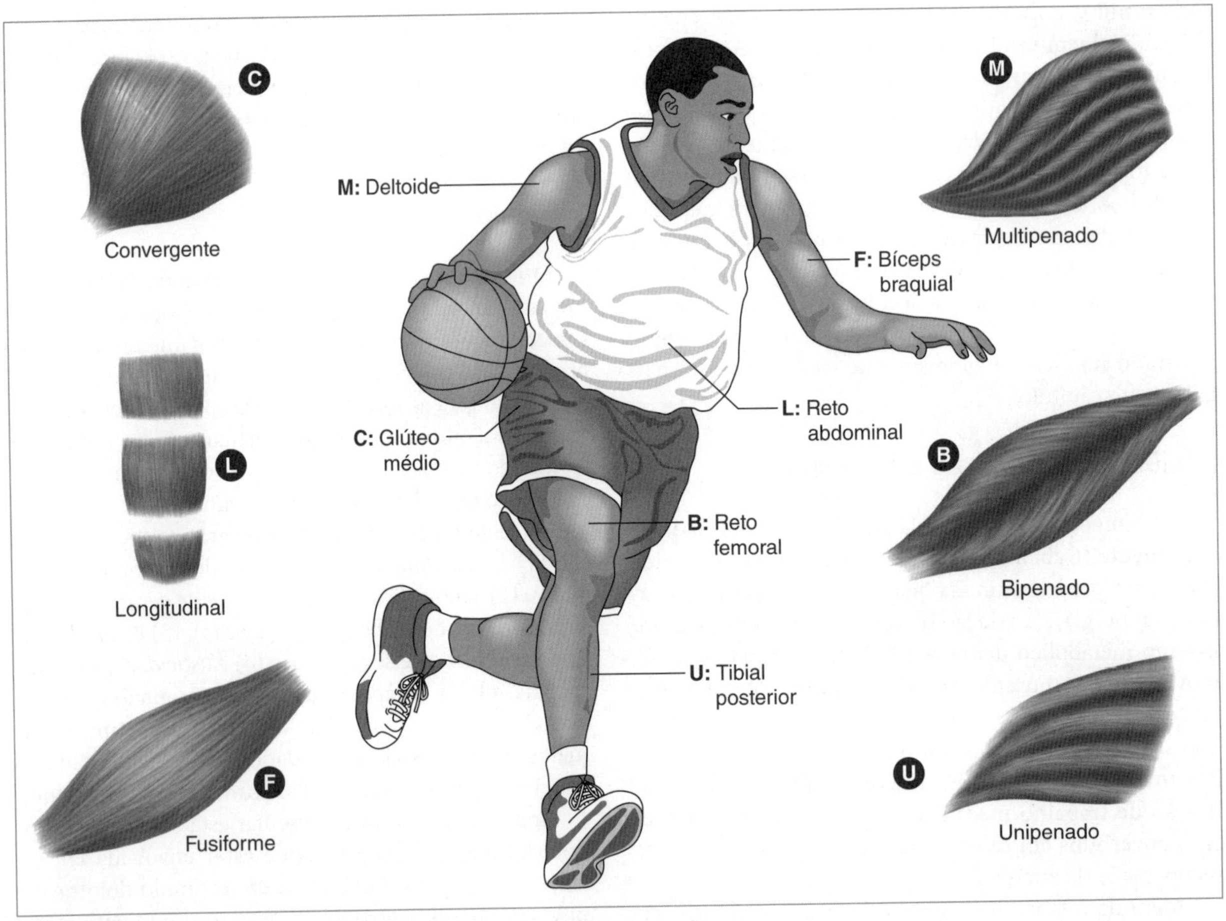


FIGURA 4.10 Disposições de fibras musculares e um exemplo de cada.
Reproduzida com autorização de NSCA, 2008.

## Tipos de ação muscular

As forças geradas pelo músculo sofrem resistência de forças externas, como anilhas, cabos, faixas e aparelhos de musculação. O torque líquido criado pelas forças internas (músculo) e externas (resistência) dita o movimento articular resultante. Se o torque líquido for zero, a ação muscular é isométrica e não existe movimento articular. Se o torque produzido pelo músculo for maior que o criado pelas forças externas, a ação muscular é concêntrica (encurtamento muscular ativo). Por outro lado, se o torque criado pela resistência muscular exceder o produzido pelos músculos, a ação muscular é excêntrica (alongamento muscular ativo).

O tipo de ação muscular determina o tipo de trabalho mecânico produzido. O trabalho positivo ocorre se a força muscular e o deslocamento forem no mesmo sentido. Durante o trabalho positivo, a energia é gerada pelos músculos e transferida para os segmentos[26] por **ações musculares concêntricas**. Por outro lado, ocorre trabalho negativo se a força muscular e o deslocamento forem em sentidos opostos. Durante o trabalho negativo, a energia é transferida dos segmentos para os músculos. Essa energia é absorvida pelos músculos por meio de **ações musculares excêntricas**. Durante as **ações musculares isométricas**, não existe movimento articular e, por definição, não existe trabalho. Todavia, essas ações musculares são importantes na transferência de energia entre os segmentos. No ciclismo, por exemplo, se a pessoa estiver pedalando com os firma-pés no pedal, há entre pouco e nenhum movimento na articulação do tornozelo, mas o gastrocnêmio e o sóleo estão produzindo forças altas. Essas forças musculares transferem a energia gerada pelos glúteos e pelos quadríceps para o pedal.[13]

O tipo de ação muscular (isométrica, concêntrica, excêntrica) é um fator importante na produção e no controle do movimento articular, e na transferência de energia entre segmentos corporais durante os movimentos.

## Comprimento-tensão

O componente contrátil (actina–miosina) do músculo gera força. Os elementos do componente não contrátil (p. ex., bainhas de tecido conjuntivo, tendão, proteínas titinas) também contribuem para o perfil de força geral da unidade musculotendínea. O efeito combinado de todos os elementos estruturais do músculo se reflete na relação *comprimento–tensão*, que, basicamente, afirma que a força produzida pela unidade musculotendínea é determinada, em parte, pelo comprimento do músculo. A curva de comprimento–tensão é mostrada na Figura 4.11.

O *componente ativo* em forma de U invertido representa a contribuição dos sarcômeros na produção de força. Se um sarcômero for curto demais, existem (1) total sobreposição entre os filamentos de actina, (2) pressão do filamento de miosina contra as linhas Z e (3) menor capacidade de ligação de miosina, resultando em menor produção de força. Com o alongamento do sarcômero, ele atinge uma faixa ideal de sobreposição de filamento e produção de força máxima. Quando o sarcômero se alonga mais, a sobreposição actina–filamento diminui e a produção de força cai.

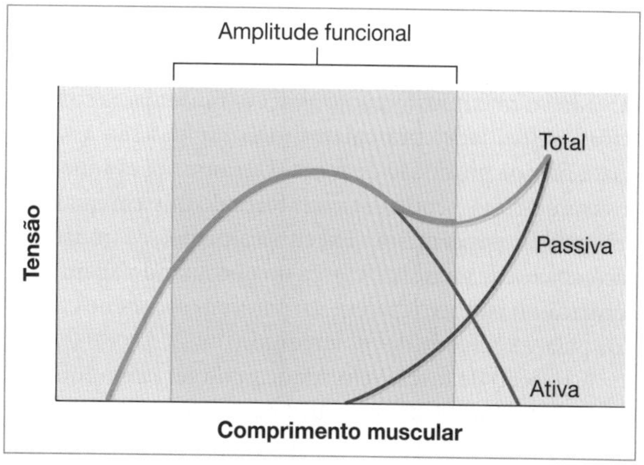


FIGURA 4.11 Relação comprimento–tensão do músculo esquelético.
Reproduzida com autorização de Whiting e Rugg, 2005.

O componente não contrátil não contribui para o perfil de força do músculo até o músculo estar alongado além de seu comprimento em repouso, como refletido no lado direito da curva de comprimento–tensão (Fig. 4.11). Nessa parte da curva, os elementos passivos não contráteis querem recuar e, portanto, produzem força de resistência. A produção de força total da unidade musculotendínea é refletida pela soma dos componentes contráteis ativos e não contráteis passivos.

Existe um limite claro no comprimento que um músculo pode atingir, definido pela amplitude de movimento das articulações que o músculo cruza, o que resulta em uma *amplitude funcional* de comprimento muscular, como mostrado na Figura 4.11.

A aplicação da relação de comprimento–tensão é vista prontamente no exemplo a seguir, que compara um exercício de panturrilha em pé ao mesmo exercício na posição sentada. O gastrocnêmio (G) cruza (i. e., age em) duas articulações como um flexor do joelho e um flexor plantar do tornozelo. Em pé, o G assume uma posição alongada e pode gerar substancialmente mais força do que quando o joelho está flexionado no exercício de panturrilha sentado e o G está encurtado. No exercício de panturrilha sentado, com o papel do G reduzido em virtude de seu comprimento menor, é realizado um recrutamento maior do sóleo, que é uniarticular.

## Força–velocidade

A capacidade do músculo de gerar força depende, além de seu comprimento, de sua velocidade de contração. Cada ponto em uma curva de *força–velocidade* (Fig.

4.12) representa a força máxima que o músculo é capaz de produzir na velocidade dada quando o músculo está ativado ao máximo. Durante as ações musculares concêntricas, velocidades musculares mais rápidas são associadas a menor produção de força. Durante ações musculares isométricas, produz-se mais força do que em qualquer velocidade concêntrica. Excentricamente, os músculos são capazes de gerar mais força do que quando agem concêntrica ou isometricamente, e parecem ser menos afetados pela velocidade do movimento.

A relação de força–velocidade pode ser exemplificada com um exercício de rosca bíceps simples. Sem peso na mão, a flexão do cotovelo acontece rapidamente. À medida que são erguidos halteres progressivamente mais pesados, a velocidade de flexão diminui. Quando não se consegue mover o haltere, o praticante está em seu máximo isométrico, ou próximo dele. Com halteres ainda mais pesados, os músculos não conseguem levantar o haltere ou mesmo mantê-lo em uma posição fixa. Os músculos só conseguem controlar a extensão de cotovelo em ações excêntricas compatíveis com as maiores forças encontradas na parte excêntrica da curva de força–velocidade.

As forças maiores geradas com a ação muscular excêntrica formam a base do treinamento "negativo". Na realização desse treinamento, ou a resistência é aumentada durante a fase descendente ou alguma forma de assistência é dada durante a fase ascendente. Esse tipo de treinamento é uma maneira eficaz de aumentar a força e a hipertrofia.[16]

## Tipo de fibra e tensão específica

A capacidade de produção de força máxima de um músculo é proporcional à sua área de seção transversa. Teoricamente, multiplicar a área de seção transversa ($cm^2$) pela força de contração por unidade de área ($N/cm^2$) geraria a força (N) do músculo. A força de contração por unidade de área é conhecida como *tensão específica*.[20] Pesquisas realizadas com unidades motoras isoladas mostram que fibras musculares de contração rápida têm uma tensão específica mais alta ($22\ N/cm^2$) que fibras musculares de contração lenta ($15\ N/cm^2$).[5] Os músculos têm tensões específicas muito variáveis.[21] Essa descoberta não é surpreendente, uma vez que os músculos nos seres humanos têm um misto de tipos de fibra. Com base nas evidências atuais, os músculos predominantemente de contração rápida terão uma tensão específica apenas um pouco mais alta que os que são predominantemente de contração lenta.[20] Todavia, as fibras de contração rápida tendem a ser maiores que as de contração lenta; portanto, elas podem desenvolver tensão absoluta maior.

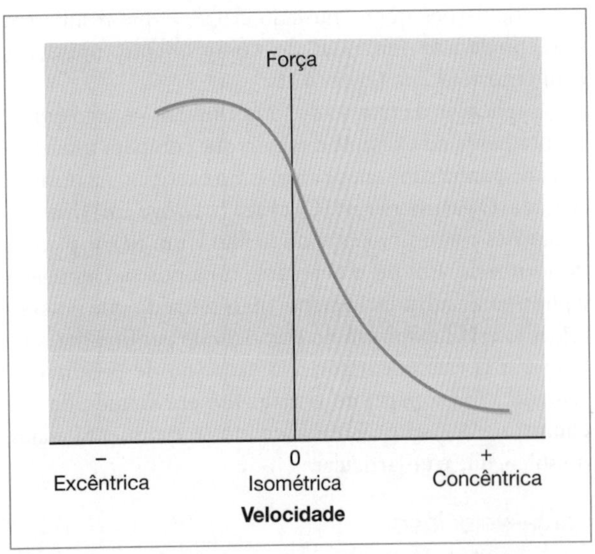


FIGURA 4.12 Relação de força–velocidade do músculo esquelético.
Reproduzida com autorização de Whiting e Rugg, 2005.

## Recrutamento

Tanto a coordenação intramuscular como a intermuscular representam um papel na quantidade máxima de força que um músculo é capaz de produzir. No recrutamento intramuscular, ou seja, dentro do músculo, a força pode ser ampliada (1) aumentando-se a frequência de ativação da unidade motora, (2) aumentando-se o número de unidades motoras recrutadas e (3) recrutando-se unidades motoras cada vez maiores. No recrutamento intramuscular, entre mais de um músculo, a força pode ser ampliada aumentando-se a ativação dos agonistas e sinergistas, reduzindo-se a ativação dos antagonistas, ou ambos. Durante as primeiras semanas de treinamento, a maior parte da evolução nos ganhos de força é atribuída a essas adaptações neurais,[23] uma vez que o aumento nos ganhos de força excede o aumento no tamanho da fibra muscular.

Os personal trainers precisam estar cientes desse fato. Um cliente pode ficar muito estimulado pelos grandes aumentos iniciais na força, mas se desencorajar com a velocidade mais lenta de evolução que vem a seguir. Além de proporcionar estímulo, o personal trainer deve instruir o cliente sobre como os ganhos mais lentos devidos à hipertrofia vão resultar em melhora da força e da aparência física.

## Histórico temporal da ativação

O desenvolvimento de força muscular não é instantâneo. A força muscular máxima pode levar até 0,5 segundo para se desenvolver.[31] Se uma atividade durar menos de 0,5 segundo, a força muscular máxima não será atingida. Nesses casos, a taxa de desenvolvimento de força (TDF) é uma característica importante na determinação do desempenho. A *taxa de desenvolvimento de força* pode ser definida como a taxa temporal de mudança de força no decorrer da passagem de tempo. A taxa de desenvolvimento de força não deve ser confundida com potência.

Isometricamente, por exemplo, a força pode ser desenvolvida rapidamente, mas a potência seria zero, visto que não existe mudança no comprimento muscular. A TDF pode ser aperfeiçoada com o exercício de resistência.[31]

Outra forma de melhorar a TDF é com o uso do ciclo de alongamento-encurtamento (CAE). O CAE exige uma ação muscular excêntrica seguida imediatamente por uma ação muscular concêntrica. Atribui-se a melhora da produção de força com o uso do CAE ao armazenamento de energia elástica e ao aprimoramento do impulso nervoso.[6] Durante a ação muscular excêntrica, o músculo está desenvolvendo força, de maneira que ele não começa a ação concêntrica com força zero. Pode-se pensar nisso como um ato de "pré-forçar" o músculo.[34]

Essa ação de pré-forçar pode ser vista no supino ou no agachamento *hack*, quando é mais difícil levantar a barra da posição baixa se ela estiver apoiada nos suportes (sem ação muscular). O levantamento é um pouco mais fácil se os músculos forem tensionados previamente levantando-se a barra (segurando-a sobre o suporte, por exemplo) porque os músculos são pré-forçados e é mais fácil segurar se a barra for rapidamente trazida de volta à posição baixa em razão dos efeitos combinados de pré-forçar o músculo e o recuo dos componentes elásticos do complexo músculo-tendão.

## Braços de momento e alavancas do corpo humano

Os braços de momento podem variar consideravelmente entre os indivíduos. Por exemplo, Bassett et al. demonstraram que o desvio-padrão do braço de momento do supraespinal era 52% da média.[3] Esse fato pode ajudar a explicar por que duas pessoas podem ter tamanhos de músculo idênticos, mas níveis diferentes de força. Uma pessoa com um braço de momento maior (inserções tendíneas distantes da articulação) pode produzir mais torque para o mesmo nível de força muscular. Esse princípio é ilustrado na Figura 4.13.

A Figura 4.13 também demonstra outro ponto importante: embora as distâncias entre um músculo e suas inserções tendíneas sejam fixas, os braços de momento desse músculo mudam como uma função do ângulo articular.[1] Assim, a capacidade de produção de torque de

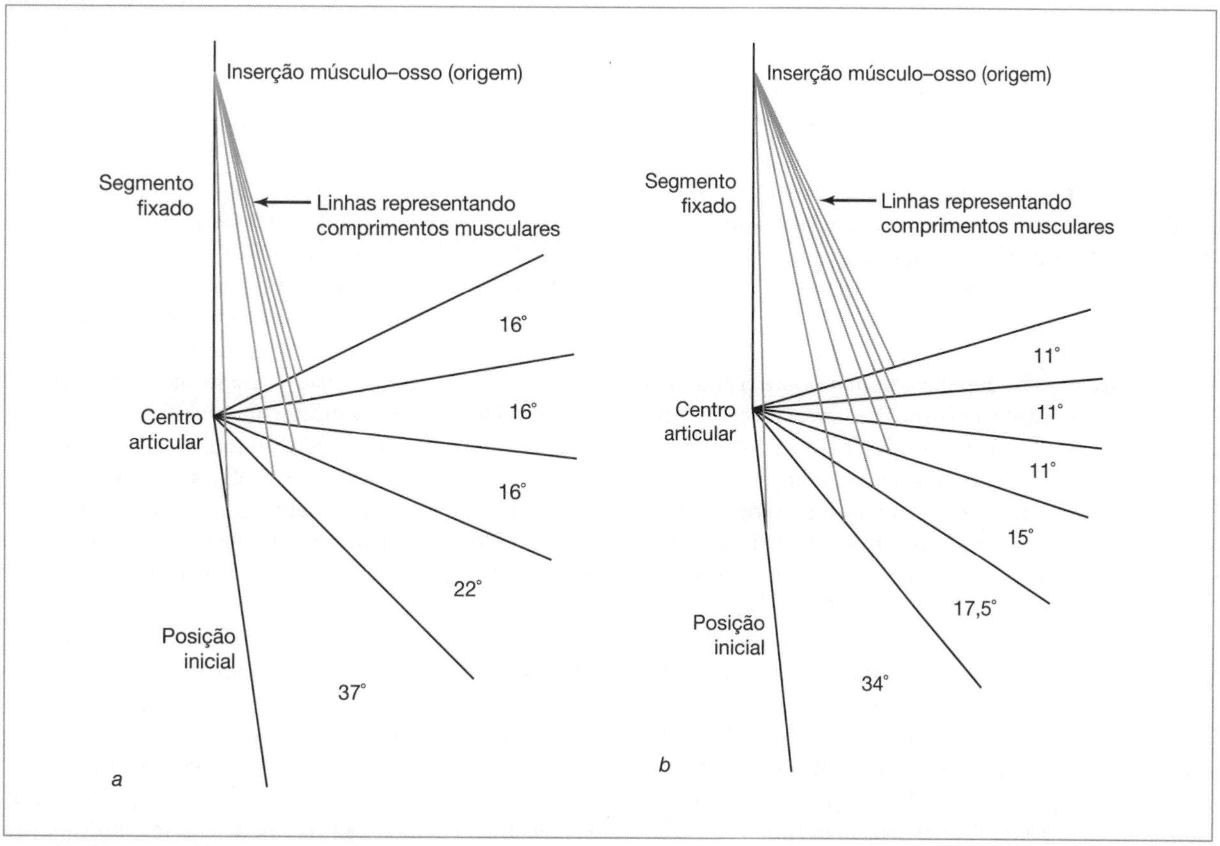


FIGURA 4.13 Mudanças no ângulo articular com aumentos equivalentes de encurtamento muscular quando o tendão é inserido (*a*) mais próximo e (*b*) mais distante do centro articular. A configuração *b* tem um braço de momento maior e, portanto, maior torque para determinada força muscular, mas menos rotação por unidade de contração muscular e, portanto, velocidade de movimento mais lenta.
Reproduzida com autorização de NSCA, 2008.

um músculo também muda como uma função do ângulo articular. Pode-se produzir um torque maior em alguns pontos da amplitude de movimento do que em outros.

É importante lembrar que existem três classificações de sistemas de alavanca. A importância de categorizar as articulações humanas por classe de alavanca vai além da simples aplicação da mecânica clássica às estruturas anatômicas. Cada classe de alavanca tem vantagens e desvantagens com relação às capacidades de movimento humano. Por exemplo, as alavancas de terceira classe no corpo humano (p. ex., bíceps braquial agindo na articulação do cotovelo) têm a força (muscular) aplicada entre o eixo da articulação do cotovelo e a força de resistência (p. ex., haltere segurado na mão). Nessa disposição estrutural, a *vantagem mecânica* (braço de momento $F_A$/braço de momento $F_R$) é muito menor que 1. Em termos práticos, isso significa que, por causa de seu braço de momento curto, o músculo deve gerar uma força relativamente alta para criar flexão no cotovelo. Essa aparente desvantagem de uma alavanca anatômica de terceira classe é compensada pela capacidade da articulação de aumentar a velocidade efetiva do movimento. Durante a extensão do cotovelo, por exemplo, um determinado deslocamento angular produz deslocamentos lineares diferentes para pontos ao longo do antebraço e da mão. Pontos distantes do eixo articular movem uma distância maior ao longo do arco curvado que os pontos próximos ao eixo. Como todos os pontos ao longo do antebraço se movem com a mesma *velocidade angular*, os pontos mais distais (p. ex., haltere) têm *velocidade linear* mais alta. Essa vantagem de movimento é usada por lançadores de beisebol e atacantes de voleibol para gerar altas velocidades de mão antes do lançamento e do contato da bola, respectivamente.

## Força e pontos delicados

Em relação ao desempenho humano, *força* geralmente se refere à capacidade do corpo de exercer força. A medição de força varia de métodos simples (p. ex., quanto peso uma pessoa consegue levantar) a métodos mais complexos disponíveis com o uso de avanços tecnológicos como transdutores de força, acelerômetros e aparelhos **isocinéticos**. Considerando-se as complexidades da produção de força muscular e o fato de que a geração de força depende da velocidade de ação muscular e das adaptações ao treinamento de força,[2,11,25] uma definição mais precisa de força é a força máxima que um músculo ou grupo muscular consegue gerar em uma velocidade específica.[17] Em termos práticos, nem sempre é possível medir a velocidade ao mesmo tempo que se mede a força. Nesses casos, são utilizados os métodos tradicionais mais simples.

A expressão da força costuma ser limitada à quantidade que pode ser levantada pelo ponto mais fraco na amplitude de movimento, denominado *sticking point* (ou *sticking region*). É difícil determinar o ponto delicado; ele não é simplesmente o ponto na amplitude de movimento em que a resistência externa tem seu maior braço de momento,[8] porque esse também pode ser o mesmo ponto na amplitude de movimento em que o braço de momento é maior. Em vez disso, ao que tudo indica, o ponto delicado ocorre onde a resistência externa tem a maior vantagem mecânica em comparação com o músculo.

## Cinemática e cadeias cinéticas

Na engenharia, uma série de ligações é referida como cadeia *cinemática*. Se as duas extremidades da série forem fixas, a cadeia é chamada de *fechada*. Se a extremidade terminal de uma ligação não for fixa, diz-se que a cadeia é *aberta*. Uma consequência funcional de uma cadeia fechada é que o movimento de uma articulação faz com que todas as outras articulações se movam de forma previsível. Cadeias abertas não são submetidas a essas limitações: o movimento em uma articulação não necessariamente causa movimento em outra.

Em meados da década de 1950, Steindler[28] sugeriu que o corpo opera como uma cadeia *cinética*. Ele descreveu uma cadeia cinética aberta como "uma combinação em que a articulação terminal é livre" e uma cadeia cinética fechada como aquela "em que a articulação terminal sofre resistência externa considerável, que impede ou restringe o movimento livre". Steindler observou que uma cadeia só é "estrita e absolutamente fechada" quando não se produz movimento visível, mas ele acreditava que era aceitável "aplicar o termo em todas as situações em que a articulação periférica da cadeia sofre resistência externa esmagadora". Normalmente, interpreta-se isso como a fixação do segmento terminal (mão, pé).

Observe que Steindler usa o termo *cinético* (forças), ao passo que os engenheiros utilizam o termo *cinemático* (movimento), mas eles parecem estar falando da mesma coisa. "Cadeia cinética" não é usado na engenharia ou na robótica porque, tecnicamente, a definição correta é cadeia cinemática. No entanto, o termo *cadeia cinética* é usado com mais frequência em publicações sobre exercício, se não intercambiavelmente com *cadeia cinemática*.

Steindler afirmou que é raro a cadeia ser "estrita e absolutamente fechada". Essa condição é aparente se olharmos para a descrição física, mas sua definição ainda confunde porque ele nunca chegou a descrever a resistência externa "considerável". Por exemplo, o agachamento e o *leg press* são semelhantes em termos cinemáticos e cinéticos,[10] mas o segmento terminal (pé) é fixado durante o agachamento e móvel durante o *leg press*. Da mesma forma, o supino e a flexão têm padrões de ativação muscular semelhantes em toda a amplitude de movimento,[4] mesmo quando a resistência dificilmente poderia ser caracterizada como "considerável".

Seria possível encontrar mais utilidade nesses termos voltando-se para as consequências funcionais em vez das descrições físicas do movimento. Uma cadeia aberta é aquela em que o movimento de uma articulação independe das outras articulações da cadeia, ao passo que uma cadeia fechada é aquela em que o movimento de uma articulação faz com que outras articulações na cadeia se movam de maneira previsível.[20] Assim, um movimento de cadeia aberta normalmente envolve o movimento de apenas uma articulação (p. ex., rosca bíceps, flexão de perna) contra alguma forma de resistência angular. Um movimento de cadeia fechada envolve o movimento de diversas articulações, normalmente contra uma resistência linear (p. ex., supino, agachamento).

A importância de reconhecer uma atividade de cadeia fechada está no fato de que os movimentos de diversas articulações são associados.[36] Por exemplo, ao ficar em pé em uma posição de sustentação de peso e realizar um movimento de agachamento, a flexão do joelho não pode ocorrer sem a flexão do quadril e a dorsiflexão do tornozelo simultâneas. Uma limitação na amplitude de movimento de uma dessas articulações vai afetar a amplitude de movimento de todo o exercício. Do mesmo modo, os torques nas articulações também são associados: à medida que o praticante se abaixa na posição de agachamento e aumenta os ângulos de flexão das articulações, todos os músculos da cadeia aumentam seus torques internos. A fraqueza em qualquer uma das articulações terá como consequência a limitação do desempenho de todo o movimento.

É preciso ter cuidado ao utilizar os termos *cadeia aberta e cadeia fechada*, visto que não existe consenso na literatura sobre a definição desses termos.

## Controle muscular do movimento

Uma das tarefas básicas que os personal trainers precisam resolver na elaboração e na prescrição de programas de exercício é identificar quais músculos específicos estão ativos na produção e no controle de movimentos em uma articulação em particular. Como discutido anteriormente, sabe-se que os músculos podem agir de três modos: isométrico, concêntrico e excêntrico. As ações musculares concêntricas nas principais articulações são listadas na Tabela 4.2. Uma habilidade fundamental necessária para os personal trainers é determinar, para dado movimento articular, (1) os músculos específicos nele envolvidos e (2) o tipo de ação muscular.

A fórmula de controle muscular a seguir apresenta, passo a passo, um algoritmo para determinar o envolvimento e a ação muscular para cada movimento articular.[32] A fórmula envolve seis passos:

*Passo 1:* Identificar o *movimento* articular (p. ex., abdução, flexão) ou posição.

*Passo 2:* Identificar o *efeito da força externa* (p. ex., gravidade) sobre o movimento articular ou posição fazendo-se a pergunta: "Que movimento a força externa produziria na ausência de ação muscular (i. e., se não houvesse músculos ativos)?".

*Passo 3:* Identificar o *tipo de ação muscular* (concêntrica, excêntrica, isométrica) usando as respostas dos passos 1 e 2 da seguinte forma:

A. Se 1 e 2 tiverem sentidos *opostos*, os músculos estão se encurtando ativamente em uma *ação concêntrica.* A velocidade do movimento não é um fator.
B. Se 1 e 2 tiverem o *mesmo* sentido, pergunte-se: "Qual é a velocidade do movimento?".
   1. Se o movimento for *mais rápido* do que o que a força externa produziria sozinha, os músculos estão se encurtando ativamente em uma *ação concêntrica.*
   2. Se o movimento for *mais lento* do que o que a força externa produziria sozinha, os músculos estão se alongando ativamente em uma *ação excêntrica.*
C. Se não estiver ocorrendo nenhum movimento, mas a força externa produziria movimento se agisse sozinha, os músculos estão realizando uma *ação isométrica.*
D. Os movimentos *através da gravidade* (i. e., paralelos ao solo) sem outra força externa atuante são produzidos por uma *ação concêntrica.* Quando a gravidade não consegue influenciar o movimento articular em questão, é necessária a ação de encurtamento (concêntrica) para tracionar o segmento contra sua própria inércia. A velocidade do movimento não é um fator.

O tipo de ação muscular já foi identificado. Os passos 4 a 6 identificam quais músculos estão envolvidos na produção ou no controle do movimento.

*Passo 4:* Identificar o *plano de movimento* (frontal, sagital, transverso) e o *eixo de rotação.* O objetivo deste passo é identificar qual lado da articulação é cruzado pelos músculos que controlam o movimento (p. ex., os flexores cruzam um lado de uma articulação, enquanto os extensores cruzam o lado oposto).

*Passo 5:* Questionar "Em qual lado do eixo articular os músculos estão alongando e em qual lado estão encurtando durante o movimento?".

*Passo 6:* Combinar as informações dos passos 3 e 5 para *determinar quais músculos devem estar produzindo ou controlando o movimento.* Por exemplo, se for necessária uma ação concêntrica (encurtamento) (passo 3) e os músculos do lado anterior da articulação estiverem se encurtando (passo 5), os músculos anteriores devem estar produzindo ativamente o movimento. As informações na Tabela 4.2 permitem citar os músculos específicos.

TABELA 4.2 Tabela de ação muscular

**I. Ações musculares da articulação do quadril e do joelho**

| Articulação do quadril | | | |
|---|---|---|---|
| Extensão | Flexão | Abdução | Rotação lateral |
| Glúteo máximo | Psoas maior | Glúteo médio | Glúteo máximo |
| Semitendíneo | Ilíaco | *Glúteo mínimo* | Piriforme |
| Semimembranáceo | Pectíneo | *Tensor da fáscia lata* | Gêmeo superior |
| Cabeça longa do bíceps femoral | Reto femoral | *Glúteo máximo, fibras superiores* | Obturador interno |
| Adutor magno, fibras posteriores | *Adutor curto* | *Psoas maior* | Gêmeo inferior |
| | *Adutor longo* | *Ilíaco* | Obturador externo |
| | *Adutor magno, fibras anterossuperiores* | *Sartório* | Quadrado femoral |
| | Tensor da fáscia lata | | *Psoas maior* |
| | Sartório | | *Ilíaco* |
| | | | Sartório |

| Adução | Rotação medial |
|---|---|
| Pectíneo | Glúteo mínimo |
| Adutor curto | *Tensor da fáscia lata* |
| Adutor longo | *Pectíneo* |
| Adutor magno | *Adutor curto* |
| Grácil | *Adutor longo* |
| *Glúteo máximo, fibras inferiores* | *Adutor magno, fibras anterossuperiores* |

| Articulação do joelho | | | |
|---|---|---|---|
| Extensão | Flexão | Rotação medial* | Rotação lateral |
| Vasto medial | Semimembranáceo | Poplíteo | Bíceps femoral |
| Vasto intermédio | Semitendíneo | Semimembranáceo | |
| Vasto lateral | Bíceps femoral | Semitendíneo | |
| Reto femoral | *Sartório* | *Sartório* | |
| | *Grácil* | *Grácil* | |
| | *Poplíteo* | | |
| | *Gastrocnêmio* | | |
| | *Plantar* | | |

**II. Ações musculares das articulações do tornozelo e subtalar**

| Articulação do tornozelo | | Articulação subtalar | |
|---|---|---|---|
| Flexão plantar | Flexão dorsal | Inversão | Eversão |
| Gastrocnêmio | Tibial anterior | Tibial anterior | Fibular longo |
| Sóleo | Extensor longo dos dedos | Tibial posterior | Fibular curto |
| *Plantar* | Fibular terceiro | *Flexor longo do hálux* | Fibular terceiro |
| *Tibial posterior* | *Extensor longo do hálux* | *Flexor longo dos dedos* | Extensor longo dos dedos |
| *Flexor longo do hálux* | | *Gastrocnêmio* | |
| *Flexor longo dos dedos* | | *Sóleo* | |
| *Fibular longo* | | *Plantar* | |
| *Fibular curto* | | | |

*(continua)*

TABELA 4.2 Tabela de ação muscular (*continuação*)

**III. Ações musculares das articulações do cíngulo do membro susperior e do ombro**

| Cíngulo do membro superior | | | |
|---|---|---|---|
| Elevação | Depressão | Retração | Protração |
| Levantador da escápula | Trapézio inferior | Romboides | Peitoral menor |
| Trapézio superior | Peitoral menor | Trapézio médio | Serrátil anterior |
| Romboides | | | |
| **Rotação ascendente** | **Rotação descendente** | | |
| Trapézio | Romboides | | |
| Serrátil anterior | Levantador da escápula | | |
| | Peitoral menor | | |
| **Articulação do ombro (glenoumeral)** | | | |
| Flexão | Extensão | Adução | Abdução |
| Peitoral maior, porção clavicular | Peitoral maior, porção esternal | Latíssimo do dorso | Deltoide médio |
| Deltoide anterior | Latíssimo do dorso | Redondo maior | Supraespinal |
| *Bíceps braquial, cabeça curta* | Redondo maior | Peitoral maior, porção esternal | Deltoide anterior |
| *Coracobraquial* | *Deltoide posterior* | | *Bíceps braquial* |
| | *Tríceps braquial, cabeça longa* | | |
| Rotação medial | Rotação lateral | Flexão horizontal | Extensão horizontal |
| Latíssimo do dorso | Redondo menor | Peitoral maior | Deltoide médio |
| Redondo maior | Infraespinal | Deltoide anterior | Deltoide posterior |
| Subescapular | *Deltoide posterior* | *Coracobraquial* | Redondo menor |
| *Deltoide anterior* | | *Bíceps braquial, cabeça curta* | Infraespinal |
| *Peitoral maior* | | | *Redondo maior* |
| *Bíceps braquial, cabeça curta* | | | *Latíssimo do dorso* |

**IV. Ações musculares das articulações do cotovelo, radiulnar e do punho**

| Articulação do cotovelo | | | |
|---|---|---|---|
| Flexão | Extensão | Articulação radioulnar | |
| Bíceps braquial | Tríceps braquial | **Supinação** | **Pronação** |
| Braquial | *Ancôneo* | Bíceps braquial | Pronador redondo |
| Braquiorradial | | Supinador | Pronador quadrado |
| | | *Braquiorradial*** | *Braquiorradial*** |
| **Articulação do punho** | | | |
| Flexão | Extensão | Desvio radial (abdução) | Desvio ulnar (adução) |
| Flexor radial do carpo | Extensor radial longo do carpo | Flexor radial do carpo | Flexor ulnar do carpo |
| Flexor ulnar do carpo | Extensor radial curto do carpo | Extensor radial longo do carpo | Extensor ulnar do carpo |
| *Flexor superficial dos dedos* | Extensor ulnar do carpo | Extensor radial curto do carpo | |
| *Flexor profundo dos dedos* | *Extensor do indicador* | | |
| *Palmar longo* | *Extensor do dedo mínimo* | | |
| | *Extensor dos dedos* | | |

(*continua*)

TABELA 4.2 Tabela de ação muscular (*continuação*)

**V. Ações musculares da coluna vertebral**

| Coluna vertebral (regiões torácica e lombar) | | | |
|---|---|---|---|
| Flexão | Flexão lateral | Rotação para o mesmo lado | Rotação para o lado oposto |
| Reto do abdome | Oblíquo externo | Oblíquo interno | Oblíquo externo |
| Oblíquo externo | Oblíquo interno | Grupo eretor da espinha | Multifido |
| Oblíquo interno | Quadrado do lombo | | |
| Psoas maior (região lombar) | *Reto do abdome* | | |
| | Grupo eretor da espinha | | |
| Extensão | | | |
| Grupo eretor da espinha | Multifido | | |

Músculos em redondo são considerados motores primários. Músculos em itálico representam motores assistentes.
* A rotação pode ocorrer apenas quando o joelho está flexionado.
** O braquiorradial age para mover o antebraço para a posição média ou neutra.

Agora, aplica-se a fórmula de controle muscular a um exercício de rosca bíceps. Considerar o movimento simples (Fig. 4.14) de flexão de cotovelo quando a pessoa move a articulação da posição *a* (cotovelo completamente estendido) para a posição *b* (cotovelo flexionado).

*Passo 1:* O movimento é a flexão.
*Passo 2:* A força externa (gravidade) tende a estender o cotovelo.
*Passo 3:* O movimento (flexão) é oposto ao criado pela força externa, portanto os músculos estão se encurtando ativamente em *ação concêntrica.*
*Passo 4:* O movimento ocorre no plano sagital em torno de um eixo através da articulação do cotovelo.
*Passo 5:* Os músculos na superfície anterior da articulação estão se encurtando durante o movimento, ao passo que os músculos no lado posterior estão se alongando.
*Passo 6:* A ação muscular é concêntrica (passo 3) e os músculos no lado anterior da articulação estão se encurtando (passo 5). Portanto, os músculos anteriores produzem ativamente o movimento. As informações na Tabela 4.2 identificam o bíceps braquial, o braquial e o braquiorradial como os músculos responsáveis pelo movimento.

Agora, considere o movimento inverso (Fig. 4.14), da posição *b* à posição *a*, quando o cotovelo se estende. A velocidade do movimento é lenta (i. e., o movimento acontece mais lentamente do que se a força externa estivesse agindo sozinha na ausência de qualquer ação muscular).

*Passo 1:* O movimento é a extensão.
*Passo 2:* A força externa (gravidade) tende a estender o cotovelo.
*Passo 3:* O movimento (extensão) é o mesmo criado pela força externa, então reflete-se sobre a pergunta "Qual é a velocidade do movimento?". A velocidade é lenta, o que evidencia que os músculos em controle estão se alongando ativamente em uma *ação excêntrica.*
*Passo 4:* O movimento ocorre no plano sagital em torno de um eixo que atravessa a articulação do cotovelo.
*Passo 5:* Os músculos no lado anterior estão se alongando, enquanto os músculos no lado posterior estão se encurtando.
*Passo 6:* A ação muscular é excêntrica (passo 3), e os músculos no lado anterior estão se alongando (passo 5). Portanto, os músculos anteriores controlam o movimento ativamente. Logo, o bíceps braquial, o braquial e o braquiorradial são os músculos responsáveis por controlar o movimento. Em ações como essa, os músculos normalmente identificados como flexores do cotovelo (bíceps, braquial, braquiorradial) agem excentricamente para controlar a extensão do cotovelo.

Se a extensão do cotovelo da posição *b* à posição *a* ocorrer rapidamente (i. e., mais rápido do que ocorreria se a gravidade agisse por conta própria), a fórmula de controle muscular definiria que a ação concêntrica dos extensores do cotovelo (tríceps braquial) estaria produzindo a extensão rápida.

As limitações de espaço impedem a inclusão de mais exemplos aqui; no entanto, outros exemplos são descritos por Whiting e Rugg.[32]

Ao descrever e avaliar exercícios específicos, os personal trainers devem ter em mente que variações na técnica de levantamento e movimento podem afetar o recrutamento muscular. Seguem alguns exemplos:

- Para treinar os flexores do cotovelo (bíceps braquial, braquial, braquiorradial), existem muitos exercícios possíveis (p. ex., rosca martelo, rosca com a barra EZ, rosca supinada, rosca inversa [pronada]). Os três flexores do cotovelo não são usados igualmente em todo tipo de exercício, sobretudo porque a posição do an-

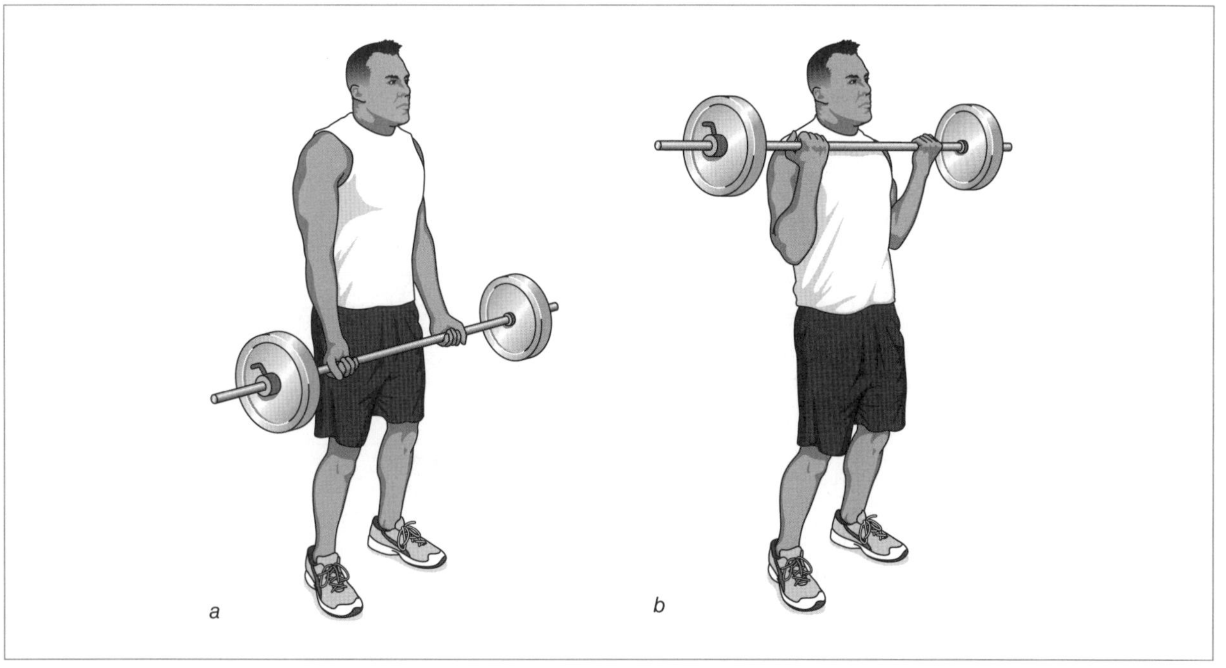


FIGURA 4.14 Rosca bíceps: flexão de cotovelo da posição *a* à *b*; extensão de cotovelo da posição *b* à *a*.
Reproduzida com autorização de Whiting e Rugg, 2005.

tebraço afeta o recrutamento do bíceps braquial e do braquiorradial. Por exemplo, a rosca martelo maximiza o envolvimento do braquiorradial, visto que este fica mais forte na posição média (entre a supinação e a pronação). Roscas supinadas se direcionam ao bíceps braquial, uma vez que o bíceps é o supinador mais forte do antebraço e ele é colocado em posição de vantagem na supinação. Por outro lado, o braquial é o motor primário na rosca inversa, visto que sua inserção na ulna significa que seu comprimento e linha de tração não são afetados pela posição do antebraço. Embora o bíceps braquial se envolva na rosca inversa, a posição pronada do antebraço coloca o bíceps em desvantagem anatômica para maximizar sua contribuição de força.

- A comparação entre um supino reto e um supino inclinado mostra que o envolvimento muscular do peitoral maior difere. Em um supino reto, o movimento primário do ombro é a adução horizontal, e a porção esternal do peitoral maior representa um papel maior. Em um supino inclinado, o movimento do ombro é uma combinação de adução horizontal e flexão; e, quanto maior é a inclinação, menor é envolvimento da porção esternal do peitoral maior. O supino inclinado se volta à porção clavicular do peitoral maior, uma vez que atua como adutora horizontal e como flexora. Portanto, quando há mais inclinação, a porção esternal do peitoral maior se envolve menos e menos peso pode ser levantado.
- Em um agachamento fechado, a ação muscular primária é fornecida pelos extensores do quadril. Em um agachamento aberto, tanto os extensores do quadril como os adutores estão envolvidos. Com mais envolvimento muscular na postura aberta, pesos maiores podem ser levantados.

> Entender quais músculos controlam determinado movimento e como a modificação do exercício afeta esses músculos é primordial na seleção de exercícios adequados para determinada meta.

## Biomecânica do exercício de força

Treinar para aprimorar as qualidades motoras (como força, potência ou resistência) exige a aplicação de uma sobrecarga progressiva com o tempo. Em muitos casos, o estímulo da sobrecarga é proporcionado por algum tipo de resistência a uma série específica de movimentos. A resistência pode ser classificada em três tipos: constante, variável ou adaptável. Como cada tipo de resistência estressa o corpo de maneiras diferentes, a biomecânica de vários tipos de resistência é discutida a seguir.

### Equipamentos de resistência constante

Forças de resistência constante não mudam ao longo da amplitude de movimento. Pesos livres e certos aparelhos proporcionam uma força de resistência constante.

#### Pesos livres

Um peso livre é qualquer objeto que tem uma massa fixa e nenhuma limitação em seu movimento. Segundo essa definição, barras, halteres, *medicine balls* e o corpo da pessoa (ou partes dele) são considerados pesos livres. Um peso livre tem uma força (peso) que atua sobre ele por se encontrar em um campo gravitacional, o qual é constante e na direção (vertical) da gravidade. Portanto, a resistência ao movimento proporcionada por um peso livre depende da direção do movimento. Na direção vertical, a resistência oferecida pelo peso livre equivale à soma do produto da massa do objeto por sua aceleração com o peso do objeto (massa vezes aceleração devida à gravidade, –9,81 m/s$^2$). Em todas as outras direções, a resistência equivale ao produto da massa pela aceleração. Esse conceito pode ser expresso como:

$$FR = ma + W \quad (4.9)$$

É importante notar que o peso do objeto, *P*, é igual a zero em todas as direções exceto a vertical.

Para mover (acelerar) um peso livre, a força deve ser ligeiramente maior do que seu peso; caso contrário, o peso não se moverá. Quanto maior a força acima desse limite, mais rápido o peso se move. Durante uma repetição típica de exercício, a pessoa começa em uma posição estática (com velocidade zero), realiza um movimento, inverte a direção (momento em que a velocidade é zero) e retorna à posição inicial (em que a velocidade volta a ser zero). A partir dessa descrição simples, a velocidade (e, portanto, a aceleração) claramente não é constante, mas muda no decorrer de todo o movimento. No entanto, se a velocidade do movimento for suficientemente lenta, tende-se a aproximar a aceleração de zero e afirmar que a resistência fornecida pelos pesos livres é constante e equivale a seu peso (mg).

Mesmo se as forças externas forem constantes durante todo o movimento, as forças internas não serão constantes. A razão é que essas forças produzem torques que devem ser superados pelo corpo para mover os membros. É importante lembrar que torque é o produto da força por seu braço de momento e que o braço de momento é a distância perpendicular da força até o eixo de rotação. Durante movimentos uniarticulares (como a rosca direta na Fig. 4.15), o braço de momento do peso livre está constantemente mudando por toda a amplitude de movimento. Quando o membro está em uma posição horizontal, o braço de momento do peso livre estará em seu comprimento maior e diminuirá em ambas as direções até que o peso não esteja nem acima nem abaixo da articulação. Nesse ponto, o braço de momento será zero e, por conseguinte, o torque será zero.

É possível aplicar esse conceito para mudar a resistência por toda a amplitude de movimento alterando-se a posição do exercício. Por exemplo, ao realizar uma flexão de perna ou uma elevação lateral em pé, o braço de momento do peso será maior quando o membro inferior ou superior estiver horizontal, o que, nesses casos, ocorre

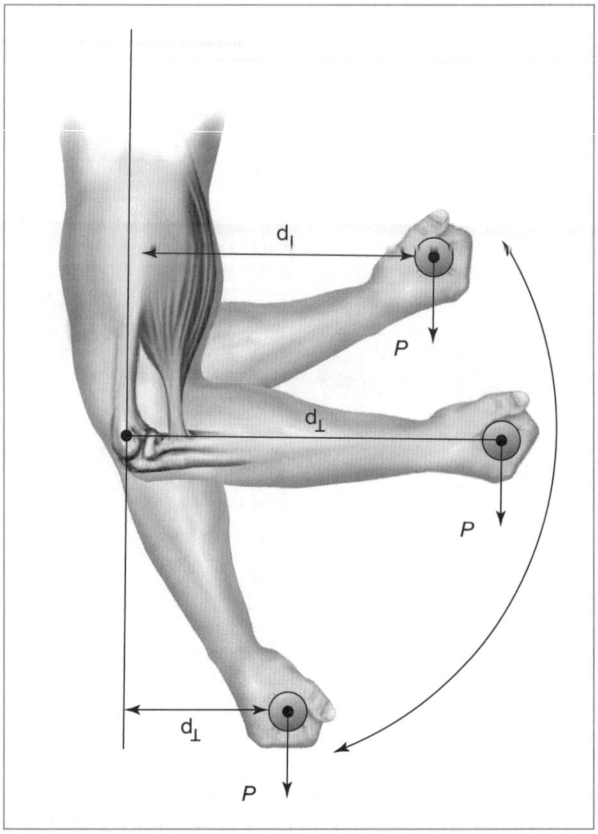


FIGURA 4.15 A distância horizontal ($d_\perp$) do peso ao cotovelo muda no decorrer de todo o movimento de rosca, fazendo com que o torque exercido pelo peso (*P*) do objeto também se altere.
Reproduzida com autorização de NSCA, 2000.

por volta dos 90° de flexão do joelho ou de abdução do ombro, respectivamente. Se o exercício for realizado em decúbito dorsal (no caso da flexão de perna) ou lateral (no caso da elevação lateral), o braço de momento do peso continua sendo maior quando o membro inferior ou superior está horizontal, mas isso ocorre na posição inicial (neutra). Do mesmo modo, o antebraço é horizontal em 90° de flexão de cotovelo durante a rosca direta em pé, mas em 90° menos o ângulo do banco durante a rosca Scott. Usando esses conceitos, o personal trainer pode modificar os exercícios para enfatizar a musculatura em diferentes pontos da amplitude de movimento.

Durante movimentos multiarticulares (como o agachamento ou o supino), o trajeto da barra pode parecer linear, mas esse movimento linear ainda é produzido pelo movimento angular nas articulações. O mesmo princípio se aplica: a resistência de um peso constante será maior quando o braço de momento for mais longo. Tanto no caso do agachamento como no do supino, o braço de momento tende a ser maior durante a parte baixa do levantamento e diminui conforme a pessoa se move em direção à parte mais alta. Na parte mais alta, o braço de momento é basicamente zero e o sistema esquelético está sustentando o peso com pouquíssima ação muscular necessária.

Durante movimentos multiarticulares, variações de técnica podem passar a demanda dos músculos de uma articulação para a outra. Por exemplo, durante o exercício de agachamento, uma inclinação maior do tronco para a frente move o peso na direção anterior, o que aumenta efetivamente o braço de momento nos quadris e tornozelos e diminui o braço de momento nos joelhos. Por consequência, a demanda muscular nos extensores de quadril e nos flexores plantares será maior, ao passo que a demanda sobre os extensores do joelho será menor nessa posição do que em uma posição mais ereta.

Certas restrições mecânicas durante a tarefa também devem ser compreendidas.[36] Como é necessário manter o equilíbrio por todo um levantamento como o agachamento, a projeção vertical do centro de massa combinado da barra e da pessoa deve permanecer dentro dos limites da base de sustentação criada pelos pés. Se a barra for posicionada mais para baixo nas costas, o praticante tem de se inclinar para a frente a fim de manter o equilíbrio. Pelas razões que acabaram de ser descritas, a demanda sobre os extensores do quadril e os flexores plantares é maior e a demanda sobre os extensores do joelho é menor. Do mesmo modo, posicionar a barra na frente dos ombros (p. ex., agachamento frontal) exige que o praticante fique mais ereto, aumentando a demanda sobre os extensores do joelho e diminuindo a demanda sobre os extensores do quadril e flexores plantares.

Mesmo dentro das limitações mecânicas da tarefa, podem ocorrer variações na técnica de levantamento. Na tentativa de levantar mais peso, os clientes podem adotar estratégias sutis ou nem tão sutis de passar a demanda de músculos relativamente mais fracos para músculos mais fortes. Muitos fatores entram em ação para determinar se essas estratégias compensatórias são ou não aceitáveis, e elas ultrapassam o escopo deste capítulo. Todavia, o personal trainer precisa estar atento para identificar e corrigir desvios que podem resultar em lesão.

Movimentos uniarticulares e multiarticulares podem se complementar. Por exemplo, a demanda sobre o quadríceps durante um agachamento aumenta com o aumento do ângulo de flexão do joelho; a demanda é maior na parte baixa do levantamento, na qual o ângulo de flexão do joelho é maior, e diminui até zero à medida que o ângulo de flexão do joelho se aproxima de zero (i. e., joelho completamente estendido). Por outro lado, durante um exercício de extensão de joelho sentado, como o braço de momento é maior quando a perna está horizontal, a demanda sobre o quadríceps aumenta conforme o joelho se estende. Portanto, realizar o exercício de agachamento com extensão de joelho maximiza a demanda sobre o quadríceps por toda a amplitude de movimento e pode ser benéfico em determinadas situações.[29] Pode-se dizer o mesmo sobre outras combinações de movimentos uniarticulares e multiarticulares.

### Aparelhos

Ao contrário de um peso livre, o aparelho restringe o movimento da resistência de certa forma. O trajeto da resistência pode ser linear (como no caso do *leg press* ou da máquina Smith) ou angular (p. ex., cadeira extensora ou cadeira flexora). Embora certos aparelhos possibilitem que polias girem em diversas direções, a direção da resistência ainda deve ser a direção do cabo, e esses equipamentos são classificados como aparelhos para os fins deste capítulo. Um aparelho com uma resistência fixa vai restringir o movimento de determinada forma, mas a resistência externa não vai mudar. Exemplos incluem um aparelho de *pulldown* utilizando uma única polia, um aparelho Smith ou qualquer equipamento que utilize uma polia com alavanca e um eixo fixo.

## Equipamentos de resistência variável

Uma força de resistência variável vai aumentar ou diminuir (ou ambos) ao longo da amplitude de movimento. Certos aparelhos, faixas e tubos elásticos e correntes fixadas à extremidade de uma barra têm essa propriedade de resistência variável.

### Aparelhos

Um aparelho de resistência variável tem uma resistência que muda ao longo da amplitude de movimento. Todo aparelho carregado com anilhas na extremidade da alavanca varia de resistência em virtude da mudança do braço de momento (da mesma forma que um peso livre segurado na extremidade de um membro na realização de um exercício uniarticular). A maior resistência ocorre quando a alavanca está paralela ao chão. A maior capacidade de produção de torque de um grupo muscular não necessariamente ocorre quando o segmento distal está horizontal. Em uma tentativa de desenvolver aparelhos que se ajustem à curva de força humana (i. e., a demanda é maior onde a capacidade de produção de torque é maior, e menor em outros pontos da amplitude de movimento), foram desenvolvidos aparelhos com um came de raio variável (Fig. 4.16). O objetivo do came variável era ajustar o braço de momento à pilha de pesos ao longo da amplitude de movimento, imitando mais proximamente as capacidades de produção de torque dos vários grupos musculares. Como nem todas as pessoas têm curvas idênticas de força para determinada articulação, esse objetivo atingiu pouco ou nenhum sucesso.[12,15]

## Resistência elástica

As propriedades elásticas dos materiais também podem ser usadas para fornecer resistência variável. As resistências nessa categoria seguem a lei de Hooke:

$$F_R = -kx \quad (4.10)$$

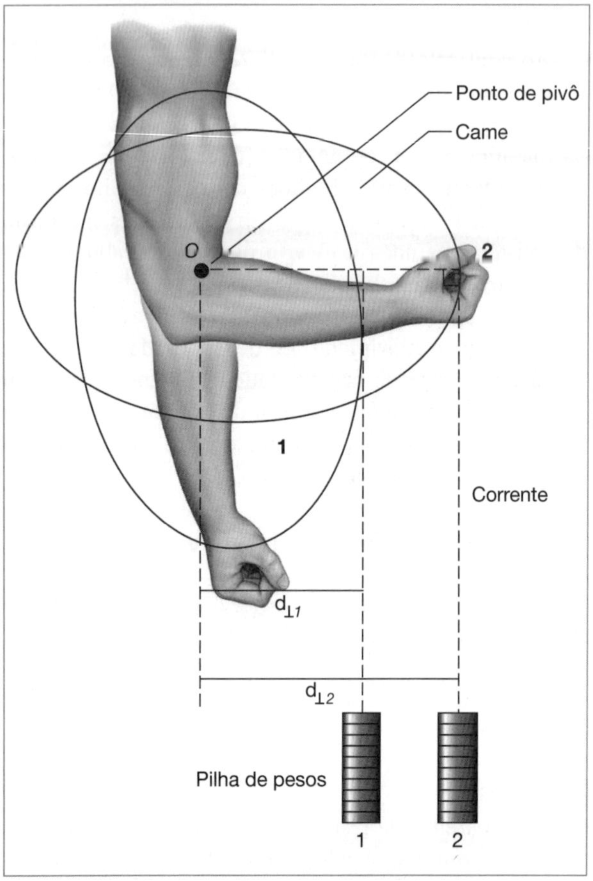


FIGURA 4.16 Em aparelhos de resistência com pesos baseados em came, o braço de momento (d⊥) por meio do qual o peso age (distância horizontal da cadeia ao ponto de pivô) varia durante o movimento do exercício.
Reproduzida com autorização de NSCA, 2008.

em que *k* é a constante da mola (i. e., uma medida da rigidez do material ou sua resistência a ser alongada) e x é a distância de alongamento do material. Tubos elásticos, faixas elásticas, espirais e molas têm propriedades elásticas que oferecem resistência. Quanto maior o *k*, mais rígido é o material, sendo necessária uma força maior para alongá-lo. O sinal negativo indica que a resistência é no sentido oposto do sentido do alongamento. Ao contrário da força de resistência de um peso livre, a força de resistência não é constante, mas aumenta proporcionalmente à distância que o material foi estendido além de seu comprimento de repouso. Portanto, a resistência é mínima no início do exercício e aumenta à medida que o movimento é realizado. É importante lembrar que a resistência é relacionada à mudança relativa do comprimento original do material, e não ao comprimento real em que o material foi alongado.[27] Por exemplo, alongar um tubo a partir de seu comprimento de repouso a 0,5 m resultaria em forças diferentes das produzidas ao alongar o mesmo tubo de 0,5 m para 1 m. Embora a distância a qual o material foi alongado seja de 0,5 m, a resistência seria maior no segundo caso.

Outra característica de materiais elásticos muito negligenciada envolve suas propriedades de fadiga.[27] Depois de ciclos de alongamento repetidos, um material perde sua capacidade de oferecer resistência. As mudanças causadas pela fadiga acontecem com base na quantidade de deformação por ciclo de alongamento e no número de ciclos. Pesquisadores descobriram que a resistência oferecida por tubos e faixas diminuiu entre 5 e 6% e entre 9 e 12%, respectivamente, quando deformados a 100% de seu comprimento inicial por 501 ciclos. Na deformação de 200%, a resistência oferecida tanto por tubos como por faixas diminuiu em 10 a 15%, e a maior parte da redução na resistência surgiu durante as primeiras 50 repetições.[28] Esses resultados sugerem que materiais elásticos devem ser substituídos frequentemente para garantir a sobrecarga consistente.

A sobrecarga progressiva também pode ser um problema. Os fabricantes costumam usar códigos de cores para indicar a resistência do material. Aconselha-se cuidado ao interpretar os códigos de cores, visto que as diferenças podem ser significativas e variar entre faixas e tubos. Por exemplo, a faixa verde de um fabricante oferece quase o dobro de resistência da faixa amarela, e a faixa preta oferece 1,5 vez a resistência da verde. Para o mesmo fabricante, o tubo verde oferece cinco vezes mais resistência que o amarelo, e o preto oferece 1,5 vez a resistência do verde.[27]

### Correntes

Recentemente, a prática de prender correntes de metal pesadas a uma barra foi adotada como método de variar a resistência de um levantamento. A teoria é que, durante levantamentos lineares como o supino ou o agachamento (sem correntes), a resistência é maior no ponto baixo do levantamento e fica progressivamente menor conforme a barra se eleva à posição alta (ver discussão prévia). Com correntes fixadas à barra, a maior parte do peso da corrente fica no chão na parte baixa do levantamento. Conforme a barra é levantada, a corrente vai se erguendo do chão e oferece uma resistência maior no decorrer do levantamento. Pesquisas sobre esta prática estão dando os primeiros passos e são necessários mais estudos para examinar a mecânica da resistência de correntes.

## Equipamentos de resistência adaptável

Uma força de resistência adaptável vai variar de acordo com a força aplicada a ela. Em outras palavras, resistências adaptáveis oferecem resistências proporcionais ao esforço do cliente. As resistências adaptáveis incluem dinamômetros isocinéticos, *flywheels* e resistência de fluidos.

### Dinamômetros isocinéticos

Os equipamentos isocinéticos são projetados para controlar a velocidade de movimento a fim de proporcionar, pelo menos teoricamente, uma velocidade angular constante. (*Nota:* o termo *isocinético* significa, literalmente, "mesma força". No entanto, os equipamentos isocinéticos controlam a variável cinemática de velocidade angular e, portanto, um termo mais correto seria "isocinemático". Todavia, considerando-se o uso difundido de "isocinético", a discrepância técnica foi ignorada e "isocinético" foi usado nesta seção.) Com um equipamento isocinético, o membro se move em uma velocidade predeterminada, em qualquer ponto de 0°/s (isométrico) a 300°/s (excentricamente) e 500°/s (concentricamente). Quando o movimento do membro excede a velocidade predeterminada, o aparelho gera uma força (torque) igual e oposta para manter a velocidade angular especificada.[24] Essa força (torque) é a que o praticante exerce sobre a máquina.

### *Flywheels*

*Flywheels* exigem que o praticante tracione uma corda que, por sua vez, gira um disco. A resistência é oferecida pelo disco rotatório com uma massa localizada a certa distância do eixo de rotação do disco. A resistência do *flywheel* aumenta de acordo com o aumento de sua aceleração angular. Em outras palavras, quanto mais forte a pessoa traciona a corda, maior é a resistência ao movimento oferecida pelo *flywheel*.[7] Além disso, a energia cinética do *flywheel* é armazenada (até 80%, dependendo do modelo). Ao fim da tração, a corda vai começar a rebobinar e o praticante deve resistir usando ações musculares excêntricas.

### Resistência de fluidos

Equipamentos hidráulicos e pneumáticos que utilizam alguma forma de pistão para empurrar ou puxar um fluido (líquido, se hidráulico, e gás, se pneumático) através de um cilindro e movimentos sob a água têm propriedades mecânicas semelhantes. A resistência de fluidos segue a fórmula:

$$F_R \alpha\, \rho\, Av^2 \quad (4.11)$$

Isso significa que a força de resistência é proporcional ao produto de p, densidade do fluido, por $A$, superfície da área, e $v^2$, quadrado da velocidade do movimento. No caso de aparelhos, a densidade do fluido e a área de seção transversa do pistão são inerentes ao modelo do equipamento e, portanto, são fixas, de modo que a resistência que o aparelho oferece ao praticante aumenta de acordo com a velocidade do movimento. Essa não é uma relação linear: dobrar a velocidade vai quadruplicar a resistência.

## Prática de exercícios na água

Quando alguém se exercita na água, uma força de empuxo age de baixo para cima, em oposição à gravidade. Quando uma pessoa flutua na água, a força de empuxo e a força gravitacional se cancelam (i. e., a força vertical líquida é zero). Quando uma pessoa pratica exercícios na parte rasa de uma piscina, a força de empuxo depende de quanto do corpo está submerso. A força de empuxo é cerca de 50% quando o corpo está submerso até o quadril (altura da espinha ilíaca anterossuperior), mas aumenta até 90% quando o corpo está submerso até o pescoço (na altura de C–7).[30]

Esse fato pode ser usado para criar exercícios que sejam sustentados, auxiliados ou resistidos pelo empuxo.[31]

- Exercícios sustentados pelo empuxo ocorrem paralelamente ao fundo da piscina. Por exemplo, quando o praticante realiza abdução horizontal e adução de ombro quando submerso até o pescoço, a força de empuxo ajuda a sustentar o membro superior e a resistência será sobretudo no sentido do movimento.
- Movimentos auxiliados pelo empuxo ocorrem no sentido da força de empuxo.
- Movimentos resistidos pelo empuxo ocorrem no sentido oposto ao da força de empuxo.

Enquanto um praticante está submerso até o pescoço, a força de empuxo auxilia no desempenho da flexão de ombro. Por outro lado, a força de empuxo precisa ser superada quando a pessoa está invertendo os sentidos e realizando extensão do ombro. Alguns equipamentos, como halteres aquáticos, aumentam a força de empuxo. Quando usados, eles facilitam exercícios auxiliados pelo empuxo e dificultam exercícios resistidos pelo empuxo.

A força de resistência oferecida pela água, chamada de *arrasto*, segue a fórmula discutida anteriormente para máquinas hidráulicas (Equação 4.11). Assim como no caso das máquinas, a força é adaptável e proporcional à velocidade ao quadrado. Além disso, a área de superfície, $A$, pode ser manipulada para aumentar ou diminuir a magnitude da resistência. Considerando a realização da flexão e da extensão de ombro sob a água, a área de superfície será menor se a palma estiver voltada para a linha média do que se estiver voltada anteriormente (Fig. 4.17), o que facilita o exercício. O exercício pode ser dificultado se realizado na posição anatômica usando-se luvas palmípedes ou nadadeiras. Assim como as forças de resistência em máquinas hidráulicas, a força de resistência oferecida pela água sempre age no sentido oposto ao movimento. Portanto, as ações musculares necessárias para vencer a força sempre serão concêntricas.

> A seleção do tipo de resistência – constante, variável ou adaptável – é um fator importante na elaboração de um programa de exercícios seguro e eficaz.

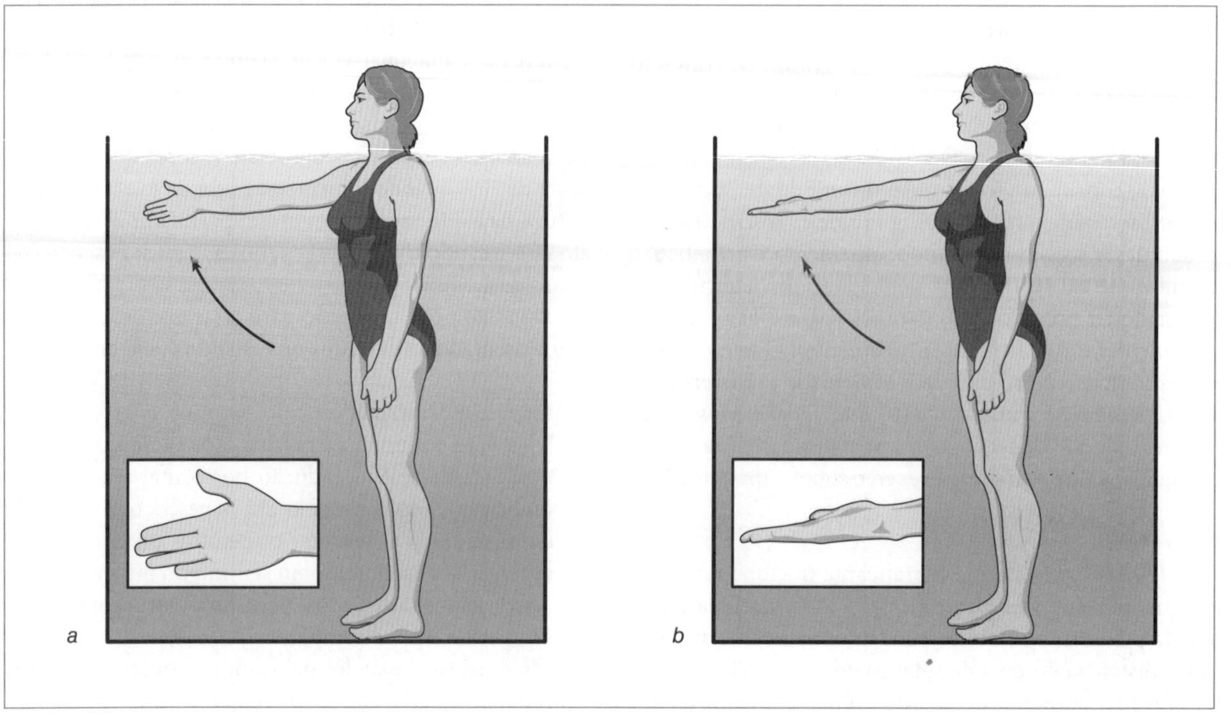


FIGURA 4.17 Exercício de flexão do ombro na água com (*a*) a palma voltada para a linha média e (*b*) voltada anteriormente.

## Conclusão

Compreender os princípios biomecânicos básicos é importante para saber como os exercícios produzem os efeitos de treinamento desejados ao mesmo tempo que minimizam o risco de lesão. Personal trainers com uma base sólida de biomecânica estão mais bem preparados para definir metas de treinamento e prescrever programas de exercício que sejam efetivos e eficientes na evolução das capacidades físicas de seus clientes.

### Questões para estudo

1. Qual dos modos de exercício a seguir exige que o cliente produza mais potência?
   A. Um peso de 60 kg levantado em 1 segundo.
   B. Um peso de 60 kg levantado em 0,1 segundo.
   C. Um peso de 30 kg levantado em 1 segundo.
   D. Um peso de 30 kg levantado em 0,1 segundo.
2. Qual das alternativas a seguir é o melhor exemplo de exercício de cadeia aberta?
   A. Rosca direta com barra em pé.
   B. Flexão.
   C. Agachamento.
   D. Puxada.
3. Qual das alterações a seguir vai aumentar a produção de força concêntrica?
   A. Menor codificação de taxa.
   B. Menor alavancagem sobre a amplitude de movimento articular.
   C. Maior velocidade de contração.
   D. Maior área de seção transversa fisiológica.
4. Qual das alternativas a seguir melhor descreve o controle muscular da fase de movimento descendente do exercício de agachamento?
   A. Extensores do quadril, extensores do joelho e flexores plantares do tornozelo agem concentricamente.
   B. Flexores do quadril, flexores do joelho e flexores dorsais do tornozelo agem concentricamente.
   C. Extensores do quadril, extensores do joelho e flexores plantares do tornozelo agem excentricamente.
   D. Flexores do quadril, flexores do joelho e flexores dorsais do tornozelo agem excentricamente.

### Questão de conhecimento aplicado

Preencha o quadro com exemplos de exercícios de treinamento de força e equipamentos para cada tipo de resistência externa que pode ser aplicada ao corpo.

| Tipo de resistência externa | Exemplos |
|---|---|
| Pesos livres | |
| Aparelhos de resistência constante | |
| Aparelhos de resistência variável | |
| Materiais elásticos | |
| Aparelhos de resistência adaptável | |

## Referências bibliográficas


1. An, K.N., F.C. Hui, B.F. Morrey, R.L. Linscheid, and E.Y. Chao. 1981. Muscles across the elbow joint: A biomechanical analysis. Journal of Biomechanics 14 (10): 659-661.
2. Andersen, L.L., J.L. Andersen, S.P. Magnusson, C. Suetta, J.L. Madsen, L.R. Christensen, and P. Aagaard. 2005. Changes in the human muscle force-velocity relationship in response to resistance training and subsequent detraining. Journal of Applied Physiology 99 (1): 87-94.
3. Bassett, R.W., A.O. Browne, B.F. Morrey, and K.N. An. 1990. Glenohumeral muscle force and moment mechanics in a position of shoulder instability. Journal of Biomechanics 23 (5): 405-407.
4. Blackard, D.O., R.L. Jensen, and W.P. Ebben. 1999. Use of EMG analysis in challenging kinetic chain terminology. Medicine and Science in Sports and Exercise 31 (3): 443-448.
5. Bodine, S.C., R.R. Roy, E. Eldred, and V.R. Edgerton. 1987. Maximal force as a function of anatomical features of motor units in the cat tibialis anterior. Journal of Neurophysiology 57 (6): 1730-1745.
6. Bosco, C., J.H.T. Vitasalo, P.V. Komi, and P. Luhtanen. 1982. Combined effect of elastic energy and myoelectrical potentiation during stretch-shortening cycle exercise. Acta Physiologica Scandinavica 114 (4): 557-565.
7. Chiu, L.Z.F., and G.J. Salem. 2006. Comparison of joint kinetics during free weight and flywheel resistance exercise. Journal of Strength and Conditioning Research 20 (3): 555-562.
8. Elliott, B.C., G.J. Wilson, and G.K. Kerr. 1989. A biomechanical analysis of the sticking region in the bench press. Medicine and Science in Sports and Exercise 21 (4): 450-462.
9. Enoka, R.M. 1994. Neuromechanical Basis of Human Movement. Champaign, IL: Human Kinetics.
10. Escamilla, R.F., G.S. Fleisig, N.G. Zheng, S.W. Barrentine, K.E. Wilk, and J.R. Andrews. 1998. Biomechanics of the knee during closed kinetic chain and open kinetic chain exercises. Medicine and Science in Sports and Exercise 30 (4): 556-569.
11. Finni, T., S. Ikegawa, V. Lepola, and P.V. Komi. 2003. Comparison of force-velocity relationships of vastus lateralis muscle in isokinetic and in stretch -shortening cycle exercises. Acta Physiologica Scandinavica 177 (4): 483-491.
12. Folland, J., and B. Morris. 2008. Variable-cam resistance training machines: Do they match the angle-torque relationship in humans? Journal of Sports Sciences 26 (2): 163-169.
13. Fregly, B.J., and F.E. Zajac. 1996. A state-space analysis of mechanical energy generation, absorption, and transfer during pedaling. Journal of Biomechanics 29 (1): 81-90.
14. Garhammer, J., and T. McLaughlin. 1980. Power output as a function of load variation in olympic and power lifting. Journal of Biomechanics 13 (2): 198.
15. Harman, E. 1983. Resistive torque analysis of 5 nautilus exercise machines. Medicine and Science in Sports and Exercise 15 (2): 113.
16. Hather, B.M., P.A. Tesch, P. Buchanan, and G.A. Dudley. 1991. Influence of eccentric actions on skeletal-muscle adaptations to resistance training. Acta Physiologica Scandinavica 143 (2): 177-185.
17. Knuttgen, H., and W.J. Kraemer. 1987. Terminology and measurement in exercise performance. Journal of Applied Sport Science Research 1 (1): 1-10.
18. Lehmkuhl, L.D., and L.K. Smith. 1983. Brunnstrom's Clinical Kinesiology. Philadelphia: Davis.
19. Le Syst.me International d' Unit.s. 2006. Sevres, France: Bureau International des Poids et Mesures.
20. Lieber, R.L. 1992. Skeletal Muscle Structure and Function: Implications for Rehabilitation and Sports Medicine. Baltimore: Williams & Wilkins.
21. Maganaris, C.N., V. Baltzopoulos, D. Ball, and A.J. Sargeant. 2001. In vivo specific tension of human skeletal muscle. Journal of Applied Physiology 90 (3): 865-872.
22. McGill, S.M. 2007. Low Back Disorders: Evidence-Based Prevention and Rehabilitation. Champaign, IL: Human Kinetics.
23. Moritani, T., and H.A. deVries. 1979. Neural factors versus hypertrophy in the time course of muscle strength gain. American Journal of Physical Medicine & Rehabilitation 58 (3): 115-130.
24. Perrin, D.H. 1993. Isokinetic Exercise and Assessment. Champaign, IL: Human Kinetics.
25. Perrine, J.J., and V.R. Edgerton. 1978. Muscle force-velocity and power-velocity relationships under isokinetic loading. Medicine and Science in Sports and Exercise 10 (3): 159-166.
26. Robertson, D.G.E., and D.A. Winter. 1980. Mechanical energy generation, absorption and transfer amongst segments during walking. Journal of Biomechanics 13 (10): 845-854.
27. Simoneau, G.G., S.M. Bereda, D.C. Sobush, and A.J. Starsky. 2001. Biomechanics of elastic resistance in therapeutic exercise programs. Journal of Orthopaedic and Sports Physical Therapy 31 (1): 16-24.
28. Steindler, A. 1973. Kinesiology of the Human Body Under Normal and Pathologic Conditions. Springfield, IL: Charles C Thomas.
29. Steinkamp, L.A., M.F. Dillingham, M.D. Markel, J.A. Hill, and K.R. Kaufman. 1993. Biomechanical considerations in patellofemoral joint rehabilitation. American Journal of Sports Medicine 21 (3): 438-444.
30. Thein, J.M., and L.T. Brody. 1998. Aquatic based rehabilitation and training for the elite athlete. Journal of Orthopaedic and Sports Physical Therapy 27 (1): 32-41.
31. Thorstensson, A., J. Karlsson, J.H.T. Vitasalo, P. Luhtanen, and P.V. Komi. 1976. Effect of strength training on EMG of human skeletal-muscle. Acta Physiologica Scandinavica 98 (2): 232-236.
32. Whiting, W.C., and S. Rugg. 2006. Dynatomy: Dynamic Human Anatomy. Champaign, IL: Human Kinetics.
33. Whiting, W.C., and R.F. Zernicke. 2008. Biomechanics of Musculoskeletal Injury. Champaign, IL: Human Kinetics.
34. Zajac, F.E. 1993. Muscle coordination of movement: A perspective. Journal of Biomechanics 26 (S1): 109-124.
35. Zajac, F.E., and M.E. Gordon. 1989. Determining muscle's force and action in multi-articular movement. Exercise and Sport Sciences Reviews 17: 187-230.
36. Zatsiorsky, V.M. 1998. Kinematics of Human Motion. Champaign, IL: Human Kinetics.

# 5

# Adaptações ao treinamento de força

Joseph P. Weir, PhD, e Lee E. Brown, EdD

**Ao término deste capítulo, você será capaz de:**

- Descrever as adaptações agudas e crônicas ao exercício de força.
- Identificar fatores que afetam a magnitude ou a taxa de adaptações ao treinamento de força.
- Elaborar programas de treinamento de força que maximizem as adaptações específicas de interesse.
- Elaborar programas de treinamento de força que evitem o sobretreinamento.
- Entender os efeitos do destreinamento e saber como reduzi-los.

Quando os clientes embarcam em um programa de treinamento de força, seus corpos reagem de diversas maneiras significativas. Este capítulo examina as adaptações fisiológicas que ocorrem com o treinamento de força, tanto durante sessões agudas de treino como ao longo do tempo. Personal trainers que entendem essas adaptações podem elaborar programas de treinamento de força que melhor vão atender às necessidades individuais dos clientes. Esses personal trainers têm uma noção clara de como treinar cada sistema fisiológico tendo em mente as metas pessoais do cliente.

Este capítulo explica adaptações gerais que resultam da sobrecarga progressiva. Elas incluem mudanças neurológicas, em tecido muscular e conjuntivo, esqueléticas, metabólicas, hormonais, cardiorrespiratórias e de composição corporal. Como em todos os tipos de treinamento com exercícios, o treinamento de força é altamente específico; por isso, aqui, examinam-se áreas particulares da especificidade do treinamento de força. Explica-se também o impacto de sexo, idade e genética nas adaptações fisiológicas. As últimas seções do capítulo tratam do sobretreinamento como uma reação fisiológica indesejada que deve ser evitada no ambiente de personal training, bem como dos efeitos do destreinamento e como evitá-los.

## Adaptações básicas ao treinamento de força

Ao estudar as adaptações ao treinamento de força, é útil distinguir adaptações agudas de crônicas. As adaptações agudas, que costumam ser chamadas de "respostas" ao exercício, são as mudanças que ocorrem no corpo durante e logo após uma sessão de exercício. Como exemplo, os substratos de combustível no músculo como a fosfocreatina (PCr) podem ser esgotados durante uma sessão de exercício. Em contrapartida, as adaptações crônicas são mudanças no corpo que ocorrem após sessões repetidas de treinamento e persistem por longo período após o final de uma sessão. Por exemplo, o treinamento de força prolongado resulta em aumentos na massa muscular, que são grandes responsáveis pelo aumento na capacidade de produção de força do músculo. As duas seções subsequentes deste capítulo tratam das adaptações agudas e crônicas que costumam ocorrer com o treinamento de força.

> Adaptações agudas são mudanças que ocorrem no corpo durante e logo após uma sessão de exercício. Adaptações crônicas são mudanças que ocorrem no corpo após sessões repetidas de treinamento e que persistem por longo período após o fim de uma sessão de treinamento.

O segredo para induzir aumentos no tamanho e na força muscular é colocar o sistema sob sobrecarga; isto é, o sistema neuromuscular deve sofrer um estresse de treinamento ao qual não esteja acostumado. O mesmo vale quando se consideram as adaptações em tecido ósseo e conjuntivo. A sobrecarga progressiva resulta na capacidade do músculo de suportar cargas mais pesadas, o que indica que ocorreu uma variedade de adaptações fisiológicas.

Uma vasta literatura descreve as adaptações à sobrecarga do treinamento de força. A velocidade com que a sobrecarga aumenta a capacidade do músculo de suportar cargas mais pesadas no início de um programa de treinamento sugere a existência de um aumento acentuado na ativação de unidades motoras durante as fases iniciais do treinamento de força. Estudos científicos indicam que as melhoras na força associadas aos primeiros estágios do treinamento de força se devem sobretudo às adaptações neurológicas. Além disso, durante esse período, a qualidade da proteína muscular (p. ex., cadeias pesadas de miosina e miosina adenosinatrifosfatase [ATPase]) também muda para permitir capacidades contráteis mais rápidas e vigorosas.

Embora a magnitude definitiva de aumentos no tamanho do músculo seja determinada sobretudo por fatores genéticos, diversos estudos definiram que o treinamento de força provoca hipertrofia muscular. A hipertrofia de fibras musculares normalmente só é mensurável de 8 a 12 semanas após o início do programa de treinamento. A interação contínua de adaptações hipertróficas e neurológicas ao treinamento de força persiste com o treinamento prolongado. O impacto do treinamento prolongado na hipertrofia muscular ainda é pouco estudado, mas a magnitude absoluta de ganhos em tamanho muscular e força é menor à medida que os clientes se aproximam de seus limites genéticos. No entanto, o treinamento contínuo ao longo da vida ajuda a melhorar a qualidade de vida e a minimizar as consequências do envelhecimento.

Ocorre uma variedade de adaptações celulares com os programas de treinamento de força. Algumas delas são mudanças na quantidade de enzimas anaeróbias, mudanças nos substratos de energia armazenados (p. ex., glicogênio e fosfagênios), aumento no teor de proteínas miofibrilares (i. e., aumento das proteínas actina e miosina) e aumento das proteínas musculares não contráteis. Além disso, ocorrem mudanças importantes dentro dos sistemas nervosos central e periférico para ajudar na ativação de unidades motoras, a fim de produzir as exigências de força e potência específicas. Além disso, ocorre uma variedade de mudanças em outros sistemas fisiológicos (p. ex., endócrino, imunológico e cardiorrespiratório) que apoiam as adaptações neuromusculares a um programa de treinamento de força. Todas essas adaptações sustentam os avanços neuromusculares no que diz respeito a capacidades de força, velocidade e potência no corpo como consequência do treinamento de força.

## Adaptações agudas

As mudanças a curto prazo que ocorrem no sistema neuromuscular durante e imediatamente após uma sessão de treinamento impulsionam as adaptações crônicas. Esta sessão apresenta uma visão geral das principais respostas agudas ao exercício de força, explorando especificamente respostas que envolvem os sistemas neurológico, muscular e endócrino. Essas respostas agudas estão resumidas na Tabela 5.1.

TABELA 5.1 Respostas agudas ao treinamento de força

| Variável | Resposta aguda |
|---|---|
| **Respostas neurológicas** | |
| Amplitude de EMG | Aumento |
| Número de unidades motoras recrutadas | Aumento |
| **Mudanças musculares** | |
| Concentração de íons de hidrogênio | Aumento |
| Concentração de fosfato inorgânico | Aumento |
| Níveis de amônia | Aumento |
| Concentração de ATP | Sem alteração ou ligeira redução |
| Concentração de PCr | Redução |
| Concentração de glicogênio | Redução |
| **Mudanças endócrinas** | |
| Concentração de adrenalina | Aumento |
| Concentração de cortisol | Aumento |
| Concentração de testosterona | Aumento |
| Concentração de hormônio do crescimento | Aumento |

EMG: eletromiograma; ATP: trisfosfato de adenosina; PCr: fosfocreatina.

## Mudanças neurológicas

O treinamento de força, assim como toda atividade física, exige a ativação do músculo esquelético. O processo de ativação do músculo esquelético envolve a geração do potencial de ação sobre a membrana da célula muscular (sarcolema) através da liberação de acetilcolina pelo motoneurônio alfa que **inerva** (estimula) uma célula muscular específica. O potencial de ação é manifestado como uma mudança de voltagem no sarcolema que pode ser registrada com eletrodos superficiais ou intramusculares. A técnica de registrar esses eventos elétricos é conhecida como *eletromiografia* (*EMG*). O tamanho de um sinal de EMG varia como uma função da produção de força muscular, mas também é afetado por outros fatores, como fadiga e composição de fibras musculares.[27] Grande parte do que sabemos sobre respostas e adaptações neurológicas ao treinamento de força vem de estudos que utilizam EMG.

O controle da força muscular é realizado pela interação entre dois fatores de controle: recrutamento de unidades motoras e codificação de taxa.[28] O **recrutamento** de unidades motoras refere-se simplesmente ao processo em que as tarefas que exigem mais força envolvem a ativação de mais unidades motoras. Um indivíduo que realiza um supino de 45 kg precisa ativar mais unidades motoras que as necessárias para realizar um supino de 23 kg. A **codificação de frequência** se refere ao controle da frequência de ativação de unidades motoras (número de potenciais de ação por unidade de tempo). Dentro de certos limites, quanto mais rápida a frequência de ativação, mais força é produzida. Portanto, uma unidade motora ativada em uma frequência de, por exemplo, 20 vezes por segundo durante o supino de 23 kg, pode estar se ativando a 30 vezes por segundo durante o supino de 45 kg. Como regra, músculos pequenos (como os das mãos), que exigem controle muscular muito preciso, atingem o recrutamento muscular completo em porcentagens relativamente baixas de produção de força máxima (p. ex., 50% do máximo) e, depois desse ponto, dependem inteiramente da frequência de ativação para aumentar a produção de força. Em contrapartida, músculos grandes, como os do quadríceps, empregam o recrutamento de até 90% do máximo ou além dele, e as taxas de ativação máxima tendem a ser mais baixas que as de músculos pequenos.[7] Portanto, é possível generalizar que músculos pequenos dependem mais da taxa de ativação para controlar a produção de força, ao passo que músculos maiores tendem a depender mais do recrutamento.

Durante uma série típica de exercício de força com pesos, uma quantidade de unidades motoras no músculo envolvido é ativada e cada unidade motora se ativa em determinada frequência. À medida que a pessoa progride de uma repetição para a próxima, o músculo começa a se fatigar, e ocorrem mudanças no recrutamento e na frequência de ativação. É provável que os aumentos no recrutamento de unidades motoras com o tempo compensem a perda na capacidade de produção de força das unidades motoras previamente ativadas.[97] Além disso, as unidades motoras que se ativam em frequências baixas no início da série podem ter de se ativar em frequências mais altas (codificação de frequência) à medida que a série progride em resposta à fadiga causada pela tarefa. Essas mudanças se manifestam nas mudanças no sinal de EMG de superfície. Especificamente, o tamanho do sinal de EMG de superfície fica maior durante uma série de exercícios de treinamento de força.[90] Isso reflete as mudanças no recrutamento de unidades motoras e na frequência de ativação.

O recrutamento de unidades motoras se baseia no **princípio do tamanho** (Fig. 5.1).[29] Em geral, as unidades motoras que inervam unidades motoras de contração lenta inervam menos fibras do que aquelas que inervam fibras de contração rápida. Além disso, tanto o tamanho da fibra muscular como os diâmetros do motoneurônio alfa de unidades motoras de contração lenta são menores do que os das de contração rápida. A menor dimensão do neurônio de unidades motoras de contração lenta resulta em um limiar de ativação mais baixo para esses motoneurônios. Portanto, elas são recrutadas em baixos níveis de força. Em contrapartida, motoneurônios grandes, como os que tipicamente inervam fibras musculares de contração rápida, têm limiares de recrutamento mais altos e são recrutados em níveis de força mais altos. À medida que as necessidades de força de uma tarefa aumentam e que mais unidades motoras são recrutadas, o sistema nervoso recruta unidades motoras maiores.[30]

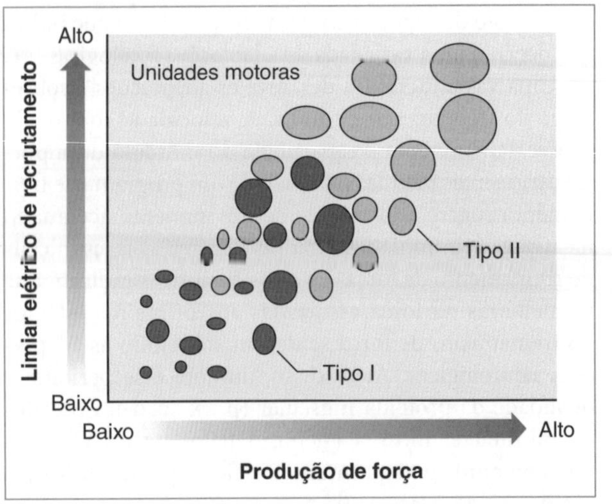


FIGURA 5.1 Representação gráfica do princípio do tamanho. Reproduzida com autorização de NSCA, 2008.

Uma implicação do princípio do tamanho é que, para recrutar unidades motoras com limiar alto (contração rápida), é preciso realizar tarefas que exijam altas produções de força. Além disso, os termos *contração lenta* e *contração rápida* não implicam que o sistema nervoso ative as unidades motoras de contração lenta apenas durante ações musculares lentas nem unidades motoras de contração rápida apenas durante ações musculares rápidas. Em vez disso, o recrutamento de unidades motoras segue o princípio do tamanho e, portanto, depende das necessidades de produção de força de uma tarefa, de maneira que as fibras de contração rápida são recrutadas mesmo durante ações musculares lentas (ou isométricas) se as demandas de força forem suficientemente altas.

> O recrutamento de unidades motoras para a produção de força segue o princípio do tamanho, o que significa que unidades motoras menores são recrutadas em níveis de força mais baixos e unidades motoras maiores são recrutadas em níveis de força mais altos.

## Mudanças musculares

Como já observado, durante uma série de exercícios de força, os músculos sofrem fadiga. Embora a fadiga seja um fenômeno altamente complexo, está claro que as mudanças agudas nas células musculares incluem acúmulo de metabólitos e esgotamento de substratos combustíveis.[24] Os fatores envolvidos estão ligados às vias metabólicas que recebem ênfase especial durante atividades anaeróbias (como o treinamento de força), especificamente o sistema fosfagênio e a glicólise. Os metabólitos acumulados incluem o íon de hidrogênio ($H^+$, que resulta em uma redução no pH muscular), o fosfato inorgânico ($P_i$) e a amônia.[86] Todos esses fatores foram estudados como possíveis causas da fadiga muscular.

Como observado anteriormente, a PCr pode ser esgotada durante o exercício de força, o que se reflete na dependência do sistema de fosfagênio durante o treinamento de força típico. A fosfocreatina é importante para a fosforilação do difosfato de adenosina (ADP) em trifosfato de adenosina (ATP) durante o exercício de alta intensidade, e é provável que o esgotamento de PCr cause menor produção de potência. Embora seja improvável que ocorra esgotamento completo do glicogênio com o treinamento de força, a decomposição de glicogênio é um fator importante no fornecimento de energia para esse tipo de treinamento.[84,106] Inclusive, estima-se que mais de 80% da produção de ATP durante o treinamento de força do tipo fisiculturista venha da glicólise.[79] Por essa razão, os níveis de glicogênio diminuem em resposta ao treinamento de força de alta intensidade. Esse processo demonstra a importância do carboidrato dietético adequado para os praticantes treinamento de força.[46,82]

> Durante e logo após o exercício de força, os metabólitos se acumulam e os substratos combustíveis são esgotados; portanto, os clientes precisam incluir carboidratos adequados em suas dietas.

### Mudanças endócrinas

Hormônios e moléculas transportadas pelo sangue são produzidos em glândulas denominadas *glândulas endócrinas*. Existem dois tipos principais de hormônios: (1) hormônios proteicos e peptídicos e (2) hormônios esteroides. Dois exemplos de hormônios proteicos e peptídicos são o hormônio do crescimento e a insulina. Todos os hormônios esteroides são derivados de um precursor comum (colesterol) e incluem hormônios como testosterona (o principal hormônio do sexo masculino) e estrogênio (o principal hormônio do sexo feminino).

Muitos hormônios têm efeitos no crescimento ou na degradação de tecidos como o muscular. Hormônios anabólicos, como a testosterona, o hormônio do crescimento (GH, do inglês *growth hormone*) e a insulina, tendem a estimular processos de crescimento nos tecidos, enquanto hormônios catabólicos, como o cortisol, usam a degradação tecidual para ajudar a manter a homeostase de variáveis como a glicemia. A concentração de muitos desses hormônios é afetada por uma sessão aguda de exercício. Fato é que mudanças em determinadas concentrações hormonais são necessárias para apoiar a resposta metabólica ao exercício. Por exemplo, o exercício resulta em aumentos nas concentrações de adrenalina. A adrenalina aumenta a decomposição de gordura e carboidrato pela célula, de maneira que haverá mais ATP disponível para a contração muscular. A adrenalina também tem efeitos sobre o sistema nervoso central, o que pode facilitar a ativação de unidades motoras.

Outras concentrações hormonais aumentam durante uma sessão de treinamento de força. Aumentos agudos nos hormônios anabólicos podem ter pouco efeito em uma sessão de exercício em particular, mas é provável que representem um papel importante na estimulação de adaptações ao treinamento. Por exemplo, as concentrações de testosterona e de GH são elevadas com o treinamento de força em homens.[50,71,75,76,111] Esses hormônios estimulam aumentos na síntese de proteína musculoesquelética. Por isso, são importantes para o desenvolvimento de massa muscular. O efeito cumulativo de aumentos agudos nas concentrações de testosterona e de GH com sessões de treinamento repetidas pode contribuir para o crescimento de massa muscular a longo prazo. De fato, os aumentos repetidos nas concentrações de hormônios anabólicos durante múltiplas sessões de treinamento ao longo do tempo podem ser um estímulo endócrino mais potente do que qualquer mudança nas concentrações hormonais crônicas.[75]

A resposta hormonal ao exercício de força depende das características da sessão de treinamento. Em geral, sessões com volumes mais altos e períodos de repouso mais curtos geram respostam endócrinas mais fortes do que séries com volumes mais baixos e períodos de repouso mais longos,[14,69,75] embora as diferenças entre protocolos possam diminuir com o treinamento prolongado.[14] Do mesmo modo, exercícios que envolvem grande massa muscular têm estímulo mais potente do que exercícios que envolvem pouca massa muscular.[75] Outros fatores, como sexo e idade, podem afetar a responda endócrina aguda. Os homens tendem a sofrer mudanças agudas maiores nas concentrações de hormônios anabólicos do que as mulheres.[25] Do mesmo modo, idosos tendem a exibir uma resposta hormonal anabólica ao treinamento atenuada em comparação com indivíduos mais jovens.[25]

## Adaptações crônicas

As adaptações crônicas são mudanças de longo prazo na estrutura e na função do corpo como consequência do treinamento com exercícios. Com relação ao treinamento de força, as adaptações gerais vistas após o treinamento de força prolongado são aumentos na força e na massa muscular. Aumentos na força são influenciados por mudanças na função neurológica, bem como mudanças na massa muscular. Além disso, mudanças nas concentrações de enzimas e de substratos musculares podem influenciar a resistência muscular. Essas adaptações crônicas estão resumidas na Tabela 5.2.

## Mudanças neurológicas

É comum observar que aumentos na força ocorrem rapidamente durante os primeiros estágios de um programa de treinamento de força e que elas são maiores do que as associadas às mudanças no tamanho muscular. Esses ganhos iniciais de força costumam ser atribuídos aos chamados "fatores neurais",[96] e diversos estudos indicam que os aumentos na força em consequência do treinamento de força são influenciados por aumentos no impulso nervoso.[29,47,60] A suposição de que estão envolvidos fatores neurais em aumentos de força não se baseia apenas na discrepância entre os aumentos de hipertrofia e os de força no início de um programa de treinamento,

TABELA 5.2 Adaptações crônicas ao treinamento de força

| Variável | Adaptação crônica |
|---|---|
| **Desempenho muscular** | |
| Força muscular | Aumento |
| Resistência muscular | Aumento |
| Potência muscular | Aumento |
| **Enzimas musculares** | |
| Concentrações de enzimas do sistema fosfagênio | Possível aumento |
| Níveis absolutos de enzimas do sistema fosfagênio | Aumento |
| Concentrações de enzimas glicolíticas | Possível aumento |
| Níveis absolutos de enzimas glicolíticas | Aumento |
| **Substratos musculares** | |
| Concentração de ATP | Possível aumento |
| Níveis absolutos de ATP | Aumento |
| Concentração de PCr | Possível aumento |
| Níveis absolutos de PCr | Aumento |
| Mudanças de ATP e de PCr durante o exercício | Redução |
| Aumento de lactato durante o exercício | Redução |
| **Características das fibras musculares** | |
| AST de tipo I | Aumento (< tipo II) |
| AST de tipo II | Aumento (> tipo I) |
| % de tipo IIa | Aumento |
| % de tipo IIx | Redução |
| % de tipo I | Sem alteração |
| **Composição corporal** | |
| % de gordura | Provável redução |
| Massa magra | Aumento |
| Taxa metabólica | Provável aumento |
| **Mudanças neurológicas** | |
| Amplitude de EMG durante CVM | Provável aumento |
| Recrutamento de unidades motoras | Provável aumento |
| Frequência de ativação de unidades motoras | Aumenta |
| Coativação | Redução |
| **Mudanças estruturais** | |
| Força de tecido conjuntivo | Provável aumento |
| Densidade/massa óssea | Provável aumento |

ATP: trifosfato de adenosina; PCr: fosfocreatina; AST: área de seção transversa; EMG: eletromiograma; CVM: contração voluntária máxima.

mas também nos aumentos na amplitude de EMG medidos durante contrações máximas.[47,66,96]

Acredita-se que a influência de fatores neurais nos ganhos de força seja dominante nas fases iniciais de um programa de treinamento (1 a 2 meses) e que, depois disso, os aumentos na força sejam mediados sobretudo pela hipertrofia (Fig. 5.2).[52,108] É provável que grande parte desse efeito se deva a melhorias na habilidade na realização de exercícios de força, especialmente em indivíduos que praticam exercícios com pesos livres, os quais exigem equilíbrio e eficiência de movimento para um bom desempenho. Todavia, algumas evidências sugerem que parte desse efeito se deva a mudanças no recrutamento de unidades motoras e na frequência de ativação. No que diz respeito ao recrutamento de unidades motoras, o argumento é que muitos indivíduos não treinados são incapazes de ativar todas as unidades motoras disponíveis e que o treinamento de força pode resultar em um aumento na capacidade de ativar unidades motoras de limiar alto, provocando um aumento na capacidade de produção de força que independe da hipertrofia muscular. Deve-se observar, porém, que, segundo alguns estudos, indivíduos não treinados são capazes, sim, de recrutar todas as unidades motoras disponíveis.[9,92,107] Além disso, nem todos os estudos demonstram um aumento na amplitude de EMG após programas de treinamento de força.[41,127] Evidências recentes sugerem que o treinamento de força também pode aumentar as frequências máximas de ativação de unidades motoras,[102] o que aumentaria a capacidade de produção de força muscular independentemente da hipertrofia.

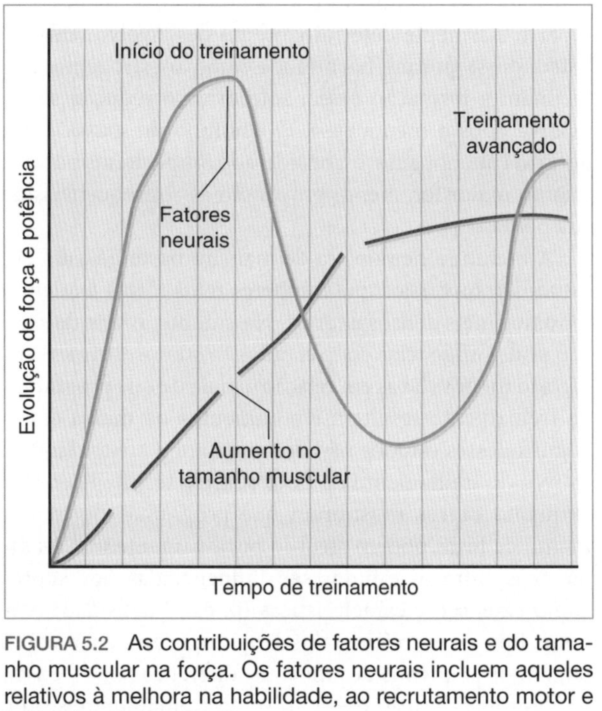


FIGURA 5.2 As contribuições de fatores neurais e do tamanho muscular na força. Os fatores neurais incluem aqueles relativos à melhora na habilidade, ao recrutamento motor e à frequência de ativação.
Reproduzida com autorização de NSCA, 2008.

Além das mudanças no recrutamento e na frequência de ativação de unidades motoras, foram relatadas na literatura outras adaptações neurológicas. A *coativação* (ou *cocontração*) se refere à ativação simultânea de um agonista e um antagonista durante uma tarefa motora. Como exemplo, durante o exercício de extensão de joelho, os músculos quadríceps são os agonistas (motores primários), enquanto os posteriores da coxa atuam como antagonistas. Vários estudos demonstraram coativação significativa durante ações isométricas e isocinéticas da articulação do joelho.[99,105,128] A coativação reduzida diminui o torque antagonista que deve ser superado pelo agonista durante uma ação muscular, aumentando assim a expressão de força. Ao que tudo indica, há reduções na coativação após o treinamento de força isométrico.[17] Não se sabe se ocorrem mudanças semelhantes na coativa*ção* durante o exercício dinâmico, como os com pesos livres, mas é provável que sim. Outra pesquisa demonstrou mudanças na excitabilidade do motoneurônio[109] e aumentos na sincronização de unidades motoras após o treinamento de força.[95] Também foram deduzidos fatores neurais a partir das observações de que o treinamento de força unilateral resulta em aumentos na força do membro não treinado,[54,126,127] bem como a partir de observações de que o treinamento de força isométrica em um ângulo articular resulta em aumentos de força maiores no ângulo treinado do que em outros ângulos articulares.[64,119,127]

## Mudanças no tecido muscular

O treinamento de força resulta em adaptações nos músculos, tendões e ligamentos. A adaptação mais óbvia no músculo esquelético é a **hipertrofia**, isto é, um aumento no tamanho muscular (área de seção transversa e volume). O treinamento de força resulta em aumento na área de seção transversa de fibras musculares dos tipos I e II. No entanto, as fibras do tipo II costumam exibir maior grau de hipertrofia do que as do tipo I[33,114] e também sofrem maior atrofia após o destreinamento.[57] O aumento na área de seção transversa é atribuído a um aumento no tamanho e no número de miofibrilas dentro de determinada fibra muscular. Portanto, o treinamento de força causa um aumento na síntese de proteína (e/ou uma redução na degradação de proteína), o que resulta em maior número de filamentos de actina e miosina. Possivelmente, o aumento no número de miofibrilas é resultado da "divisão" de miofibrilas existentes em "miofibrilas-filhas" separadas.[42] Não existe comprovação definitiva de que ocorra em humanos a **hiperplasia**, ou aumento no número de fibras musculares, mas existem evidências de hiperplasia em cobaias animais.[4] O resultado líquido de um aumento na área de seção transversa, e do aumento associado nos filamentos de actina e miosina, é um aumento na capacidade de produção de força e potência do músculo.

A principal adaptação do músculo esquelético ao treinamento de força prolongado é a hipertrofia, ou aumento da área de seção transversa da fibra muscular, resultando em maior capacidade de produção de força e potência.

Com relação aos tipos de fibra muscular, o treinamento de força induz uma mudança no subtipo de fibra das fibras musculares do tipo IIx ao tipo IIa.[44,114,122] Essas mudanças de subtipo já são observáveis após poucas sessões de treinamento[112] e provavelmente refletem uma mudança na composição de cadeia pesada de miosina da célula muscular. Portanto, o treinamento de força altera não apenas a quantidade de tecido muscular (hipertrofia), como também sua qualidade. Todavia, até o momento, existem poucas evidências de que o treinamento de força seja capaz de induzir uma mudança de fibras de contração lenta para rápida ou vice-versa.

A resposta hipertrófica ao treinamento de força é o resultado líquido de um aumento na síntese de proteína relativa à decomposição de proteína na célula muscular.[120] Está claro que a síntese de proteína aumenta após o treinamento de força.[19,83] A extensão da degradação de proteína é menos clara; mas é provável que ocorra aumento na degradação, visto que a resposta hipertrófica ao treinamento de resistência é menor do que o esperado apenas com base na magnitude do aumento de síntese de proteína exibido após sessões de treinamento de força.[19] A degradação de proteína pode ser consequência do dano muscular que ocorre durante o treinamento e existe certa especulação de que o dano possa ser um estímulo à hipertrofia. A favor dessa noção, pesquisadores mostraram que as respostas ao treinamento se acentuam quando se incluem ações excêntricas no treinamento, como ocorre durante o treinamento de força comum,[20,53,78] e as ações excêntricas são implicadas sobretudo no desenvolvimento de dor muscular tardia e dano muscular.

Além do aumento no conteúdo de proteína contrátil do músculo esquelético, o treinamento de força parece aumentar o conteúdo de proteínas citoesqueléticas e estruturais no músculo esquelético. Essas proteínas ajudam a dar forma e integridade estrutural às células. No músculo esquelético, elas também estão envolvidas na transmissão de força das miofibrilas à matriz extracelular e no armazenamento de energia elástica, como ocorre nas atividades do ciclo de alongamento-encurtamento. O estudo das adaptações das proteínas citoesqueléticas no músculo esquelético ao treinamento de força é mais recente e menos desenvolvido que o trabalho sobre mudanças nas proteínas contráteis. Mesmo assim, existem evidências claras de que o conteúdo de proteínas citoesqueléticas, como a desmina, aumenta em resposta ao treinamento de força.[101,131] Além disso, demonstrou-se que atletas de força e potência têm níveis mais elevados de proteína titina, uma grande proteína estrutural elástica, que pode acentuar o armazenamento de energia elástica.[91] Infelizmente, não se comprovou que o treinamento de força afeta a expressão da proteína fundamental distrofina.[101,131]

## Mudanças esqueléticas

É tentador pensar no sistema esquelético como uma estrutura inerte que abrange apenas uma série de alavancas em que os músculos agem para criar movimento. Todavia, o tecido ósseo é um tecido muito mais "vivo" e dinâmico. Além de seu papel para o movimento e a proteção, o osso atua como um depósito de minerais importantes, particularmente o cálcio. A **osteoporose** é a consequência da desmineralização líquida prolongada do osso. Nos últimos anos, estudou-se a possível influência do treinamento de força sobre a densidade mineral óssea (DMO). O tecido ósseo é muito afetado pela tensão; isto é, a deformação (dobra) do osso estimula rapidamente as células ósseas a iniciar atividades que estimulam a formação óssea.[6,65] Portanto, parece lógico examinar os efeitos do treinamento de força na formação óssea, especialmente no contexto de osteoporose. Como a osteoporose é principalmente, ainda que não exclusivamente, uma condição associada a mulheres na pós-menopausa, a maior parte da pesquisa teve como foco mulheres. Em específico, os pesquisadores se concentraram no efeito do treinamento de força sobre o acúmulo de tecido ósseo antes da menopausa (a massa óssea máxima costuma ser atingida antes dos 40 anos de idade),[6] bem como no efeito do treinamento de força sobre a redução de massa óssea associada ao envelhecimento e à menopausa. A menopausa é particularmente determinante no desenvolvimento de osteoporose porque hormônios como o estrogênio, que facilitam a formação óssea, sofrem uma redução significativa após a menopausa. O acúmulo de massa óssea antes da menopausa é considerado importante porque, quanto maior for, menos graves são as consequências de sua perda.

A literatura demonstra de maneira bastante clara em estudos transversais que mulheres mais fortes tendem a ter ossos mais densos e fortes. No entanto, o viés de seleção pode influenciar esses estudos.[3] Estudos de intervenção são menos claros em relação à ideia de que programas de treinamento resultem em aumentos na massa óssea. Alguns desses estudos não demonstraram efeitos significativos do treinamento de força sobre o tecido ósseo,[10,104] enquanto outros mostraram que programas de treinamento de força podem afetá-lo positivamente.[87,121] As diferenças entre os estudos são influenciadas por fatores como extensão e características (p. ex., intensidade, volume, tipo de exercícios) dos programas de treinamento, tamanhos pequenos de amostras, diferenças na extensão da desmineralização óssea antes do treinamento, sexo e idade. Uma metanálise recente mostrou que o treinamento de força de alta intensidade pode aumentar significativamente a DMO da coluna lombar, mas não a do pescoço femoral em mulheres na pós-menopausa.[89] No entanto, existem evidências suficientes na literatura para sugerir que é muito provável que o treinamento de força tenha um efeito positivo sobre o tecido ósseo.[6] O que não foi examinado de maneira aprofundada é o efeito dos tipos explosivo e pliométrico de treinamento sobre a DMO. Tanto a magnitude como a frequência de tensão afetam o estímulo à formação óssea,[6] e se presume que elas sejam mais altas nos treinamentos explosivo e pliométrico. Além dos efeitos óbvios do treinamento de força sobre a massa e a força musculares, o treinamento de força pode gerar uma redução no risco de osteoporose, fraturas e quedas na terceira idade.

> Quanto maior a massa óssea antes da menopausa, menos graves são as consequências de sua perda. O treinamento de força pode diminuir o risco de osteoporose, fraturas e quedas na terceira idade.

## Mudanças em tendões e ligamentos

Tendões e ligamentos também podem sofrer adaptações após treinamentos de força prolongados. Esses tecidos conjuntivos, compostos sobretudo por feixes de colágeno fibroso, têm relativamente poucas células em sua estrutura, de maneira que não exigem muito sangue, oxigênio ou nutrientes. Por conseguinte, eles também têm suprimentos vasculares fracos, o que eleva o tempo necessário para se recuperarem de lesões. Um efeito da sobrecarga aguda durante o exercício pode ser o estímulo à renovação e à produção líquida de colágeno.[80,94] Embora as pesquisas tenham demonstrado de maneira consistente que os tendões podem se adaptar às sobrecargas aplicadas durante o treinamento, existem poucos dados até o momento sobre os efeitos específicos do treinamento sobre os ligamentos.

Pesquisas recentes empregando tecnologias de ultrassom e imagens de ressonância magnética encontraram mudanças no tamanho do tendão e nas propriedades mecânicas associadas à atividade física. Por exemplo, um estudo demonstrou que corredores de fundo do sexo masculino têm áreas de seção transversa do tendão do calcâneo maiores do que as de caiaquistas,[67] enquanto outro estudo demonstrou que atletas de elite de esgrima e de badminton têm áreas de seção transversa do tendão patelar (bem como área de seção transversa e força dos músculos da coxa) significativamente maiores no membro inferior dominante do que no não dominante.[23] Tanto a esgrima quanto o badminton envolvem movimentos de avanço unilateral que impõem altas sobrecargas excêntricas no membro inferior dominante. Outra pesquisa sugeriu que os efeitos específicos da atividade física no tamanho do tendão podem variar de acordo com o sexo. Um estudo verificou que corredoras de fundo não exibem áreas de seção transversa maiores no tendão do calcâneo nem no tendão patelar em comparação com controles do sexo feminino e que as corredoras têm áreas de seção transversa do tendão substancialmente menores do que as dos corredores de fundo do sexo masculino.[129] Os autores do estudo sugeriram que as diferenças de sexo no tamanho do tendão podem se dever às diferenças endócrinas entre homens e mulheres porque (a) os receptores de estrogênio e progesterona estão presentes nos fibroblastos dos ligamentos e (b) demonstrou-se que o estrogênio inibe a síntese de colágeno. Essa interpretação é respaldada por dados que mostram as taxas suprimidas de síntese de colágeno pós-exercício em mulheres que tomam contraceptivos orais.[51]

Estudos longitudinais de treinamento demonstraram que o treinamento de força pode alterar as propriedades mecânicas do tendão. Por exemplo, demonstrou-se que a rigidez tendínea (quantidade de força por unidade de mudança de comprimento do tendão sob sobrecarga) aumentava após 12 semanas de exercício de extensão de perna com sobrecarga pesada (70% de 1 RM), mas não com o treinamento com sobrecargas leves. Além disso, relatou-se que a área de seção transversa do tendão aumenta com o treinamento de força;[67] no entanto, outros estudos não exibiram aumentos no tamanho do tendão.[77] São necessárias mais pesquisas para delinear com mais clareza as variáveis de treinamento (p. ex., tipo, sobrecarga, volume, frequência) que maximizam os benefícios de treinamento aos tendões e determinar como isso afeta o risco de lesão e a reabilitação.

## Mudanças metabólicas

Pesquisas mostraram que o treinamento de força crônico provoca uma variedade de mudanças celulares que afetam o metabolismo do músculo esquelético. Todos os estudos das adaptações metabólicas ao treinamento de força são complicados pelo fato de que a hipertrofia dilui os níveis de enzimas e substratos, de maneira que as mudanças nos níveis absolutos podem resultar em nenhuma mudança nos níveis relativos (p. ex., por unidade de massa muscular). Além disso, reduções relativas nas concentrações podem ser simplesmente um reflexo da hipertrofia.

O treinamento de força enfatiza sobretudo o metabolismo anaeróbio e, portanto, deve-se partir do princípio de que toda adaptação enzimática ou de substrato envolva o metabolismo anaeróbio. Costuma-se pensar que o metabolismo anaeróbio tem dois componentes: o sistema fosfagênio e a glicólise. Estudos diferem em relação aos aumentos nas concentrações de substratos e enzimas nesses componentes. Com relação ao sistema fosfagênio, alguns estudos demonstraram que o treinamento de força não resulta em maior concentração de ATP ou PCr,[118] ao passo que outros mostraram aumentos nessas variáveis.[85] Do mesmo modo, alguns dados sugerem que as enzimas envolvidas nesse sistema, a creatina quinase e a mioquinase, não são encontradas em concentrações mais altas após o treinamento de força.[117] No entanto, outros dados indicam que o treinamento de força resulta, sim, em concentrações mais elevadas dessas enzimas.[22] É provável que as diferenças entre os estudos reflitam-se em diferenças no modo e no volume de treinamento e indiquem a importância de elaborar programas para atender às necessidades específicas de clientes individuais.

No que diz respeito à atividade glicolítica, as pesquisas normalmente mostram que as principais enzimas envolvidas na via glicolítica (p. ex., fosfofrutoquinase, lactato desidrogenase) não são encontradas em concentrações mais elevadas após o treinamento de força.[69] Todavia, esses resultados podem ser específicos ao tipo de treinamento de força realizado, visto que fisiculturistas, que realizam um treinamento com volume mais alto e períodos de repouso mais curtos do que levantadores de potência, têm concentrações de enzimas glicolíticas semelhantes às de atletas de resistência aeróbia, como nadadores.[118] Esse achado sugere que o treinamento de força com alto volume pode induzir a adaptações enzimáticas glicolíticas que aumentem a resistência muscular.

Tanto no caso das adaptações de fosfagênio como no caso das adaptações glicolíticas ao treinamento de força descritos, é importante observar que, embora alguns estudos não indiquem alteração nas concentrações de substratos e enzimas fundamentais, o volume total desses substratos e enzimas em determinado músculo será maior em virtude do aumento na massa muscular total. Portanto, é provável que a resistência muscular absoluta aumente em consequência do treinamento de força. Esse aumento é evidenciado pela maior capacidade de realizar mais repetições de um exercício de treinamento de força.[12,116]

## Mudanças endócrinas

Embora o treinamento de força possa causar grandes mudanças nas concentrações hormonais durante e após uma sessão de treinamento,[63] seus efeitos a longo prazo nas concentrações hormonais em repouso são menos evidentes. Além disso, entender esses efeitos é complicado pelo fato de que o sobretreinamento pode causar mudanças nas concentrações hormonais que são diferentes das vistas durante situações de treinamentos "normais". Dito isso, algumas evidências sugerem que o treinamento de força prolongado resulta em elevação crônica das concentrações de testosterona,[48,76] o que deve facilitar um ambiente favorável ao crescimento muscular. Em contrapartida, outros estudos não mostraram mudanças nas concentrações de testosterona em repouso.[2,49,50] Não parece haver um efeito crônico de treinamento sobre as concentrações de GH.[48,50,76] Todavia, é provável que o efeito cumulativo de aumentos agudos no GH em resposta ao treinamento de força tenha uma influência significativa sobre a hipertrofia muscular a longo prazo.

O treinamento de força crônico também pode afetar a magnitude da resposta endócrina e a sensibilidade de tecidos a um hormônio. Pesquisas demonstraram que são necessárias diversas sessões de treinamento para que o exercício de força provoque um aumento na concentração de testosterona.[76] Do mesmo modo, o treinamento de força crônico altera a resposta aguda de adrenalina às sessões de exercício.[45,73] O treinamento crônico pode afetar a sensibilidade aumentando a quantidade de receptores do hormônio no tecido-alvo.[62] Com a suprarregulação de receptores hormonais, o efeito de determinada concentração de um hormônio é ampliado.

## Mudanças cardiorrespiratórias

O treinamento de força impõe um estresse muito diferente ao sistema cardiorrespiratório que o exercício de resistência cardiorrespiratória como a corrida ou o ciclismo e, portanto, os efeitos sobre o sistema cardiorrespiratório são muito diferentes. Com relação ao desempenho de resistência aeróbia, não se demonstrou que o treinamento de força aumente o $\dot{V}O_2$ máximo.[55,74,88] Isso provavelmente se deve ao fato de que, embora os valores de frequência cardíaca sejam elevados durante o treinamento de força, as demandas metabólicas totais são mais baixas do que as associadas aos valores de frequência cardíaca comparáveis induzidos durante o exercício de resistência aeróbia.[21] Por isso, há pouco estímulo para aumento do $\dot{V}O_2$ máximo. Esse é um indício de que é errôneo usar as zonas-alvo de frequência cardíaca durante o exercício de força como indicador de treinamento do condicionamento cardiovascular.

Embora os programas de treinamento de força não costumem melhorar o consumo de oxigênio máximo ao grau visto em outros modos de treinamento cardiovascular (p. ex., corrida, ciclismo), eles aumentam o desenvolvimento do desempenho de resistência cardiovascular e melhoram a eficiência de corrida sem causar nenhum efeito negativo no consumo de oxigênio máximo.[55,56,100] Portanto, embora o treinamento de força não cause aumento direto do $\dot{V}O_2$ máximo, ele pode servir como um suplemento importante ao treinamento cardiovascular. Entretanto, a obtenção de resultados ideais no aumento das capacidades de resistência cardiorrespiratória de um cliente exige o treinamento específico de resistência aeróbia. O Capítulo 16 apresenta os detalhes desses programas para atingir melhoras no consumo de oxigênio máximo e discute os efeitos desse treinamento nos ganhos de força.

> Aumentar as capacidades de resistência cardiorrespiratória exige o treinamento específico de resistência aeróbia para atingir resultados ideais; porém, o treinamento de força pode aumentar o desempenho em resistência cardiovascular e a eficiência da corrida por aumentar a força e a potência muscular.

Como já observado, o treinamento de força depende sobretudo do metabolismo anaeróbio para gerar ATP para as ações musculares. Portanto, não é surpresa a ausência de indícios de que o treinamento de força melhore a função aeróbia celular do músculo esquelético como avaliado pela atividade de enzimas oxidativas e pela densidade capilar. No entanto, ele induz aumentos na capilarização de modo que o suprimento capilar se mantém mesmo com o aumento no tamanho muscular.[44] Tanto a concentração de mioglobina[117] como a densidade mitocondrial[85] tendem a diminuir com o treinamento de força. Essas duas mudanças refletem os efeitos da hipertrofia e a falta de estresse oxidativo (e, portanto, de estímulo) que ocorre durante o treinamento de força.

Apesar da ausência de melhora na função aeróbia celular do músculo esquelético, é importante observar que os aumentos normais no tamanho muscular (i. e., hipertrofia) com o treinamento de força não reduzem a resistência muscular. Pelo contrário, os aumentos no tamanho e na força muscular causados pelo treinamento de força aumentam a resistência muscular local.[12,116] Ou seja, um músculo hipertrofiado, aliado aos aumentos correspondentes em força e volume de enzimas e substratos metabólicos (ainda que não necessariamente em densidade maior), pode realizar mais trabalho com o tempo.

### Mudanças na composição corporal

Foi desenvolvida uma variedade de modelos para quantificar a composição corporal. Para o personal trainer, o modelo que mais tem relação com as necessidades do cliente é o de dois componentes, que divide o corpo em massa de gordura e massa magra (MM). A MM é composta de tecidos como o muscular, o ósseo e o conjuntivo. Como observado anteriormente, o treinamento de força pode afetar todos esses componentes; por isso a consequência é que um programa de treinamento de força que induz a hipertrofia afetará diretamente a composição corporal. Isto é, aumentos na MM, independentemente das mudanças na massa de gordura, reduzirão a porcentagem de gordura corporal. Segundo diversos estudos, o treinamento de força aumenta a MM e reduz a porcentagem de gordura em homens[13] e mulheres[26,103] de todas as idades, incluindo idosos.[58]

O treinamento de força também pode afetar a quantidade de massa de gordura no corpo, como consequência do efeito direto do treinamento no consumo de energia. O treinamento de alto volume queima mais caloria do que o treinamento de baixo volume. Além disso, o treinamento de força eleva o consumo de energia durante o período de recuperação entre as sessões, facilitando ainda mais a queima de gordura.[110]

Outro benefício do treinamento de força é o possível aumento na taxa metabólica em repouso e no gasto energético diário total, influenciados pelos aumentos na MM, especialmente na massa muscular. Esse aumento ocorre porque o tecido muscular, ao contrário do tecido adiposo, tem uma alta taxa metabólica. Ou seja, como as demandas de energia em repouso normais do músculo são altas, clientes com mais massa muscular vão queimar mais calorias em repouso e durante o dia todo. No entanto, embora alguns estudos tenham demonstrado que o treinamento de força pode aumentar a taxa metabólica em repouso,[58,103] outros não verificaram essa condição.[13,26] Também não está claro se o treinamento de força aumenta significativamente o gasto energético diário total.[103] Mesmo assim, considerando-se o efeito evidente do exercício de força sobre a MM e seu possível efeito sobre a taxa metabólica em repouso, o treinamento de força deve ser um componente fundamental de qualquer programa abrangente de controle da gordura corporal.

## Fatores que influenciam as adaptações ao treinamento de força

Diversos fatores afetam as adaptações ao treinamento de força descritas nas últimas seções. Eles incluem **especificidade** (i. e., capacidade do corpo de fazer adaptações que aprimoram o desempenho especificamente em atividades que são semelhantes ao estressor do exercício), sexo, idade e genética. Esses fatores afetam a magnitude e a taxa de adaptações a longo prazo que ocorrem no corpo. As subseções a seguir exploram esses tópicos.

### Especificidade

Demonstrou-se que o treinamento com exercícios é altamente específico. Isto é, o corpo se adapta ao exercício de uma forma que possa desempenhá-lo de maneira ideal em relação a um tipo particular de estressor de exercício, mas não necessariamente a outros tipos de exercício. Por exemplo, a corrida de fundo tem pouco a nenhum efeito no desempenho de supino. Todavia, a especificidade também influencia as adaptações ao exercício de força. Em termos de exercícios de força, são fracas as correlações entre desempenho estático e dinâmico.[5] Diversos estudos examinaram o efeito de um tipo de treinamento de força em outros tipos de exercício de força. Em geral, os aumentos de força são maiores em modos de exercício como os usados durante o treinamento. Por exemplo, o treinamento de força com pesos resulta em melhoras de desempenho muito maiores nos testes com pesos do que o observado em testes isocinéticos.[125] Também se demonstrou que o treinamento com exercícios isométricos tem pouco a nenhum efeito no desempenho de exercícios com pesos livres que envolvem os mesmos grupos musculares. Portanto, ao que tudo indica, os efeitos do treinamento de força são específicos ao modo de ação muscular em que o exercício foi realizado.

As adaptações ao treinamento de força também são específicas no que diz respeito à velocidade em que as ações musculares foram realizadas no treinamento. Ou seja, os aumentos de força tendem a ser maiores quando os indivíduos são testados em situações que envolvam ações musculares em velocidades parecidas com as vivenciadas durante o treinamento.[8,125] Além disso, o treinamento pliométrico é mais efetivo do que o exercício de força intenso com velocidade relativamente lenta na melhora da produção de potência.[122] Por isso, para pessoas que praticam exercícios de força para melhorar o desempenho esportivo, o personal trainer deve adaptar o máximo possível o programa de treinamento, para que contemple tipos de ações musculares semelhantes aos praticados durante a competição esportiva. Do mesmo modo, embora todos os clientes se beneficiem de um programa de treinamento de força abrangente, um cliente idoso que deseja força e resistência para carregar sacolas pesadas de mercado por longas distâncias se beneficiaria com uma caminhada com pesos livres, ao passo que um cliente que deseja força para realizar projetos de reforma em casa, como martelar cercas ou consertar o assoalho, se beneficiaria com exercícios de empurrar e puxar.

## Sexo

Homens e mulheres respondem ao treinamento de força de maneiras muito semelhantes, mas exibem diferenças quantitativas substanciais em termos de força, massa muscular e níveis hormonais. No que concerne à força muscular, pode-se atribuir grande parte da diferença entre os sexos às diferenças no tamanho e na composição corporais. Em específico, os homens tendem a ser maiores do que as mulheres e as diferenças associadas em massa muscular contribuem para as diferenças de força. Do mesmo modo, as mulheres tendem a ter uma porcentagem mais alta de gordura corporal do que os homens; portanto, a maioria das mulheres tem menos músculo por quilograma de peso corporal. Essas diferenças em tamanho e composição corporais são causadas em grande parte pelas diferenças nos níveis hormonais entre homens e mulheres, em particular as diferenças nos níveis de testosterona e estrogênio. Por exemplo, atletas homens adultos têm cerca de 10 vezes a concentração de testosterona de atletas mulheres comparáveis.[16] É interessante que as diferenças de força relativas ao sexo são maiores na parte superior do que na parte inferior do corpo,[11] o que provavelmente reflete as diferenças sexuais na distribuição de massa muscular.[93] Ou seja, homens e mulheres tendem a exibir força muscular semelhante na parte inferior do corpo, ao passo que os homens normalmente têm uma força na parte superior do corpo muito maior do que as mulheres.

Ao olhar para as diferenças de força entre os sexos por quilograma de massa magra, as diferenças de força diminuem.[11,130] Quando avaliadas por unidade de área de seção transversa muscular, as diferenças sexuais são desprezíveis.[59] Além disso, as características da arquitetura muscular são semelhantes entre homens e mulheres.[1] Portanto, tudo indica que a capacidade de produção de força de determinada quantidade de músculo não seja afetada pelo sexo masculino ou feminino.

A capacidade de produção de força de determinada quantidade de músculo não é afetada pelo sexo do indivíduo.

## Idade

O processo de envelhecimento produz uma grande variedade de mudanças em todos os sistemas corporais. O sistema neuromuscular não é exceção. Há indícios de que, a partir dos 30 anos de idade, a massa muscular decaia progressivamente com o tempo.[61] Essa perda de massa muscular é conhecida como **sarcopenia**. Além da perda de massa muscular, algumas evidências sugerem que a qualidade muscular também diminui com a idade.[35] Isto é, para determinada quantidade de músculo, a quantidade de força que pode ser gerada por esse músculo diminui. Com o envelhecimento, o músculo esquelético sofre perda muscular mais grave nas unidades motoras de contração rápida de alto limiar.[81] Portanto, com o avanço da idade, os indivíduos não sofrem apenas uma redução na capacidade de produzir força, mas também uma redução na capacidade de produzir força rapidamente. Esses efeitos da idade sobre o músculo esquelético afetam o desempenho de tarefas físicas como as necessárias para atividades do cotidiano e podem ser a causa da maior incidência de quedas que ocorre com a idade.

Felizmente, esses efeitos prejudiciais do envelhecimento podem ser moderados ou até revertidos (a curto prazo) com um programa de treinamento de força de alta intensidade. Diversos estudos mostraram que o treinamento de força pode aumentar a massa e a força musculares na terceira idade.[18,31,34] Além disso, o treinamento pode resultar em melhoras significativas na função muscular específica e também no desempenho motor geral (p. ex., caminhar, subir escadas).[32] Os ganhos de força podem ser acentuados (chegando a até 200% da força de extensão do joelho) e os aumentos de tamanho muscular podem ocorrer tanto em fibras musculares do tipo I como nas do tipo II.[34] O treinamento de força na terceira idade também aumenta a densidade óssea.[98] O Capítulo 18 apresenta uma visão mais abrangente do treinamento de força em idosos.

Com a idade, os indivíduos não sofrem apenas redução na capacidade de produzir força; eles também sofrem redução na capacidade de produzir força rapidamente.

### Genética

Como um todo, as informações sobre as variáveis fisiológicas mencionadas nas seções anteriores demonstram que não são os seres humanos que escolhem as atividades em que alcançam sucesso, e, sim, as atividades que os escolhem. Pelo menos em parte, isso se deve ao que cada indivíduo traz consigo quando inicia um programa de treinamento de força. Vários fatores independem da capacidade da pessoa de mudar. Isto é, as pessoas são limitadas por seu potencial genético. A porcentagem relativa de fibras de tipos I e II limita a hipertrofia e as capacidades explosivas ou de resistência aeróbia. O sexo representa um papel na expressão hormonal, o que impõe outro limite à hipertrofia e, consequentemente, à força. A idade restringe a massa muscular disponível e a propagação de potenciais de ação, o que, em conjunto, limita não apenas a força, como também a velocidade do movimento. Um personal trainer não tem como elaborar um programa que leve um cliente além de suas capacidades genéticas. No entanto, o cliente não treinado comum pode evoluir muito dentro de seu potencial genético.

## Sobretreinamento

Embora as adaptações físicas sejam mais bem provocadas com aumentos no volume e na intensidade de treinamento, em certos momentos de um programa de treinamento, mais nem sempre é melhor. Níveis inadequados de volume ou intensidade podem causar um fenômeno conhecido como **sobretreinamento**. Como o termo sugere, é uma condição em que o indivíduo treina demais, o que resulta em "deterioração" e fadiga generalizada. A condição de sobretreinamento não aumenta os níveis de força e potência do cliente, mas causa uma redução no desempenho. Uma discussão detalhada dos muitos aspectos (p. ex., metabólico, neuromuscular, endócrino) do sobretreinamento com exercícios de força como um fenômeno ao mesmo tempo físico e psicológico vai além do escopo deste capítulo e o leitor deve consultar outras obras que abordam detalhadamente o tema.[36,115] Em virtude do perigo do sobretreinamento, a tolerância e a recuperação do estresse do exercício de força são fatores cruciais que devem ser monitorados atentamente em todo o programa de treinamento de força.

O sobretreinamento no exercício de força recebeu muito menos atenção do que o sobretreinamento de resistência aeróbia, havendo muito menos estudos apresentados sobre o assunto. Esses estudos deixam claro que o que descobrimos ser os indicadores de sobretreinamento no exercício de resistência aeróbia nem sempre é representativo do sobretreinamento no exercício de força. Ao que tudo indica, os dois principais tipos de sobretreinamento no exercício de força são o excesso de intensidade e o excesso de volume.[36] Todavia, ambos são difíceis de estudar. Está claro, porém, que o sobretreinamento de exercício de força pode provocar reduções no desempenho neuromuscular.[15,37,38,39,40] É interessante observar que, pelo menos em situações experimentais, induzir um estado de sobretreinamento exige uma intervenção de exercícios bastante severa, mas ele pode ser atingido com sessões repetidas de exercício de alta intensidade (~100% de 1 RM [Uma Repetição Máxima]) com volume relativamente baixo.[37,38,39] Muitas síndromes de sobretreinamento são uma função da taxa de progressão – isto é, tentar fazer demais muito antes das adaptações fisiológicas do corpo serem capazes de lidar com o estresse. Normalmente, isso resulta em dor extrema ou lesão.

Os indivíduos podem se encaixar em um ou em ambos os cenários de sobretreinamento: (1) sobretreinamento de um grupo muscular ou (2) sobretreinamento do corpo. Os dois cenários são comuns e muitas pessoas podem passar por ambos. O sobretreinamento é mais frequentemente resultado do aumento no volume do programa em um ritmo excessivamente rápido. Além disso, algumas pessoas podem seguir dias demais em intensidade alta sem variar a sobrecarga ou repousar. A elaboração de programas efetivos inclui aumentar e reduzir o volume total do treino e usar os conceitos de periodização para planejar mudanças no volume, na intensidade e na recuperação (ver Capítulo 23).[115] A dificuldade em tratar o sobretreinamento real e os sintomas que podem se desenvolver reside no fato de não existir nenhuma mensuração 100% precisa do início do sobretreinamento: em geral, depois que os sintomas se desenvolvem, o sobretreinamento é certo e os ganhos de força cessam. Depois que os sintomas se desenvolvem, a cura mais efetiva é o repouso.[36]

Alguns programas usam períodos curtos de trabalho excessivo, seguidos por repouso ou treinamento reduzido para atingir os benefícios de um "rebote" ou supercompensação na força e na potência físicas.[36] Esse processo de "superação" só é bem utilizado por atletas de elite em conjunto com treinadores experientes, e a maioria dos clientes veria mais benefícios com regimes de treinamento mais moderados.

**Sintomas do sobretreinamento causado por exercícios de força**

- Nivelamento seguido de redução nos ganhos de força
- Distúrbios do sono
- Redução na massa corporal magra (sem a realização de dieta)
- Redução do apetite
- Resfriado que não passa
- Sintomas de gripe persistentes
- Perda de interesse no programa de treinamento
- Variações de humor
- Dor muscular excessiva

## Destreinamento

O *destreinamento* se refere às adaptações fisiológicas e de desempenho que ocorrem quando um indivíduo abandona um programa de treinamento com exercícios. Essas mudanças são o exato oposto do que acontece durante os programas de treinamento e o indivíduo regride à sua condição anterior ao início do programa. Especificamente, o tecido muscular perde massa[57,113] e as mudanças na função neurológica (p. ex., recrutamento, codificação de frequência, coativação) que ocorrem com o treinamento se dissipam.[47] Dessa forma, o músculo fica mais fraco e menos potente. Segundo consta, a atrofia musculoesquelética ocorre mais rapidamente nas fibras musculares de contração rápida.[57]

Existem relativamente poucas pesquisas sobre o processo de destreinamento do treinamento de força em comparação com o processo de treinamento, de maneira que a velocidade do processo de destreinamento é mal compreendida. No entanto, o destreinamento breve (14 dias) parece ter pouco efeito sobre a força muscular e a potência explosiva em atletas experientes treinados em força[57] e em praticantes de treinamento de força recreativo,[72] o que sugere que os efeitos são relativamente lentos. O destreinamento extenso (32 semanas), por sua vez, resultou em reduções significativas na força muscular em mulheres anteriormente treinadas em força, mas os valores continuavam acima dos níveis pré-treinamento.[113] O destreinamento parece afetar diferentes aspectos do desempenho neuromuscular de maneiras distintas. Por exemplo, há indícios de que o desempenho de força isométrica se degrada mais rapidamente do que outras medidas de força.[72,123,124] Do mesmo modo, o desempenho em testes metabólicos anaeróbios (p. ex., teste de Wingate) é mais gravemente afetado pelo destreinamento do que o desempenho em testes de força e potência explosiva.[72] Os efeitos do destreinamento podem ter uma redução significativa com a incorporação de apenas uma ou duas sessões de treinamento por semana;[43] clientes com agendas inesperadamente ocupadas ou difíceis podem manter um certo nível de força treinando uma ou duas vezes por semana.

## Conclusão

O treinamento de força é um estímulo fisiológico muito potente. Ele tem efeitos substanciais em quase todos os sistemas do corpo, incluindo músculos, ossos, nervos, hormônios e tecido conjuntivo. Embora o treinamento de força não seja milagroso, seus efeitos são quase universalmente positivos, e os personal trainers devem incentivar todos os clientes a participar de um programa vigoroso de treinamento de força. Os benefícios incluem melhor aparência, melhor composição corporal, maior força e potência muscular, maior resistência muscular, e ossos e tecidos conjuntivos mais fortes. Essas mudanças podem melhorar a qualidade de vida e proporcionar benefícios significativos à saúde, incluindo a atenuação de efeitos prejudiciais da sarcopenia durante o envelhecimento e, possivelmente, a atenuação dos efeitos da osteoporose. Além disso, é provável que o maior desempenho muscular (força, resistência, potência) melhore o desempenho de atividades do cotidiano, de modo que tarefas como carregar compras e trocar pneus sejam realizadas com mais facilidade.

### Questões para estudo

1. O que é mais provável que ocorra durante a fadiga muscular?
   I. Aumento do recrutamento de unidades motoras.
   II. Aumento da codificação de frequência.
   III. Redução do pH muscular.
   IV. Aumento dos estoques de ATP.

   A. I e II apenas
   B. II e IV apenas
   C. I e IV apenas
   D. II e III apenas

2. Qual das seguintes alternativas apresenta o principal responsável pela ativação das unidades motoras de contração rápida?
   A. Aumento das demandas de velocidade.
   B. Aumento das demandas de força.
   C. Redução das demandas de velocidade.
   D. Redução das demandas de força.

3. Qual das seguintes alternativas inclui os fatores de treinamento mais influentes na promoção das maiores respostas hormonais?
   A. Volume mais alto, períodos de repouso mais curtos, exercícios de menor massa muscular.
   B. Volume mais alto, períodos de repouso mais longos, exercícios de maior massa muscular.

C. Volume mais alto, períodos de repouso mais curtos, exercícios de maior massa muscular.
D. Volume mais baixo, períodos de repouso mais curtos, exercícios de maior massa muscular.

4. O exercício de força promove o desempenho de resistência aeróbia por qual das seguintes alternativas?

A. Maior $\dot{V}O_2$.
B. Maior atividade enzimática oxidativa.
C. Maior densidade capilar.
D. Maior força e potência muscular.

## Questão de conhecimento aplicado

Complete o quadro a seguir descrevendo duas formas de adaptação dos sistemas do corpo à participação crônica em um programa de treinamento de força.

| Sistema | Duas adaptações |
|---|---|
| Nervoso | |
| Muscular | |
| Esquelético | |
| Metabólico | |
| Hormonal | |
| Cardiorrespiratório | |

# Referências bibliográficas


1. Abe, T., W.F. Brechue, S. Fujita, and J.B. Brown. 1998. Gender differences in FFM accumulation and architectural characteristics of muscle. Medicine and Science in Sports and Exercise 30 (7): 1066-1070.
2. Alen, M., A. Pakarinen, K. Hakkinen, and P.V. Komi. 1988. Responses of serum androgenic-anabolic and catabolic hormones to prolonged strength training. International Journal of Sports Medicine 9: 229-233.
3. American College of Sports Medicine. 1995. Position stand: Osteoporosis and exercise. Medicine and Science in Sports and Exercise 27: i-vii.
4. Antonio, J., and W.J. Gonyea. 1993. Skeletal muscle hyperplasia. Medicine and Science in Sports and Exercise 25 (12): 1333-1345.
5. Baker, D., G. Wilson, and B. Carlyon. 1994. Generality versus specificity: A comparison of dynamic and isometric measures of strength and speed-power. European Journal of Applied Physiology 68 (4): 350-355.
6. Barry, D.W., and W.M. Kohrt. 2008. Exercise and the preservation of bone health. Journal of Cardiopulmonary Rehabilitation 28: 153-162.
7. Basmajian, J.V., and C.J. DeLuca. 1985. Muscles Alive: Their Functions Revealed by Electromyography, 5th ed. Baltimore: Williams & Wilkins. p. 164.
8. Behm, D.G., and D.G. Sale. 1993. Intended rather than actual movement velocity determines velocity-specific training response. Journal of Applied Physiology 74 (1): 359-368.
9. Bellemare, F., J.J. Woods, R. Johansson, and B. Bigland-Ritchie. 1983. Motor unit discharge rates in maximal voluntary contractions of three human muscles. Journal of Neurophysiology 50: 1380-1392.
10. Bemben, D.A., N.L. Fetters, M.G. Bemben, N. Nabavi, and E.T. Koh. 2000. Musculoskeletal responses to high- and low-intensity resistance training in early postmenopausal women. Medicine and Science in Sports and Exercise 32 (11): 1949-1957.
11. Bishop, P., K. Cureton, and M. Collins. 1987. Sex difference in muscular strength in equally-trained men and women. Ergonomics 30 (4): 675-687.
12. Braith, R.W., J.E. Graves, S.H. Leggett, and M.L. Pollock. 1993. Effect of training on the relationship between maximal and submaximal strength. Medicine and Science in Sports and Exercise 25 (1): 132-138.
13. Broeder, C.E., K.A. Burrhus, L.S. Svanevik, and J.H. Wilmore. 1992. The effects of either high-intensity resistance or endurance training on resting metabolic rate. American Journal of Clinical Nutrition 55 (4): 802-810.
14. Buresh, R., K. Berg, and J. French. 2009. The effect of resistive exercise rest interval on hormonal response, strength, and hypertrophy with training. Journal of Strength and Conditioning Research 23: 62-71.
15. Callister, R., R.J. Callister, S.J. Fleck, and G.A. Dudley. 1990. Physiological and performance responses to overtraining in elite judo athletes. Medicine and Science in Sports and Exercise 22 (6): 816-824.
16. Cardinale, M., and M.H. Stone. 2006. Is testosterone influencing explosive performance? Journal of Strength and Conditioning Research 20: 103-107.
17. Carolan, B., and E. Cafarelli. 1992. Adaptations in coactivation after isometric resistance training. Journal of Applied Physiology 73 (3): 911-917.
18. Charette, S.L., L. McEvoy, G. Pyka, C. Snow-Harter, D. Guido, R.A. Wiswell, and R. Marcus. 1991. Muscle hypertrophy response to resistance training in older women. Journal of Applied Physiology 70: 1912-1916.
19. Chesley, A., J.D. MacDougall, M.A. Tarnopolsky, S.A. Atkinson, and K. Smith. 1992. Changes in human muscle protein synthesis after resistance exercise. Journal of Applied Physiology 73 (4): 1383-1388.
20. Colliander, E.B., and P.A. Tesch. 1990. Effects of eccentric and concentric muscle actions in resistance training. Acta Physiologica Scandinavica 140: 31-39.
21. Collins, M.A., K.J. Cureton, D.W. Hill, and C.A. Ray. 1991. Relationship between heart rate to oxygen uptake during weight lifting exercise. Medicine and Science in Sports and Exercise 23 (5): 636-640.
22. Costill, D.L., E.F. Coyle, W.F. Fink, G.R. Lesmes, and F.A. Witzman. 1979. Adaptations in skeletal muscle following strength training. Journal of Applied Physiology 46: 96-99.
23. Couppe, C., M. Kongsgaard, P. Aagaard, P. Hansen, J. Bojsen-Moller, M. Kjaer, and S.P. Magnusson. Habitual loading results in tendon hypertrophy and increased stiffness of the human patellar tendon. Journal of Applied Physiology, 105: 805-810, 2008.
24. Crewther, B., J. Cronin, and J. Keough. 2006. Possible stimuli for strength and power adaptation. Acute metabolic responses. Sports Medicine 36: 215-238.
25. Crewther, B., J. Keough, J. Cronin, and C. Cook. 2006. Possible stimuli for strength and power adaptation. Acute hormonal responses. Sports Medicine 36: 65-78.
26. Cullinen, K., and M. Caldwell. 1998. Weight training increases fat-free mass and strength in untrained young women. Journal of the American Dietetic Association 98 (4): 414-418.
27. DeLuca, C.J. 1997. The use of surface electromyography in biomechanics. Journal of Applied Biomechanics 13: 135-163.
28. Deschenes, M. 1989. Short review: Rate coding and motor unit recruitment patterns. Journal of Applied Sport Science Research 3 (2): 33-39.
29. Dons, B., K. Bollerup, F. Bonde-Peterson, and S. Hanacke. 1979. The effect of weight-lifting exercise related to muscle fiber composition and muscle cross-sectional area in humans. European Journal of Applied Physiology 40: 95-106.
30. Enoka, R.M. 1994. Neuromechanical Basis of Kinesiology, 2nd ed. Champaign, IL: Human Kinetics. p. 194.
31. Fiatarone, M.A., E.C. Marks, N.D. Ryan, C.N. Meredith, L.A. Lipsitz, and W.J. Evans. 1990. High-intensity strength training in nonagenarians. Effects on skeletal muscle. Journal of the American Medical Association 263: 3029-3034.
32. Fiatarone, M.A., E.R. O'Neill, N.D. Ryan, K.M. Clements, G.R. Solares, M.E. Nelson, S.B. Roberts, J.J. Kehayias, L.A. Lipsitz, and W.J. Evans. 1994. Exercise training and nutritional supplementation for physical frailty in very elderly people. New England Journal of Medicine 330 (25): 1769-1775.
33. Folland, J.P., and A.G. Williams. 2007. The adaptations to strength training. Morphological and neurological contributions to increased strength. Sports Medicine 37: 145-168.
34. Frontera, W.R., C.N. Meredith, K.P. O'Reilly, H.G. Knuttgen, and W.J. Evans. 1988. Strength conditioning in older men: Skeletal muscle hypertrophy and improved function. Journal of Applied Physiology 64: 1038-1044.
35. Frontera, W.R., D. Suh, L.S. Krivickas, V.A. Hughes, R. Goldstein, and R. Roubenoff. 2000. Skeletal muscle fiber quality in older men and women. American Journal of Physiology 279: C611-C616.
36. Fry, A.C., and W.J. Kraemer. 1997. Resistance exercise overtraining and overreaching. Sports Medicine 23 (2): 106-129.
37. Fry, A.C., J.M. Webber, L.W. Weiss, M.D. Fry, and Y. Li. 2000. Impaired performances with excessive high-intensity free-weight training. Journal of Strength and Conditioning Research 14 (1): 54-61.
38. Fry, A.C., W.J. Kraemer, F. Van Borselen, J.M. Lynch, J.L. Marsit, E.P. Roy, N.T. Triplett, and H.G. Knuttgen. 1994. Performance decrements with high -intensity resistance exercise overtraining. Medicine and Science in Sports and Exercise 26 (9): 1165-1173.

39. Fry, A.C., W.J. Kraemer, F. Van Borselen, J.M. Lynch, N.T. Triplett, L.P. Koziris, and S.J. Fleck. 1994. Catecholamine responses to short-term, high-intensity resistance exercise overtraining. Journal of Applied Physiology 77 (2): 941-946.
40. Fry, A.C., W.J. Kraemer, J.M. Lynch, N.T. Triplett, and L.P. Koziris. 1994. Does short-term near maximal intensity machine resistance training induce overtraining? Journal of Strength and Conditioning Research 8 (3): 188-191.
41. Garfinkel, S., and E. Cafarelli. 1992. Relative changes in maximal force, EMG, and muscle cross-sectional area after isometric training. Medicine and Science in Sports and Exercise 24: 1220-1227.
42. Goldspink, G. 1992. Cellular and molecular aspects of adaptation in skeletal muscle. In: Strength and Power in Sport: The Encyclopedia of Sports Medicine, P.V. Komi, ed. Oxford, England: Blackwell Scientific. pp. 211-229.
43. Graves, J.E., M.L. Pollock, S.H. Leggett, R.W. Braith, D.M. Carpenter, and L.E. Bishop. 1988. Effect of reduced training frequency on muscular strength. International Journal of Sports Medicine 9 (5): 316-319.
44. Green, H., C. Goreham, J. Ouyang, M. Bull-Burnett, and D. Ranney. 1999. Regulation of fiber size, oxidative potential, and capillarization in human muscle by resistance exercise. American Journal of Physiology 276 (2 Pt 2): R591-R596.
45. Guezennec, Y., L. Leger, F. Lhoste, M. Aymonod, and P.C. Pesquies. 1986. Hormone and metabolite response to weight-lifting training sessions. International Journal of Sports Medicine 7: 100-105.
46. Haff, G.G., M.H. Stone, B.J. Warren, R. Keith, R.L. Johnson, D.C. Nieman, F. Williams, and K.B. Kirksey. 1999. The effect of carbohydrate supplementation on multiple sessions and bouts of resistance exercise. Journal of Strength and Conditioning Research 13 (3): 111-117.
47. H.kkinen, K., A. Pakarinen, W.J. Kraemer, A. H.kkinen, H. Valkeinen, and M. Alen. 2001. Selective muscle hypertrophy, changes in EMG and force, and serum hormones during strength training in older women. Journal of Applied Physiology 91 (2): 569-580.
48. H.kkinen, K., A. Pakarinen, W.J. Kraemer, R.U. Newton, and M. Alen. 2000. Basal concentrations and acute responses of serum hormones and strength development during heavy resistance training in middle-aged and elderly men and women. Journal of Gerontology 55 (2): B95-B105.
49. H.kkinen, K., A. Parkarinen, M. Alen, H. Kauhanen, and P.V. Komi. 1988. Neuromuscular and hormonal adaptations in athletes to strength training in two years. Journal of Applied Physiology 65: 2406-2412.
50. H.kkinen, K., and P.V. Komi. 1983. Electromyographic changes during strength training and detraining. Medicine and Science in Sports and Exercise 15: 455-460.
51. Hansen, M., B.F. Miller, L. Holm, S. Doessing, S.G. Petersen, D. Skovgaard, J. Frystyk, A. Flyvbjerg, S. Koskinen, J. Pingel, M. Kjaer, and H. Langberg. Effect of oral contraceptives in vivo on collagen synthesis in tendon and muscle connective tissue in young women. Journal of Applied Physiology, 106: 1435-1443, 2009.
52. Harris, R.T., and G.A. Dudley. 2000. Neuromuscular anatomy and adaptations to conditioning. In: Essentials of Strength Training and Conditioning, T.R. Baechle and R.W. Earle, eds. Champaign, IL: Human Kinetics. pp. 15-23.
53. Hather, B.M., P.A. Tesch, P. Buchannon, and G.A. Dudley. 1991. Influence of eccentric actions on skeletal muscle adaptation to resistance training. Acta Physiologica Scandinavica 143: 177-185.
54. Hellebrandt, F.A., A.M. Parrish, and J.J. Houtz. 1947. Cross education: The influence of unilateral exercise on the contralateral limb. Archives of Physical Medicine 28: 76-85.
55. Hickson, R.C., B.A. Dvorak, E.M. Gorostiaga, T.T. Kurowski, and C. Foster. 1988. Potential for strength and endurance training to amplify endurance performance. Journal of Applied Physiology 65: 2285-2290.
56. Hoff, J., J. Helgerud, and U. Wisloff. 1999. Maximal strength training improves work economy in trained female crosscountry skiers. Medicine and Science in Sports and Exercise 31 (6): 870-877.
57. Hortobagyi, T., J.A. Houmard, J.R. Stevenson, D.D. Fraser, R.A. Johns, and R.G. Israel. 1993. The effects of detraining in power athletes. Medicine and Science in Sports and Exercise 28 (8): 929-935.
58. Hunter, G.R., C.J. Wetzstein, D.A. Fields, A. Brown, and M.M. Bamman. 2000. Resistance training increases total energy expenditure and free-living physical activity in older adults. Journal of Applied Physiology 89 (3): 977-984.
59. Ikai, M., and A.H. Steinhaus. 1961. Some factors modifying the expression of human strength. Journal of Applied Physiology 16: 157-163.
60. Ikai, M., and T. Fukunaga. 1968. Calculation of muscle strength per unit cross-sectional area of human muscle by means of ultrasonic measurement. Internationale Zeitschrift fur angewandte Physiologie, einschliesslich Arbeitsphysiologie 26 (1): 26-32.
61. Imamura, K., H. Ashida, T. Ishikawawa, and M. Fujii. 1983. Human major psoas muscle and sacrospinalis muscle in relation to age: A study by computed tomography. Journal of Gerontology 38 (6): 678-681.
62. Inoue, K., S. Yamasaki, T. Fushiki, T. Kano, T. Moritani, K. Itoh, and E. Sugimoto. 1993. Rapid increase in the number of androgen receptors following electrical stimulation. European Journal of Applied Physiology 66 (2): 134-140.
63. Judelson, D.A., C.M. Maresh, L.M. Yamamoto, M.J. Farrell, L.E. Armstrong, W.J. Kraemer, J.S. Volek, B.A. Spiering, D.J. Casa, and J.M. Anderson. 2008. Effect of hydration state on resistance exercise-induced endocrine markers of anabolism, catabolism, and metabolism. Journal of Applied Physiology 105: 816-824.
64. Kitai, T.A., and D.G. Sale. 1989. Specificity of joint angle in isometric testing. European Journal of Applied Physiology 58: 744-748.
65. Kohrt, W.M., S.A. Bloomfield, K.D. Little, M.E. Nelson, and V.R. Yingling. 2004. American College of Sports Medicine position stand. Physical activity and bone health. Medicine and Science in Sports and Exercise 36: 1985-1996.
66. Komi, P.V., J.T. Viitasalo, R. Rauramaa, and V. Vihko. 1978. Effect of isometric strength training on mechanical, electrical, and metabolic aspects of muscle function. European Journal of Applied Physiology 40: 45-55.
67. Kongsgaard, M., P. Aagaard, M. Kjaer, and S.P. Magnusson. Structural Achilles tendon properties in athletes subjected to different exercise modes and in Achilles tendon rupture patients. Journal of Applied Physiology, 99: 1965-1971, 2005.
68. Kongsgaard, M., S. Reitelseder, T.G. Pedersen, L. Holm, P. Aagaard, M. Kjaer, and S.P. Magnusson. Region specific patellar tendon hypertrophy in humans flowing resistance training. Acta Physiologica, 191: 111-121, 2007.
69. Kraemer, W.J. 1992. Endocrine responses and adaptations to strength training. In: Strength and Power in Sport: The Encyclopedia of Sports Medicine, P.V. Komi, ed. Oxford, England: Blackwell Scientific. pp. 291-304.
70. Kraemer, W.J., and N.A. Ratamess. 2005. Hormonal responses and adaptations to resistance exercise and training. Sports Medicine 35: 339-361.
71. Kraemer, W.J., B.J. Noble, B. Culver, and R.V. Lewis. 1985. Changes in plasma proenkephalin peptide F and catecholamine levels during graded exercise in men. Proceedings of the National Academy of Sciences 82: 6349-6351.
72. Kraemer, W.J., J.F. Patton, S.E. Gordon, E.A. Harman, M.R. Deschenes, K. Reynolds, R.U. Newton, N.T. Triplett, and J.E. Dziados. 1995. Compatibility of high intensity strength and endurance training on hormonal and skeletal muscle adaptations. Journal of Applied Physiology 78 (3): 976-989.
73. Kraemer, W.J., K. H.kkinen, R.U. Newton, M. McCormick, B.C. Nindl, J.S. Volek, L.A. Gotshalk, S.J. Fleck, W.W. Campbell, S.E. Gordon, P.A. Farrell, and W.J. Evans. 1998. Acute hormonal responses to heavy resistance exercise in younger and older men. European Journal of Applied Physiology 77 (3): 206-211.
74. Kraemer, W.J., L.P. Koziris, N.A. Ratamess, K. H.kkinen, N.T. Triplett-McBride, A.C. Fry, S.E. Gordon, J.S. Volek, D.N. French, M.R. Rubin, A.L. Gomez, M.T. Sharman, J.M. Lynch, M. Izquierdo, R.U. Newton, and S.J. Fleck. 2002. Detraining produces minimal changes in physical performance and hormonal variables in recreationally strength-trained men. Journal of Strength and Conditioning Research 16 (3): 373-382.
75. Kraemer, W.J., R.S. Staron, F.C. Hagerman, R.S. Hikida, A.C. Fry, S.E. Gordon, B.C. Nindl, L.A. Gotshalk, J.S. Volek, J.O. Marx, R.U. Newton, and K. H.kkinen. 1998. The effects of short-term resistance training on endocrine function in men and women. European Journal of Applied Physiology 78 (1): 69-76.
76. Kraemer, W.J., S.J. Fleck, and W.J. Evans. 1996. Strength and power: Physiological mechanisms of adaptation. Exercise and Sport Science Reviews 24: 363-397.
77. Kubo, K., T. Ikebukuro, H. Yata, and N. Tsunoda. Time course of changes in muscle and tendon properties during strength training and detraining. Journal of Strength and Conditioning Research, 24: 322-331, 2010.
78. LaCerte, M., B.J. deLateur, A.P. Alquist, and K.A. Questad. 1992. Concentric versus combined concentric-eccentric isokinetic training programs: Effect on peak torque of human quadriceps femoris muscle. Archives of Physical Medicine and Rehabilitation 73: 1059-1062.
79. Lambert, C.P., and M.G. Flynn. 2002. Fatigue during highintensity intermittent exercise. Applications to bodybuilding. Sports Medicine 32 (8): 511-522.
80. Langberg, H., L. Rosendal, and M. Kjaer. Training-induced changes in peritendinous type I collagen turnover determined by microdialysis in humans. Journal of Physiology, 534.1: 297-302, 2001.
81. Larsson, L. 1978. Morphological and functional characteristics of the ageing skeletal muscle in man. Acta Physiologica Scandinavica (Suppl) 457: 1-36.
82. Leveritt, M., and P.J. Abernethy. 1999. Effect of carbohydrate restriction on strength performance. Journal of Strength and Conditioning Research 13: 52-57.

83. MacDougall, J.D., G.R. Ward, D.G. Sale, and J.R. Sutton. 1977. Biochemical adaptation of human skeletal muscle to heavy resistance training and immobilization. Journal of Applied Physiology 43: 700-703.
84. MacDougall, J.D., M.J. Gibala, M.A. Tarnopolsky, J.R. Mac- Donald, S.A. Interisano, and K.E. Yarasheski. 1995. The time course for elevated muscle protein synthesis following heavy resistance exercise. Canadian Journal of Applied Physiology 20 (4): 480-486.
85. MacDougall, J.D., S. Ray, D.G. Sale, N. McCartney, P. Lee, and S. Garner. 1999. Muscle substrate utilization and lactate production during weightlifting. Canadian Journal of Applied Physiology 24: 209-215.
86. MacLaren, D.P., H. Gibson, M. Parry-Billings, and R.H.T. Edwards. 1989. A review of metabolic and physiological factors in fatigue. Exercise and Sport Sciences Reviews 17: 29-66.
87. Maddalozzo, G.F., and C.M. Snow. 2000. High intensity resistance training: Effects on bone in older men and women. Calcified Tissue International 66: 399-404.
88. Marcinik, E.J., J. Potts, G. Schlabach, S. Will, P. Dawson, and B.F. Hurley. 1991. Effects of strength training on lactate threshold and endurance performance. Medicine and Science in Sports and Exercise 23: 739-743.
89. Martyn-St James, M., and S. Carroll. 2006. Progressive high-intensity resistance training and bone mineral density changes among premenopausal women. Evidence of discordant site-specific skeletal effects. Sports Medicine 36: 683-704.
90. Masuda, K., T. Masuda, T. Sadoyama, M. Inaki, and S. Katsuta. 1999. Changes in surface EMG parameters during static and dynamic fatiguing contractions. Journal of Electromyography and Kinesiology 9 (1): 39-46.
91. McBride, J.M., T. Triplett-McBride, A.J. Davie, P.J. Abernethy, and R.U. Newton. 2003. Characteristics of titin in strength and power athletes. European Journal of Applied Physiology 88: 553-557.
92. Merton, P.A. 1954. Voluntary strength and fatigue. Journal of Physiology (London) 123: 553-564.
93. Miller, A.E.J., J.D. MacDougall, M.A. Tarnopolsky, and D.G. Sale. 1993. Gender differences in strength and muscle fiber characteristics. European Journal of Applied Physiology 66: 254-262.
94. Miller, B.F., J.L. Olesen, M. Hansen, S. Dossing, R.M. Crameri, R.J. Welling, H. Lanberg, A. Flyvbjerg, M. Kjaer, J.A. Babraj, K. Smith, and M.J. Rennie. Coordinated collagen and muscle protein synthesis in human patella tendon and quadriceps muscle after exercise. Journal of Physiology, 567.3: 1021-1033, 2005.
95. Milner-Brown, H.S., R.B. Stein, and R.G. Lee. 1975. Synchronization of human motor units: Possible roles of exercise and supraspinal reflexes. Electroencephalography and Clinical Neurophysiology 38: 245-254.
96. Moritani, T., and H.A. deVries. 1979. Neural factors vs. hypertrophy in the time course of muscle strength gain. American Journal of Physical Medicine 58: 115-130.
97. Moritani, T., and Y. Yoshitake. 1998. 1998 ISEK Congress Keynote Lecture. The use of surface electromyography in applied physiology. Journal of Electromyography and Kinesiology 8: 363-381.
98. Nelson, M.E., M.A. Fiatarone, C.M. Morganti, I. Trice, R.A. Greenberg, and W.J. Evans. 1994. Effects of high-intensity strength training on multiple risk factors for osteoporotic fractures. Journal of the American Medical Association 272: 1909-1914.
99. Osternig, L.R., J. Hamill, J.E. Lander, and R. Robertson. 1986. Co-activation of sprinter and distance runner muscles in isokinetic exercise. Medicine and Science in Sports and Exercise 18: 431-435.
100. Paavolainen, L., K. H.kkinen, I. Hamalainen, A. Nummela, and H. Rusko. 1999. Explosive-strength training improves 5-km running time by improving running economy and muscle power. Journal of Applied Physiology 86: 1527-1533.
101. Parcell, A.C., M.T. Wolstenhulme, and R.D. Sawyer. 2009. Structural protein alterations to resistance and endurance cycling exercise training. Journal of Strength and Conditioning Research 23: 359-365.
102. Patten, C., G. Kamen, and D.M. Rowland. 2001. Adaptations in maximal motor unit discharge rate to strength training in young and older adults. Muscle and Nerve 24 (4): 542- 550.
103. Poehlman, E.T., W.F. Denino, T. Beckett, K.A. Kinaman, I.J. Dionne, R. Dvorak, and P.A. Ades. 2002. Effects of endurance and resistance training on total daily energy expenditure in young women: A controlled randomized trial. Journal of Clinical Endocrinology and Metabolism 87 (3): 1004-1009.
104. Pruitt, L.A., D.R. Taaffe, and R. Marcus. 1995. Effects of a one-year high-intensity versus low-intensity resistance training program on bone mineral density in older women. Journal of Bone Mineral Research 10: 1788-1795.
105. Psek, J.A., and E. Cafarelli. 1993. Behavior of coactive muscles during fatigue. Journal of Applied Physiology 74: 170-175.
106. Robergs, R.A., D.R. Pearson, D.L. Costill, W.J. Fink, D.D. Pascoe, M.A. Benedict, C.P. Lambert, and J.J. Zachweija. 1991. Muscle glycogenolysis during different intensities of weight-resistance exercise. Journal of Applied Physiology 70 (4): 1700-1706.
107. Rutherford, O.M., D.A. Jones, and D.J. Newham. 1986. Clinical and experimental application of percutaneous twitch superimposition technique for the study of human muscle activation. Journal of Neurology, Neurosurgery, and Psychiatry 49: 1288-1291.
108. Sale, D.G. 1992. Neural adaptation to strength training. In: Strength and Power in Sport: The Encyclopedia of Sports Medicine, P.V. Komi, ed. Oxford, England: Blackwell Scientific. pp. 249-265.
109. Sale, D.G., J.D. MacDougall, A.R.M. Upton, and A.J. McComas. 1983. Effects of strength training upon motoneuron excitability in man. Medicine and Science in Sports and Exercise 15: 57-62.
110. Schuenke, M.D., R.P. Mikat, and J.M. McBride. 2002. Effect of an acute period of resistance exercise on excess postexercise oxygen consumption: Implications for body mass management. European Journal of Applied Physiology 86: 411-417.
111. Schwab, R., G.O. Johnson, T.J. Housh, J.E. Kinder, and J.P. Weir. 1993. Acute effects of different intensities of weightlifting on serum testosterone. Medicine and Science in Sports and Exercise 25: 1381-1385.
112. Staron, R.S., D.L. Karapondo, W.J. Kraemer, A.C. Fry, S.E. Gordon, J.E. Falkel, F.C. Hagerman, and R.S. Hikida. 1994. Skeletal muscle adaptations during early phase of heavyresistance training in men and women. Journal of Applied Physiology 76: 1247-1255.
113. Staron, R.S., E.S. Malicky, M.J. Leonardi, J.E. Falkel, F.C. Hagerman, and G.A. Dudley. 1990. Muscle hypertrophy and fast fiber type conversions in heavy resistance-trained women. European Journal of Applied Physiology 60: 71-79.
114. Staron, R.S., M.J. Leonardi, D.L. Karapondo, E.S. Malicky, J.E. Falkel, F.G. Hagerman, and R.S. Hikida. 1991. Strength and skeletal muscle adaptations in heavy-resistance trained women after detraining and retraining. Journal of Applied Physiology 70 (2): 631-640.
115. Stone, M.H., R.E. Keith, J.T. Kearny, S.J. Fleck, G.D. Wilson, and N.T. Triplett. 1991. Overtraining: A review of the signs, symptoms, and possible causes. Journal of Applied Sport Science Research 5 (1): 35-50.
116. Stone, W.J., and S.P. Coulter. 1994. Strength/endurance effects from three resistance training protocols with women. Journal of Strength and Conditioning Research 8 (4): 231-234.
117. Tesch, P.A. 1992. Short- and long-term histochemical and biochemical adaptations in muscle. In: Strength and Power in Sport: The Encyclopedia of Sports Medicine, P. Komi, ed. Oxford, England: Blackwell Scientific. pp. 239-248.
118. Tesch, P.A., A. Thorsson, and E.B. Colliander. 1990. Effects of eccentric and concentric resistance training on skeletal muscle substrates, enzyme activities and capillary supply. Acta Physiologica Scandinavica 140: 575-580.
119. Thepaut-Mathieu, C., J. Van Hoecke, and B. Maton. 1988. Myoelectrical and mechanical changes linked to length specificity during isometric training. Journal of Applied Physiology 64: 1500-1505.
120. Tipton, K.D., and R.R. Wolfe. 2001. Exercise protein metabolism and muscle growth. International Journal of Sport Nutrition and Exercise Metabolism 11 (1): 109-132.
121. Vincent, K.R., and R.W. Braith. 2002. Resistance exercise and bone turnover in elderly men and women. Medicine and Science in Sports and Exercise 34: 17-23.
122. Vissing, K., M. Brink, S. Lonbro, H. Sorensen, K. Overgaard, K. Danborg, J. Mortensen, O. Elstrom, N. Rosenhoj, S. Ringgaard, J.L. Andersen, and P. Aagaard. 2008. Muscle adaptations to plyometric vs. resistance training in untrained young men. Journal of Strength and Conditioning Research 22: 1799-1809.
123. Weir, J.P., D.A. Keefe, J.F. Eaton, R.T. Augustine, and D.M. Tobin. 1998. Effect of fatigue on hamstring coactivation during isokinetic knee extensions. European Journal of Applied Physiology 78: 555-559.
124. Weir, J.P., D.J. Housh, T.J. Housh, and L.L. Weir. 1995. The effect of unilateral eccentric weight training detraining on joint angle specificity, cross-training, and the bilateral deficit. Journal of Orthopaedic and Sports Physical Therapy 22 (5): 207-215.
125. Weir, J.P., D.J. Housh, T.J. Housh, and L.L. Weir. 1997. The effect of unilateral concentric weight training and detraining on joint angle specificity, cross-training, and the bilateral deficit. Journal of Orthopaedic and Sports Physical Therapy 25: 264-270.
126. Weir, J.P., T.J. Housh, and L.L. Weir. 1994. Electromyographic evaluation of joint angle specificity and cross-training after isometric training. Journal of Applied Physiology 77: 197-201.

127. Weir, J.P., T.J. Housh, L.L. Weir, and G.O. Johnson. 1995. Effects of unilateral isometric strength training on joint angle specificity and cross-training. European Journal of Applied Physiology 70: 337-343.
128. Weir, J.P., T.J. Housh, S.A. Evans, and G.O. Johnson. 1993. The effect of dynamic constant external resistance training on the isokinetic torque-velocity curve. International Journal of Sports Medicine 14 (3): 124-128.
129. Westh, E., M. Kongsgaard, J. Bojsen-Moller, P. Aagaard, M. Hansen, M. Kjaer, and S.P. Magnusson. Effect of habitual exercise on the structural and mechanical properties of human tendon, in vivo, in men and women. Scandinavian Journal of Medicine and Science in Sports, 18: 23-30, 2008.
130. Winter, E.M., and R.J. Maughan. 1991. Strength and crosssectional area of the quadriceps in men and women. Journal of Physiology (London) 438: 175.
131. Woolstenhulme, M.T., R.K. Conlee, M.J. Drummond, A.W. Stites, and A.C. Parcell. 2006. Temporal response of desmin and dystrophin proteins to progressive resistance exercise in human skeletal muscle. Journal of Applied Physiology 100: 1876-1882.

# 6

# Respostas e adaptações fisiológicas ao treinamento de resistência aeróbia

John P. McCarthy, PhD, e Jane L.P. Roy, PhD

**Ao término deste capítulo, você será capaz de:**

- Identificar respostas fisiológicas agudas ao exercício aeróbio.
- Identificar adaptações fisiológicas crônicas ao exercício de resistência aeróbia.
- Entender os fatores que influenciam adaptações ao treinamento de resistência aeróbia.
- Entender e identificar os fatores fisiológicos associados ao sobretreinamento.
- Identificar as consequências fisiológicas do destreinamento.

O principal objetivo deste capítulo é discutir os efeitos do exercício aeróbio nos sistemas fisiológicos do corpo e explicar as adaptações que ocorrem. As adaptações agudas acontecem imediatamente, durante uma única sessão de exercício, ao passo que as adaptações crônicas de treinamento ocorrem em decorrência de diversas sessões de exercício repetidas. Os efeitos do exercício aeróbio são regulados pela intensidade, pela duração e pela frequência da atividade. O que predomina entre eles é a intensidade (p. ex., %FCmáx [% de frequência cardíaca máxima]). Em outras palavras, o corpo se adapta a um estressor de exercício agudo em proporção a esse estressor. Em termos gerais, portanto, se uma pessoa se exercita em uma frequência cardíaca maior durante o exercício aeróbio, as adaptações de treinamento serão maiores do que se ela se exercitar em uma frequência cardíaca mais baixa. Naturalmente, isso parte do princípio de que a frequência e a duração sejam constantes ao longo das sessões de treinamento. É a interação desses componentes que resulta nas adaptações fisiológicas aeróbias. Com o treinamento de resistência, o corpo responde por meio de alterações em muitos processos e sistemas fisiológicos. As seções a seguir explicam em detalhes como ocorrem essas mudanças. A adaptação geral ao exercício aeróbio recorrente representa um corpo mais eficiente, o que resulta em menos esforço de todos os órgãos na mesma taxa de trabalho de exercício.

## Respostas agudas ao exercício de resistência aeróbia

Esta seção descreve os efeitos agudos do exercício aeróbio sobre os sistemas cardiovascular, respiratório e endócrino, bem como os efeitos sobre o metabolismo. As respostas agudas ao exercício aeróbio são resumidas na Tabela 6.1 e as respostas da maioria das variáveis fisiológicas têm uma forte relação com a intensidade do exercício.

### Respostas cardiovasculares

O sistema cardiovascular consiste em dois componentes, o coração e a vasculatura (i. e., sangue e vasos sanguíneos). Para informações específicas a respeito da estrutura e da função do sistema cardiovascular, consultar o Capítulo 2. Durante o exercício aeróbio, ocorre maior estímulo do coração para fornecer sangue ao músculo esquelético ativo. Embora não seja a única razão do aumento no fluxo sanguíneo, uma explicação simples é um aumento no estímulo do coração pelo sistema nervoso simpático e uma redução simultânea no estímulo do sistema nervoso parassimpático. Em razão do efeito do sistema nervoso, a FC e o volume sistólico (VS, quantidade de sangue ejetado por batimento do ventrículo esquerdo) aumentam durante o exercício. O aumento em FC e VS aumenta, por fim, o débito cardíaco (DC). A fórmula a seguir ajuda a identificar a relação entre FC e VS na determinação do DC:

TABELA 6.1 Resumo das respostas agudas ao treinamento de resistência aeróbia

| Variável | Resposta |
|---|---|
| **Cardiovascular** | |
| Frequência cardíaca | Aumento |
| Volume sistólico | Aumento |
| Débito cardíaco | Aumento |
| Resistência periférica total | Redução |
| Fluxo sanguíneo para a vasculatura coronariana | Aumento |
| Fluxo sanguíneo musculoesquelético | Aumento |
| Fluxo sanguíneo esplâncnico | Redução |
| Pressão arterial média | Aumento |
| Pressão arterial sistólica | Aumento |
| Pressão arterial diastólica | Sem alteração ou leve redução |
| Duplo produto | Aumento |
| Volume plasmático | Redução |
| Hematócrito | Aumento |
| **Respiratória** | |
| Ventilação pulmonar por minuto | Aumento |
| Frequência respiratória | Aumento |
| Volume corrente | Aumento |
| RTR ou QR | Aumento |
| **Metabólica** | |
| Consumo de oxigênio | Aumento |
| Diferença arteriovenosa de oxigênio ($DAVO_2$) | Aumento |
| Lactato sanguíneo | Aumento |
| pH sanguíneo | Redução |
| **Endócrina** | |
| Catecolaminas | Aumento |
| Glicogênio | Aumento |
| Insulina | Redução |
| Cortisol | Redução – intensidade baixa a moderada |
| | Aumento – intensidade moderada a alta (> 60% $\dot{V}O_2$máx) |
| Hormônio do crescimento | Aumento |

RTR: razão de troca respiratória; QR: quociente respiratório.

$$DC\ (L/min) = FC\ (batimentos/min) \cdot VS\ (L/batimento) \tag{6.1}$$

Demonstrou-se que o volume sistólico aumenta a níveis máximos em 40 a 60% do consumo de oxigênio máximo ($\dot{V}O_2$máx) e se estabiliza muito antes da exaustão.[29] Esse achado não é conclusivo, visto que outros estudos indicaram que o VS continua a subir de maneira mais linear até a exaustão.[65] Durante o exercício, um aumento no preenchimento venoso do coração contribui para uma pressão elevada e para a dilatação das paredes do coração, resultando em aumento na força contrátil elástica que independe de fatores neurais e humorais. Essa é uma explicação do motivo de o ventrículo esquerdo ejetar mais sangue (aumentando o VS), condição essa conhecida como **mecanismo de Frank-Starling**;[59] isto é, o volume sistólico do coração aumenta proporcionalmente ao volume de sangue que entra no coração.

Com o aumento na intensidade do exercício aeróbio de um estado de repouso para o exercício máximo, existe uma redução de 50 a 60% na resistência periférica total (RPT, resistência ao fluxo sanguíneo no sistema vascular sistêmico). Essa redução na RPT se deve à vasodilatação que ocorre na tentativa de fornecer sangue ao músculo esquelético em ação.[36] Durante o exercício, uma proporção maior de sangue é desviada para a musculatura esquelética ativa, onde ele é mais necessário.[24] Ao mesmo tempo, o fluxo sanguíneo para outras áreas do corpo, como a região esplâncnica, é reduzido. Vários mecanismos são responsáveis pelas mudanças na vasculatura periférica em resposta ao exercício aeróbio, mas explicá-las vai além do escopo deste capítulo.

A pressão arterial (PA, mmHg) é a força exercida pelo sangue nos vasos que impulsiona o sangue pelo sistema circulatório. As medidas de pressão arterial sistólica (PAS) e diastólica (PAD) representam a pressão exercida sobre os vasos durante a sístole ventricular (contração) e a diástole (relaxamento), respectivamente. Durante o exercício de resistência aeróbia envolvendo grandes grupos musculares, como caminhada, *jogging*, ciclismo e natação, existe um aumento linear na PAS em proporção direta à intensidade do exercício e o débito cardíaco, e uma mudança desprezível na PAD (ver Fig. 6.1). A RPT também diminui (mas o DC aumenta em maior grau) com o aumento na intensidade do exercício e tem um grande efeito na pressão arterial. Como resultado, a pressão arterial média (PAM) aumenta durante o exercício e pode ser expressa quantitativamente pelas seguintes fórmulas:

$$PAM = PAD + [0{,}333 \cdot (PAS - PAD)] \tag{6.2}$$

$$PAM = DC \cdot RPT \tag{6.3}$$

Durante o exercício, o aumento na PA ajuda a facilitar o aumento no fluxo sanguíneo pela vasculatura e também aumenta a quantidade de plasma tirado à força do sangue para dentro do espaço intercelular (onde ele se torna parte do fluido intersticial). Portanto, durante o exercício, ocorrem uma redução no volume plasmático e um aumento no hematócrito (proporção de sangue que consiste em glóbulos vermelhos), mesmo sem alteração no número total de glóbulos vermelhos.[64,71]

A vasculatura coronariana, composta pelas artérias coronárias direita e esquerda, vasodilata-se durante o exercício como resultado do aumento na demanda de

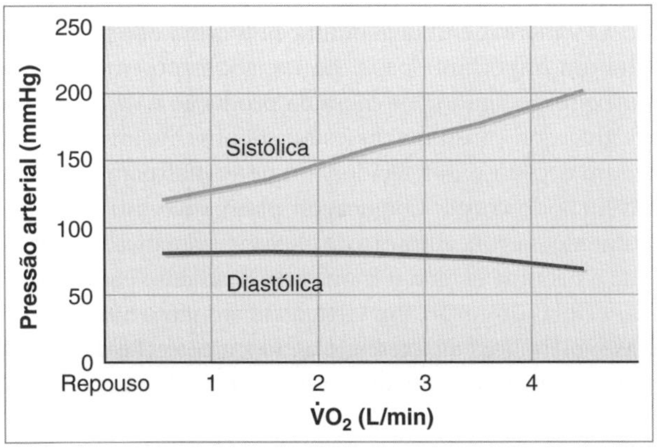


FIGURA 6.1 Resposta da pressão arterial ao exercício de resistência aeróbia progressivo.
Reproduzida com autorização de Hoffman, 2002.

oxigênio imposta ao músculo cardíaco. O duplo produto (DP) indica de quanto oxigênio o coração precisa. É uma medida relativamente fácil de obter e oferece um bom índice não invasivo da intensidade em que o coração trabalha.[46] Ele é expresso quantitativamente pela seguinte fórmula:

$$DP = FC \cdot PAS \quad (6.4)$$

> O débito cardíaco, a frequência cardíaca, o volume sistólico, a pressão arterial média, o diâmetro da artéria coronária e o duplo produto aumentam durante o exercício.

## Respostas respiratórias

A ventilação pulmonar ($\dot{V}_E$) é o produto da frequência respiratória (FR) pelo volume corrente (VC) e representa a quantidade de ar movido para dentro ou para fora dos pulmões em 1 minuto. Durante o exercício, a $\dot{V}_E$ aumenta de acordo com o aumento na demanda e o consumo de oxigênio pelo corpo.

$$\dot{V}_E \text{ (L/min)} = FR \cdot VC \quad (6.5)$$

O quociente respiratório (QR) é a razão do volume de produção de dióxido de carbono ($\dot{V}CO_2$) pelo consumo de oxigênio ($\dot{V}O_2$) no nível celular. Essa medida é normalmente obtida pela boca em vez de ser obtida na célula e é denominada **razão de troca respiratória (RTR)**. O QR e a RTR são calculados pela mesma fórmula:

$$QR \text{ ou } RTR = \dot{V}CO_2/\dot{V}O_2 \quad (6.6)$$

O QR pode ser usado por fisiologistas do exercício para estimar a proporção da utilização de gordura e carboidrato durante o repouso e o exercício de estado estável. O QR gira em torno de 0,82 em repouso (cerca de 60% de energia derivada de gordura e 40% derivada de carboidrato).[46] Com o aumento da intensidade do exercício, tanto o QR como a RTR se aproximam de 1,0 e a proporção de energia derivada de carboidratos aumenta (ver Tab. 6.2). Durante o exercício muito intenso e máximo, a RTR pode ultrapassar 1,0 em virtude da hiperventilação, a qual aumenta a quantidade de dióxido de carbono expirado em comparação com a quantidade de oxigênio consumido. A RTR é utilizada em algumas ocasiões como indicador da intensidade do exercício, e valores de RTR acima de 1,0 às vezes são utilizados como medida-padrão de evidência de que um indivíduo atingiu o $\dot{V}O_2$máx durante um teste de exercício progressivo.[46,59,71]

TABELA 6.2 Equivalência calórica da razão de troca respiratória (RTR) e da % de kcal de carboidratos e gorduras

| Energia | | % kcal | |
|---|---|---|---|
| RTR | kcal/L $O_2$ | Carboidrato | Gordura |
| 0,71 | 4,69 | 0 | 100 |
| 0,75 | 4,74 | 16 | 84 |
| 0,80 | 4,80 | 33 | 67 |
| 0,85 | 4,86 | 51 | 49 |
| 0,90 | 4,92 | 68 | 32 |
| 0,95 | 4,99 | 84 | 16 |
| 1,00 | 5,05 | 100 | 0 |

Adaptada com autorização de Wilmore, Costill e Kenney, 2008.

> A ventilação, a frequência respiratória, o volume corrente, a RTR e o QR aumentam durante o exercício.

## Respostas metabólicas

O exercício aeróbio para uma pessoa não treinada que inicia um programa de exercício é ineficiente. Limitações nos sistemas cardiovascular e respiratório impõem um limite aos processos metabólicos que ocorrem para permitir a prática do exercício aeróbio. O resultado final é um desempenho fraco por um período curto. Durante o exercício, a demanda de trisfosfato de adenosina (ATP) é mais alta, de maneira que o corpo consome mais oxigênio. A diferença entre a quantidade de oxigênio no sangue arterial e venoso misto é a **diferença arteriovenosa de oxigênio ($DAVO_2$)** e representa o grau em que o oxigênio é removido do sangue ao atravessar o corpo. Os valores normais do oxigênio arterial e venoso em repouso por 100 mL de sangue são 20 e 14 mL, respectivamente, e a $DAVO_2$ em repouso normal é de cerca de 6 mL de oxigênio por 100 mL de sangue. Esse valor aumenta de maneira quase linear com a intensidade do exercício e pode chegar a cerca de 18 mL de oxigênio por 100 mL de sangue no $\dot{V}O_2$máx (ver Fig. 6.2).[71] O volume de oxigênio consumido ($\dot{V}O_2$) é determinado como o produto do DC pela $DAVO_2$, conhecido por **equação de Fick**:

$$\dot{V}O_2 \text{ (L/min)} = DC \cdot DAVO_2 \quad (6.7)$$

Durante o exercício aeróbio, o metabolismo do corpo aumenta, produzindo mais $CO_2$ e lactato (o que resulta em maiores concentrações de íons $H^+$). Em intensidades altas de exercício (e maior dependência das vias anaeróbias de produção de energia), o lactato se acumula nos músculos ativos e produz um aumento considerável na acidez sanguínea (redução no pH).[19] Consultar o Capítulo 3 para uma revisão dos sistemas de energia em relação ao exercício aeróbio.

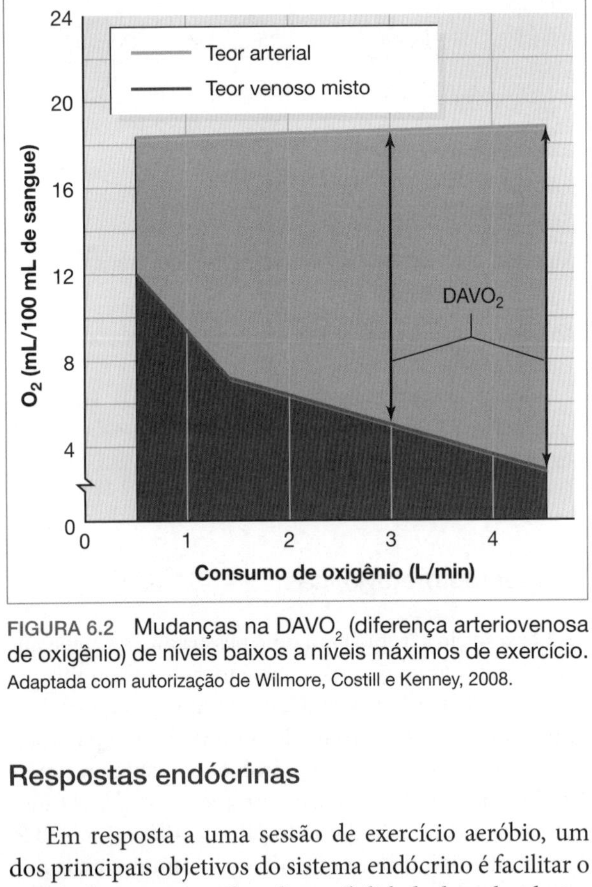


FIGURA 6.2 Mudanças na $DAVO_2$ (diferença arteriovenosa de oxigênio) de níveis baixos a níveis máximos de exercício. Adaptada com autorização de Wilmore, Costill e Kenney, 2008.

## Respostas endócrinas

Em resposta a uma sessão de exercício aeróbio, um dos principais objetivos do sistema endócrino é facilitar o metabolismo mantendo a disponibilidade de carboidratos (glicose) e gordura (ácidos graxos livres) necessários para atender ao aumento nas demandas de energia. As catecolaminas também facilitam as respostas cardiovasculares para promover o fornecimento de oxigênio e nutrientes, além da remoção de resíduos. Glândulas de maior importância com relação ao exercício aeróbio incluem pâncreas, córtex suprarrenal e medula suprarrenal. O sistema endócrino é complexo, e esta seção contém apenas as informações básicas relativas às respostas agudas.

O pâncreas é uma glândula endócrina que desempenha um importante papel no metabolismo em resposta ao exercício agudo por causa da produção e da liberação de glucagon e insulina. Esses hormônios liberam ou capturam a glicose dos tecidos, o que é vital para a sobrevivência do corpo. O glucagon plasmático estimula um aumento na concentração de glicose plasmática, ao passo que a insulina facilita o transporte de glicose para dentro das células do corpo. Em virtude do aumento nas demandas metabólicas do exercício agudo, a secreção de glucagon é aumentada enquanto a de insulina é reduzida. Um aumento no glucagon plasmático estimula a conversão de glicogênio em glicose, aumentando assim a concentração de glicose plasmática, disponibilizando mais glicose para ser transportada para dentro das células. Durante o exercício, a concentração de insulina plasmática se reduz enquanto há maior sensibilidade à insulina e maior ativação de transporte de glicose não mediado pela insulina para as células.[9,52] O aumento na liberação de glucagon (e a redução na liberação de insulina) durante o exercício agudo também promove a decomposição de gordura no tecido (lipólise) e um aumento nos ácidos graxos plasmáticos, que disponibilizam mais gordura como combustível para o exercício.

O cortisol é a única substância liberada do córtex suprarrenal que desempenha um papel direto no metabolismo. Ele é responsável por estimular a conversão de proteínas a serem usadas pelos sistemas aeróbios e na glicólise, bem como para a manutenção dos níveis de glicemia normais; ele também promove o uso de gorduras. A intensidade do exercício é um fator que afeta o nível de secreção de cortisol, visto que foi demonstrado que os níveis plasmáticos diminuem com o exercício de intensidade baixa e aumentam com o exercício de intensidade moderada a alta.[13,35] Durante o exercício, o hormônio do crescimento é secretado pela hipófise anterior, o que ajuda o cortisol e o glucagon a disponibilizar mais gordura e carboidrato no plasma para o metabolismo acentuado de exercício.[46,70]

As catecolaminas (adrenalina e noradrenalina) são os "hormônios de lutar ou fugir" liberados pela medula suprarrenal quando o sistema nervoso simpático age sobre ela em situações de estresse. A medula suprarrenal vê o exercício como um estressor e libera novas catecolaminas durante o exercício. A concentração plasmática de catecolaminas aumenta durante o exercício, uma vez que esses hormônios ajudam o corpo a fornecer mais sangue e oxigênio para os músculos em ação (p. ex., aumentando a frequência cardíaca e a pressão arterial).[71]

Também é importante observar que, em geral, durante o exercício de intensidade crescente, ocorrem elevações progressivas nas concentrações hormonais plasmáticas de glucagon, cortisol, hormônio do crescimento, adrenalina e noradrenalina (ver Fig. 6.3a).[46,59] Essas mudanças são acompanhadas por uma redução progressiva

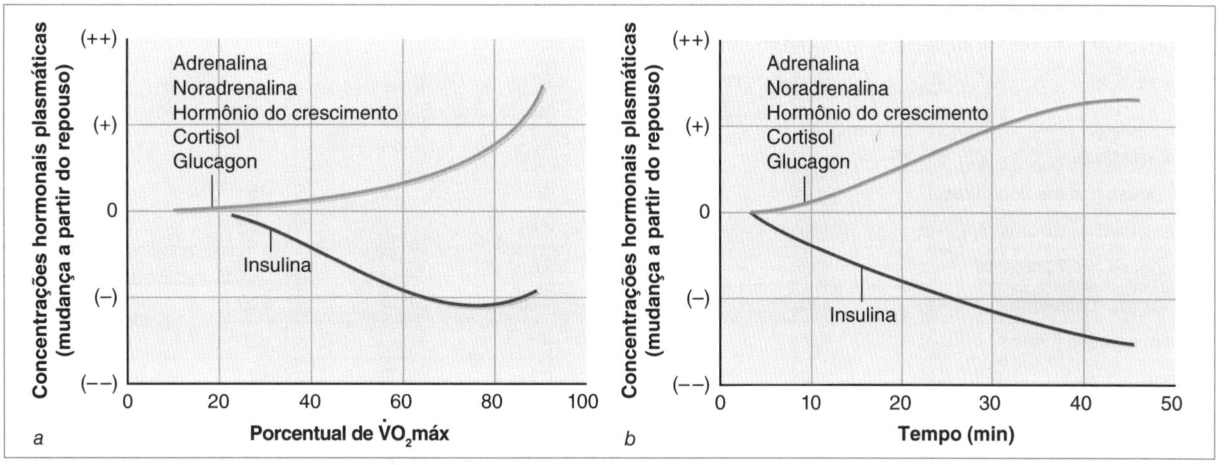


FIGURA 6.3 (*a*) Resumo das respostas hormonais ao exercício de intensidade crescente. (*b*) Resumo das respostas hormonais ao exercício moderado de longa duração.

Reproduzida com autorização de S.K. Powers and E.T. Howley, 2004, *Exercise physiology: Theory and application to fitness and performance*, 5th ed. (New York, NY: McGraw Hill), 97. © The McGraw-Hill Companies.

em insulina. Também ocorrem mudanças progressivas semelhantes nesses hormônios quando o exercício de intensidade moderada tem longa duração (ver Fig. 6.3b).[59]

## Adaptações crônicas ao exercício aeróbio

Além de entender como os sistemas do corpo reagem durante sessões de exercício aeróbio, os personal trainers precisam entender como os diferentes sistemas corporais se adaptam ao treinamento crônico com exercícios aeróbios. Esta seção descreve os efeitos crônicos do treinamento aeróbio sobre os sistemas cardiovascular, respiratório e endócrino, bem como os efeitos sobre os tecidos esquelético, muscular, ósseo e conjuntivo, o metabolismo, a composição corporal e o desempenho. Para facilitar a compreensão dessas adaptações de treinamento, são apresentadas três tabelas de resumo. A Tabela 6.3 apresenta uma visão geral das adaptações crônicas em repouso e durante o exercício submáximo e máximo em importantes variáveis cardiorrespiratórias e metabólicas. A Tabela 6.4 apresenta os valores típicos basais e pós-treinamento de um homem inicialmente inativo, bem como valores de comparação de um corredor de resistência de elite do sexo masculino. A Tabela 6.5 resume outras adaptações fisiológicas e de desempenho crônicas.

### Adaptações cardiovasculares

Vários termos são empregados para se referir à potência aeróbia máxima, um componente primordial para melhorar o desempenho do exercício aeróbio. Ela também é conhecida como $\dot{V}O_2máx$, **consumo máximo de oxigênio** e **capacidade aeróbia**. O aumento da potência aeróbia máxima depende em grande medida do funcionamento efetivo e da integração entre os sistemas cardiovascular e respiratório. O consumo de oxigênio pode ser expresso pela equação de Fick (6.7), apresentada anteriormente. A equação indica que a potência aeróbia máxima depende da capacidade do corpo de fornecer (i. e., débito cardíaco) e utilizar (i. e., $DAVO_2$) oxigênio. Uma das prin-

TABELA 6.3 Adaptações cardiorrespiratórias e metabólicas crônicas ao treinamento de resistência aeróbia em repouso e durante o exercício

| Variável | Repouso | Exercício submáximo fixo* | Exercício máximo |
|---|---|---|---|
| Frequência cardíaca | Redução | Redução | Sem alteração ou ligeira redução |
| Volume sistólico | Aumento | Aumento | Aumento |
| Débito cardíaco | Sem alteração | Sem alteração ou ligeira redução | Aumento |
| Pressão arterial sistólica | Redução | Redução | Pouca ou nenhuma alteração |
| Pressão arterial diastólica | Redução | Redução | Pouca ou nenhuma alteração |
| Ventilação pulmonar | Sem alteração | Redução | Aumento |
| Consumo de oxigênio | Sem alteração | Sem alteração ou ligeira redução | Aumento |
| Diferença arteriovenosa de oxigênio | Sem alteração | Sem alteração ou ligeiro aumento | Aumento |

* Respostas na coluna de exercício submáximo fixo indicam adaptações comparando-se as respostas pós e pré-treinamento na mesma taxa de trabalho absoluto (fixa).

TABELA 6.4 Efeitos do treinamento de resistência aeróbia em um homem anteriormente inativo ao lado dos valores de um atleta de resistência de elite do sexo masculino

| Variáveis | Homem sedentário | | Corredor de fundo de elite |
|---|---|---|---|
| | Pré-treinamento | Pós-treinamento | |
| **Cardiovascular** | | | |
| FCrepouso (batimentos/minuto) | 75 | 65 | 45 |
| FCmáx (batimentos/minuto) | 185 | 183 | 174 |
| VSrepouso (mL/batimento) | 60 | 70 | 100 |
| VSmáx (mL/batimento) | 120 | 140 | 200 |
| DC em repouso (L/min) | 4,5 | 4,5 | 4,5 |
| DCmáx (L/min) | 22,2 | 25,6 | 34,8 |
| Volume cardíaco (mL) | 750 | 820 | 1.200 |
| Volume sanguíneo (L) | 4,7 | 5,1 | 6,0 |
| PA sistólica em repouso (mmHg) | 135 | 130 | 120 |
| PAmáx sistólica (mmHg) | 200 | 210 | 220 |
| PA diastólica em repouso (mmHg) | 78 | 76 | 65 |
| PAmáx diastólica (mmHg) | 82 | 80 | 65 |
| **Respiratória** | | | |
| $\dot{V}_E$ em repouso (L/min) | 7 | 6 | 6 |
| $\dot{V}_E$máx (L/min) | 110 | 135 | 195 |
| VC em repouso (L) | 0,5 | 0,5 | 0,5 |
| VCmáx (L) | 2,75 | 3,0 | 3,9 |
| CV (L) | 5,8 | 6,0 | 6,2 |
| VR (L) | 1,4 | 1,2 | 1,2 |
| **Metabólica** | | | |
| $DAVO_2$ em repouso (mL/100 mL) | 6,0 | 6,0 | 6,0 |
| $DAVO_2$máx (mL/100 mL) | 14,5 | 15,0 | 16,0 |
| $\dot{V}O_2$ em repouso (mL·kg$^{-1}$·min$^{-1}$) | 3,5 | 3,5 | 3,5 |
| $\dot{V}O_2$máx (mL·kg$^{-1}$·min$^{-1}$) | 40,7 | 49,9 | 81,9 |
| Lactato sanguíneo em repouso (mmol/L) | 1,0 | 1,0 | 1,0 |
| Lactato sanguíneo máx (mmol/L) | 7,5 | 8,5 | 9,0 |
| **Composição corporal** | | | |
| Peso (kg) | 79 | 77 | 68 |
| Peso de gordura (kg) | 12,6 | 9,6 | 5,1 |
| Peso magro (kg) | 66,4 | 67,4 | 62,9 |
| Gordura (%) | 16,0 | 12,5 | 7,5 |

FC: frequência cardíaca; VS: volume sistólico; DC: débito cardíaco; PA: pressão arterial; $\dot{V}_E$: ventilação; VC: volume corrente; CV: capacidade vital; VR: volume residual; $DAVO_2$: diferença arteriovenosa de oxigênio; $\dot{V}O_2$: consumo de oxigênio.
Adaptada com autorização de Wilmore, Costill e Kenney, 2008.

cipais adaptações ao treinamento aeróbio crônico é um aumento no débito cardíaco máximo, que resulta principalmente de um aumento no volume sistólico (ver Figs. 6.4 e 6.5).[46] O treinamento de resistência aeróbia não afeta a frequência cardíaca máxima ou a reduz minimamente (ver Fig. 6.6). O débito cardíaco máximo tem uma correlação íntima com a potência aeróbia máxima; portanto, quanto mais alto for o débito cardíaco, mais alta é a potência aeróbia. Em resposta ao treinamento de resistência aeróbia, o débito cardíaco permanece basicamente inalterado em repouso e não é alterado ou reduz ligeiramente em qualquer intensidade submáxima fixa de exercício.[46] Em repouso e em qualquer intensidade submáxima fixa de exercício, as adaptações incluem uma redução na frequência cardíaca e um aumento no volume sistólico (Tab. 6.3). Demonstrou-se que ocorre uma redução induzida pelo treinamento na frequência cardíaca em duas semanas,[12] mas, dependendo da intensidade, da duração e da frequência do treinamento, ela pode durar até 10 semanas.[62] Acredita-se que essa resposta seja causada por um

TABELA 6.5 Seleção de adaptações crônicas ao treinamento de resistência aeróbia

| Variável | Adaptação crônica |
|---|---|
| **Coração** | |
| Diâmetro da câmara ventricular esquerda no final da diástole | Aumento |
| Espessura muscular ventricular esquerda | Aumento |
| Densidade e/ou diâmetro da arteríola coronária | Aumento |
| Densidade capilar miocárdica | Sem alteração ou aumento |
| **Sangue** | |
| Volume sanguíneo | Aumento |
| Volume plasmático | Aumento |
| Volume de glóbulos vermelhos | Aumento |
| **Sistema respiratório** | |
| Resistência muscular ventilatória | Aumento |
| Enzimas aeróbias musculares respiratórias | Aumento |
| **Músculo esquelético** | |
| Áreas de seções transversas musculares totais | Sem alteração |
| Áreas de seção transversa de fibras do tipo I | Sem alteração ou pequeno aumento |
| Áreas de seção transversa de fibras do tipo IIa | Sem alteração |
| Áreas de seção transversa de fibras do tipo IIx | Sem alteração |
| Densidade capilar | Aumento |
| Densidade mitocondrial | Aumento |
| Mioglobina | Aumento |
| Estoques de glicogênio | Aumento |
| Estoques de triglicerídeos | Aumento |
| Enzimas oxidativas | Aumento |
| **Metabólica** | |
| Limiar de lactato | Aumento |
| **Sistema esquelético** | |
| Densidade mineral óssea | Sem alteração ou aumento |
| **Composição corporal** | |
| Massa corporal | Redução |
| Massa de gordura | Redução |
| Massa magra | Sem alteração |
| % de gordura corporal | Redução |
| **Desempenho** | |
| Desempenho de resistência cardiorrespiratória | Aumento |
| Força muscular | Sem alteração |
| Salto vertical | Sem alteração |
| Potência anaeróbia | Sem alteração |
| Velocidade de corrida | Sem alteração |

aumento na influência parassimpática, uma redução na influência simpática e uma frequência cardíaca intrínseca mais baixa.[71]

> O treinamento de resistência aeróbia aumenta o $\dot{V}O_2$máx, que normalmente é considerado como a melhor medida de condicionamento aeróbio.

O treinamento com exercícios aeróbios prolongado provoca hipertrofia cardíaca moderada, caracterizada por dilatação da cavidade ventricular esquerda (i. e., aumento de volume) e aumento da espessura da parede do miocárdio.[4,46] O aumento no volume ventricular esquerdo e o maior tempo de preenchimento ventricular resultante da bradicardia (menor frequência cardíaca) induzida pelo treinamento e melhor função contrátil são fatores

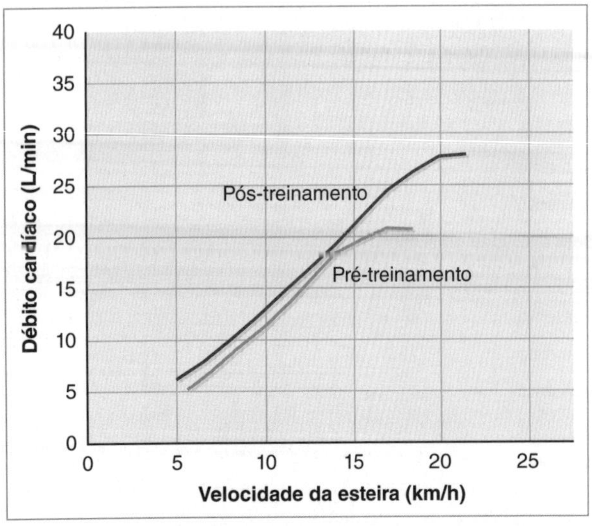


FIGURA 6.4 Mudanças no débito cardíaco com o treinamento de resistência aeróbia durante caminhada, *jogging* e, por fim, corrida em uma esteira conforme a velocidade aumenta.
Adaptada com autorização de Wilmore, Costill e Kenney, 2008.

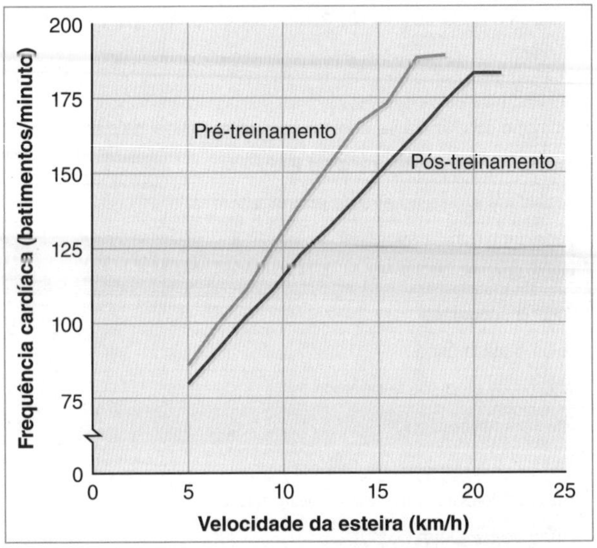


FIGURA 6.6 Mudanças na frequência cardíaca com o treinamento de resistência aeróbia durante caminhada, *jogging* e corrida em uma esteira com velocidades crescentes.
Adaptada com autorização de Wilmore, Costill e Kenney, 2008.

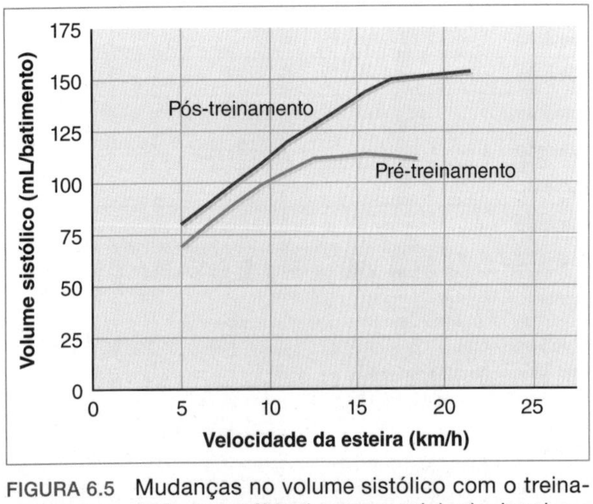


FIGURA 6.5 Mudanças no volume sistólico com o treinamento de resistência aeróbia durante caminhada, *jogging* e corrida em uma esteira com velocidades crescentes.
Adaptada com autorização de Wilmore, Costill e Kenney, 2008.

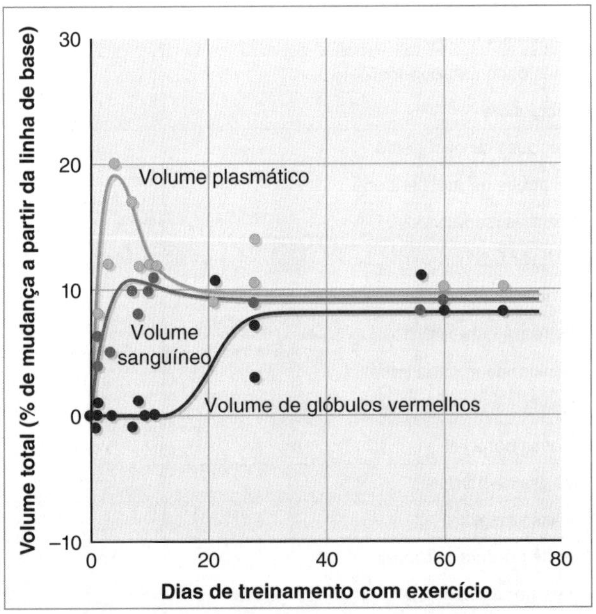


FIGURA 6.7 Período estimado de mudanças porcentuais no volume sanguíneo total, no volume plasmático e no volume de glóbulos vermelhos.

importantes responsáveis pelos aumentos crônicos no volume sistólico.[46,51] Muito rapidamente, ocorre aumento no volume sanguíneo como adaptação ao treinamento de resistência aeróbia, que contribui para a dilatação da cavidade ventricular, bem como para os aumentos no $\dot{V}O_2$máx.[64] O volume sanguíneo pode ser decomposto em dois componentes de volume plasmático e volume de glóbulos vermelhos. O treinamento com exercícios aeróbios induz a um aumento muito rápido no volume plasmático (ocorre uma mudança mensurável dentro de 24 horas), mas o aumento no volume de glóbulos vermelhos ocorre em algumas semanas (ver Fig. 6.7).[64]

Muitos estudos investigaram os efeitos do treinamento de resistência aeróbia crônico na pressão arterial em repouso. Em indivíduos com PA normal, os valores de PAS/PAD são, em média, apenas 3/2 mmHg menores com o treinamento crônico de resistência aeróbia; em pessoas com hipertensão (PAS > 140 ou PAD > 90 mmHg), observaram-se reduções maiores, com uma média de 7/6 mmHg.[57] Também é importante observar que ocorrem reduções imediatas na pressão arterial em repouso após uma sessão de exercício em indivíduos normotensos e hipertensos, reduções que podem persistir por até 22 horas.[38,57] Utiliza-se o termo "hipotensão pós-exercício" para descrever essas mudanças. Na mesma taxa de trabalho de exercício submáximo, o treinamento aeróbio crônico também resulta em redução na PAS.[39,46] Como a PAS e a FC são reduzidas em determinado nível de exercício submáximo com o treinamento de resistência aeróbia, deve ser óbvio que o duplo produto também é reduzido, indicando uma redução no consumo de oxigênio miocárdico e na carga de trabalho do coração.[39,46]

No músculo esquelético periférico treinado, o treinamento aeróbio prolongado causa aumento na densidade de capilares por unidade de músculo.[40] Esse aumento possibilita um maior fornecimento de oxigênio e substrato e uma redução na distância de difusão entre o sangue e o músculo em exercício. Com base em estudos realizados com animais, também fica claro que o treinamento com exercícios aeróbios está ligado a adaptações na vasculatura do músculo cardíaco, o que inclui aumentos nas densidades e/ou nos diâmetros de arteríolas.[17] Demonstrou-se que a densidade capilar miocárdica aumenta com o treinamento de nado em jovens ratos machos; em animais maiores (i. e., cachorros e porcos) sob treinamento em esteira, o número de capilares aumenta em proporção com a massa ventricular adicional, de modo que não ocorre mudança na densidade capilar.[17]

O treinamento de resistência aeróbia reduz a pressão arterial em repouso em indivíduos hipertensos.

## Adaptações respiratórias

Com a maior capacidade do sistema respiratório de aumentar a ventilação em resposta ao exercício, bem como o custo de oxigênio (ou gasto energético) relativamente baixo da respiração em termos da porcentagem do custo de oxigênio total do corpo, as demandas do treinamento de resistência aeróbia sobre o sistema respiratório humano não são tão grandes quanto em outros sistemas. Por conseguinte, o treinamento aeróbio crônico produz um número consideravelmente menor de adaptações em comparação com as que ocorrem no sistema cardiovascular e no músculo esquelético.[39,46] Para a grande maioria dos adultos saudáveis, o sistema respiratório também não é um fator limitante à realização do exercício máximo.[14,46,71] Existem, porém, algumas adaptações importantes no sistema respiratório que têm relação com o aperfeiçoamento do desempenho aeróbio.

As adaptações na ventilação pulmonar por minuto ($\dot{V}_E$) em resposta ao treinamento aeróbio crônico ocorrem durante o exercício submáximo e máximo, sem alterações em repouso. Com o treinamento de resistência aeróbia, os valores de $\dot{V}_E$ durante um teste padronizado de taxa de trabalho submáxima podem diminuir em até 20 a 30%;[71] em contrapartida, durante o exercício máximo, a $\dot{V}_E$ pode aumentar de 15 a 25% ou mais.[39] Com o treinamento de resistência aeróbia, as adaptações durante o exercício submáximo normalmente incluem um aumento no volume corrente e uma redução na frequência respiratória, ao passo que, durante o exercício máximo, tanto o volume corrente como a frequência respiratória aumentam.

Durante o exercício aeróbio de intensidade moderada, o custo de oxigênio da respiração gira em torno de 3 a 5% do custo de oxigênio total do corpo e sobe a 8 a 10% do custo total do corpo no $\dot{V}O_2$máx.[15] Com o exercício submáximo padronizado, após o treinamento de resistência aeróbia, a porcentagem do custo de oxigênio total do corpo para a respiração é reduzida e o equivalente ventilatório para o oxigênio ($\dot{V}_E/\dot{V}O_2$) diminui, indicando melhoras na eficiência respiratória.[39,46] Esse custo reduzido de oxigênio da respiração melhora o desempenho de resistência aeróbia por liberar mais oxigênio para ser usado pelo músculo esquelético em exercício[21] e por reduzir os efeitos de fadiga do exercício sobre o músculo do diafragma.[69] Também ocorre especificidade nas adaptações de treinamento respiratório, como se pode ilustrar pela comparação do treinamento aeróbio de membros superiores e inferiores. Indivíduos que praticam treinamento de membro superior exibem uma melhora no $\dot{V}_E/\dot{V}O_2$ com o exercício de membro superior, mas não com o de membro inferior; e ocorre o inverso em indivíduos que treinam membros inferiores com o ciclismo.[60] Portanto, tudo indica que as adaptações locais em músculos treinados são responsáveis por adaptações em $\dot{V}_E/\dot{V}O_2$.

A eficiência ventilatória melhora com o treinamento de resistência aeróbia; a ventilação-minuto pulmonar diminui durante o exercício submáximo e aumenta durante o exercício máximo.

## Adaptações musculoesqueléticas

O treinamento de resistência aeróbia consiste em um grande número de ações musculares contínuas de baixa intensidade que, por isso, gera adaptações acentuadas específicas dentro do músculo esquelético treinado. O treinamento aeróbio crônico não afeta o tamanho muscular no nível macroscópico (músculo inteiro) e tem pouco ou nenhum efeito no nível microscópico (áreas de seção transversa de tipos específicos de fibra).[31,48,61] O exercício aeróbio recruta predominantemente as fibras musculares do tipo I (contração lenta), e as ações musculares de baixa intensidade não causam mudanças ou provocam aumentos pequenos nas áreas de seção transversa dessas fibras. As áreas de seção transversa das fibras de tipo IIa e IIx (contração rápida) não se alteram com o treinamento de resistência aeróbia. Podem ocorrer pequenas mudanças na distribuição de tipos de fibra em resposta ao treinamento aeróbio crônico, as quais alteram a distribuição em direção a uma porcentagem maior de fibras mais oxidativas, o que pode implicar melhora do desempenho de resistência.[59,71] Um estudo com um tamanho de amostra bastante grande mostrou que, após 20 semanas de treinamento aeróbio três dias por semana, a distribuição porcentual de fibras do tipo IIx diminuiu em 5%; não houve mudança nas fibras de tipo IIa, ao passo que a porcentagem de fibras do tipo I aumentou em 4%.[61]

Mudanças importantes com o treinamento de resistência aeróbia no músculo esquelético que têm relação direta com a melhora do desempenho de resistência incluem aumento no fornecimento capilar, aumento na densidade mitocondrial e aprimoramento da atividade de enzimas oxidativas. Com o exercício aeróbio crônico, o fornecimento capilar ao músculo treinado aumenta, expresso como o número de capilares por fibra muscular ou número de capilares por unidade de área de seção transversa do músculo (densidade capilar).[61] Mais capilares possibilitam uma melhor troca de oxigênio, nutrientes e resíduos entre o sangue e o músculo ativo.[71] As mitocôndrias, usinas de energia dentro das células, produzem mais de 90% do ATP do corpo.[46] Com o treinamento crônico de resistência, tanto o número como o tamanho das mitocôndrias aumentam, bem como a atividade de enzimas oxidativas importantes (p. ex., citrato sintase e succinato desidrogenase) dentro das mitocôndrias que aceleram a decomposição de nutrientes para formar ATP.[46,61,71] A atividade de enzimas oxidativas aumenta rapidamente em resposta ao treinamento de resistência aeróbia; e, com o treinamento regular intenso, os níveis de atividade enzimática podem duplicar ou triplicar.[30,46,71]

Os estoques intramusculares de glicogênio aumentam com o treinamento aeróbio crônico.[18,46,58] A fadiga no exercício aeróbio prolongado para a parte inferior do corpo é associada à depleção de glicogênio nas fibras de tipo I e IIa dos músculos dos membros inferiores.[30,46] Os maiores estoques de glicogênio, aliados às adaptações mitocondriais mencionadas, resultam em depleção mais lenta dos estoques de glicogênio, o que normalmente se converte em melhor desempenho de resistência. A mioglobina é uma proteína que contém ferro e que fornece os estoques de oxigênio intramuscular, com concentrações mais altas em fibras do tipo I do que do tipo II. Os estoques de oxigênio da mioglobina são liberados para as mitocôndrias durante a transição do repouso para o exercício e durante o exercício intenso, quando as necessidades de oxigênio das mitocôndrias aumentam muito.[46,71] Demonstrou-se que o treinamento de resistência aeróbia aumenta os estoques de mioglobina muscular em até 80%.[28,71]

> No músculo esquelético, o treinamento de resistência aeróbia induz a três mudanças importantes que têm relação direta com o melhor desempenho de resistência: (1) aumento na densidade capilar; (2) aumento na densidade mitocondrial; e (3) promoção da atividade de enzimas oxidativas.

## Adaptações metabólicas

Em resposta ao treinamento aeróbio crônico, a integração das adaptações cardiovasculares, respiratórias e musculoesqueléticas discutidas se reflete nas adaptações no metabolismo.[71] As principais adaptações metabólicas são maior dependência de gordura como energia e redução concomitante no uso de carboidratos durante o exercício submáximo, um aumento no limiar de lactato e um aumento no consumo de oxigênio máximo. Essas mudanças se traduzem em maior capacidade de desempenho em intensidades maiores de exercício por períodos prolongados.

O aprimoramento do suprimento sanguíneo (fornecimento de oxigênio), somado aos aumentos no teor mitocondrial (e na densidade mitocondrial) e nas enzimas aeróbias em músculos treinados melhora muito a capacidade de produzir ATP aerobicamente. Essas mudanças facilitam o maior uso de ácidos graxos para obter energia durante o exercício submáximo.[32,34] Elas também servem para conservar estoques de glicogênio (menos uso de carboidratos), que são muito importantes para manter o exercício aeróbio prolongado de alta intensidade.[46,71] As adaptações de treinamento no metabolismo de gordura e carboidrato também se refletem nas reduções no quociente respiratório em intensidades submáximas de exercício fixas e relativas.[71]

Estão presentes padrões semelhantes de produção e acúmulo de lactato em pessoas não treinadas e em pessoas que passaram por treinamento de resistência aeróbia, exceto pelo fato de que o limiar de acúmulo de lactato (limiar de lactato sanguíneo) ocorre em uma porcentagem maior da capacidade aeróbia de uma pessoa treinada (ver Fig. 6.8). Indivíduos não treinados com um limiar de lactato que ocorre em 50 a 60% da capacidade aeróbia máxima podem aumentar seu limiar para 70 a 80%; enquanto um atleta de resistência que pratica um treinamento relativamente intenso e talvez tenha fatores genéticos favoráveis pode ter um limiar de lactato na faixa dos 80 a 90% da capacidade aeróbia.[46] Muito provavelmente, o aumento no limiar de lactato se deve a uma combinação de adaptações locais que reduzem a produção de lactato e aumentam a taxa de remoção de lactato.[46,71] Como o $\dot{V}O_2$máx de uma pessoa treinada também aumenta com o treinamento aeróbio crônico, o aumento na porcentagem da capacidade em que ocorre o limiar de lactato implica, com efeito, uma taxa de trabalho substancialmente mais elevada para o desempenho continuado de resistência.

As adaptações em repouso, no exercício submáximo e no consumo de oxigênio máximo são um tanto diferentes em resposta ao treinamento aeróbio crônico. O consumo de oxigênio em repouso (também conhecido como *taxa metabólica em repouso*) geralmente não se altera.[71,72] Depois do treinamento, não ocorre mudança ou ocorre ligeira redução no consumo de oxigênio no exercício submáximo em uma taxa fixa de trabalho. Uma melhora na

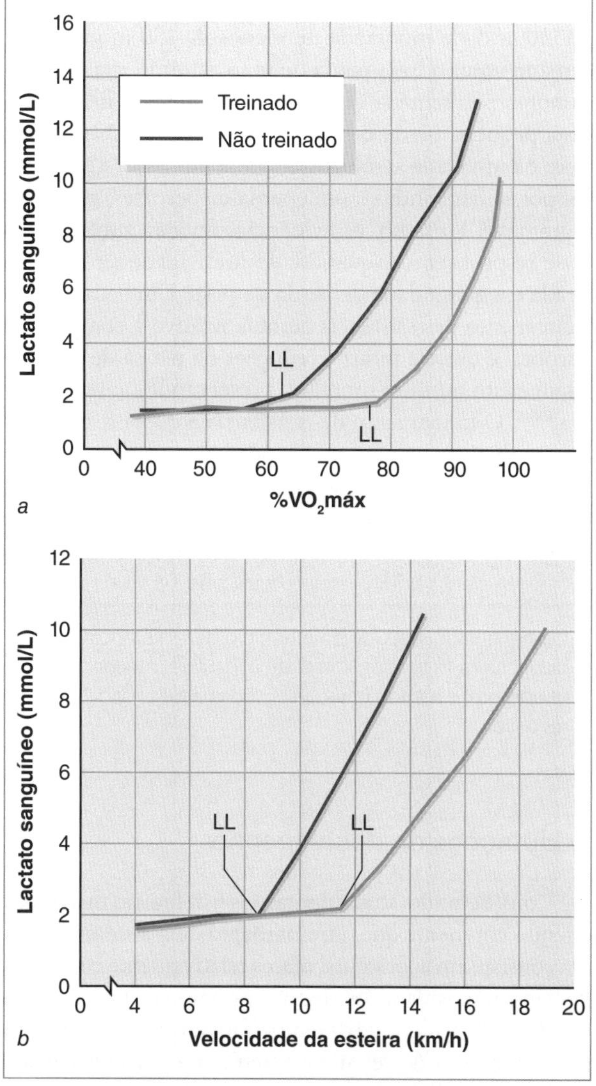


FIGURA 6.8 Mudanças no limiar de lactato (LL) com o treinamento, expressas como (*a*) porcentagem do consumo de oxigênio máximo (%$VO_2$máx) e (*b*) aumento na velocidade na esteira. O limiar de lactato (LL) ocorre em uma velocidade de 8,4 km/h no estado não treinado e de 11,6 km/h no estado treinado.

Adaptada com autorização de Wilmore, Costill e Kenney, 2008.

economia de movimento (i. e., realizar a mesma quantidade de trabalho em um custo de energia mais baixo) pode ser responsável por uma redução no consumo de oxigênio na mesma taxa fixa de trabalho após o treinamento.[46,71] Em resposta a 6 a 12 meses de treinamento aeróbio, relatou-se uma grande variedade de melhoras porcentuais no consumo máximo de oxigênio (relativas a diferenças na intensidade, na duração e na frequência de treinamento, e nos níveis de condicionamento ou alguma combinação desses fatores); mas a grande maioria das melhoras se encontra na faixa de 10 a 30%.[2,39]

A diferença arteriovenosa de oxigênio é uma variável que pode se encaixar nas categorias de adaptações cardiovasculares, respiratórias ou metabólicas. Como expresso pela equação de Fick (6.7), a $DAVO_2$ pode ser um grande fator contribuinte para a melhora no $\dot{V}O_2$máx. Com o treinamento aeróbio crônico, a $DAVO_2$ aumenta especialmente no exercício máximo. Esse aumento é realizado por meio de adaptações no músculo esquelético, que aprimora a extração de oxigênio durante o exercício, e por uma distribuição mais efetiva de fluxo sanguíneo para o tecido ativo em vez do tecido inativo.[46]

## Adaptações endócrinas

O treinamento de resistência aeróbia normalmente gera uma resposta moderada na liberação de hormônio no mesmo nível absoluto de exercício submáximo. Comparações entre o pré e o pós-treinamento no mesmo nível absoluto de exercício submáximo representam uma comparação de respostas ao exercício aeróbio realizado em qualquer taxa de trabalho submáximo fixa (ou absoluta) específica (como uma velocidade específica de corrida em esteira nivelada). O treinamento causa uma redução no aumento de adrenalina, noradrenalina, glucagon, cortisol e hormônio do crescimento no plasma de uma pessoa que realiza o mesmo nível absoluto de exercício submáximo pós-treinamento em comparação com o pré-treinamento.[22,46,59,73] Os níveis de insulina plasmática também diminuem menos em uma pessoa treinada durante o exercício submáximo. No nível tecidual, os efeitos do exercício na sensibilidade à insulina são particularmente importantes considerando-se a alta prevalência crescente de diabetes na nossa sociedade. Uma sessão aguda de exercício moderado ou intenso melhora a sensibilidade à insulina e diminui os níveis de glicose plasmática em pessoas com diabetes do tipo 2.[1,25,27,41,46] Essas mudanças favoráveis normalmente se deterioram nas primeiras 72 horas após a última sessão de exercício. Com o exercício regular, os efeitos agudos da melhora na sensibilidade à insulina podem melhorar o controle da glicose a longo prazo. Entretanto, tudo indica que esse melhor controle de glicose a longo prazo não seja uma consequência da adaptação crônica na função do tecido muscular.[1,25,46]

## Tecidos ósseo e conjuntivo

O treinamento aeróbio crônico que incorpora forças moderadas a altas de sobrecarga óssea pode desempenhar um papel importante para ajudar a maximizar a massa óssea na infância e no começo da vida adulta, manter o teor mineral ósseo durante a meia-idade e atenuar a perda mineral óssea na terceira idade.[42] A densidade mineral óssea (DMO), que é uma medida da quantidade de teor mineral por unidade de área ou volume de osso, é a medida mais comum usada para avaliar a força óssea. Os princípios básicos de especificidade e sobrecarga progressiva são particularmente importantes no que diz respeito às adaptações em ossos no treinamento com exercícios. Somente os ossos submetidos à sobrecarga crônica sofrerão mudanças, e as mudanças vão ocorrer apenas quando o estímulo for maior do que aquele a que o osso está acostumado. A melhora contínua também exige uma progressão na sobrecarga. Considerando-se esses fatores básicos, é provável que o treinamento de resistência aeróbia que incorpora de moderadas a altas forças de sobrecarga óssea induza os efeitos mais benéficos.[42,54,58] Com efeito, enquanto programas de treinamento de caminhada de até um ano de duração não são efetivos na prevenção de perda óssea com a idade,[8] demonstrou-se que o *jogging*, com suas forças de sobrecarga óssea de maior intensidade, atenua a perda óssea com o envelhecimento.[42,50] Considerando que a DMO diminui na meia-idade e na terceira idade, exercícios que atenuam a perda da DMO devem ser encarados como benéficos.[42,53] Os resultados são ambíguos em diversos estudos que avaliaram o efeito de treinamentos aeróbios e de outros tipos na DMO.[42,54,58] Estudos que relatam um aumento na DMO dão preferência ao exercício aeróbio de sustentação de peso de intensidade relativamente alta, treinamento pliométrico ou de salto, treinamento de força ou alguma combinação deles.[42,54,58] Uma combinação de exercício aeróbio de sustentação de peso (incluindo *jogging* ao menos intermitente se o principal modo de exercício for caminhada) e atividades que envolvam salto e treinamento de força (incorporando exercícios que sobrecarreguem todos os grandes grupos musculares) é o padrão recomendado para manter a saúde óssea na vida adulta.[42]

Há menos pesquisas sobre os efeitos do treinamento de resistência aeróbia em tendões, ligamentos e cartilagens do que há sobre os sistemas esquelético ou cardiovascular, e as pesquisas realizadas se focaram majoritariamente em animais.[37] Segundo consta, tendão, ligamento e cartilagem articular, assim como os ossos, se remodelam em resposta ao estresse mecânico imposto a eles.[7,55] Os tendões e ligamentos ficam mais fortes e rígidos quando estressados com sobrecargas maiores, e mais fracos e menos rígidos com sobrecargas menores.[7,37] Demonstrou-se que a cartilagem articular fica mais espessa com volumes moderados de corrida em cães jovens.[7] Tendões, ligamentos e cartilagens são tecidos com relativamente poucas células vivas dispersas dentro de uma abundância de material extracelular não vivo. Essa característica, somada ao pobre suprimento sanguíneo desses tecidos, prolonga o período para adaptações de treinamento em comparação com outros tipos de tecido.[37,45]

### Adaptações de composição corporal

Como mais de 66% dos adultos nos Estados Unidos estão com sobrepeso ou obesos e diversas doenças crônicas estão associadas ao excesso de gordura, o efeito do exercício sobre a composição corporal é uma importante questão de saúde pública.[56] Os resultados de inúmeros estudos com uma grande variedade em meses de intervenção de atividade física indicam que a atividade aeróbia de intensidade moderada de menos de 150 minutos por semana induz a uma perda de peso mínima; mais de 150 minutos por semana de atividade moderada induzem a uma pequena perda de peso de cerca de 2 a 3 quilogramas; e a atividade aeróbia moderada por 225 a 420 minutos por semana induz a uma perda de peso de 5 a 7,5 quilogramas.[16] Portanto, as evidências apoiam uma relação dose-resposta entre a quantidade de atividade aeróbia praticada e a quantidade de perda de peso. Um benefício do treinamento de resistência aeróbia relativo à composição corporal é que ele induz a reduções na massa de gordura e tem efeito mínimo sobre (ou preservando) a massa magra.[6,47,67] O treinamento de resistência aeróbia sozinho ou em combinação com uma dieta de baixo valor energético induz a uma perda de peso maior em massa de gordura do que uma dieta de baixo valor energético sozinha, visto que o exercício promove a conservação de massa magra.[46,67]

> Os benefícios à saúde do exercício de resistência aeróbia incluem maior sensibilidade à insulina, menor gordura corporal e efeitos favoráveis sobre a densidade mineral óssea.

### Adaptações de desempenho

Considerando-se as adaptações fisiológicas discutidas e tendo em mente que o treinamento de resistência aeróbia consiste em ações musculares relativamente contínuas de baixa intensidade, os efeitos desse tipo de treinamento em tipos específicos de desempenho devem ser evidentes. O treinamento de resistência aeróbia é particularmente efetivo na melhora do desempenho de resistência cardiovascular, embora, em termos gerais, não tenha efeito em tipos de desempenho que envolvam altos níveis de ativação muscular ou metabolismo anaeróbio. Portanto, o treinamento crônico de resistência aeróbia geralmente não melhora a força muscular,[26,43,47] o desempenho de salto vertical,[26,33,47] a potência anaeróbia[43] ou a velocidade de corrida de velocidade[26] em jovens adultos. Embora não sejam discutidos neste capítulo, deve-se ter em mente que o treinamento aeróbio crônico também tem muitos benefícios à saúde em diversas doenças viscerais crônicas e deficiências físicas.[23]

## Fatores que influenciam as adaptações ao treinamento de resistência aeróbia

As adaptações fisiológicas ao treinamento de resistência aeróbia que foram tratadas neste capítulo são influenciadas por diversos fatores individuais. Eles incluem os tipos de atividade praticada (i. e., especificidade), genética, sexo e idade. Todos esses fatores representam um papel ao determinar o sucesso que se pode ver com o treinamento de resistência aeróbia.

### Especificidade

Todos os efeitos do exercício estão sujeitos à regra da especificidade. Isso significa que as adaptações ocorrem como consequência do treinamento e de uma maneira relacionada especificamente ao treinamento. Em suma, se o exercício envolve ciclismo, as adaptações de treinamento serão mais proximamente relacionadas à pratica do ciclismo. Isso também vale para a corrida, a natação ou o treinamento em ergômetro ou esteira. O corpo procura se adaptar ao estresse que enfrenta da forma mais específica possível, um princípio que tem implicações óbvias na elaboração de programas de treinamento. Embora a elaboração de programas ultrapasse o escopo deste capítulo, é importante que o personal trainer tenha em mente que todo programa de exercícios produz adaptações relacionadas de maneira muito íntima às atividades específicas praticadas pelo cliente.

### Genética

É seguro afirmar que cada um de nós nasce com um limite teórico de desempenho humano que pode atingir. Esse limite não é absoluto, mas fica dentro de uma faixa de valores que depende do estímulo de treinamento e dos níveis de motivação. Todavia, parece haver um nível absoluto que cada um é incapaz de ultrapassar com base em fatores genéticos que herdamos de nossos ancestrais. Há quem diga que o melhor treinamento começa com a escolha dos pais certos. Embora obviamente não possamos controlar esse fator, ele representa um papel importante no nosso desenvolvimento. No entanto, pesquisas também mostraram que o corpo não é completamente imutável. Por exemplo, pessoas que praticaram exercício de tipo aeróbio por um período extenso mudam as fibras musculares de contração rápida para que tenham mais características semelhantes às fibras de contração lenta, o que propicia melhor desempenho aeróbio. Estima-se que os fatores genéticos sejam responsáveis por 20 a 30% das diferenças entre indivíduos em capacidade aeróbia máxima e por cerca de 50% das diferenças em frequência cardíaca máxima.[5,46]

### Sexo

As mudanças fisiológicas devidas ao exercício aeróbio são semelhantes em homens e mulheres. Todavia, algumas diferenças básicas afetam as quantidades absolutas das mudanças. Em média, as mulheres têm menos massa muscular e mais gordura corporal do que os homens. Elas também têm corações e pulmões menores e um volume sanguíneo geral menor. Pesquisas mostram que, quando homens e mulheres são pareados por idade, as mulheres normalmente têm menores débito cardíaco, volume sistólico e consumo de oxigênio do que os homens quando se exercitam em 50% do $\dot{V}O_2$máx. Considerando-se que as mulheres normalmente começam um programa de treinamento com valores fisiológicos menores, elas geralmente exibem adaptações absolutas menores do que os homens, mas adaptações relativas (porcentuais) muito semelhantes.

### Idade

À medida que as crianças crescem, aumentam os níveis de potência aeróbia absoluta máxima (L/min). As meninas tendem a atingir seus valores mais altos de $\dot{V}O_2$máx (L/min) entre os 12 e os 15 anos de idade, enquanto os meninos só vão atingir seu $\dot{V}O_2$máx entre os 17 e os 21 anos de idade.[71] Esse período é seguido por um nivelamento e, depois, por uma redução gradual à medida que envelhecemos. Grande parte da redução pode ser anulada com regimes contínuos de treinamento. Ex-atletas com treinamento de resistência aeróbia exibem apenas ligeiras reduções durante a quinta e a sexta década de vida quando mantêm o treinamento, ao passo que os que interrompem o treinamento exibem reduções semelhantes às de indivíduos não treinados. Em cinco homens de meia-idade, 100% do declínio relativo à idade em potência aeróbia que ocorreu ao longo de 30 anos foi revertido por seis meses de treinamento de resistência aeróbia.[49] A Figura 6.9 representa as mudanças no $\dot{V}O_2$máx com a idade em homens treinados e não treinados.

## Sobretreinamento

Quando a intensidade, a duração, a frequência de treinamento ou qualquer combinação desses fatores excede a capacidade de adaptação de um indivíduo, pode ocorrer *overreaching* e sobretreinamento. Exceder a capacidade de adaptação sem recuperação suficiente normalmente causa reduções no desempenho físico baseadas em interações complexas entre diversos sistemas biológicos e influências psicológicas.[3,20,44,46,48] O ***overreaching*** refere-se ao treinamento breve, sem recuperação suficiente, que excede a capacidade do indivíduo. A recuperação efetiva do *overreaching* pode ocorrer em poucos dias ou em até duas semanas de intervenção de recuperação adequada.[3,46] Enquanto algumas autoridades veem o *overreaching* como uma consequência não planejada e indesejada do treinamento extenuante, outros o veem como uma técnica de treinamento para melhorar o desempenho.[3,71] Embora o *overreaching* de curta duração resulte em redução do de-

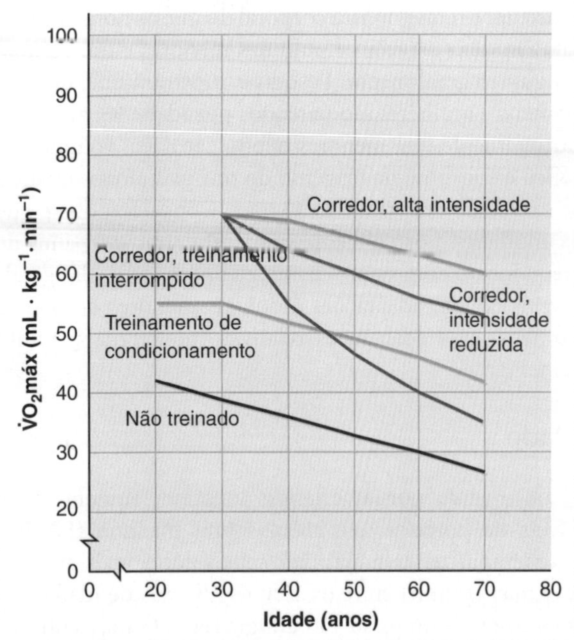


FIGURA 6.9 Mudanças no $\dot{V}O_2$máx com a idade para homens treinados e não treinados.
Adaptada com autorização de Willmore, Costill e Kenney, 2008.

sempenho, quando é seguido por períodos adequados de recuperação, o resultado pode ser um desempenho acentuado em comparação com o nível de base. A síndrome de sobretreinamento é mais grave e resulta do *overreaching* não tratado, que produz prejuízos prolongados no desempenho e outras condições que podem exigir intervenção médica.

Teorizou-se a existência de dois tipos de sobretreinamento; a diferença está na predominância do sistema nervoso simpático ou do parassimpático.[3,44,71] Ao que tudo indica, o sobretreinamento de resistência aeróbia resulta predominantemente de uma sobrecarga de volume excessivo (parassimpático dominante), ao passo que o sobretreinamento anaeróbio ou de força (simpático dominante) resulta sobretudo do excesso de sobrecarga de alta intensidade. Relatou-se que esses tipos diferentes de sobretreinamento têm diferentes sinais e sintomas, embora os decréscimos no desempenho sejam um aspecto básico em comum entre eles. A discussão dos muitos aspectos complexos e não inteiramente compreendidos do sobretreinamento vai além do escopo deste capítulo, e o leitor é encaminhado a outras fontes para informações mais completas sobre esses conceitos.[3,20,44,68]

Os pesquisadores identificaram um grande número dos sinais e sintomas do *overreaching* ou do sobretreinamento. O quadro a seguir lista alguns dos sinais e sintomas mais comuns do *overreaching* e/ou do sobretreinamento de resistência aeróbia.[3,20,44,68]

Existe um alto grau de variabilidade entre indivíduos com relação ao desenvolvimento do sobretreinamento.

### Sinais e sintomas comuns do *overreaching* e do sobretreinamento de resistência aeróbia

- Redução do desempenho
- Redução do consumo máximo de oxigênio
- Início precoce de fadiga
- Mal-estar geral
- Perda de interesse ou de entusiasmo pelo treinamento
- Estados perturbados de humor psicológico (aumento de depressão, ansiedade ou fadiga, redução no vigor ou uma combinação dessas mudanças)
- Aumento da dor muscular
- Redução na frequência cardíaca máxima e em repouso
- Aumento na frequência cardíaca de exercício submáximo
- Redução na concentração de lactato plasmático em exercício submáximo
- Aumento na resposta de estresse simpático
- Redução nos níveis de catecolamina

Práticas de treinamento que levam alguns indivíduos a progredir levam outros ao sobretreinamento. Infelizmente, também existem respostas e sintomas altamente individualizados de *overreaching* e de sobretreinamento que tornam difícil seu reconhecimento pelos clientes e personal trainers.[3,46,71] Além de uma redução no desempenho, as pessoas normalmente exibem apenas poucos ou nenhum sinal ou sintoma de *overreaching* ou sobretreinamento. Estar familiarizado com a progressão de cada cliente ao longo do treinamento é fundamental para prevenir o sobretreinamento. Uma redução no desempenho, aliada a um ou mais dos sinais e sintomas facilmente reconhecíveis (i. e., fadiga, mal-estar, perda de entusiasmo para treinar, aumento de dor) devem levar à suspeita de sobretreinamento. Checar a resposta de frequência cardíaca a uma sobrecarga de exercício submáxima padronizada seria outro bom método de monitorar clientes que enfrentam treinamento extenuante de resistência aeróbia. Para prevenir o sobretreinamento, um componente importante seria um programa de periodização adequadamente planejado. É fundamental que o cliente tenha repouso suficiente entre os dias de treinamento para facilitar o processo de recuperação. A quantidade de repouso, porém, depende da duração e da intensidade do programa de treinamento e deve ser individualizada para cada cliente. Períodos de treinamento com alto volume e alta intensidade exigem recuperação suficiente. É importante lembrar que os indivíduos que realizam treinamento de resistência extenuante e frequente também necessitam de ingestão suficiente de carboidrato para manter os estoques de glicogênio muscular. Dias de treinamento sucessivos podem reduzir gradualmente os níveis de glicogênio e prejudicar o desempenho.[46,71]

## Destreinamento

As formas como o corpo reage ao destreinamento são análogas àquelas como ele responde ao treinamento. Quando se interrompe o treinamento, a resistência muscular diminui depois de apenas duas semanas. Após quatro semanas, um estudo demonstrou reduções na capacidade respiratória dos músculos treinados, reduções nos níveis de glicogênio e aumentos na produção de lactato que demonstram mudanças óbvias no metabolismo muscular.[10] Outro estudo demonstrou uma redução de 7% no $\dot{V}O_2$máx e no débito cardíaco máximo, bem como reduções de 17 a 19% nos níveis de enzimas aeróbias, após uma interrupção no treinamento de apenas 12 dias.[11] Outra pesquisa demonstrou que, quando ratos treinados aerobicamente paravam de treinar, havia uma redução específica no local na DMO da tíbia.[66]

## Conclusão

Nosso interesse e nossa compreensão sobre a fisiologia do treinamento de resistência aeróbia expandiram-se muito nas últimas décadas. O treinamento de resistência aeróbia é um estímulo potente a mudanças fisiológicas nos sistemas cardiovascular, respiratório, musculoesquelético, metabólico, endócrino e esquelético, e tem efeitos substanciais na composição corporal e no desempenho. Para ser um personal trainer altamente competente, é essencial ter uma compreensão clara das respostas agudas e das adaptações crônicas dos diversos sistemas fisiológicos do corpo humano. Entender como o corpo se adapta à sobrecarga do exercício aeróbio é fundamental para elaborar programas eficazes de treinamento com exercícios, monitorar as respostas ao exercício e os progressos e avaliar os resultados de treinamento. O personal trainer também deve reconhecer os efeitos que a genética, o sexo, a idade, a especificidade, o sobretreinamento e o destreinamento têm sobre as respostas e adaptações fisiológicas.

### Questões para estudo

1. Há quatro meses, uma mulher de 35 anos de idade começou um programa de exercício em que corre na esteira quatro dias por semana. Qual das alternativas a seguir descreve as adaptações que mais provavelmente ocorrerão com esse programa?
   A. Aumento na FC ao exercício máximo e redução na densidade capilar.
   B. Aumento na PAS em repouso e redução na $DAVO_2$ máxima.
   C. Aumento na densidade mitocondrial e redução na FC submáxima.
   D. Aumento no volume sanguíneo e redução na sensibilidade à insulina.
2. Qual das alterações a seguir no músculo esquelético treinado é uma adaptação ao exercício aeróbio crônico?
   A. Redução na densidade de mitocôndrias.
   B. Aumento na concentração de enzimas aeróbias.
   C. Aumento na área de seção transversa de fibras do tipo IIa.
   D. Redução na densidade capilar.
3. Qual das alternativas a seguir tem maior propensão de ocorrer como resultado do sobretreinamento de resistência aeróbia?
   A. Redução no $\dot{V}O_2$máx.
   B. Aumento nos estoques de glicogênio muscular.
   C. Aumento na porcentagem de gordura corporal.
   D. Redução no volume sanguíneo.
4. Quais das medidas a seguir diminuem durante uma sessão aguda de exercício?
   A. Duplo produto, volume sistólico, pressão arterial média, hematócrito.
   B. Consumo de oxigênio, $DAVO_2$, pressão arterial sistólica, razão de troca respiratória (RTR).
   C. pH sanguíneo, fluxo de sangue para a região esplâncnica, volume plasmático, insulina.
   D. Catecolaminas, glucagon, volume sistólico, volume corrente.

### Questão de conhecimento aplicado

Complete o quadro a seguir descrevendo duas maneiras de o corpo se adaptar à participação crônica em um programa de treinamento aeróbio.

| Sistema | Duas adaptações |
|---|---|
| Respiratório | |
| Metabólico | |
| Musculoesquelético | |
| Cardiovascular | |
| Endócrino | |

## Referências bibliográficas

1. Albright, A., M. Franz, G. Hornsby, A. Kriska, D. Marrero, I. Ullrich, and L.S. Verity. 2000. American College of Sports Medicine position stand. Exercise and type 2 diabetes. Medicine and Science in Sports and Exercise 32 (7): 1345-1360.

2. American College of Sports Medicine. 1998. Position stand on the recommended quantity and quality of exercise for developing and maintaining cardiorespiratory and muscular fitness, and flexibility in healthy adults. Medicine and Science in Sports and Exercise 30 (6): 975-991.
3. Armstrong, L.E., and J.L. VanHeest. 2002. The unknown mechanism of the overtraining syndrome: Clues from depression and psychoneuroimmunology. Sports Medicine 32 (3): 185-209.
4. Barbier, J., N. Ville, G. Kervio, G. Walther, and F. Carre. 2006. Sports-specific features of athlete's heart and their relation to echocardiographic parameters. Herz 31 (6): 531-543.
5. Bouchard, C., F.T. Dionne, J.A. Simoneau, and M.R. Boulay. 1992. Genetics of aerobic and anaerobic performances. Exercise and Sport Sciences Reviews 20: 27-58.
6. Broeder, C.E., K.A. Burrhus, L.S. Svanevik, J. Volpe, and J.H. Wilmore. 1997. Assessing body composition before and after resistance or endurance training. Medicine and Science in Sports and Exercise 29 (5): 705-712.
7. Buckwalter, J. A., and S.L.-Y. Woo. 1994. Effects of repetitive motion on the musculoskeletal tissues. In: Orthopaedic Sports Medicine: Principles and Practice, Vol. 1, J.C. DeLee and D. Drez, eds. Philadelphia: Saunders. pp. 60-72.
8. Cavanaugh, D.J., and C.E. Cann. 1988. Brisk walking does not stop bone loss in postmenopausal women. Bone 9 (4): 201-204.
9. Coggan, A.R. 1991. Plasma glucose metabolism during exercise in humans. Sports Medicine 11 (2): 102-124.
10. Costill, D.L., W.J. Fink, M. Hargreaves, D.S. King, R. Thomas, and R. Fielding. 1985. Metabolic characteristics of skeletal muscle during detraining from competitive swimming. Medicine and Science in Sports and Exercise 17 (3): 339-343.
11. Coyle, E.F., W.H. Martin III, D.R. Sinacore, M.J. Joyner, J.M. Hagberg, and J.O. Holloszy. 1984. Time course of loss of adaptations after stopping prolonged intense endurance training. Journal of Applied Physiology 57 (6): 1857-1864.
12. Dart, A.M., I.T. Meredith, and G.L. Jennings. 1992. Effects of 4 weeks endurance training on cardiac left ventricular structure and function. Clinical and Experimental Pharmacology and Physiology 19 (11): 777-783.
13. Davies, C.T., and J.D. Few. 1973. Effects of exercise on adrenocortical function. Journal of Applied Physiology 35 (6): 887-891.
14. Dempsey, J.A. 1986. J.B. Wolffe memorial lecture. Is the lung built for exercise? Medicine and Science in Sports and Exercise 18 (2): 143-155.
15. Dempsey, J.A., C.A. Harms, and D.M. Ainsworth. 1996. Respiratory muscle perfusion and energetics during exercise. Medicine and Science in Sports and Exercise 28 (9): 1123-1128.
16. Donnelly, J.E., S.N. Blair, J.M. Jakicic, M.M. Manore, J.W. Rankin, and B.K. Smith. 2009. American College of Sports Medicine position stand. Appropriate physical activity intervention strategies for weight loss and prevention of weight regain for adults. Medicine and Science in Sports and Exercise 41 (2): 459-471.
17. Duncker, D.J., and R.J. Bache. 2008. Regulation of coronary blood flow during exercise. Physiology Reviews 88 (3): 1009-1086.
18. Ebeling, P., R. Bourey, L. Koranyi, J.A. Tuominen, L.C. Groop, J. Henriksson, M. Mueckler, A. Sovijarvi, and V.A. Koivisto. 1993. Mechanism of enhanced insulin sensitivity in athletes. Increased blood flow, muscle glucose transport protein (GLUT-4) concentration, and glycogen synthase activity. Journal of Clinical Investigation 92 (4): 1623-1631.
19. Faude, O., W. Kindermann, and T. Meyer. 2009. Lactate threshold concepts: How valid are they? Sports Medicine 39 (6): 469-490.
20. Halson, S.L., and A.E. Jeukendrup. 2004. Does overtraining exist? An analysis of overreaching and overtraining research. Sports Medicine 34 (14): 967-981.
21. Harms, C.A., M.A. Babcock, S.R. McClaran, D.F. Pegelow, G.A. Nickele, W.B. Nelson, and J.A. Dempsey. 1997. Respi ratory muscle work compromises leg blood flow during maximal exercise. Journal of Applied Physiology 82 (5): 1573-1583.
22. Hartley, L.H., J.W. Mason, R.P. Hogan, L.G. Jones, T.A. Kotchen, E.H. Mougey, F.E. Wherry, L.L. Pennington, and P.T. Ricketts. 1972. Multiple hormonal responses to graded exercise in relation to physical training. Journal of Applied Physiology 33 (5): 602-606.
23. Haskell, W.L., I.M. Lee, R.R. Pate, K.E. Powell, S.N. Blair, B.A. Franklin, C.A. Macera, G.W. Heath, P.D. Thompson, and A. Bauman. 2007. Physical activity and public health: Updated recommendation for adults from the American College of Sports Medicine and the American Heart Association. Medicine and Science in Sports and Exercise 39 (8): 1423-1434.
24. Haughlin, M.H., R.J. Korthuis, D.J. Duncker, and R.J. Bache. 1996. Control of blood flow to cardiac and skeletal muscle during exercise. In: Section 12: Exercise: Regulation and Integration of Multiple Systems, L.B. Rowell and J.T. Shepherd, eds. New York: Oxford University Press. pp. 705-769.
25. Hawley, J.A., and S.J. Lessard. 2008. Exercise traininginduced improvements in insulin action. Acta Physiologica 192 (1): 127-135.
26. Hennessy, L.C., and A.W.S. Watson. 1994. The interference effects of training for strength and endurance simultaneously. Journal of Strength and Conditioning Research 8 (1): 12-19.
27. Henriksen, E.J. 2002. Invited review: Effects of acute exercise and exercise training on insulin resistance. Journal of Applied Physiology 93 (2): 788-796.
28. Hickson, R.C. 1981. Skeletal muscle cytochrome c and myoglobin, endurance, and frequency of training. Journal of Applied Physiology 51 (3): 746-749.
29. Higginbotham, M.B., K.G. Morris, R.S. Williams, P.A. McHale, R.E. Coleman, and F.R. Cobb. 1986. Regulation of stroke volume during submaximal and maximal upright exercise in normal man. Circulation Research 58 (2). 281-291.
30. Holloszy, J.O., and E.F. Coyle. 1984. Adaptations of skeletal muscle to endurance exercise and their metabolic consequences. Journal of Applied Physiology 56 (4): 831-838.
31. Hoppeler, H. 1986. Exercise-induced ultrastructural changes in skeletal muscle. International Journal of Sports Medicine 7 (4): 187-204.
32. Horowitz, J.F. 2001. Regulation of lipid mobilization and oxidation during exercise in obesity. Exercise and Sport Sciences Reviews 29 (1): 42-46.
33. Hunter, G.R., R. Demment, and D Miller. 1987. Development of strength and maximum oxygen uptake during simultaneous training for strength and endurance. Journal of Sports Medicine and Physical Fitness 27 (3): 269-275.
34. Hurley, B.F., P.M. Nemeth, W.H. Martin III, J.M. Hagberg, G.P. Dalsky, and J.O. Holloszy. 1986. Muscle triglyceride utilization during exercise: Effect of training. Journal of Applied Physiology 60 (2): 562-567.
35. Jacks, D.E., J. Sowash, J. Anning, T. McGloughlin, and F. Andres. 2002. Effect of exercise at three exercise intensities on salivary cortisol. Journal of Strength and Conditioning Research 16 (2): 286-289.
36. Janicki, J.S., D.D. Sheriff, J.L. Robotham, and R.A. Wise. 1996. Cardiac output during exercise: Contributions of the cardiac, circulatory, and respiratory systems. In: Section 12: Exercise: Regulation and Integration of Multiple Systems, L.B. Rowell and J.T. Shepherd, eds. New York: Oxford University Press. pp. 651-704.
37. Jozsa, L., and P. Kannus. 1997. Human Tendons: Anatomy, Physiology, and Pathology. Champaign, IL: Human Kinetics.
38. Kenney, M.J., and D.R. Seals. 1993. Postexercise hypotension. Key features, mechanisms, and clinical significance. Hypertension 22 (5): 653-664.
39. Keteyian, S.J., and C.A. Brawner. 2006. Cardiopulmonary adaptations to exercise. In: ACSM's Resource Manual for Guidelines for Exercise Testing and Prescription, 5th ed., L.A. Kaminsky, ed. Philadelphia: Lippincott Williams & Wilkins. pp. 313-324.
40. Kiens, B., B. Essen-Gustavsson, N.J. Christensen, and B. Saltin. 1993. Skeletal muscle substrate utilization during submaximal exercise in man: Effect of endurance training. Journal of Physiology 469: 459-478.
41. King, D.S., P.J. Baldus, R.L. Sharp, L.D. Kesl, T.L. Feltmeyer, and M.S. Riddle. 1995. Time course for exercise-induced alterations in insulin action and glucose tolerance in middle-aged people. Journal of Applied Physiology 78 (1): 17-22.
42. Kohrt, W.M., S.A. Bloomfield, K.D. Little, M.E. Nelson, and V.R. Yingling. 2004. American College of Sports Medicine position stand: Physical activity and bone health. Medicine and Science in Sports and Exercise 36 (11): 1985-1996.
43. Kraemer, W.J., J.F. Patton, S.E. Gordon, E.A. Harman, M.R. Deschenes, K. Reynolds, R.U. Newton, N.T. Triplett, and J.E. Dziados. 1995. Compatibility of high-intensity strength and endurance training on hormonal and skeletal muscle adaptations. Journal of Applied Physiology 78 (3): 976-989.
44. Lehmann, M., C. Foster, and J. Keul. 1993. Overtraining in endurance athletes: A brief review. Medicine and Science in Sports and Exercise 25 (7): 854-862.
45. Mangine, B., G. Nuzzo, and G.L. Harrelson. 2004. Physiologic factors of rehabilitation. In: Physical Rehabilitation of the Injured Athlete, 3rd ed., J.R. Andrews, G.L. Harrelson, and K.E. Wilk, eds. Philadelphia: Saunders. pp. 13-33.
46. McArdle, W.D., F.I. Katch, and V.L. Katch. 2010. Exercise Physiology: Nutrition, Energy, and Human Performance, 7th ed. Philadelphia: Lippincott Williams & Wilkins.
47. McCarthy, J.P., J.C. Agre, B.K. Graf, M.A. Pozniak, and A.C. Vailas. 1995. Compatibility of adaptive responses with combining strength and endurance training. Medicine and Science in Sports and Exercise 27 (3): 429-436.
48. McCarthy, J.P., M.A. Pozniak, and J.C. Agre. 2002. Neuromuscular adaptations to concurrent strength and endurance training. Medicine and Science in Sports and Exercise 34 (3): 511-519.
49. McGuire, D.K., B.D. Levine, J.W. Williamson, P.G. Snell, C.G. Blomqvist, B. Saltin, and J.H. Mitchell. 2001. A 30-year follow-up of the Dallas Bedrest and

Training Study: II. Effect of age on cardiovascular adaptation to exercise training. Circulation 104 (12): 1358-1366.

50. Michel, B.A., N.E. Lane, A. Bjorkengren, D.A. Bloch, and J.F. Fries. 1992. Impact of running on lumbar bone density: A 5-year longitudinal study. Journal of Rheumatology 19 (11): 1759-1763.
51. Mier, C.M., M.J. Turner, A.A. Ehsani, and R.J. Spina. 1997. Cardiovascular adaptations to 10 days of cycle exercise. Journal of Applied Physiology 83 (6): 1900-1906.
52. Mikines, K.J., B. Sonne, P.A. Farrell, B. Tronier, and H. Galbo. 1988. Effect of physical exercise on sensitivity and responsiveness to insulin in humans. American Journal of Physiology: Endocrinology and Metabolism 254 (3): E248-E259.
53. Nichols, D.L., and E.V. Essery. 2006. Osteoporosis and exercise. In: ACSM's Resource Manual for Guidelines for Exercise Testing and Prescription, 5th ed., L.A. Kaminsky, ed. Philadelphia: Lippincott Williams & Wilkins. pp. 489- 499.
54. Nichols, D.L., C.F. Sanborn, and E.V. Essery. 2007. Bone density and young athletic women. An update. Sports Medicine 37 (11): 1001-1014.
55. Nordin, M., T. Lorenz, and M. Campello. 2001. Biomechanics of tendons and ligaments. In: Basic Biomechanics of the Musculoskeletal System. M. Nordin and V.H. Frankel, eds. Baltimore: Lippincott, Williams & Wilkins. pp. 102-125.
56. Ogden, C.L., M.D. Carroll, L R. Curtin, M.A. McDowell, C.J. Tabak, and K.M. Flegal. 2006. Prevalence of overweight and obesity in the United States, 1999-2004. Journal of the American Medical Association 295 (13): 1549-1555.
57. Pescatello, L.S., B.A. Franklin, R. Fagard, W.B. Farquhar, G.A. Kelley, and C.A. Ray. 2004. American College of Sports Medicine position stand. Exercise and hypertension. Medicine and Science in Sports and Exercise 36 (3): 533- 553.
58. Plowman, S.A., and D.L. Smith. 2008. Exercise Physiology for Health, Fitness, and Performance, 2nd reprint ed. Philadelphia: Lippincott Williams & Wilkins.
59. Powers, S.K., and E.T. Howley. 2004. Exercise Physiology: Theory and Application to Fitness and Performance, 5th ed. New York, NY: McGraw Hill.
60. Rasmussen, B., K. Klausen, J.P. Clausen, and J. Trap-Jensen. 1975. Pulmonary ventilation, blood gases, and blood pH after training of the arms or the legs. Journal of Applied Physiology 38 (2): 250-256.
61. Rico-Sanz, J., T. Rankinen, D.R. Joanisse, A.S. Leon, J.S. Skinner, J.H. Wilmore, D.C. Rao, and C. Bouchard. 2003. Familial resemblance for muscle phenotypes in the HERITAGE Family Study. Medicine and Science in Sports and Exercise 35 (8): 1360-1366.
62. Rubal, B.J., A.R. Al-Muhailani, and J. Rosentswieg. 1987. Effects of physical conditioning on the heart size and wall thickness of college women. Medicine and Science in Sports and Exercise 19 (5): 423-429.
63. Saks, V., P. Dzeja, U. Schlattner, M. Vendelin, A. Terzic, and T. Wallimann. 2006. Cardiac system bioenergetics: Metabolic basis of the Frank-Starling law. Journal of Physiology 571 (2): 253-273.
64. Sawka, M.N., V.A. Convertino, E.R. Eichner, S.M. Schnieder, and A.J. Young. 2000. Blood volume: Importance and adaptations to exercise training, environmental stresses, and trauma/sickness. Medicine and Science in Sports and Exercise 32 (2): 332-348.
65. Scruggs, K.D., N.B. Martin, C.E. Broeder, Z. Hofman, E.L. Thomas, K.C. Wambsgans, and J.H. Wilmore. 1991. Stroke volume during submaximal exercise in endurance-trained normotensive subjects and in untrained hypertensive subjects with beta blockade (propranolol and pindolol). American Journal of Cardiology 67 (5): 416-421.
66. Shimamura, C., J. Iwamoto, T. Takeda, S. Ichimura, H. Abe, and Y. Toyama. 2002. Effect of decreased physical activity on bone mass in exercise-trained young rats. Journal of Orthopaedic Science 7 (3): 358-363.
67. Stiegler, P., and A. Cunliffe. 2006. The role of diet and exercise for the maintenance of fat-free mass and resting metabolic rate during weight loss. Sports Medicine 36 (3): 239-262.
68. Urhausen, A., and W. Kindermann. 2002. Diagnosis of overtraining: What tools do we have? Sports Medicine 32 (2): 95-102.
69. Vogiatzis, I., D. Athanasopoulos, R. Boushel, J.A. Guenette, M. Koskolou, M. Vasilopoulou, H. Wagner, C. Roussos, P.D. Wagner, and S. Zakynthinos. 2008. Contribution of respiratory muscle blood flow to exercise-induced diaphragmatic fatigue in trained cyclists. Journal of Physiology 586 (22): 5575-5587.
70. Widdowson, W.M., M.L. Healy, P.H. S.nksen, and J Gibney. 2009. The physiology of growth hormone and sport. Growth Hormone & IGF Research 19 (4): 308-319.
71. Wilmore, J.H., D.L. Costill, and W.L. Kenney. 2008. Physiology of Sport and Exercise, 4th ed. Champaign, IL: Human Kinetics.
72. Wilmore, J.H., P.R. Stanforth, L.A. Hudspeth, J. Gagnon, E.W. Daw, A.S. Leon, D.C. Rao, J.S. Skinner, and C. Bouchard. 1998. Alterations in resting metabolic rate as a consequence of 20 wk of endurance training: The HERITAGE Family Study. American Journal of Clinical Nutrition 68 (1): 66-71.
73. Zouhal, H., C. Jacob, P. Delamarche, and A. Gratas-Delamarche. 2008. Catecholamines and the effects of exercise, training and gender. Sports Medicine 38 (5): 401-423.

# 7

# Nutrição no ambiente de personal training

Marie Spano, MS*

**Ao término deste capítulo, você será capaz de:**

- Identificar o campo de prática do personal trainer e saber quando encaminhar clientes a um profissional de nutrição.
- Analisar a dieta de um cliente e estimar seu gasto e sua necessidade energética.
- Entender as mudanças nas necessidades nutricionais e de líquidos de um cliente em virtude do exercício.
- Oferecer aos clientes orientações para ganho e perda de peso.
- Reconhecer o papel e a adequação da suplementação alimentar.

A nutrição e a atividade física devem ser abordadas em conjunto. Concentrar-se em uma e excluir a outra vai produzir resultados aquém do ideal para os clientes. Os personal trainers podem aperfeiçoar sua eficiência geral mantendo um conhecimento básico de nutrição e individualizando seus aconselhamentos nutricionais. A avaliação e as recomendações nutricionais devem atender às necessidades e metas do cliente, e variar de acordo com elas. Por fim, os personal trainers devem saber quando precisam encaminhar clientes a um nutricionista porque suas necessidades ultrapassam o campo de conhecimento ou prática do treinador.[38]

## Papel do personal trainer em relação à nutrição

Para a maioria das pessoas, televisão, jornal, revistas e sites são as principais fontes de informação sobre nutrição. Informações sobre nutrição comunicadas como frases de efeito e anúncios publicitários podem confundir o consumidor. Os personal trainers têm a oportunidade de ajudar a desfazer essa confusão atuando como uma fonte de informações confiáveis.

Faz parte do campo de prática do personal trainer tratar de desinformações e oferecer orientações gerais relativas à nutrição para o desempenho físico, a prevenção de doenças e a perda e o ganho de peso. O personal trainer estaria transmitindo conhecimentos gerais sobre nutrição se dissesse, por exemplo, "Segundo a American Heart Association, os ácidos graxos ômega 3 de peixes gordos, como salmão ou cavala, podem beneficiar pessoas com risco de desenvolver doenças cardiovasculares". Uma parte importante do conhecimento básico, do ponto de vista da ética e da segurança, é a capacidade de reconhecer questões de nutrição mais complicadas e saber a quem encaminhar os clientes.

Indica-se o encaminhamento a um profissional de nutrição quando o cliente tem um estado de doença (i. e., diabetes, cardiopatia, doença gastrointestinal, transtorno alimentar, osteoporose, colesterol elevado etc.) que seja afetado pela nutrição. Esse tipo de informação nutricional é denominado *terapia nutricional médica* e recai no campo de prática de nutricionistas licenciados, dietistas e dietistas registrados (dependendo das leis de licenciamento do país).[3] O encaminhamento também é indicado quando a complexidade da questão nutricional ultrapassa a competência do personal trainer, que pode

*A autora agradece às contribuições de Kristin J. Reimers, que escreveu este capítulo para a primeira edição de *Fundamentos do personal training da NSCA*.

variar. Os personal trainers devem encontrar um profissional de nutrição a quem se sintam à vontade para encaminhar os clientes e com quem possam se comunicar sobre eles. Nos Estados Unidos e no Canadá, dietistas registrados podem ser localizados por intermédio das organizações estaduais de nutricionistas; pelo site da American Dietetic Association (ADA), www.eatright.org; pelo site dos Sports, Cardiovascular and Wellness Nutritionists (SCAN, um grupo de consultórios de nutricionistas da ADA), www.scandpg.org; e pelos Dietitians of Canada, www.dietitians.ca. A European Federation of the Association of Dietitians, www.efad.org/everyone, fornece links para a organização de nutricionistas de cada país europeu. A Sports Dietitians Australia tem um site em que as pessoas podem localizar um nutricionista esportivo: www.sportsdietitians.com.au/findasportsdietitian. Em outros países, os personal trainers podem consultar os sites das organizações de nutricionistas regionais ou nacionais.* Para facilitar a comunicação, o cliente deve assinar um formulário de liberação de informações para que o personal trainer e o profissional de nutrição possam se comunicar sobre o programa de treinamento e as necessidades gerais de nutrição do cliente.

> Os personal trainers devem encaminhar clientes a um nutricionista quando o cliente apresentar um estado de doença, como doença cardiovascular, relacionado a fator alimentar ou quando a complexidade da questão nutricional estiver além da competência do personal trainer.

## Quem pode oferecer aconselhamento e instruções nutricionais?

Antes de avaliar a dieta do cliente, os personal trainers devem consultar as regulações nutricionais da comissão de licenciamento ou da organização de nutrição de sua região ou de seu país para se inteirar das leis em sua região em particular que governam o oferecimento de aconselhamento nutricional. Nos Estados Unidos, por exemplo, cada estado regula o oferecimento de informações nutricionais por meio de licenciamento, certificação legal ou registro. De acordo com a American Dietetic Association, esses termos são definidos da seguinte forma**:

- **Licenciamento:** os estatutos incluem um campo de prática definido claramente, e a prática da profissão é ilegal a menos que se tenha obtido uma licença estadual.
- **Certificação legal:** limita o uso de títulos específicos a pessoas que atendem exigências predeterminadas, embora pessoas não certificadas possam praticar a profissão.
- **Registro:** é a forma menos restritiva de regulação estadual. Assim como acontece com a certificação, pessoas que não possuem o registro podem praticar a profissão. Tipicamente, não se aplicam exames e a imposição das exigências de registro é mínima.[3]

Vários países têm regulações diferentes que indicam se os personal trainers podem ou não oferecer conselhos nutricionais, e os personal trainers devem seguir esses regulamentos.

## Avaliação dietética

Caso o cliente busque informações nutricionais que se encaixem dentro do campo de prática do personal trainer, o profissional pode querer avaliar a dieta do cliente. Caso não se encaixe em sua prática, o personal trainer pode trabalhar junto a um nutricionista que avalie sua dieta.

Uma avaliação nutricional completa inclui dados dietéticos, dados antropométricos, dados bioquímicos (testes laboratoriais) e um exame clínico (condição da pele, dos dentes etc.). Embora os personal trainers normalmente não estejam envolvidos com a avaliação completa, pode ser útil conhecer de perto os componentes individuais de uma avaliação dietética abrangente para que possam trabalhar com o nutricionista a fim de oferecer o melhor serviço possível ao cliente. (*Nota:* o termo *dieta* como usado ao longo deste capítulo se refere ao comportamento alimentar usual do indivíduo, e não a um plano restritivo de perda de peso.)

### Dados de consumo alimentar

Antes de o personal trainer poder oferecer aconselhamento correto, é imperativo coletar informações sobre a dieta atual do cliente. A dieta atual do cliente é balanceada? Ele é alérgico a determinados alimentos? O cliente

---

* No Brasil, é possível acessar os sites dos Conselhos Regionais de Nutricionistas (http://www.cfn.org.br/index.php/conselhos-regionais-crn), o site da Sociedade Brasileira de Nutrição e Estética (http://www.sbne.org.br/encontre-um-nutricionista-sociedade-brasileira-de-nutricao-estetica.php) e o site da Nutripad (https://www.nutripad.com.br/nutricionistas).

** Informações aplicáveis somente nos Estados Unidos. No Brasil, deve-se completar a graduação em Nutrição e depois obter o registro no Conselho de Nutricionistas regional.

é vegetariano? Restringe grupos alimentares? Faz dieta para perder peso? Come esporadicamente? O indivíduo acabou de adotar uma nova forma de alimentação? As respostas a todas essas perguntas, entre outras, podem influenciar o aconselhamento do personal trainer ao cliente.

Reunir dados de ingestão alimentar é um conceito simples, mas extremamente complexo de realizar. A maioria das pessoas tem dificuldade de lembrar inteira e precisamente o que comeu em determinado dia. Pesquisas mostram que existe a tendência de subestimar a ingestão real, especialmente quando a pessoa está com sobrepeso. Considerando essas dificuldades gerais, os personal trainers, se couber a seu campo de prática segundo a legislação regional, podem escolher entre três métodos para coletar dados de consumo alimentar:

- Rememoração dietética.
- Histórico dietético.
- Registros dietéticos.

Em uma rememoração dietética, os clientes relatam o que comeram nas últimas 24 horas. Com um histórico dietético, os clientes respondem a perguntas sobre seus hábitos alimentares usuais, gostos e aversões, horário de alimentação, histórico médico, histórico de peso e assim por diante. O registro dietético é tipicamente um formulário, preenchido por três dias, no qual o cliente registra tudo o que consome (alimentos, bebidas e suplementos).

O registro dietético de três dias é considerado o mais adequado dos três métodos para avaliar a dieta de um indivíduo. Contudo, para ser válido, é preciso um registro escrupuloso e uma análise igualmente escrupulosa. O problema desse método é que registrar o consumo alimentar normalmente inibe comportamentos alimentares típicos, de maneira que o consumo registrado subestima o consumo real. Para obter dados úteis, o personal trainer deve pedir apenas aos clientes mais motivados que realizem esse processo. Para muitos clientes, a rememoração dietética e o histórico dietético são mais apropriados.

O personal trainer nunca deve fazer suposições sobre os hábitos alimentares do cliente. É essencial avaliar a dieta antes de oferecer recomendações alimentares.

## Avaliação da dieta

Após a coleta de dados do consumo alimentar, o personal trainer pode recorrer a uma entre as várias opções existentes para avaliar as informações. Uma maneira de avaliar a dieta do cliente é compará-la às recomendações dietéticas gerais do país. Nos Estados Unidos, o United States Departament of Agriculture (USDA) criou o **MyPlate.**[46] A clientes com forte interesse em nutrição, pode-se indicar um software de análise dietética para uma análise mais detalhada da dieta. Ambos os métodos são apresentados aqui.

### *MyPlate*

O MyPlate do USDA (Fig. 7.1) é um lembrete para uma alimentação saudável. O "my" em "MyPlate" indica a importância de personalizar as recomendações ao estilo de vida da pessoa, enquanto o famoso símbolo do prato fornece uma representação visual de como a dieta da pessoa deve ser composta dos seguintes grupos alimentares:

1. Grãos.
2. Verduras e legumes.
3. Frutas.
4. Proteínas.
5. Laticínios.

O site do MyPlate do USDA identifica três metas alimentares para os norte-americanos:[46]

**Equilibrar calorias**

- Aproveitar o alimento, mas comer menos.
- Evitar porções exageradas.

**Alimentos a aumentar**

- Servir metade do prato com frutas, verduras e legumes.
- Substituir pelo menos metade dos grãos por grãos integrais.
- Substituir o leite integral pelo desnatado ou semidesnatado (1%).

**Alimentos a reduzir**

- Comparar o sódio em alimentos como sopas, pães e refeições congeladas e dar preferência a alimentos com os teores mais baixos desse elemento.
- Beber água em vez de bebidas açucaradas.

O USDA também definiu metas específicas que se relacionam com cada um dos principais grupos alimentares. Por exemplo, aconselha-se aos consumidores que pelo menos metade dos grãos consumidos sejam integrais, que variem seu consumo de verduras e legumes, concentrem-se em frutas, comam mais alimentos ricos em cálcio e deem preferência a proteínas magras.

Embora a MyPyramid mais antiga contenha orientações para "calorias sem restrição", o MyPlate substituiu essa categoria pela de "calorias vazias". As calorias vazias são derivadas de gorduras sólidas ou açúcares adicionados que não têm nutrientes. As gorduras sólidas (i. e., gorduras sólidas em temperatura ambiente) incluem manteiga, gordura bovina e gordura vegetal. Os açúcares adicionados são açúcares ou xaropes adicionados durante o processamento ou preparação dos alimentos. O USDA

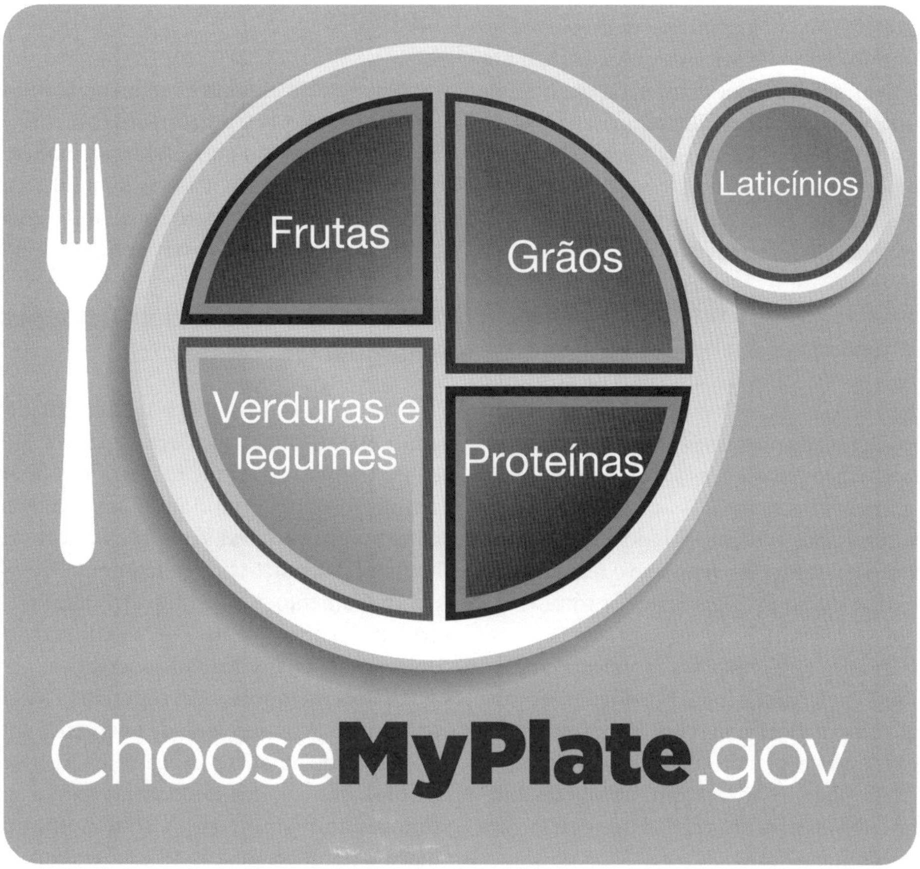


FIGURA 7.1 MyPlate. Para mais informações e recursos, acessar www.ChooseMyPlate.gov.
U.S. Department of Agriculture/U.S. Department of Health and Human Services.

apresenta os seguintes exemplos de alimentos e bebidas que fornecem o maior número de calorias vazias:

- Bolos, biscoitos, tortas e rosquinhas (contêm gordura sólida e açúcares adicionados).
- Refrigerantes, bebidas energéticas, bebidas esportivas e bebidas de frutas (contêm açúcares adicionados).
- Queijo (contém gordura sólida).
- Pizza (contém gordura sólida).
- Sorvete (contém gordura sólida e açúcares adicionados).
- Linguiças, salsichas, bacon e costelas (contêm gordura sólida).

Além de oferecer um material educacional útil, o site do MyPlate (www.ChooseMyPlate.gov) contém ferramentas que permitem que os visitantes criem planos de refeição personalizados, analisem suas dietas e façam o acompanhamento de suas atividades físicas. Esse site é um excelente ponto de partida para o personal trainer que tem como finalidade instruir os clientes. Cada grupo alimentar em MyPlate oferece nutrientes fundamentais que são mais difíceis de obter se esse grupo for excluído.

O site do MyPlate é uma ferramenta interativa que os clientes podem usar por conta própria ou com o auxílio de um personal trainer. A função Plan a Healthy Diet permite que os usuários insiram dados relativos a idade, peso, altura, sexo e nível de atividade física e lhes oferece, em retorno, instruções individualizadas para atender a suas metas nutricionais diárias (ver exemplo na Tab. 7.1). Se os consumidores clicarem em uma categoria de alimento, vão receber informações mais específicas sobre como incluir esse grupo alimentar em sua dieta.[46]

### *Análise dietética computadorizada*

A análise computadorizada pode oferecer uma visão da dieta do cliente, incluindo a ingestão de vitaminas e

TABELA 7.1 Exemplo de plano de cardápio

| Grupo alimentar | Porção diária |
|---|---|
| Grãos | 280 gramas |
| Verduras e legumes | 3,5 xícaras |
| Frutas | 2,5 xícaras |
| Laticínios | 3 xícaras |
| Proteína | 200 gramas |

Plano de cardápio para um homem adulto de 22 anos de idade com 1,68 m de altura e 63,5 kg de massa corporal que se exercita mais de 60 minutos na maioria dos dias da semana.

minerais. No entanto, é muito importante que o cliente registre precisa e completamente seu consumo habitual por pelo menos três dias. O cliente deve inserir a quantidade de cada alimento e bebida, especificar como foi feito o cozimento e dar o nome da marca em vez do termo genérico (p. ex., "sucrilhos" em vez de apenas "flocos de milho").

Mesmo se a dieta for registrada perfeitamente, a análise não será inteiramente precisa porque todo programa de software tem falhas. Para alguns alimentos no banco de dados, faltam os valores de determinadas vitaminas e minerais, o que significa que também falta a análise desses nutrientes, e isso resultará em um valor de consumo erroneamente baixo. Além disso, necessariamente, alguns alimentos que o cliente ingere não estão no banco de dados, de forma que é preciso realizar substituições ou digitar os dados alimentícios reais (e, no caso de alimentos processados, os resultados podem não incluir os valores de todas as vitaminas e minerais, visto que o registro dessas informações não é uma exigência para os rótulos dos alimentos).

Antes de pedir para os clientes avaliarem suas dietas, é conveniente que os personal trainers completem uma análise dietética computadorizada sobre si mesmos a fim de conhecer o viés que o registro pode impor sobre os hábitos reais. Além disso, analisar a própria dieta conscientiza o profissional do nível de detalhe necessário para avaliar uma dieta com precisão.

Em muitos casos, o personal trainer não tem treinamento, tempo, conhecimento ou recursos para completar uma análise dietética computadorizada. Essa é uma atividade que leva muitos personal trainers a recorrer ao auxílio de nutricionistas. Outra opção para clientes motivados é direcioná-los a sites em que possam inserir sua própria dieta e receber *feedback* (ver a lista a seguir). Esses sites são recursos excelentes, visto que colocam a responsabilidade sobre o cliente. Além disso, alguns clientes se sentem mais à vontade em fazer perguntas e relatar o consumo em contextos confidenciais. Um ponto negativo é que a maioria desses sites não tem a base de dados extensa que acompanha programas de análise alimentar e, normalmente, não analisa o consumo alimentar considerando todas as vitaminais, minerais, tipos de gordura, e assim por diante. Em vez disso, a maioria apenas informa o usuário sobre quantas calorias foram consumidas, com os gramas de gorduras, carboidratos e proteínas. Outro ponto negativo é que esses sites não conseguem calcular as necessidades calóricas com a mesma precisão de um nutricionista profissional.

> A análise da dieta do cliente é um processo detalhado e demorado, que exige conhecimento especializado. O personal trainer deve considerar encaminhar a análise a um nutricionista ou encaminhar o cliente à análise dietética autodirecionada.

## Energia

Em geral, a energia é medida em quilocalorias (kcal). Uma quilocaloria é uma medida de energia que equivale ao calor necessário para elevar a temperatura de 1 quilograma de água em 1° Celsius. O público geral se refere a ela como *caloria*. (Os termos *caloria* e *energia* são usados intercambiavelmente neste capítulo.)

### Fatores que influenciam as necessidades energéticas

Três fatores compõem a necessidade energética do adulto: taxa metabólica em repouso, atividade física e efeito térmico do alimento. Cada um desses fatores pode ser afetado direta ou indiretamente por idade, genética, constituição corporal, composição corporal, temperatura ambiente, condições de treinamento, atividade física fora do treinamento e consumo de calorias. Para os bebês, crianças e adolescentes, o crescimento é outra variável que aumenta a necessidade energética.

A **taxa metabólica em repouso (TMR)** é o maior contribuinte para a necessidade energética total, responsável por cerca de 60 a 75% do gasto energético diário. É uma medida das calorias necessárias para a manutenção das funções normais do corpo, como respiração, função cardíaca e termorregulação (i. e., a energia que uma pessoa gastaria deitada na cama o dia todo sem fazer nada). Os fatores que aumentam a TMR incluem ganho de tecido corporal magro, baixa idade, crescimento, temperatura anormal do corpo, ciclo menstrual e hipertireoidismo. Os fatores que diminuem a TMR incluem baixo consumo de calorias, perda de massa magra e hipotireoidismo. Sem a alteração desses fatores, a TMR pode variar em até 20% entre os indivíduos, de acordo com variações genéticas normais no metabolismo.

O segundo maior componente da necessidade energética é a atividade física. De todos os componentes, esse é o mais variável. A quantidade de energia necessária para a atividade física depende da intensidade, da duração e da frequência de treinamento. Ela também depende das condições ambientais; ou seja, calor ou frio extremos estimulam o gasto calórico. Ao estimar o grau de atividade física de um cliente, o personal trainer deve se lembrar de determinar o grau de atividade física do cliente fora do exercício estruturado. Mesmo que as pessoas tenham uma rotina de exercício, aquelas com estilo de vida sedentário de trabalho em escritório ou atividades de lazer sedentárias podem ser consideradas pouco ativas.

O **efeito térmico do alimento** é o aumento no gasto energético além da TMR que pode ser medido algumas horas depois de uma refeição. O efeito térmico do alimento é a energia necessária para digerir e assimilar alimentos, que corresponde de 7 a 10% da necessidade energética total de uma pessoa.

### Sites de análise dietética

- www.sparkpeople.com: oferece um diário alimentar, planos de refeição personalizados, planos de exercício individualizados, receitas, artigos e fóruns.
- www.fitday.com: faz o acompanhamento da alimentação, do exercício e das metas de perda de peso.
- www.ChooseMyPlate.gov: página do MyPlate, permite que os usuários acompanhem sua dieta, sua atividade física e seu balanço energético; além disso, oferece uma análise do consumo alimentar e do condicionamento físico.

## Estimativa das necessidades energéticas

É difícil obter diretamente uma estimativa real da necessidade energética (i. e., energia gasta em um dia). Por isso, são muito utilizados métodos substitutos. Um deles é medir o consumo de calorias. Esse método é válido se o cliente mantiver um peso corporal estável, visto que um peso corporal estável é indício de que o consumo energético equivale, em termos gerais, ao gasto energético. Para o cliente motivado que registra fielmente o consumo, a melhor maneira de determinar a necessidade energética usando este método é avaliar o consumo de calorias a partir do diário alimentar de três dias. Se isso não for possível, podem-se utilizar equações matemáticas que estimam o gasto energético aproximado. No entanto, é difícil calcular as necessidades energéticas em virtude das muitas variáveis que afetam as necessidades de calorias, bem como da significativa variação interindividual e intraindividual. É importante destacar que essas equações apresentam apenas estimativas para servir como padrão de referência. O gasto energético real dos indivíduos pode variar consideravelmente. A Tabela 7.2 lista os fatores que podem ser utilizados para a estimativa da necessidade energética. Por exemplo, para um homem que pesa 77 quilogramas (170 libras) e é muito ativo fisicamente, a necessidade seria de 3.850 kcal (50 · 77).

Outro método para calcular o gasto energético é primeiro calcular o gasto energético em repouso (GER), depois multiplicar o resultado por um fator que tem por base o nível de atividade. Existem diversas equações para estimar o GER. Uma série de equações de GER, desenvolvida pela Organização Mundial da Saúde,[14] é apresentada na Tabela 7.3. O resultado é o número de calorias que provavelmente são gastas pela pessoa em um dia comum. Os clientes que desejam manter o peso corporal atual precisam consumir o mesmo número de calorias que gastam.

É difícil, se não impossível, obter uma estimativa exata do gasto energético de um cliente. O personal trainer pode ajudar o cliente a basear a estimativa no consumo ou utilizar uma equação como as apresentadas neste capítulo. Seja qual for o método, trata-se de estimativas aproximadas do gasto real.

# Nutrientes

A partir do momento que o personal trainer conhece o consumo alimentar e as necessidades energéticas do cliente, ele pode avaliar suas necessidades nutricionais gerais. Para entender a relação entre o corpo e o alimento, bem como oferecer orientação nutricional, é importante ter noções sobre os seis nutrientes: proteína, carboidrato, gordura, vitaminas, minerais e água.

## Proteína

Durante séculos, a proteína foi considerada o principal elemento da dieta e a fonte de velocidade e força para os esforços esportivos. Embora se saiba hoje que os carboidratos são a principal fonte de energia para os humanos, a proteína continua sendo um nutriente de interesse importante, especialmente entre fisiculturistas, levantadores de peso e praticantes de treinamento de força.

Para responder à pergunta "De quanta proteína meu cliente precisa?", o personal trainer deve considerar dois fatores básicos: consumo energético e fonte de proteína. A proteína pode ser usada para obter energia quando se consomem menos calorias do que são gastas. Se esse for o caso, o consumo de proteína não será usado apenas para o objetivo previsto de desenvolver e substituir tecido magro. Portanto, quando o consumo de calorias diminui, a necessidade de proteína aumenta. As necessidades de proteína alimentar são derivadas da pesquisa com indivíduos que estavam consumindo calorias adequadas. As

TABELA 7.2 Necessidades calóricas estimadas de homens e mulheres por nível de atividade

| Nível de atividade | Homens (kcal/libra) | Homens (kcal/kg) | Mulheres (kcal/libra) | Mulheres (kcal/kg) |
|---|---|---|---|---|
| Leve* | 17 | 38 | 16 | 35 |
| Moderado** | 19 | 41 | 17 | 37 |
| Intenso*** | 23 | 50 | 20 | 44 |

* Nível leve de atividade: caminhada em superfície nivelada a 4 a 5 quilômetros por hora, trabalho mecânico, trabalhos elétricos, carpintaria, profissões de restaurante, limpeza doméstica, cuidar de crianças, golfe, vela, tênis de mesa.

** Nível moderado de atividade: caminhada a 5,5 a 6,5 quilômetros por hora, capinação, carregamento de carga, ciclismo, esqui, tênis, dança.

*** Nível intenso de atividade: caminhada com carga em subida, escavação manual pesada, basquetebol, escalada, futebol americano, futebol.

TABELA 7.3 Estimativa das necessidades calóricas diárias com base no gasto energético em repouso (GER) e no nível de atividade

| 1. Para calcular a GER, escolher uma destas fórmulas:[15] | |
|---|---|
| Idade e sexo | Kcal por dia |
| Homens de 10 a 18 anos | (17,686 × peso em kg) + 658,2 |
| Homens de 19 a 30 anos | (15,057 × peso em kg) + 692,2 |
| Homens de 31 a 60 anos | (11,472 × peso em kg) + 873,1 |
| Homens > 60 anos | (11,711 × peso em kg) + 587,7 |
| Mulheres de 10 a 18 anos | (13,384 × peso em kg) + 692,6 |
| Mulheres de 19 a 30 anos | (14,818 × peso em kg) + 486,6 |
| Mulheres de 31 a 60 anos | (8,126 × peso em kg) + 845,6 |
| Mulheres > 60 anos | (9,082 × peso em kg) + 658,5 |
| 2. Em seguida, multiplicar o GER por um fator para levar em conta o nível de atividade física (NAF) a fim de estimar as necessidades calóricas diárias: | |
| Nível de atividade | Valor de NAF (x GER) |
| Estilo de vida sedentário ou de atividades leves | 1,40 a 1,69 |
| Estilo de vida ativo ou moderadamente ativo | 1,70 a 1,99 |
| Estilo de vida vigoroso ou vigorosamente ativo | 2,00 a 2,40* |

* É difícil manter valores de NAF maiores que 2,40 por um longo período.
Adaptada de FAO, 2004.[14]

necessidades para clientes em dietas de perda de peso são mais altas do que as necessidades convencionais.

Além disso, as necessidades proteicas são baseadas nas "proteínas de referência", como carne vermelha, peixe, frango, laticínios e ovos, consideradas proteínas de alta qualidade. Se a proteína na dieta for derivada sobretudo de plantas, a necessidade é mais alta. Nos Estados Unidos, a referência de ingestão diária (RID) de proteína para adultos saudáveis e sedentários é de 0,8 g/kg de peso corporal para homens e mulheres.[31] A Organização Mundial da Saúde identifica um nível de consumo seguro, suficiente para 97,5% da população, de 0,83 g de proteína/kg de peso por dia. O nível seguro garante um baixo risco de não atendimento às necessidades, mas também considera que não existe risco aos indivíduos pelo excesso de consumo de proteína em níveis consideravelmente mais altos do que 0,83 g/kg.[51] Embora o consumo definido por essas duas organizações possa bastar para jovens adultos não ativos saudáveis, ele não é adequado para clientes com necessidades de proteínas maiores para ajudar a desencadear a oxidação de proteína–aminoácido durante o exercício, reparar dano muscular e desenvolver tecido magro. Uma recomendação geral para atletas é de 1,2 a 2,0 g/kg por dia dependendo do esporte, da intensidade do treinamento, do consumo total de calorias e da saúde geral.[10]

O personal trainer deve estar ciente de que o consumo de proteínas excessivamente alto (p. ex., maior do que 4 g/kg de peso corporal por dia) não é indicado a clientes com disfunção renal, que apresentem baixo consumo de cálcio ou que estejam restringindo o consumo de líquidos. Essas situações podem ser agravadas por um consumo elevado de proteínas. Para a maior parte dos indivíduos, porém, preocupações relativas aos potenciais efeitos negativos do consumo alto de proteína são infundadas, especialmente em indivíduos saudáveis. As proteínas consumidas além das quantidades necessárias para a síntese de tecido são utilizadas para obter energia ou são armazenadas.

## Carboidrato

O carboidrato é necessário para o metabolismo completo de ácidos graxos. Cerca de 50 a 100 g de carboidrato (o equivalente a três a cinco fatias de pão) por dia previnem a **cetose** (altos níveis de cetona na corrente sanguínea), o que resulta em decomposição incompleta de ácidos graxos.[50] Além da necessidade basal, o papel do carboidrato é fornecer combustível para energia e, por isso, a quantidade de carboidrato necessário por cliente depende de sua necessidade energética total. As recomendações de carboidrato também são baseadas no modo de treinamento do cliente.

Como o carboidrato alimentar substitui o glicogênio muscular e hepático usado durante a atividade física de alta intensidade, costuma-se recomendar uma dieta com alto teor de carboidratos (de até 60 a 70% das calorias totais) para indivíduos fisicamente ativos.[40] Contudo, é importante observar que se demonstrou que diversas dietas, com proporções variadas de carboidrato, proteína e gordura, são igualmente eficazes para apoiar o treinamento e o desempenho. A dieta apropriada depende das metas, do regime de treinamento e do nível de condicionamento do cliente.[7,8,33,34] Alguns indivíduos fisicamente ativos podem se beneficiar de uma dieta com alto teor de carboidratos, ao passo que outros não; e eles podem sofrer efeitos negativos, como aumento nos triglicerídios séricos ou ganho de peso. É imperativo individualizar o consumo de carboidrato com base no programa de treinamento e no histórico alimentar. Além disso, incorporar estratégias de *timing* dos nutrientes pode ser mais importante do que o consumo geral de carboidratos. O *timing* dos nutrientes envolve o planejamento estratégico do consumo de alimentos e suplementos para maximizar os ganhos de massa muscular, alterar a composição corporal e restaurar os níveis de glicogênio.

Um fator importante a considerar ao determinar as recomendações para o consumo de carboidratos é o programa de treinamento. Se o cliente for um atleta de resistência aeróbia, como um corredor de fundo ou meio fundo, um ciclista de estrada, um triatleta ou um esquiador *cross-country*, com treinos aeróbios de longa duração (90 minutos ou mais por dia), ele deve repor os níveis de glicogênio consumindo cerca de 7 a 10 g de carboidrato/kg de peso corporal por dia.[19,41,42] Isso equivale a 600 a 750 g de carboidrato (2.400 a 3.000 kcal de carboidrato) por dia para um indivíduo que pesa 75 quilogramas. Demonstrou-se que esse nível restaura o glicogênio esquelético adequadamente dentro de 24 horas.[1,11,20,25,26,35]

No entanto, a maioria dos indivíduos fisicamente ativos não pratica treinos *aeróbios* que durem mais de uma hora por dia. Pesquisas sobre as necessidades de carboidrato desses indivíduos são raras. Níveis moderadamente baixos de ingestão de carboidrato e de glicogênio muscular parecem ter pouco impacto, se é que há algum, no desempenho do treinamento de força.[30,45,47,52] Segundo indícios, a ingestão de cerca de metade do recomendado para o exercício de resistência aeróbia é adequada para sustentar o treinamento e o desempenho de força, corrida de velocidade e exercício de habilidade; portanto, basta um consumo de 5 a 6 g de carboidrato/kg de peso corporal por dia.[9,41]

## Gordura alimentar

O corpo humano tem baixa necessidade de gordura alimentar. Estima-se que os indivíduos devem consumir pelo menos 3% de energia proveniente de ácidos graxos ômega 6 (linoleicos) e de 0,5 a 1% de ácidos graxos ômega 3 (ácido alfalinolênico) para prevenir a deficiência real.[12] Embora a necessidade seja baixa, o consumo inadequado de gordura é um problema em potencial para indivíduos saudáveis que restringem demais a gordura alimentar. Dietas com baixíssimo teor de gordura, como as que às vezes são prescritas para pacientes com cardiopatia grave, não são recomendadas para indivíduos saudáveis e ativos. Dietas com menos de 15% de gordura podem reduzir a produção de testosterona, com possíveis efeitos no metabolismo e no desenvolvimento muscular.[48] Além disso, dietas com baixíssimo teor de gordura podem prejudicar a absorção de vitaminas lipossolúveis.

Os personal trainers precisam entender a percepção que seus clientes têm sobre gordura alimentar e oferecer informações sobre a importância dos ácidos graxos essenciais (gorduras ômega 3 e ômega 6). Obviamente, foi o consumo excessivo, e não o baixo consumo de gordura, que chamou mais atenção dos cientistas, dos profissionais de saúde e do público em geral nas últimas décadas, especificamente no que concerne à relação entre gordura alimentar e doença cardiovascular.

Cerca de 34% das calorias na dieta norte-americana típica são derivadas de gordura.[13] O consumo alimentar na maioria dos países europeus é similar ao dos norte-americanos, com 34% das calorias derivadas de gorduras em mulheres e 36% em homens.[24] A recomendação da maioria das organizações de saúde para o público em geral é que a gordura contribua com, no máximo, 30% do total de calorias consumidas. Recomenda-se que 20% das calorias totais (ou dois terços do consumo total de gordura) seja de fontes monoinsaturadas e poli-insaturadas, que menos de 10% seja de gorduras saturadas (um terço do consumo total de gordura) e que seja consumido o mínimo possível de gorduras trans sintéticas de óleos hidrogenados.

Aconselha-se que o personal trainer considere os fatores listados no quadro em destaque na próxima página antes de fazer recomendações sobre redução da gordura alimentar.

> Proteínas, carboidratos e gorduras são todos nutrientes essenciais. O excesso ou a deficiência de qualquer um deles é problemático. O personal trainer deve ajudar os clientes a se manterem focados na dieta total, e não em um nutriente específico.

## Vitaminas e minerais

As **referências de ingestão diária (RID)**, utilizadas nos Estados Unidos e no Canadá, são recomendações do Food and Nutrition Board, Institute of Medicine, parte das Academias Nacionais dos Estados Unidos, para o consumo de vitaminas e minerais, a serem usados no planejamento e na avaliação de dietas para pessoas saudáveis (Tab. 7.4). A RID é baseada em grupos de estágio de vida, que levam em conta idade, sexo, gestação e lactação. Um personal trainer que tenha a análise computadorizada da dieta de um cliente pode avaliar o consumo real de vitaminas e minerais em comparação com a RID. A partir de 1997, a RID substituiu as *Recommended Dietary Allowances*, que eram publicadas desde 1941. A referência de ingestão diária apresenta uma abordagem diferente, com ênfase na saúde a longo prazo em vez das doenças de deficiência. A RID é dividida em quatro categorias:

1. *Ingestão diária recomendada* (IDR) é o consumo que atende às necessidades de nutrientes de quase todos (97 a 98%) os indivíduos saudáveis em um grupo específico de idade e sexo.
2. *Ingestão adequada* é a meta de consumo quando não existem informações científicas suficientes para estimar a IDR.
3. *Necessidade média estimada* é o consumo que atende à necessidade estimada de nutrientes de metade dos indivíduos em um grupo específico.
4. *Nível máximo de ingestão tolerável* é o consumo máximo que não deve causar riscos de efeitos adversos à saúde em quase todos os indivíduos saudáveis em um grupo.

## Quando o cliente deve reduzir a gordura alimentar?

Em geral, existem três motivos para que os indivíduos reduzam a gordura alimentar:

1. *Necessidade de aumentar o consumo de carboidrato para apoiar o treinamento* (ver seção prévia sobre carboidrato). Nesse caso, para garantir o fornecimento adequado de proteína, a gordura é o nutriente a se reduzir para que o consumo de calorias possa se manter constante enquanto a pessoa aumenta o consumo de carboidrato.
2. *Necessidade de reduzir o consumo total de calorias para atingir a perda de peso.* Atingir um balanço calórico negativo é a única forma de reduzir a gordura corporal. A gordura pode ser uma fonte de calorias em excesso por ser densa em calorias (a gordura tem 9 kcal/g, ao passo que os carboidratos e proteínas têm 4 kcal/g). Estudos também sugerem que o sabor agradável dos alimentos com alto teor de gordura aumenta a propensão a comer esses alimentos em excesso. Portanto, reduzir o excesso de gordura alimentar pode ajudar a reduzir o consumo de calorias. (A recomendação para reduzir a gordura alimentar não deve ser feita antes da avaliação do consumo alimentar. O indivíduo pode já ter uma dieta com baixo teor de gordura.)
3. *Necessidade de reduzir os altos níveis de colesterol no sangue.* Pode ser necessária a manipulação de gordura e carboidrato em caso de indicação médica para clientes que tenham altos níveis de colesterol no sangue ou histórico familiar de cardiopatia. Essa dietoterapia deve ser oferecida apenas por um nutricionista registrado.

TABELA 7.4 Referência de ingestão diária para indivíduos no grupo de estágio de vida de 19 a 30 anos[35]

| Vitamina ou mineral específicos | Homens | Mulheres | Limite máximo tolerável |
|---|---|---|---|
| Vitamina A (µg/dia) | **900** | **700** | 3.000 |
| Vitamina C (mg/dia) | **75** | **75** | 2.000 |
| Vitamina D (µg/dia) | 5* | 5* | 50 |
| Vitamina E (mg/dia) | **15** | **15** | 1.000 |
| Vitamina K (µg/dia) | 120* | 75* | ND |
| Tiamina (mg/dia) | **1,2** | **1,0** | ND |
| Riboflavina (mg/dia) | **1,3** | **1,0** | ND |
| Niacina (mg/dia) | **16** | **14** | 35 |
| Vitamina $B_6$ (mg/dia) | **1,3** | **1,2** | 100 |
| Folato (µg/dia) | **400** | **400** | 1.000 |
| Vitamina $B_{12}$ (µg/dia) | **2,4** | **2,4** | ND |
| Ácido pantotênico (mg/dia) | 5* | 5* | ND |
| Biotina (µg/dia) | 30* | 25* | ND |
| Cálcio (mg/dia) | 1.000* | 1.000* | 2.500 |
| Crômio (µg/dia) | 35* | 25* | ND |
| Cobre (µg/dia) | **900** | **900** | 10.000 |
| Ferro (mg/dia) | **8** | **18** | 45 |
| Magnésio (mg/dia) | **400** | **310** | 350 |
| Fósforo (mg/dia) | **700** | **700** | 4.000 |
| Selênio (µg/dia) | **55** | **55** | 400 |
| Zinco (mg/dia) | **11** | **8** | 40 |

Nota: esta tabela (extraída dos relatórios das referências de ingestão diária, ver www.nap.edu) apresenta a ingestão diária recomendada (IDR) em **negrito** e as ingestões adequadas (IA) em claro seguidas por um asterisco. As IDR são definidas para atender às necessidades de quase todos (97 a 98%) os indivíduos em um grupo. A IA para adultos e grupos de sexo atende, segundo teorias, às necessidades de todos os indivíduos do grupo, mas a ausência de dados não permite especificar a porcentagem de indivíduos que essa ingestão abrange. ND = não determinado.
Adaptada de The National Academy of Sciences and The National Academies.[32]

Em vez de serem publicadas em um único volume, como aconteceu com as IDR, as RID foram publicadas como grupos de nutrientes distintos, cada grupo com seu próprio volume. O primeiro livro foi publicado em 1997; vários outros vieram na sequência. O leitor deve consultar o site do Institute of Medicine em http://iom.edu, em que estão disponíveis gratuitamente tabelas das RID e links para os textos completos. É importante lembrar que as recomendações para o consumo de nutrientes representam o estado da ciência no momento e, como tal, continuam a evoluir.

Historicamente, o foco recai sobre o consumo inadequado de nutrientes. Contudo, tanto o consumo inadequado como o consumo excessivo são problemáticos. Por isso, as RID incluem um limite máximo, ou quantidade de um nutriente que pode causar efeitos colaterais negativos. O consumo excessivamente alto de vitaminas e minerais não só é desnecessário, mas também pode ser prejudicial em alguns casos.

A Autoridade Europeia para a Segurança Alimentar (EFSA) desenvolveu os valores diários de referência para nutrientes. A seção de micronutrientes está sendo aprimorada. No momento da escrita deste capítulo, a EFSA tinha definido níveis máximos de ingestão (NM) para vitaminas e minerais. Os personal trainers podem encontrar informações atualizadas a respeito dos valores diários de referência em www.efs.europa.eu.

## Água

O consumo de líquidos não é um problema para alguns, mas é uma obsessão para outros. Diversas questões geraram confusão a respeito de quanto e do que beber. Surpreendentemente, existem poucas pesquisas sobre as necessidades de água dos humanos. As pesquisas que existem se limitam principalmente a pacientes hospitalizados, soldados ou atletas profissionais em ambientes quentes. As suposições de que a sede leva ao consumo adequado de água e a confiança no funcionamento adequado dos rins fizeram com que grande parte dos cientistas negligenciassem a questão da hidratação em indivíduos saudáveis.

### Orientações gerais sobre o consumo de líquidos

Ao contrário do que acontece com muitos outros nutrientes, é impossível definir uma necessidade geral para a água. O senso comum e os costumes populares fixaram a necessidade em algo entre 1,9 litro a 7,5 litros por dia. Ambos esses números podem estar corretos, dependendo da situação. A realidade é que as necessidades de água mudam com base em diversos fatores, incluindo ambiente, suor, área de superfície corporal, consumo de calorias, constituição corporal e tecido muscular magro, o que gera uma enorme variação inter e intraindividual. Em vez de olhar para as quantidades prescritivas a serem consumidas diariamente, é importante que os personal trainers avaliem a situação de cada cliente e procurem individualizar as recomendações.

A meta básica de consumo de líquidos é evitar a desidratação, isto é, manter o equilíbrio de líquidos. O estado de equilíbrio de líquidos existe quando a água perdida pelo corpo através de urina, das fezes e da perda insensível pela pele e pelos pulmões é substituída. Os rins diluem ou concentram a urina para manter o meio interno do corpo inalterado, independentemente de mudanças significativas no consumo. A sede é desencadeada em cerca de 1% de desidratação. Portanto, incentivar o consumo de líquidos com base na sede funciona bem para manter o equilíbrio de fluidos para indivíduos adultos saudáveis, em ambientes de temperatura controlada, que são sedentários e têm líquidos de sobra facilmente disponíveis.

O consumo médio de líquidos necessário para provocar as perdas de líquido em adultos sedentários pode variar de 1,4 a 2,6 litros por dia. As pessoas sempre perguntam se consumos mais altos são saudáveis. A resposta não é clara, mas uma área recente de estudo sobre a relação entre prevenção de doença e consumo de líquidos indica que consumos mais altos de líquidos podem ser preventivos contra câncer de bexiga, cálculos renais, cálculos biliares e câncer de cólon.[6,21,29,39]

> É impossível definir uma recomendação genérica de água, como oito copos por dia. A necessidade de água de cada indivíduo varia com o tempo, assim como as necessidades entre diferentes pessoas.

### Consumo de líquidos e exercício

Embora as respostas sobre o consumo geral de líquidos em condições sedentárias não seja claro, sabe-se mais sobre a relação entre consumo de líquidos e exercício. Foram desenvolvidas orientações para os indivíduos antes, durante e depois do exercício.

**Antes do exercício** Devem ser consumidos cerca de 5 a 7 mL de líquido por quilograma de peso corporal pelo menos 4 horas antes do exercício. Mais líquido deve ser consumido 2 horas antes do exercício, cerca de 3 a 5 mL/kg de peso corporal se a urina for escura e escassa.[39]

**Durante o exercício** Prevenir a desidratação pode ser difícil para pessoas fisicamente ativas que se exercitam em um ambiente quente. O suor contínuo durante o exercício prolongado pode exceder 1,8 litro por hora, aumentando significativamente as necessidades de água. Se as perdas pelo suor não forem substituídas, a temperatura corporal se eleva, causando exaustão por calor, insolação e até morte. Paradoxalmente, durante o exercício, os humanos não substituem adequadamente as perdas pelo suor quando o líquido é consumido segundo a vontade. Na realidade, a maioria dos indivíduos substitui apenas cerca de dois terços da água que transpiram durante o exercício. Os personal trainers devem estar cientes dessa tendência e também conscientizar os clientes a respeito dela. Durante períodos de grande perda de suor sob estresse físico, é necessária uma abordagem sistemática para a reposição de água, visto que a sede não é um indicador confiável das necessidades de líquido nessas situações.

**Depois do exercício** É comum uma leve desidratação em quase todos os esforços físicos e, portanto, a reidratação se faz necessária. Contudo, a "manutenção preventiva" também é importante. Começar hidratado, bem como consumir líquido durante a atividade, é uma parte muito importante da abordagem sistemática da hidratação. Após o exercício, a meta principal é substituir todas as perdas de líquido e eletrólitos.

Os clientes devem monitorar a perda de suor verificando o peso antes e depois da atividade física (para maior precisão, devem-se remover as roupas suadas antes da pesagem.) Os clientes devem beber cerca de 600 a 700 mL de líquido para cada quilograma perdido.[39] Devem-se consumir alimentos ricos em sódio ou uma bebida esportiva para estimular a sede, substituir eletrólitos perdidos e acentuar a reidratação. Durante o processo de reidratação, a urina é produzida antes de ocorrer a reidratação plena.[43] O ideal é que a quantidade de líquido que os clientes precisam substituir seja medida em garrafas de água, por exemplo, para que a reidratação não seja deixada à mercê do acaso.

Os clientes que têm uma meta de perda de peso podem considerar erroneamente a perda de peso aguda durante o treino como perda de gordura e, assim, vê-la como positiva. É importante que os personal trainers esclareçam os clientes de que a perda de peso aguda durante um treino é de água, e não de gordura, e deve ser substituída com a reidratação (de preferência, com a inclusão de alimentos ricos em sódio ou uma bebida esportiva rica em eletrólitos).

## Monitoração do estado de hidratação

Embora não seja tão sensível quanto a mudança de peso, outros indicadores do estado de hidratação podem ser ferramentas úteis. Sinais de desidratação incluem urina amarelo-escura com cheiro forte; frequência reduzida de urinação; rápida frequência cardíaca em repouso; e dor muscular prolongada.[4] A produção normal de urina para adultos é cerca de 1,1 litro por dia ou 237 a 296 mL por urinação quatro vezes ao dia. A urina normal tem a cor clara de suco de limão, exceto em clientes que tomam suplementos vitamínicos, os quais tendem a ter urina de um amarelo intenso.

## O que beber antes e depois do exercício

Todos os líquidos, derivados de bebidas e alimentos, contribuem para a necessidade de líquidos do corpo. Sucos e refrigerantes são compostos por 89% de água; leite é 90% água; e até pizza é composta 50% de água. Antes e depois da atividade física, água ou outras bebidas, como leite, suco, refrigerantes gaseificados e não gaseificados, e bebidas esportivas são escolhas adequadas para a reposição de líquidos. Para clientes que comem muitas frutas, verduras, legumes e sopas, grande parte de sua necessidade de água pode vir dos alimentos.

Uma dúvida frequente é se o consumo de bebidas cafeinadas causa a desidratação. Dados mostram que a tolerância à cafeína ocorre em um a quatro dias e que as pessoas tolerantes não sofrem aumento no débito urinário. Portanto, bebidas cafeinadas contribuem para a hidratação.[16]

Quando ocorre suor significativo, o consumo de cloreto de sódio (sal) na forma de bebidas ou alimentos minimiza o débito urinário e acelera a recuperação de água e o equilíbrio eletrolítico.[27,28] Em termos práticos, isso significa que é importante consumir uma grande variedade de bebidas e alimentos após o treinamento. De fato, a maior parte do consumo de líquidos ocorre durante e por volta dos horários de refeição.

> Todos os alimentos e líquidos contribuem para a hidratação, incluindo alimentos como pizza e bebidas como café.

## O que beber durante a atividade

O objetivo da reposição de líquidos durante o exercício é passar o líquido da boca pelo intestino até a circulação rapidamente e fornecer um volume que seja equivalente às perdas de suor. A forma de se atingir isso é oferecer líquidos que sejam absorvidos rapidamente e que sejam agradáveis ao paladar do cliente. Uma grande variedade de líquidos pode atuar na reposição efetiva de líquidos durante o exercício.[18] Água fresca é ideal para a reposição de líquidos, exceto durante atividades de longa duração (exercício de resistência, múltiplos jogos em um dia etc.) – no caso da reposição do sódio, torna-se importante prevenir uma queda perigosa nos níveis de sódio sanguíneo, chamada hiponatremia. Outras opções incluem bebidas esportivas industrializadas ou caseiras, como sucos diluídos ou refrigerantes diluídos. Embora a água pura possa atender às necessidades de líquidos na maioria dos casos, algumas pessoas consideram as bebidas aromatizadas mais saborosas do que água e, por isso, acabam consumindo mais.[51] Durante o treinamento de resistência aeróbia, carboidratos aliados ao consumo de água podem ser úteis se as atividades durarem mais de 60 a 90 minutos.[5]

Bebidas esportivas industrializadas contêm água, açúcares e eletrólitos (normalmente sódio, cloreto e potássio). O teor de açúcar de bebidas esportivas é ligeiramente menor do que a quantidade presente na maioria dos refrigerantes e sucos. A concentração de carboidrato de bebidas esportivas industrializadas varia de 6 a 8%, uma solução que tende a ser absorvida rapidamente.

Os clientes que monitoram seu consumo de calorias em uma tentativa de manter ou perder peso podem relutar a consumir calorias extras em bebidas esportivas. Nesse caso, deve-se examinar o custo-benefício do consumo de carboidratos. Vale a pena lembrar que os benefícios do carboidrato durante o treinamento de resistência aeróbia são importantes para clientes competitivos que desejam aumentar a velocidade e a resistência aeróbia, mas podem ser menores para um cliente que tem como principal objetivo de treinamento a saúde e o condicionamento, e deseja perder peso.

## Ganho de peso

Existem dois motivos básicos por que os clientes desejam ganhar peso: melhorar a aparência física ou aprimorar o desempenho esportivo. Para o ganho de peso na forma de massa muscular, é essencial uma combinação de dieta e treinamento de força progressivo. No entanto, a predisposição genética, o tipo corporal e o grau de adesão determinam o progresso do cliente. O tecido muscular é composto por cerca de 70% de água, 22% de proteína e 8% de ácidos graxos e glicogênio. Se todas as calorias extras consumidas forem usadas para o crescimento muscular durante o treinamento de força, são necessárias por volta de 5.555 quilocalorias extras para cada ganho de 1 quilograma de tecido magro. Isso inclui a energia necessária para a assimilação de tecido, bem como a energia gasta durante o treinamento de força. Portanto, 350 a 700 kcal acima das necessidades diárias forneceriam as calorias necessárias para apoiar um ganho de peso semanal de 0,45 a 0,9 quilograma em tecido magro, além das necessidades de energia do programa de treinamento de força.

Para atingir o maior consumo de calorias, recomenda-se que os clientes ingiram porções maiores de alimentos na hora das refeições, comam mais calorias totais em cada refeição, comam com frequência e prefiram alimentos com teor calórico mais elevado. Para acomodar as refeições frequentes, bebidas que substituem as refeições podem ser úteis, especialmente quando a pessoa não sente fome.

Ganhar músculo aumenta as necessidades de proteína. Estima-se que as necessidades de proteína sejam de 1,2 a 2,0 g/kg de peso corporal por dia e podem ser mais altas se a principal fonte de proteína do cliente for vegetal. Proteínas vegetais têm um valor biológico mais baixo do que as de origem animal.

> Os dois princípios nutricionais básicos para ganho de peso são aumentar o consumo de calorias e aumentar o consumo de proteína (ou mantê-la em um nível adequado).

## Perda de peso

As pessoas que têm a perda de peso como meta, especificamente a perda de gordura, podem ser divididas em dois grupos gerais: aquelas que têm peso normal, mas desejam perder gordura corporal por razões estéticas; e aquelas que têm sobrepeso ou obesidade, isto é, têm um índice de massa corporal (IMC) maior do que 25 ou 30, respectivamente. O Capítulo 11 inclui procedimentos e normas a respeito do IMC, ao passo que o Capítulo 19 oferece informações detalhadas sobre perda de peso. Os itens a seguir são princípios gerais a serem considerados quando um cliente embarca em um regime de perda de peso:

- A capacidade de atingir e manter gordura corporal mínima é, em certo grau, genética.
- O programa de treinamento e a ingestão nutricional do cliente definem sua capacidade de ganhar músculo e perder gordura corporal ao mesmo tempo. Clientes previamente destreinados podem perder gordura corporal e ganhar massa corporal magra como resultado da restrição de calorias e do treinamento; porém, é mais difícil para pessoas treinadas que já possuem baixa porcentagem de gordura corporal atingir a redução de gordura corporal sem a perda de massa corporal magra.
- Uma perda média de cerca de 0,5 a 1,0 kg por semana representa um déficit diário de calorias de cerca de 500 a 1.000 kcal, o que pode ser atingido com uma combinação de restrição alimentar e exercício. Uma perda de peso mais rápida pode provocar desidratação e reduzir o estado vitamínico e mineral em consequência da redução no consumo alimentar.[17] A perda de peso substancial por restrição calórica vai resultar em perda de quantidades acentuadas de massa corporal magra.[53] As velocidades de perda de gordura variam de acordo com a composição corporal, o consumo alimentar e o programa de treinamento. A perda de 1% do peso corporal total por semana é uma orientação comum. Por exemplo, segundo essa orientação, um cliente de 50 kg tentaria perder 0,5 kg de peso por semana, ao passo que um cliente de 150 kg tentaria perder cerca de 1,5 kg por semana.
- A dieta deve ser composta por alimentos com baixa densidade de energia. A densidade de energia se refere às calorias por peso ou volume de alimento. Exemplos de alimentos com baixa densidade de energia são sopas à base de caldo, saladas verdes, verduras, legumes

e frutas. Em geral, alimentos com baixa densidade de energia contêm alta proporção de água e fibras. São alimentos que as pessoas podem comer em grandes porções sem consumir um excesso de calorias. Isso pode ajudar a controlar a fome e a reduzir o consumo de calorias.[37]

- A dieta deve ser balanceada do ponto de vista nutricional e incluir uma grande variedade de alimentos.

> O princípio básico para a perda de peso é ajudar os clientes a atingir um balanço energético negativo. Muitos clientes pensam que a questão é mais complexa do que isso, portanto o personal trainer deve mantê-los focados nesse princípio.

## Avaliação de dietas de perda de peso

São infindáveis os planos de dietas de perda de peso - alta proteína, baixa gordura, baixo carboidrato, este *shake*, aquela barra, queimadores de gordura, não coma à noite, coma seis vezes ao dia, coma uma vez ao dia... e a lista segue sem parar. O que deixa tudo muito confuso é que todo cliente pode citar pelo menos uma pessoa para quem pelo menos um desses métodos deu certo. Além disso, todo cliente pode pensar em muitas pessoas para quem parece que nada funciona. A verdade é que *todo* método vai provocar perda de peso se, e apenas se, a pessoa atingir um balanço calórico negativo. Ao responder às perguntas de seus clientes a respeito de dietas sobre as quais leram ou viram na TV, é essencial que os personal trainers tenham em mente que é preciso queimar mais calorias do que se consomem para que a perda de peso ocorra.

Obviamente, é impossível se manter a par de toda nova dieta, e isso não é obrigação do personal trainer. Em vez disso, avalia-se a dieta não pelo que se diz que ela é capaz, mas pelos alimentos (e, portanto, nutrientes) que são incluídos e excluídos. Os personal trainers podem ajudar os clientes a identificar dietas efêmeras buscando sinais como estes:

- A dieta exclui um ou mais grupos de alimento, o que significa que pode ser deficiente em certos nutrientes ou restritiva demais para que os clientes permaneçam nela a longo prazo.
- Enfatiza exageradamente um alimento ou tipo de alimento específico. A dieta da sopa de repolho é um exemplo.
- Tem um teor muito baixo de calorias. Dietas com teor baixíssimo de calorias podem provocar maior perda de tecido magro, são limitadas em nutrientes e podem diminuir a motivação para seu cumprimento.
- Os proponentes desaconselham a atividade física ou dizem que ela não é necessária.
- A dieta promete perda de peso rápida.

Por último, mas não menos importante, os personal trainers precisam conversar com os clientes sobre o que realmente estão fazendo, não sobre o que diz o plano de dieta. Muitas vezes, são duas coisas diferentes. Os treinadores podem decifrar informações falsas olhando com atenção para a fonte das informações e comparando-as com sites confiáveis ou discutindo-as com especialistas em nutrição esportiva.

Além dos alimentos, o personal trainer deve examinar se o plano de dieta inclui suplementos alimentares. É comum a adição de estimulantes em suplementos para perda de peso. Esses tipos de suplementos costumam ser contraindicados para indivíduos com pressão arterial elevada ou outras condições médicas. Os estimulantes para perda de peso só devem ser utilizados sob supervisão médica. Em muitos casos, os clientes não conhecem todos os ingredientes do suplemento que ingerem. O personal trainer pode pedir para o cliente levar a embalagem para que eles possam avaliar os conteúdos juntos. Nesse momento, o personal trainer pode coletar informações sobre qualquer ingrediente suspeito.

## Suplementos alimentares

Os suplementos alimentares abrangem uma gama de produtos, desde os comprimidos vitamínicos–minerais tradicionais a pró-hormonais como a androstenediona. Em razão da grande diversidade de suplementos alimentares, é difícil dar recomendações ou orientações gerais sobre eles. As seções a seguir são uma breve visão geral dos aspectos científicos e regulatórios dos suplementos alimentares.

### Regulação de suplementos alimentares

Nos Estados Unidos, os suplementos alimentares são regulados pelo Dietary Supplement Health and Education Act de 1994 (DSHEA). Essa lei foi um marco para os suplementos, assegurando a condição dos suplementos alimentares como uma categoria de alimentos, não drogas, e definindo os suplementos alimentares como produtos "que pretendem suplementar a dieta". Os ingredientes de um suplemento incluem vitaminas, minerais, ervas ou outros vegetais, aminoácidos, uma substância que aumenta o consumo alimentar total ou variações e combinações desses componentes.

Em janeiro de 2000, a Food and Drug Administration dos Estados Unidos autorizou que os fabricantes de suplementos inserissem nos rótulos informações sobre a estrutura ou função do corpo afetada pelo suplemento, mas não que alegassem capacidade de diagnosticar, prevenir, curar ou tratar doenças. Em outras palavras, é permitido dizer que um suplemento de cálcio "ajuda a manter a saúde óssea", mas não afirmar que esse cálcio "ajuda a prevenir a osteoporose".

Embora a Food and Drug Administration não tenha recursos para monitorar e testar suplementos individualmente, algumas organizações independentes oferecem testes e selos de aprovação de qualidade. Uma empresa independente, a ConsumerLab.com, testa a qualidade e a pureza dos suplementos, e disponibiliza os resultados em seu site. Os suplementos que passam no teste podem usar o selo de produto de qualidade aprovada pela ConsummerLab no rótulo. Uma organização voluntária independente chamada United States Pharcopopeia (USP) está desenvolvendo um programa piloto chamado Dietary Supplement Certification Program. O acrônimo USP no rótulo se destina a garantir ao consumidor que as informações no rótulo são verídicas e que a empresa segue boas práticas de produção. A Agência Mundial Antidoping, a Fundação Nacional da Ciência dos Estados Unidos e a Informed Choice também testam suplementos em busca de substâncias proibidas.

## Avaliação de regimes de suplementos

Estima-se que 48% dos adultos norte-americanos tomem algum tipo de suplemento alimentar. Os suplementos de vitaminas e minerais continuam sendo os mais usados. Embora sejam considerados inofensivos, o consumo excessivo de vitaminas e minerais não é benéfico e, dependendo das circunstâncias, pode ser prejudicial. O excesso de ferro, por exemplo, pode ser perigoso para aqueles com o transtorno genético chamado hemocromatose, em que o corpo absorve e armazena o excesso de ferro nos tecidos, causando falência de múltiplos órgãos.

Ao avaliar o regime de suplementos de um cliente, é importante verificar cuidadosamente todas as fontes de nutrientes. Como vitaminas e minerais são acrescentados com frequência em uma grande variedade de suplementos (*shakes*, pós etc.) bem como em cereais matinais, barras esportivas e bebidas energéticas, a chance de consumo excessivo é cada vez maior. O consumo excessivo, especialmente de ferro, cálcio, zinco, magnésio, niacina, $B_6$ e vitamina A, deve ser corrigido por meio de alterações no regime de suplementos.

Um achado comum é que as escolhas de suplementação do indivíduo não condizem com as inadequações da dieta, provocando o consumo excessivo de alguns nutrientes e não corrigindo o baixo consumo de outros. Ajudar o cliente a ajustar suas opções alimentares e de suplementos a fim de aprimorar o consumo de vitaminas e minerais é uma função útil da análise da dieta.

Além de questões sobre vitaminas e minerais, os clientes podem ter dúvidas sobre outros tipos de suplementos, como de creatina ou de aminoácidos. Uma forma de entender a grande variedade de suplementos é categorizá-los. A maioria dos suplementos se encaixa em uma das categorias mostradas na Tabela 7.5. A avaliação do suplemento específico para o cliente depende das metas e da situação do indivíduo. Por exemplo, bebidas e barras que substituem refeições podem ser um excelente lanche para pessoas ocupadas; suplementos de proteína podem completar as necessidades de proteína dos que não ingerem proteína alimentar suficiente; e assim por diante. Se um cliente participa do Comitê Olímpico ou de alguma outra competição em que ocorre testagem de drogas, é importante saber que alguns suplementos contêm substâncias proibidas que podem resultar em um teste de drogas positivo. Esses indivíduos precisam verificar as orientações de suas organizações patrocinadoras. Para uma análise abrangente sobre a eficácia e a segurança de diversos suplementos ergogênicos, o leitor é encaminhado à ISSN Exercise & Sports Nutrition Review: Research and Recommendations (www.jissn.com/content/7/1/7).

# A arte de fazer recomendações alimentares

Ao avaliar os hábitos alimentares de um cliente e oferecer aconselhamento, é importante que o personal trainer tenha em mente alguns conceitos. Primeiro, a situação nutricional é influenciada pelo consumo no decorrer de um período relativamente longo. Inadequações ou excessos alimentares de curto prazo normalmente terão impacto mínimo na condição a longo prazo. Além disso, o corpo pode obter os nutrientes de que precisa por meio de inúmeras combinações de alimentos consumidos com o tempo. Não existe "maneira certa de comer" que se aplique a todos. Em termos gerais, uma dieta adequada fornece os nutrientes de que o corpo necessita, outros componentes dos alimentos que promovem a saúde ou previnem doenças, e calorias no nível necessário para atingir o peso corporal desejado; e consegue isso de maneira condizente com as preferências, o estilo de vida, as metas de treinamento e o orçamento do cliente.

# Conclusão

O mais importante para os personal trainers é trabalhar dentro do âmbito de sua prática. Antes de avaliar a dieta do cliente, primeiro os personal trainers devem consultar o conselho de licenciamento alimentar de sua área para descobrir as leis em seu estado, região ou país específico que controlam o oferecimento de aconselhamento nutricional. Como a nutrição é um campo complexo, assim como o de personal training, o personal trainer pode se beneficiar da colaboração com um nutricionista especializado em nutrição esportiva.

TABELA 7.5 Categorias de suplementos alimentares selecionados

| Categoria | Exemplos |
|---|---|
| Substitutos de refeição | Bebidas e barras |
| Fontes de proteína | Bebidas, pós |
| Aminoácidos | Glutamina, tirosina, BCAA, EAA |
| Fontes de carboidrato | Bebidas esportivas, bebidas energéticas, barras, géis |
| Pré-hormonais e pró-hormonais* | Androstenediona, DHEA |
| Metabólitos bioquímicos/enérgicos | Creatina, HMB, piruvato, CLA |
| Ervas | Ginseng, erva-de-são-joão, guaraná |

* Pré-hormonais e pró-hormonais são substâncias precursoras ou potencializadoras da produção de hormônios.
CLA: ácido linoleico conjugado; DHEA: desidroepiandrosterona, HMB: beta-hidroxibetametilbutírico; BCAA: aminoácido de cadeia ramificada; EAA: aminoácido essencial.

O personal trainer pode tirar proveito de três ferramentas fundamentais ao discutir nutrição com seus clientes. Uma é a informação factual, como as apresentadas neste livro, sobre em que basear as avaliações e recomendações. A segunda ferramenta é a abordagem individualizada. É provável que os personal trainers percebam-se recomendando algo para um cliente e aconselhando o oposto ao cliente seguinte (se puderem fazer recomendações individuais de acordo com as leis de licenciamento nutricional de sua região). A capacidade de relacionar as recomendações à situação do indivíduo aprimora exponencialmente a efetividade do personal trainer. A terceira ferramenta é uma rede de especialistas para consultar ou encaminhar clientes quando eles têm questões nutricionais fora do âmbito de conhecimento do personal trainer. Com essas três ferramentas, o personal trainer pode ajudar a nutrição a trabalhar a favor das metas de saúde e de condicionamento do cliente, e não contra elas.

## Questões para estudo

1. Levando em consideração o GER, qual das alternativas a seguir apresenta a necessidade calórica diária aproximada de uma cliente de 25 anos de idade e 57 kg moderadamente ativa?
   A. 1.333 kg.
   B. 1.600 kg.
   C. 2.000 kg.
   D. 2.263 kg.
2. Um cliente ativo do sexo masculino perdeu 1,4 kg durante o treino. Qual a quantidade de líquido ele deve consumir para repor as perdas de suor?
   A. 107 mL por quilograma perdido.
   B. 1.774 mL.
   C. 213 mL por quilograma perdido.
   D. 1.183 mL.
3. Qual é a quantidade de carboidrato aproximada que um corredor de *cross-country* de elite do sexo masculino que pesa 68 kg deve consumir por dia?
   A. 136 g.
   B. 340 g.
   C. 680 g.
   D. 1.360 g.
4. Qual das alternativas a seguir apresenta o consumo de proteína mínimo recomendado para um cliente ativo?
   A. 1,0 g/kg de peso corporal.
   B. 0,83 g/kg de peso corporal.
   C. 1,2 g/kg de peso corporal.
   D. 2,0 g/kg de peso corporal.

## Questão de conhecimento aplicado

Supondo que não haja deficiências e necessidades especiais ou adicionais, descreva as necessidades de nutrientes diários gerais para um jogador de rúgbi profissional do sexo masculino com 20 anos de idade e 109 kg.

| Nutriente | Necessidades diárias gerais |
|---|---|
| Quilocalorias | |
| Proteína (gramas) | |
| Carboidrato (gramas) | |
| Gordura (porcentual de quilocalorias totais) | |
| Gordura monoinsaturada (porcentual do consumo total de gordura) | |
| Gordura poli-insaturada (porcentual do consumo total de gordura) | |
| Gordura saturada (porcentual do consumo total de gordura) | |
| Vitamina A | |
| Vitamina E | |
| Cálcio | |
| Ferro | |

## Referências bibliográficas


1. Ahlborg, B., J. Bergstrom, J. Brohult, L. Ekelund, E. Hultman, and G. Maschio. 1967. Human muscle glycogen content and capacity for prolonged exercise after different diets. Foersvarsmedicine 3: 85-99.
2. American College of Sports Medicine. 1996. Position stand. Exercise and fluid replacement. Medicine and Science in Sports and Exercise 28: i-vii.
3. American Dietetic Association. 2009. Dietetics practitioner state licensure provisions. www.eatright.org/ada/files/ State_Licensure_Summary_without_dfns_011409.pdf. Accessed 30 April 2010
4. Balsom, P.D., K. Wood, P. Olsson, and B. Ekblom. 1999. Carbohydrate intake and multiple sprint sports: With special reference to football (soccer). International Journal of Sports Medicine 20: 48-52.
5. Below, P.R., R. Mora-Rodriguez, J. Gonzalez-Alonso, and E.F. Coyle. 1995. Fluid and carbohydrate ingestion independently improve performance during 1 h of intense exercise. Medicine and Science in Sports and Exercise 27: 200-210.
6. Borghi, L., T. Meschi, F. Amato, A. Briganti, A. Novarini, and A. Giannini. 1996. Urinary volume, water, and recurrences in idiopathic calcium nephrolithiasis: A 5-year randomized prospective study. Journal of Urology 155: 839-843.
7. Brown, R.C., and C.M. Cox. 1998. Effects of high fat versus high carbohydrate diets on plasma lipids and lipoproteins in endurance athletes. Medicine and Science in Sports and Exercise 30: 1677-1683.
8. Burke, L.M. 2001. Nutritional needs for exercise in the heat. Comparative Biochemistry and Physiology 128: 735-748.
9. Burke, L.M., G.R. Collier, S.K. Beasley, P.G. Davis, P.A. Fricker, P. Heeley, K. Walder, and M. Hargreaves. 1995. Effect of coingestion of fat and protein with carbohydrate feedings on muscle glycogen storage. Journal of Applied Physiology 78: 2187-2192.
10. Campbell, B., R.B. Kreider, T. Ziegenfuss, P. La Bounty, M. Roberts, D. Burke, J. Landis, H. Lopez, and J. Antonio. 2007. International Society of Sports Nutrition position stand: Protein and exercise. Journal of the International Society of Sports Nutrition 4: 8.
11. Costill, D.L., W.M. Sherman, W.J Fink, C. Maresh, M. Witten, and J.M. Miller. 1981. The role of dietary carbohydrates in muscle glycogen resynthesis after strenuous running. American Journal of Clinical Nutrition 34: 1831-1836.
12. Davis, B. 1998. Essential fatty acids in vegetarian nutrition. Vegetarian Diet 7: 5-7.
13. Ernst, N.D., C.T. Sempos, R.R. Briefel, and M.B. Clark. 1997. Consistency between US dietary fat intake and serum total cholesterol concentrations: The National Health and Nutrition Examination Surveys. American Journal of Clinical Nutrition 66 (Suppl): 965S-972S.
14. Food and Agriculture Organization (FAO). 2004. Human Energy Requirements. Report of a Joint FAO/WHO/UNU Expert Consultation. Food And Nutrition Technical Report Series 1.Rome: Author.
15. Fogelholm, G.M., R. Koskinen, J. Laakso, T. Rankinen, and I. Ruokonen. 1993. Gradual and rapid weight loss: Effects on nutrition and performance in male athletes. Medicine and Science in Sports and Exercise 25: 371-373.
16. Grandjean, A.C., K.J. Reimers, K.E. Bannick, and M.C. Haven. 2000. The effect of caffeinated, non-caffeinated, caloric and non-caloric beverages on hydration. Journal of the American College of Nutrition 19: 591-600.
17. Grandjean, A.C., K.J. Reimers, and J.S. Ruud. 1998. Dietary habits of Olympic athletes. In: Nutrition in Exercise and Sport, I. Wolinsky, ed. Boca Raton, FL: CRC Press. pp. 421-430.
18. Horswill, C.A. 1998. Effective fluid replacement. International Journal of Sport Nutrition 8: 175-195.
19. Jacobs, K.A., and W.M. Sherman. 1999. The efficacy of carbohydrate supplementation and chronic high-carbohydrate diets for improving endurance performance. International Journal of Sport Nutrition 9: 92-115.
20. Kochan, R.G., D.R. Lamb, S.A. Lutz, C.V. Perrill, E.M. Reimann, and K.K. Schlende. 1979. Glycogen synthase activation in human skeletal muscle: Effects of diet and exercise. American Journal of Physiology 236: E660-E666.
21. Leitzmann, M.F., W.C. Willett, E.B. Rimm, M.J. Stampfer, D. Spiegelman, G.A. Colditz, and E. Giovannucci. 1999. A prospective study of coffee consumption and the risk of symptomatic gallstone disease in men. Journal of the American Medical Association 281: 2106-2112.
22. Lemon, P.W.R. 1998. Effects of exercise on dietary protein requirements. International Journal of Sport Nutrition 8: 426-447.
23. Licensure for Arizona RDs. Arizona Dietetic Association. www.eatrightarizona.org/Licensurehandout.pdf. Accessed January 1, 2010.
24. Linseisen, J., A.A. Welch, M. Ock, P. Amiano, C. Agnoli, P. Ferrari, E. Sonestedt, V. Chaj, H.B. Bueno-de-Mesquita, R. Kaaks, C. Weikert, M. Dorronsoro, L. Rodr, I. Ermini, A. Mattieloo, Y.T. van der Schouw, J. Manjer, S. Nilsson, M. Jenab, E. Lund, M. Brustad, J. Halkj, M.U. Jakobsen, K.T. Khaw, F. Crowe, C. Georgila, G. Misirli, M. Niravong, M. Touvier, S. Bingham, E. Riboli, and N. Slimani. Dietary fat intake in the European Prospective Investigation into Cancer and Nutrition: Results from the 24-h dietary recalls. European Journal of Clinical Nutrition 63: S61-S80.
25. Louisiana Board of Examiners in Dietetics and Nutrition. Rules and Regulations Title 46: Professional and Occupational Standards Part LXX: Registered Dieticians. www. lbedn.org/rules.pdf. Accessed May 31, 2009.
26. MacDougall, G.R., D.G. Ward, D.G. Sale, and J.R. Sutton. 1977. Muscle glycogen repletion after high intensity intermittent exercise. Journal of Applied Physiology 42: 129-132.
27. Maughan, R.J., J.B. Leiper, and S.M. Shirreffs. 1996. Restoration of fluid balance after exercise-induced dehydration: Effects of food and fluid intake. European Journal of Applied Physiology 73: 317-325.
28. Maughan, R.J., J.H. Owen, S.M. Shirreffs, and J.B. Leiper. 1994. Post-exercise rehydration in man: Effects of electrolyte addition to ingested fluids. European Journal of Applied Physiology 69: 209-215.
29. Michaud, D.S., D. Spiegelman, S.K. Clinton, E.B. Rimm, G.C. Curhan, W.C. Willett, and E.L. Giovannucci. 1999. Fluid intake and the risk of bladder cancer in men. New England Journal of Medicine 340: 1390-1397.
30. Mitchell, J.B., P.C. DiLauro, F.X. Pizza, and D.L. Cavender. 1997. The effect of pre-exercise carbohydrate status on resistance exercise performance. International Journal of Sport Nutrition 7: 185-196.
31. Muoio, D.M., J.J. Leddy, P.J. Horvath, A.B. Awad, and D.R. Pendergast. 1994. Effect of dietary fat on metabolic adjustments to maximal VO2 and endurance in runners. Medicine and Science in Sports and Exercise 26: 81-88.
32. National Academy of Sciences Institute of Medicine, Food and Nutrition Board. 2005. Dietary Reference Intakes for Energy, Carbohydrate, Fiber, Fat, Fatty Acids, Cholesterol, Protein, and Amino Acids (Macronutrients). Washington, DC: National Academies Press.
33. Pendergast, D.R., P.J. Horvath, J.J. Leddy, and J.T. Venkatraman. 1996. The role of dietary fat on performance, metabolism, and health. American Journal of Sports Medicine 24: S53-S58.
34. Phinney, S.D., B.R. Bistrian, W.J. Evans, E. Gervino, and G.L. Blackburn. 1983. The human metabolic response to chronic ketosis without caloric restriction: Preservation of submaximal exercise capability with reduced carbohydrate oxidation. Metabolism 32: 769-776.
35. Piehl, K.S., S. Adolfsson, and K. Nazar. 1974. Glycogen storage and glycogen synthase activity in trained and untrained muscle of man. Acta Physiologica Scandinavica 90: 779-788.
36. Reimers, K.J. 1994. Evaluating a healthy, high performance diet. Strength and Conditioning 16: 28-30.
37. Rolls, B.J., V.H. Castellanos, J.C. Halford, A. Kilara, D. Panyam, C.L. Pelkman, G.P. Smith, and M.L. Thorwart. 1998. Volume of food consumed affects satiety in men. American Journal of Clinical Nutrition 67: 1170-1177.
38. Santana, J.C., J. Dawes, J. Antonio, and D.S. Kalman. 2007. The role of the fitness professional in providing sports/ exercise nutrition advice. Strength and Conditioning Journal 29 (30): 69-71.
39. Sawka, M.N., L.M. Burke, E.R. Eichner, R.J. Maughan, S.J. Montain, and N.S. Stachenfeld. 2007. Exercise and fluid replacement position stand. Medicine and Science in Sports and Exercise 39 (2): 377-389.
40. Sherman, W.M. 1995. Metabolism of sugars and physical performance. American Journal of Clinical Nutrition 62 (Suppl): 228S-241S.
41. Sherman, W.M., J.A. Doyle, D.R. Lamb, and R.H. Strauss. 1993. Dietary carbohydrate, muscle glycogen, and exercise performance during 7 d of training. American Journal of Clinical Nutrition 57: 27-31.
42. Sherman, W.M., and G.S. Wimer. 1991. Insufficient carbohydrate during training: Does it impair performance? Sports Nutrition 1 (1): 28-44.
43. Shirreffs, S.M., A.J. Taylor, J.B. Leiper, and R.J. Maughan. 1996. Post-exercise rehydration in man: Effects of volume consumed and drink sodium content. Medicine and Science in Sports and Exercise 28: 1260-1271.
44. Sugiura, K., and K. Kobayashi. 1998. Effect of carbohydrate ingestion on sprint performance following continuous and intermittent exercise. Medicine and Science in Sports and Exercise 30: 1624-1630.
45. Symons, J.D., and I. Jacobs. 1989. High-intensity exercise performance is not impaired by low intramuscular glycogen. Medicine and Science in Sports and Exercise 21: 550-557.
46. USDA MyPlate. www.ChooseMyPlate.gov. Accessed 26 June 2011.
47. Vandenberghe, K., P. Hespel, B.V. Eynde, R. Lysens, and E.A. Richter. 1995. No effect of glycogen level on glycogen metabolism during high intensity exercise. Medicine and Science in Sports and Exercise 27: 1278-1283.
48. Volek, J.S., W.J. Kraemer, J.A. Bush, T. Incledon, and M. Boetes. 1997. Testosterone and cortisol in relationship to dietary nutrients and resistance exercise. Journal of Applied Physiology 82: 49-54.

49. Walberg, J.L., M.K. Leidy, D.J. Sturgill, D.E. Hinkle, S.J. Ritchey, and D.R. Sebolt. 1987. Macronutrient needs in weight lifters during caloric restriction. Medicine and Science in Sports and Exercise 19: S70.
50. Wardlaw, G.M., and P.M. Insel. 1996. Perspectives in Nutrition. St. Louis: Mosby Year Book. p. 76.
51. Wilmore, J.H., A.R. Morton, H.J. Gilbey, and R.J. Wood. 1998. Role of taste preference on fluid intake during and after 90 min of running at 60% of VO-2max in the heat. Medicine and Science in Sports and Exercise 30: 587-595.
52. World Health Organization. 2007. Protein and Amino Acid Requirements in Human Nutrition. WHO Technical Report Series. Geneva: WHO Press. http://whqlibdoc.who.int/trs/WHO_TRS_935_eng.pdf. Accessed 20 April 2010.

# 8

# Psicologia do exercício para o personal trainer

Bradley D. Hatfield, PhD, e Phil Kaplan, MS

**Ao término deste capítulo, você será capaz de:**

- Entender os benefícios psicológicos do exercício.
- Trabalhar com um cliente para definir metas efetivas de exercício.
- Reconhecer o valor da motivação.
- Adotar métodos para motivar um cliente.

A prática de atividade física resulta em consequências desejáveis à saúde em termos de respostas agudas e de adaptações crônicas nos domínios fisiológicos e psicológicos.[75] Apesar dos benefícios bem conhecidos do exercício, estimativas atuais do National Center for Health Statistics indicam que cerca de 40% dos homens e mulheres norte-americanos são sedentários em seu tempo livre.[10] Segundo um estudo, menos de 50% dos que iniciam um programa de atividade física regular continuarão envolvidos com esse programa após seis meses.[11] Além disso, para os que se mantêm fiéis, o nível de progresso com relação a força muscular, condicionamento cardiovascular e outras metas relativas a condicionamento pode ser comprometido por uma falta de intensidade e esforço.

Portanto, para muitos, os benefícios do exercício continuam sendo difíceis de alcançar, e a falta de comprometimento com o programa oferecido pelos personal trainers resulta em uma experiência abaixo do satisfatório para o cliente e o profissional. Embora a promoção do hábito de exercício apresente um grande desafio, entender e adotar princípios motivacionais fundamentais pode melhorar a participação e a adesão ao programa, bem como a intensidade do esforço durante as sessões de treinamento. Embora alguns indivíduos possam parecer naturalmente mais motivados aos progressos do que outros, é provável que, na realidade, esses indivíduos motivados empreguem suas próprias estratégias motivacionais. Se os personal trainers podem despertar uma estratégia mental específica de um cliente para levar à motivação e podem aprender a estimular um cliente a empregar essa estratégia, é possível ativar a motivação quase da mesma forma como se liga um interruptor na parede para iluminar o quarto. Essa tática pode ser a chave para a realização das metas do exercício e de nutrição.

A primeira seção deste capítulo trata dos benefícios psicológicos da atividade física, incluindo os efeitos ansiolíticos (i. e., redução de ansiedade) e antidepressivos do exercício, bem como os benefícios cognitivos, especialmente para os idosos. Ela também resume algumas das evidências científicas sobre o papel dos fatores genéticos, que contribuem para as diferenças individuais na relação entre participação de exercício e saúde mental. Isto é, algumas pessoas podem conseguir maior benefício psicológico e fisiológico do exercício do que outras, corroborando a ideia de que o exercício é um "remédio" essencial para muitos. Instruir os clientes sobre esses benefícios pode oferecer maior motivação ou energia para o exercício. A segunda seção trata das metas, suas orientações e definição efetiva. As últimas seções abrangem a motivação, o reforço, o desenvolvimento de autoeficácia ou autoconfiança e instruções práticas para técnicas motivacionais. O personal trainer vai encontrar aqui medidas específicas para ajudar os clientes a minimizar a procrastinação, desmistificar falsas crenças, identificar e modificar o diálogo interno e empregar a visualização mental.

## Aspectos de saúde mental do exercício

Além das consequências fisiológicas desejáveis da atividade física, existem amplas evidências científicas de que a participação na atividade física resulta em importantes benefícios à saúde mental. Além disso, pessoas cientes desses benefícios podem ser estimuladas a ampliar o comprometimento com o exercício regular. Entre os benefícios à saúde mental, destacam-se uma redução da ansiedade e da depressão, menor reatividade ao estresse psicológico e melhora da cognição. Nesta seção, discutimos o impacto psicológico do exercício para auxiliar o personal trainer a comunicar esses benefícios ao cliente com fins educacionais e motivacionais.

### Efeitos do exercício na redução do estresse: evidências e mecanismos

Estima-se que cerca de 7,3% da população norte-americana sofra de transtornos relativos à ansiedade a ponto de precisar de tratamento.[44,45] Além disso, a maioria das pessoas apresenta sintomas episódicos e, por vezes, estendidos relacionados ao estresse no decorrer de suas vidas. O exercício físico regular alivia os sintomas relativos tanto ao estado como ao traço de ansiedade;[59] o *estado de ansiedade* se refere aos processos de estresse a curto prazo, ao passo que o *traço de ansiedade* se refere aos processos a longo prazo. Para muitos, é provável que o alívio da ansiedade pela atividade física seja um forte motivo para manter a participação.

O **estado de ansiedade** pode ser definido como a experiência real da ansiedade, caracterizada por sentimentos de apreensão ou de ameaça e acompanhada por maior excitação fisiológica, mediada em particular pelo sistema nervoso autônomo.[37,72] O estado de ansiedade pode ser caracterizado em grande parte pela resposta "lutar ou fugir", descrita pela primeira vez por Cannon em 1929[13] – elevações relativamente descontroladas na frequência cardíaca, na pressão arterial e na atividade do eixo cortical hipotálamo-pituitária-adrenal (HPA), com elevação de hormônios como o cortisol. Por outro lado, o **traço de ansiedade** é um fator interno relacionado à probabilidade que determinada pessoa tem de perceber situações como ameaçadoras.[37,72] Em geral, as duas formas de ansiedade são medidas por escalas de autoavaliação como o Inventário de Ansiedade Traço-Estado[72], ou em termos de variáveis fisiológicas como tensão muscular, pressão arterial ou atividade elétrica cerebral. Naturalmente, tanto a ansiedade aguda (i. e., estado) como a crônica (i. e., traço) representam variáveis psicológicas negativas que se deseja evitar, e a participação na atividade física alivia efetivamente os sintomas associados à ansiedade.[59]

Segundo uma revisão recente da literatura,[45] existem mais de 100 estudos científicos sobre os efeitos do exercício na redução da ansiedade. Tamanho volume de pesquisa pode ser assustador, especialmente quando algumas das pesquisas sobre o cliente oferecem conclusões contraditórias. Em consequência, os personal trainers podem se sentir inseguros quanto a seu conhecimento a respeito dos efeitos do exercício na redução da ansiedade. No entanto, tem sido apresentado esclarecimento por meio de revisões metanalíticas (i. e., amplas e integradoras) da literatura com base em resumos quantitativos da literatura relevante. As revisões metanalíticas sugerem tendências gerais dos achados coletivos na literatura de pesquisa, em oposição ao destaque de estudos individuais, de maneira que o personal trainer possa ver a "floresta" em vez das "árvores".

A literatura de psicologia do exercício dos últimos 30 anos vem relatando consistentemente reduções pequenas a moderadas na ansiedade com a atividade física.[12,41,46,48,51,59,79,80] Esses efeitos costumam ser observados nas formas aeróbias de exercício ao longo de uma grande variedade de intensidades, embora o treinamento de força de baixa intensidade e volume mais alto pareça ser igualmente eficaz.[4] (Como se pode imaginar, o exercício de intensidade mais elevada [i. e., acima do limiar ventilatório] não parece proporcionar benefícios imediatos de redução do estresse, embora algumas pessoas extremamente bem condicionadas possam obter um alívio catártico com esse tipo de atividade.) Esse efeito pode ser explicado pela teoria do processo oponente da emoção proposta por Solomon e Corbit,[71] que postula uma expressão de recuperação de afeto positivo ao término de uma sessão de exercício de alta intensidade após as sensações e o esforço incômodos durante o empenho. O efeito "sentir-se melhor" na recuperação após o exercício intenso pode estar relacionado à identificação das respostas fisiológicas de enfrentamento, como a liberação de betaendorfina e de neurotransmissores centrais que alteram o humor (p. ex., serotonina), os quais atenuam o estresse do exercício durante o esforço e não se opõem mais aos processos de estresse depois que o trabalho e o esforço cessam.[5] Nesse aspecto, a liberação de betaendorfina atua para controlar ou economizar a resposta hormonal para o trabalho, bem como a atividade ventilatória ou respiratória durante o exercício, que é uma informação de entrada básica à percepção ou sensação de esforço.[36] A manutenção dessas respostas fisiológicas contra-ativas – que controlam a tensão induzida pelo exercício – além do período de esforço pode explicar por que o praticante de exercício treinado experimenta uma sensação de satisfação e um afeto positivo substancial ao completar um treino desafiador e exigente.

Existem diversas explicações possíveis para os efeitos do exercício na redução da ansiedade.[36] Uma possibilidade é o caráter rítmico de muitas formas de atividade física e muitas rotinas de exercício. As pessoas sentem que caminhar, correr ou pedalar em um ritmo regular por um certo período ajuda a promover o relaxamento mental e físico. Rotinas de *step* e de dança aeróbia são muito realizadas na cadência ou no ritmo da música. Os efeitos psicológicos calmantes do exercício rítmico podem estar relacionados a processos biológicos. É possível que a excitação cortical cerebral seja inibida em virtude de uma torrente de impulsos rítmicos aferentes dos músculos esqueléticos durante o exercício que proporcionam impulsos aferentes ou *feedback* para um local inibitório ou de "relaxamento" no tronco encefálico – e que isso cause um "silenciamento" da atividade cognitiva associada a estados de ansiedade ou de estresse.[9,36,53] O interessante é que muitas rotinas de treino têm um caráter rítmico.

Além disso, diversos estudos revelam que o exercício altera a atividade da região frontal do cérebro, de maneira que a ativação frontal esquerda do córtex cerebral se eleva em comparação à ativação do lado direito após o esforço.[58] Com base em diversas pesquisas, Davidson[24] descreveu claramente o fenômeno da assimetria frontal e apresentou evidências de que a ativação frontal esquerda relativa (i. e., maior que a ativação do lado direito), a qual pode ser medida com tecnologias como por atividade elétrica cerebral ou eletroencefalografia (EEG), está na base do afeto positivo e da motivação para interagir com o ambiente, ao passo que a ativação frontal direita está na base do afeto negativo da motivação orientada à retração. Alguns pesquisadores argumentaram que as mudanças fisiológicas vivenciadas sistematicamente durante o exercício têm uma influência reflexiva sobre o sistema nervoso central e sobre o cérebro, resultando em mudanças desejáveis na assimetria frontal e no humor.[79,80]

Uma razão dos efeitos do exercício na redução da ansiedade é o caráter rítmico do estímulo do exercício.

Outro possível motivo do efeito do exercício na redução do estresse é denominado *efeito termogênico*.[36,59] De acordo com esse modelo, baseado em pesquisas com animais,[77] a ineficiência metabólica do corpo humano que resulta na produção de calor durante o exercício causa uma torrente de eventos que gera o relaxamento. A parte do cérebro conhecida como hipotálamo detecta a elevação na temperatura do corpo e, por conseguinte, promove um efeito de relaxamento cortical em uma tentativa de manter a homeostase. Isso resulta na ativação reduzida dos motoneurônios alfa e gama nas fibras musculoesqueléticas extrafusais e intrafusais, respectivamente. Por sua vez, a redução na eferência muscular resulta em redução na tensão muscular e menor sensibilidade dos fusos musculares ao alongamento. Esse efeito "calmante" resulta em menos estimulação aferente ou feedback para o centro de excitação do tronco encefálico (i. e., sistema de ativação reticular, SAR) e, em sequência, promove um estado de relaxamento.

Como descrito anteriormente em relação à teoria do processo oponente, os efeitos da liberação natural de betaendorfina durante o estresse do exercício são mantidos por algum tempo após o fim do exercício em virtude da meia-vida da ação hormonal. Esse efeito, em conjunto com a aferência muscular rítmica e os efeitos térmicos do exercício, pode ser a base do estado alterado de tensão mental e física que as pessoas normalmente sentem logo após o treino.

Também vale lembrar que o exercício pode ocorrer em um contexto social ou em relativa independência de outros. Em ambos os casos, a sessão de exercício pode proporcionar uma distração ou interrupção das preocupações diárias que ocupam a mente do participante e causam estresse.[2] Além disso, um ambiente social pode envolver interações sociais importantes, capazes de aliviar o estresse.

Por fim, atingir a meta de exercício pode promover uma sensação significativa de domínio ou autoeficácia, que também pode agir para alterar como uma pessoa se sente após o exercício. No geral, a mudança no estado psicológico proporcionada pelo exercício é conhecida como o fenômeno "sentir-se bem"[54] e pode resultar de uma interação complexa de fatores sociais e psicológicos que acompanham a mudança do estado psicológico do participante do exercício.

## Efeitos antidepressivos do exercício

Como ocorre com a ansiedade, evidências de pesquisa revelam de maneira clara e consistente que o exercício físico gera moderação (i. e., redução) estatisticamente relevante dos efeitos para homens e mulheres clinicamente deprimidos e para os que sofrem formas menos graves de depressão, com efeitos relativamente maiores para pessoas com depressão clínica.[23,56] Embora a depressão costume ser tratada por médicos com intervenção psiquiátrica, psicoterapia ou choque eletroconvulsivo, vê-se o exercício como uma alternativa desejável, considerando-se seu relativo custo-benefício e a ausência de efeitos colaterais indesejados. Além disso, o exercício físico parece tão eficaz quanto a medicação em homens e mulheres que sofrem de depressão clínica.[8] Essa eficácia do exercício para aliviar a depressão em comparação com o tratamento farmacológico é altamente desejável, considerando-se os efeitos colaterais negativos do tratamento medicamentoso, incluindo custo, potencial ganho de peso e pensamentos suicidas, bem como diversos outros efeitos fisiológicos como espasmos musculares e arritmias cardíacas. Em contrapartida, os efeitos colaterais do exercício são, em sua maioria, se não em totalidade, desejáveis; eles incluem reduções em gordura corporal, em doença cardiovascular, em pressão arterial elevada e em determinados cânceres e artrite, além de reduções em demência e doença de Alzheimer. Como muitas pessoas têm acessos episódicos de depressão em virtude de situações estressantes em suas vidas, tudo indica que o exercício oferece um meio adequado e efetivo para lidar com elas e se sentir melhor.

Assim como no caso da ansiedade, o exercício alivia a depressão por meio de diversos mecanismos. Duas possibilidades relatadas se concentram na liberação de aminos biogênicos no cérebro. Os níveis centrais de serotonina, um importante neurotransmissor com efeitos antidepressivos, são elevados durante e após a atividade física,[16] assim como a dopamina e sua sensibilidade à ligação com o receptor, o que reduz o risco de depressão e de doença de Parkinson.[73] Existem fortes evidências de que a atividade física mantém dopamina (um neurotransmissor essencial envolvido em processos de controle motor) no sistema nervoso central.[73] Além disso, pesquisas revelam que esse neurotransmissor é essencial para o aprendizado de habilidades motoras, bem como para a saúde mental (i. e., proteção contra depressão).[73] Níveis de noradrenalina, outro neurotransmissor reduzido durante episódios de depressão, também se elevam com o exercício.[28]

Além da hipótese das monoaminas, também é provável que algumas pessoas se beneficiem da interação social que ocorre em muitos ambientes de exercício ou da sensação de conquista ou melhor autoeficácia derivada da maior força e flexibilidade na realização de tarefas cotidianas. Esse efeito pode ser especialmente importante para pessoas na terceira idade, que podem adquirir uma sensação de independência e se sentir menos desamparadas como resultado de estarem fisicamente condicionadas. Essa percepção, somada a elevações concomitantes na força muscular e na resistência, pode resultar em maior satisfação com a vida e proporcionar a oportunidade de manter uma vida independente na terceira idade.

> Os níveis de serotonina e noradrenalina são reduzidos durante episódios de depressão, mas o exercício tem um efeito antidepressivo porque eleva naturalmente essas aminas biogênicas.

## Benefícios cognitivos

Além dos benefícios emocionais ou afetivos, o exercício confere benefícios cognitivos. A cognição consiste em memória, pensamento analítico, planejamento, foco, concentração e tomada de decisões. Pessoas fisicamente condicionadas parecem funcionar com mais efetividade do que pessoas menos fisicamente ativas em tarefas que envolvem essas demandas intelectuais. Os resultados são particularmente impressionantes em homens e mulheres em faixas etárias mais avançadas (i. e., a partir de 55 anos), que normalmente exibem certo grau de declínio cognitivo em funções específicas em decorrência do processo de envelhecimento. Em um dos primeiros estudos a demonstrarem os efeitos vantajosos da atividade física sobre o envelhecimento do cérebro, o aumento típico relativo à idade no tempo de reação (TR) foi moderado em homens fisicamente ativos comparados aos menos fisicamente ativos.[67] Esse efeito foi ainda mais pronunciado em TR complexa ou de escolha. Homens sedentários mostraram grandes aumentos relativos à idade nesses TR, ao passo que homens fisicamente ativos exibiram pouca mudança (Fig. 8.1). É importante apontar que o TR foi descrito como um índice importantíssimo da integridade generalizada do sistema nervoso central (SNC).[73]

Além do índice básico de tempo de reação, demonstrou-se que o desempenho mental em termos mais gerais é superior em pessoas fisicamente condicionadas em comparação com pessoas sedentárias. Em um estudo, homens na casa do 60 que eram fisicamente condicionados atingiram melhor desempenho mental em uma bateria complexa de problemas cognitivos do que homens sedentários.[31] Com efeito, homens mais velhos que eram fisicamente condicionados tiveram um desempenho semelhante a um grupo de homens mais jovens em idade universitária, além de superar homens sedentários (Fig. 8.2).

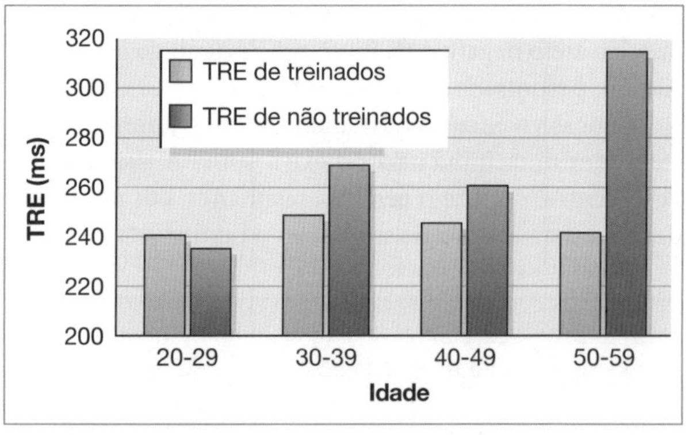


FIGURA 8.1 Tempo de reação de escolha: diferenças no tempo de reação em várias idades, exibindo tempos mais rápidos com a idade nos indivíduos fisicamente ativos. Adaptada com autorização de Sherwood e Selder, 1979.

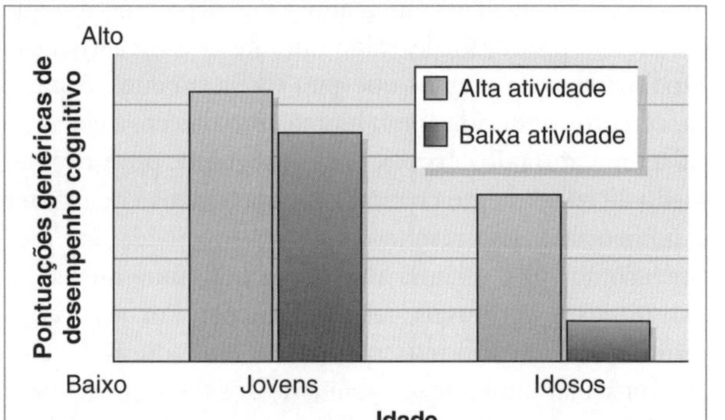


FIGURA 8.2 Desempenho cognitivo de homens jovens e idosos com níveis baixos e altos de condicionamento aeróbio. Reproduzida com autorização de Dustman et al., 1990.

### Mecanismos biológicos por trás dos benefícios cognitivos: alterações vasculares

Existem diversas explicações possíveis para os benefícios cognitivos observados em idosos. Um postulado sugere que o condicionamento físico diminui o declínio no fluxo sanguíneo cerebral que costuma ocorrer com o envelhecimento[31] ou exerce um efeito angiogênico (i. e., formação de novos vasos sanguíneos). Evidências diretas dessa possibilidade vêm de um estudo do fluxo sanguíneo cerebral em idosos aposentados que diferiam em seus níveis de atividade física.[64] Os aposentados que eram mais ativos exibiam função cognitiva superior e maior perfusão do córtex cerebral. Essa mudança induzida pelo exercício ajudaria a transportar oxigênio e nutrientes para o tecido neural e, portanto, apoiaria os processos subjacentes ao comportamento.

### Mecanismos biológicos: fatores neurotróficos

Além de causar essas mudanças vasculares, o exercício pode provocar aumentos na expressão de genes que codificam fatores neurotróficos (agentes que preservam e nutrem o tecido cerebral).[20] Um estudo realizado em cobaias demonstrou que o fator neurotrófico derivado do cérebro (BNDF, do inglês *brain-derived neurotrophic factor*) crescia em ratos que praticavam corrida voluntária na roda em comparação aos que eram sedentários.[74] O BNDF promove efetivamente a saúde de neurônios ou células cerebrais e a criação de novas sinapses ou conexões entre neurônios, aumentando assim a espessura e a integridade do tecido cerebral. Mais especificamente, Tong et al.[74] relataram um aumento na expressão de BNDF no hipocampo de ratos, uma estrutura no cérebro envolvida integralmente nos processos relativos à memória de longo prazo ou episódica. Considerando-se essas fortes influências neurobiológicas observadas em cobaias, parece provável que possam ocorrer mudanças semelhantes em humanos e que elas contribuam para um funcionamento cognitivo mais elevado em participantes idosos fisicamente condicionados. Em respaldo a essa possibilidade, Colcombe et al.[18] relataram uma relação positiva entre a capacidade aeróbia, medida pelo $\dot{V}O_2$máx, e a densidade de tecido cerebral em diversas regiões do córtex cerebral (i. e., matéria cinzenta), bem como em tratos de matéria branca, que permitem a comunicação entre várias regiões do cérebro, em homens e mulheres de meia-idade. Isto é, aqueles que eram caracterizados por maior condicionamento cardiovascular exibiram tecido mais denso e menor declínio relativo à idade em regiões cruciais do cérebro como o córtex pré-frontal, responsável pela função executiva e pelo raciocínio. É importante observar que a região cerebral frontal exibe a maior taxa de declínio no envelhecimento normal ou na ausência de demência, e o condicionamento parece ser um antídoto ou prescrição efetiva para esse tipo de declínio normal relativo à idade. Portanto, existem evidências biológicas tangíveis de que o exercício e o condicionamento refreiam o envelhecimento do cérebro!

Mais especificamente, os benefícios neurobiológicos do exercício no cérebro humano podem muito bem contribuir para o fenômeno da reserva cognitiva, que é a resistência ao declínio relativo à idade e a doenças associadas com formas de demência, como doença de Alzheimer (i. e., formação de placas e novelos), particularmente na região do hipocampo. Essa resiliência ao declínio ou a capacidade de tolerar processos neurodegenerativos se baseia na reserva passiva ou na integridade biológica do cérebro (i. e., espessura do tecido cerebral e preservação da vasculatura), bem como na reserva ativa ou ativação estratégica de processos neurais para compensar as redes que sofrem o declínio relativo à idade e à doença. É importante observar que, segundo indícios, o exercício pode manter a juventude do cérebro e da mente, contribuindo para a reserva passiva em virtude dos efeitos neurotróficos e angiogênicos. A Figura 8.3 ilustra a relação da reserva cognitiva para a função cognitiva, uma vez que confere uma relativa resistência ao declínio cognitivo (ver linha superior na figura em comparação com a linha inferior), possibilitando assim um funcionamento de alto nível por um período mais longo. Um alto nível de reserva cognitiva também ajuda a lidar com a presença de doença pré-clínica.

### Eficiência neural

Uma das características de homens e mulheres fisicamente condicionados é a eficiência da função musculoesquelética e cardiovascular. O aumento de força, por exemplo, resulta em recrutamento de menos unidades motoras para realizar o levantamento de um peso ou resistência predeterminados (i. e., absoluto).[27] Além disso, a frequência cardíaca reduzida é muito observada em resposta ao trabalho absoluto após o treinamento com exercícios. Essa economia dos processos fisiológicos também parece caracterizar as adaptações no cérebro dos que são fisicamente condicionados. Por exemplo, Dustman et

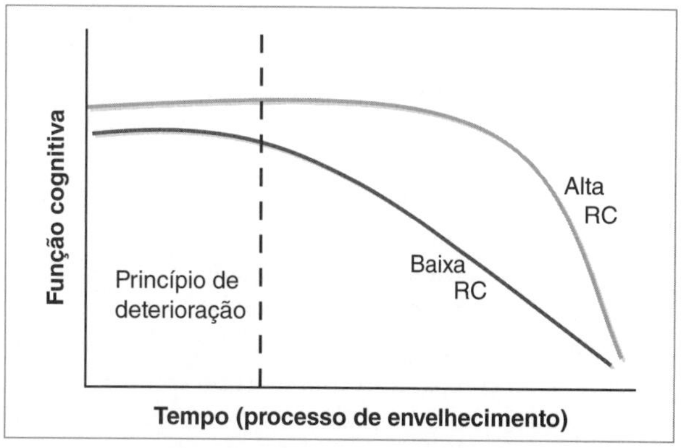


FIGURA 8.3 Desempenho cognitivo de indivíduos caracterizados por níveis alto e baixo de reserva cognitiva (RC) após o início do declínio cognitivo.

al.[31] observaram menos ativação nas regiões sensoriais do cérebro em resposta à estimulação luminosa em homens idosos condicionados em comparação com suas contrapartes sedentárias, enquanto McDowell et al.[52] também observaram uma resposta cortical mais adaptativa durante um problema básico de tomada de decisão. Esse benefício ao SNC pode possibilitar a resistência à fadiga no decorrer do esforço mental continuado durante atividades cotidianas. A eficiência do cérebro pode se dever à manutenção da função neurotransmissora, bem como ao efeito neurotrófico; é provável que eles atuem em conjunto com melhor oxigenação em virtude da angiogênese[38], para preservar coletivamente o funcionamento mental.

## Especificidade de funcionamento cognitivo

Assim como acontece com as adaptações fisiológicas periféricas ao treinamento com exercícios, os benefícios psicológicos parecem ser marcados pelo princípio da especificidade. Os efeitos foram observados principalmente em tarefas cognitivas vigorosas que envolvem inteligência fluida, enquanto tarefas caracterizadas por inteligência cristalizada parecem relativamente não afetadas.[17] A *inteligência fluida* se refere ao raciocínio abstrato e à resolução de problemas, enquanto a *inteligência cristalizada* se refere ao conhecimento factual acumulado e à capacidade de reconhecer palavras e lembrar fatos.[78] Um estudo clássico revelou que tarefas mentais que envolvem os processos executivos do lobo frontal são mais afetadas pelo envolvimento em atividade física.[40] Kramer et al.[40] postularam que esse benefício induzido pelo exercício é mais aparente para tarefas executivas mediadas frontalmente porque o lobo frontal é a área de envelhecimento rápido do cérebro e, portanto, é mais beneficiada pelos efeitos neurobiológicos descritos.

O interessante é que o lobo frontal em humanos é a última região do cérebro a amadurecer e a primeira a exibir os efeitos da idade avançada. As funções executivas ali abrigadas estão envolvidas na memória operacional e na coordenação de funções atencionais complexas, bem como na inibição e no controle do comportamento. Como essa importante área do cérebro – que cumpre algumas das funções cognitivas de mais alta ordem – é a mais suscetível aos efeitos prejudiciais do envelhecimento, faz sentido deduzir que ela seria a mais afetada pelas mudanças neurobiológicas positivas discutidas anteriormente. Fato é que adultos mais velhos manifestam claramente esses efeitos específicos do exercício; um estudo demonstrou pouca diferença nas funções não executivas, mas melhora significativa nas funções executivas em homens e mulheres mais velhos que praticavam treinamento aeróbio em comparação com o grupo controle.[40] Uma vez que as funções não executivas, como velocidade de reconhecimento de palavras, são menos dependentes da função do lobo frontal e mais de outras áreas do cérebro que envelhecem menos rapidamente, faz sentido deduzir que os benefícios biológicos do exercício sobre o cérebro seriam menos aparentes durante o desempenho dessas tarefas mentais. Mais recentemente, Bixby et al.[6] observaram uma relação positiva significativa entre o nível autorrelatado de participação em atividade física e o desempenho executivo medido pelo teste Stroop de cores e palavras (i. e., a capacidade de identificar e nomear rapidamente a cor da tinta das palavras impressas em conflito com o texto, como dizer "vermelho" para a palavra "verde" impressa em tinta vermelha), mas nenhuma relação com os elementos não executivos do teste (i. e., velocidade de nomear palavras e cores). É importante citar que esse efeito proeminente do condicionamento na função executiva foi observado após o controle de níveis diferenciais de instrução e de estímulo cognitivo nos participantes do estudo. Todavia, são dignos de nota os benefícios induzidos pelo exercício em uma variedade de domínios cognitivos (i. e., velocidade, processamento visual-espacial e raciocínio), mas a maior magnitude de benefício parece ocorrer em tarefas executivas em homens e mulheres mais velhos.[19]

## Base genética de diferenças individuais em resposta ao exercício e à atividade física

Finalmente, um grande avanço recente na ciência do exercício foi a pesquisa sobre a base genética das adaptações fisiológicas ao treinamento. Tudo indica que diferenças de respostas ao exercício entre os clientes são altamente dependentes da variação genética. O conhecimento dos fatores genéticos tem forte relação com questões motivacionais, visto que alguns clientes respondem favoravelmente ao desempenho aeróbio ou ao treinamento de força, ao passo que outros podem sentir frustração em suas tentativas de melhorar o nível de funcionamento ou mudar sua composição corporal. Essa variação entre os clientes também tem relação com os benefícios psicológicos do exercício.

Como exemplo de pesquisa sobre as interações entre genes e exercício, um estudo revelou que o declínio cognitivo na terceira idade era particularmente relacionado à presença do alelo apolipoproteína E4 (apoE4).[66] Isto é, sabe-se que esse gene específico aumenta o risco de déficit cognitivo e a probabilidade de doença de Alzheimer entre os idosos. Rovio et al. (2005) relataram uma redução na probabilidade de demência e doença de Alzheimer em indivíduos idosos que foram fisicamente ativos na meia-idade em comparação com aqueles que eram sedentários na meia-idade, e a magnitude do efeito observado (i. e., redução) era maior nos portadores de apoE4 do que nos não portadores (ver Fig. 8.4). Esse tipo de informação sugere que o preço da inatividade é particularmente alto para alguns indivíduos e que a avaliação e o conhecimento científicos das interações entre gene e exercício podem gerar um maior ímpeto motivacional para os que correm um risco maior de demência. O exercício para

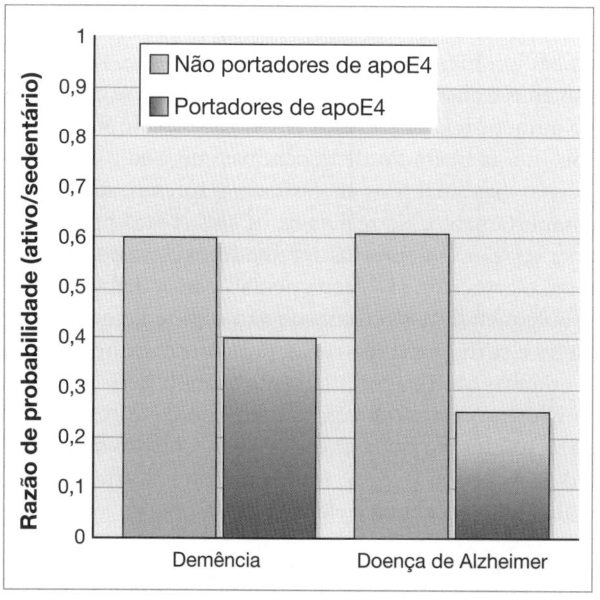


FIGURA 8.4 Risco de demência e doença de Alzheimer como função do nível de atividade (i. e., alto *vs.* baixo) em portadores e não portadores de apoE4 exibindo a redução relativa no declínio em portadores ativos.

Dados de Rovio et al., 2005. Leisure-time physical activity at midlife and the risk of dementia and Alzheimer's disease. *Lancet Neurol* 4:705-711.

esses indivíduos é especialmente indicado para os benefícios na forma de proteção contra o declínio cognitivo. As descobertas sobre as interações entre genes e exercício podem ajudar as pessoas a ver a importância de um estilo de vida fisicamente ativo. Essas descobertas, somadas às mudanças psicobiológicas discutidas anteriormente, fundamentam a visão filosófica que se origina na antiga Grécia, *mens sana in corpore sano* ("mente sã, corpo são").

Assim, o impacto do exercício e do condicionamento físico no cérebro pode ser especialmente importante para os que correm risco genético de demência. Portanto, a promoção de um estilo de vida fisicamente ativo pode adiar o limiar dos sintomas ou protelar o início do déficit cognitivo.

## Definição de metas

Como descrito nas seções anteriores, a atividade física e o condicionamento físico conferem benefícios psicológicos e fisiológicos substanciais aos indivíduos. Entretanto, a motivação e a energia para praticar a atividade e o exercício são elementos fundamentais na conquista desses benefícios. A **definição de metas** é uma estratégia poderosa para aumentar o nível de participação nos programas de exercício. Essa técnica pode ser definida como uma medida estratégica para a mudança comportamental por meio da qual se definem padrões progressivos de sucesso (i. e., metas) na tentativa de se aproximar cada vez mais de um padrão de progresso desejado (i. e., meta a longo prazo). O importante é que a definição sistemática de metas proporciona uma sensação de domínio e sucesso à medida que as pessoas buscam atingir o padrão desejado ou alvo de progresso. Sensações de sucesso e competência promovem o comprometimento e ajudam a manter o hábito de exercício. Os personal trainers podem ser fundamentais para ajudar os clientes a definir metas que se provem estimulantes e tangíveis.

A definição de metas não é uma prática uniformizada. Em vez de simplesmente extrair informações de uma avaliação e impor metas ao cliente, é importante que o personal trainer identifique os verdadeiros desejos e necessidades do cliente e aja como um facilitador na detecção das metas que o cliente tem mais facilidade para atingir.[34] Na sequência, juntos, por meio da conversa direcionada, o personal trainer e o cliente devem identificar metas que sejam mensuráveis, viáveis e compatíveis entre si. Dessa forma, as metas ou padrões de progresso sucessivo representam uma série de passos exequíveis estruturados dentro de uma meta a longo prazo que oferece um propósito pessoal para o participante (ver Fig. 8.5).

### Definição de metas para feedback e reforço

O feedback e o reforço são fundamentais para o sucesso de um programa de definição de metas na busca de cada meta progressiva. Por exemplo, um cliente pode querer mudar a composição corporal reduzindo a porcentagem de gordura. A meta a longo prazo pode ser a perda de 27 kg ou atingir uma porcentagem-alvo de gordura corporal. Pode-se chegar a esse resultado com uma série de metas de redução de peso a curto prazo a serem atingidas em períodos especificados.[22] O **feedback**, ou

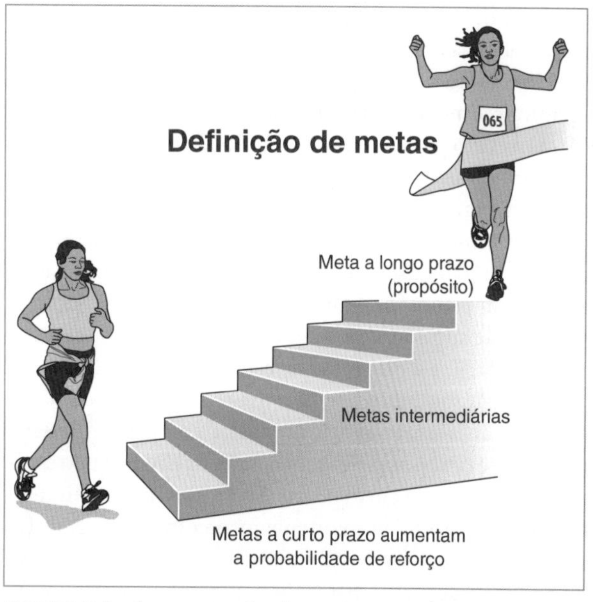


FIGURA 8.5 A progressão de metas a curto prazo e com prazo intermediário conduz a uma meta a longo prazo com um propósito pessoal.

conhecimento dos resultados, é inerente à conclusão ou ao progresso em direção à meta de curto prazo e leva à avaliação cognitiva de sucesso ou fracasso. É importante observar que a obtenção de sucesso ou fracasso também invoca um estado emocional ou afetivo correspondente. Embora o cliente possa estar longe da meta final (perder 27 kg), o humor ou estado afetivo positivo que resulta de se atingir a meta a curto prazo vai acentuar o comprometimento. Metas desafiadoras que são difíceis de atingir, mas estão dentro do nível de capacidade atual do cliente, são melhores do que metas fáceis demais ou muito difíceis para provocar a mudança comportamental.[42]

> A definição de metas não é uma prática uniformizada. Em vez de simplesmente extrair informações de uma avaliação e impor metas ao cliente, é importante identificar seus verdadeiros desejos e necessidades.

O objetivo de uma **meta a longo prazo** é oferecer uma empreitada produtiva para o cliente. Além disso, o personal trainer pode supor que a meta escolhida pelo cliente tenha um alto nível de importância ou propósito porque define a direção das metas a curto prazo e proporciona um destino que o cliente valoriza. Portanto, seria prudente conduzir uma entrevista inicial com os clientes para avaliar não só suas necessidades a curto prazo, mas também seus valores básicos. Os clientes têm muito mais chances de procurar e manter uma atividade física produtiva no decorrer da vida do que manter uma atividade física sem propósito ou importância.[55] Por exemplo, algumas pessoas se consideram corredoras e têm um comprometimento tão profundo com a atividade que é provável que a mantenham indefinidamente, salvo lesão ou problemas crônicos de saúde.

Uma **meta a curto prazo** oferece uma estratégia para se atingir a meta a longo prazo através de passos viáveis. Metas a curto prazo desafiadoras são uma ferramenta efetiva para induzir ao esforço e à intensidade do cliente que resultarão em uma mudança fisiológica e psicológica expressiva. Uma meta desafiadora é aquela que tenha cerca de 50% de chance de sucesso. Portanto, uma meta a curto prazo bem elaborada representa um meio-termo entre a garantia de sucesso, como no caso de uma meta excessivamente fácil, e a exigência de esforço excessivo. Metas a curto prazo são inúteis se não tiverem certa dificuldade; elas levarão a uma prática mecânica em vez do investimento de esforço real. Se, a princípio, os clientes não atingirem uma meta a curto prazo, é provável que continuem tentando atingi-la ou mantenham o comportamento (p. ex., restrição calórica e atividade de caminhada no caso de redução de peso) para obter o reforço desejado. Se uma meta a curto prazo não for atingida no período especificado, ela precisa ser ajustada ou substituída por outra.

O poder do reforço comportamental pode ser explicado em um nível psicológico e neurobiológico. Psicologicamente, o cliente pode sentir um aumento na autoestima ou **autoeficácia**.[3] O reforço em um nível neurobiológico consiste na liberação de dopamina, que atua para fortalecer as vias sinápticas envolvidas no aprendizado de um comportamento. Na realidade, os dois efeitos podem ter uma relação inerente. Da mesma forma, o feedback e o reforço associado são fundamentais para a definição efetiva de metas, mas o feedback não é eficiente quando as metas a curto prazo são vagas. Portanto, é melhor identificar metas objetivas ou altamente quantificáveis para que os clientes possam direcionar seu esforço a um padrão claro, resultando em conhecimento inequívoco dos resultados. As seções a seguir tratam das características específicas que aumentam a efetividade das metas.

> Uma meta efetiva, mas desafiadora, é aquela que apresenta cerca de 50% de chance de sucesso.

## Tipos de meta

As especificidades das metas a longo e curto prazo variam de acordo com o cliente. Por exemplo, em grande medida, é o nível inicial de condicionamento do cliente que determina o número de metas a curto prazo necessárias para atingir a meta desejada a longo prazo. Outra característica geral das metas se refere ao grau de controle que o cliente pode exercer sobre sua capacidade de atingi-las. As metas podem ser categorizadas como metas de processo, de desempenho e de resultado, dependendo do nível de controle que o cliente tem sobre elas. **Metas de processo** são aquelas sobre as quais o cliente tem alto grau de controle pessoal, ao passo que **metas de resultado** são metas sobre as quais o cliente tem pouco controle. **Metas de desempenho** ficam em uma posição intermediária em relação ao controle pessoal.

### Metas de processo

O grau de esforço empregado durante um treino é um exemplo de meta de processo. Outros exemplos são a forma e a técnica de exercício e a atitude positiva durante uma rotina de exercícios. Seja qual for a dificuldade da meta a curto prazo, os clientes podem atingir o sucesso com um alto grau de esforço se definirem uma meta de processo. Essas metas podem ser muito importantes para a manutenção do hábito de exercício à medida que o sucesso ou a realização da meta definida de outras formas (i. e., metas de resultado) vai ficando cada vez mais difícil, uma situação que pode resultar na desistência do cliente.

### Metas de resultado

Para alguns clientes, as metas de processo podem não ser satisfatórias. Alguns precisam ver o progresso ou realização como medidas por comparação social. Por exemplo, eles podem querer andar mais rápido do que todos em seu grupo de caminhada do bairro ou ser o levantador mais forte da academia. Metas de resultado são exemplificadas pela comparação social, como vencer ou derrotar um oponente em uma corrida. Essas metas podem ser altamente estimulantes e induzir uma grande intensidade de esforço para os indivíduos que gostam de se comparar a outros. No entanto, as metas de resultado apresentam menor probabilidade de sucesso em comparação com as metas de processo: os clientes podem garantir o esforço de conseguir uma vantagem sobre o "oponente", mas não têm como garantir o resultado em si.

### Metas de desempenho

Metas de desempenho são mais difíceis de atingir do que metas de processo e, normalmente, são expressas em termos de um padrão de desempenho pessoal de autorreferência em vez de uma comparação com outro cliente ou um oponente. As metas de desempenho são intermediárias no contínuo de controle pessoal que vai de baixo (resultado) a alto (processo). Um exemplo de metas de desempenho personalizadas que desafia o cliente a se concentrar no autoaprimoramento de maneira pessoalmente relevante se baseia na noção de uma meta de faixa ou intervalo.[57] Por exemplo, durante um programa de treinamento de força periodizado, um cliente pode querer melhorar sua força máxima no exercício de agachamento ou de supino. Metas de intervalo são calculadas a partir do histórico recente de desempenho do cliente em que se identifica uma faixa de sucesso. Os limites da meta são definidos na forma de um limite mínimo (mais viável) e um limite máximo (mais desafiador) de sucesso. O limite mínimo é definido como o último melhor desempenho de 1 repetição máxima (1 RM). Para determinar o limite máximo, o cliente "computa" a média de desempenhos recentes (três a cinco) e determina a diferença entre o desempenho médio e o melhor desempenho prévio. Essa diferença gera uma estimativa da variabilidade de desempenho do cliente. Em seguida, soma-se a diferença ao melhor prévio para gerar um nível de sucesso altamente desafiador de autorreferência.

Em geral, considera-se apropriado definir uma variedade de metas ou diversificar a estratégia de definição de metas a fim de equilibrar os motivos subjacentes para o exercício e, ao mesmo tempo, manter uma probabilidade razoável de sucesso e reforço.

## Definição de metas diversificadas

Um programa bem-sucedido de definição de metas deve envolver uma diversidade de metas, assim como o sucesso financeiro depende de um portfólio financeiro diversificado.[22] Além disso, essas metas diversas precisam ser formadas no contexto de uma estratégia científica sólida para a realização da meta a longo prazo. Portanto, o personal trainer precisa incorporar e integrar o conhecimento dos domínios psicológico, biomecânico, fisiológico e nutricional, bem como de outros domínios científicos relevantes.

Como exemplo de uma estratégia de definição de metas diversificadas, deve-se pensar em um cliente de meia-idade que deseja participar de uma corrida de 10 km em um tempo do qual sinta orgulho. A meta a longo prazo pode ser expressa claramente na forma de um resultado desejado que seja significativo para ele. Supõe-se que esse cliente tenha o talento e a capacidade para atingir a meta de desempenho caso aumente seu esforço ao máximo e treine de maneira estratégica e eficiente. Entretanto, decerto ocorrerão vários problemas motivacionais durante o treinamento de todo cliente que busca um padrão desafiador de comportamento. Para superar as decepções que podem ocorrer se o cliente se concentrar em uma única meta de desempenho, como "terminar a corrida em menos de uma hora", também se devem definir metas de curto prazo usando uma estratégia de diversificação de metas no contexto de um programa de treinamento bem elaborado. Em certos dias de treinamento, o cliente pode definir a meta da forma apropriada durante a pisada, e o balanço de membros superiores e comprimento de passada mecanicamente eficientes. Em outros dias, o cliente pode dar ênfase às metas de treinamento de força para facilitar a eficiência dos membros inferiores em uma tentativa de desenvolver resistência. Em outros dias, ainda, pode se concentrar nas metas psicológicas como o foco e o diálogo interno positivos durante uma corrida de treinamento. O feedback positivo do progresso dessas metas de processo pode perpetuar a sensação de desejo e comprometimento com a meta a longo prazo. Enfatiza-se que o princípio básico é que uma variedade de metas associadas a níveis variáveis de controle pessoal pode favorecer o comprometimento e a adesão ao programa de treinamento físico.

> Um programa bem-sucedido de definição de metas deve incluir uma combinação diversa de metas a curto e longo prazo.

## Orientações de metas

Um conceito relacionado à diversificação de metas é o das diferenças individuais – as diferentes personalidades dos clientes. Considerar as diferenças individuais nas percepções que os clientes têm de sucesso ajuda a aumentar a efetividade da definição de metas.[30,61,63] Por exemplo, clientes que medem sua melhora de desempenho com base no nível prévio de capacidade são descritos como *comprometidos com a tarefa*. Por outro lado, clientes comprometidos com o ego ou que usam outros como referência baseiam sua sensação de progresso em comparação com o desempenho de outra ou outras pessoas.[62] Esses clientes são fortemente estimulados pela comparação social e empregam mais esforço em uma situação que permita a comparação social, especialmente se consideram sua própria capacidade ou seu nível de condicionamento como altos. Uma orientação de comprometimento com a tarefa, por outro lado, pode estar relacionada a uma necessidade mais alta de controle pessoal; clientes comprometidos com a tarefa podem ficar desestimulados se for dada ênfase inadequada a comparações de suas conquistas com as de outras pessoas. Para ser efetivo na definição de metas, o personal trainer deve considerar esses tipos de diferenças individuais na orientação de metas e percepção de capacidade.

> O personal trainer deve manter o foco sobre as metas desejadas e os resultados esperados pelo cliente e deve desenvolver, junto ao cliente, um plano de ação sólido.

## Dicas para a definição efetiva de metas

As sugestões a seguir podem ajudar o personal trainer a desenvolver uma estratégia efetiva de definição de metas. Os "Princípios práticos de definição efetiva de metas" na página seguinte resumem os principais elementos da definição de metas com base em pesquisas.

- Determinar as necessidades e os desejos segundo a percepção do cliente e planejar metas consensuais a longo prazo.
- Pensar nos passos e metas a curto prazo que levarão ao progresso a longo prazo. Se a meta for correr uma maratona e o cliente nunca correu sequer 8 km, a primeira meta pode ser desenvolver o hábito de treinamento quatro vezes por semana; a segunda pode ser correr 3,2 km; e a terceira, participar de uma corrida de 10 km. As metas a curto prazo devem progredir daí, levando, com o tempo, ao ponto em que o cliente consiga completar 42,2 km.
- Ao começar com um cliente novo, deixe clara uma meta preliminar baseada mais na realização do que em um resultado mensurado. Por exemplo, pode-se definir a meta de comparecer à academia três vezes por semana durante as duas primeiras semanas, ou a meta de tomar um café da manhã saudável todos os dias. Começando com metas simples de cumprir e sem a pressão do potencial fracasso iminente, o personal trainer cria uma mentalidade de progresso e ajuda a aumentar a autoconfiança do cliente. Depois que o cliente começa a acumular pequenos progressos, as metas devem se tornar mais desafiadoras.
- Tanto o personal trainer como o cliente devem reconhecer que a ausência do conhecimento necessário pode prejudicar a conquista das metas a longo prazo. Avaliar o nível de conhecimento atual do cliente ajuda a definir uma meta complementar baseada no conhecimento, que pode ser aprender os nomes e as funções dos grandes grupos musculares ou ler uma série de livros de nutrição recomendados.
- Conforme o tempo passa e o cliente se mostra comprometido com as sessões e o resultado, convém definir metas mais agressivas identificando medidas específicas de progresso. Essas metas normalmente podem incluir desempenho e progresso com medição direta, como "realizar um supino de 90 kg", "caminhar 4,8 km" ou "perder 7 kg de gordura". Essas metas devem ser definidas em termos mensuráveis para que o personal trainer e o cliente possam discernir facilmente o momento de progresso.
- Depois que as metas mensuráveis ficam claras, fixar um prazo para cada meta. É importante reconhecer que, se uma meta não for atingida na data definida, a reavaliação e o ajuste de ação aproximarão o cliente da meta. As metas podem e devem ser avaliadas e ajustadas em intervalos regulares, talvez uma vez a cada duas semanas ou uma vez por mês.
- Estabelecer, juntos, personal trainer e cliente, uma forma de reconhecer se o programa está ou não funcionando. Se a meta for a redução da circunferência de cintura, alguns clientes podem querer usar uma fita métrica, enquanto outros acham psicologicamente mais útil avaliar o processo experimentando de tempos em tempos um par de calças que não usam há anos.
- Depois de definir metas, sempre confirmar para garantir que o cliente as considera atingíveis. Se não, trabalhar para ajustar a visão do cliente (i. e., instruindo-o) ou ajustar a meta.
- Examinar as metas para ter certeza de que são compatíveis entre si. Se as metas forem incompatíveis, a chance de sucesso do cliente pode ser comprometida.
- As metas devem ser priorizadas. Se um cliente chega com uma longa lista de metas, o melhor é primeiro isolar, por exemplo, as três mais importantes e, em seguida, colocá-las em ordem de importância.

> Fixe um prazo para cada meta e observe se uma meta não é atingida até a data definida. As metas podem e devem ser avaliadas e ajustadas em intervalos regulares.

# Motivação

Segundo sua definição básica, **motivação** é um construto psicológico que estimula e direciona o comportamento.[43] Um **construto** é simplesmente um impulso interno ou processo neural que não pode ser observado de maneira direta, mas deve ser inferido indiretamente pela observação do comportamento exterior. Por exemplo, uma pessoa que se levanta diariamente ao amanhecer

### Princípios práticos da definição efetiva de metas

1. Elaborar metas específicas, mensuráveis e observáveis.
2. Identificar claramente as restrições de tempo.
3. Utilizar metas moderadamente difíceis.[42]
4. Registrar as metas e monitorar o progresso.
5. Diversificar o processo, o desempenho e os resultados.
6. Definir metas a curto prazo para atingir as metas a longo prazo.
7. Certificar-se de que as metas sejam internalizadas (os clientes devem participar da definição das metas ou defini-las ele mesmo).

O acrônimo "SMART" ajuda a lembrar desses pontos essenciais:[78]

**S**pecific (Específico)
**M**easurable (Mensurável)
**A**ction oriented (Voltado à ação)
**R**ealistic (Realista)
**T**ime bound (Limitado pelo tempo)

De Cox 2002.[22]

e trabalha intensamente em sua profissão é considerada muito motivada. Existem muitos outros exemplos de construtos na psicologia, como personalidade, ambição e assertividade. Embora não sejam diretamente observáveis, eles exercem forte influência sobre o comportamento.

A definição básica sugere que a motivação tem duas dimensões: (1) um aspecto direcional que influencia as escolhas que os clientes fazem sobre seu tempo e seu comprometimento e (2) a intensidade com que eles se dedicam a essas escolhas. Essa definição ajuda a esclarecer o conceito de motivação, mas não consegue oferecer uma estratégia ou pista de como mudar o comportamento. Como o envolvimento regular no exercício é um grande problema em nossa sociedade, os princípios psicológicos a seguir são oferecidos como estratégias para aumentar o nível de participação.

## Reforço e punição positivos e negativos

O uso da definição de metas está relacionado ao conceito de behaviorismo, e esclarecer a filosofia das práticas motivacionais ajuda a definir os conceitos básicos usados no condicionamento comportamental ou operante. Formalizado por B. F. Skinner,[69,70] o behaviorismo como uma visão da aprendizagem afirma que o comportamento é moldado ou formado por suas consequências. Segundo esse princípio, os personal trainers podem exercer uma influência significativa sobre a adesão ao exercício com suas reações aos hábitos do cliente.

Um **comportamento desejado** (p. ex., completar 45 minutos de uma aula aeróbia de *step*) é denominado *operante*, e a probabilidade de que um operante será repetido no futuro aumenta quando o comportamento é reforçado. Por outro lado, a probabilidade de o comportamento ser repetido diminui quando ele é punido. O **reforço** é qualquer ato, objeto ou acontecimento que *aumenta* a probabilidade do comportamento operante futuro quando o reforço vem na sequência do comportamento desejado; e a **punição** é qualquer ato, objeto ou acontecimento que *diminui* a probabilidade do comportamento operante futuro quando a punição vem na sequência do comportamento desejado. Embora os personal trainers não pratiquem ações punitivas propositais, entender o behaviorismo pode ajudá-los a esclarecer suas filosofias de liderança e a entender sua função para aumentar a motivação do cliente.

> O reforço *aumenta* a probabilidade de que um comportamento se repita, e a punição a diminui.

Os termos *reforço positivo* e *reforço negativo* são muito confundidos. Ambos os termos se referem a consequências que aumentam a probabilidade de ocorrência de um comportamento desejado ou operante; mas o reforço positivo "dá" algo ao cliente em resposta ao comportamento, enquanto o reforço negativo "tira" algo dele.[50] Um exemplo de reforço positivo é a aprovação social ou a congratulação dada ao cliente por completar um treino. Um exemplo de reforço negativo é liberar o cliente de uma tarefa desagradável, como secar o suor acumulado no piso em volta do equipamento de exercício, em virtude do sucesso na conclusão do treino. Basicamente, algo aversivo é "removido" ou tirado para recompensar o comportamento.

Por outro lado, um personal trainer que se concentra nas dificuldades ou deficiências do cliente segue um estilo punitivo de motivação, visto que a punição após um comportamento, por definição, reduz a probabilidade de recorrência desse acontecimento. A punição positiva implica apresentar algo aversivo, como a desaprovação, ao passo que a punição negativa implica remover algo a fim de diminuir o operante. A crítica ao cliente pela má técnica de exercício é um exemplo de punição positiva. A remoção de um privilégio por causa de uma má técnica de exercício ou de não atingir uma meta de exercício é um exemplo de punição negativa. Embora pareça adequado que os personal trainers recorram a formas razoáveis de desaprovação ou punição no caso de pouco esforço, um estilo reforçador de liderança se concentra no progresso do cliente.

## Teoria da autodeterminação

Embora rotinas novas, músicas novas ou novos equipamentos possam ajudar um cliente a continuar querendo se exercitar, a motivação é mais profunda na psique do cliente. As pessoas são incentivadas a agir com base em um de dois estímulos possíveis. Ou elas sentem a compulsão de avançar na direção de um desejo (prazer) ou sentem a necessidade de se afastar da dor. A *dor* não significa apenas dor física, embora possa ser um elemento a ser considerado em alguns casos; com mais frequência, representa a dor emocional. Quando uma situação fica cada vez mais desconfortável, a motivação do cliente de se afastar do desconforto aumenta.

O comportamento intrinsecamente motivado é praticado pela sensação de prazer dele derivada, enquanto o comportamento extrinsecamente motivado é praticado para atingir outra meta ou resultado. Em termos comuns, a motivação intrínseca implica um amor verdadeiro pela experiência do exercício e uma sensação de prazer durante a prática. A motivação extrínseca, por outro lado, implica um desejo de praticar o comportamento para extrair uma recompensa externa. Embora originalmente concebidos como independentes, os conceitos de motivação intrínseca e extrínseca são interligados pelo conceito de **autodeterminação** ou internalização.[25,26] Em essência, a autodeterminação implica que o indivíduo participe da atividade para sua própria satisfação, e não para tentar atender às expectativas dos outros (o que seria uma orientação de "trabalho"). Como tais, as motivações intrínseca e extrínseca representam referências importantes em um contínuo ou espectro motivacional e não são dicotômicas por natureza, a menos que sejam referidas como extremos.

> Um cliente intrinsecamente motivado realmente ama se exercitar, ao passo que um cliente extrinsecamente motivado se exercita apenas para obter recompensa externa.

Os clientes que inicialmente exibem motivação intrínseca têm mais chances de manter seu comportamento de exercício do que aqueles sem motivação intrínseca.[65] Portanto, a consciência da localização de um cliente no contínuo de motivação tem implicações para o tipo de abordagem motivacional que será efetiva para aumentar o prazer em um programa de exercício. Foram identificados pontos importantes ao longo do contínuo de autodeterminação,[76] que podem ser resumidos[22] da seguinte forma:

- *Desmotivação:* o cliente tem uma total falta de motivação intrínseca ou extrínseca.
- *Regulação externa:* o cliente pratica o comportamento para evitar a punição, e não por satisfação pessoal.
- *Regulação introjetada:* o cliente vê o hábito de exercício e treinamento como um meio para um fim valorizado (p. ex., entrar na posição inicial correta no exercício de treinamento de força é parcialmente introjetado para agradar o personal trainer).
- *Regulação identificada:* o cliente aceita as instruções do personal trainer como benéficas, mas segue principalmente a liderança do personal trainer em vez de iniciar o comportamento de exercício.
- *Regulação integrada:* o cliente valoriza pessoalmente o hábito de exercício, internaliza-o e o pratica livremente; o cliente e o personal trainer concordam sobre as metas para o cliente.

Os clientes desenvolvem maior comprometimento com as metas de exercício se tiverem uma motivação intrínseca porque possuem o desejo de ser competentes e comprometidos com a conquista das metas pelas quais têm um interesse pessoal.[25] Embora algumas pessoas possam conseguir manter seu hábito de exercício com base apenas no reforço extrínseco, aqueles com motivação intrínseca e extrínseca são mais propensos a se divertir mais com a atividade física e com o treinamento com exercícios, o que contribui para uma experiência positiva tanto para o cliente como para o personal trainer. Portanto, os clientes podem ter preferências diferentes em relação ao envolvimento na definição de metas, e o personal trainer pode determinar se a participação deles é apropriada. Ou seja, alguns indivíduos preferem ter metas formuladas pelo personal trainer, enquanto outros desejam participar ativamente do processo de definição de metas. Em geral, parece bem fundamentado considerar as ideias do cliente no processo de definição de metas.

## Efeitos das recompensas na motivação intrínseca

As recompensas externas podem representar um papel no aumento da motivação intrínseca e da adesão ao exercício. Embora o personal trainer não deva contar apenas com a importância das recompensas extrínsecas contínuas, a promessa de uma camiseta, um vale-jantar ou uma adesão de um mês em um clube de saúde complementar pode facilitar a adesão inicial e o prosseguimento desse cliente no programa. Considerando isso, os personal trainers podem presumir logicamente que são capazes de aumentar intrinsecamente o comportamento motivado dando ao cliente ainda mais recompensas. Por exemplo, se um cliente demonstra grande satisfação em participar de corridas de 10 km, pode parecer que um troféu ou um prêmio financeiro para cada desempenho resultaria em uma satisfação ainda maior. Na realidade, porém, recompensas ou reconhecimento externos também podem reduzir a motivação intrínseca.[25]

Um exemplo famoso[68] é a história do professor de psicologia aposentado em busca de paz e silêncio que foi perturbado pelo som de crianças brincando em seu quintal. Em vez de punir o comportamento brincalhão (i. e., intrinsecamente motivado) das crianças, ele deu 50 centavos a cada uma e agradeceu entusiasticamente pelo "entretenimento" que elas lhe haviam proporcionado. As crianças ficaram ansiosas para voltar no dia seguinte. Ao fim da segunda brincadeira no quintal do homem, ele lhes disse que estava com pouco dinheiro, mas que podia lhes dar 25 centavos. Um pouco desapontadas, as crianças voltaram no terceiro dia e ficaram ainda mais decepcionadas quando descobriram que o homem não tinha nenhum dinheiro para dar. Poxa, elas nunca voltaram a brincar no quintal do homem de novo! O que aconteceu? Exatamente o que o professor pretendia! Se for criada uma forte dependência entre comportamento e recompensa, é provável que a remoção da recompensa resulte em redução do comportamento. Nesse cenário, a recompensa é vista como controladora.[25] As recompensas podem ser vistas como "controladoras" se o recebedor perceber uma contingência ou relação entre o comportamento e a recompensa.

## Quando intervir com esforços motivacionais

Para ser mais efetivo ao motivar um cliente, o personal trainer precisa conhecer o **estágio de prontidão** do cliente para a participação no exercício. O modelo transteórico descreve o processo pelo qual o cliente passa ao "se preparar para iniciar o exercício":[7,60]

1. *Pré-contemplação:* a pessoa não pretende aumentar a atividade física e não pensa em se tornar fisicamente.
2. *Contemplação:* a pessoa pretende aumentar a atividade física e está considerando isso agora, mas ainda não é fisicamente ativa.
3. *Preparação:* a pessoa está praticando alguma atividade, acumulando pelo menos 30 minutos de atividade física de intensidade moderada pelo menos uma vez por semana, mas não na maioria dos dias da semana.
4. *Ação:* a pessoa está acumulando pelo menos 30 minutos de atividade física de intensidade moderada em cinco ou mais dias da semana, mas faz isso há menos de seis meses.
5. *Manutenção:* a pessoa está acumulando pelo menos 30 minutos de atividade física de intensidade moderada em cinco ou mais dias da semana e faz isso há pelo menos seis meses.

Após identificar o estágio de prontidão do cliente, o personal trainer pode aplicar os processos apropriados de mudança ou intervenção a fim de passar o cliente para o próximo nível, com as metas finais de ação e manutenção. O modelo transteórico pode parecer apenas senso comum, mas pode ser útil levantar dados de clientes em potencial para individualizar as intervenções. Os estágios da escala de exercício (EEE)[14] podem ser úteis para identificar de maneira conveniente o estágio de um cliente em potencial. Em geral, a pesquisa apoia a eficácia dessa abordagem.[1,15,21,49]

## Autoeficácia: fortalecimento da confiança

Para ter uma experiência verdadeiramente bem-sucedida com um cliente, é importante considerar sua motivação, em conjunto com sua confiança sobre a realização dos comportamentos desejados. Por exemplo, existem pessoas com baixo autoconceito ou com ansiedade psíquica social e que, portanto, não têm confiança suficiente para praticar um programa de exercício.[35] Em sua teoria cognitiva social, Bandura[3] descreveu *autoeficácia* como a confiança de uma pessoa em sua própria capacidade de realizar ações específicas que conduzam a um resultado comportamental de sucesso. A autoeficácia de exercício é um forte prognosticador do hábito de exercício. A autoeficácia é caracterizada pelo grau de confiança do cliente sobre a realização da tarefa e pela manutenção dessa opinião diante do fracasso ou de obstáculos. Em outras palavras, a autoeficácia tem relação com a persistência em buscar o cumprimento da meta. Quatro tipos de influências afetam ou fortalecem a autoeficácia:

1. Sucessos de desempenho.
2. Efeitos modeladores.
3. Persuasão visual.
4. Estimulação fisiológica ou ansiedade.

O desempenho bem-sucedido de um comportamento ou de aproximações bem-sucedidas desse comportamento tem a influência mais forte na promoção da autoeficácia para o comportamento futuro e, nesse sentido, ressalta a relação entre atingir a meta e fortalecer a confiança.

Observar outros realizarem um comportamento desejado também pode aumentar a autoeficácia promovendo o comportamento imitativo. Por exemplo, alguns clientes podem ter mais confiança para efetuar uma mudança comportamental como perda de peso, se virem outras pessoas parecidas com elas em termos de idade, sexo e tipo corporal atingirem a mesma meta.

Outra influência positiva na autoeficácia é a persuasão visual de uma fonte respeitada. Uma pessoa respeitada e que se sabe que possui conhecimento em determinada área (p. ex., desenvolvimento de força ou fisiculturismo) pode influenciar significativamente a autoeficácia de um cliente oferecendo estímulo e afirmando, por exemplo, que o cliente "tem potencial".

Por fim, a interpretação do próprio cliente a respeito de seu estado fisiológico antes e durante o exercício também exerce uma influência na autoeficácia e pode reduzir ou aumentar efetivamente a confiança. Por exemplo, antes de realizar uma repetição máxima para determinar a força de 1 RM no supino, o cliente pode julgar seu nível de estimulação de maneira negativa ("Estou muito nervoso") ou positiva ("Estou pronto").

> Atingir o sucesso tem mais impacto do que qualquer outra coisa quando se trata de aumentar a autoeficácia de um cliente.

## Métodos para motivar um cliente

Às vezes, um método psicológico em particular ajuda a motivar o cliente. Esta seção oferece técnicas para minimizar a procrastinação, desmistificar falsas crenças, identificar e modificar o diálogo interno e usar visualização mental.

### Minimizar a procrastinação

O filósofo quatrocentista Jean Buridan contava a história de uma mula que morreu de fome tentando decidir entre dois fardos de feno equidistantes. Os fardos de feno eram igualmente desejáveis, então a mula não conseguia decidir por qual caminho ir. A fábula apresenta uma analogia valiosa para a indecisão humana. Saúde e condicionamento são atributos desejados por todos, mas apenas uma margem insatisfatória de nossa população consegue se comprometer e manter um estilo de vida de exercício. Se as pessoas pensam que há opções demais entre as quais escolher – dietas, recursos ou personal trainers –, é comum o próprio processo de tomada de decisão levar à estagnação. Os personal trainers precisam pensar além da sessão de personal training, a fim de influenciar os clientes a se exercitarem não apenas hoje ou na próxima semana, mas por muito tempo. Quando um cliente procrastina, ele está considerando opções, em um estado paralisado de indecisão tentando decidir se a percepção de dor vai superar o benefício em potencial.

### Técnicas motivacionais práticas

1. Pedir ao cliente para usar um registro ou diário de exercício a fim de documentar as medições basais e os detalhes de cada treino. Instruir o cliente a utilizar o diário não apenas como uma ficha informativa das sessões de exercício, mas também para registrar emoções, refeições e perspectivas de progresso.
2. Iniciar os clientes em sessões de exercício que envolvam atividades familiares. A falta de familiaridade com um exercício ou com o modo de exercício pode frustrar os clientes e provocar a falta de desejo para continuar a se exercitar.
3. Sempre que possível, oferecer opções. Manter o cliente envolvido nas decisões, mas oferecer opções que sejam igualmente benéficas. Em vez de deixar que o cliente pergunte se precisa mesmo se exercitar, mudar a decisão para: "Você prefere fazer seu aquecimento no elíptico ou na bicicleta hoje?".
4. Oferecer feedback com frequência. Procurar pequenos sucessos. O personal trainer pode notar e comentar aumentos na capacidade aeróbia, aumentos na força e reduções na gordura corporal enquanto oferece assistência ao exercício. Se, por exemplo, o cliente levanta 2,5 kg em um exercício específico de treinamento de força, deixar claro que há progresso.
5. Exibir o comportamento adequado para um estilo de vida de condicionamento. Uma das melhores coisas que um personal trainer pode fazer pelos clientes é agir como um modelo de comportamento e mostrar o exemplo de um comprometimento com o exercício.
6. Preparar o cliente para períodos em que o ímpeto pode ser perturbado. Se o cliente entender que mesmo os indivíduos mais dedicados diminuem a intensidade de seu treinamento de vez em quando, passa a ser menos provável que esses lapsos inevitáveis e indesejados resultem no abandono do programa.
7. Usar recursos sociais de apoio. O personal trainer pode verificar o humor, as respostas e a adesão do cliente com o uso cuidadoso de contato por telefone ou por e-mail e o envio de recursos educacionais ou informações motivacionais. Se possível, conversas com membros da família sobre o resultado desejado e o plano de ação podem contribuir para a motivação e a adesão, oferecendo uma rede de apoio mais forte em casa.
8. Deixar o passado para trás. Se um cliente se sentir mal porque acredita que não conseguiu obter os benefícios de um programa de exercício no passado, é necessário, agora, concentrar-se nas metas futuras.
9. Substituir o "faça com perfeição" por "dê o melhor de si". Clientes que buscam a perfeição vão necessariamente atingir um ponto de percepção de fracasso. Ensinar os clientes a entender que dar seu esforço e comprometimento máximos é equivalente à excelência.
10. Entrar em um acordo, personal trainer e cliente, sobre uma afirmação motivacional e pedir ao cliente para escrevê-la.

## Identificação de falsas crenças

Como é muito comum soluções rápidas serem vendidas como definitivas, muitos clientes deixam que informações falsas e falhas entrem em seu sistema de convicções. Se, por exemplo, um cliente pensa que a perda de peso só pode ser atingida com a restrição severa do consumo alimentar, ele vai bloquear as sugestões do personal trainer de um consumo mais apropriado de calorias. Além disso, muitas pessoas foram condicionadas a acreditar que o exercício não é para elas ou que seus corpos não vão responder ao exercício como os de outras pessoas. "*No pain, no gain*" [sem dor, não há ganho] é outra falsa crença. Esse princípio aumenta a tendência das pessoas a treinar demais, o que pode sabotar o potencial de resultados.

### Questões para ajudar a identificar falsas crenças

Para identificar falsas crenças, os personal trainers podem fazer as seguintes perguntas aos clientes:

- Para você, qual é a abordagem ideal para "entrar em forma"?
- Você já tentou atingir os resultados de condicionamento que deseja?
- Que estratégias de exercício e nutrição você considera importantes?
- O que você pensa que precisa fazer para moldar seu corpo e melhorar sua saúde e seu condicionamento?

Antes que um personal trainer possa tentar incutir novas ideias emancipadoras, ele deve primeiro identificar e trabalhar para mudar as falsas crenças limitantes. Portanto, o primeiro passo para estabelecer uma comunicação clara e efetiva entre o personal trainer e o cliente deve envolver um processo de questionamento que inclua a discussão das crenças atuais do cliente sobre condicionamento e exercício. Com instrução, argumentação e reforço, o personal trainer pode então ajudar o cliente a entender por que as falsas crenças são, de fato, ilusórias e limitantes. Com esse entendimento, as falsas crenças são enfraquecidas e, com o tempo, deixadas para trás, possibilitando que o cliente aprenda novas informações corretas.

"*No pain, no gain*" é uma falsa crença que pode incentivar o sobretreinamento e reduzir o potencial de resultados do cliente.

## Identificar e modificar o diálogo interno

Cada cliente tem sua própria "voz interna". Em alguns casos, ela é uma fonte de motivação, mas, se esse **diálogo interno** for negativo, a pessoa tem menos chances de aceitar até as afirmações mais positivamente direcionadas. Com o tempo, o forte incentivo externo repetitivo pode mudar o diálogo interno negativo do cliente, mas as afirmações positivas terão mais efeito se o cliente mudar o diálogo interno antes. A seguir, há quatro exercícios simples para identificar e modificar o diálogo interno potencialmente negativo:

1. Pedir ao cliente para simplesmente notar o diálogo interno ao longo do dia e perceber que aquilo em que ele pensa cria imagens mentais, palavras e sensações.
2. Depois que o cliente tiver consciência de sua voz interna, direcioná-lo a identificá-la no mesmo horário todos os dias, de preferência logo antes da sessão de treinamento marcada. Por exemplo, se o cliente tiver uma sessão de personal training marcada para as 17h todos os dias, pedir ao cliente para escrever o que seu diálogo interno estava dizendo às 16h45 durante a preparação para o treino.
3. Pedir ao cliente para traçar uma linha no meio de uma folha de papel e, no lado esquerdo, anotar precisamente o que seu diálogo interno estava dizendo. Em seguida, o cliente deve escrever no lado direito o que o diálogo interno *poderia* dizer, em vez daquilo anotado no lado esquerdo, para dar incentivo e motivação. Depois que o cliente tiver feito isso em determinado horário todo dia, estimulá-lo a identificar o diálogo interno em vários horários pertinentes diariamente (como ao acordar ou antes de dormir), com o que o diálogo interno poderia dizer.
4. Após identificar três frases comuns do diálogo interno (e três frases melhores), o cliente deve escrever as novas frases (afirmações) e recitar as frases melhores em particular, primeiro em voz alta cinco ou seis vezes a cada minuto no horário específico do dia em que se deseja encorajamento, para incutir o hábito de vocalizar as palavras "melhores". Depois que o personal trainer tiver ajudado o cliente a criar esse hábito, o cliente pode passar a "falar" as palavras mentalmente. Com a prática, o diálogo interno positivo do cliente vai motivá-lo rumo ao sucesso e à realização.

## Visualização mental

Nos Jogos Olímpicos de Seul de 1988, os atletas de atletismo que se classificaram para as provas olímpicas participaram de uma pesquisa.[32] A pesquisa mostrou que 83% dos atletas havia praticado exercícios de condicionamento mental. Desde então, a visualização mental cresceu imensamente, popularizando-se. O valor reconhecido do condicionamento mental para o desempenho ideal não se limita aos atletas. O condicionamento mental é valioso na música,[47] no treinamento militar[29] e na reabilitação[33] – áreas em que é necessário esforço regular para a excelência.

### Exercício de relaxamento para a visualização mental

A visualização mental deve ser realizada em um estado relaxado e sem tensão. Psicólogos do esporte usam diversas técnicas para facilitar um estado de relaxamento. O relaxamento progressivo, desenvolvido por Jacobson,[39] é uma das técnicas mais comumente praticadas para a visualização mental. No relaxamento progressivo, pede-se ao indivíduo que tensione todos os grupos musculares um a um e, a seguir, relaxe completamente cada contração. O primeiro passo envolve diferenciar a sensação de tensão muscular da sensação de relaxamento muscular. Embora se possa pensar que a diferença é óbvia, mesmo quando as pessoas estão sentadas em uma posição relaxada, é provável que estejam tensionando muitos músculos. Antes de pedir que os clientes realizem um exercício de relaxamento ou visualização mental, o personal trainer deve estar familiarizado com o processo de relaxamento.

### Visualização

A **visualização** envolve usar a capacidade do cérebro de "desenhar" e de "relembrar" imagens mentais que podem ajudar o cliente a aprender a criar respostas emocionais positivas e a melhorar a motivação. A seguir, apresentamos três exercícios simples de visualização que podem ser realizados em um estado relaxado:

- Visualizar um sucesso passado: se um cliente "viu" ou vivenciou um progresso ou assistiu a sua própria excelência, a convicção de que esse desempenho é possível se torna concreta. Como a mente e o sistema nervoso estão intimamente relacionados, a percepção de um acontecimento lembrado tem o mesmo poder de "convicção" que um progresso real.
- Visualizar um sucesso futuro: mesmo que o cliente não tenha ainda atingido a meta ou desempenho desejado, com habilidades desenvolvidas de imaginação ele pode criar um filme mental de sucesso como se já tivesse acontecido.
- Visualizar o valor: imediatamente antes, durante ou após um treino, o cliente "vê" mentalmente o resultado ou resultado valorizado. Isso vai acentuar fortemente o desejo do cliente de atingir o resultado.

Conforme a visualização do cliente fica mais apurada, as sensações que as imagens mentais trazem ficarão mais poderosas. Cada vez que o cliente se vê mentalmente atingindo uma meta, levantando o peso, transformando seu corpo ou cruzando a linha de chegada, essa visão será acompanhada pelas sensações de vitória e conquista.

## Conclusão

Os aspectos de saúde mental do exercício vêm de seus benefícios redutores de ansiedade e antidepressivos, ambos com aplicações especiais a novos clientes e indivíduos idosos. Um método para incentivar a participação regular no exercício é a definição conjunta, entre personal trainer e cliente, de metas que sejam específicas, mensuráveis, voltadas à ação, realistas e limitadas pelo tempo. Além disso, um dos papéis do personal trainer é motivar os clientes oportunamente rumo às metas determinadas enquanto minimiza atrasos, falsas convicções e o diálogo interno negativo, empregando métodos que incluem a visualização mental.

### Questões para estudo

1. Todas as alternativas a seguir descrevem como o exercício oferece benefícios cognitivos, EXCETO:
   A. maior fornecimento de oxigênio ao cérebro.
   B. maior variação genética.
   C. melhor função neurotransmissora.
   D. maior eficiência neural.
2. Qual das alternativas a seguir é um exemplo de meta de resultado?
   A. "Quero fazer 60 abdominais em 1 minuto."
   B. "Quero me esforçar ao máximo para não comer antes de dormir hoje."
   C. "Quero conseguir fazer um supino com mais sobrecarga do que meu amigo."
   D. "Quero perder 5 kg de gordura corporal."
3. Qual das alternativas a seguir é um exemplo de reforço negativo usado por um personal trainer com um cliente que acabou de completar um mês de caminhada regular três vezes por semana?
   A. "Bom trabalho! No próximo mês, você não vai precisar perder tempo preenchendo seu próprio cartão de treino de caminhada – deixa que eu faço isso por você!"
   B. "Bom trabalho! Você ganhou o prêmio de Atleta do Mês!"
   C. "Caminhada? Pensei que a gente tinha falado que você andaria de bicicleta em vez de caminhar!"
   D. "Três vezes por semana? Era para ser quatro vezes por semana, então mês que vem você não vai ter como continuar treinando durante o horário de almoço."
4. Em qual dos pontos a seguir do contínuo de autodeterminação está um cliente com alto grau de motivação intrínseca?
   A. Introjetada.
   B. Integrada.
   C. Identificada.
   D. Desmotivada.

### Questão de conhecimento aplicado

Usando os sete "Princípios práticos de definição efetiva de metas", desenvolva uma estratégia efetiva de definição de metas de seis meses para um cliente que diz querer aprimorar seu *leg press* de 100 para 140 kg.

## Referências bibliográficas


1. Armstrong, C.A., J.F. Sallis, M.F. Howell, and C.R. Hofstetter. 1993. Stages of change, self-efficacy, and the adoption of vigorous exercise: A prospective analysis. Journal of Sport and Exercise Psychology 15: 390-402.
2. Bahrke, M.S., and W.P. Morgan. 1978. Anxiety reduction following exercise and meditation. Cognitive Therapy and Research 2: 323-333.
3. Bandura, A. 1997. Self-Efficacy: The Exercise of Control. San Francisco: Freeman.
4. Bartholomew, J.B., and D.E. Linder. 1998. State anxiety following resistance exercise: The role of gender and exercise intensity. Journal of Behavioral Medicine 21: 205-219.
5. Bixby, W.R., T.W. Spalding, and B.D. Hatfield. 2001. Temporal dynamics and dimensional specificity of the affective response to exercise of varying intensity: Differing pathways to a common outcome. Journal of Sport and Exercise Psychology 23: 171-190.
6. Bixby, W., T.W. Spalding, A.J. Haufler, S.P. Deeny, P.T. Mahlow, J. Zimmerman, and B.D. Hatfield. 2007. The unique relation of physical activity to executive function in older men and women. Medicine and Science in Sports and Exercise 39 (8): 1408-1416.
7. Blair, S.N., A.N. Dunn, B.H. Marcus, R.A. Carpenter, and P. Jaret. 2001. Active Living Every Day. Champaign, IL: Human Kinetics.
8. Blumenthal, J.A., M.A. Babyak, K.A. Moore, W.E. Craighead, S. Herman, P. Khatri, R. Waugh, M.A. Napolitano, L.M. Forman, M. Applebaum, M. Doraiswamy, and R. Krishman. 1999. Effects of exercise training on older patients with major depression. Archives of Internal Medicine 159: 2349-2356.
9. Bonvallet, M., and V. Bloch. 1961. Bulbar control of cortical arousal. Science 133: 1133-1134.
10. Brown, D. 2002. Study says 38 percent of adults are sedentary in leisure time. Washington Post (April 8): A2.
11. Buckworth, J., and R.K. Dishman. 2002. Exercise Psychology. Champaign, IL: Human Kinetics.
12. Calfas, K.J., and W.C. Taylor. 1994. Effects of physical activity on psychological variables in adolescents. Pediatric Exercise Science 6: 406-423.
13. Cannon, W.B. 1929. Bodily Changes in Pain, Hunger, Fear, and Rage, vol. 2. New York: Appleton.
14. Cardinal, B.J. 1995. The stages of exercise scale and stages of exercise behavior in female adults. Journal of Sport Medicine and Physical Fitness 35: 87-92.
15. Cardinal, B.J. 1997. Predicting exercise behavior using components of the transtheoretical model of behavior change. Journal of Sport Behavior 20: 272-283.
16. Chaouloff, F. 1997. The serotonin hypothesis. In: Physical Activity and Mental Health, W.P. Morgan, ed. Washington, DC: Taylor & Francis. pp. 179-198.
17. Chodzko-Zajko, W.J., and K.A. Moore. 1994. Physical fitness and cognitive functioning in aging. Exercise and Sport Sciences Reviews 22: 195-220.
18. Colcombe, S.J., K.I. Erickson, N. Raz, A.G. Webb, N.J. Cohen, E. McAuley, and A.F. Kramer. 2003. Aerobic fitness reduces brain tissue loss in aging humans. Journal of Gerontology 58A: 176-180.
19. Colcombe, S., and A.F. Kramer. 2003. Fitness effects on the cognitive function of older adults: A meta-analytic study. Psychological Science 14: 125-130.
20. Cotman, C.W., and C. Engesser-Cesar. 2002. Exercise enhances and protects brain function. Exercise and Sport Sciences Reviews 30: 75-79.
21. Courneya, K.S. 1995. Perceived severity of the consequences of physical inactivity across the stages of change in older adults. Journal of Sport and Exercise Psychology 17: 447-457.
22. Cox, R.H. 2002. Sport Psychology: Concepts and Applications, 5th ed. Boston: McGraw-Hill.
23. Craft, L.L., and D.M. Landers. 1998. The effect of exercise on clinical depression and depression resulting from mental illness: A meta-analysis. Journal of Sport and Exercise Psychology 20: 339-357.
24. Davidson, R.J. 1993. Cerebral asymmetry and emotion: Conceptual and methodological conundrums. Cognition & Emotion 7: 138.
25. Deci, E.L., and R.M. Ryan. 1985. Intrinsic Motivation and Self-Determination in Human Behavior. New York: Plenum Press.
26. Deci, E.L., and R.M. Ryan. 1991. A motivational approach to self: Integration in personality. In: Nebraska Symposium on Motivation 1991: Vol. 38. Perspectives on Motivation: Current Theory and Research in Motivation, R.A. Dienstbier, ed. Lincoln, NE: University of Nebraska Press. pp. 237-288.
27. deVries, H.A., and T.J. Housh. 1994. Physiology of Exercise for Physical Education, Athletics, and Exercise Science. Madison, WI: Brown and Benchmark.
28. Dishman, R.K. 1997. The norepinephrine hypothesis. In: Physical Activity and Mental Health, W.P. Morgan, ed. Washington, DC: Taylor & Francis. pp. 199-212.
29. Druckman, D., and J.A. Swets. 1988. Enhancing Human Performance: Issues, Theories and Techniques. Washington, DC: National Academy Press.
30. Duda, J.L. 1989. Relationships between task and ego orientation and the perceived purpose of sport among high school athletes. Journal of Sport and Exercise Psychology 11: 318-335.
31. Dustman, R.E., R.Y. Emmerson, R.O. Ruhling, D.E. Shearer, L.A. Steinhaus, S.C. Johnson, H.W. Bonekat, and J.W. Shigeoka. 1990. Age and fitness effects on EEG, ERPs, visual sensitivity, and cognition. Neurobiology of Aging 11: 193-200.
32. Golding, J., and S. Ungerleider. 1992. Beyond Strength: Psychological Profiles of Olympic Athletes. Madison, WI: Brown and Benchmark.
33. Groden, J., J.R. Cautela, P. LeVasseur, G. Groden, and M. Bausman. 1991. Imagery Procedures for People With Special Needs: Video Guide. Champaign, IL: Research Press.
34. Hall, H.K., and A.W. Kerr. 2001. Goal setting in sport and physical activity: Tracing empirical developments and establishing conceptual direction. In: Advances in Motivation in Sport and Exercise, G.C. Roberts, ed. Champaign, IL: Human Kinetics. pp. 183-234.
35. Hart, E.A., M.R. Leary, and W.J. Rejeski. 1989. The measurement of social physique anxiety. Journal of Sport and Exercise Psychology 11: 94-104.
36. Hatfield, B.D. 1991. Exercise and mental health: The mechanisms of exercise-induced psychological states. In: Psychology of Sports, Exercise and Fitness, L. Diamant, ed. Washington, DC: Hemisphere. pp. 17-50.
37. Iso-Ahola, S.E., and B.D. Hatfield. 1986. Psychology of Sports: A Social Psychological Approach. Dubuque, IA: Brown.
38. Issacs, K.R., B.J. Anderson, A.A. Alcantara, J.E. Black, and W.T. Greenough. 1992. Exercise and the brain: Angiogenesis in the adult rat cerebellum after vigorous physical activity and motor skill learning. Journal of Cerebral Blood Flow and Metabolism 12: 110-119.
39. Jacobson, E. 1974. Progressive Relaxation. Chicago: University of Chicago Press.
40. Kramer, A.F., S. Hahn, N.J. Cohen, M.T. Banich, E. McAuley, C.R. Harrison, J. Chason, E. Vakil, L. Bardell, R.A. Boileau, and A. Colcombe. 1999. Aging, fitness and neurocognitive function. Nature 400: 418-419.
41. Kugler, J., H. Seelback, and G.M. Kruskemper. 1994. Effects of rehabilitation exercise programmes on anxiety and depression in coronary patients: A meta-analysis. British Journal of Clinical Psychology 33: 401-410.
42. Kyllo, L.B., and D.M. Landers. 1995. Goal setting in sport and exercise: A research synthesis to resolve the controversy. Journal of Sport and Exercise Psychology 17: 117-137.
43. Landers, D.M. 1980. The arousal-performance relationship revisited. Research Quarterly for Exercise and Sport 51: 77-90.
44. Landers, D.M., and S.A. Arent. 2001. Physical activity and mental health. In: Handbook of Sport Psychology, 2nd ed., R.N. Singer, H.A. Hausenblas, and C.M. Janelle, eds. New York: Wiley. pp. 740-765.
45. Landers, D.M., and Arent, S.A. 2007. Physical activity and mental health. In: Handbook of Sport Psychology, 3rd ed., G. Tenenbaum and R.C. Eklund, eds. New York: Wiley. pp. 469-491.
46. Landers, D.M., and S.J. Petruzzello. 1994. Physical activity, fitness, and anxiety. In: Physical Activity, Fitness, and Health, C. Bouchard, R.J. Shepard, and T. Stevens, eds. Champaign, IL: Human Kinetics. pp. 868-882.
47. Lim, S., and L. Lipman. 1991. Mental practice and memorization of piano music. Journal of General Psychology 118: 21-30.
48. Long, B.C., and R. Van Stavel. 1995. Effects of exercise training on anxiety: A meta-analysis. Journal of Applied Sport Psychology 7: 167-189.
49. Marcus, B.H., C.A. Eaton, J.S. Rossi, and L.L. Harlow. 1994. Self-efficacy, decision making, and stages of change: An integrative model of physical exercise. Journal of Applied Social Psychology 24: 489-508.
50. Martens, R. 1975. Social Psychology and Physical Activity. New York: Harper & Row.
51. McDonald, D.G., and J.A. Hodgdon. 1991. The Psychological Effects of Aerobic Fitness Training: Research and Theory. New York: Springer-Verlag.

52. McDowell, K., S.E. Kerick, D.L. Santa Maria, and B.D. Hatfield. 2003. Aging, physical activity, and cognitive processing: An examination of P300. Neurobiology of Aging 24 (4): 597-606.
53. Meijer, E.H., F.T.Y. Smulders, and B.D. Hatfield. 2002. The effects of rhythmic physical activity and the EEG. Paper submitted for presentation at the annual meeting of the Society for Psychophysiological Research, Washington, DC.
54. Morgan, W.P. 1985. Affective beneficence of vigorous physical activity. Medicine and Science in Sports and Exercise 17: 94-100.
55. Morgan, W.P. 2001. Prescription of physical activity: A paradigm shift. Quest 53: 366-382.
56. North, T.C., P. McCullagh, and Z.V. Tran. 1990. Effects of exercise on depression. Exercise and Sport Sciences Reviews 18: 379-415.
57. O'Block, F.R., and F.H. Evans. 1984. Goal setting as a motivational technique: In: Psychological Foundations of Sport, J.M. Silva and R.S. Weinberg, eds. Champaign, IL: Human Kinetics. pp. 188-196.
58. Petruzzello, S.J., P. Ekkekakis, and E.E. Hall. 2006. Physical activity, affect and electroencephalogram studies. In: Psychobiology of Physical Activity, E.O Acevedo and P. Ekkekakis, eds. Champaign, IL: Human Kinetics. pp. 91-109.
59. Petruzzello, S.J., D.M. Landers, B.D. Hatfield, K.A. Kubitz, and W. Salazar. 1991. A meta-analysis an the anxietyreducing effects of acute and chronic exercise. Sports Medicine 11: 143-182.
60. Prochaska, J.O., and B.H. Marcus. 1994. The transtheoretical model: The applications to exercise. In: Advances in Exercise Adherence, R.K. Dishman, ed. Champaign, IL: Human Kinetics. pp. 161-180.
61. Roberts, G.C. 1993. Motivation in sport: Understanding and enhancing the motivation and achievement of children. In: Handbook of Research on Sport Psychology, R.N. Singer, M. Murphy, and L.K. Tennant, eds. New York: Macmillan. pp. 405-420.
62. Roberts, G.C. 2001. Understanding the dynamics of motivation in physical activity: The influence of achievement goals on motivational processes. In: Advances in Motivation in Sport and Exercise, G.C. Roberts, ed. Champaign, IL: Human Kinetics. pp. 1-50.
63. Roberts, G.C., and D.C. Treasure. 1995. Achievement goals, motivation climate and achievement strategies and behaviors in sport. International Journal of Sport Psychology 26: 64-80.
64. Rogers, R.L., J.A. Meyer, and K.F. Mortel. 1990. After reaching retirement age physical activity sustains cerebral perfusion and cognition. Journal of the American Geriatric Society 38: 123-128.
65. Ryan, R.M., C.M. Frederick, D. Lepes, N. Rubio, and K.M. Sheldon. 1997. Intrinsic motivation and exercise adherence. International Journal of Sport Psychology 28: 335-354.
66. Schuit, A.J., E.J.M. Feskens, L.J. Launer, and D. Kromhout. 2001. Physical activity and cognitive decline, the role of apolipoprotein e4 allele. Medicine and Science in Sports and Exercise 33: 772-777.
67. Sherwood, D.E., and D.J. Selder. 1979. Cardiorespiratory health, reaction time and aging. Medicine and Science in Sports 11: 186-189.
68. Siedentop, D., and G. Ramey. 1977. Extrinsic rewards and intrinsic motivation. Motor Skills: Theory Into Practice 2: 49-62.
69. Skinner, B.F. 1938. The Behavior of Organisms: An Experimental Analysis. New York: Appleton Century Crofts.
70. Skinner, B.F. 1953. Science and Human Behavior. New York: Macmillan.
71. Solomon, R.L., and J.D. Corbit. 1973. An opponent process theory of motivation: II. Cigarette addiction. Journal of Abnormal Psychology 81: 158-171.
72. Spielberger, C.D. 1983. Manual for the State-Trait Anxiety Inventory (Form Y). Palo Alto, CA: Consulting Psychologists Press.
73. Spirduso, W.W. 1983. Exercise and the aging brain. Research Quarterly for Exercise and Sport 54: 208-218.
74. Tong, L., H. Shen, V.M. Perreau, R. Balazas, and C.W. Cotman. 2001. Effects of exercise on gene-expression profile in the rat hippocampus. Neurobiology of Disease 8: 1046-1056.
75. U.S. Department of Health and Human Services. 1996. Physical Activity and Health: A Report of the Surgeon General. McLean, VA: International Medical.
76. Vallerand, R.J., and G.F. Losier. 1999. An integration analysis of intrinsic and extrinsic motivation in sport. Journal of Applied Sport Psychology 11: 142-169.
77. Von Euler, C., and V. Soderberg. 1957. The influence of hypothalamic thermoceptive structures on the electroencephalogram and gamma motor activity. Electroencephalography and Clinical Neurophysiology 9: 391-408.
78. Weinberg, R.S., and D. Gould. 1999. Foundations of Sport and Exercise Psychology. Champaign, IL: Human Kinetics.
79. Woo, M., S. Kim, J. Kim, and B.D. Hatfield. (2010). The influence of exercise intensity on frontal electroencephalographic (EEG) asymmetry and self-reported affect. Research Quarterly for Exercise and Sport 81: 349-359.
80. Woo, M., S. Kim, J. Kim, S.J. Petruzzello, and B.D. Hatfield. 2009. Examining the exercise-affect dose-response relationship: Does duration influence frontal EEG asymmetry? International Journal of Psychophysiology 72 (2): 166-172.

# Parte II

# Consulta e avaliação inicial

9

# Consulta e avaliação de saúde do cliente

Tammy K. Evetovich, PhD, e Kristi R. Hinnerichs, PhD

**Ao término deste capítulo, você será capaz de:**

- Conduzir uma entrevista inicial com o cliente para avaliar compatibilidade, elaborar metas e estabelecer um acordo entre cliente e personal trainer.
- Entender o processo de triagem de saúde pré-participação.
- Identificar os fatores de risco coronarianos associados à doença cardiovascular.
- Avaliar e estratificar a condição de saúde de potenciais clientes.
- Reconhecer os indivíduos que precisam de encaminhamento a profissionais de saúde.

O campo de prática do personal trainer envolve a responsabilidade de entrevistar potenciais clientes para coletar informações pertinentes a respeito de sua saúde, de seu estilo de vida e de sua disposição para o exercício. O processo de consulta é um mecanismo de triagem imprescindível, que pode ser fundamental para a avaliação da condição de saúde e para a elaboração de programas de exercício abrangentes que atendam, de maneira segura e efetiva, aos objetivos individuais do participante. Este capítulo trata da consulta do cliente; da triagem de saúde pré-participação; da avaliação de fatores de risco coronarianos, de doenças e do estilo de vida; da interpretação de resultados; do processo de encaminhamento; e da liberação médica.

## Objetivo da consulta e da avaliação de saúde do cliente

O NSCA-Certified Personal Trainer Job (Task) Analysis Committee definiu o **campo de prática** para a profissão de personal trainer da seguinte forma:

Os personal trainers são profissionais de saúde/condicionamento que utilizam uma abordagem individualizada com o objetivo de avaliar, motivar, instruir e treinar clientes em relação a suas necessidades de saúde e condicionamento. Elaboram programas de exercício seguros e efetivos, e oferecem orientações para ajudar os clientes a atingir suas metas pessoais. Além disso, respondem de maneira apropriada a situações de emergência. Por reconhecerem sua área de especialidade, os personal trainers encaminham clientes a outros profissionais de saúde quando oportuno.[33]

### METIÊ dos personal trainers

Os personal trainers

- **Motivam** o desempenho e a adesão.
- **Estimam** a condição de saúde.
- **Treinam** os clientes com segurança e efetividade para atender aos objetivos individuais.
- **Instruem** os clientes a serem consumidores bem informados.
- **Encaminham** os clientes a profissionais de saúde quando necessário.

O objetivo da consulta e da avaliação de saúde do cliente está diretamente alinhado ao campo de prática do

* Os autores gostariam de agradecer às contribuições de John A. C. Kordich, que redigiu este capítulo para a primeira edição de *Fundamentos do personal training da NSCA*.

personal trainer. A melhor forma de descrever o papel e as responsabilidades do personal trainer no processo de triagem pré-participação talvez seja pelo acrônimo METIÊ.

O princípio mais importante por trás do processo de consulta e **avaliação de saúde** do cliente é fazer a triagem dos participantes em busca de fatores de risco e sintomas de doenças cardiovasculares, pulmonares, metabólicas e ortopédicas crônicas, a fim de elevar ao máximo a segurança durante a testagem e a participação no exercício. Portanto, este capítulo se concentra na avaliação da condição de saúde e na estratificação de riscos como uma base para o encaminhamento a profissionais de saúde.

## Processo de execução

Como a indústria de saúde e condicionamento é diversa, não existe nenhum processo padronizado específico para aplicar o mecanismo de consulta e de avaliação de saúde do cliente. No entanto, em geral, a execução do processo é baseada em quatro fatores que ditam a aplicação:

1. Credenciais do personal trainer.
2. Local de execução.
3. População específica atendida.
4. Estatutos legais.

Em virtude das diferenças de credenciais, locais de execução, populações atendidas e questões jurídicas, o quadro "Passos da consulta e da avaliação de saúde do cliente" oferece um exemplo das medidas que podem estar envolvidas na execução da consulta e do processo de triagem de saúde pré-participação.

## Consulta do cliente

Embora não pareça haver nenhum processo uniforme reconhecido de administração, existe um consenso sobre a importância de uma entrevista inicial como primeiro passo na consulta do cliente para obter e compartilhar informações essenciais relativas ao processo de execução do programa.[16,28] A entrevista inicial é um horário marcado concebido como um compartilhamento mútuo de informações cujos resultados previstos são a avaliação da compatibilidade entre cliente e treinador, a discussão de metas e a criação de um consenso entre cliente e treinador.

> Durante a entrevista inicial, o personal trainer e o cliente avaliam sua compatibilidade, definem metas e garantem um consenso entre si.

### Avaliação da compatibilidade entre cliente e treinador

Como primeiro passo para determinar a compatibilidade entre cliente e treinador, o personal trainer apresenta uma descrição detalhada dos serviços disponíveis. Informações importantes a serem comunicadas ao potencial cliente incluem uma explicação da formação, da experiência profissional, das certificações e especializações do personal trainer, bem como a declaração de objetivos, a taxa de sucesso e as características particulares do sistema de execução do programa. Outros componentes importantes que podem afetar a adequação incluem aspectos logísticos referentes a onde e quando os serviços são disponibilizados.

O personal trainer também pode precisar avaliar o nível de prontidão para o exercício determinando a motivação e o comprometimento do indivíduo. Uma tentativa de prever a adesão pode começar com uma investigação sobre as experiências passadas, o gosto pelo exercício, a disponibilidade de apoio, as habilidades de controle de tempo e de organização, e obstáculos que podem afetar a adesão ao exercício. Existem testes capazes de prognosticar níveis de prontidão para o exercício e adesão. No final do capítulo, apresenta-se um formulário de avaliação atitudinal.

O último passo para determinar a compatibilidade é avaliar a conveniência e a adequação. É importante que o personal trainer e o potencial cliente concordem em limites, funções, recursos e expectativas, e abordem problemas relativos a qualquer uma das questões ou informações discutidas na entrevista inicial.

### Passos para a consulta do cliente e a triagem de saúde

- Agendar a entrevista.
- Conduzir a entrevista.
- Aplicar e preencher os questionários de saúde.
- Avaliar fatores de risco coronariano, doenças diagnosticadas preexistentes e estilo de vida.
- Interpretar os resultados.
- Encaminhar a outros profissionais de saúde se necessário.
- Obter autorização médica e recomendações para o programa de condicionamento.

Ser forem descobertos fatos durante a entrevista inicial que assegurariam incompatibilidade, é importante que o personal trainer ofereça à pessoa uma opção para receber serviços por intermédio de um processo de encaminhamento.

### Discussão de metas

Se foram confirmadas a compatibilidade e a conveniência, o próximo passo pode ser uma discussão de metas. A principal função da identificação de objetivos é apresentar e definir a direção relativa ao objetivo e à motivação. A elaboração de metas específicas, mensuráveis, voltadas à ação, realistas e com limites de prazo é uma ciência e uma arte, e um elemento vital do processo de treinamento. A definição de metas é discutida no Capítulo 8.

### Acordo entre cliente e treinador

Depois que o personal trainer e o cliente identificaram e esclareceram as metas, o próximo passo pode ser finalizar o acordo entre ambos. Entrar em acordo sob os elementos da lei contratual exige um processo formal que, na maioria dos casos, é uma questão jurídica. Os componentes de um contrato incluem a documentação escrita em que conste a descrição dos serviços, partes envolvidas, expectativas dessas partes, prazo de execução, estrutura de custo e processo de pagamento. Os termos do contrato também devem tratar da política de cancelamento, da rescisão do contrato e das circunstâncias que tornariam o documento inválido. Deve-se oferecer a oportunidade de discutir o teor do contrato durante a consulta. O personal trainer deve documentar e esclarecer dúvidas e questões relativas ao acordo antes de receber a assinatura de aceitação. O contrato se torna válido quando assinado por ambas as partes, pressupondo idade e competência legal.[23] Um exemplo de contrato/acordo de personal trainer é oferecido no final deste capítulo. Os profissionais de personal training devem se consultar com um advogado para garantir que seu contrato/acordo siga as leis municipais e estaduais.

## Triagem de saúde pré-participação

O objetivo do processo de triagem de saúde é identificar doenças conhecidas e fatores de risco positivos associados à doença arterial coronariana, avaliar fatores do estilo de vida que possam exigir considerações especiais e identificar indivíduos que possam necessitar de encaminhamento médico antes de iniciar um programa de exercício.

O primeiro passo no processo de triagem de saúde pré-participação é pedir para o cliente completar os formulários relevantes. O personal trainer deve analisar os formulários preenchidos antes do oferecimento dos serviços e da ocorrência de qualquer atividade. É essencial que o processo seja econômico e rápido para evitar barreiras desnecessárias ao exercício para indivíduos que não precisem de autorização médica para participar.[30]

Os instrumentos de avaliação de saúde são ferramentas pelas quais se coletam e avaliam informações para determinar a adequabilidade para vários níveis de exercício e referência. Dois instrumentos muito usados são: (1) o **PAR-Q (Questionário de prontidão para a atividade física)** e (2) o Questionário de saúde/médico.

### Questionário de prontidão para a atividade física

O PAR-Q, um recurso criado no Canadá, consiste em um questionário que exige a autorrememoração de observações, sinais e sintomas vivenciados pelo cliente, além da confirmação de diagnóstico por um médico. O formulário do PAR-Q é apresentado no final deste capítulo.

O PAR-Q é vantajoso porque é econômico, fácil de administrar e capaz de identificar indivíduos que exigem avaliação médica adicional sem excluir os que se beneficiariam com a participação em atividades de baixa intensidade.[45] O PAR-Q parece ter limitações pelo fato de ter sido projetado essencialmente para determinar a segurança do exercício e não necessariamente o risco de doença arterial coronariana. Por causa das limitações do PAR-Q com relação a identificar **fatores de risco coronariano** positivos, medicamentos e contraindicações ao exercício, é aconselhável que os personal trainers utilizem um instrumento de avaliação de saúde adicional para a identificação efetiva desses elementos importantíssimos.

O Questionário de saúde/médico é uma ferramenta efetiva para avaliar a adequação de níveis moderados e vigorosos de exercício, uma vez que identifica fatores de risco coronariano positivos associados à doença arterial coronariana, fatores de risco para morte súbita, doenças preexistentes diagnosticadas, problemas ortopédicos, operações recentes, histórico pessoal de sinais e sintomas sugeridos, medicamentos, suplementos e conduta de estilo de vida. No final deste capítulo, é apresentado um exemplo de questionário de saúde/médico.

As informações coletadas com essas duas ferramentas de avaliação de saúde são fundamentais para identificar fatores de risco, estratificar o nível de risco e determinar a adequação da testagem e do exercício. Os motivos pelos quais os clientes devem procurar autorização médica antes da testagem ou participação de exercício são discutidos mais adiante neste capítulo.

### Rastreio adicional

Outros formulários de rastreio que oferecem a oportunidade de coletar e trocar informações valiosas incluem inventários de estilo de vida, formulários de consentimento informado e acordo de assunção de risco.

## Inventários de estilo de vida

Os inventários de estilo de vida variam em formato, conteúdo e profundidade. Normalmente, porém, consistem em questões para avaliar as opções e os hábitos pessoais relativos a consumo alimentar, controle de estresse, nível de atividade física e outras práticas que podem afetar a saúde da pessoa. Embora os benefícios específicos dos resultados do inventário possam não ser claros, tudo indica que haja certo valor em se avaliarem qualitativa e quantitativamente os comportamentos que podem ter um impacto positivo ou negativo na facilitação de mudanças na saúde e no condicionamento individual. O personal trainer pode utilizar um inventário de estilo de vida para acrescer as informações relativas a saúde e condicionamento coletadas anteriormente, em uma tentativa de esclarecer e confirmar questões pessoais que podem ser consideradas vantagens ou obstáculos para o sucesso do cliente. Além disso, os resultados do inventário podem proporcionar informações valiosas para o uso na elaboração de metas.

A vasta maioria das avaliações de inventário de estilo de vida tradicionais existentes foi desenvolvida para a população em geral aparentemente saudável. Pessoas com condições de saúde preexistentes já diagnosticadas por um médico podem não obter informações válidas e confiáveis com os resultados dos inventários e, portanto, devem confiar na orientação das informações diagnósticas de seus médicos. O formulário "Análise de risco à saúde" no final deste capítulo é um exemplo de inventário de estilo de vida.

## Consentimento informado

O formulário de consentimento informado dá aos clientes informações sobre o teor e o processo do sistema de execução do programa. Os elementos essenciais de um consentimento informado incluem uma descrição detalhada do programa, os riscos e benefícios associados à participação, uma cláusula de confidencialidade, responsabilidades do participante e documentações de autorização e aceitação dos termos descritos no formulário. É consenso que as informações nesse formulário devem ser comunicadas ao cliente tanto verbalmente como por escrito antes de qualquer testagem ou participação para garantir que o participante conheça e entenda os riscos e circunstâncias associados ao programa.

## Acordo de isenção/assunção de risco

Renúncia ou **assunção de risco** trata-se da concordância, por parte do cliente, antes de iniciar a participação, em ceder, renunciar ou abrir mão dos direitos à reparação legal (indenização por danos) no caso de lesão, mesmo que essa lesão surja como resultado de negligência profissional.[2] As implicações legais associadas à aplicação e execução do contrato de isenção/assunção de risco parece ambígua, no mínimo, em virtude das várias interpretações jurídicas associadas aos acordos de isenção. Um contrato de isenção/assunção de risco precisa identificar os potenciais riscos associados à participação e definir que o potencial cliente entende esses riscos e escolhe voluntariamente assumir a responsabilidade sobre eles. A assinatura de uma assunção de risco pode limitar a imputabilidade. Se um treinador precisar provar juridicamente que o participante estava ciente de como evitar riscos e assumiu o risco de uma atividade, esse tipo de documento pode ser útil. Contudo, o reconhecimento do teor e a autorização desse formulário não liberam o personal trainer do dever de exercer sua função de maneira competente e profissional.

## Crianças e documentos pré-participação

Diante do número crescente de crianças com sobrepeso e obesas, os pais estão empregando personal trainers para ajudar os filhos a perder peso, aumentar o nível de condicionamento e melhorar sua autoestima. Além disso, alguns pais estão recrutando a ajuda de personal trainers para aprimorar o desempenho esportivo de seus filhos. Infelizmente, pouco se escreveu sobre as considerações médicas e jurídicas a respeito da participação de crianças em um programa de treinamento. É evidente que os pais ou os responsáveis legais devem preencher um questionário de histórico de saúde para as crianças antes que elas iniciem a participação. O *exame físico pré-participação*[36] inclui um formulário de avaliação física pré-participação aprovado pela American Academy of Pediatrics, pela American Academy of Family Physicians e por outras organizações. Esse formulário pode ser útil para determinar se uma criança deve passar por consulta com um médico e receber sua permissão antes da participação em um programa de atividade física. Não está claro, porém, se isenções, formulários de consentimento parental ou documentos de assunção de risco para essa faixa etária são úteis e, portanto, devam ser empregados. Com relação a acordos de assunção ou renúncia de riscos, os pais não têm o direito de executar essas licenças no lugar de seus filhos.[22] Portanto, é difícil liberar o personal trainer de imputabilidade no caso de lesão ou reclamação. De fato, segundo leis em muitos lugares, "crianças de idades particulares (geralmente 7 a 14 anos) são incapazes de autonegligência".[22] Portanto, a autonegligência de uma criança não basta para barrar ou limitar qualquer indenização por danos.*

Considerando-se essas questões, é evidente que os personal trainers de crianças precisam estar informados sobre métodos seguros e efetivos de treinamento e cientes das características psicológicas e fisiológicas específicas das populações mais jovens. Entretanto, embora o personal training de crianças envolva considerações jurídicas e médicas particulares, os benefícios da atividade física

* No Brasil, o personal trainer não lida com aspectos jurídicos (N.T.).

a esse grupo etário são numerosos.[19] Se os personal trainers seguirem as orientações de treinamento e os procedimentos de segurança comprovados, eles podem reduzir o risco de lesão e se proteger de responsabilidade legal.

## Manutenção de registros

O personal trainer precisa desenvolver uma estratégia para coletar, organizar e armazenar informações e materiais importantes obtidos pelo processo de entrevista inicial. Um sistema de manutenção de registros para verificar o preenchimento e o recebimento de formulários, com outras documentações relativas à condição do cliente, é fundamental para permitir que se prossiga para o próximo passo do processo de rastreio de saúde pré-participação.

O campo de prática do personal trainer envolve a responsabilidade de entrevistar potenciais clientes para coletar e avaliar informações pertinentes sobre sua saúde, condições médicas e estilo de vida, a fim de atender a seus objetivos individuais relacionados a saúde e condicionamento de maneira segura e efetiva.

# Avaliação de fatores de risco coronariano, doença e estilo de vida

Depois de completados os formulários apropriados e analisada a documentação, é necessário avaliar o teor das informações para identificar qualquer risco potencial associado à condição de saúde atual do cliente. Essa avaliação ajuda o personal trainer a estratificar e a encaminhar clientes a médicos conforme necessário. As principais áreas a serem avaliadas incluem fatores de risco positivos associados a **doença arterial coronariana (DAC)**, condições médicas e doenças diagnosticadas, além do estilo de vida atual.

## Fatores de risco para doença arterial coronariana

A doença arterial coronariana é a principal causa de mortalidade na sociedade ocidental.[6] A **aterosclerose** é um processo degenerativo progressivo associado à DAC pela qual o revestimento endotelial das paredes arteriais se torna endurecido e, consequentemente, as paredes perdem elasticidade. Com o tempo, ocorrem depósito de gordura e acúmulo de placa, e a parede arterial se estreita, o que, por sua vez, oclui o fluxo sanguíneo pelo sistema vascular para o coração, provocando a morte do tecido cardíaco ou causando um **infarto do miocárdio**.

Embora seja bem documentado que o exercício é um mecanismo preventivo de proteção para deter esse processo, alguns indivíduos possuem fatores preexistentes que os colocam em maior risco potencial para um episódio coronariano em virtude da maior demanda que o exercício impõe sobre um sistema já comprometido.[34]

Os fatores de risco positivo identificáveis são associados ao potencial de se desenvolver DAC. Um *fator de risco positivo* pode ser definido como "um aspecto do comportamento ou estilo de vida pessoal, uma exposição ambiental ou característica herdada que, com base em evidências epidemiológicas, é sabidamente associado a condições de saúde que se considera importante prevenir".[29] É necessário avaliar os fatores de risco positivos associados à DAC a fim de identificar indivíduos que correm maior risco durante o exercício.

### Fatores de risco coronariano positivos

Pesquisas epidemiológicas sugerem que o potencial de risco de uma pessoa desenvolver DAC está associado a fatores de risco coronariano positivos que a pessoa possui. Quanto maior o número e a gravidade desses fatores de risco, maior é a probabilidade de DAC.[26] Os sete fatores de risco coronariano positivos identificáveis que têm uma correlação significativa com DAC são histórico familiar, tabagismo, hipertensão, dislipidemia, níveis anômalos de glicose em jejum, obesidade e estilo de vida sedentário (ver Tab. 9.1, "Limiares dos fatores de risco de doença arterial coronariana").

**Idade** A probabilidade de desenvolver DAC aumenta com a idade. Os homens correm maior risco de ter DAC do que as mulheres e tendem a desenvolvê-la com menor idade se comparados às mulheres. Segundo parâmetros recentes, atingir o limiar de ≥ 45 anos de idade para homens e ≥ 55 anos de idade para mulheres basta para passar o cliente para a estratificação de risco moderado.

**Histórico familiar** Há indícios de que a DAC tenha uma relação genética predisponente e uma tendência a ser familiar. Embora seja difícil definir se há o envolvimento de um código genético ou influência ambiental, pode ser seguro especular que pessoas com histórico familiar documentado são mais suscetíveis à DAC.[27] Portanto, pessoas com um histórico familiar possuem um fator de risco se tiver ocorrido infarto do miocárdio, revascularização coronariana ou morte súbita antes dos 55 anos de idade em seu pai biológico ou outro parente de primeiro grau do sexo masculino (irmão ou filho) ou antes dos 65 anos de idade em sua mãe biológica ou outra parente de primeiro grau do sexo feminino.[3]

**Tabagismo** Evidências empíricas descomunais identificam o tabagismo como um grande fator de risco positivo para DAC.[21] Também parece haver uma relação linear entre o risco de doença cardiovascular e o volume de cigarros fumados e o número de anos pelos quais a pessoa

TABELA 9.1 Limiares dos fatores de risco de doença arterial coronariana

| Fatores de risco positivos | Critérios definidores |
|---|---|
| Idade | Homens ≥ 45 anos de idade; mulheres ≥ 55 anos de idade |
| Histórico familiar | Infarto do miocárdio, revascularização coronariana ou morte súbita antes dos 55 anos de idade em pai biológico ou outro parente de primeiro grau do sexo masculino, ou antes dos 65 anos de idade em mãe biológica ou outra parente de primeiro grau do sexo feminino |
| Tabagismo | Fumante de cigarros atualmente ou alguém que parou de fumar dentro dos últimos seis meses, ou exposição à fumaça de tabaco ambiental |
| Estilo de vida sedentário | Não participação em pelo menos 30 min de atividade física de intensidade moderada (40 a 60% do $\dot{V}O_2$reserva) pelo menos três dias por semana por pelo menos três meses[47]* |
| Obesidade† | Índice de massa corporal ≥ 30 kg/m² ou circunferência de cintura > 102 cm para homens e > 88 cm para mulheres[17] |
| Hipertensão | Pressão arterial sistólica ≥ 140 mmHg e/ou diastólica ≥ 90 mmHg, confirmada por medições em pelo menos duas ocasiões distintas, ou sob medicação anti-hipertensiva** |
| Dislipidemia | Colesterol de lipoproteína de baixa densidade (LDL-C) ≥ 130 mg/dL (3,37 mmol/L) ou colesterol de lipoproteína de alta densidade (HDL-C) de < 40 mg/dL (1,04 mmol/L), ou sob medicação hipolipemiante. Se só houver disponível o colesterol sérico total, usar como referência ≥ 200 mg/dL (5,18 mmol/L)*** |
| Pré-diabete | Anomalia da glicemia em jejum (AGJ) = glicose plasmática em jejum ≥ 100 mg/dL (5,50 mmol/L), mas < 126 mg/dL (6,93 mmol/L) ou anomalia da tolerância à glicose (ATG) = 2-h valores em teste de tolerância à glicose (TTG) ≥ 140 mg/dL (7,70 mmol/L), mas < 200 mg/dL (11,00 mmol/L), confirmados por medições em pelo menos duas ocasiões distintas**** |
| **Fator de risco negativo** | **Critérios definidores** |
| Colesterol de lipoproteína de alta densidade sérico elevado§ | ≥ 60 mg/dL (1,55 mmol/L) |

* Pate, R.R., M. Pratt, S.N. Blair, et al. 1995. Physical activity and public health. A recommendation from the Centers for Disease Control and Prevention and the American College of Sports Medicine. Journal of the American Medical Association 1:273 (February, 5): 402-407.
** Chobanian, A.V., G.L. Bakris, H.R. Black, et al. 2003. The seventh report of the Joint National Committee on Prevention, Detection, Evaluation, and Treatment of High Blood Pressure: The JNC 7 report. Journal of the American Medical Association 289: 2560-2572.
*** NCEP Expert Panel. 2002. Third report of National Cholesterol Education Program (NCEP) Expert Panel on Detection, Evaluation, and Treatment of High Blood Cholesterol in Adults (Adult Treatment Panel III). Final report. Circulation 106: 3143-3421.
**** American Diabetes Association. 2007. Diagnosis and classification of diabetes mellitus. Diabetes Care 30 (suppl 1): S42-47.
† As opiniões profissionais variam em relação aos marcadores e aos limiares mais adequados de obesidade; portanto, os profissionais de exercício devem usar o bom senso clínico ao avaliar o fator de risco.
§ É comum realizar a soma dos fatores de risco ao realizar pareceres clínicos. Se o colesterol de lipoproteína de alta densidade (HDL-C) estiver alto, subtrair um fator de risco da soma de fatores de risco positivos, porque o HDL-C alto reduz o risco de doença arterial coronariana.
Adaptada com autorização de ACSM, 2010.

fumou.[14] Dados sugerem que a composição química dos cigarros acentua o risco por elevar a demanda miocárdica de oxigênio e reduzir o transporte de oxigênio, o que leva o sistema cardiovascular a trabalhar mais para obter um fornecimento de oxigênio suficiente.[15] Além disso, o tabagismo reduz o colesterol de lipoproteína de alta densidade, o que tem um impacto na aceleração do processo aterosclerótico.[35] Pessoas que fumam cigarros atualmente e que já fumaram, mas pararam nos últimos seis meses, têm um risco potencial mais elevado de DAC e possuem esse fator de risco positivo.[3]

**Hipertensão** A hipertensão é a elevação contínua, crônica e persistente das pressões arteriais (ver Tab. 11.2). A maioria dos indivíduos diagnosticados clinicamente tem hipertensão essencial, que, por definição, não pode ser atribuída a nenhuma causa específica. A hipertensão secundária se refere a pressões arteriais elevadas causadas por fatores específicos como doença renal e obesidade.[31]

Seja qual for a etiologia, acredita-se que a hipertensão predisponha os indivíduos à DAC por lesão vascular direta causada pela pressão arterial elevada e seus efeitos adversos no miocárdio. Eles incluem aumento da tensão na parede, o que aumenta acentuadamente a carga de trabalho do coração ao bombear o sangue extra necessário para vencer a resistência vascular periférica.[44] Em geral, quanto mais elevada é a pressão arterial, mais alto é o risco de DAC.

**Dislipidemia** O colesterol é uma substância gordurosa encontrada nos tecidos do corpo que realiza funções metabólicas específicas no organismo humano. O colesterol é transportado na corrente sanguínea por proteínas moleculares conhecidas como *lipoproteínas de alta densidade* (HDL) e *lipoproteínas de baixa densidade* (LDL). Evidências sugerem que as moléculas de LDL liberam colesterol, o qual penetra o revestimento endotelial da parede arterial e, por sua vez, contribui para o acúmulo de placa aterosclerótica que, futuramente, leva a oclusão vascular e ataques cardíacos.[46] Pesquisas sugerem fortemente que as HDL atuam como um mecanismo protetor transportando o colesterol pela corrente sanguínea até o fígado, onde ele é metabolizado e eliminado.

Pesquisas epidemiológicas identificaram uma forte relação entre níveis elevados de colesterol total, colesterol LDL elevado e colesterol HDL baixo e uma taxa mais alta de DAC em homens e mulheres.[18] Indivíduos com colesterol sérico total > 200 mg/dL, colesterol HDL < 35 mg/dL ou LDL > 130 mg/dL, ou que tomam medicação hipolipemiante, apresentam maior risco de DAC. É importante observar que o LDL pode gerar um valor mais preditivo de DAC do que o colesterol total. Em todo caso, pessoas com esses valores possuem um fator de risco positivo para DAC.[3]

**Níveis anômalos de glicose em jejum** Os níveis de glicose em jejum são marcadores para avaliar a função metabólica do corpo. Níveis elevados de glicose circulante na corrente sanguínea causam um desequilíbrio químico que impede o uso de gorduras e glicose. Como resultado, os indivíduos com esse desequilíbrio metabólico são mais suscetíveis à aterosclerose e têm maior risco de DAC.[5] Níveis elevados de glicose em jejum também podem ser valores preditivos precoces do princípio potencial de diabete. Considera-se que indivíduos que apresentam valores de glicose em jejum iguais ou maiores que 100 mg/dL, ou valores de 2 horas em um teste de tolerância à glicose iguais ou maiores que 140 mg/dL confirmados por medições em pelo menos duas ocasiões distintas, têm risco elevado de DAC.[3]

**Obesidade** Por definição médica, a obesidade é o acúmulo e o armazenamento de gordura corporal excessiva. A prevalência de obesidade nos Estados Unidos atingiu proporções epidêmicas. Uma análise da relação entre obesidade e DAC é confundida pela relação entre obesidade e outros fatores de risco como inatividade física, hipertensão, hipercolesterolemia e diabete. No entanto, evidências sugerem que a obesidade por si só pode ser considerada um fator de risco independente para DAC.[24] Além do risco associado ao acúmulo excessivo de gordura corporal, pode haver um risco elevado relacionado à localização e ao depósito de gordura visceral armazenada. Há indícios de que pessoas que armazenam ou acumulam gordura corporal excessiva na circunferência central ou área abdominal correm maior risco de DAC.[17] As avaliações e os valores associados à obesidade como fator de risco positivo incluem índice de massa corporal (IMC) igual ou maior que 30 quilogramas de peso corporal por altura em metros ao quadrado (30 kg/m$^2$) ou uma circunferência de cintura > 102 cm para homens e 88 cm para mulheres.[3] (Consultar o Capítulo 11 para instruções sobre como calcular o IMC e medir a circunferência da cintura.)

**Estilo de vida sedentário** A inatividade física ou um estilo de vida sedentário é reconhecida como um fator contribuinte importante para a morbidade e a mortalidade (ver Tab. 9.1). Diversos estudos relacionaram um estilo de vida sedentário ou baixo condicionamento a maior risco de DAC.[47] Evidências substanciais sugerem que o risco de DAC para indivíduos sedentários é significativamente maior do que para os que são mais fisicamente ativos. A atividade física também tem muitos efeitos benéficos sobre outros fatores de risco de DAC, como, por exemplo, diminuindo as pressões arteriais sistólica e diastólica, reduzindo os níveis de triglicerídios, aumentando os níveis de colesterol HDL sérico, e aumentando a tolerância à glicose e a sensibilidade à insulina.[20] Pessoas que não participam de um programa de exercício regular nem seguem as recomendações de atividade física mínima (30 min ou mais de atividade acumulada de intensidade moderada na maioria ou, de preferência, em todos os dias da semana para gastar cerca de 200 a 250 calorias por dia) do relatório do U.S. Surgeon General têm um fator de risco positivo para DAC.[3]

### Fatores de risco coronariano negativos

Um fator de risco coronariano negativo sugere uma influência favorável que pode contribuir para o desenvolvimento de um benefício cardíaco protetor.[32] Ao que tudo indica, as lipoproteínas de alta densidade oferecem um mecanismo protetor contra a DAC por removerem o colesterol do corpo e prevenirem a formação de placa nas artérias. Pesquisas sugerem que aumentos em HDL são condizentes com risco reduzido de DAC.[12] Portanto, pessoas com colesterol HDL sérico ≥ 60 mg/dL melhoram seu perfil de colesterol e reduzem o risco de DAC.[3] Se o colesterol HDL for elevado (≥ 60 mg/dL), o personal trainer subtrai um fator de risco da soma de fatores de risco positivos mostrados na Tabela 9.1. Os resultados dessa avaliação de fatores de risco de DAC vão afetar a estratificação de risco e o encaminhamento, discutido mais adiante neste capítulo.

> O personal trainer deve ser capaz de identificar e entender fatores de risco positivos e sua relação com DAC, bem como potenciais preocupações relacionadas à segurança.

## Identificação de condições médicas e doenças diagnosticadas

Identificar e entender os fatores de risco positivos e sua relação com DAC, bem como as potenciais preocupações que existem quando esses fatores de risco estão presentes, é uma responsabilidade importante do personal trainer no processo de rastreio. Todavia, igualmente importante é a capacidade de identificar sinais e sintomas de diversas doenças cardiovasculares, pulmonares, metabólicas e ortopédicas crônicas que podem contraindicar o exercício e são capazes de exacerbar uma condição preexistente, causando assim um impacto adverso na saúde do indivíduo. Pessoas com evidências de alguma doença conhecida, que apresentam sintomas de doença cardiovascular ou que atualmente estão sob medicamentos para controlar a doença, exigem atenção especial, em virtude de seu maior potencial de risco.

## Doença arterial coronariana e pulmonar

O histórico pessoal representa um papel fundamental no processo de diagnóstico precoce de DAC. Sinais e sintomas sugestivos de DAC são indicadores importantes para identificar indivíduos que correm maior risco de desenvolvimento futuro da doença. Pessoas que exibem sinais e sintomas de um histórico pessoal associado à DAC carecem de preocupações especiais de segurança relativas à adequação da participação em um programa de exercício. Os mecanismos de rastreio de saúde mencionados anteriormente são destinados a identificar precocemente os sinais e sintomas que já foram diagnosticados ou detectados pela própria pessoa. Contudo, o personal trainer precisa usar a observação aprimorada em todo o processo de consulta do cliente e avaliação de saúde para identificar e avaliar sinais e sintomas que sugiram doença cardiovascular e pulmonar que o cliente possa exibir. Os principais sinais ou sintomas sugestivos de doença cardiovascular e pulmonar são os seguintes:

- Dor ou desconforto (ou outro equivalente anginoso) no peito, pescoço, maxilar, braços ou outras áreas associadas à isquemia (ausência de fluxo sanguíneo).
- Falta de ar em repouso ou com esforço leve.
- Tontura ou síncope (desmaio).
- Ortopneia (necessidade de se sentar para respirar confortavelmente) ou dispneia noturna (falta de ar à noite) paroxística (ataque súbito, inesperado).
- Edema no tornozelo (inchaço, retenção de água).
- Palpitações ou taquicardia (frequência cardíaca rápida).
- Claudicação intermitente (cãibra na panturrilha).
- Sopro cardíaco conhecido.
- Fadiga ou falta de ar atípica com atividades cotidianas.

Adaptado de ACSM, 2010.[3]

É importante que os personal trainers entendam que esses sinais e sintomas devem ser interpretados em um ambiente clínico para fins diagnósticos e que não são todos específicos a doenças cardiovasculares, pulmonares e metabólicas.[9] No entanto, se um indivíduo exibir esses sinais ou sintomas, é função e responsabilidade do personal trainer tomar as medidas adequadas para encaminhar o cliente a um profissional para exame médico.

Várias doenças pulmonares afetam a capacidade do sistema respiratório de transportar oxigênio durante o exercício para o nível tecidual através do sistema cardiovascular. A decomposição sistemática que ocorre como resultado do fornecimento inadequado de oxigênio cria uma demanda maior do que a normal sobre o sistema cardiorrespiratório, em alguns casos reduzindo acentuadamente a tolerância ao exercício. A bronquite crônica, o enfisema e a asma são considerados síndromes associadas à **doença pulmonar obstrutiva crônica (DPOC)** e são as doenças diagnosticadas mais comuns relacionadas à disfunção respiratória. A bronquite crônica é uma condição inflamatória causada pela produção persistente de expectoração devida ao espessamento da parede brônquica, o qual, por sua vez, cria uma redução do fluxo de ar. O enfisema é uma doença do pulmão que afeta as pequenas vias aéreas. O alargamento dos espaços de ar, acompanhado pela destruição progressiva das unidades alvéolo-capilares provoca a elevação da resistência vascular pulmonar, o que, em muitos casos, pode contribuir para a insuficiência cardíaca. A asma se deve sobretudo a uma contração espasmódica do músculo liso em volta dos brônquios, a qual produz inchaço das células mucosas que revestem os brônquios e secreção excessiva de muco. A constrição das vias aéreas associada à asma resulta em ataques que podem ser causados por reações alérgicas, exercício, fatores de qualidade do ar e estresse.[8] (O Capítulo 20 apresenta informações detalhadas.)

## Risco de morte súbita

A **morte súbita** relacionada ao exercício é causada pela parada cardíaca que ocorre instantaneamente com uma mudança abrupta no estado clínico preexistente do indivíduo ou alguns minutos após essa mudança.[48] O exercício normalmente não provoca eventos cardiovasculares em indivíduos saudáveis com sistemas cardiovasculares normais.[3] De fato, a atividade física regular é fortemente defendida pela comunidade médica em parte porque evidências científicas epidemiológicas, clínicas e básicas sugerem que a atividade física e o treinamento com exercícios adiam o desenvolvimento de aterosclerose e reduzem a incidência de eventos de doença cardíaca coronariana.[4] No entanto, a atividade física vigorosa pode aumentar de maneira aguda e transitória o risco de infarto agudo do miocárdio e morte súbita em indivíduos suscetíveis.[4]

Tanto populações mais jovens (< 35 anos) como mais velhas correm risco de morte súbita. No entanto, as causas subjacentes variam. Entre os indivíduos jovens, as anormalidades cardiovasculares mais frequentes que causam a morte súbita incluem **cardiomiopatia hipertrófica**, anomalias arteriais coronarianas, **estenose aórtica**, dissecção e ruptura aórticas (normalmente relacionadas à **síndrome de Marfan**), **prolapso da válvula mitral**, diversas arritmias cardíacas e **miocardite**. Em todas essas condições, com a exceção da síndrome de Marfan, em que a causa geralmente é a ruptura aórtica, as arritmias ventriculares são a causa imediata de morte.[4] Indivíduos mais velhos previamente assintomáticos que sofrem morte súbita costumam exibir evidências de ruptura aguda de placa arterial coronariana com **oclusão trombótica**.[4]

Um histórico completo como parte do Questionário de saúde/médico (no final deste capítulo) pode ajudar o personal trainer a identificar potenciais riscos de morte súbita. A identificação de uma ou mais das condições a seguir justifica o encaminhamento para um exame cardiovascular.

- Dor ou desconforto no peito após esforço físico.
- Tontura ou desmaio inexplicável, particularmente quando associados a esforço físico.
- Falta de ar ou fadiga excessiva ou inexplicável associadas a exercício.
- Reconhecimento prévio de sopro cardíaco.
- Pressão arterial sistêmica elevada.
- Histórico familiar de morte súbita e inesperada antes dos 50 anos de idade em mais de um parente.
- Histórico familiar de invalidez decorrente de cardiopatia antes dos 50 anos de idade em um parente próximo.
- Histórico familiar de cardiomiopatia hipertrófica, síndrome de segmento QT longo, síndrome de Marfan ou arritmias cardíacas.

Adaptado de American Heart Association Council on Nutrition, Physical Activity, and Metabolism, 2007.[7]

Esses itens foram extraídos das recomendações da American Heart Association para o rastreio de atletas competitivos. A morte súbita associada à atividade física moderada a intensa é mais prevalente na população competitiva do que na população geral, motivo pelo qual existem as orientações atuais de rastreio para atletas competitivos.[7] Contudo, as questões de histórico médico e familiar usadas para rastrear atletas competitivos também se aplicam à população geral, embora a chance de encontrar uma pessoa na população geral com risco elevado de morte cardíaca seja muito menor.

É importante que o personal trainer lembre-se de que os sinais e sintomas devem ser interpretados em um ambiente clínico para fins diagnósticos e que nem todos são específicos à morte súbita. Entretanto, se um indivíduo apresentar um ou mais desses fatores de risco, é função e responsabilidade do personal trainer tomar as medidas adequadas pelo processo de encaminhamento, recomendando um exame médico realizado por um profissional de saúde antes de se iniciar qualquer tipo de atividade.[4]

Os personal trainers devem ter em mente que as causas dos eventos de morte súbita relacionados ao exercício não são estritamente separadas por idade. Indivíduos mais jovens podem exibir sinais de início precoce de doença cardiovascular, enquanto indivíduos mais velhos podem apresentar anormalidades cardíacas congênitas estruturais.[4] É importante entender o(s) fator(es) de risco potencial(is) para cada indivíduo. Para aqueles com risco de doença arterial coronariana, os benefícios da atividade física regular superam os riscos de morte súbita. Contudo, para indivíduos com doenças cardíacas diagnosticadas ou difíceis de detectar, os riscos à saúde da atividade física vigorosa quase sempre excedem os benefícios.[4]

> Para a maioria dos indivíduos, os benefícios da atividade física regular superam os riscos de morte súbita. No entanto, para aqueles com doenças cardíacas diagnosticadas ou difíceis de detectar, os riscos quase sempre excedem os benefícios.

A morte súbita em qualquer população é um evento raro, mas catastrófico. Qualquer morte que poderia ter sido evitada já é muito. Estima-se uma taxa absoluta de mortes causadas pelo exercício entre atletas mais jovens de 1 por 133 mil homens e de 1 por 769 mil mulheres.[4] Essas estimativas incluem todas as mortes não traumáticas relacionadas a esportes e não se restringem a eventos cardiovasculares. A taxa de morte súbita durante a atividade física vigorosa para a população mais velha foi estimada em 1 por ano para cada 15 a 18 mil pessoas.[3] A morte súbita, especialmente na população mais jovem, gerou bastante polêmica com relação às orientações de rastreio pré-participação.[42] Na condição de personal trainer, é importante incluir os fatores de risco de morte súbita no Questionário de saúde/médico a fim de identificar indivíduos que podem correr risco de morte súbita. Também é importante progredir todos os clientes de acordo com a aptidão individual. A morte súbita em todas as idades é mais prevalente entre aqueles que praticam atividade física do que entre aqueles que não estão acostumados a praticá-la.[4]

## Doença metabólica

Como já mencionado, um nível anômalo de glicose em jejum foi identificado como um fator de risco positivo de DAC e um prognosticador potencial do desenvolvimento de diabete. O diabete melito, uma doença metabólica, afeta a capacidade do corpo de metabolizar a glicemia adequadamente. A doença é caracterizada por hiperglicemia resultante de defeitos na secreção de insulina (tipo 1), ação da insulina (tipo 2) ou ambos. Pessoas com diabete tipo 1 são dependentes de insulina, o que significa que precisam de injeções de insulina para metabolizar a glicose. Na maioria dos casos, pessoas com diabete tipo 2 são capazes de produzir insulina, mas o tecido resiste a ela e, por conseguinte, o controle glicêmico é inadequado. O diabete é conhecido como um fator contribuinte independente no desenvolvimento da doença cardiovascular, aumentando o potencial de DAC, doença vascular periférica e insuficiência cardíaca congestiva.[3] Embora a atividade física e o exercício, somados a modificações alimentares e medicamentos prescritos, pareçam ter um impacto na regulação dos níveis de glicose, o diabete ainda exige cuidados médicos constantes e demanda precauções.[39] O Capítulo 19 oferece informações sobre como trabalhar com clientes diabéticos. Além disso, o diabete em um cliente afeta a estratificação de risco e o encaminhamento, discutidos mais adiante neste capítulo.

## Condições e doenças ortopédicas

Embora limitações e doenças ortopédicas não pareçam apresentar o mesmo risco relativo quanto as associadas à função cardiovascular, os problemas musculoesqueléticos são um fator importante que o personal trainer deve considerar ao avaliar a capacidade funcional do indivíduo e podem exigir encaminhamento médico antes do início de um programa. Problemas musculoesqueléticos comuns relativos a trauma agudo, uso excessivo, artrite degenerativa e dor lombar apresentam questões e desafios que podem precisar de avaliação caso a caso. Embora essas condições possam limitar o desempenho e sejam relevantes para o personal trainer, trabalhar com indivíduos com artrite reumatoide, que passaram recentemente por processo cirúrgico, ou com aqueles que têm doença óssea degenerativa diagnosticada, pode envolver preocupações maiores por causa das implicações potenciais a respeito de complicações avançadas. Questões relativas a substituições ortopédicas, osteoporose e artrite reumatoide podem exigir contato com um médico e, em muitos casos, autorização médica. (O Capítulo 21 apresenta informações detalhadas a respeito dessas questões.)

## Medicamentos

Indivíduos sob tratamento médico contínuo podem estar fazendo uso de medicamentos como medida terapêutica para controlar uma condição ou doença diagnosticada. As reações químicas que ocorrem no corpo podem influenciar as respostas fisiológicas durante a atividade. Diversos medicamentos podem alterar a frequência cardíaca, as pressões arteriais, a função cardíaca e a capacidade de exercício. É importante que o personal trainer entenda as classes e os efeitos de remédios usados com frequência. Por exemplo, os medicamentos betabloqueadores, comumente prescritos para pessoas com pressão arterial elevada, podem afetar os aumentos normais nas frequências cardíacas durante o exercício; como resultado, as pessoas terão dificuldades de obter, e não devem tentar atingir, frequências cardíacas de treinamento. Além disso, monitorar a intensidade do exercício com o uso de frequências cardíacas pode ser inadequado em razão do efeito de encobrimento dos medicamentos nas frequências cardíacas e, portanto, avaliações de percepção de esforço serviriam como mecanismo mais efetivo para regular os níveis de intensidade de exercício.[38]

## Avaliação do estilo de vida

A identificação dos hábitos comportamentais do indivíduo em relação a escolhas sobre consumo alimentar, atividade física e controle de estresse oferece informações complementares para avaliar potenciais riscos à saúde associados ao estilo de vida atual. Evidências sugerem claramente uma forte relação entre opções de estilo de vida relativas ao consumo alimentar, à atividade física e ao controle de estresse de um lado e o potencial risco de DAC e outras causas importantes de morbidade e mortalidade prematura de outro.[41] Os resultados dessa avaliação podem influenciar a estratificação de risco e o encaminhamento, discutidos mais adiante neste capítulo.

## Consumo alimentar e hábitos alimentares

Em razão do impacto contributivo substancial dos hábitos nutricionais na saúde e no desempenho, o personal trainer deve considerar incentivar os clientes a avaliarem seu consumo alimentar atual. A identificação, a quantificação e a avaliação do consumo alimentar diário da pessoa proporciona informações valiosas ao personal trainer para avaliar o consumo exagerado, o consumo insuficiente e os desequilíbrios calóricos que podem ser fatores contribuintes no desenvolvimento de doenças. Existe uma forte relação entre consumo alimentar e desenvolvimento de doenças. A relação mais evidente é entre gordura saturada e colesterol alimentares e o desenvolvimento de aterosclerose.[13] O consumo excessivo de álcool também foi associado a um risco maior de doença cardiovascular; e dietas com alto teor de sódio podem provocar elevação crônica da pressão arterial sistólica ou, mais importante, resultar em agravamento de insuficiência cardíaca.[25] O consumo excessivo de calorias pode contribuir para obesidade e diabete, ao passo que o consumo insuficiente pode causar doenças ósseas degenerativas e problemas de saúde psicológicos relativos a transtornos alimentares. Uma análise do consumo alimentar típico por intermédio da documentação de um registro alimentar de 3 ou 7 dias pode ser um ponto de partida para avaliar o valor relativo à saúde dos hábitos alimentares do indivíduo. Também podem ser usados a rememoração ou o histórico dietéticos, como discutido no Capítulo 7. As informações obtidas com esses métodos podem ser úteis como parte de um processo coletivo para identificar potenciais problemas em relação ao risco de doença. Ver o Capítulo 7 para orientações detalhadas sobre a busca de informações e a avaliação dos hábitos nutricionais dos clientes. Além disso, foram desenvolvidos estratégias e métodos para reconhecer e encaminhar indivíduos que exibem sinais e sintomas relativos a transtornos alimentares. (O Capítulo 19 oferece detalhes sobre o assunto.)

## Hábitos de exercício e atividade

Identificar os hábitos de atividade física e exercício ajuda o personal trainer a reconhecer indivíduos com pouco ou nenhum histórico de atividade física ou exercício. Como discutido anteriormente, a inatividade física é um grande fator de risco positivo contribuinte associado ao desenvolvimento de DAC e exige avaliação para determinar potenciais problemas e nível de risco. A avaliação dos hábitos de atividade física e exercício deve incluir a identificação da atividade específica e da frequência, do volume e do nível de intensidade (moderado, vigoroso) dessa atividade, bem como a documentação dos sinais ou sintomas associados à atividade, especialmente falta de ar ou dores no peito. Todos os problemas musculoesqueléticos relativos a desconforto articular ou dor crônica também devem ser identificados.

### Controle de estresse

Estudos epidemiológicos oferecem evidências de que o estresse tem relação com o risco de DAC.[37] Várias pesquisas relacionaram o estresse a um aumento na doença cardíaca. Além disso, diversos estudos prospectivos sugerem que os comportamentos de "tipo A" podem contribuir para o risco geral de desenvolver DAC.[10] As características de comportamento do "tipo A" incluem hostilidade, depressão, estresse crônico produzido por situações que envolvem "alta demanda e pouco controle" e isolamento social.[1,40] Essas características de estilo de vida relacionadas ao estresse podem ser medidas psicossocial e psicologicamente por meio de inventários de estresse e testagens genéricas com exercício.[11,43] Em virtude das implicações do estresse e de seu impacto no desenvolvimento de DAC, é importante que o personal trainer seja capaz de identificar os sinais e sintomas comuns da sobrecarga de estresse e desenvolva estratégias para reduzir os riscos à saúde. O formulário de "Análise de riscos à saúde" no final deste capítulo pode ser usado para avaliar o potencial de um cliente para estresse e sua reação a estressores. Esse inventário deve ser preenchido durante o rastreio de saúde pré-participação.

> Depois de finalizado o rastreio de saúde pré-participação, o personal trainer deve avaliar os fatores de risco positivos do cliente associados a DAC, condições médicas e doenças diagnosticadas, e estilo de vida atual. Os resultados dessa avaliação serão utilizados para a estratificação de risco.

## Interpretação de resultados

Após a conclusão do processo de rastreio de saúde pré-participação, e terminadas a análise e a avaliação de fatores de risco coronarianos, doenças e estilo de vida, o próximo passo no processo de rastreio é identificar indivíduos que podem correr risco elevado e estratificar esse risco. A estratificação do risco de potenciais problemas de saúde é um passo preliminar na determinação da adequação da atividade e na identificação de clientes que precisam de encaminhamento antes do início de um programa de exercício. Para uma interpretação relevante dos resultados obtidos pelo processo de rastreio, o personal trainer utiliza os resultados do PAR-Q e do método inicial de estratificação de risco para identificar pessoas com maior potencial de risco que podem precisar de encaminhamento e autorização de um médico.

### PAR-Q

Como mencionado anteriormente, o PAR-Q é um mecanismo de fácil administração e de baixo custo para o rastreio inicial de indivíduos aparentemente saudáveis que desejam participar de exercício regular de baixa intensidade. O PAR-Q também se provou útil para encaminhar indivíduos que necessitam de rastreio médico complementar sem excluir os que podem se beneficiar com o exercício. Após pedir respostas objetivas de *sim* ou *não* a sete perguntas relativas a sinais e sintomas associados a DAC, problemas ortopédicos e diagnóstico médico, o questionário autoadministrado oferece instruções baseadas na interpretação dos resultados e especifica recomendações quanto à adequação da atividade e ao processo de encaminhamento. As recomendações específicas relacionadas a esse formulário são discutidas mais adiante neste capítulo, na seção "Processo de encaminhamento".

### Estratificação de risco inicial

O propósito do método de **estratificação de risco** inicial é utilizar as informações de idade, condição de saúde, sintomas pessoais e fatores de risco coronariano para classificar inicialmente os indivíduos em um de três estratos de risco para fins de tomadas de decisões preliminares.[3] A Tabela 9.2 apresenta critérios para o processo de estratificação de risco. É quase impossível que qualquer conjunto de orientações ou método abranja todas as situações potenciais que podem surgir. No entanto, utilizando um processo de tomada de decisão para avaliar as informações obtidas pelo processo de rastreio de saúde inicial, o personal trainer deve conseguir classificar um indivíduo em uma das três categorias de risco. O Estudo de caso 9.1 ilustra como o personal trainer pode estratificar o risco usando o processo de estratificação de risco inicial. O personal trainer pode obter as informações relevantes durante a entrevista de rastreio de saúde pré-participação.

> A capacidade de estratificar o risco oferece ao personal trainer a base para, com o tempo, identificar se é apropriado avaliar e treinar um indivíduo ou encaminhá-lo para um profissional para autorização médica.

## Processo de encaminhamento

O processo descrito até aqui (rastreio de saúde pré -participação; avaliação de fatores de risco coronariano, doença e estilo de vida; e interpretação das informações obtidas pelo processo de entrevista inicial e consulta do

TABELA 9.2 Tabela de estratificação inicial de risco da ACSM

| | |
|---|---|
| Baixo risco | Homens e mulheres assintomáticos que têm até um fator de risco de DCV da Tabela 9.1 |
| Risco moderado | Homens e mulheres assintomáticos que têm dois ou mais fatores de risco da Tabela 9.1 |
| Alto risco | Indivíduos com:<br>• Doença cardíaca, vascular periférica ou cerebrovascular conhecida; doença pulmonar obstrutiva crônica, asma, doença pulmonar intersticial ou fibrose cística; ou diabete melito (tipos 1 e 2), distúrbios da tireoide, doença renal ou hepática; ou<br>• Um ou mais dos seguintes sinais ou sintomas:<br>- Sopro cardíaco<br>- Fadiga inexplicável<br>- Tontura ou desmaio<br>- Inchaço dos tornozelos<br>- Batimento cardíaco rápido ou irregular<br>- Falta de ar inexplicável<br>- Claudicação intermitente ou dor nos músculos da panturrilha<br>- Desconforto respiratório quando não se está na posição ereta ou respiração interrompida à noite<br>- Dor ou desconforto no maxilar, no pescoço, no peito, nos membros superiores ou em algum outro lugar que possa ser causado por falta de circulação |

Adaptada de ACSM, 2010.[3]

ESTUDO DE CASO 9.1

## Estratificação de risco

### Apresentação

Ralph D. é um ferramenteiro sedentário de 36 anos de idade. Seu pai sobreviveu a um ataque cardíaco aos 70 anos. Ralph relata que sua pressão arterial foi registrada em 136/86 mmHg e que seu colesterol total é de 250 mg/dL, com um HDL de 45 mg/dL. Seu IMC foi medido recentemente em 30, sua circunferência de quadril em 102 cm e sua circunferência de cintura é de 119 cm. Ralph não relata nenhum sinal ou sintoma e indica que parou de fumar sete meses atrás.

### Análise

Uma avaliação desse cenário leva à conclusão de que Ralph atualmente tem três fatores de risco coronariano positivos: hipercolesterolemia (colesterol total > 200 mg/dL), estilo de vida sedentário e obesidade (circunferência de cintura > 100 cm; IMC de 30). Consequentemente, Ralph seria classificado na estratificação de risco moderado.

cliente) tem o objetivo de ajudar a identificar indivíduos que precisam de encaminhamento a um profissional de saúde para **autorização médica** antes de participar de uma atividade. Podem-se adotar os processos de encaminhamento a seguir para avaliar a prontidão e a adequação ao exercício.

## Exames médicos

Exames médicos regulares para avaliar a condição de saúde são normalmente recomendados a todos para fins preventivos. Também faz sentido recomendar às pessoas que iniciam um novo programa de atividade ou exercício uma consulta médica antes da participação.[3]

## Recomendações do PAR-Q

Após o cliente ter preenchido o PAR-Q, o personal trainer pode obter recomendações do formulário de sete perguntas por meio da análise subsequente. Se o cliente der uma resposta *sim a uma ou mais perguntas* (relacionadas a sinais e sintomas associados a DAC, problemas ortopédicos e diagnóstico médico), recomenda-se que o indivíduo entre em contato com seu médico e diga a ele quais questões receberam a resposta *sim* antes de aumentar a atividade física e participar de uma avaliação de condicionamento. O cliente deve buscar recomendações do médico sobre o nível e a progressão da atividade e restrições associadas a suas necessidades específicas. Se o cliente der respostas *não a todas as perguntas*, existe uma garantia razoável de que é adequado para ele praticar um programa de exercício graduado e uma avaliação de condicionamento. A recomendação do PAR-Q a uma cliente que está ou pode estar gestante é o encaminhamento médico para aconselhamento antes de começar a se tornar mais ativa. O Capítulo 18 oferece orientações sobre as condições em que mulheres gestantes devem interromper o exercício ou buscar aconselhamento médico.

O cliente deve buscar autorização médica para a testagem e a participação de exercício se responder sim a qualquer pergunta do PAR-Q, exibir qualquer sinal ou sintoma de doença cardiovascular ou pulmonar, for estratificado como risco moderado e quiser participar de exercício vigoroso, ou for estratificado como alto risco e quiser participar de exercício moderado ou vigoroso.

## Recomendações para exames médicos e testes de exercícios atuais

As orientações sugeridas foram elaboradas para determinar quando um exame médico diagnóstico e testes de exercício submáximo ou máximo são apropriados antes da participação em exercício vigoroso e quando é necessária a supervisão de um médico para monitorar esses testes. A Figura 9.1 apresenta as recomendações do American College of Sports Medicine para os exames médicos e testes de exercícios atuais antes da participação e para supervisão médica dos testes de exercícios.[3] As orientações e recomendações para exames médicos e testes de exercícios são interligadas com as classificações de estratificação de risco inicial de risco baixo, moderado e alto.

As orientações condizem com a noção de que, conforme a intensidade da atividade aumenta de moderada (40 a 60% do consumo máximo de oxigênio) a vigorosa (> 60% do consumo máximo de oxigênio), ocorre um aumento significativo no potencial de risco para o participante. Para ajudar os usuários a melhor entender e interpretar as orientações recomendadas, a Figura 9.1 apresenta e define os elementos essenciais associados a exames médicos e testes de exercício. As orientações e recomendaçoes para testes de exercícios distinguem claramente quais testes de exercícios e quais classificações de estratificação exigem supervisão médica. O personal trainer deve notar a diferença entre teste de exercício submáximo e máximo a fim de identificar a recomendação adequada com relação à supervisão. Os testes de exercício submáximo e máximo são definidos da forma mostrada a seguir.

Um teste submáximo é uma avaliação prática não diagnóstica, conhecida normalmente como *teste de campo*, de baixo custo, fácil de administrar e em geral não exige esforço máximo. Esses testes costumam ser administrados por personal trainers certificados. Também pode ser necessária a presença de um médico na testagem se o paciente for considerado de "alto risco" (ver Tab. 9.2), a fim de garantir a segurança do cliente. Um teste máximo

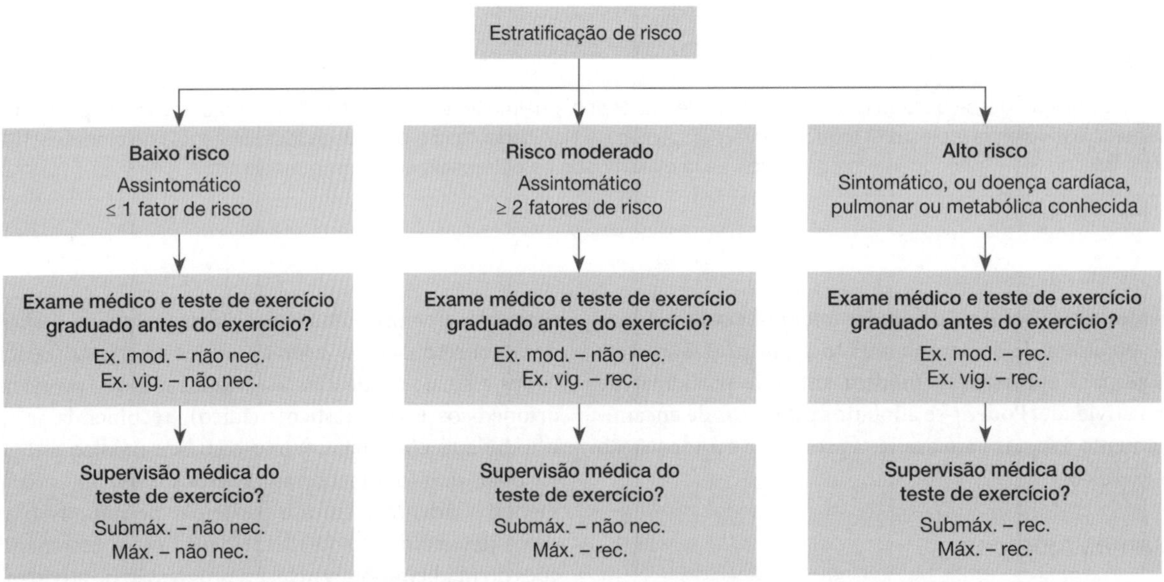


**Ex. mod.:** exercício de intensidade moderada; 40 a 60% do $\dot{V}O_2$máx; 3 a 6 METS; uma "intensidade dentro da capacidade do indivíduo, a qual pode ser mantida confortavelmente por um período prolongado (~45 min)".

**Ex. vig.:** exercício de intensidade vigorosa; > 60% do $\dot{V}O_2$máx; > 6 METS; "exercício intenso o suficiente para representar uma dificuldade cardiorrespiratória substancial".

**Não nec.:** não necessariamente; não são essenciais exame médico e teste com exercício ou supervisão médica da testagem com exercício; porém, eles não devem ser considerados inadequados.

**Rec.:** recomendado; o médico deve estar muito próximo e prontamente disponível para o caso de uma necessidade emergencial.

FIGURA 9.1 Recomendações de testes de exercícios e de supervisão de teste com base na estratificação de risco.
Reproduzida com autorização de ACSM, 2010.

normalmente é realizado em um ambiente clínico com o uso de equipamento diagnóstico especializado para avaliar a capacidade funcional do indivíduo por meio do esforço máximo. A testagem é relativamente complexa e são usadas mensurações diretas para avaliar as respostas fisiológicas. De acordo com as capacidades diagnósticas e o alto risco de complicações cardíacas, a administração desses testes geralmente é supervisionada por médicos. As recomendações a seguir se aplicam aos níveis de risco estratificado:[3]

- *Baixo risco:* não é necessário exame médico ou teste de exercício atual antes da participação em exercício moderado e vigoroso. Também não é necessário que o teste com exercício submáximo ou máximo seja supervisionado por um médico.
- *Risco moderado:* não é necessário exame médico ou teste de exercício atual para o exercício moderado; porém, são recomendados para o exercício vigoroso. Não é necessário que o médico supervisione o teste de exercício submáximo, mas a supervisão médica é recomendada para um teste máximo.
- *Alto risco:* recomenda-se a realização do exame médico e do teste de exercício atual antes do exercício moderado ou vigoroso, e recomenda-se que o médico supervisione o teste de exercício submáximo ou máximo.

Os estudos de caso a seguir, com informações obtidas durante a entrevista de rastreio de saúde pré-participação (Estudos de caso 9.2 a 9.4), oferecem exemplos de estratificação de risco e encaminhamentos com base nas recomendações para exames médicos e testes de exercícios atuais.

**ESTUDO DE CASO 9.2**

## Cliente de risco moderado

### Apresentação

Martha G. é uma secretária de 56 anos de idade. Seu pai morreu de IM (infarto do miocárdio) aos 45 anos. Martha relata que seu colesterol LDL foi registrado em 125 mg/dL. Seu IMC é de 25. Ela relata que tem um estilo de vida ativo, que inclui golfe, tênis e uma rotina de caminhada diária.

### Análise

Martha tem dois fatores de risco coronarianos positivos: idade (acima de 55) e histórico familiar (seu pai morreu de IM antes dos 55 anos). Ela é, portanto, classificada como em risco moderado. Segundo as orientações e recomendações para exames médicos e testes de exercício, não seria necessário que Martha tivesse exame médico diagnóstico e teste de exercício atuais para o exercício moderado; mas essas avaliações seriam recomendadas para o exercício vigoroso. Além disso, não seria necessário que um médico supervisionasse um teste submáximo, mas a supervisão médica seria recomendada para um teste máximo.

**ESTUDO DE CASO 9.3**

## Cliente de alto risco

### Apresentação

Kathleen K. é uma mulher sedentária de 47 anos de idade. Kathleen relata um colesterol total de 210 mg/dL, com uma leitura de colesterol HDL de 68 mg/dL. Ela tem 1,57 m de altura, e seu peso corporal é de 50 kg, com um IMC de 20. Sua pressão arterial medida em duas ocasiões distintas é registrada em 120/80 mmHg. Ela relata que foi diagnosticada com diabete tipo 1 logo na infância.

### Análise

Uma análise da situação mostra que Kathleen tem dois fatores de risco coronariano positivos: estilo de vida sedentário e hipercolesterolemia (nível de colesterol total > 200 mg/dL). Contudo, ela apresenta um nível de colesterol HDL de 68 mg/dL, que lhe garante um fator de risco negativo (colesterol HDL > 60 mg/dL), que cancela um dos fatores de risco positivo – deixando-a com um total de um fator de risco positivo. Inicialmente, tudo indicaria que sua idade (menos de 55 anos) e um fator de risco classificaria seu risco como baixo. Entretanto, o fato de que ela foi diagnosticada com uma doença metabólica (diabete tipo 1) a coloca na classificação de estratificação de alto risco. Por conseguinte, segundo as orientações e recomendações para exame médico e teste de exercício, seria necessário que Kathleen fizesse um teste diagnóstico e um exame médico para o exercício moderado ou vigoroso. Além disso, seria recomendável que um médico supervisionasse os testes de exercício submáximo ou máximo.

ESTUDO DE CASO 9.4

### Efeitos do histórico familiar

#### Apresentação

Alex M. é um homem ativo de 20 anos de idade. Ele gosta de ciclismo, esqui, trilha e corrida. Em duas ocasiões distintas, a pressão arterial de Alex foi registrada em 145/85 mmHg. Ele tem 1,85 m de atura, e seu peso corporal é de 80 kg, com um IMC de 23. Ele relata que seu tio teve uma morte repentina por causas desconhecidas aos 34 anos de idade. Os médicos determinaram que a causa da morte tinha relação com uma doença cardíaca não identificada. O avô de Alex também morreu subitamente por causas desconhecidas aos 47 anos. Nenhuma causa chegou a ser determinada.

#### Análise

Uma análise do cenário mostra que Alex apresenta dois fatores de risco para morte súbita: pressão arterial de 145/85 mmHg e histórico familiar de morte súbita e inesperada em dois parentes próximos antes dos 50 anos, resultantes de uma condição cardíaca ou de causas desconhecidas. A princípio, com um IMC saudável, um estilo de vida ativo e apenas um fator de risco positivo (pressão arterial elevada), Alex seria classificado como em baixo risco. No entanto, com o acréscimo do histórico familiar de Alex, ele tem um risco elevado de morte cardíaca. Com base nas recomendações, Alex precisaria passar por um exame cardiovascular antes de iniciar qualquer atividade física sob a supervisão do personal trainer.

# Autorização médica

Nos casos em que se considera necessário encaminhamento, é responsabilidade do personal trainer incentivar a autorização médica como procedimento lógico e seguro. A recomendação de se consultar um médico antes da participação no exercício não deve ser considerada uma abdicação da responsabilidade por parte do personal trainer, mas sim um esforço conjunto para obter informações e orientações profissionais valiosas a fim de garantir a segurança e a proteção da saúde do indivíduo

## Encaminhamento médico

Quando a autorização médica for recomendável, o personal trainer deve dar ao cliente um formulário de encaminhamento médico a fim de obter as informações necessárias sobre a condição de saúde, as limitações físicas e as restrições necessárias para elaborar as recomendações do futuro programa de condicionamento. Um exemplo de formulário de encaminhamento médico é apresentado no final deste capítulo. O formulário de encaminhamento médico inclui uma avaliação da capacidade funcional do indivíduo, uma classificação da capacidade de participação baseada na avaliação, a identificação de condições preexistentes que possam ser agravadas pelo exercício, medicamentos prescritos e recomendações de programa de condicionamento. O Capítulo 25 inclui a discussão do campo de prática do personal trainer no que se refere ao encaminhamento.

## Recomendações de programa

As recomendações médicas oferecem ao personal trainer orientações e instruções a respeito dos problemas e necessidades específicas do indivíduo e dos programas apropriados. Com base nos resultados obtidos durante o exame médico diagnóstico e os testes de exercício, o médico pode recomendar um programa de exercícios sem supervisão, com supervisão ou com supervisão médica.

- Um programa sem supervisão costuma ser recomendável para pessoas aparentemente saudáveis ou presumivelmente saudáveis sem riscos aparentes. Esse tipo de programa reconhece os benefícios positivos à saúde que a atividade regular oferece em comparação com o risco relativamente baixo envolvido na participação. Esses programas podem ser elaborados e iniciados com o apoio de um personal trainer, e o resultado futuro pretendido a longo prazo deve ser uma combinação de sessões de treinamento semanais regulares conduzidas pelo personal trainer e outras sessões autodirigidas sem supervisão.
- Um programa com supervisão pode ser recomendável para pessoas com limitações ou condições preexistentes que restringem o envolvimento, mas não limitam a participação. Esses programas costumam ser dirigidos por um profissional de condicionamento certificado, como um personal trainer certificado, que monitora a intensidade e modifica a atividade para atender aos problemas específicos do participante.
- Um programa com supervisão médica pode ser recomendável para indivíduos que apresentam maior risco potencial em decorrência de uma condição predisposta, múltiplos fatores de risco ou doença não controlada. Esses programas são dirigidos e monitorados por um conjunto de profissionais de saúde em ambientes clínicos com capacidades de resposta de emergência imediatamente disponíveis.

Como não há nenhuma garantia de que a recomendação de programa inicial resultante de um encaminhamento médico atenderá às metas específicas do cliente, é importante que as pessoas envolvidas no processo de encaminhamento e recomendações monitorem e reajustem o programa para garantir que ele será ao mesmo tempo seguro e efetivo para o cliente.

Nos casos em que o encaminhamento é considerado necessário, é responsabilidade do personal trainer recomendar a autorização médica como procedimento lógico e seguro.

## Conclusão

O processo de consulta e avaliação de saúde do cliente está diretamente alinhado ao campo de prática do personal trainer no que diz respeito a motivação, avaliação, treinamento, instrução e encaminhamento quando necessário. Para desenvolver programas de exercício que atendam aos objetivos do indivíduo de forma segura e efetiva, o personal trainer precisa reunir informações e documentações pertinentes que serão usadas para avaliar a condição de saúde, determinar o potencial de risco e encaminhar para autorização médica quando for necessário.

### Questões para estudo

1. Quais das afirmativas a seguir apresenta o procedimento que o personal trainer deve conduzir durante o encontro inicial com um cliente novo?
   I. Realizar um teste de bicicleta submáximo para estimar o $\dot{V}O_2$máx do cliente.
   II. Pedir para o cliente completar um formulário de histórico familiar.
   III. Avaliar o nível de prontidão de exercício atual do cliente.
   IV. Discutir as metas do cliente para seu programa de exercício.

   A. I e II apenas.
   B. III e IV apenas.
   C. I, II e III apenas.
   D. II, III e IV apenas.

2. Quais das informações a seguir devem ser incluídas no consentimento informado?
   I. Resumo dos resultados da testagem do cliente.
   II. Benefícios associados à participação.
   III. Metas de exercício do cliente.
   IV. Responsabilidades do cliente.

   A. I e III apenas.
   B. II e IV apenas.
   C. I, II e III apenas.
   D. II, III e IV apenas.

3. Quais dos fatores a seguir descobertos em um rastreio de saúde pré-participação revelam o risco de doença arterial coronariana do cliente?
   I. HDL: 33 mg/dL.
   II. Histórico familiar: tio morreu de acidente vascular encefálico aos 42 anos de idade.
   III. Pressão arterial: 128/88 mmHg em duas medições distintas.
   IV. Parou de fumar há 60 dias.

   A. I e II apenas.
   B. II e IV apenas.
   C. I e IV apenas.
   D. II e III apenas.

4. Quais dos clientes a seguir está na estratificação de risco mais alta para doença arterial coronariana?
   A. Homem de 44 anos de idade cujo pai morreu de ataque cardíaco aos 60 anos de idade.
   B. Homem de 46 anos de idade com leitura de colesterol sérico de 205 mg/dL.
   C. Mulher de 48 anos de idade com IMC de 30.
   D. Mulher de 50 anos com DPOC.

5. Quais das condições a seguir indicariam risco elevado de morte súbita?
   I. Invalidez por doença cardíaca em parente próximo > 50 anos de idade.
   II. Reconhecimento prévio de sopro cardíaco.
   III. Estilo de vida sedentário.
   IV. Falta de ar e fadiga inexplicáveis associadas a exercício.

   A. I e III apenas.
   B. II e IV apenas.
   C. I e IV apenas.
   D. II e III apenas.

### Questão de conhecimento aplicado

Um contador sedentário de 45 anos de idade quer começar a treinar com um personal trainer. Terminada a entrevista e o rastreio de saúde pré-participação iniciais, o personal trainer verifica as seguintes informações sobre o cliente:

- Histórico familiar: o pai e a avó sofreram ataques cardíacos aos 60 anos de idade.
- Tabagismo: não fumante.
- Pressão arterial em repouso 122/86 mmHg.
- Lipídios sanguíneos: colesterol sérico 240 mg/dL; HDL: 35 mg/dL.
- Glicose em jejum: 100 mg/dL.
- IMC: 25.

Avalie e estratifique a condição de saúde atual desse indivíduo.

## Referências bibliográficas


1. Almada, S.L., A.B. Zonderman, R.B. Shekelle, A.R. Dyer, M.L. Daviglus, P.T. Costa Jr., and J. Stamler. 1991. Neuroticism and cynicism and risk of death in middle-aged men: The Western Electric Study. Psychosomatic Medicine 53 (2): 165-175.
2. American College of Sports Medicine. 2006. ACSM's Resource Manual for Guidelines for Exercise Testing and Prescription, 5th ed. Baltimore: Williams & Wilkins.
3. American College of Sports Medicine. 2010. ACSM's Guidelines for Exercise Testing and Prescription, 8th ed. Philadelphia: Lippincott Williams & Williams.
4. American College of Sports Medicine, American Heart Association. 2007. Exercise and acute cardiovascular events: Placing the risks into perspective. Medicine and Science in Sports and Exercise 39 (5): 886-897.
5. American Diabetes Association. 1998. Repor t of the Expert Committee on the Diagnosis and Classification of Diabetes Mellitus. Diabetes Care 21: S5-S19.
6. American Heart Association. 2001. 2001 Heart and Stroke Statistical Update. Dallas: American Heart Association.
7. American Heart Association Council on Nutrition, Physical Activity, and Metabolism. 2007. Recommendations and considerations related to preparticipation screening for cardiovascular abnormalities in competitive athletes: 2007 update: A scientific statement from the American Heart Association Council on Nutrition, Physical Activity, and Metabolism: Endorsed by the American College of Cardiology Foundation. Circulation 115 (12): 1643-1644.
8. American Thoracic Society. 1995. Standards for diagnosis and care of patients with chronic obstructive pulmonary disease. American Journal of Respiratory and Critical Care Medicine 152: S77-S120.
9. Brownson, R., P. Remington, and J. Davis, eds. 1998. Chronic Disease Epidemiology and Control. Washington, DC: American Public Health Association. pp. 379-382.
10. Burns, J., and E. Katkin. 1993. Psychological, situational, and gender predictors of cardiovascular reactivity to stress: A multi-variate approach. Journal of Behavioral Medicine 16: 445-466.
11. Carrol, D., J.R. Turner, and S. Rogers. 1987. Heart rate and oxygen consumption during mental arithmetic, video game, and graded static exercise. Psychophysiology 24 (1): 112-121.
12. Cholesterol: Up with the good. 1995. Harvard Heart Letter 5 (11): 3-4.
13. Committee on Diet and Health Food and Nutrition Board Co. 1989. Diet and Health 7.
14. Doll, R., and R. Peto. 1976. Mortality in relation to smoking: 20 years' observations on male British doctors. British Medical Journal 2: 1525-1536.
15. Donatelle, R.J. 2001. Health: The Basics, 5th ed. San Francisco: Benjamin Cummings.
16. Drought, H.J. 1990. Personal training: The initial consultation. Conditioning Instructor 1 (2): 2-3.
17. Expert Panel. 1998. Executive summary of the clinical guidelines on the identification, valuation, and treatment of overweight and obesity in adults. Archives of Internal Medicine 158: 1855-1867.
18. Expert Panel on Detection, Evaluation and Treatment of High Blood Cholesterol in Adults. 1993. Summary of the second report of the National Cholesterol Education Program (NCEP) Expert Panel on Detection, Evaluation and Treatment of High Blood Cholesterol in Adults (Adult Treatment Panel II). Journal of the American Medical Association 269: 3015-3023.
19. Faigenbaum, A.D., and W.L. Westcott. 2005. Youth Strength Training, 1st ed. Monterrey, CA: Healthy Learning Books and Videos.
20. Fletcher, G.F., G. Balady, S.N. Blair, J. Blumenthal, C. Caspersen, B. Chaitman, S. Epstein, E.S. Sivarajan Froelicher, V.F. Froelicher, I.L. Pina, and M.L. Pollock. 1996. Statement on exercise: Benefits and recommendations for physical activity programs for all Americans. A statement for health professionals by the Committee on Exercise and Cardiac Rehabilitation of the Council on Clinical Cardiology, American Heart Association. Circulation 94 (4): 857-862.
21. Glantz, S.A., and W.W. Parmley. 1996. Passive and active smoking. A problem for adults. Circulation 94 (4): 596-598.
22. Herbert, D.L. 1993. Medical, legal considerations for strength training for children. National Strength and Conditioning Association Journal 15 (6): 77.
23. Herbert, D.L., and W.G. Herbert. 1993. Legal Aspects of Preventative and Rehabilitative Exercise Programs, 3rd ed. Canton, OH: Professional Reports Corporation.
24. Hubert, H.B., M. Feinleib, P.M. McNamara, and W.P. Castelli. 1983. Obesity as an independent risk factor for cardiovascular disease: A 26-year follow-up of participants in the Framingham Heart Study. Circulation 67 (5): 968-977.
25. Joint National Committee on Detection, Evaluation, and Treatment of High Blood Pressure. 1993. The fifth report of the Joint National Committee on Detection, Evaluation, and Treatment of High Blood Pressure (JNCV). Archives of Internal Medicine 153: 154-183.
26. Kannel, W.B., and T. Gordon. 1974. The Framingham Study: An Epidemiological Investigation of Cardiovascular Disease. Section 30. Public Health Service, NIH, DHEW Pub. No. 74-599. Washington, DC: U.S. Government Printing Office.
27. Klieman, C., and K. Osborne. 1991. If It Runs in Your Family: Heart Disease: Reducing Your Risk. New York: Bantam Books.
28. Kordich, J.A. 2000. Evaluating your client: Fitness assessment protocols and norms. In: Essentials of Personal Training Symposium Study Guide. Lincoln, NE: NSCA Certification Commission.
29. Last, J.M. 1988. A Dictionary of Epidemiology, 2nd ed. New York: Oxford University Press.
30. McInnis, K.J., and G.J. Balady. 1999. Higher cardiovascular risk clients in health clubs. ACSM's Health and Fitness Journal 3 (1): 19-24.
31. National Heart, Lung, and Blood Institute. 1993. National High Blood Pressure Education Program Working Group report on primary prevention of hypertension. Archives of Internal Medicine 153 (2): 186-208.
32. NIH Consensus Development Panel on Triglyceride, High Density Lipoprotein, and Coronary Heart Disease. 1993. Triglyceride, high-density lipoprotein, and coronary heart disease. Journal of the American Medical Association 269: 505-510.
33. NSCA-CPT Job Analysis Committee. 2001. NSCA-CPT Content Description Manual. Lincoln, NE: NSCA Certification Commission.
34. Olds, T., and K. Norton. 1999. Pre-Exercise Health Screening Guide. Champaign, IL: Human Kinetics.
35. Pasternak, R.C., S.M. Grundy, D. Levy, and P.D. Thompson. 1996. 27th Bethesda Conference: Matching the intensity of risk factor management with the hazard for coronary disease events. Task Force 3. Spectrum of risk factors for coronary heart disease. Journal of the American College of Cardiology 27 (5): 957-1047.
36. Physician and Sports Medicine. 2005. Preparticipation Physical Evaluation, 3rd ed. Minneapolis: McGraw-Hill.
37. Pieper, C., A. LaCroix, and R. Karasek. 1989. The relation of psychosocial dimensions on work with coronary heart disease risk factors: A meta-analysis of five United States databases. American Journal of Epidemiology 129: 483-494.
38. Pollock, M.L., D.T. Lowenthal, C. Foster, et al. 1991. Acute and chronic responses to exercise in patients treated with beta blockers. Journal of Cardiopulmonary Rehabilitation 11 (2): 132-144.
39. Report of the Expert Committee on the Diagnosis and Classification of Diabetes Mellitus. 1997. Diabetes Care 20 (7): 1183-1197.
40. Russek, L.G., S.H. King, S.J. Russek, and H.I. Russek. 1990. The Harvard Mastery of Stress Study 35-year follow-up: Prognostic significance of patterns of psychophysiological arousal and adaptation. Psychological Medicine 52: 271-285.
41. Schuler, G., R. Hambrecht, G. Schlierf, J. Niebauer, K. Hauer, J. Neumann, E. Hoberg, A. Drinkmann, F. Bacher, M. Grunze, et al. 1992. Regular physical exercise and lowfat diet: Effects on progression of coronary artery disease. Circulation 86 (1): 1-11.
42. Seto, G.K., and M.E. Pendleton. 2009. Preparticipation cardiovascular screening in young athletes: Current guidelines and dilemmas. Current Sports Medicine Reports 8 (2): 59-64.
43. Sims, J., and D. Carrol. 1990. Cardiovascular and metabolic activity at rest and during physical challenge in normotensives and subjects with mildly elevated blood pressure. Psychophysiology 27: 149-160.
44. The sixth report of the Joint National Committee on Prevention, Detection, Evaluation, and Treatment of High Blood Pressure ( JNC VI). 1997. Archives of Internal Medicine 157: 2413-2446.
45. Thomas, S., J. Reading, and R.J. Shepard. 1992. Revision of the physical activity readiness questionnaire (PAR-Q). Canadian Journal of Sport Sciences 17: 338-345.
46. U.S. Department of Health and Human Services. 1989. Report of the Expert Panel on Detection, Evaluation, and Treatment of High Blood Cholesterol in Adults. Department of Health and Human Services, Public Health Services, NIH Pub. No. 89-2925. Washington, DC: U.S. Government Printing Office.
47. U.S. Department of Health and Human Services. 1996. Physical Activity and Health: A Report of the Surgeon General. Atlanta: U.S. Department of Health and Human Services, Centers for Disease Control and Prevention and Health Promotion.
48. Van Camp, S.P. 1992. Sudden death. Clinics in Sports Medicine 11 (2): 273-289.

## AVALIAÇÃO ATITUDINAL

A avaliação deve ser vista não apenas como uma avaliação da condição física, mas também como uma escala de atitude, ideias e perspectiva. Para cada questão, peça ao cliente para se avaliar em uma escala de 1 a 4. Na primeira vez que fizer este exercício, seu cliente pode querer responder apenas à primeira seção de cada questão (marcada com um asterisco). Você pode voltar quando considerar que o cliente está pronto e completar o restante de cada questão. Na primeira parte de cada questão, a avaliação do ponto em que o cliente está agora, é provável que os atletas mais motivados e determinados tenham pelo menos sete notas 4 e nenhuma nota menor que 3. Os clientes com três ou mais questões para a qual a resposta for 1 necessitarão de assistência adicional para desenvolver metas adequadas e podem precisar de recompensas, conversas e instruções frequentes.

1. Como você considera sua atitude atual em relação ao exercício?
   A. Não suporto nem pensar nele.
   B. Vou praticar porque preciso, mas não gosto muito.
   C. Não me importo em me exercitar e sei que faz bem.
   D. Estou motivado para me exercitar.

* Sua resposta: _____

Como você gostaria de se sentir em relação ao exercício se pudesse mudar seus sentimentos?

Sua resposta: _____

Descreva por que e como, com todos os detalhes, gostaria de mudar seus sentimentos em relação ao exercício; descreva ainda como esses sentimentos poderiam trazer mudanças positivas para sua vida:

2. Como você considera sua atitude atual em relação ao alcance de metas?
   A. Sinto que o que rolar rolou, por isso vou seguir o fluxo.
   B. Defino metas e acredito que isso me dá clareza e certo controle sobre meu objetivo.
   C. Escrevo minhas metas e acredito que isso é um exercício muito valioso para determinar meu desempenho e progresso futuro.
   D. Tenho metas escritas e as revejo com frequência. Acredito que tenho o poder de atingir tudo o que desejo e sei que definir metas é uma parte crucial do progresso.

* Sua resposta: _____

Como você gostaria de se sentir em relação ao alcance de metas, se pudesse mudar seus sentimentos?

Sua resposta: _____

Descreva por que e como, com todos os detalhes, gostaria de mudar seus sentimentos em relação ao alcance de metas; descreva ainda como esses sentimentos poderiam trazer mudanças positivas para sua vida:

3. Para você, qual é a importância dos conceitos de saúde e bem-estar?
   A. Não preciso fazer nenhum esforço para melhorar minha saúde.
   B. Faço questão de dedicar algum tempo e esforço para melhorar meu corpo físico.
   C. Tenho o compromisso de manter e trabalhar para melhorar minha saúde e meu bem-estar físico.
   D. Minha saúde e meu bem-estar são a base de tudo o que conquisto e devem ser minhas maiores prioridades.

* Sua resposta: _____

Como você gostaria de se sentir em relação aos conceitos de saúde e bem-estar, se pudesse mudar seus sentimentos?

Sua resposta: _____

Descreva por que e como, com todos os detalhes, gostaria de mudar seus sentimentos em relação aos conceitos de saúde e bem-estar; descreva ainda como esses sentimentos poderiam trazer mudanças positivas para sua vida:

*(continua)*

**AVALIAÇÃO ATITUDINAL *(continuação)***

4. Qual é o nível de força e motivação de seu desejo de aprimoramento?
   A. Estou bem satisfeito com o jeito como as coisas estão. Esforçar-me para melhorar poderia me deixar frustrado e desapontado.
   B. Gostaria de melhorar, mas não sei se vale todo o esforço envolvido.
   C. Adoro sentir que me aprimorei e estou aberto a sugestões de melhora.
   D. Sou motivado a sobressair e comprometido a lutar por melhorias constantes e contínuas.

* Sua resposta: _____

Qual é o nível de força e motivação que você gostaria de sentir em relação ao aprimoramento?

Sua resposta: _____

Descreva por que e como, com todos os detalhes, gostaria de mudar seus sentimentos em relação ao aprimoramento; descreva ainda como esses sentimentos poderiam trazer mudanças positivas para sua vida:

5. Como você se sente a respeito de si mesmo e suas capacidades (autoestima)?
   A. Não estou confortável com a minha aparência, com a maneira como me sinto e com meu desempenho na maioria das situações.
   B. Adoraria mudar muitas coisas em mim mesmo, embora tenha orgulho de ser quem sou.
   C. Sou muito bom nas coisas que preciso fazer, sinto orgulho orgulho de muitas das minhas conquistas e sou bastante capaz de me portar na maioria das situações.
   D. Tenho muita força, capacidade e orgulho de mim.

* Sua resposta: _____

Como você gostaria de se sentir em relação a si mesmo e suas capacidades, se pudesse mudar seus sentimentos?

Sua resposta: _____

Descreva por que e como, com todos os detalhes, gostaria de mudar seus sentimentos em relação a si mesmo e suas capacidades; descreva ainda como esses sentimentos poderiam trazer mudanças positivas para sua vida:

6. Como você se sente a respeito de sua condição física atual em termos de aparência?
   A. Gostaria de mudar completamente meu corpo.
   B. Há muitas coisas no meu reflexo no espelho com as quais não estou à vontade.
   C. Em geral minha aparência é OK e consigo ficar muito bem nas roupas certas, mas não me sinto à vontade com algumas coisas sobre a minha aparência física.
   D. Tenho orgulho do meu corpo e fico à vontade com qualquer estilo de roupa nas situações apropriadas.

* Sua resposta: _____

Como você gostaria de se sentir em relação à sua aparência, se pudesse mudar seus sentimentos?

Sua resposta: _____

Descreva por que e como, com todos os detalhes, gostaria de mudar seus sentimentos em relação à sua aparência física; descreva ainda como esses sentimentos poderiam trazer mudanças positivas para sua vida:

7. Como você se sente a respeito de sua condição física em termos de saúde geral?
   A. Gostaria de me sentir mais saudável.
   B. Sinto-me saudável para a minha idade comparado à maioria das pessoas que conheço.
   C. Mantenho um alto nível de saúde.
   D. Estou extremamente saudável.

* Sua resposta: _____

Como você gostaria de se sentir em relação à sua saúde geral, se pudesse mudar seus sentimentos?

Sua resposta: _____

Descreva por que e como, com todos os detalhes, gostaria de mudar seus sentimentos em relação à sua saúde geral; descreva ainda como esses sentimentos poderiam trazer mudanças positivas para sua vida:

*(continua)*

**AVALIAÇÃO ATITUDINAL *(continuação)***

8. Como você se sente a respeito de sua condição física em termos de desempenho em qualquer campo físico de esforço escolhido (esportes, treinamento etc.)?
   A. Acredito que estou em péssima condição e não me sinto à vontade quando me deparo com um desafio físico.
   B. Não me sinto à vontade com minhas capacidades de desempenho; porém, sinto-me à vontade em treinar para melhorar.
   C. Sinto-me muito bem em relação à minha capacidade de desempenho físico, mas gostaria de progredir.
   D. Tenho capacidades físicas excepcionais e gosto de ser chamado para exibi-las.

* Sua resposta: _____

Como você gostaria de se sentir em relação a seu desempenho, se pudesse mudar seus sentimentos?

Sua resposta: _____

Descreva por que e como, com todos os detalhes, gostaria de mudar seus sentimentos em relação a seu desempenho; descreva ainda como esses sentimentos poderiam trazer mudanças positivas para sua vida:

9. Qual a força de sua convicção de que pode melhorar seu corpo?
   A. Acredito que os meus problemas, em sua maioria, são genéticos e que a maior parte dos esforços para mudar seria uma perda de tempo.
   B. Vi muitas pessoas mudarem seus corpos para melhor e tenho certeza de que, com esforço suficiente, posso ver algum progresso.
   C. Acredito firmemente que a combinação adequada de exercício e nutrição pode levar a certa melhora.
   D. Tenho certeza de que, com a combinação adequada de exercício e nutrição, posso fazer mudanças drásticas em meu corpo.

* Sua resposta: _____

Como você gostaria de se sentir em relação à sua capacidade de melhorar seu corpo, se pudesse mudar seus sentimentos?

Sua resposta: _____

Descreva por que e como, com todos os detalhes, gostaria de mudar seus sentimentos em relação à sua capacidade de melhorar seu corpo; descreva ainda como esses sentimentos poderiam trazer mudanças positivas para sua vida:

10. Quando você inicia um programa ou define uma meta, qual é a probabilidade de que você continue engajado na atividade até sua concretização?
    A. Nunca fui muito bom em continuar as coisas até o final.
    B. Com a motivação certa e algumas evidências de resultados, acredito que posso ser fiel a um programa.
    C. Tenho a paciência e a capacidade de me comprometer com um programa e vou dar uma chance para avaliar seu valor.
    D. Quando defino uma meta, não há como me impedir.

* Sua resposta: _____

Como você gostaria de se sentir em relação a seguir metas, se pudesse mudar seus sentimentos?

Sua resposta: _____

Descreva por que e como, com todos os detalhes, gostaria de mudar seus sentimentos em relação a seguir metas; descreva ainda como esses sentimentos poderiam trazer mudanças positivas para sua vida:

De: NSCA, 2012, NSCA's essentials of personal training, 2. ed., J. Coburn e M. Malek (eds.) (Champaign, IL: Human Kinetics).

## CONTRATO/ACORDO DE PERSONAL TRAINING

Parabéns por decidir participar de um programa de exercícios! Com a ajuda de seu personal trainer, você vai melhorar muito sua capacidade de atingir suas metas de treinamento de maneira mais rápida, segura e com benefícios máximos. Os detalhes dessas sessões de treinamento podem ser usados para a vida toda.

A fim de maximizar o progresso, será necessário que você siga as orientações do programa durante os dias de treinamento com supervisão e sem supervisão (se aplicável). Lembre-se: exercício e alimentação saudável são IGUALMENTE importantes!

Durante seu programa de exercícios, todo esforço será feito para garantir sua segurança. Contudo, como é o caso de qualquer programa de exercícios, existem riscos, incluindo estresse cardíaco e a chance de lesões musculoesqueléticas. Ao ingressar nesse programa, você concorda em assumir a responsabilidade por esses riscos e renunciar ao direito de qualquer possibilidade de danos pessoais. Você também concorda que, até onde sabe, não possui nenhuma condição física limitante ou deficiência que impeça um programa de exercícios.

Ao assinar este documento, você assume total responsabilidade por sua saúde e seu bem-estar E reconhece compreender que nenhuma responsabilidade é assumida pelos líderes do programa.

Recomenda-se que todos os participantes do programa trabalhem com seu personal trainer 3 (três) vezes por semana. No entanto, em razão de conflitos de agenda e questões financeiras, é possível combinar treinos com e sem supervisão.

### Termos e condições de personal training

1. As sessões de personal training que não forem reagendadas ou canceladas com 24 horas de antecedência resultarão em perda da sessão e do investimento financeiro no valor de uma sessão.
2. Os clientes que chegarem atrasados receberão o tempo restante da sessão agendada, a menos que outros acordos prévios tenham sido estabelecidos com o treinador.
3. A política de expiração exige a conclusão de todas as sessões de personal training dentro de 120 dias a partir da data do contrato. As sessões de personal training são anuladas após esse período.
4. Não será garantido nenhum reembolso por qualquer motivo, incluindo mas não se limitando a relocação, doença ou sessões não utilizadas.

Descrição do programa:

Investimento total: ______________________

Método de pagamento: ______________________

**Desejamos boa sorte no seu novo programa de personal training!**

______________________
Nome do participante (legível)

______________________ Data: ____________
Participante

______________________ Data: ____________
Responsável legal (se necessário)

______________________ Data: ____________
Testemunha

De: NSCA, 2012, NSCA's essentials of personal training, 2. ed., J. Coburn e M. Malek (eds.), (Champaign, IL: Human Kinetics).

Questionário de prontidão para atividade física – PAR-Q (revisado em 2002)

# PAR-Q & VOCÊ

## (Questionário para pessoas entre 15 e 69 anos de idade)

A atividade física regular é prazerosa e saudável, e a cada dia aumenta o número de pessoas que estão começando a se tornar mais ativas. Tornar-se mais ativo é muito seguro para a maioria das pessoas. No entanto, alguns indivíduos devem consultar um médico antes de começar a se tornar mais fisicamente ativos.

Se estiver planejando se tornar muito mais ativo fisicamente do que é agora, comece respondendo às sete perguntas do quadro abaixo. Se tiver entre 15 e 69 anos de idade, o PAR-Q vai lhe dizer se deve consultar seu médico antes de iniciar qualquer programa de atividade. Se tiver mais de 69 anos de idade e não for muito fisicamente ativo, consulte seu médico.

O bom senso é seu melhor guia para responder a estas perguntas. Leia-as com atenção e responda cada uma com sinceridade: marque SIM ou NÃO.

| Sim | Não | |
|---|---|---|
| ☐ | ☐ | 1. Seu médico já lhe disse que você apresenta um problema cardíaco e que só deve praticar atividades físicas recomendadas por um médico? |
| ☐ | ☐ | 2. Você sente dores no peito quando pratica atividade física? |
| ☐ | ☐ | 3. No último mês, sentiu dor no peito quando não estava praticando atividade física? |
| ☐ | ☐ | 4. Você perde o equilíbrio por causa de tontura ou já chegou a perder a consciência? |
| ☐ | ☐ | 5. Você tem algum problema ósseo ou articular (por exemplo, costas, joelho ou quadril) que possa ser agravado por uma mudança na sua atividade física? |
| ☐ | ☐ | 6. Seu médico está atualmente prescrevendo medicamentos (por exemplo, pílulas de água) para sua pressão arterial ou doença cardíaca? |
| ☐ | ☐ | 7. Você conhece alguma outra razão pela qual não deveria praticar atividade física? |

Se você respondeu

### SIM a uma ou mais perguntas

Converse com seu médico por telefone ou pessoalmente ANTES de começar a se tornar mais ativo fisicamente ou ANTES de se submeter a uma avaliação de condicionamento. Conte a seu médico sobre o PAR-Q e a quais perguntas você respondeu SIM.

- Você pode praticar qualquer atividade que desejar – desde que comece devagar e aumente a intensidade gradualmente. Ou pode precisar restringir suas atividades às que forem seguras para você. Converse com seu médico sobre os tipos de atividade de que deseja participar e siga as orientações dadas por ele.
- Descubra quais programas comunitários são seguros e proveitosos para você.

### NÃO a todas as perguntas

Se você respondeu NÃO a todas as perguntas do PAR-Q, pode ficar razoavelmente seguro de que pode:

- começar a se tornar muito mais ativo fisicamente – comece devagar e vá aumentando a intensidade gradualmente. Essa é a forma mais segura e fácil de prosseguir.
- participar de uma avaliação de condicionamento – essa é uma excelente maneira de determinar seu condicionamento básico para que possa planejar a melhor forma de viver de maneira ativa. Também é altamente recomendável que sua pressão arterial seja avaliada. Caso sua leitura for maior do que 144/94, converse com seu médico antes de começar a se tornar mais ativo fisicamente.

Adie se tornar mais ativo fisicamente:

- se não estiver se sentindo bem em razão de uma doença temporária como resfriado ou febre – espere até se sentir melhor; ou
- se estiver ou puder estar grávida – converse com seu médico antes de começar a se tornar mais ativa.

Nota: se houver uma mudança em sua saúde de maneira que você passe a responder SIM a qualquer uma das questões acima, converse com o profissional de saúde ou de condicionamento. Verifique se não é adequado mudar seu plano de atividade física.

Uso informado do PAR-Q: A Canadian Society for Exercise Physiology, a Health Canada e seus agentes não assumem nenhuma responsabilidade pelas pessoas que praticam atividade física e, se houver dúvida após a conclusão deste questionário, consulte seu médico antes da atividade física.

Não é permitida nenhuma modificação no conteúdo. Permite-se cópia do PAR-Q, mas apenas se for usado o formulário completo.

NOTA: se o PAR-Q estiver sendo dado a uma pessoa antes de ela iniciar um programa de atividade física ou uma avaliação de condicionamento, esta seção pode ser utilizada para fins legais ou administrativos.

"Li, entendi e completei este questionário. Todas as dúvidas que tive foram satisfatoriamente sanadas."

NOME: ______________________________

ASSINATURA: ______________________________ DATA: ______________

ASSINATURA DO RESPONSÁVEL (para participantes menores de idade): ______________ TESTEMUNHA: ______________

Nota: esta autorização de atividade física é válida por um máximo de 12 meses a partir da data em que é completada e se torna inválida se sua condição mudar de maneira que responda SIM a qualquer uma das sete perguntas.

 Com o apoio de: Health Canada Santé Canada

De: NSCA, 2012, NSCA's essentials of personal training, 2. ed., J. Coburn e M. Malek (eds.), (Champaign, IL: Human Kinetics). Reproduzido com autorização de CSEP.

## QUESTIONÁRIO DE SAÚDE/MÉDICO

Data: ________________

Nome: ________________ Data de nascimento: ________________ CPF: ________________

Endereço: ________________________________________________

Rua Cidade Estado CEP

Telefone (residencial): ________________ (comercial): ________________ E-mail: ________________

Em caso de emergência, quem podemos contatar?

Nome: ________________ Relação: ________________

Telefone (residencial): ________________ (comercial): ________________

Médico pessoal

Nome: ________________ Telefone: ________________ Fax: ________________

### Histórico presente/passado

Você teve OU tem atualmente alguma das condições a seguir? (Marque se sim.)

__ Febre reumática
__ Operação recente
__ Edema (inchaço dos tornozelos)
__ Pressão arterial elevada
__ Lesão nas costas ou nos joelhos
__ Pressão arterial baixa
__ Convulsões
__ Doença pulmonar
__ Ataque cardíaco
__ Desmaio ou tontura com ou sem esforço físico
__ Diabete
__ Colesterol elevado
__ Ortopneia (necessidade de sentar para respirar confortavelmente) ou dispneia noturna (falta de ar à noite) paroxística (ataque súbito, inesperado)
__ Falta de ar em repouso ou com esforço leve
__ Dores no peito
__ Palpitações ou taquicardia (batimento forte ou rápido fora do comum)
__ Claudicação intermitente (cãibra na panturrilha)
__ Dor, desconforto no peito, pescoço, maxilar, membros superiores ou outras áreas com ou sem esforço físico
__ Sopro cardíaco conhecido
__ Fadiga ou falta de ar fora do comum com atividades cotidianas
__ Perda temporária de acuidade visual ou fala, ou dormência ou fraqueza temporária em um lado, membro superior ou membro inferior do corpo
__ Outras

### Histórico familiar

Algum de seus parentes de primeiro grau (pais, irmãos ou filhos) sofreu as seguintes condições? (Marque se sim.) Além disso, identifique em que idade a condição ocorreu.

__ Arritmia cardíaca
__ Ataque cardíaco
__ Operação cardíaca
__ Doença cardíaca congênita
__ Morte prematura antes dos 50 anos de idade
__ Invalidez significativa decorrente de uma condição cardíaca
__ Síndrome de Marfan
__ Pressão arterial elevada
__ Colesterol elevado
__ Diabete
__ Outra doença significativa ________________________________________

*(continua)*

**QUESTIONÁRIO DE SAÚDE/MÉDICO *(continuação)***

Explique os itens marcados: ______

______

______

## Histórico de atividade

1. Como você foi encaminhado a este programa? (Seja específico.) ______

______

______

2. Por que está se inscrevendo neste programa? (Seja específico.) ______

______

______

3. Está empregado atualmente? Sim __ Não __
4. Qual é seu cargo profissional atual? ______
5. Nome da empresa: ______
6. Já trabalhou com um personal trainer antes? Sim __ Não __
7. Data de seu último exame médico realizado por um profissional de saúde: ______
8. Você participa de um programa de exercícios regular atualmente? Sim __ Não __ Se sim, descreva em poucas palavras:

______

______

______

9. Consegue caminhar 6 quilômetros vigorosamente sem se fatigar? Sim __ Não __
10. Já praticou exercícios de treinamento de força no passado? Sim __ Não __
11. Já sofreu lesões (deficiências ósseas ou musculares) que possam interferir no exercício? Sim __ Não __ Se sim, descreva em poucas palavras: ______
12. Você fuma? Sim __ Não __ Se sim, quantos cigarros por dia e qual era sua idade quando começou? Quantidade por dia ______ Idade ______
13. Qual é seu peso corporal atual? ______ Qual era há um ano? ______ Aos 21 anos? ______
14. Você segue ou seguiu recentemente algum plano de consumo alimentar e, em geral, como vê seus hábitos nutricionais? ______

    ______

15. Liste os medicamentos que toma atualmente. ______

    ______

    ______

16. Liste, em ordem, seus objetivos pessoais de saúde e condicionamento.

    A. ______

    ______

    B. ______

    ______

    C. ______

    ______

De: NSCA, 2012, NSCA's essentials of personal training, 2. ed., J. Coburn e M. Malek (eds.), (Champaign, IL: Human Kinetics).

## FORMULÁRIO DE ANÁLISE DE RISCO À SAÚDE

Este formulário de análise de risco à saúde ajuda a identificar aspectos positivos e negativos dos hábitos de saúde. Embora muitos dos efeitos sejam baseados em achados concretos de grandes pesquisas epidemiológicas, as estimativas são generalizadas e não devem ser literalmente consideradas. É impossível prever com exatidão o quanto uma pessoa vai viver ou quando ela vai morrer.

Mais um (+1) representa um efeito positivo que pode somar um ano à sua vida ou vida a seus anos, e menos um (–1) indica uma perda na quantidade ou qualidade de vida. Um zero (0) indica nem encurtamento nem prolongamento de sua longevidade. Se nenhuma das categorias listadas de um fator se aplicar a você, marque 0. Complete cada seção e registre os totais na seção VIII.

### SEÇÃO I Fatores de risco para doença arterial coronariana (DAC)

| Colesterol ou razão de colesterol total a HDL | | | | | Pontuação |
|---|---|---|---|---|---|
| < 160 | 160-200 | 200-240 | 240-280 | > 280 | |
| < 3 | 3-4 | 4-5 | 5-6 | > 6 | |
| +2 | +1 | –1 | –2 | –4 | |
| **Pressão arterial (escolha sua pontuação mais elevada para cada valor)** | | | | | **Pontuação** |
| < 110 | 110-120 | 120-150 | 150-170 | 170 | |
| 60-80 | 60-80 | 80-90 | 90-100 | > 100 | |
| +1 | 0 | –1 | –2 | –4 | |
| **Tabagismo** | | | | | **Pontuação** |
| Nunca | Parou | Fuma charuto ou cachimbo ou algum membro próximo da família fuma | Um maço de cigarro por dia | Dois ou mais maços de cigarro por dia | |
| +1 | 0 | –1 | –3 | –5 | |
| **Hereditariedade** | | | | | **Pontuação** |
| Sem histórico familiar de DAC | Um parente próximo com mais de 60 anos de idade com DAC | Dois parentes próximos com mais de 60 anos de idade com DAC | Um parente próximo com menos de 60 anos de idade com DAC | Dois ou mais parentes próximos com menos de 60 anos de idade com DAC | |
| +2 | 0 | –1 | –2 | –4 | |
| **Índice de massa corporal (IMC, use a Tab. 11.8, no Capítulo 11)** | | | | | **Pontuação** |
| 19-25 | < 19 | 26-30 | 31-40* | > 40* | |
| +2 | 0 | –1 | –3 | –5 | |
| * Se a circunferência da cintura for inferior a 102 cm, subtraia um a menos (p. ex., –2 ou –4) | | | | | |
| **Sexo** | | | | | **Pontuação** |
| Mulher com menos de 55 anos de idade | Mulher com mais de 55 anos de idade | Homem | Homem robusto | Homem robusto e careca | |
| 0 | –1 | –1 | –2 | –4 | |
| **Estresse** | | | | | **Pontuação** |
| Fleumático(a), sem pressa, geralmente feliz | Ambicioso(a), mas, em geral, relaxado(a) | Às vezes inflexível, consciente sobre o tempo, competitivo(a) | Inflexível, consciente sobre o tempo, competitivo(a) (tipo A) | Tipo A com hostilidade reprimida | |
| +1 | 0 | 0 | –1 | –3 | |
| **Atividade física** | | | | | **Pontuação** |
| Alta intensidade, 60 min na maioria dos dias | Moderada, 30 min na maioria dos dias | Moderada, 20-30 min, 3-5 vezes por semana | Leve, 10-20 min, 1-2 vezes por semana | Pouca ou nenhuma | |
| +3 | +2 | +1 | –1 | –3 | |
| Total: I. Fatores de risco para DAC | | | | | |

*(continua)*

## FORMULÁRIO DE ANÁLISE DE RISCO À SAÚDE *(continuação)*

### SEÇÃO II Hábitos de saúde (relacionados à boa saúde e à longevidade)

| Café da manhã | | | | | Pontuação |
|---|---|---|---|---|---|
| Diariamente | Ocasionalmente | Nada | Café | Café e rosquinha | |
| +1 | 0 | –1 | –2 | –3 | |

| Refeições regulares | | | | | Pontuação |
|---|---|---|---|---|---|
| Três ou mais | Duas diariamente | Sem regularidade | Dietas da moda | Alterna entre passar fome e se empanturrar | |
| +1 | 0 | –1 | –2 | –3 | |

| Sono | | | | | Pontuação |
|---|---|---|---|---|---|
| 7-8 h | 8-9 h | 6-7 h | > 9 h | < 6 h | |
| +1 | 0 | 0 | –1 | –2 | |

| Álcool | | | | | Pontuação |
|---|---|---|---|---|---|
| Nada | Mulheres 3/sem | Homens 1-2/dia | 3-6/dia | > 6 dia | |
| +1 | +1 | +1 | –2 | –4 | |
| Total: II. Hábitos de saúde | | | | | |

### SEÇÃO III Fatores médicos

| Exame médico e testes de rastreio (pressão arterial, diabete, glaucoma) | | | | | Pontuação |
|---|---|---|---|---|---|
| Testes regulares, consulta médico quando necessário | Exame médico periódico e testes selecionados | Exame médico periódico | Às vezes faz testes | Nenhum teste ou exame médico | |
| +1 | +1 | 0 | 0 | –1 | |

| Coração | | | | | Pontuação |
|---|---|---|---|---|---|
| Nenhum histórico de problemas pessoais ou familiares | Algum histórico | Febre reumática na infância, sem sopro atualmente | Febre reumática na infância, possui sopro | Anormalidade no ECG ou angina peitoral | |
| +2 | 0 | –1 | –2 | –3 | |

| Pulmão (incluindo pneumonia e tuberculose) | | | | | Pontuação |
|---|---|---|---|---|---|
| Nenhum problema | Algum problema passado | Asma ou bronquite leve | Enfisema, asma ou bronquite grave | Problemas pulmonares graves | |
| +1 | 0 | –1 | –1 | –3 | |

| Trato digestório | | | | | Pontuação |
|---|---|---|---|---|---|
| Nenhum problema | Diarreia ocasional, perda de apetite | Diarreia frequente ou perturbação estomacal | Úlceras, colite, problemas na vesícula biliar ou no fígado | Transtornos gastrintestinais graves | |
| +1 | 0 | –1 | –2 | –3 | |

| Diabete | | | | | Pontuação |
|---|---|---|---|---|---|
| Nenhum problema ou histórico familiar | Hipoglicemia (baixo açúcar no sangue) controlada | Hipoglicemia e histórico familiar | Diabete leve (dieta e exercício) | Diabete (insulina) | |
| +1 | 0 | –1 | –2 | –4 | |

| Medicamentos | | | | | Pontuação |
|---|---|---|---|---|---|
| Uso raro | Uso mínimo, mas regular de aspirina ou outros medicamentos | Uso intenso de aspirina ou outros medicamentos | Uso regular de medicamentos psicogênicos ou que alteram o humor | Uso intenso de medicamentos psicogênicos ou que alteram o humor | |
| +1 | 0 | –1 | –2 | –3 | |
| Total: III. Fatores médicos | | | | | |

*(continua)*

## FORMULÁRIO DE ANÁLISE DE RISCO À SAÚDE *(continuação)*

### SEÇÃO IV Fatores de segurança

| Condução de veículo | | | | | Pontuação |
|---|---|---|---|---|---|
| < 11.000 km por ano, principalmente na cidade | 11.000-16.000 km por ano, cidade e algumas estradas | 16.000-24.000 km por ano, cidade e estradas | > 24.000 km por ano, estradas e um pouco em cidade | > 24.000 km por ano, principalmente estradas | |
| +1 | 0 | 0 | –1 | –2 | |
| **Uso de cinto de segurança** | | | | | **Pontuação** |
| Sempre | Maior parte do tempo | Apenas na estrada | Raro (< 25%) | Nunca | |
| +1 | 0 | –1 | –2 | –4 | |
| **Comportamentos de risco (motocicleta, paraquedismo, alpinismo, voo em avião pequeno etc.)** | | | | | **Pontuação** |
| Pouco com preparação cuidadosa | Nunca | Ocasional | Frequente | Faz de tudo pela adrenalina | |
| +1 | 0 | –1 | –1 | –2 | |
| Total: IV. Fatores de segurança | | | | | |

### SEÇÃO V Fatores pessoais

| Dieta | | | | | Pontuação |
|---|---|---|---|---|---|
| Baixo teor de gordura, baixo teor de calorias | Carboidratos complexos balanceados | Alto teor de proteína, gordura limitada | Calorias extras, baixo teor de carboidratos | Dietas milagrosas e gordurosas | |
| +2 | +1 | Desconhecido | –1 | –2 | |
| **Longevidade** | | | | | **Pontuação** |
| Avós viveram além dos 90, pais além dos 80 anos de idade | Avós viveram além dos 80, pais além dos 70 anos de idade | Avós viveram além dos 70, pais além dos 60 anos de idade | Poucos parentes viveram além dos 60 anos de idade | Poucos parentes viveram além dos 50 anos de idade | |
| +2 | +1 | 0 | –1 | –3 | |
| **Amor e casamento** | | | | | **Pontuação** |
| Em um casamento feliz | Casado(a) | Solteiro(a) | Divorciado(a) | Relacionamento(s) extraconjugal(is) | |
| +2 | +1 | 0 | –1 | –3 | |
| **Formação** | | | | | **Pontuação** |
| Pós-graduação | Ensino superior completo | Ensino superior incompleto ou ensino técnico | Ensino médio completo | Ensino fundamental completo | |
| +1 | +1 | 0 | –1 | –2 | |
| **Satisfação profissional** | | | | | **Pontuação** |
| Gosta do trabalho, vê resultados, espaço para crescimento | Gosta do trabalho, vê alguns resultados, capaz de crescer | Trabalho aceitável, sem resultados, sem perspectiva de crescimento | Não gosta do trabalho | Odeia o trabalho | |
| +1 | +1 | 0 | –1 | –2 | |
| **Social** | | | | | **Pontuação** |
| Tem alguns amigos próximos | Tem alguns amigos | Não tem bons amigos | Preso(a) a pessoas de que não gosta | Não tem nenhum amigo | |
| +1 | 0 | –1 | –2 | –3 | |
| **Raça** | | | | | **Pontuação** |
| Branco(a) ou asiático(a) | Negro(a) ou hispânico(a) | Nativo(a) americano(a) | | | |
| 0 | –1 | –2 | | | |
| Total: V. Fatores pessoais | | | | | |

*(continua)*

## FORMULÁRIO DE ANÁLISE DE RISCO À SAÚDE *(continuação)*

### SEÇÃO VI Fatores psicológicos

| Perspectiva | | | | | Pontuação |
|---|---|---|---|---|---|
| Sente-se bem sobre o presente e o futuro | Satisfeito(a) | Incerto(a) sobre o presente ou o futuro | Infeliz no presente, sem expectativa para o futuro | Angustiado(a), prefere não sair da cama | |
| +1 | 0 | –1 | –2 | –3 | |
| **Depressão** | | | | | **Pontuação** |
| Sem histórico familiar de depressão | Algum histórico familiar, sente-se bem | Histórico familiar e levemente deprimido | Às vezes sente que a vida não vale a pena | Pensamentos suicidas | |
| +1 | 0 | –1 | –2 | –3 | |
| **Ansiedade** | | | | | **Pontuação** |
| Raramente ansioso(a) | Ocasionalmente ansioso(a) | Ansioso(a) com frequência | Sempre ansioso(a) | Ataques de pânico | |
| +1 | 0 | –1 | –2 | –3 | |
| **Relaxamento** | | | | | **Pontuação** |
| Relaxa ou medita diariamente | Relaxa com frequência | Raramente relaxa | Normalmente tenso | Sempre tenso | |
| +1 | 0 | –1 | –2 | –3 | |
| Total: VI. Fatores psicológicos | | | | | |

### SEÇÃO VII Para mulheres apenas

| Cuidados de saúde | | | | | Pontuação |
|---|---|---|---|---|---|
| Exames de mama e Papanicolau regulares | Exames de mama e Papanicolau ocasionais | Nunca fez exames | Transtorno tratado | Câncer não tratado | |
| +1 | 0 | –1 | –2 | –4 | |
| **Pílula anticoncepcional** | | | | | **Pontuação** |
| Nunca tomou | Parou há 5 anos | Ainda toma, menos de 30 anos | Toma pílula e fuma | Toma pílula, fuma, acima de 35 anos | |
| +1 | 0 | 0 | –2 | –3 | |
| Total: VII. Para mulheres apenas | | | | | |

### SEÇÃO VIII Resumo de pontuação

Agora você pode estimar sua longevidade. Some sua pontuação total das seções anteriores à expectativa de vida normal (do quadro a seguir) para descobrir sua estimativa de longevidade. Se quiser aumentar sua estimativa de longevidade, volte e decida sobre algumas áreas de estilo de vida que gostaria de melhorar.

| Categoria | | Pontuação (+ ou – das seções anteriores) | | |
|---|---|---|---|---|
| I. | Fatores de risco para DAC | ________ | | |
| II. | Hábitos de saúde | ________ | | |
| III. | Fatores médicos | ________ | | |
| IV. | Fatores de segurança | ________ | | |
| V, | Fatores pessoais | ________ | | |
| VI. | Fatores psicológicos | ________ | | |
| VII. | Para mulheres apenas | ________ + | ________ | = ________ |
| Total | | Total das seções I-VII | Expectativa de vida (segundo a tabela a seguir) | |

## Expectativa de vida

| | Expectativa (todas as raças) | |
|---|---|---|
| Idade mais próxima | Homens | Mulheres |
| 20 | 76,1 | 81,0 |
| 25 | 76,5 | 81,1 |
| 00 | 76,9 | 81,3 |
| 35 | 77,2 | 81,4 |
| 40 | 77,6 | 81,7 |
| 45 | 78,1 | 82,0 |
| 50 | 78,8 | 82,5 |
| 55 | 79,7 | 83,0 |
| 60 | 80,7 | 83,8 |
| 65 | 82,0 | 84,7 |
| 70 | 83,6 | 85,9 |

De NSCA, 2012, *NSCA's essentials of personal training*, 2. ed., J. Coburn e M. Malek (eds.), (Champaign, IL: Human Kinetics). Adaptado com permissão de B. Sharkey e S. Gaskill, 2007, *Fitness and health*, 6. ed. (Champaign, IL: Human Kinetics), 64-68; Data from Life Expectancy from CDC, National Vital Statistics Reports, June 2010.

## FORMULÁRIO DE ENCAMINHAMENTO MÉDICO RELATIVO À AVALIAÇÃO DE CONDICIONAMENTO E PROGRAMA PREVENTIVO DE EXERCÍCIO

Caro médico:
Seu paciente ____________ está se submetendo a uma avaliação de condicionamento conduzida por _________. O programa é elaborado para avaliar o estado de condicionamento do indivíduo antes de iniciar um programa de exercício. A partir dessa avaliação, formula-se uma prescrição de exercício. Além disso, são discutidos com o participante outros parâmetros relativos a um programa de melhora de saúde. É importante entender que esse programa é preventivo e não tem a intenção de ter uma natureza reabilitativa.
O teste de condicionamento inclui: ______________________________________________

______________________________________________

______________________________________________

Ao participante será oferecida uma consulta abrangente em que os resultados do teste serão analisados e as recomendações para um programa de condicionamento individualizado serão explicadas.
Um resumo do teste e de nossas recomendações será arquivado e estará à sua disposição conforme solicitado.
Como é de interesse de seu paciente e para nos informar, por favor responda:

A. Esse paciente passou por um exame médico no último ano para avaliar a capacidade funcional para realizar exercício? Sim __ Não __

B. Considero esse paciente (por favor, marque uma opção):

__ Classe I: presumivelmente saudável, sem doença cardíaca aparente, elegível para participar de um programa sem supervisão.

__ Classe II: presumivelmente saudável, com um ou mais fatores de risco para doença cardíaca, elegível para participar de um programa com supervisão.

__ Classe III: paciente não elegível para esse programa, sendo recomendável um programa com supervisão médica.

C. Esse paciente tem alguma(s) condição(ões) médica(s)/ortopédica(s) que exige(m) tratamento médico continuado ou prolongado, ou acompanhamento? Sim __ Não __

Explique: ______________________________________________

______________________________________________

D. Você está ciente de alguma(s) condição(ões) médica(s) que esse paciente apresente ou tenha apresentado que possa(m) ser agravada(s) pelo exercício? Sim __ Não __

E. Por favor, liste o(s) medicamento(s) prescrito(s) a ele atualmente: ____

______________________________________________

______________________________________________

______________________________________________

F. Ofereça recomendações específicas e/ou liste qualquer restrição relativa à condição de saúde atual do paciente em relação à participação ativa em um programa de condicionamento. ____________

______________________________________________

______________________________________________

______________________________________________

Comentários: ______________________________________________

______________________________________________

______________________________________________

Assinatura do médico referenciado: ______________________________
Data: ______________ Nome do cliente: ______________________________
Telefone (residencial): ______________ Telefone (comercial): ______________
Endereço: ______________________________________________

De: NSCA, 2012, *NSCA's essentials of personal training*, 2. ed., J. Coburn e M. Malek (eds.), (Champaign, IL: Human Kinetics).

10

# Seleção e administração da avaliação de condicionamento

Sharon Rana, PhD, e Jason B. White, PhD*

**Ao término deste capítulo, você será capaz de:**

- Explicar os objetivos da realização de avaliações físicas em um cliente.
- Avaliar a validade e a confiabilidade de um teste.
- Aplicar critérios de estratificação de risco em um cliente individual para determinar a adequação para testes específicos.
- Selecionar testes apropriados para clientes individuais.

Após conduzir a consulta e a avaliação de saúde do cliente, o personal trainer precisa coletar mais informações sobre o nível de condicionamento e as habilidades atuais do cliente antes de elaborar um programa. Não existe nenhum teste ou bateria de avaliações que sirva para todos e se adeque a qualquer cliente e circunstância. Selecionar as avaliações físicas apropriadas exige consideração criteriosa da saúde, do histórico de exercício e das metas do cliente, além da experiência do personal trainer na condução das diversas avaliações. Escolher testes válidos e confiáveis adequados a clientes individuais e conduzi-los de maneira rigorosa exige prática do personal trainer. A disponibilidade e adequabilidade do equipamento e das instalações, os fatores ambientais e a preparação pré-avaliação do cliente influenciam a seleção e a aplicação do teste. Depois de determinar os protocolos de avaliação, o personal trainer deve conduzi-los de maneira rigorosa, registrar e controlar os dados e interpretar os resultados. Comunicar os resultados ao cliente em um programa individualizado que incorpore suas metas e interesses é a parte "*personal*" do personal training. A adoção do programa exige a avaliação formativa e somativa do programa, a reavaliação dos níveis de condicionamento e das metas do cliente e os ajustes subsequentes ao programa em um ciclo contínuo.

## Objetivos da avaliação

Os objetivos da avaliação são coletar dados preliminares e oferecer uma base para o desenvolvimento de metas e programas de exercício eficazes. Coletar e avaliar as diversas informações proporciona ao personal trainer uma perspectiva mais ampla do cliente. O processo e os dados coletados auxiliam o treinador a identificar potenciais áreas de lesão e pontos de partida lógicos para intensidades e volumes de exercício recomendados com base nas metas e nos resultados de condicionamento.

### Coleta de dados preliminares

Existem muitos motivos válidos que justificam a administração de avaliações aos clientes. Os dados coletados proporcionam:

- Uma base para comparações futuras de melhora ou taxa de progresso.
- Identificações de pontos fortes e fracos atuais que possam afetar a ênfase do programa em componentes específicos.
- Auxílio na determinação de intensidade e volumes apropriados de exercício.

* Os autores agradecem as contribuições de John A. C. Kordich e Susan L. Heinrich, que escreveram este capítulo para a primeira edição de *Fundamentos do personal training da NSCA*.

- Auxílio no esclarecimento de metas a curto, médio e longo prazo.
- Identificação de áreas de potencial lesão ou de contraindicações antes do início do programa, o que pode levar a encaminhamento a um médico ou a outro profissional de saúde.
- Registro demonstrativo da análise criteriosa e do campo de prática apropriado na elaboração do programa caso o cliente desenvolva lesões após o início do programa.[22,37]

O processo de avaliação pode estar incluído nos serviços normalmente oferecidos a todos os clientes, pode constituir um fluxo de receita extra para o personal trainer ou ambos. No entanto, sujeitar os clientes a uma bateria aparentemente infinita de avaliações que podem ter pouca ou nenhuma relevância às metas do programa é uma violação da confiança que o cliente deposita no personal trainer para coletar as informações necessárias para a elaboração de um programa.

### Desenvolvimento de metas e programas

O personal trainer pode utilizar as informações da avaliação física em conjunto com as informações pessoais reunidas sobre o cliente para planejar um programa específico e eficiente em termos temporais que ajude o cliente a atingir suas metas. Entender as características pessoais e os fatores de estilo de vida atuais do cliente ajuda o personal trainer a planejar sessões que sejam lógicas em termos de duração, frequência, intensidade e complexidade, para que o cliente tenha maior propensão a manter a adesão ao programa. Desenvolver metas com o cliente é fundamental para a elaboração do programa e a motivação. (Consultar Capítulo 8 para mais detalhes sobre como motivar os clientes.)

Quando possível e conveniente, escolher testes específicos compatíveis com as metas ou o modo de exercício de preferência do cliente pode lhes oferecer uma visão mais clara de seu progresso, além de se mostrar mais motivador. Para clientes altamente treinados, escolher um ergômetro que tenha a correspondência mais próxima com seu modo de exercício (esteira, bicicleta, *swim flume*) leva a uma avaliação mais precisa de seu desempenho.[6,18,56] Para clientes comuns ou descondicionados, o tipo de teste não é um fator tão importante na avaliação da função aeróbia; porém, um teste de esteira normalmente produzirá as pontuações de $\dot{V}O_2$ mais elevadas.[34,35] Clientes que raramente ou nunca andam de bicicleta podem sentir fadiga muscular local e, como resultado, atingir um valor de $\dot{V}O_2$máx estimado mais baixo em um teste de bicicleta comparado com um teste de esteira.[20,34] Além disso, se os clientes forem testados em uma bicicleta ergométrica, mas não forem andar de bicicleta em seu programa, eles podem não ver alguns dos indicadores de melhora de seu desempenho durante o período de treinamento.

Um percurso de 1,6 km cronometrado pode ser facilmente repetido de tempos em tempos durante um programa de caminhada; se o cliente conseguir percorrer a distância mais rápido ou facilmente com uma frequência cardíaca de exercício ou percepção subjetiva de esforço (PSE) mais baixa, ele saberá imediatamente que está fazendo progresso. Nesse caso, um teste apropriado pode coincidir com o tipo de atividade que o cliente gosta de praticar. No entanto, para clientes com sobrepeso ou problemas articulares na parte inferior do corpo que tornam dolorosas as atividades de sustentação de peso, as vantagens de teste de bicicleta sem sustentação de peso podem se sobrepor a quaisquer preocupações sobre estimativas ligeiramente mais baixas de consumo máximo de oxigênio. Além disso, como testes de bicicleta dão resultados independentes do peso corporal, eles são indicadores mais precisos do progresso de uma pessoa em um programa de perda de peso do que um teste de esteira, cujos resultados estão diretamente relacionados ao peso corporal do indivíduo.[31,56] A avaliação de componentes de condicionamento relacionados à saúde ou à habilidade, ou ambos, oferece ao personal trainer e ao cliente informações preliminares que serão utilizadas para desenvolver metas seguras, efetivas e desafiadoras em um nível adequado.

## Escolha de avaliações apropriadas

Uma das principais obrigações do personal trainer é facilitar os progressos no bem-estar físico do cliente sem lhe causar dano. Com a exceção da avaliação de fatores de risco para doença cardiovascular, não existe nenhuma bateria de testes padronizada que possa ser aplicada a todos os clientes antes da elaboração de um programa apropriado.[25,43,51] O primeiro passo para individualizar a abordagem do personal trainer a cada cliente é determinar os testes específicos a oferecer para medir diversos parâmetros de condicionamento relativos à saúde e à habilidade. Essas decisões são tomadas com base na saúde aparente e no nível de risco de doença cardiovascular do cliente, bem como nos resultados de programa desejados pelo cliente. Para que o personal trainer conduza avaliações significativas, é preciso escolher testes apropriados. Dada a grande variedade de testes de condicionamento disponíveis, é prudente que o personal trainer se informe sobre quais avaliações oferecem as melhores informações para determinado cliente. Avaliar é o ato de medir um componente específico utilizando um teste bem construído, válido e confiável e, em seguida, apreciar e interpretar os resultados.[34] Se a avaliação for feita de acordo com as metas do cliente, os resultados serão mais significativos para ele. A avaliação pode ser formal, seguindo protocolos específicos de teste, ou informal, observando o cliente na realização de atividades e exercícios específicos.

## Avaliação formativa e somativa

Existem duas maneiras de olhar as avaliações – como avaliações formativas ou somativas. As avaliações formativas incluem a avaliação formal com um **protocolo de teste** determinado, bem como as observações subjetivas que o personal trainer faz durante cada interação com o cliente. As avaliações formativas ocorrem antes do início de um programa e periodicamente ao longo de todo o período de treinamento. Elas oferecem ao personal trainer oportunidades para *formular* ou planejar um programa, dar feedback ao cliente e fazer modificações no programa enquanto ele ainda está acontecendo.

Embora este capítulo aborde a seleção de instrumentos específicos de avaliação, é importante ter em mente que *toda* observação do cliente oferece dados importantes sobre ele que o personal trainer deve considerar ao elaborar, aplicar e modificar o programa desse cliente. As observações subjetivas variam entre os avaliadores e podem incluir a atenção a postura, marcha, técnica de exercício, resposta ao exercício cardiovascular, comentários ou linguagem corporal relativos a exercícios específicos ou sugestões, e níveis de energia diários em cada sessão de exercício. Elas oferecem oportunidades para que o personal trainer se concentre imediatamente em instruir, motivar e modificar atividades para o cliente. Dados de protocolos de teste específicos servem de evidências objetivas para que o personal trainer possa comparar a padrões relevantes a fim de interpretar o desempenho do cliente.

As avaliações somativas são avaliações finais feitas quando um cliente completa um período especificado de treinamento, aula ou temporada. Elas representam a *soma total* do que foi atingido em determinado período. As mesmas avaliações utilizadas no início e no meio de um programa de exercício podem e, em geral, devem ser utilizadas para oferecer a avaliação final, mas a forma de utilização dos resultados será diferente. Por exemplo, se o cliente estabelecer uma meta de flexibilidade para uma articulação específica, a avaliação formativa teria incluído uma medição inicial da amplitude de movimento da articulação e uma meta realista de aumento de flexibilidade dessa articulação. O programa pode incluir uma grande variedade de técnicas de alongamento para essa articulação, com repetições periódicas do teste, para que o cliente saiba o quanto está progredindo em direção à sua meta. Ao fim do período especificado, o mesmo teste é repetido sob circunstâncias semelhantes, e o cliente e o personal trainer podem verificar se as metas definidas foram atingidas nesse período: essa avaliação é um *resumo* do que foi atingido durante o período de treinamento especificado.

## Terminologia de avaliação

Antes de selecionar testes a serem aplicados a um cliente específico, o personal trainer deve compreender a terminologia específica dos testes, medições e avaliação, bem como, em certo grau, o processo pelo qual os testes são desenvolvidos. O objetivo deste capítulo não é listar ou explicar todas as opções possíveis de instrumentos de avaliação disponíveis para cada componente relativo à saúde e à habilidade e para cada tipo de cliente – sedentário, atlético, saudável ou com risco médico. Conforme novos testes e pesquisas são relatados, os personal trainers precisam avaliar as novas informações e decidir se elas têm um lugar na bateria de testes utilizada para sua clientela em particular. Um teste pode ser excelente em termos de validade e confiabilidade, mas, por outro lado, pode não ser conveniente para um cliente específico – por exemplo, um teste de corrida de esforço quase máximo não seria adequado a um adulto descondicionado.[25,40] Além disso, embora alguns testes possam ser excelentes para medir um componente ou característica específicos, eles podem exigir equipamentos, instalações ou conhecimentos que o personal trainer não possui (p. ex., pesagem hidrostática). Por outro lado, o fato de um equipamento em particular ou uma bateria de testes específica gerada por computador estar disponível não os torna adequados a todos os clientes. Por exemplo, se um cliente for visivelmente obeso, pode não ser necessário avaliar a composição corporal com o método de dobra cutânea; basta utilizar o índice de massa corporal até que a perda de peso ocorra. O personal trainer deve vasculhar as informações e selecionar testes apropriados a cada cliente, reconhecendo que alguns dos clientes estarão mais interessados no progresso pessoal do que em diversas avaliações formais. O objetivo do personal trainer ao selecionar avaliações para o cliente é reduzir o erro e aumentar a precisão da avaliação. Para aprimorar a precisão de um teste, o personal trainer deve se perguntar:

- Qual foi o nível de confiabilidade e de objetividade da avaliação?
- Ele foi válido?
- O equipamento estava calibrado e gerou resultados precisos?
- O indivíduo estava física ou emocionalmente influenciado por algo antes ou durante o teste que possa ter afetado os resultados?
- O protocolo de teste foi seguido com atenção e os dados foram coletados com precisão?

Quando esses fatores recebem atenção adequada, o personal trainer pode interpretar os dados com confiança e precisão e aplicar os resultados.

### Confiabilidade e objetividade

A **confiabilidade** é uma medida da repetitividade ou consistência de um teste ou observação.[34] Para determinar se uma medida é confiável, deve-se medir a mesma característica sob as mesmas condições, sem intervenção

(p. ex., condicionamento físico, dieta) antes de se realizar uma medição subsequente. Se os resultados do teste forem os mesmos de um teste para outro, ele é confiável. Um método comum para determinar a confiabilidade de um teste é o **método de teste–reteste**. Trata-se da repetição de um teste com o mesmo indivíduo ou grupo em um período de 1 a 3 dias e, às vezes, até uma semana depois se o teste for particularmente extenuante.[50] Para que o teste seja confiável, a pessoa que o conduz deve ser consistente em sua administração. Isso é chamado de *confiabilidade intra-avaliador* e pode ser determinada como acaba de ser descrito. No entanto, um personal trainer pode ser consistente, mas não preciso. Dessa forma, pontuações coletadas por diferentes personal trainers com o mesmo cliente, sem intervenção, devem ser comparadas para determinar a confiabilidade, ou objetividade, interavaliador.[5,34,50] Se mais de um personal trainer conseguir obter o mesmo resultado com um mesmo cliente, o teste é objetivo em vez de subjetivo. Não é funcional testar um cliente diversas vezes por dia ou por semana com a mesma avaliação, por isso o personal trainer deve procurar avaliações que tiveram sua confiabilidade comprovada quando foram desenvolvidos. No entanto, o fato de uma avaliação ter apresentado boa confiabilidade quando desenvolvida não significa nada se o personal trainer não tiver a oportunidade de praticar a administração da avaliação sob condições muito rígidas e padronizadas.[13] Os fatores que afetam a confiabilidade serão discutidos na seção a seguir; os que têm relação com o personal trainer podem incluir competência, confiança, concentração na tarefa, familiaridade com o instrumento e motivação.[6]

## Validade

A **validade** indica que um teste mede o que se propõe a medir.[50] Em outras palavras, a pontuação do teste é uma pontuação "verídica"?[34] O instrumento de avaliação realmente testa o que afirma testar? Por exemplo, ao selecionar um teste de capacidade aeróbia, deve-se escolher um que seja longo o bastante e suficientemente intenso para exigir que o fornecimento primário de energia seja pelo sistema aeróbio. Portanto, o teste de corrida de velocidade de 50 m não daria uma medida válida ou verídica da capacidade aeróbia ($\dot{V}O_2$máx). Para um teste ser válido, ele também deve ser relevante.[34] A relevância indica até que ponto o teste condiz com os objetivos da testagem. No exemplo mencionado, um teste de velocidade não é relevante para avaliar a capacidade aeróbia. A medida do índice de massa corporal (IMC) é um indicador relevante do estado de sobrepeso em uma população relativamente sedentária, mas não é relevante para um grupo de atletas com maior massa muscular magra e baixa porcentagem de gordura corporal.[23,26,41] A *validade de face*, portanto, significa que o teste parece testar aquilo que se propõe a testar.[21,50] Nesse sentido, um teste de 1 RM (1 repetição máxima) é uma medida válida de força muscular, mas não de flexibilidade. Um termo relacionado é *validade de conteúdo*, que indica que um especialista determinou que o teste abrange todos os tópicos ou capacidades que deve abranger.[21,50] Por exemplo, um atleta de voleibol deve ser testado em mais aspectos do que apenas sua capacidade de salto para abranger todas as habilidades desempenhadas nesse esporte específico.

A *validade de construto* é um conceito teórico que significa que o teste é capaz de diferenciar entre capacidades de desempenho. Em outras palavras, se um teste é relativo a habilidades esportivas, pessoas com essas habilidades devem pontuar mais no teste do que pessoas que fazem o teste sem terem adquirido previamente tais habilidades.[21,34,50]

A *validade relativa a critério* permite que o personal trainer aplique testes no campo ou no centro de condicionamento em vez de testes que podem ser realizados apenas em ambiente laboratorial ou com equipamentos caros, porque os resultados do teste laboratorial e do teste de campo foram comparados estatisticamente entre si.[34] Um teste de estresse de esforço máximo deve ser aplicado apenas em um ambiente rigidamente controlado, com a disponibilidade de equipe médica e equipamentos.[40,42,51] Como isso não é prático no ambiente de um centro de condicionamento, os personal trainers podem selecionar um teste de resistência cardiovascular submáximo, como um teste de esteira, um teste de estepe ou um teste de bicicleta ergométrica que tenha uma correlação estatística aos testes de esforço máximo com base em determinadas premissas. As premissas são que, quanto mais condicionado for o indivíduo, mais trabalho ele será capaz de realizar em determinada frequência cardíaca e mais trabalho total ele conseguirá realizar antes de atingir a frequência cardíaca máxima.[51] Os resultados obtidos com os testes submáximos não são precisamente os mesmos que os obtidos com o teste máximo, tampouco as pontuações estimadas de $\dot{V}O_2$máx em diferentes tipos de teste submáximo corresponderão identicamente entre si. No entanto, se a margem de erro entre os testes submáximos e máximos for pequena, e o teste for confiável e válido, ele é um bom teste. Os testes a seguir servem como exemplo desses aspectos.

A pesagem hidrostática é uma **medida indireta** ou estimativa da gordura corporal, com base no princípio de que o corpo é composto por massa de gordura e massa magra.[23,55] A autópsia é uma **medida direta**, porém, como não pode ser empregada em indivíduos vivos, não é uma medida útil. Outros métodos comuns (métodos de campo) para avaliar a composição corporal, como as avaliações de dobra cutânea, impedância bioelétrica (BIA, do inglês, *bioelectrical impedance*), interactância por infravermelho próximo (NIR, do inglês, *near-infrared interactance*) ou medidas antropométricas são duplamente indiretas.[12] Isso significa que a relação estatística é com a pesagem hidrostática e que o desvio-padrão da estimativa da composição corporal é definido em comparação com a pesagem hidrostática, e não com um método direto. O desvio envolvido na avaliação da composição corporal com um teste duplamente indireto pode ser maior do que com um teste indireto. Além disso, ao selecionar um teste específico para avaliar um cliente, o mesmo teste deve ser usado para outras testagens do componente particular de condicionamento. Uma estimativa de dobra cutânea de gordura corporal não pode ser comparada confiavelmente com uma estimativa feita por meio de BIA ou NIR, por exemplo.[23] (Ver Capítulo 11 para uma discussão mais detalhada sobre o assunto.)

> Um teste válido é aquele que mede o que se propõe a medir. Um teste confiável é aquele que pode ser repetido com precisão, pelo mesmo avaliador ou por outro. Um bom instrumento de avaliação é ao mesmo tempo válido e confiável.

## Fatores que afetam a confiabilidade e a validade

Todos os testes têm um **desvio-padrão de medida**. Trata-se da diferença entre a pontuação observada de uma pessoa - resultado obtido - e a pontuação real dessa pessoa, uma pontuação teoricamente sem desvio. Por exemplo, ao optar por avaliar a composição corporal usando a técnica de dobra cutânea, o personal trainer jamais saberá a verdadeira gordura porcentual (pontuação real) do cliente; em vez disso, conseguirá apenas estimar a gordura porcentual (pontuação observada), sabendo que essa estimativa envolve certo desvio. Empiricamente, todo resultado de teste consiste em uma pontuação real e um desvio. Todos os resultados de teste contêm o valor real do fator medido, bem como os desvios associados ao próprio teste. O desvio de medição pode ter diversas origens, incluindo o cliente, o personal trainer, o equipamento ou o ambiente.[34]

### Fatores relacionados ao cliente

No processo de identificação e seleção dos testes apropriados, é importante considerar fatores que podem influenciar o desempenho do cliente e, como consequência, ter um impacto na validade e na confiabilidade dos resultados da avaliação. Os principais fatores do cliente a se considerar na seleção de teste incluem condição de saúde e capacidade funcional, idade, sexo e condição pré-treinamento.

**Condição de saúde e capacidade funcional** A condição de saúde e a capacidade funcional do cliente definem quais avaliações são adequadas. As informações coletadas durante o processo de rastreio pré-participação (ver Capítulo 9) devem ser utilizadas para identificar potenciais limitações físicas. Entender esses limites proporciona um contexto para selecionar avaliações que atenderão razoavelmente às capacidades do indivíduo. Como exemplo, se um indivíduo é sedentário, tem mais de 60 anos de idade e tem uma capacidade aeróbia funcional de 5 MET (MET = equivalente metabólico; 1 MET é igual a um consumo de oxigênio de 3,5 $mL \cdot kg^{-1} \cdot min^{-1}$ e é uma estimativa do consumo de oxigênio em repouso da pessoa), pode ser inadequado que ele realize o teste de *step* da YMCA ou a corrida de 2,4 km. Essas duas avaliações podem requerer um nível metabólico de desempenho maior que 5 MET e, em alguns casos, podem ser considerados testes quase máximos para indivíduos descondicionados.[2,25,51] Além disso, a fadiga (e a motivação) do cliente, seja em decorrência de atividades recentes, consumo de alimentos e líquidos ou padrões de sono, ou em razão da quantidade e das demandas físicas das avaliações administradas em uma única sessão, vai influenciar os resultados da avaliação.[6]

**Idade** A idade cronológica e a maturidade podem influenciar o desempenho do teste. Por exemplo, a corrida de 2,4 km é considerada um teste de campo padrão para medir a capacidade aeróbia de homens e mulheres aparentemente saudáveis em idade universitária. Todavia, essa mesma avaliação não medirá adequadamente a capacidade aeróbia de pré-adolescentes, sobretudo por causa do desenvolvimento físico imaturo do sistema cardiovascular e da maturidade experimental necessária para se percorrer a distância andando.[11] Uma opção melhor para esses jovens poderia ser a corrida de 1,6 km cronometrada, a corrida de 9 minutos por distância ou o PACER;[7,32,52] e, para clientes mais velhos de baixo risco, recomenda-se a caminhada de 1,6 km como teste de campo mais seguro.[39]

**Sexo** Fatores biológicos específicos ao sexo podem influenciar os desempenhos em uma variedade de atividades ou avaliações como barra, flexão e supino para determinar a resistência muscular dos membros superiores. Várias diferenças entre homens e mulheres parecem influenciar o desempenho: as mulheres costumam ter mais gordura corporal e menos músculo, menor massa de ombro que sustenta menos tecido muscular e, como resultado, menor vantagem mecânica para os músculos que atuam no ombro.[14,53] O teste de barra, por exemplo, parece fornecer resultados confiáveis quando realizado por homens; no entanto, pode, em alguns casos, não conseguir diferenciar força e resistência muscular no caso das mulheres. Como resultado, em certas ocasiões, utiliza-se a suspensão na barra como método alternativo para avaliar a resistência muscular, por meio de uma ação muscular estática, em vez de dinâmica, medindo o período em que se consegue sustentar a posição suspendida com o cotovelo flexionado. Além disso, o teste de flexão para medir o condicionamento muscular dinâmico dos membros superiores inclui uma variação que se adapta às diferenças na força da parte superior do corpo; essa modificação utiliza a mesma posição de flexão militar tradicional para homens, no entanto os joelhos ficam flexionados, as pernas ficam em contato com a superfície de teste e os tornozelos ficam em flexão plantar.[29,51] Além disso, o teste de supino de carga fixa da YMCA oferece cargas fixas diferentes para homens e mulheres (15,8 kg para mulheres e 36 kg para homens), ilustrando as diferenças específicas aos sexos relacionadas a fatores do cliente que é preciso levar em conta na seleção de testes apropriados.[19] (Ver Capítulo 11 para os procedimentos completos desses testes.)

**Condição pré-treinamento** A condição pré-treinamento do cliente pode afetar a seleção do teste quando se consideram as habilidades necessárias para o teste e o nível relativo de esforço. Deve-se ter cautela na avaliação de indivíduos não treinados e descondicionados, mesmo quando eles exprimem o desejo de atingir altos níveis de desempenho. Por exemplo, o teste de corrida de 2,4 km e o teste de corrida de 12 min são considerados testes de esforço quase máximo, uma vez que exigem que o indivíduo percorra a distância o mais rapidamente possível.[2,25,38,51] Um cliente descondicionado deve ter um período de pelo menos 4 a 6 semanas de condicionamento aeróbio antes de participar de uma dessas avaliações.[40] Os clientes não acostumados a controlar seu ritmo podem se sair melhor em provas subsequentes de caminhada de 1,6 km conforme aprendem a ajustar seu ritmo inicial com um teste de treino.[34,38] Do mesmo modo, clientes que não têm a oportunidade de praticar um padrão de passada para um teste de agilidade podem não obter uma pontuação precisa. Dar tempo para o cliente praticar o padrão de movimento proporcionará uma indicação melhor da agilidade da pessoa;[34] porém, há quem argumente que praticar um padrão de movimento reduza a chance de que o teste meça verdadeiramente a agilidade, visto que ele não exigirá mais um componente cognitivo ou reativo.[45]

Do mesmo modo, um teste de 1 repetição máxima (1 RM) no movimento de agachamento pode ser adequado para um indivíduo condicionado que tem experiência prévia com esse padrão de movimento de peso livre. No entanto, para alguém sem experiência pré-treinamento, a falta de habilidade motora e a intensidade necessária para o exercício podem criar um risco de lesão inaceitavelmente alto.[3,15,27,30] Quanto maior a sobrecarga, mais estresse as articulações, os músculos, os ossos e os tecidos conjuntivos sofrem.[3,4,47] Para aumentar a segurança e a confiabilidade, pode ser necessário modificar o teste para que ele estime a força máxima com uma carga submáxima, como uma de 10 RM.[30] Podem ser necessárias uma ou mais sessões de prática do exercício específico com uma sobrecarga mais leve para aprender a técnica adequada. Para a pessoa não treinada, adaptações na coordenação do sistema neuromuscular podem ser responsáveis pela maior parte dos ganhos iniciais de força em um programa de treinamento de força.[3,15,33] Mesmo assim, pode ser prudente um período de familiarização para que o indivíduo não treinado passe a conhecer a habilidade nova envolvida no movimento e para proteção contra lesões. A duração do período de familiarização varia de acordo com o cliente e a intensidade relativa necessária, de acordo com o teste de força escolhido. Além disso, certos testes de resistência muscular podem envolver resistências pesadas o suficiente para permitir apenas um número limitado de repetições a serem desempenhadas pelos clientes não treinados. Por exemplo, clientes com músculos da parte superior do corpo mais fracos ou menores (p. ex., clientes mais jovens e mais velhos, algumas mulheres, clientes sedentários) não serão capazes de completar muitas repetições (p. ex., < 6) no teste de flexão, visto que seu peso corporal – mesmo usando a posição corporal modificada – é simplesmente grande demais. Para esses clientes, o teste de flexão se torna um que avalia a *força* muscular. Se esse for o caso, pode-se utilizar outro teste de resistência muscular da parte superior do corpo, como o teste de supino da YMCA, que será mais fiel se o cliente tiver experiência com levantamento.

### Fatores relacionados ao personal trainer

O nível de experiência e de treinamento do personal trainer tem um impacto na seleção das avaliações. Para manter a objetividade e reduzir a variabilidade intra-avaliador, os protocolos de teste que exigem habilidades técnicas competentes precisam estar de acordo com as capacidades do personal trainer. Como exemplo, desvios de predição teórica de até ±3,5% são considerados aceitáveis em várias equações e combinações de medições de dobra cutânea para avaliar a composição corporal,[23] mas o desvio de avaliadores pode ser responsável por 3 a 9% de variabilidade entre avaliadores (confiabilidade interavaliador).[23] Os desvios podem ser ainda maiores por falta de conformidade com o protocolo, identificação imprecisa de locais de medição, equipamento mal calibrado e má escolha de equações de predição.[23] Realizar medições precisas de dobra cutânea é uma habilidade complexa, que exige cerca de cem oportunidades de prática em clientes diferentes para que o personal trainer adquira a proficiência adequada.[23] Para desenvolver a consistência intra-avaliador, o personal trainer deve realizar as medições em diferentes locais e tipos corporais.[23] A dificuldade relativa do teste e o tipo de medição necessária podem afetar os resultados. Não é plausível esperar que o personal trainer leia todo o protocolo, administre a avaliação no cliente e obtenha bons resultados sem que tenha praticado. Alguns testes exigem muito mais habilidade e prática do que outros. Por exemplo, é necessária relativamente pouca prática da parte do personal trainer para usar um cronômetro e um monitor de frequência cardíaca durante um teste de caminhada ou corrida de 1,6 km cronometrada. Por outro lado, as habilidades necessárias para obter resultados confiáveis em um teste de bicicleta ergométrica não computadorizada são muito mais complexas e abrangentes (p. ex., monitorar e ajustar a carga de trabalho e a cadência do pedal na bicicleta ergométrica; obter frequências cardíacas a cada minuto do teste).[24,43]

O personal trainer que não está familiarizado com a administração de uma avaliação não deve selecioná-la, mas deve continuar com seu desenvolvimento profissional reservando tempo para praticar a administração a fim de usá-la em futuros clientes.

## Fatores relacionados ao equipamento

Todo mecanismo ou aparelho utilizado para medir trabalho, desempenho ou resposta fisiológica exige calibração ou ajuste do aparelho para garantir a precisão, a fim de medir com exatidão a característica específica avaliada. Com a calibração, verifica-se a precisão de um aparelho de medição para gerar uma leitura precisa. A confiabilidade, a validade e a objetividade da avaliação são diretamente afetadas pela precisão da ferramenta de medição. Mecanismos e aparelhos comuns empregados no processo de avaliação que necessitam de calibração são a bicicleta, a escada e a esteira ergométricas; os esfigmomanômetros; os compassos de dobra cutânea e mecanismos de composição corporal; os metrônomos; e outros aparelhos eletrônicos utilizados para medir tempo, distância e potência. Para garantir a precisão do equipamento, é importante instituir um plano periódico de verificação e calibração de mecanismos e aparelhos, de acordo com a especificação do fabricante e com base nas recomendações de garantia.[25,37,51]

## Fatores ambientais

Os elementos climáticos e a configuração física do ambiente apresentam questões potenciais que podem influenciar o desempenho e a segurança do cliente. Como consequência, ao selecionar e administrar os testes, é necessário considerar o planejamento ambiental e a garantia do controle de qualidade em relação a clima, altitude, poluição do ar e configuração física das instalações.

**Temperatura e umidade** O ambiente impõe dificuldades e problemas relativos a respostas fisiológicas que podem ter um impacto na administração e no desempenho do teste. É preciso considerar a exposição à temperatura elevada, à alta umidade e ao clima frio na seleção das avaliações. Temperaturas ambientes elevadas em combinação com alta umidade inibem o sistema termorregulatório do corpo, prejudicando a dissipação de calor, o que impede o desempenho de resistência física, impõe riscos à saúde e afeta os resultados do teste. O personal trainer deve estar ciente dos limites de uma temperatura e umidade combinadas acima dos quais a participação em atividade contínua pode aumentar o risco de intermação e afetar o desempenho.[1,10] Por exemplo, entre 18,4° e 22,2° Celsius e 65,1 e 72,0% de umidade, o risco de insolação por esforço começa a subir.[1,10] Áreas geográficas que enfrentam temperaturas elevadas aliadas à alta umidade podem não ser adequadas para testes ao ar livre para avaliar a resistência aeróbia, visto que o desempenho pode ser afetado. Além disso, pode ser necessário um período de aclimação a temperaturas (e umidade) mais elevadas para testes em uma área com flutuações sazonais em temperaturas.[49]

A exposição a baixas temperaturas, menos de −4° Celsius, pode não ter um impacto significativo no desempenho e na saúde de indivíduos jovens aparentemente saudáveis; porém, idosos e pessoas que apresentam transtornos cardiovasculares e circulatórios, bem como problemas respiratórios, podem precisar de cautela. A exposição ao frio pode estimular o sistema nervoso simpático, o qual pode afetar a resistência periférica total, a pressão arterial, a contração do miocárdio e o trabalho cardíaco.[40,54] Especialmente preocupantes são as práticas ao ar livre que exigem esforço significativo dos membros superiores. Clientes com condições respiratórias, especialmente asma, também podem ser mais propensos a problemas em baixas temperaturas, visto que o ar frio pode provocar espasmo brônquico.[48,51]

**Altitudes** A altitude também pode prejudicar o desempenho de resistência aeróbia. Testes para medir a resistência aeróbia podem não ter correlação com dados normativos de desempenho quando a avaliação ocorre em altitudes mais elevadas que 580 m.[17] Além disso, indivíduos não aclimados a mudanças de altitude podem precisar de um período de adaptação de 9 a 12 dias antes de realizar avaliações de resistência aeróbia.[51]

**Poluição do ar** Outra consideração ambiental é o **índice de qualidade do ar (IQA)**. Trata-se de uma medida de qualidade do ar em relação aos poluentes. A poluição pode ter um efeito negativo no desempenho e na saúde, pois reduz a capacidade do sangue de transportar oxigênio, aumenta a resistência nas vias aéreas e altera a percepção de esforço de determinada tarefa.[16,40] O IQA costuma ser relatado nas previsões de tempo, e o personal trainer deve estar atento a quais grupos de indivíduos são sensíveis a determinados níveis de IQA.[40] (Ver Fig. 10.1 para mais informações sobre o IQA e questões de saúde.)

**Ambiente de teste** Questões associadas à saúde e ao controle do ambiente são fatores importantes para a validade e a confiabilidade da avaliação. A fim de minimizar as distrações externas e a ansiedade potencial relativa ao processo de avaliação, a área de teste deve ser silenciosa e privada. O personal trainer deve projetar uma atitude positiva, relaxada e confiante; e o processo deve ser explicado com clareza e não deve ser apressado. A sala de teste deve ser bem equipada, com mobiliário confortável, e aparelhos de teste padronizados e calibrados. A temperatura ambiente deve ficar ajustada entre 20 e 22° Celsius, 60% ou menos de umidade, e circulação de ar de 6 a 8 trocas por hora.[51] As instalações físicas devem ser inspecionadas em busca de inadequações, e os procedimentos precisam ser documentados e divulgados claramente. O equipamento apropriado de emergência deve ser operável e estar imediatamente disponível para o caso de um incidente que exija resposta de emergência.[8,43,51] (Ver Capítulo 24 para mais detalhes sobre características recomendadas de instalações.)

A integridade do processo de avaliação depende da validade e da confiabilidade das avaliações selecionadas e da administração adequada por um profissional de condicionamento treinado. Os personal trainers devem ter o cuidado de aperfeiçoar a confiabilidade atentando regularmente a fatores controláveis relativos ao cliente, ao personal trainer, ao equipamento e ao ambiente.

## Estudos de caso de avaliações

As avaliações necessárias mais importantes para se iniciar e elaborar um programa de exercício são as de risco de doença cardiovascular do cliente e de potenciais contraindicações a atividades específicas em virtude de limitações musculoesqueléticas ou doenças conhecidas. O resultado do processo de rastreio de saúde e da estratificação de risco define a seleção e a administração de todas as outras avaliações. Antes de selecionar os instrumentos de avaliação para cada cliente, o personal trainer também precisa considerar outros fatores, incluindo as metas de exercício, o histórico de exercício e a atitude do cliente em relação às avaliações; a experiência e a habilidade dele no desempenho das avaliações; e o equipamento e as instalações disponíveis. Na maioria dos casos, pode-se utilizar mais de um instrumento de avaliação para coletar as informações necessárias a fim de elaborar um programa. A seção a seguir explora esses conceitos mais a fundo com dois estudos de caso. (Consultar a Tabela 9.2 no Capítulo 9 para detalhes sobre estratificação de risco.)

Selecionar avaliações válidas, confiáveis e seguras que gerem resultados pertinentes exige uma compreensão da condição de saúde, da estratificação de risco e das metas do cliente; do nível de experiência do personal trainer; da disponibilidade de equipamento; e das características do teste específico associado à avaliação.

| Níveis do índice de qualidade do ar em relação à saúde | Valor numérico | Significado |
|---|---|---|
| Bom | 0-50 | A qualidade do ar é considerada satisfatória, e a poluição do ar impõe pouco ou nenhum risco |
| Moderado | 51-100 | A qualidade do ar é aceitável; porém, no caso de alguns poluentes, pode haver uma preocupação de saúde para um número muito pequeno de pessoas que sejam mais sensíveis à poluição do ar do que o normal |
| Insalubre para grupos sensíveis | 101-150 | Membros de grupos sensíveis podem sofrer efeitos na saúde. O público em geral não está sujeito a esses efeitos |
| Insalubre | 151-200 | Todos podem começar a sofrer efeitos na saúde. Os membros de grupos sensíveis podem sofrer efeitos mais graves na saúde |
| Muito insalubre | 201-300 | Alerta de saúde: todos podem sofrer efeitos mais graves à saúde |
| Perigoso | > 300 | Alertas de saúde de condições de emergência. Toda a população está mais sujeita aos malefícios |

FIGURA 10.1 Níveis de índice de qualidade do ar.
Reproduzida de http://airnow.gov/index.cfm?action=aqibasics.aqi.

## ESTUDO DE CASO 10.1

### Maria G

Maria G. é uma senhora de 57 anos de idade, avó de quatro netos, que foi ativa durante quase toda a vida. Ela mede 1,65 m de altura e pesa 66 kg. Ela participava de aulas aeróbias de *step* e de *spinning* de 3 a 4 vezes por semana em seu antigo clube antes de se mudar para mais perto das famílias dos filhas. Ela planeja retomar essas atividades no novo clube. Também joga ocasionalmente tênis e golfe recreativo com as amigas. Ela gostaria de aumentar sua força, visto que está ajudando mais a cuidar dos netinhos e acha cansativo carregar os bebês e suas sacolas. Ela nunca fumou, embora o marido ainda fume um maço por dia. Seu pai faleceu aos 73 anos de idade em um acidente de carro, e sua mãe ainda está viva aos 82 anos.

No último mês, um hospital local patrocinou uma feira de saúde, e Maria aproveitou todas as oportunidades de rastreio. Sua pressão arterial média era de 129/79 mmHg (milímetros de mercúrio). Seu colesterol total era de 231 mg/dL (miligramas por decilitro), com uma contagem de lipoproteínas de baixa densidade (LDL) de 150 mg/dL e uma pontuação de lipoproteínas de alta densidade (HDL) de 65 mg/dL. Sua glicose em jejum foi de 93 mg/dL. Ela também teve sua gordura corporal testada com um dispositivo de BIA portátil e lhe informaram que ela tinha 28% de gordura. Ela não tem nenhum outro problema de saúde. Veja o "Formulário de registro de avaliação individual de Maria" na página a seguir para um resumo dos achados da avaliação.

## FORMULÁRIO DE REGISTRO DE AVALIAÇÃO INDIVIDUAL DE MARIA

(Pré-teste) Pós-teste (circule uma opção)

Nome do cliente: Maria G. Idade: 57

Metas: Aumentar força muscular; manter capacidade aeróbia e composição corporal; melhorar equilíbrio e perfil lipídico.

Observações de rastreio pré-participação: Categoria risco "moderado"; necessário liberação médica antes de se prescrever um programa de exercício de atividade "vigorosa".

Datas da avaliação: 9/8/11; 11/8/11

Comentários: Reavaliar % de gordura corporal usando compassos de dobra cutânea; previamente ativa, mas não tem se exercitado nos últimos tempos; deseja retomar aulas aeróbias; completou recentemente um rastreio de lipídios (colesterol: 231 mg/dL; LDL: 150 mg/dL; HDL: 65 mg/dL; glicose em jejum: 93 mg/dl); marido fumante.

| Sinais vitais | Pontuação ou resultado | Classificação* | Exemplos e padrões de referência de norma e critério (Cap. 11) |
|---|---|---|---|
| Pressão arterial em repouso | 129/79 | Pré-hipertensa | Tabela 11.2 |
| Frequência cardíaca em repouso | 72 batimentos/min | Média | Tabela 11.1 |
| **Medidas de composição corporal** | **Pontuação ou resultado** | **Classificação** | |
| Altura | 1,65 m | Percentil: ~75° | Tabela 11.7 |
| Peso | 66 kg | | |
| Índice de massa corporal (IMC) | 24,1 | Normal | Tabela 11.8 |
| Circunferência de cintura | 74 cm | Abaixo do corte de 88 cm | Tabela 11.5 |
| Circunferência de quadril | 91 cm | – | – |
| Índice de cintura e quadris | 0,81 | Risco moderado | Tabela 11.12 |
| Gordura corporal porcentual<br>Método: BIA | 28% | Percentil: ~60°<br>Critério: mais magra do que a média | Percentil: Tabela 11.11<br>Critério: Tabela 11.11 |
| **Resistência cardiovascular** | **Pontuação ou resultado** | **Classificação** | |
| Taxa inicial de trabalho no teste de bicicleta de Åstrand-Ryhming: 450 kg·m-1·min-1 | 28,64 $mL \cdot kg^{-1} \cdot min^{-1}$ | Percentil: ~55°<br>Critério: boa | Percentil: Tabela 11.16<br>Critério: Tabela 11.18 |
| **Resistência muscular** | **Pontuação ou resultado** | **Classificação** | |
| Peso de teste de supino da YMCA: 16 kg | 9 repetições com 16 kg | Percentil: 50° | Tabela 11.24 |
| **Força muscular** | **Pontuação ou resultado** | **Classificação** | |
| Estimar 1 RM de supino com carga submáxima | 1 RM estimada como 27 kg, o que é ~41% do peso corporal | Percentil: ~90° | |
| **Flexibilidade** | **Pontuação ou resultado** | **Classificação** | |
| Teste de sentar e alcançar da YMCA | 33 cm | Percentil: 30° | Tabela 11.27 |
| **Outros testes** | **Pontuação ou resultado** | **Classificação** | |
| Teste de amplitude de movimento do quadril de Thomas** | Ambas as pernas testadas permaneceram no chão | Flexibilidade adequada do flexor do quadril | |
| Teste sobre um pé, olhos abertos*** | Direito: 6 s<br>Esquerdo: 9 s | Abaixo da média | |

* A classificação se refere ao padrão de referência de norma ou de critério, dependendo do teste e do protocolo. Consultar os exemplos e padrões de referência de norma e critério apresentados no Capítulo 11 para uma explicação mais detalhada de como foram atribuídos os termos de classificação aos resultados de Maria.

** Dados normativos e de protocolo em Howley e Franks.[25]

*** Dados normativos e de protocolo em Springer et al.[46]

### Análise de fatores de risco

Qual é a estratificação de risco de Maria (ver Tabs. 9.1 e 9.2)? Maria tem três fatores de risco positivos segundo o rastreio: idade, tabagismo e dislipidemia. Primeiro, Maria tem mais de 55 anos de idade, o que já conta como um fator de risco. Segundo, embora ela não fume, seu marido fuma, o que significa que ela sofre exposição significativa à fumaça de tabaco ambiental. Por fim, tanto seu nível de colesterol total como o de LDL estão acima dos limiares de risco (200 mg/dL no caso de colesterol total e 130 mg/dL no caso do colesterol LDL). No entanto, o nível de HDL de Maria de 65 mg/dL está acima do nível de 60 mg/dL, o que é um número positivo alto que cancela um dos fatores de risco. A pressão arterial e a glicose sanguínea de Maria estão normais, e sua pontuação de IMC de 24,1 não indica condição de sobrepeso. Sua porcentagem de gordura corporal em 28% está na categoria "mais magra do que a média" para uma mulher de sua idade. Maria não tem histórico familiar significativo de doença cardiovascular. Como o total líquido de Maria de dois fatores de risco a classifica como risco moderado, ela não deve participar de testes de exercício *máximo* ou de um programa de exercício *vigoroso* antes de obter autorização de um médico (ver Fig. 9.1).

### Recomendações de avaliação

Quais recomendações de avaliação seriam adequadas para essa cliente? Para a avaliação de resistência cardiovascular, o personal trainer tem várias opções de atividades. Como Maria era ativa regularmente em exercícios aeróbios, ela seria uma candidata a um dos testes que exigem certo pré-condicionamento (p. ex., teste de corrida de 2,4 km, teste de corrida de 12 min e teste multiestágio de bicicleta ergométrica da YMCA).[25,51] No entanto, em virtude de sua condição de risco moderado em decorrência da idade, esses testes quase máximos são considerados inadequados para ela nesse momento sem autorização médica. Os testes de esteira graduados ou de estágio único, testes de caminhada, testes de bicicleta e testes de *step* (*steps* de até 30 cm) seriam opções aceitáveis, visto que ela não apresenta queixas articulares e costumava participar de duas dessas três atividades.

Como Maria não realiza nenhum programa de treinamento de força, não se recomenda nenhum teste de força máxima (1 RM). Realizar um teste de resistência muscular como o teste de supino de carga fixa da YMCA pode não apresentar problemas, visto que ela é ativa; porém, a atividade não estava classificada dentro de um programa de força e os exercícios são desconhecidos. Seria melhor esperar Maria se acostumar com a mecânica da realização dos exercícios e ficar mais bem treinada para realizar a avaliação de força padronizada. Todavia, em razão de sua parte superior do corpo fraca, o personal trainer pode optar por utilizar uma sobrecarga submáxima no supino para estimar 1 RM de Maria e, na sequência, sua força relativa, a fim de avaliar a força de base da parte superior do corpo. O personal trainer pode permitir que a cliente pratique o movimento de supino antes de realizar o teste submáximo para que os resultados sejam mais válidos, desde que se ofereça repouso total entre a prática e a avaliação propriamente dita.

Se Maria tivesse expressado preocupações em relação ao peso ou à dimensão corporal, seria prudente repetir um teste de composição corporal sob as condições prescritas, a fim de obter os dados de base para comparações futuras, visto que se desconhecem as condições de teste na feira de saúde. Para medidas da gordura corporal, recomenda-se que o mesmo teste seja administrado sob as mesmas condições pelo mesmo avaliador.[23] Portanto, o personal trainer pode retestar Maria com, por exemplo, compassos de dobra cutânea se tiver habilidade no uso dessa ferramenta. As medidas de circunferência também ofereceriam dados de base para riscos de saúde relativos ao excesso de gordura abdominal e permitiriam que Maria acompanhasse as mudanças em seu corpo depois de participar de um programa de exercício. (Ver Capítulo 11 para uma discussão mais detalhada sobre como realizar essas medições antropométricas.)

Maria não expressou o desejo de melhorar o desempenho esportivo e, portanto, não são necessários testes de agilidade, velocidade ou potência nesse momento. Problemas de equilíbrio, tempo de reação e coordenação relativos a suas atividades cotidianas podem se tornar aparentes e exigir maior investigação ou programação no futuro. Se a cliente continuar jogando tênis e golfe, ela pode gostar de atividades voltadas à melhora no desempenho após o personal trainer ter elaborado um programa a fim de atender à meta atual de maior força funcional.

ESTUDO DE CASO 10.2

## Paul C.

Paul C. tem 28 anos de idade e é contador em um escritório muito agitado. Ele mede 1,83 m, pesa 118 kg e nunca fumou ou consumiu produtos derivados de tabaco. O pai de Paul sofreu dois ataques cardíacos antes de falecer aos 47 anos, e o irmão de Paul, de 34 anos, passou recentemente por uma cirurgia de três pontes de safena depois de sentir dores no peito. Sua mãe tem diabetes do tipo 2, que está sob controle. Paul não tem a medida de sua glicose sanguínea em jejum. Durante a entrevista inicial, sua pressão arterial foi avaliada em 150/96 mmHg; sua porcentagem de gordura corporal era de 30 e sua medição de cintura era de 104 cm, ao passo que a medição de quadril era de 112 cm. Seu último exame de colesterol foi realizado há mais de seis meses e ele não se lembra dos números, mas afirma: "O médico não disse nada, então acho que estava tudo bem". Paul desenvolveu asma, induzida por alergias sazonais e exercício. Ele tem um inalador de salbutamol e diz ficar sem ar facilmente com atividade, às vezes precipitando um ataque de asma. Ele também relata certa dor intermitente no joelho esquerdo, provavelmente relacionada a uma queda de alguns meses atrás. Seu joelho não foi examinado por um médico. Paul se inscreveu no programa por insistência da mulher, que teme que ele seja um candidato a ataque cardíaco, como ocorreu com seu irmão. Ele nunca foi ativo, nem gostou de se exercitar, e não sabe como vai encaixar a atividade em sua agenda movimentada de trabalho.

### Análise de fatores de risco

Qual é a estratificação de risco de Paul (ver Fig. 9.1)? Paul tem diversos fatores de risco neste momento. Ele tem um histórico familiar significativo, visto que tanto o pai como o irmão sofreram ataques cardíacos ou doenças cardiovasculares antes dos 55 anos de idade. Seu IMC é de 35,3, o que o coloca na classe II de obesidade, de risco muito alto (ver Tab. 11.5).[23,51] As outras medidas antropométricas apoiam o fato de que seu excesso de gordura visceral, armazenada na área abdominal, classifica Paul em alto risco de doença cardiovascular, acidente vascular cerebral e diabetes tipo 2; a gordura corporal está ≥ 30% (ver Tab. 11.10); a circunferência de cintura é ≥ 102 cm;[23,51] e a relação cintura-quadril está acima de 0,94 (ver Tab. 11.12).[23,51] Ele próprio admite não ser uma pessoa ativa. Sua pressão arterial é alta; duas leituras consecutivas de pressão arterial elevada na sistólica (> 140 mmHg) ou na diastólica (> 90 mmHg) recomendam encaminhamento para avaliação médica (ver Tab. 11.2). Sua glicose em jejum é desconhecida neste momento. Paul não relata nenhum outro sinal ou sintoma de doença cardiovascular, mas seu colesterol sanguíneo também é desconhecido atualmente. Além dos quatro fatores de risco que ele apresenta (histórico familiar, obesidade, inatividade, pressão arterial elevada), ele tem uma doença conhecida (asma) e um problema ortopédico não diagnosticado (joelho esquerdo). Paul deve ser aconselhado a não praticar nenhuma atividade até a liberação do médico.

### Recomendações de avaliação

Considerando-se a situação de Paul, seu médico pode apontá-lo como um cliente de alto risco e decidir realizar um teste diagnóstico de esforço com ele. Se for o caso e Paul for liberado para um programa de atividades limitadas, o personal trainer pode utilizar os dados de frequência cardíaca máxima e consumo máximo de oxigênio obtidos no teste de estresse na elaboração do programa de exercícios. Se Paul não fizer o teste de esforço e for liberado para o exercício moderado, a avaliação da função cardiovascular será submáxima, podendo ter o teste de bicicleta como o mais apropriado, visto que ele não sustenta peso e pode impor menos estresse sobre seu joelho esquerdo. É necessário dedicar atenção especial a algumas das outras informações oferecidas pelo cliente. Ele não é uma pessoa ativa, não gosta particularmente de se exercitar e já está criando empecilhos para encontrar tempo para se exercitar. Ele parece estar no estágio de contemplação ou, talvez, de preparação de prontidão para a mudança no estilo de vida.[36] (Ver Capítulo 8 para mais informações sobre a prontidão psicológica para o exercício.) Além disso, o personal trainer pode pedir para que Paul complete o formulário de "Avaliação atitudinal" (Capítulo 8), que avalia a opinião em relação ao exercício. Enquanto aguarda a autorização do médico, Paul pode se beneficiar com sessões para discutir sua prontidão para mudar comportamentos de estilo de vida; definição de metas; estratégias para melhorar sua adesão a um programa; e consulta com um especialista em nutrição.

## Administração e organização das avaliações de condicionamento

A administração da avaliação de condicionamento requer preparação e organização avançadas para garantir resultados psicometricamente sólidos e resultados seguros. Ao organizar e administrar o processo de avaliação de condicionamento, deve-se prestar atenção especial aos detalhes da preparação e da introdução de fatores que terão um impacto na obtenção de resultados seguros, precisos e pertinentes.

### Preparação do teste

Resultados apropriados e valiosos do teste dependem da capacidade do personal trainer de preparar os clientes instruindo-os quanto ao teor do teste, às exigências pré-teste e às expectativas do processo de avaliação. A preparação para avaliar o nível de condicionamento de uma pessoa exige que o personal trainer execute procedimentos de rastreio pré-avaliação, considere questões de segurança, selecione avaliações apropriadas, escolha instalações e verifique a precisão do equipamento, além de cumprir as responsabilidades de manutenção de registros. Ver o "Checklist de preparação e aplicação do teste" no final deste capítulo.

#### Conduzir procedimentos de rastreio pré-avaliação e analisar questões de segurança

A aplicação do procedimento de avaliação de condicionamento deve ocorrer apenas depois de um rastreio pré-atividade completo que inclua entrevista inicial, execução de uma ferramenta de avaliação de saúde, preenchimento de formulários apropriados e, quando necessário, recomendações de um médico sobre o controle de contraindicações médicas (ver Capítulo 9). Existem riscos documentados associados ao teste de exercício; porém, evidências sugerem que as complicações são relativamente pequenas (0,06% ou 6 em 10.000).[51]

#### Verificar adequação de avaliações selecionadas

Selecionar avaliações válidas, confiáveis e seguras que gerem resultados pertinentes depende de uma compreensão das metas e da condição de saúde do cliente, do nível de experiência do personal trainer e das características do teste específico associado à avaliação.

#### Selecionar instalações e verificar precisão do equipamento

A facilidade de administração, o baixo custo e a disponibilidade do equipamento, bem como as instalações, influenciam a administração e a aplicação do processo de avaliação. Dois tipos de avaliações, testes laboratoriais e testes de campo, podem ser administrados para gerar resultados valiosos; mas, na maioria das situações, eles são administrados sob condições diferentes. Os testes laboratoriais, na maioria dos casos, são realizados em ambientes clínicos, com a utilização de equipamentos diagnósticos especializados para avaliar a capacidade funcional máxima de um indivíduo. Exemplos de testes laboratoriais incluem o uso de um calorímetro portátil, para medir o consumo de oxigênio, e da pesagem hidrostática, para medir a composição corporal. O teste é relativamente complexo e as ferramentas de medição direta são utilizadas para reduzir desvios de dados e quantificar resultados com base nas respostas fisiológicas. Por causa das capacidades diagnósticas dos testes e do alto risco de complicações cardíacas, profissionais de saúde associados são responsáveis por administrar o processo de análise e avaliação dos testes laboratoriais. Para esses testes, os seguintes equipamentos são úteis:

- Bicicleta ergométrica ou esteira.
- Equipamento para medir a composição corporal (p. ex., compassos de dobra cutânea).
- Equipamento para medir a flexibilidade (p. ex., goniômetro ou caixa de sentar e alcançar).
- Equipamento para medir a força de contração muscular (p. ex., dinamômetro).
- Quadro de percepção de esforço.
- Cronômetro.
- Metrônomo.
- Esfigmomanômetro.
- Estetoscópio.
- Fita métrica.
- Balança de peso corporal.
- *Kit* de primeiros socorros.
- Desfibrilador externo automático (DEA).[9]

Os **testes de campo** são avaliações práticas que custam pouco, são de fácil administração, exigem pouco equipamento, consomem menos tempo, podem ser realizados em diversos ambientes e podem ser mais eficientes na avaliação de grupos grandes. Exemplos de testes de campo incluem testes de caminhada/corrida, testes de agilidade e testes de 1 RM. As avaliações podem ser submáximas ou máximas e normalmente são administradas por um profissional de condicionamento certificado. Essas avaliações, que não são diagnósticas, utilizam medições indiretas para quantificar e extrapolar resultados de desempenho. As principais preocupações quanto às avaliações máximas são o potencial de riscos que existe quando o indivíduo empenha esforço máximo sem ser monitorado com equipamentos diagnósticos. Em razão do custo do equipamento laboratorial e da facilidade de administração do teste de campo, pode não ser prático ou adequado que o personal trainer aplique testes laboratoriais. Em todo caso, é possível utilizar testes de campo de maneira efetiva e eficiente para obter informações necessárias e compará-las com os padrões de norma ou critério de referência.

### Instruir clientes sobre protocolos de pré-avaliação

Deve-se agendar um horário para avaliação com antecedência para que o cliente se prepare adequadamente do ponto de vista físico e mental para a ocasião. O cliente deve receber instruções pré-teste no preparo para a avaliação. Elas incluem:

- Repouso adequado (p. ex., 6 a 8 horas na noite anterior e nenhum exercício vigoroso nas 24 horas que antecedam o teste).
- Consumo alimentar moderado (p. ex., uma refeição ou lanche leve 2 a 4 horas antes do teste).
- Hidratação adequada (p. ex., 6 a 8 copos de água no dia anterior ao teste e pelo menos 2 copos [0,5 L] de água nas 2 horas que antecedem o teste).
- Abstinência de substâncias químicas que acelerem a frequência cardíaca (com exceção de medicamentos prescritos).
- Vestimenta adequada (p. ex., roupas largas e tênis esportivos resistentes).
- Procedimentos específicos do teste e expectativas antes, durante e depois do teste.
- Condições para a conclusão do teste.

É importante que o cliente seja informado que pode interromper o teste por qualquer motivo a qualquer momento. Além disso, em algumas ocasiões, pode ser necessário, por razões de segurança, que o personal trainer finalize um teste antes de sua conclusão. Os motivos para interromper o teste quando realizado sem o envolvimento direto de um médico ou monitoramento eletrocardiográfico estão listados na Tabela 10.1. Se o teste precisar ser interrompido abruptamente, deve-se oferecer na sequência um período de resfriamento corporal de 5 a 15 min, quando possível.

**TABELA 10.1** Indicações para finalizar o teste de exercício

| |
|---|
| Princípio de angina ou sintomas semelhantes à angina |
| Queda na PA sistólica de > 10 mmHg da PA preliminar apesar do aumento na sobrecarga |
| Aumento excessivo na PA; pressão sistólica > 250 mmHg ou diastólica > 115 mmHg |
| Falta de ar, chiado, cãibras no membro inferior ou claudicação |
| Sinais de má perfusão (p. ex., ataxia, tontura, palidez, cianose, pele fria ou úmida, ou náusea) |
| Ausência de elevação da FC diante de aumento na intensidade do exercício |
| Mudança evidente no ritmo cardíaco |
| Pedido do cliente para parar |
| Manifestação física ou verbal de fadiga grave |
| Falha do equipamento de teste |

Reproduzida de ACSM, 2010.[51]

### Preparar sistema de registro

Um método organizado para coletar, registrar e armazenar dados é fundamental para reduzir a incidência de desvio, além de ser útil para a avaliação e a interpretação dos resultados do teste. Criar um método sistemático para coleta e armazenamento de dados é uma das responsabilidades profissionais associadas ao papel do personal trainer. Além disso, a documentação pode oferecer evidências de cuidados necessários e prudentes para o caso de o padrão de cuidado ser questionado ou se ocorrer litígio.[37,44]

Um método sistemático para coleta de dados inclui formulários de registro manual ou programas de software que possibilitem a documentação de pontuações brutas expressas em unidades específicas de medição. Os dispositivos de registro também devem conter informações vitais sobre o cliente relacionadas ao processo de avaliação e oferecer espaço para comentários sobre a coleta de dados durante o processo. Além disso, o sistema de coleta de dados deve ser organizado de maneira que os resultados dos testes possam ser acessados de maneira rápida. Essa característica é especialmente importante quando se fazem comparações entre pré e pós-teste durante o processo de reavaliação. O sistema também deve ter um mecanismo de proteção para garantir a confidencialidade. Ver a cópia em branco do "Formulário de registro de avaliação individual" (usado no Estudo de caso 10.1) como exemplo de formulário de registro de avaliação que se pode utilizar.

## Aplicação do teste

Organizar e adotar um procedimento de avaliação exige a atenção detalhada do personal trainer a diversas tarefas: identificar a sequência das avaliações, definir e seguir os protocolos de teste, coletar e interpretar dados, e agendar uma revisão dos resultados. Consultar "Checklist de preparação e aplicação do teste" no final do capítulo.

### Determinar a sequência de avaliações

A organização de um procedimento de teste exige que o personal trainer identifique e determine a ordem adequada de testes para garantir o desempenho ideal, bem como o repouso e a recuperação adequados, para gerar resultados precisos. A ordem dos testes é influenciada por muitos fatores: número de clientes a serem testados, componentes a serem avaliados, habilidade envolvida, demanda de sistema energético, tempo disponível e a meta específica do cliente. Muitos clientes não precisam de uma bateria de testes tão abrangente quanto a lista a seguir. É possível utilizar diversas estratégias em relação à ordem do teste; porém, os exemplos a seguir são sequências lógicas para clientes com metas relativas a condicionamento geral ou desempenho esportivo:[21]

*Condicionamento geral*

1. Testes em repouso (p. ex., frequência cardíaca em repouso, pressão arterial, altura, peso, composição corporal).
2. Testes não fatigantes (p. ex., flexibilidade, equilíbrio).
3. Testes de força muscular.
4. Testes de resistência muscular local (p. ex., teste de supino da YMCA, teste de abdominal parcial).
5. Testes de capacidade aeróbia submáxima (p. ex., teste de *step*, teste de caminhada de Rockport, teste de bicicleta ergométrica de Åstrand-Ryhming, corrida de 2,4 km, corrida/caminhada de 12 min).

*Desempenho esportivo*

1. Testes em repouso (p. ex., frequência cardíaca em repouso, pressão arterial, altura, peso, composição corporal).
2. Testes não fatigantes (p. ex., flexibilidade, salto vertical).
3. Testes de agilidade (p. ex., teste T).
4. Testes de força e potência máximas (p. ex., *power clean* de 3 RM, supino de 1 RM).
5. Testes de corrida de velocidade (p. ex., corrida de velocidade de 37 m).
6. Testes de resistência muscular local (p. ex., teste de abdominal de 1 min, teste de flexão).
7. Testes de capacidade anaeróbia (p. ex., *shuttle run* de 275 m).
8. Testes de capacidade aeróbia máxima ou submáxima (p. ex., teste máximo de esteira, corrida de 2,4 km, teste de bicicleta ergométrica da YMCA).

Se possível, é mais apropriado agendar avaliações para medir a capacidade aeróbia máxima em um dia separado. No entanto, se todas as avaliações forem realizadas no mesmo dia, os testes aeróbios máximos devem ser realizados por último, após um período de recuperação em repouso de pelo menos uma hora.[21] É importante destacar que algumas organizações recomendam avaliar a capacidade aeróbia antes do condicionamento ou da flexibilidade musculares em razão da frequência cardíaca elevada pelas avaliações realizadas anteriormente.[51] Todavia, a recomendação de uma recuperação mínima de uma hora antes da avaliação da capacidade aeróbia deve evitar esse problema.

### Definir e seguir protocolos de teste

Os indivíduos a serem avaliados devem receber instruções precisas sobre o teste antes da consulta marcada para a avaliação. A clareza e a simplicidade das instruções têm um impacto direto na confiabilidade e na objetividade de um teste.[5] As instruções do teste devem definir os protocolos, incluindo o propósito do teste, as instruções sobre aplicação, as orientações de desempenho relativas à técnica e à desqualificação, a pontuação do teste e as recomendações para maximizar o desempenho. O personal trainer também deve oferecer uma demonstração do desempenho adequado do teste e deve dar ao cliente a oportunidade de praticar o que será solicitado e de fazer perguntas a respeito do protocolo.

É responsabilidade do personal trainer garantir que os protocolos do teste sejam seguidos de maneira segura e eficiente. Para aumentar a confiabilidade, devem-se seguir estritamente os procedimentos padronizados com cada cliente, toda vez que o teste for administrado. Além disso, o teste selecionado para o pré-teste deve ser repetido como pós-teste para que se possa fazer uma comparação confiável das pontuações. O personal trainer deve instituir um procedimento adequado de aquecimento e de resfriamento corporal quando necessário, além de adotar práticas de identificação quando exigido pelo protocolo de teste.

A administração das avaliações deve seguir um procedimento padronizado, incluindo a preparação física e mental do cliente, a verificação da precisão do equipamento, a aplicação do protocolo do teste específico, a garantia de segurança ao longo de todo o processo e o cumprimento das responsabilidades de registro.

## Interpretação e análise dos resultados

Os dados coletados durante o processo de avaliação oferecem informações preliminares para o cliente. A interpretação dos dados de base depende do objetivo específico da avaliação e das metas do cliente. Maneiras comuns de explicar os dados para o cliente são por meio de padrões de normas e critérios de referência (ver Capítulo 11).

### Padrões de norma de referência

As duas perspectivas de referência para comparação de dados envolvem **padrões de norma de referência** e **padrões de critério de referência**. Os padrões de norma de referência são utilizados para comparar o desempenho de um indivíduo com o desempenho de outros na mesma categoria. O Capítulo 11 apresenta várias tabelas demonstrando valores **percentis** para diversas medidas de condicionamento. Os resultados mostram os *desempenhos* dos homens e das mulheres do estudo. Em outras palavras, as pontuações percentis comparam as pontuações de desempenho "melhores, piores e intermediárias" de cada participante. A Tabela 11.14, por exemplo, compara as pontuações de um cliente em um teste de esteira de Balke modificado com as pontuações de todos os outros participantes do mesmo sexo. O primeiro e o último a completar o teste foram colocados nas extremidades respectivas do gráfico, e o restante foi dividido estatisticamente em classificações percentis. Alguns clientes podem confundir pontuações percentis com "pontuações porcentuais" como as que talvez tenham recebido na escola, em que 70% normalmente era uma "nota de aprovação". Portanto, o personal trainer deve ser capaz de interpretar os resultados do teste para os clientes e de lhes explicar suas pontuações. Como mostra a Tabela 11.14, uma pontuação no 50º percentil (que significa que a pessoa desempenhou melhor do que metade dos praticantes e foi superada pela outra metade) é um desempenho mediano.

Para muitos clientes, basta que conheçam sua pontuação bruta (desempenho) e que saibam se ficam mais fortes, rápidos ou flexíveis após o treinamento. Clientes nada condicionados ou que tiveram experiências negativas com testes de condicionamento no passado podem não ter interesse em saber que desempenharam mal em comparação a outros. No entanto, outros clientes se sentem mais motivados com o uso de dados normativos para articular as metas de desempenho e têm uma sensação de progresso quando "sobem na tabela". Embora o uso do método normativo possa oferecer um feedback positivo sobre o desempenho, ele não abrange a condição de saúde do indivíduo com base nos padrões desejados de saúde.

## Padrões de critérios de referência

O que os padrões de normas de referência não fazem é informar ao cliente se o desempenho atingiu um padrão de saúde. Um padrão de saúde pode ser definido como o desempenho mais baixo que permite que um indivíduo mantenha uma boa saúde e diminua seu risco de doenças crônicas.[40] Outra maneira de explicar isso é dizer que um critério é um padrão específico mínimo – que, teoricamente, toda pessoa pode buscar, uma vez que não é comparado com o desempenho de outros indivíduos. Padrões de critérios de referência são definidos diante de uma combinação de dados normativos e do bom senso de especialistas em determinada área para identificar um nível específico de progresso.[34] Os padrões de critérios de referência associados a níveis saudáveis de condicionamento oferecem metas razoáveis para a maioria das pessoas alcançarem a fim de atingir uma saúde melhor. Por exemplo, a Tabela 11.5 demonstra padrões de saúde mostrando o risco de doença de um cliente com base na circunferência de cintura e no IMC. Se uma cliente tiver uma circunferência de cintura maior do que 89 cm e também estiver na categoria de sobrepeso segundo o IMC, ela teria um alto risco de doenças como diabetes ou doença arterial coronariana. Como outro exemplo, a Tabela 11.2 apresenta os padrões de critérios de referência para pressão arterial ou para verificar se um cliente seria ou não considerado hipertenso.

Infelizmente, existe discordância sobre o nível exato de desempenho que reflita um padrão de saúde com precisão.[34] São aplicadas pelo menos quatro baterias de teste de condicionamento relativo à saúde com critérios de referência a crianças em idade escolar nos Estados Unidos, mas cada um tem um critério diferente denotando níveis de desempenho aceitáveis para a saúde.[28,34] Também não existe consenso sobre o que determina os padrões mínimos de saúde para adultos em todas as áreas.[34] Por exemplo, apesar dos valores normativos para potência aeróbia apresentados na Tabela 11.14, alguns dados sugerem que, para homens entre 20 e 29 anos de idade, uma pontuação abaixo do 20º percentil ou 38,1 $mL \cdot kg^{-1} \cdot min^{-1}$ representaria um padrão de critério de referência relativo à saúde (cerca de 31,6 $mL \cdot kg^{-1} \cdot min^{-1}$ para mulheres na mesma faixa etária).[51] Isso significa que um cliente que atinge uma pontuação mais alta do que o 20º ou 30º percentil em qualquer teste de condicionamento é saudável? Não necessariamente. O problema é que não foram identificadas nem aceitas universalmente pontuações de corte exatas para a saúde em todos os componentes de condicionamento para todos os segmentos da população adulta. Para um cliente descondicionado que pontue em uma das partes mais baixas de uma coluna de uma tabela de norma de referência, os resultados podem ser desmoralizantes se o cliente pensar, erroneamente, que precisa pontuar nos níveis mais altos para ser *saudável*.

Quando existem, os dados de critérios de referência servem como uma estimativa razoável do nível de condicionamento necessário para a saúde. Na ausência de dados de critério de referência para um teste escolhido para um cliente específico, a melhor maneira de usar as tabelas normativas é incentivar os clientes com metas de saúde a buscar melhorias no condicionamento até atingirem níveis "médios" ou mais elevados em determinado componente e, na sequência, manter seu nível de desempenho.[25] Clientes com níveis médios ou mais altos de desempenho no início ou após o treinamento podem já ter alcançado um nível de condicionamento saudável, mas podem estar motivados a melhorar sua saúde e seu desempenho definindo metas de desempenho mais altas com o uso das tabelas de normas de referência.[25]

O personal trainer deve remarcar uma análise dos resultados imediatamente ou logo após o processo de avaliação. O cliente deve receber um resumo esclarecido dos resultados do teste, com uma explicação dos seus pontos fortes e das áreas em que se identificou haver espaço para melhora. É importante frisar que esses dados de teste não são nem bons nem maus – são dados preliminares que servem de base para uma mudança positiva.

### Aplicação de padrões de normas e critérios de referência

Se uma mulher de 39 anos de idade tinha um $\dot{V}O_2$máx de 32 mL·kg$^{-1}$·min$^{-1}$, ela pontuava no 40° percentil (33,8 é a pontuação mais próxima e ela está um pouco acima disso), o que significa que 60% das mulheres de sua idade têm um $\dot{V}O_2$máx mais elevado e 40% têm um $\dot{V}O_2$máx mais baixo (ver Tab. 11.17). Esse $\dot{V}O_2$máx está ligeiramente abaixo da média para a sua idade. O que a pontuação não diz é se isso representa um nível saudável de condicionamento cardiovascular. Por outro lado, 29,9 mL·kg$^{-1}$·min$^{-1}$ é o critério mínimo para saúde em potência aeróbia (não observado nessa tabela de normas de referência) e ela atingiu uma pontuação que ultrapassa o padrão de saúde. O personal trainer e a cliente precisam discutir os interesses, as metas de desempenho, o programa atual e a disponibilidade de tempo dela para determinarem juntos como ela vai manter (meta mínima) ou melhorar seu nível atual de condicionamento.

## Reavaliação

Depois que as avaliações são concluídas e que o personal trainer examinou os resultados com o cliente, o programa é elaborado e adotado a partir das metas estabelecidas. As avaliações iniciais, as avaliações intermediárias (repetições de algumas ou de todas as avaliações iniciais), os registros anedóticos e os diários de exercício, que documentam o progresso do cliente, são todos parte da avaliação formativa do cliente que oferecem oportunidades frequentes de feedback e orientação. Define-se um prazo para atingir as metas e são marcados pós-testes para esse momento. A data pode ser oito ou mais semanas após o início do programa. Algumas metas podem exigir mais ou menos tempo para serem atingidas. Seja como for, a avaliação somativa deve ser agendada logo após a conclusão do pós-teste para discutir o grau de progresso do cliente, analisar os pontos fortes e fracos do programa inicial, definir novas metas e modificar o programa nos pontos em que for apropriado. É importante ter em mente que as avaliações formativas são uma medida de *progresso em direção a uma meta*, ao passo que a avaliação somativa é uma medida do *grau de obtenção de uma meta definida*. Para a maioria dos clientes, independentemente do uso de padrões de norma ou critério de referência, convém comparar o desempenho deles mesmos ao longo do tempo, e não compará-los com as habilidades ou níveis de condicionamento de terceiros.

## Conclusão

Se o personal trainer estiver oferecendo uma programação realmente individualizada para seus clientes, o processo começa com uma avaliação exaustiva das circunstâncias totais do cliente – idade, saúde, experiências passadas com exercício, condição de treinamento atual, prontidão para o exercício, interesses pessoais e metas. Depois que tudo isso for identificado, o personal trainer deve considerar a adequação de diversos testes válidos e confiáveis que gerarão dados preliminares pertinentes, a partir dos quais ele possa desenvolver um programa. O personal trainer deve ainda considerar suas próprias habilidades, disponibilidade e adequação de equipamento e fatores ambientais na seleção da(s) avaliação(ões) para coletar esses dados. Deve-se desenvolver um sistema de manutenção e armazenamento de registros para facilitar a comunicação com o cliente após os testes iniciais e as avaliações subsequentes de acompanhamento. Como um todo, o processo é parte arte, parte ciência. É preciso energia e iniciativa para buscar continuamente protocolos de avaliação relevantes para sua clientela, e praticar sua administração e interpretação corretamente. O personal trainer que fizer isso aumenta seu conhecimento, suas habilidades e sua confiança; e tanto o personal trainer como os clientes se beneficiarão desse esforço.

### Questões para estudo

1. Qual dos testes a seguir usados para estimar o $\dot{V}O_2$máx poderia ser inadequado para um cliente sedentário do sexo masculino de 43 anos de idade que ainda não recebeu autorização médica para participar de um programa de exercício supervisionado?
   A. Teste de bicicleta ergométrica de Åstrand-Ryhming.
   B. Teste de bicicleta ergométrica da YMCA.
   C. Teste de caminhada de Rockport.
   D. Corrida de 2,4 km.

2. Um personal trainer realiza a pesagem hidrostática de um cliente. No dia seguinte, o cliente passa pelo mesmo teste de pesagem hidrostática sob as mesmas condições, mas a gordura corporal é 10 pontos mais alta. Nesse caso, a pesagem hidrostática realizada pelo personal trainer é:
   A. Confiável.
   B. Válida.
   C. Válida e confiável.
   D. Nem válida nem confiável.

3. Uma nova cliente completou um teste de bicicleta ergométrica da YMCA, mas seu personal trainer notou que o aparelho não estava adequadamente calibrado antes do teste. Qual dos fatores a seguir foi afetado pela falta de calibração?
   A. Objetividade.
   B. Confiabilidade intra-avaliador.
   C. Erro-padrão da medida.
   D. Objetividade interavaliador.

4. Qual das alternativas a seguir é uma sequência de testes recomendada que gera os resultados mais precisos ao avaliar o condicionamento geral?
   I. Teste de caminhada de Rockport.
   II. Teste de sentar e alcançar.
   III. Teste de flexão.
   IV. Medições de dobra cutânea.

   A. I, II, III, IV.
   B. IV, III, II, I.
   C. I, III, II, IV.
   D. IV, II, III, I.

## Questão de conhecimento aplicado

A seguir estão quatro exemplos de cliente com um componente de condicionamento a ser testado. Identifique dois testes para avaliação de condicionamento apropriados para cada cliente com base no perfil de cada um.

| Cliente | Descrição | Componente de condicionamento a ser testado | Teste 1 | Teste 2 |
|---|---|---|---|---|
| Homem de 27 anos de idade | Participa de corridas de 5 km há três anos | Resistência cardiorrespiratória | | |
| Mulher de 33 anos de idade | Pratica treinamento de força regularmente há 10 anos | Força muscular | | |
| Mulher de 41 anos de idade | Foi diagnosticada como obesa por seu médico | Composição corporal | | |
| Menino de 11 anos de idade | Não tem experiência nem treinamento com exercício | Resistência muscular | | |

## Referências bibliográficas


1. Armstrong, L.E., D.J. Casa, M. Millard-Stafford, D.S. Moran, S.W. Pyne, and W.O. Roberts. 2007. Exertional heat illness during training and competition. Medicine and Science in Sports and Exercise, 39 (3): 556-572.
2. Åstrand, I. 1960. Aerobic work capacity in men and women with special reference to age. Acta Physiologica Scandinavica 49 (169): 45-60.
3. Baechle, T.R., and R.W. Earle. 2006. Weight Training: Steps to Success. Champaign, IL: Human Kinetics.
4. Baechle, T.R., R.W. Earle, and D. Wathen. 2008. Resistance training. In: Essentials of Strength Training and Conditioning, 3rd ed., T.R. Baechle and R.W. Earle, eds. Champaign, IL: Human Kinetics. pp. 382-412.
5. Baumgartner, T.A., and A.S. Jackson. 1995. Measurement for Evaluation, 5th ed. Dubuque, IA: Brown.
6. Bilodeau, B., B. Roy, and M. Boulay. 1995. Upper-body testing of cross-country skiers. Medicine and Science in Sports and Exercise 27 (11): 1557-1562.
7. Buono, M.J., J.J. Roby, F.G. Micale, J.F. Sallis, and W.E. Shepard. 1991. Validity and reliability of predicting maximum oxygen uptake via field tests in children and adolescents. Pediatric Exercise Science 3 (3): 250-255.
8. Carver, S. 2003. Injury prevention and treatment. In: Health Fitness Instructor's Handbook, 4th ed., E.T. Howley and B.D. Franks, eds. Champaign, IL: Human Kinetics. pp. 393-420.
9. Caton, M. 1998. Equipment selection, purchase, and maintenance. In: ACSM's Resource Manual for Guidelines for Exercise Testing and Prescription, 3rd ed., J.L. Roitman, ed. Baltimore: Lippincott Williams & Wilkins. pp. 625-631.
10. Coris, E., A. Ramirez, and D. Van Durme. 2004. Heat illness in athletes: The dangerous combination of heat, humidity and exercise. Sports Medicine 34 (1): 9-16.
11. Daniels, J., N. Oldridge, F. Nagel, and B. White. 1978. Differences and changes in $\dot{V}O_2$ among young runners 10-18 years of age. Medicine and Science in Sports 17: 200-203.
12. Deurenberg, P., and M. Durenberg-Yap. 2003. Validity of body composition methods across ethic population groups. Acta Diabetologica 40: S246-S249.
13. Earle, R.W., and T.R. Baechle, eds. 2004. NSCA's Essentials of Personal Training. Champaign, IL: Human Kinetics.
14. Faigenbaum, A. 2008. Age and sex-related differences and their implications for resistance exercise. In: Essentials of Strength Training and Conditioning, 3rd ed., T.R. Baechle and R.W. Earle, eds. Champaign, IL: Human Kinetics. pp. 142-158.
15. Fleck, S.J., and W.J. Kraemer. 2004. Designing Resistance Training Programs, 3rd ed. Champaign, IL: Human Kinetics.
16. Frampton, M. 2007. Does inhalation of ultrafine particles cause pulmonary vascular effects in humans? Inhalation Toxicology 19: 75-79.
17. Fulco, C.S., P.B. Rock, and A. Cymerman. Maximal and submaximal exercise performance at altitude. Aviation, Space, and Environmental Medicine 69 (8): 793-801.
18. Gergley, T., W. McArdle, P. DeJesus, M. Toner, S. Jacobowitz, and R. Spina. 1984. Specificity of arm training on aerobic power during swimming and running. Medicine and Science in Sports and Exercise 16 (4): 349-354.
19. Golding, L.A., ed. 2000. YMCA Fitness Testing and Assessment Manual. Champaign, IL: Human Kinetics.
20. Hambrecht, R., G. Schuler, T. Muth, M. Grunze, C. Marburger, J. Niebauer, et al. 1992. Greater diagnostic sensitivity of treadmill versus cycle exercise testing of asymptomatic men with coronary artery disease. American Journal of Cardiology 70 (2): 141-146.
21. Harman, E. 2008. Principles of test selection and administration. In: Essentials of Strength Training and Conditioning, 3rd ed., T.R. Baechle and R.W. Earle, eds. Champaign, IL: Human Kinetics. pp. 238-247.
22. Herbert, D.L. 1996. Legal and professional responsibilities of personal training. In: The Business of Personal Training, S.O. Roberts, ed. Champaign, IL: Human Kinetics. pp. 53-63.

23. Heyward, V.H., and D.R. Wagner. 2004. Applied Body Composition Assessment, 2nd ed. Champaign, IL: Human Kinetics.
24. Housh, T.J., J.T. Cramer, J.P. Weir, T.W. Beck, and G.O. Johnson. 2009. Physical Fitness Laboratories on a Budget. Scottsdale, AZ: Holcomb Hathaway.
25. Howley, E.T., and B.D. Franks. 2003. Health Fitness Instructor's Handbook, 4th ed. Champaign, IL: Human Kinetics.
26. Katch, F., and V. Katch. 1984. The body composition profile. Techniques of measurement and applications. Clinics in Sports Medicine 3 (1): 31-63.
27. Kraemer, W.J., and S.J. Fleck. 2007. Optimizing Strength Training. Champaign, IL: Human Kinetics.
28. Lacy, A.C., and D.N. Hastad. 2007. Measurement and Evaluation in Physical Education and Exercise Science, 5th ed. San Francisco: Pearson Education.
29. Laughlin, N., and P. Busk. 2007. Relationships between selected muscle endurance tasks and gender. Journal of Strength and Conditioning Research 21 (2): 400-404.
30. Mayhew, J.L., B.D. Johnson, M.J. LaMonte, D. Lauber, and W. Kemmler. 2008. Accuracy of prediction equations for determining one repetition maximum bench press in women before and after resistance training. Journal of Strength and Conditioning Research 22 (5): 1570- 1577.
31. McArdle, W.D., F.I. Katch, and V.L. Katch. 2001. Exercise Physiology: Energy, Nutrition, and Human Performance, 5th ed. Philadelphia: Lippincott Williams & Wilkins.
32. McClain, J.J., G.J. Welk, M. Ihmels, and J. Schaben. 2006. Comparison of two versions of the PACER aerobic fitness test. Journal of Physical Activity and Health 3 (Suppl 2): S47-S57.
33. Moritani, T., and H. deVries. 1979. Neutral factors versus hypertrophy in the time course of muscle strength gain. American Journal of Physical Medicine 58 (3): 115-130.
34. Morrow Jr., J.R., A.W. Jackson, J.G. Disch, and D.P. Mood. 2005. Measurement and Evaluation in Human Performance, 3rd ed. Champaign, IL: Human Kinetics.
35. Myers, J., N. Buchanan, D. Walsh, M. Kraemer, P. McAuley, M. Hamilton-Wessler, et al. 1991. Comparison of the ramp versus standard exercise protocols. Journal of the American College of Cardiology 17 (6): 1334-1342.
36. Napolitano, M.A., B. Lewis, J.A. Whiteley, and B.H. Marcus. 2006. Principles of health behavior change. In: ACSM's Resource Manual for Guidelines for Exercise Testing and Prescription, L.A. Kaminsky, ed. Philadelphia: Lippincott Williams & Wilkins. pp. 545-557.
37. National Strength and Conditioning Association. 2001. NSCA's strength & conditioning professional standards and guidelines. http://www.nsca-lift.org/Publications/ posstatements.shtml. Accessed October 20, 2010.
38. Noonan, V., and E. Dean. 2000. Submaximal exercise testing: Clinical application and interpretation. Physical Therapy 80 (8): 782-807.
39. O'Brien, C.P. 1999. Are current exercise test protocols appropriate for older patients? Coronary Artery Disease 10: 43-46.
40. Powers, S.K., and E.T. Howley. 2009. Exercise Physiology: Theory and Application to Fitness and Performance, 7th ed. Boston: McGraw-Hill.
41. Prentice, A.M., and S.A. Jebb. 2001. Beyond body mass index. Obesity Reviews 2: 141-147.
42. Rodgers, G., J. Ayanian, G. Balady, J. Beasley, K. Brown, E. Gervino, et al. 2000. American College of Cardiology/ American Heart Association Clinical Competence statement on stress testing: A report of the American College of Cardiology/American Heart Association/American College of Physicians—American Society of Internal Medicine Task Force on Clinical Competence. Journal of the American College of Cardiology 36 (4): 1441-1453.
43. Rozenek, R., and T.W. Storer. 1997. Client assessment tools for the personal fitness trainer. Strength and Conditioning (June): 52-63.
44. Rusk, D.B. 1996. Creating your own personal training business. In: The Business of Personal Training, S.O. Roberts, ed. Champaign, IL: Human Kinetics. pp. 23-30.
45. Sheppard, J.M., and W.B. Young. 2006. Agility literature review: Classifications, training and testing. Journal of Sports Sciences 24 (9): 919-932.
46. Springer, B.A., R. Marin, T. Chan, H. Roberts, and N.W. Gill. 2007. Normative values for the unimpeded stance test with eyes open and closed. Journal of Geriatric Physical Therapy 30 (1): 8-15.
47. Soutine, H. 2007. Physical activity and health: Musculoskeletal issues. Advances in Physiotherapy 9 (2): 65-75.
48. Tan, R., and S. Spector. 1998. Exercise-induced asthma. Sports Medicine 25 (1): 1-6.
49. Terrados, N., and R.J. Maughan. 1995. Exercise in the heat: Strategies to minimize the adverse effects on performance. Journal of Sports Sciences 13: S55-S62.
50. Thomas, J.R., J.K. Nelson, and S.J. Silverman. 2005. Research Methods in Physical Activity, 5th ed. Champaign, IL: Human Kinetics.
51. Thompson, W.R., N.F. Gordon, and L.S. Pescatello, eds. 2010. ACSM's Guidelines for Exercise Testing and Prescription, 8th ed. Philadelphia: Lippincott Williams & Wilkins.
52. Turley, K.R., J.H. Wilmore, B. Simons-Morton, J.M. Williston, J.R. Epping, and G. Dahlstrom. 1994. The reliability and validity of the 9-minute run in thirdgrade children. Pediatric Exercise Science 6: 178-187.
53. van den Tillaar, R., and G. Ettema. 2004. Effect of body size and gender in overarm throwing performance. European Journal of Applied Physiology 91 (4): 413-418.
54. Victor, R., W. Leimbach, D. Seals, B. Wallin, and A. Mark. 1987. Effects of the cold pressor test on muscle sympathetic nerve activity in humans. Hypertension 9 (5): 429-436.
55. Wang, Z., S. Heshka, R. Pierson, and S. Heymsfield. 1995. Systematic organization of body-composition methodology: An overview with emphasis on component-based methods. American Journal of Clinical Nutrition 61 (3): 457-465.
56. Wilmore, J.H., D.L. Costill, and W.L. Kenney. 2008. Physiology of Sport and Exercise, 4th ed. Champaign, IL: Human Kinetics.

## CHECKLIST DE PREPARAÇÃO E APLICAÇÃO DO TESTE

Nome do cliente: ______________________________

Nome do personal trainer: ______________________________

| Preparação do teste | √ | Dados/comentários |
|---|---|---|
| 1. Verificar adequação dos testes selecionados: | | |
| A. Identificar e avaliar metas específicas do cliente | | |
| B. Avaliar experiência profissional em relação aos testes para determinar adequação do nível de habilidade atual a fim de obter resultados precisos | | |
| C. Avaliar as características dos testes para determinar compatibilidade com as metas do cliente e determinar a relação custo-benefício | | |
| 2. Analisar questões de segurança: | | |
| A. Conduzir um rastreio de avaliação de saúde pré-participação | | |
| B. Obter encaminhamento e/ou autorização médica | | |
| C. Distribuir e coletar formulários de consentimento informado e de rastreio | | |
| D. Analisar procedimentos de emergência | | |
| 3. Selecionar instalações e verificar precisão de equipamento: | | |
| A. Identificar testes de fácil administração e baixo custo | | |
| B. Selecionar equipamentos apropriados e confirmar disponibilidade | | |
| C. Calibrar equipamento | | |
| D. Proporcionar um ambiente de teste calmo, privado e relaxado | | |
| E. Garantir que a área de avaliação esteja segura, limpa, montada e pronta para o teste | | |
| F. Avaliar a temperatura ambiente e a umidade (20 a 22°C, 60% de umidade) | | |
| 4. Instruir o cliente sobre os protocolos de pré-avaliação: | | |
| A. Dar instruções pré-teste ao cliente<br>• Repouso adequado (6 a 8 horas na noite anterior ao teste)<br>• Consumo alimentar moderado (incluindo hidratação adequada)<br>• Abstinência de substâncias químicas que acelerem a frequência cardíaca (exceto medicações prescritas atualmente)<br>• Vestimenta adequada (roupas largas e calçados resistentes) | | |
| B. Explicar as condições para início e interrupção dos procedimentos do protocolo | | |
| 5. Preparar o sistema de registro: | | |
| A. Criar e providenciar um formulário ou sistema de registro | | |
| B. Desenvolver um sistema de armazenamento e busca de dados seguro e confidencial | | |
| **Aplicação do teste** | **√** | **Dados/comentários** |
| 1. Determinar sequência de avaliações: | | |
| A. Definir uma ordem organizada e adequada de testes | | |
| B. Desenvolver um cronograma de consultas para teste | | |
| 2. Definir e seguir protocolos de teste: | | |
| A. Oferecer instruções do teste e orientações por escrito ao cliente | | |
| B. Explicar técnica, razões para desqualificação e pontuação do teste | | |
| C. Demonstrar desempenho do teste e permitir tempo para praticar | | |
| D. Oferecer a oportunidade para que o cliente faça perguntas sobre os testes | | |
| E. Instituir um procedimento adequado de aquecimento e resfriamento | | |
| F. Observar o cliente quando conveniente | | |

Fonte: NSCA, 2012, *NSCAs essentials of personal training*, 2. ed., J. Coburn e M. Malek (eds.), (Champaign, IL: Human Kinetics).

## FORMULÁRIO DE REGISTRO DE AVALIAÇÃO INDIVIDUAL

Pré-teste Pós-teste (circule uma opção)

Nome do cliente: ______________ Idade: ________

Metas: ______________________________________________

______________________________________________

Observações de rastreio pré-participação: ______________________________

______________________________________________

Datas da avaliação: ______________________________

Comentários: ______________________________

______________________________________________

______________________________________________

| Sinais vitais | Pontuação ou resultado | Classificação |
|---|---|---|
| Pressão arterial em repouso | | |
| Frequência cardíaca em repouso | | |
| **Medidas de composição corporal** | **Pontuação ou resultado** | **Classificação** |
| Altura | | |
| Peso | | |
| Índice de massa corporal (IMC) | | |
| Circunferência de cintura | | |
| Circunferência de quadril | | |
| Relação cintura-quadril | | |
| % de gordura corporal (método) | | |
| **Resistência cardiorrespiratória** | **Pontuação ou resultado** | **Classificação** |
| $\dot{V}O_2$máx | | |
| Outros: | | |
| **Resistência muscular** | **Pontuação ou resultado** | **Classificação** |
| Supino da YMCA | | |
| Abdominal parcial | | |
| Elevação das pernas retas em decúbito ventral | | |
| Outros: | | |
| **Força muscular** | **Pontuação ou resultado** | **Classificação** |
| Supino de 1 RM | | |
| *Leg press* de 1 RM | | |
| Outros: | | |
| **Flexibilidade** | **Pontuação ou resultado** | **Classificação** |
| Sentar e alcançar | | |
| Outros: | | |
| **Outros testes** | **Pontuação ou resultado** | **Classificação** |
| Outro: | | |
| Outro: | | |
| Outro: | | |

Fonte: NSCA, 2012, *NSCA's essentials of personal training*, 2. ed., J. Coburn e M. Malek (eds.), (Champaign, IL: Human Kinetics).

# Protocolos e normas de testes de condicionamento

11

Eric D. Ryan, PhD, e Joel T. Cramer, PhD

**Ao término deste capítulo, você será capaz de:**

- Entender os protocolos de testes de condicionamento selecionados.
- Aplicar corretamente os testes de condicionamento selecionados.
- Obter medições válidas e confiáveis dos níveis de condicionamento de seus clientes e selecionar testes apropriados para cada um deles.
- Comparar os resultados de seus clientes com dados normativos.

Como discutido no Capítulo 10, os personal trainers devem escolher testes válidos e confiáveis que sejam adequados a cada cliente. Para fazer isso de maneira efetiva, é necessário aplicar os testes com precisão e registrar e interpretar os resultados. Este capítulo descreve a maioria dos protocolos de teste mais frequentemente utilizados e mais amplamente aplicáveis para avaliar os sinais vitais, a composição corporal, a resistência cardiovascular, a força muscular, a resistência muscular e a flexibilidade dos clientes. Também são apresentados dados descritivos e normativos específicos para cada protocolo. Existem outros protocolos de teste de condicionamento, mas muitos não possuem dados descritivos e normativos relacionados, portanto, não foram incluídos aqui.

## Protocolos de teste de exercício

## Sinais vitais

Muitos dos testes que o personal trainer realiza durante uma avaliação de condicionamento envolvem duas tarefas básicas: medir o pulso e a pressão arterial do cliente. Em alguns casos, essas avaliações são realizadas com o cliente em estado de repouso (p. ex., medição da frequência cardíaca em repouso), mas monitorar as mudanças de frequência cardíaca e pressão arterial com o exercício – especialmente o exercício aeróbio – é um método efetivo para determinar a intensidade apropriada de exercício (i. e., manter a frequência cardíaca de exercício do cliente na zona-alvo prescrita).

### Frequência cardíaca

A maioria dos adultos tem uma frequência cardíaca (FC) em repouso, ou *pulso*, entre 60 e 80 batimentos por minuto (batimentos/min), e a FC média de mulheres é 7 a 10 batimentos/min maior que a dos homens.[19] Uma frequência cardíaca em repouso normal pode estar em qualquer ponto entre 60 e 100 batimentos/min. Os mais lentos que 60 batimentos/min são classificados como bradicardia e os mais elevados que 100 batimentos/min como taquicardia.[15] A Tabela 11.1 presenta valores normativos de FC em repouso. Três técnicas de campo muito utilizadas para avaliar a FC em repouso podem ser especialmente úteis para os personal trainers: (a) palpação, (b) auscultação e (c) uso de monitores de frequência cardíaca.

#### Equipamento

Dependendo do procedimento específico utilizado para avaliar a FC, pode ser necessário um ou uma combinação dos seguintes equipamentos:

- Cronômetro.
- Estetoscópio.
- Monitor de frequência cardíaca.

#### Procedimento de palpação

A palpação é provavelmente o método mais comum e, definitivamente, o de menor custo para avaliar a FC em repouso e de exercício.

1. Use as pontas dos dedos indicador e médio para palpar o pulso. Evite usar o polegar, porque o pulso inerente a ele pode confundir. Qualquer um dos pontos de referência anatômicos a seguir podem ser usados para palpar o pulso:
   - Artéria braquial: aspecto anteromedial do membro superior imediatamente distal ao ventre do músculo bíceps braquial, 2 a 3 centímetros superior à fossa antecubital.[15]
   - Artéria carótida: sobre a superfície anterior do pescoço imediatamente lateral à laringe.[19] Essa posição é ilustrada na Figura 11.1*a*. *Nota:* evite aplicar pressão excessiva nesse local ao palpar para medir a FC. Barorreceptores localizados no arco da aorta e nos seios carotídeos podem sentir aumentos na pressão aplicada e darão *feedback* à medula para diminuir a FC. Portanto, o uso do local carótico para medir a FC, se feito incorretamente, pode resultar em valores artificialmente baixos.
   - Artéria radial: na superfície anterolateral do punho, na linha da base do polegar.[19] Essa posição é ilustrada na Figura 11.1*b*.
   - Artéria temporal: na face lateral do crânio na porção superior da fossa temporal, normalmente ao longo da linha do cabelo na altura dos olhos.
2. Se estiver utilizando um cronômetro para registrar o tempo enquanto conta os batimentos e, se iniciar o cronômetro simultaneamente ao primeiro batimento, conte o primeiro batimento como zero. Se o cronômetro estiver correndo, conte o primeiro batimento como um.[19] A FC deve ser contada por 6, 10, 15, 30 ou 60 segundos.
3. Se a FC for contada por menos de um minuto completo, utilize os seguintes multiplicadores para converter sua medição em batimentos por minuto: ×10 para 6 segundos; ×6 para 10 segundos; ×4 para 15 segundos; e ×2 para 30 segundos.

Em geral, em condições durante e após o exercício, são utilizadas as contagens de FC de duração mais curta (6, 10 e 15 segundos).[19] As contagens de FC de curta duração não apenas economizam tempo, mas também proporcionam uma representação mais precisa da FC momentânea devida às flutuações imediatas que costumam ocorrer com as mudanças na intensidade do exercício. A FC em repouso, porém, geralmente é avaliada com contagens de FC de duração mais longa (30 e 60 segundos), para reduzir o risco de contagens errôneas e desvios de medição.

#### Procedimento de auscultação

A auscultação exige o uso de um estetoscópio. A campânula do estetoscópio deve ser posicionada diretamente na pele sobre o terceiro espaço intercostal imediatamente à esquerda do esterno.[19] Os sons ouvidos dos batimentos do coração devem ser contados por 30 ou 60 segundos.[19] Consulte as instruções apresentadas anteriormente para o fator de conversão correto para a contagem de FC de 30 ou 60 segundos.

#### Procedimento com monitor de frequência cardíaca

Os monitores de FC com visor digital estão se tornando cada vez mais populares por sua validade, estabilidade e funcionalidade.[23] Uma desvantagem é o custo do equipamento. Ainda assim, os personal trainers podem

## Localização do pulso

### Pulso radial

- Flexione o cotovelo com o membro superior na lateral. A palma da mão deve ficar voltada para cima.
- A artéria radial é localizada no lado interno do pulso, perto da base do polegar.
- Com os dedos médio e indicador, palpe suavemente em busca da artéria radial.

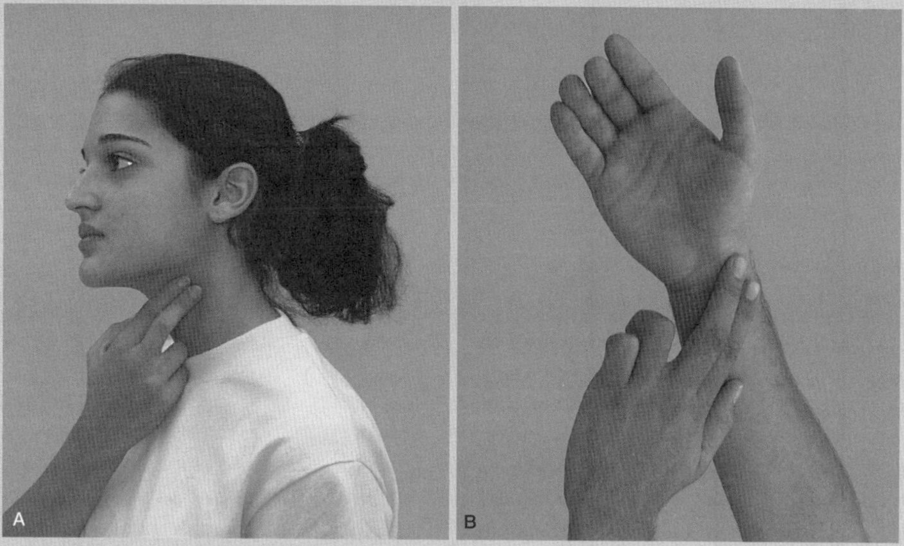


FIGURA 11.1 (a) Determinação do pulso carotídeo e (b) determinação do pulso radial.

### Pulso carotídeo

- Utilizando os dedos médio (maior) e indicador (apontador), palpe suavemente a artéria carótida em qualquer um dos lados do pescoço, no espaço entre a traqueia e o músculo (esternocleidomastóideo direito ou esquerdo), sob o maxilar inferior.
- Cuidado: é preciso aplicar certa pressão para conseguir sentir o pulso, mas a pressão excessiva pode reduzir o fluxo sanguíneo para a cabeça. Portanto, é importante tomar cuidado para não pressionar a artéria com força demais e não pressionar as duas artérias ao mesmo tempo.

**EXEMPLO 11.1**

### Conversão de medições de pulso

12 batimentos cardíacos contados durante um período de 6 segundos:
12 batimentos por 6 s × 10 = 120 batimentos/min
18 batimentos cardíacos contados durante um período de 10 segundos:
18 batimentos por 10 s × 6 = 108 batimentos/min
24 batimentos cardíacos contados durante um período de 15 segundos:
24 batimentos por 15 s × 4 = 96 batimentos/min
41 batimentos cardíacos contados durante um período de 30 segundos:
41 batimentos por 30 s × 2 = 82 batimentos/min

considerar esses monitores um método muito eficiente e conveniente para avaliar a FC em repouso e durante o exercício.

## Pressão arterial

A pressão arterial (PA) pode ser definida como as forças do sangue que agem contra as paredes do vaso.[8] Os sons emitidos como resultado dessas forças vibratórias são chamados de **sons de Korotkoff**. A detecção e o desaparecimento dos sons de Korotkoff sob ambientes de pressão controlada são a base da maioria dos métodos de medição de PA. Embora existam várias técnicas invasivas e não invasivas para determinar a PA,[8] a **esfigmomanometria** é a técnica de campo mais utilizada e, como tal, proporciona aos personal trainers uma ferramenta conveniente para avaliar a PA de seus clientes. Também é possível utilizar um esfigmomanômetro de

## Fatores que afetam a determinação da frequência cardíaca

- Produtos fumígenos e à base de tabaco (↑ FC em repouso; ↑ ou ← FC de exercício)
- Cafeína (↑ ou ← FC em repouso e de exercício – as respostas à cafeína são muito variáveis e dependem da exposição ou do consumo prévios; portanto, deve-se evitar o consumo de cafeína antes das medições de FC)
- Temperaturas ambientes extremas (↑ FC em repouso e de exercício em temperaturas ambientes quentes; as respostas da FC podem ser muito variáveis em temperaturas ambientes frias e dependem muito da composição corporal, da aclimação e do metabolismo do cliente)
- Altitude (↑ FC em altitudes maiores que 1.200 m)
- Estresse (↑ FC em repouso e de exercício)
- Digestão alimentar (↑ FC em repouso e de exercício)
- Posição corporal (↓ FC em decúbito dorsal, ↑ FC de decúbito dorsal para a posição sentada ou em pé)
- Hora do dia (↓ FC logo de manhã, ↑ ou ← durante a tarde ou à noite)
- Medicamentos (↑, ← ou ↓ FC em repouso ou de exercício – as respostas aos medicamentos variam muito e dependem do medicamento específico)

Nota: ↑ = aumento; ↓ = redução; ← = sem alteração significativa.

Fonte: Kordich, 2002.[18]

coluna de mercúrio ou um **esfigmomanômetro aneroide**. No entanto, ambos exigem o uso de braçadeira com manguito de ar inflável e um estetoscópio para **auscultar** os sons de Korotkoff; portanto, esse procedimento também é muito conhecido como *método de braçadeira* ou *auscultatório*.[8]

As medições repetidas da PA são importantes para detectar a hipertensão (Tabela 11.2)[27] e para monitorar os efeitos anti-hipertensivos de um programa de exercício ou de mudanças na dieta.[8] Ao avaliar a PA, é imperativo utilizar equipamento calibrado que atenda aos padrões de certificação[37] e seguir o protocolo padronizado.[34] Recomenda-se que as leituras de PA sejam feitas com um esfigmomanômetro de coluna de mercúrio. No entanto, esfigmomanômetros recém-calibrados ou aparelhos eletrônicos validados estão sendo utilizados com mais frequência, embora sua precisão seja questionada em comparação com a de esfigmomanômetros tradicionais de coluna de mercúrio.[35]

### Equipamento

- Esfigmomanômetro aneroide ou de coluna de mercúrio.
- Braçadeira com manguito de ar.
- Estetoscópio.

### Procedimento

1. Instrua o cliente a não fumar nem ingerir cafeína nos 30 minutos anteriores às medições de PA.[34]
2. Peça ao cliente para se sentar em posição ereta em uma cadeira que apoie as costas, com o braço e o antebraço direito ou esquerdo expostos, supinados e apoiados na altura do coração (as diferenças entre as medições de PA do braço direito e esquerdo são irrelevantes. *Nota:* se a exposição do braço dobrando ou arregaçando as mangas da roupa causar alguma oclusão de circulação sobre o local da braçadeira, peça ao cliente para remover as peças de roupa restritivas.[19]
3. Selecione o tamanho de braçadeira apropriado para o cliente. Veja a Tabela 11.3 para o tamanho correto de braçadeira com base na circunferência do braço do cliente. Para determinar a circunferência do braço, peça ao cliente para ficar em pé com os braços caindo livremente nas laterais do corpo e tire as medições de circunferência do braço no meio do caminho entre o processo acrômio da escápula e o processo olécrano da ulna,[19] mais ou menos entre o ombro e o cotovelo.
4. Comece as medições da PA somente após o cliente ter repousado por um mínimo de 5 minutos na posição descrita no passo 2.[35]
5. Coloque a braçadeira no membro superior de maneira que o manguito de ar fique diretamente sobre a artéria braquial (algumas braçadeiras têm uma linha indicando a localização específica sobre a artéria braquial). A extremidade inferior da braçadeira deve ficar 2,5 centímetros acima da fossa antecubital.[8]
6. Com a palma da mão do cliente voltada para cima, posicione o estetoscópio com firmeza, mas não com força suficiente para apertar a pele, sobre a fossa antecubital.[8] *Nota:* a maioria dos personal trainers acha mais fácil utilizar a mão dominante para controlar o fluxo de ar do manguito posicionando o bulbo de ar na palma da mão e utilizando o polegar e o indicador para controlar a liberação de pressão. Nesse caso, utiliza-se a mão não dominante para segurar o estetoscópio.[8]
7. Posicione o esfigmomanômetro de maneira que o centro da coluna de mercúrio ou disco aneroide fique no nível do olho e o tubo do manguito de ar não o

tampe, obstrua ou possa entrar em contato livremente com a cabeça ou o tubo do estetoscópio.[19] Ver Figura 11.2 para erros comuns na realização de uma avaliação de PA.

8. Depois que o manguito, o estetoscópio e o esfigmomanômetro estiverem posicionados, insufle rapidamente o manguito de ar (a) até 160 mmHg ou (b) 20 mmHg acima da PA sistólica prevista. Após a insuflação máxima, vire o parafuso no sentido anti-horário para liberar a pressão lentamente, em uma velocidade de 2 ou 3 mmHg por segundo.[8]
9. Registre as medições de pressão arterial sistólica (PAS) e diastólica (PAD) em números pares utilizando unidades de milímetros de mercúrio (mmHg) aos 2 mmHg mais próximos no esfigmomanômetro. Para isso, é necessário fazer, durante a desinsuflação do manguito, uma nota mental da pressão correspondente à primeira detecção audível dos sons de Korotkoff por auscultação, ou PAS. A pressão em que os sons de Korotkoff desaparecem é a PAD.[8] *Nota:* tradicionalmente, os sons de Korotkoff ocorrem como sons agudos de "batidas", que podem ser semelhantes aos sons de uma leve batida de dedo na cabeça (campânula) do estetoscópio. Como consequência, os sons de Korotkoff também são semelhantes a barulhos externos que ocorrem normalmente quando o tubo do manguito de ar fica livre para bater contra a campânula do estetoscópio; por isso, é importante tomar muito cuidado para evitar esses ruídos que podem gerar confusão.[19]
10. Após o desaparecimento dos sons de Korotkoff, observe o manômetro com atenção por mais 10 a 20 mmHg de desinsuflação para confirmar a ausência de sons. Depois de confirmada, libere a pressão restante rapidamente e remova a braçadeira.[8]
11. Depois de um repouso de no mínimo 2 minutos, meça a PA novamente utilizando a mesma técnica. Se as duas medições consecutivas de PAS ou PAD diferirem em mais de 5 mmHg, faça uma terceira medição de PA e registre a média das três medições de PAS e a média das três medições de PAD como pontuações finais (i. e., a PAS e a PAD; ver Exemplo 11.2, cliente A). Se as duas medições de PAS e de PAD não diferirem em mais de 5 mmHg, faça a média das duas pontuações de PAS e a média das duas pontuações de PAD para determinar a PA final (ver Exemplo 11.2, cliente B).[8]
12. Depois que a PA do cliente tiver sido determinada, é possível classificá-la de acordo com a Tabela 11.4.

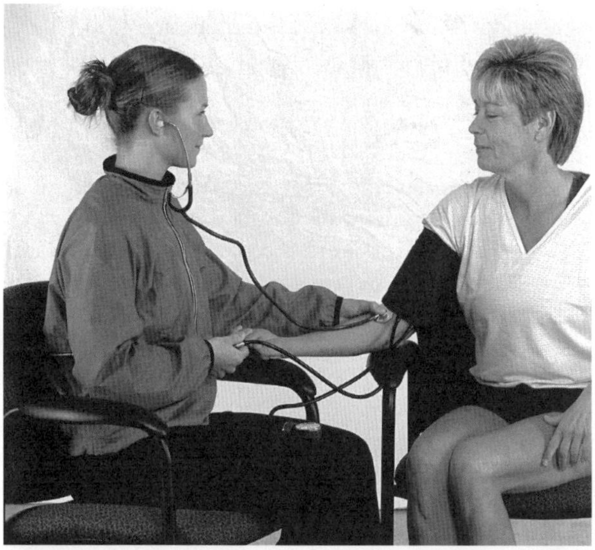

## Erros comuns

- O estetoscópio fica invertido.
- A campânula do estetoscópio fica embaixo da braçadeira.
- O disco não fica no campo visual do avaliador.
- A braçadeira de pressão arterial fica posicionada perto demais da fossa antecubital.

FIGURA 11.2 Erros comuns ao realizar a avaliação de pressão arterial.

## Dicas para medir a pressão arterial

- O cliente deve estar sentado confortavelmente, com as costas apoiadas e as pernas descruzadas.
- O braço deve estar exposto e sem roupas restritivas.
- O braço do cliente deve estar completamente relaxado e apoiado mais ou menos na altura do coração.
- O manguito da braçadeira deve cobrir pelo menos 80% do braço do cliente.
- O manguito deve ser desinsuflado a 2 ou 3 mm/s, e o primeiro e o último som devem ser marcados como PAS e PAD, respectivamente.
- O cliente e o avaliador devem permanecer em silêncio durante o teste.

Baseado em Pickering et al.[35]

**EXEMPLO 11.2**

### Medição de pressão arterial

| Cliente A | PAS (mmHg) | PAD (mmHg) | Cliente B | PAS (mmHg) | PAD (mmHg) |
|---|---|---|---|---|---|
| Tentativa 1 | 132 | 78 | Tentativa 1 | 110 | 68 |
| Tentativa 2 | 126 | 80 | Tentativa 2 | 114 | 66 |
| *Diferença* | *6* | *2* | *Diferença* | *4* | *2* |
| Tentativa 3 *(necessária)* | 130 | 78 | Tentativa 3 *(não necessária)* | – | – |
| **Pontuação final média** | **129** | **79** | **Pontuação final média** | **112** | **67** |

## Fatores que afetam a determinação de pressão arterial

- Produtos fumígenos e à base de tabaco (↑ em repouso e em exercício)
- Cafeína (as respostas da PA ao consumo de cafeína são muito variáveis e dependem da exposição e do consumo prévios; portanto, deve-se evitar o consumo de cafeína antes das medições de PA)
- Estresse (↑ em repouso e em exercício)
- Posição corporal (↓ em decúbito dorsal, ↑ em decúbito dorsal para a posição sentada ou em pé)
- Hora do dia (↓ logo de manhã, ↑ ou ← durante a tarde ou à noite)
- Medicamentos (↑, ↓ ou ← em repouso e em exercício – as respostas aos medicamentos variam muito e dependem do medicamento específico)

Nota: ↑ = aumento; ↓ = redução; ← = sem alteração significativa.

Fonte: Kordich, 2002.[18]

# Composição corporal

A medição da composição corporal é de grande interesse para os personal trainers e seus clientes. Existe uma grande variedade de métodos disponíveis, cada um com suas vantagens e desvantagens. Seja qual for o método escolhido, o personal trainer deve ser meticuloso ao seguir o protocolo adequado e deve tomar muito cuidado ao medir e avaliar seus clientes.

## Antropometria

A **antropometria**, que é a ciência da medição aplicada ao corpo humano, geralmente inclui medidas de altura, peso e circunferências corporais selecionadas. A medição da altura requer uma parede lisa contra a qual o cliente fica em pé, uma fita métrica fixada ou não à parede e um objeto retangular posicionado simultaneamente na cabeça do cliente e na parede. Mais adiante nesta seção, apresentam-se instruções mais detalhadas para medir a altura.

A medição mais precisa de massa corporal ou peso corporal é realizada com uma balança com régua (do tipo normalmente encontrado em consultórios médicos), que, em geral, é mais confiável que uma balança de mola e precisa ser calibrada regularmente. Uma balança eletrônica calibrada é uma alternativa aceitável. Os clientes devem ser pesados usando roupas secas mínimas (p. ex., shorts e camiseta de academia, sem calçados). Para comparar as medições em uma data posterior, eles devem se vestir de maneira similar e ser pesados na mesma hora do dia. As medições mais confiáveis de massa (peso) corporal são feitas de manhã ao acordar, depois da eliminação e antes da ingestão de alimentos ou líquidos. O nível de hidratação pode resultar em variabilidade da massa (peso) corporal. Portanto, os clientes devem ser incentivados a evitar a ingestão de alimentos salgados (que aumentam a retenção de água) no dia anterior à pesagem e ir para a cama com um nível normal de hidratação.

As medições mais confiáveis de circunferência geralmente são obtidas com o auxílio de uma fita métrica com um pêndulo com mola interna na ponta, o qual, quando puxado até uma marca especificada, exerce uma quantidade fixada de tensão sobre a fita – por exemplo, uma fita Gulick.[2] Podem ser feitas medições de circunferência no início de um período de treinamento ou incentivo para comparação com medições subsequentes.

## Índice de massa corporal

Muitos personal trainers utilizam o índice de massa corporal (IMC) para examinar a **massa corporal** em relação à **estatura**. O índice de massa corporal é um indicador relativamente mais preciso de gordura corporal que as estimativas baseadas apenas em altura e peso (p. ex., tabelas de altura–peso).

$$\text{IMC (kg/m}^2) = \text{Peso corporal (kg)} \div \text{Altura}^2 \text{ (m}^2) \quad (11.1)$$

Depois de calculado o IMC do cliente, esse valor pode ser comparado com os da Tabela 11.5. Para calcular o IMC, é preciso ter a altura e o peso do cliente. As instruções a seguir descrevem como medir a altura e o peso com precisão.

## Altura

A altura é uma medição antropométrica básica para a qual "estatura" é um termo mais apropriado.[8] Embora a estatura possa ser medida de muitas maneiras diferentes, as duas técnicas mais comuns envolvem (a) usar um antropômetro normalmente posicionado na vertical de uma balança de plataforma padrão e (b) simplesmente medir um cliente em pé, de costas para uma parede lisa. O método do antropômetro é conveniente, mas exige acesso a uma balança de plataforma padrão. O uso da parede é mais acessível, mas exige um acessório com ângulo reto que deslize pela parede ao mesmo tempo que faz contato com o topo (coroa) da cabeça do cliente. Seja qual for a técnica específica utilizada, recomenda-se o protocolo padronizado a seguir para avaliar a estatura do cliente.[8]

### Equipamento

Dependendo do procedimento utilizado para avaliar a estatura do cliente, é necessário um dos equipamentos a seguir:

- Balança de plataforma tradicional com braço antropométrico.
- Acessório plano, sulcado e de ângulo reto (para deslizar pela parede e, ao mesmo tempo, repousar sobre o topo da cabeça do cliente).

### Procedimento

1. Peça para o cliente remover os calçados.
2. Instrua o cliente a ficar o mais ereto possível, com os pés planos no chão e os calcanhares unidos voltados na direção oposta à parede ou ao estadiômetro.
3. Instrua o cliente a alinhar horizontalmente o ponto mais baixo da órbita do olho com a abertura da orelha.
4. Imediatamente antes de fazer a medição, instrua o cliente a respirar fundo e segurar o ar até o final da medição.
5. Repouse o braço do antropômetro ou o ângulo de medição suavemente sobre o topo da cabeça do cliente.
6. Marque a parede ou estabilize o antropômetro e registre a medição ao centímetro mais próximo.
7. Depois que a altura do cliente tiver sido medida, o valor pode ser comparado com os das Tabelas 11.6 e 11.7.

## Peso

O termo *peso* é definido como a massa de um objeto sob a aceleração normal devida à gravidade; portanto, um termo mais correto para caracterizar peso corporal é *massa corporal*.[8] Só é possível realizar uma medição precisa da massa corporal com uma balança calibrada e certificada. Um dos tipos de balanças mais utilizados é a balança de plataforma com régua. O personal trainer deve ser fiel ao protocolo padronizado a seguir ao avaliar a massa corporal do cliente.[8]

### Equipamento

- Balança calibrada e certificada.

### Procedimento

1. Peça ao cliente para remover todas as roupas e acessórios possíveis.
2. Instrua o cliente a pisar suavemente na balança e permanecer o mais imóvel possível durante toda a medição.
3. As medições de peso corporal podem ser comparadas com os valores na Tabela 11.8. Por exemplo, para uma cliente de 36 anos do sexo feminino que tem 1,52 cm de altura e pesa 61,2 kg, a Tabela 11.8 indica que ela é classificada como apresentando sobrepeso segundo seu IMC.

**EXEMPLO 11.3**

**Cálculo do IMC**

**Cliente A**

Uma cliente do sexo feminino apresenta altura de 1,65 metro e peso de 65,8 kg.
Estatura = 1,65 m
Massa = 65,8 kg
IMC = 65,8 ÷ (1,651 × 1,651) = 65,8 ÷ 2,72
= 24,2
Segundo a Tabela 11.5, um IMC de 24,2 é normal.

**Cliente B**

Um cliente do sexo masculino apresenta 1,75 metro de altura e peso de 97,1 kg.
Estatura = 1,75 m
Massa = 97,1 kg
IMC = 97,1 ÷ (1,75 × 1,75) = 97,1 ÷ 3,06
= 31,7
Segundo a Tabela 11.5, um IMC de 31,7 é condizente com obesidade classe I.

**Fatores que afetam a determinação de massa corporal**

- Refeições prévias (↑ após refeição)
- Hora do dia (↓ logo de manhã, ↑ durante a tarde ou à noite)
- Estado de hidratação (↓ quando hidratado; a massa corporal vai ↓ após o exercício em razão da perda de suor)

Nota: ↑ = aumento; ↓ = redução.

## Dobras cutâneas

Uma dobra cutânea (DC) mede indiretamente a espessura da gordura corporal subcutânea. As medições de dobra cutânea têm alta correlação com as medições de densidade corporal de pesagem subaquática. A gordura corporal porcentual estimada pelas dobras cutâneas é válida e pode ser medida confiavelmente por personal trainers com treinamento adequado.

### Equipamento

- Compasso de dobra cutânea.
- Fita métrica não elástica (i. e., plástica ou metálica).
- Caneta ou outro acessório de marcação.

### Considerações gerais para teste de dobra cutânea

- Realize todas as medições de dobra cutânea no lado direito do corpo.
- Realize todas as medições de dobra cutânea quando a pele do cliente estiver seca e sem loção. Além disso, as medições de dobra cutânea sempre devem ser feitas antes do exercício. As mudanças induzidas pelo exercício no estado de hidratação de diferentes tecidos corporais podem afetar significativamente a espessura da dobra cutânea.
- Identifique, meça e marque cuidadosamente o local da dobra cutânea.
- Segure a dobra cutânea com firmeza entre o polegar e os dedos. A localização do polegar e dos dedos deve ser a pelo menos 1 centímetro do local a ser medido.
- Destaque a dobra posicionando o polegar e o indicador com uma distância de cerca de 8 centímetros entre si em uma linha perpendicular ao eixo longo da dobra cutânea. O eixo longo é paralelo às linhas de clivagem naturais da pele. Quanto mais espessa for a camada de gordura, maior é a separação entre o polegar e o indicador quando a dobra for destacada.
- Mantenha a dobra elevada enquanto realiza a medição.
- Posicione as hastes do compasso perpendicularmente à dobra, a 1 centímetro de distância do polegar e do indicador, e libere a pressão da haste lentamente.
- Registre a medição de dobra cutânea depois de 1 a 2 segundos (mas em menos de 4 segundos) após a pressão da haste ter sido liberada.
- Se o compasso não for equipado com um visor digital (Skyndex II), leia o visor do compasso ao 0,2 mm (Harpenden), 0,5 mm (Lange ou Lafayette) ou 1 mm (Slim Guide, The Body Caliper ou Accu-Measure) mais próximo. Foram conduzidos estudos para comparar as medições de dobra cutânea e estimativas de composição corporal com diferentes tipos de compasso.[13,30] No entanto, as implicações práticas sobre quaisquer variações potenciais entre os compassos de dobra cutânea são insignificantes.
- Realize um mínimo de duas medições em cada lugar. Se os valores variarem em mais de 2 mm ou 10%, realize uma medição extra.
  Harrison et al., 1988.[16]

### Procedimento para locais específicos de dobra cutânea

1. Selecione uma combinação apropriada de locais de dobra cutânea para o cliente a partir da lista a seguir:
   - Peitoral.
   - Axilar média
   - Triciptal.
   - Subescapular.
   - Abdominais.
   - Suprailíaca.
   - Coxa.
   - Panturrilha medial.
2. Identifique e marque com atenção os locais de dobra cutânea.
   - *Peito*: pegue uma dobra diagonal na metade da distância entre a linha axilar anterior (linha imaginária que se estende da parte da frente da axila para baixo) e o mamilo do homem (Figura 11.3*a*), e um terço da distância da linha axilar anterior até o mamilo da mulher.
   - *Axila média*: pegue uma dobra vertical na linha axilar média (linha imaginária que se estende do meio da axila para baixo, dividindo o corpo em metades anterior e posterior) na altura do processo xifoide (base do esterno) (Figura 11.3*b*).
   - *Tríceps*: pegue uma dobra vertical na linha média posterior do braço (sobre o músculo tríceps), no meio do caminho entre os processos acrômio (topo do ombro) e olécrano (cotovelo); o cotovelo deve estar estendido e relaxado (Figura 11.3*c*).
   - *Subescápula*: pegue uma dobra em uma linha diagonal que saia da borda vertebral (medial) até 1 a 2 centímetros do ângulo inferior (ponto mais baixo) da escápula (Figura 11.3*d*).
   - *Abdome*: pegue uma dobra vertical a uma distância lateral de aproximadamente 2 centímetros do umbigo (Figura 11.3*e*).
   - *Suprailíaco*: pegue uma dobra diagonal acima da crista ilíaca (topo da pelve) no ponto em que uma linha imaginária desceria da linha axilar anterior (Figura 11.3*f*).
   - *Coxa*: pegue uma dobra vertical sobre o aspecto anterior da coxa no meio do caminho entre as articulações do quadril e do joelho (Figura 11.3*g*).
   - *Panturrilha medial*: peça para o cliente posicionar o membro inferior sobre um banco com o joelho

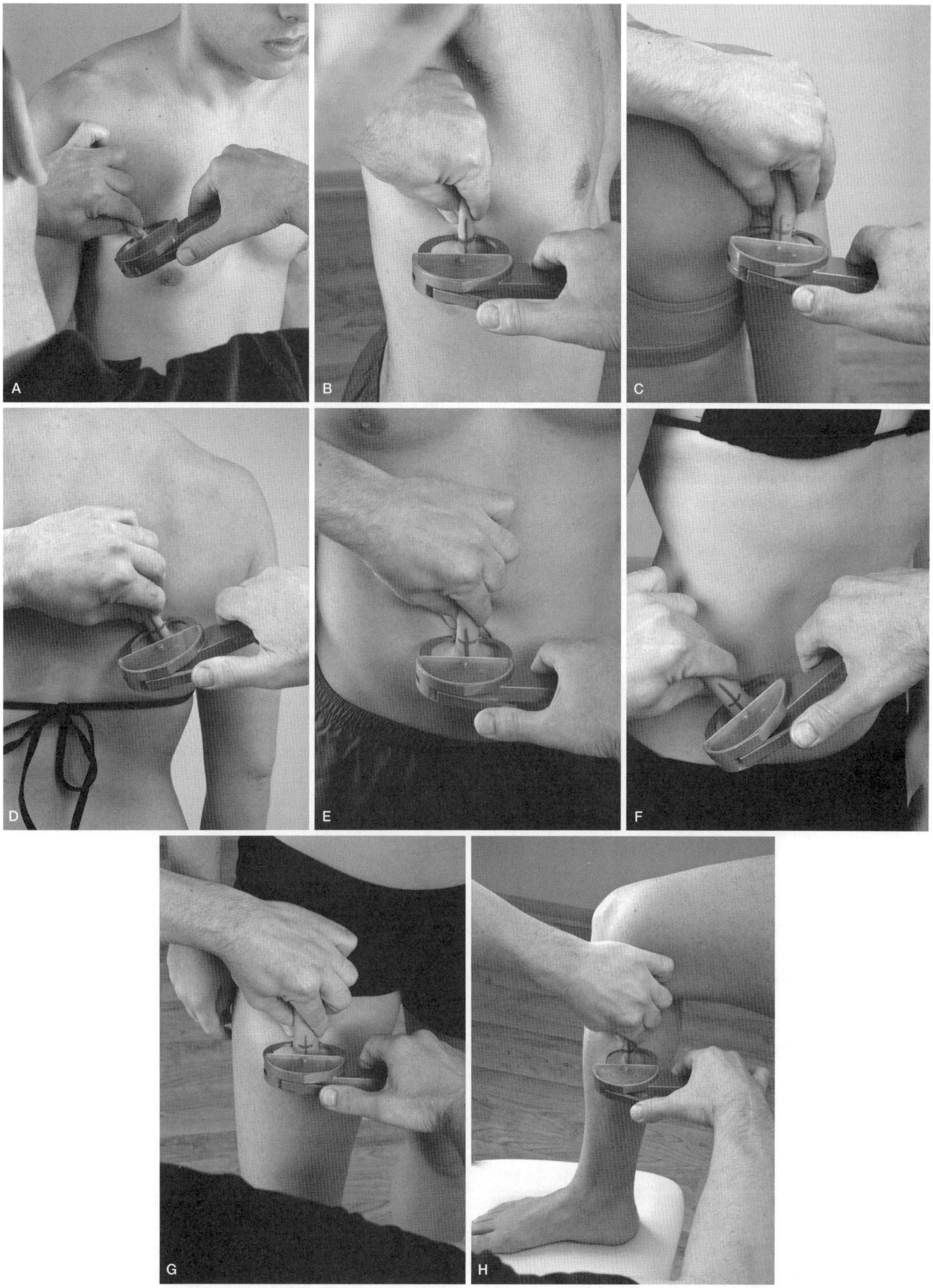

FIGURA 11.3 Medições de dobra cutânea: (a) dobra cutânea peitoral, (b) dobra cutânea axilar média, (c) dobra cutânea tricipital, (d) dobra cutânea subescapular, (e) dobra cutânea abdominal, (f) dobra cutânea suprailíaca, (g) dobra cutânea da coxa e (h) dobra cutânea da panturrilha medial.

flexionado em 90°. Na borda medial, marque o nível da maior circunferência da panturrilha. Destaque uma dobra cutânea vertical no lado medial da panturrilha direita 1 centímetro acima da marca, e meça a dobra na circunferência máxima (Figura 11.3*h*).

3. Usando a equação específica à população adequada apresentada na Tabela 11.9, calcule a densidade corporal estimada pelas mensurações de dobra cutânea.
4. Coloque a densidade corporal na equação específica à população adequada apresentada na Tabela 11.10 para calcular a gordura corporal porcentual.
5. Compare a gordura corporal porcentual aos valores normativos apresentados na Tabela 11.11.
   De ACSM, 2010.[2]

## Técnicas de BIA e NIR para medir a composição corporal

A **análise de impedância bioelétrica** (**BIA**, do inglês *bioelectrical impedance analysis*) foi desenvolvida como um método para medir a composição corporal. A análise de impedância bioelétrica funciona por meio da medição da quantidade de impedância ou resistência a uma pequena corrente indolor passada pelo corpo entre dois eletrodos, que normalmente são posicionados no punho e no tornozelo.[12] O conceito subjacente é que os clientes mais magros conduzem essa corrente elétrica com menos resistência que clientes que carregam mais tecido adiposo. Alguns autores sugerem que os métodos de BIA para determinar a composição corporal são quase tão precisos quanto as técnicas de dobra cutânea, exceto para clientes muito magros ou muito obesos; nesses casos, a BIA não é tão precisa.[10] Outros, porém, questionaram a validade e a sensibilidade das avaliações de composição corporal da BIA[12,27] e afirmaram que as medições de BIA podem facilmente sofrer influências significativas de fatores como estado de hidratação, temperatura da pele e características raciais.[27] No entanto, pesquisas recentes relataram que as análises de BIA são técnicas de campo aceitáveis para medir a composição corporal em homens e mulheres caucasianos.[30,31] São necessários estudos futuros para determinar se as análises de BIA são aceitáveis em outras raças.

O método de **interactância de infravermelho próximo** (**NIR**, do inglês *near-infrared interactance*) de medição da composição corporal é derivado de seu uso na agropecuária para avaliar a composição corporal de animais, a qualidade das carnes e as concentrações lipídicas em grãos.[27] Esse método funciona com base nos princípios de mudanças nos comprimentos de onda de luz que é absorvida e refletida por diferentes tecidos no corpo em locais anatômicos variados, como bíceps, tríceps, subescápula, suprailíaco e coxa.[12] O equipamento para NIR consiste em uma sonda de fibra óptica ou "bastão de luz" que emite ondas de luz de radiação eletromagnética de baixo nível.[12] A maioria dos autores[12,27] concorda, porém, que as medições de composição corporal por NIR (a) não são tão precisas quanto as por dobras cutâneas, (b) não são sensíveis a mudanças na composição corporal e (c) podem gerar grandes desvios de medição. No entanto, recentemente, a NIR (Futrex 6100XL) demonstrou produzir estimativas aceitáveis de gordura porcentual em mulheres caucasianas.[30] São necessários estudos futuros para determinar se o Futrex 6100XL é aceitável em homens e em outras raças.

## Índice cintura-quadril

Embora não seja realmente uma medida de composição corporal em si, a medição do índice cintura-quadril é uma ferramenta valiosa para avaliar a distribuição relativa de gordura e o risco de doença. Pessoas com mais gordura no tronco, particularmente gordura abdominal, correm maior risco de uma grande variedade de doenças cardiovasculares e metabólicas.[2]

### Equipamento

- Fita métrica não elástica (i. e., plástica ou metálica).

### Procedimento

1. Posicione a fita métrica em volta da cintura (menor circunferência em volta do abdome) e do quadril (maior circunferência em volta das nádegas). Ver Figuras 11.4 e 11.5.
2. Segure a extremidade do zero da fita em uma mão, posicionada abaixo da outra parte da fita, que é segurada pela outra mão.
3. Aplique tensão à fita para que ela se encaixe confortavelmente em volta da parte do corpo, mas não aperte a pele nem comprima o tecido subcutâneo.
4. Alinhe a fita em um plano horizontal, paralelo ao chão.
5. Para determinar o índice cintura-quadril, divida a circunferência da cintura pela dos quadris.
6. Use a Tabela 11.12 para avaliar o risco.
   De Heyward, 1998.[18]

# Resistência cardiovascular

O personal trainer pode utilizar testes de resistência cardiovascular submáximos para obter uma estimativa razoavelmente precisa do $\dot{V}O_2$máx de um cliente.[2] Os testes de exercício submáximo são muito utilizados em razão do alto custo dos equipamentos, da equipe necessária e dos maiores riscos de lesão associados a testes máximos. Veja a Tabela 10.1 para uma lista de indicadores

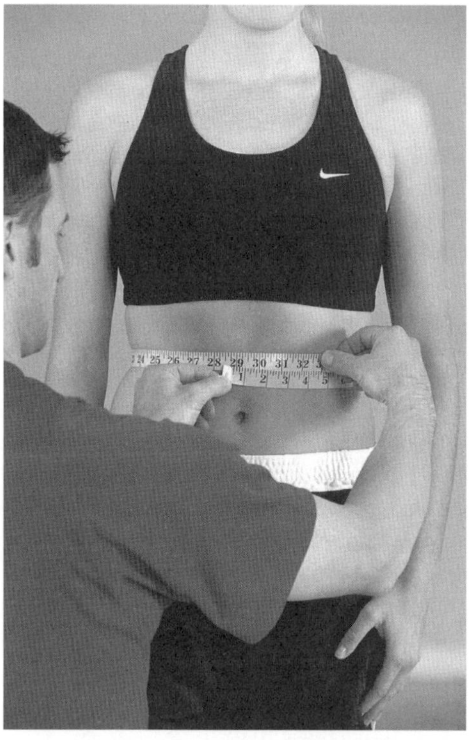

FIGURA 11.4 Medição da circunferência de cintura.

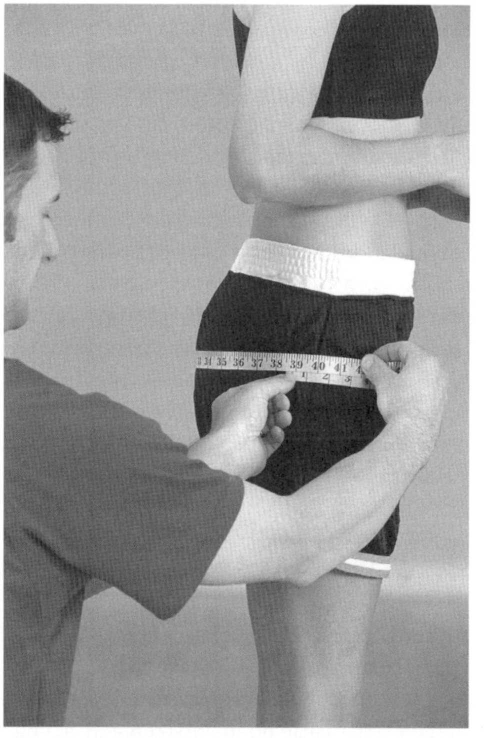

FIGURA 11.5 Medição da circunferência de quadris.

## Premissas e soluções para testes de exercício submáximo

**Premissa 1:** As medições de frequência cardíaca devem ser em **estado estável.**

**Solução:** A frequência cardíaca pode variar drasticamente com mudanças súbitas na taxa de trabalho. Para garantir que a FC atingiu um estado estável, os personal trainers devem registrar os valores de FC ao fim de um estágio de taxa de trabalho constante ou após 2 ou 3 minutos de exercício em uma taxa de trabalho constante.[1] A FC em estado estável é definida como duas medições de FC consecutivas que estejam a menos de 5 batimentos/min uma da outra.[2]

**Premissa 2:** A FC máxima verdadeira para determinada idade deve ser a mesma para todos os clientes.

**Solução:** Para qualquer idade, a FC máxima pode variar em até ±10 a 12 batimentos/min entre indivíduos;[2] sendo assim, a equação típica para calcular a FC máxima prevista por idade pode introduzir um desvio desconhecido no modelo de estimativa submáxima de $\dot{V}O_2$máx.

$$\text{FC máxima prevista por idade (batimentos/min)} = 220 - \text{Idade (anos)} \quad (11.2)$$

**Premissa 3:** A relação entre FC e taxa de trabalho deve ser forte, positiva e linear.

**Solução:** A relação positiva entre FC e carga de trabalho é mais linear entre 50% e 90% da FC máxima.[8] Deve-se considerar isso ao extrapolar a FC em comparação com os pontos de dados de taxa de trabalho. No Exemplo 11.4, apenas os valores de FC nos estágios 2, 3 e 4 devem ser utilizados para estimar o $\dot{V}O_2$máx, visto que esses valores de FC ficam entre 50% e 90% da FC máxima prevista por idade.

**Premissa 4:** A eficiência mecânica ($\dot{V}O_2$ em determinada taxa de trabalho) deve ser a mesma para todos os clientes.

**Solução:** Os personal trainers devem escolher um teste que seja específico ao(s) modo(s) de exercício cardiovascular e/ou às atividades diárias do cliente. Por exemplo, se um cliente costuma fazer longas caminhadas de 3 a 4 vezes por semana, o teste de caminhada de Rockport ou um teste de caminhada em esteira submáximo pode ser o melhor indicador do $\dot{V}O_2$máx desse cliente.

a que o personal trainer deve se atentar que exigem a interrupção imediata de um teste de exercício. O conceito por trás de um teste submáximo é monitorar a FC, a PA ou a percepção subjetiva de esforço (PSE) – ou alguma combinação desses elementos – durante o exercício até atingir uma porcentagem predeterminada da FC máxima prevista do cliente, quando então o teste é interrompido. Para obter uma medida real da resistência cardiovascular do cliente, é preciso conduzir um teste máximo, levando o cliente a seus limites extremos de FC e taxa de consumo de oxigênio ($\dot{V}O_2$máx). Os testes máximos, porém, não são seguros nem necessários para muitos clientes e, em alguns casos, não podem ser conduzidos sem supervisão médica; portanto, em vez deles, são utilizados testes submáximos. Por sua própria natureza, os testes submáximos oferecem *estimativas* do $\dot{V}O_2$máx de um cliente. No entanto, a maioria dos protocolos de teste de exercício submáximo, como os apresentados neste capítulo, oferecem uma estimativa válida, confiável, específica e sensível do $\dot{V}O_2$máx. E, como é o caso de muitas técnicas de estimativa, existem certas premissas que precisam ser consideradas. Consulte o quadro na página anterior para entender as premissas básicas, bem como possíveis soluções que o personal trainer precisa levar em consideração.

## Procedimentos gerais para testes de bicicleta ergométrica

1. Certifique-se de que a bicicleta ergométrica foi calibrada corretamente e há pouco tempo.
2. Ajuste a altura do assento para que haja uma ligeira flexão na articulação do joelho (cerca de 5°) na extensão máxima do membro inferior (posição mais baixa do pedal) com a planta do pé no pedal.[19]
3. O cliente deve estar sentado na bicicleta ergométrica em uma posição ereta com as mãos posicionadas adequadamente no guidão.[19] Peça para o cliente manter a mesma pegada e a mesma postura durante toda a duração do teste.
4. Defina a cadência de pedalada antes de ajustar a resistência.[19] Se for necessário um metrônomo para definir a cadência do pedal, ajuste-o em duas vezes a cadência desejada para que ocorra uma rotação completa do pedal a cada duas batidas do metrônomo (p. ex., ajuste o metrônomo em 100 para um teste que exija uma cadência de pedalada de 50 rotações por minuto [rpm]).[19]
5. Defina a carga de trabalho. A carga de trabalho em uma bicicleta ergométrica normalmente se refere à taxa de trabalho. A taxa de trabalho é definida como potência e medida em unidades de quilograma-metros por minuto (kg.m.min$^{-1}$) ou watts (W), e pode ser calculada com a seguinte equação:

$$\text{Taxa de trabalho (kg.m.min}^{-1}\text{) = Resistência (kg)} \times \text{Distância (m)} \times \text{Cadência (rpm)} \quad (11.3)$$

em que resistência = a quantidade de atrito imposta ao volante (normalmente em quilogramas ou quilogramas-força);
distância = a distância que o volante percorre como resultado de uma revolução do pedal (metros); e
cadência = a cadência de pedaladas (rotação por minuto).
A taxa de trabalho em watts pode então ser calculada com a seguinte equação:

$$\text{Taxa de trabalho (W) = Taxa de trabalho (kg.m.min}^{-1}\text{)} \div 6{,}12 \quad (11.4)$$

- Definir a taxa de trabalho em uma bicicleta ergométrica com freios eletrônicos costuma ser simples, uma vez que esses ergômetros de alto preço normalmente têm configurações de taxa de trabalho de interface digital que ajustam automaticamente a resistência com base na cadência de pedaladas a fim de manter uma taxa de trabalho predeterminada.
- Em um ergômetro de freios mecânicos, manter uma taxa de trabalho é mais difícil. Bicicletas ergométricas de freios mecânicos têm um volante "freado" por uma correia que aumenta a resistência por atrito à medida que é tensionado. Como a taxa de trabalho é controlada pela resistência e pela cadência de pedaladas, ambas devem ser mantidas em um nível constante para manter a taxa de trabalho.

6. Verifique as configurações de resistência várias vezes durante o teste para evitar reduções ou aumentos inesperados, comuns com o uso de bicicletas ergométricas de freios mecânicos.[19]
7. Monitore continuamente a aparência e os sintomas do cliente (ver Tabela 10.1) em busca de uma lista de indícios gerais para interromper o teste de exercício com adultos de baixo risco.[1]
8. Durante os testes de múltiplos estágios (i. e., o teste de bicicleta ergométrica da YMCA):
   - Avalie a FC durante o fim de cada estágio ou até se atingir estado estável de FC. Por exemplo, se o cliente estiver realizando um estágio de 3 minutos, meça sua FC durante os últimos 15 a 30 segundos do segundo e do terceiro minuto. Se as medições de FC consecutivas não estiverem dentro de cinco batimentos/min entre si, continue o estágio por mais um minuto e meça a FC novamente (ver protocolo de teste de FC).[3]
   - Avalie a PA perto do fim de cada estágio e repetidamente no caso de resposta hipotensiva ou hipertensiva (ver protocolo de teste de PA).[3]
   - Avalie PSE perto do fim de cada estágio utilizando a escala de PSE de 6 a 20 ou de 0 a 10.[1]
9. Depois de concluído o teste, inicie um resfriamento adequado. O resfriamento pode ser um período de recuperação ativo consistindo em pedaladas leves em uma resistência igual ou menor que a resistência inicial. Ou, se o cliente estiver desconfortável ou apresentando alguns sinais e sintomas (Tabela 10.1), pode ser necessária uma recuperação passiva.[2]
10. Durante o resfriamento, monitore a FC, a PA e os sinais e sintomas regularmente por pelo menos 4 minutos. Se ocorrerem respostas incomuns ou anormais, será necessário continuar o monitoramento do período de recuperação.[2]

## Teste de bicicleta ergométrica da YMCA

O teste de bicicleta ergométrica da YMCA é um teste de exercício submáximo de múltiplos estágios para a resistência cardiovascular. Esse teste muito adotado é projetado para avançar o cliente até 85% de sua FC máxima prevista usando estágios com taxa de trabalho crescente de 3 minutos.

### Equipamento

- Bicicleta ergométrica com freios mecânicos ou elétricos.
- Metrônomo (se a bicicleta ergométrica não tiver um medidor de rpm).
- Cronômetro.
- Equipamento de medição de frequência cardíaca e pressão arterial (ver seções "Frequência cardíaca" e "Pressão arterial" anteriormente neste capítulo).
- Escala de percepção subjetiva de esforço.

### Procedimento

1. Instrua o cliente a começar a pedalar em 50 rpm e manter essa cadência durante toda a duração do teste.
2. Defina a taxa de trabalho para o 1º estágio de 3 minutos em 150 kg.m.min$^{-1}$ (0,5 kg a 50 rpm).
3. Meça a FC do cliente durante os últimos 15 a 30 segundos do segundo e do terceiro minuto do 1º estágio; se as medições não estiverem a menos de seis batimentos/min uma da outra, continue o estágio por mais um minuto.
4. Veja a Tabela 11.13 para instruções sobre como definir a taxa de trabalho para os estágios restantes. Se a FC do cliente ao fim do primeiro estágio for:
   - < 80 batimentos/min, defina a taxa de trabalho para o 2º estágio em 750 kg.m.min$^{-1}$ (2,5 kg a 50 rpm).
   - 80-89 batimentos/min, defina a taxa de trabalho para o 2º estágio em 600 kg.m.min$^{-1}$ (2,0 kg a 50 rpm).
   - 90-100 batimentos/min, defina a taxa de trabalho para o 2º estágio em 450 kg.m.min$^{-1}$ (1,5 kg a 50 rpm).
   - > 100 batimentos/min, defina a taxa de trabalho para o 2º estágio em 300 kg.m.min$^{-1}$ (1,0 kg a 50 rpm).
5. Meça a FC do cliente durante os últimos 15 a 30 segundos do segundo e do terceiro minuto do 2º estágio; se as medições não estiverem a menos de seis batimentos/min uma da outra, continue o estágio por mais um minuto.
6. Defina o 3º e o 4º estágio (se necessário) de acordo com a Tabela 11.3 (as taxas de trabalho para o 3º e o 4º estágio estão localizadas nas linhas abaixo do 2º estágio). Lembre-se de medir a FC do cliente nos últimos 15 a 30 segundos do segundo e do terceiro minuto de cada estágio e, se as medições não estiverem a menos de seis batimentos/min uma da outra, continue cada estágio por mais um minuto.
7. Finalize o teste quando o cliente tiver atingido 85% de sua FC máxima prevista pela idade ou se o cliente apresentar um dos critérios listados na Tabela 10.1. Reproduzido com permissão de ACSM, 2010.

### Estimativa do $\dot{V}O_2$máx a partir do teste de bicicleta ergométrica da YMCA

Após a conclusão do teste, o personal trainer deve ter os seguintes dados:

- Peso corporal (kg).
- FC máxima prevista pela idade.
- Pelo menos duas medições de FC em cada taxa de trabalho até 85% da FC máxima prevista pela idade.
- Uma medição da PA em cada taxa de trabalho.
- Uma avaliação de PSE em cada taxa de trabalho.

Para obter uma estimativa do $\dot{V}O_2$máx do cliente:

1. Marque em um gráfico a FC (eixo Y em batimentos/min) contra a taxa de trabalho (eixo X em kg.m.min$^{-1}$ ou W) (Exemplo 11.4).
2. Construa uma linha horizontal no valor de FC máximo previsto por idade (A na Figura 11.6).
3. Extrapole os dados desenhando uma linha de correlação para os valores de FC entre 50% e 90% da FC máxima prevista pela idade (B na Figura 11.6).

EXEMPLO 11.4

## Teste de bicicleta ergométrica da YMCA

O cliente A, um homem de 23 anos de idade que pesa 82 quilogramas (181 libras), acabou de completar um teste de bicicleta ergométrica com os seguintes dados:

FC em repouso = 62 batimentos/min
PA em repouso = 124/78 mmHg
FC máxima prevista pela idade = 197 batimentos/min – 220 – 23 = 197 batimentos/min (segundo a Equação 11.2).
85% da FC máxima prevista pela idade = 0,85 × 197 batimentos/min = 167 batimentos/min

| Estágio | Taxa de trabalho | Tempo passado | FC | FC média* | PA | PSE |
|---|---|---|---|---|---|---|
| 1 | 150 kg.m.min$^{-1}$ | 2:00 | 88 batimentos/min | | | |
| 1 | 150 kg.m.min$^{-1}$ | 3:00 | 88 batimentos/min | 88 batimentos/min* | 134/82 mmHg | 9 |
| 2 | 600 kg.m.min$^{-1}$ | 5:00 | 132 batimentos/min | | | |
| 2 | 600 kg.m.min$^{-1}$ | 6:00 | 136 batimentos/min | 134 batimentos/min* | 148/76 mmHg | 13 |
| 3 | 750 kg.m.min$^{-1}$ | 8:00 | 154 batimentos/min | | | |
| 3 | 750 kg.m.min$^{-1}$ | 9:00 | 158 batimentos/min | 156 batimentos/min* | 152/80 mmHg | 15 |
| 4 | 900 kg.m.min$^{-1}$ | 11:00 | 164 batimentos/min | | | |
| 4 | 900 kg.m.min$^{-1}$ | 12:00 | 168 batimentos/min | 166 batimentos/min* | 160/82 mmHg | 17 |

* A FC média foi calculada com base na média dos dois valores de FC consecutivos em cada taxa de trabalho.

**Passo 1:** Marque em um gráfico todas as medições de FC médias (eixo Y) contra as taxas de trabalho correspondentes (eixo X).
**Passo 2:** Trace uma linha horizontal (A na Figura 11.6) a 197 batimentos/min (a FC máxima prevista pela idade).
**Passo 3:** Trace a linha de correlação (B na Figura 11.6) entre os pontos marcados no gráfico (segundo o passo 1) e estenda-a além da linha horizontal em 197 batimentos/min (A na Figura 11.6).
**Passo 4:** Trace uma linha vertical (D na Figura 11.6) a partir da interseção (C na Figura 11.6) das linhas A e B e que se estenda até o eixo X.
**Passo 5:** Identifique o valor do eixo X que corresponde à linha vertical D. Esse valor é a taxa de trabalho máximo prevista que será usada para calcular o $\dot{V}O_2$máx previsto (E na Figura 11.6). Neste exemplo, ele é 1.175 kg.m.min$^{-1}$.
**Passo 6:** Use a Equação 11.4 para converter o valor em kg.m.min$^{-1}$ para watts.

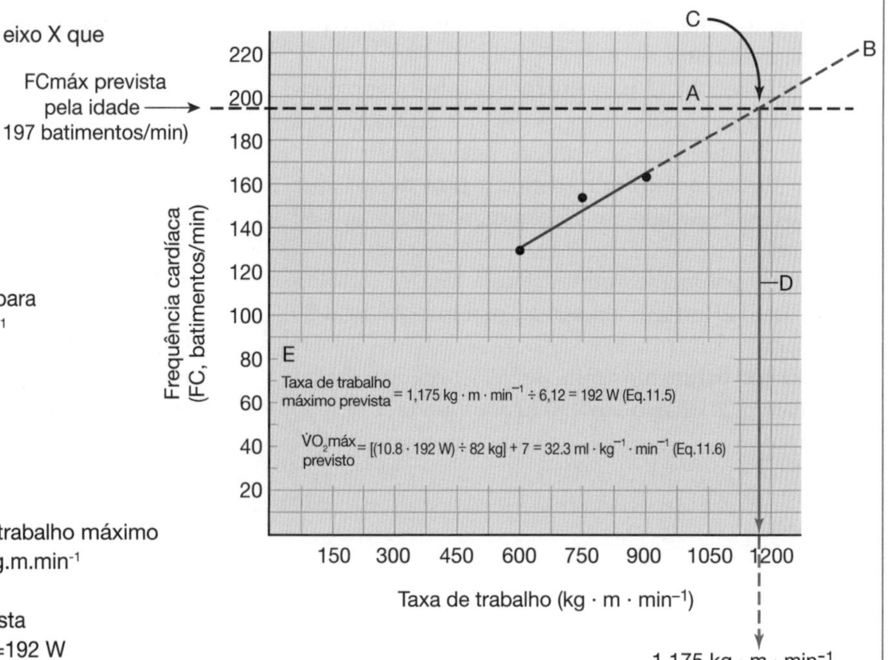


Taxa de trabalho (W) = Taxa de trabalho (kg.m.min$^{-1}$) ÷ 6,12 (11.4)

Segundo o passo 5, a taxa de trabalho máximo prevista (kg.m.min$^{-1}$) = 1.175 kg.m.min$^{-1}$

Taxa de trabalho máximo prevista (W) = 1.175 kg.m.min$^{-1}$ ÷ 6,12 =192 W

FIGURA 11.6 Utilizando os dados do Exemplo 11.4, esta figura ilustra como representar graficamente os dados do teste submáximo da YMCA do cliente e como traçar a linha horizontal para a FC máxima prevista (A), extrapolar a linha de correlação (B), identificar a interseção (C), traçar uma linha vertical para a taxa de trabalho máximo prevista (D) e usar as Equações 11.5 e 11.6 para determinar o $\dot{V}O_2$máx previsto (E)

**Passo 7:** Utilize a Equação 11.5[2] para determinar a pontuação de $\dot{V}O_2$máx prevista em mL.kg$^{-1}$.min$^{-1}$.

$$\dot{V}O_2\text{máx (mL.kg}^{-1}\text{.min}^{-1}) = [(10{,}8 \times W) \div PC] + 7 \qquad (11.5)$$

Segundo o passo 6, a taxa de trabalho máximo prevista (W) = 192 W

Peso corporal (kg) = 82 kg

$\dot{V}O_2$máx (mL.kg$^{-1}$.min$^{-1}$) = [(10,8 × 192) ÷ 82] + 7 = 32,3 mL.kg$^{-1}$.min$^{-1}$

**Passo 8:** Utilize a Tabela 11.14[1] para comparar o $\dot{V}O_2$máx desse cliente de 32,3 mL.kg$^{-1}$.min$^{-1}$ a valores normativos; 32,3 mL.kg$^{-1}$.min$^{-1}$ para um homem de 23 anos pontua abaixo do 10° percentil. Portanto, mais de 90% da população tem pontuações maiores de $\dot{V}O_2$máx, ao passo que menos de 10% tem um $\dot{V}O_2$máx mais baixo.
De Golding, 2000.[14]

4. Continue a linha de correlação (B) além do ponto de dados final, até cruzar a linha horizontal (A) que representa a FC máxima prevista pela idade. Trace uma linha vertical da interseção (C na Figura 11.6) entre a linha de correlação e a linha horizontal da FC máxima prevista pela idade. Estenda a linha vertical até o eixo X e registre o valor da taxa de trabalho correspondente (D na Figura 11.6). Esse valor X é a taxa de trabalho máximo prevista que será usada no cálculo do $\dot{V}O_2$máx previsto (E na Figura 11.6).
5. Se a taxa de trabalho máximo prevista estiver em kg.m.min$^{-1}$, será necessário convertê-la para watts (W). Para isso, use a Equação 11.4.
6. Use a equação a seguir[2] para calcular o valor de $\dot{V}O_2$máx previsto em mililitros por quilograma por minuto (mL.kg$^{-1}$.min$^{-1}$):

$$\dot{V}O_2\text{máx (mL.kg}^{-1}\text{.min}^{-1}) = [(10{,}8 \times W) \div PC] + 7 \qquad (11.5)$$

em que W = taxa de trabalho máximo prevista (watts) e PC = peso corporal (kg).

7. Depois de estimado o $\dot{V}O_2$máx do cliente (mL.kg$^{-1}$.min$^{-1}$), use a Tabela 11.4 para ranquear esse $\dot{V}O_2$máx com base em sua idade. Por exemplo, se o $\dot{V}O_2$máx de um cliente de 46 anos de idade do sexo masculino acaba de ser estimado em 36,7 mL.kg$^{-1}$.min$^{-1}$, ele se classificaria no 30° percentil quando comparado com outros de sua idade. Em outras palavras, pode-se dizer que 30% dos homens de sua idade têm um $\dot{V}O_2$máx mais baixo, enquanto 70% têm um $\dot{V}O_2$máx mais alto.

## Teste de bicicleta ergométrica de Åstrand-Ryhming

O teste de bicicleta ergométrica de Åstrand-Ryhming é um teste de estágio único.[5] Sua duração total é de 6 minutos.

### Equipamento

- Bicicleta ergométrica com freios mecânicos ou elétricos.
- Metrônomo (se a bicicleta ergométrica não tiver um medidor de rpm).
- Cronômetro.

### Procedimento

1. Defina a cadência de pedaladas em 50 rpm.
2. Defina a taxa de trabalho. As taxas de trabalho utilizadas para o teste de Åstrand-Ryhming são escolhidas com base no sexo e no nível de condicionamento.[8] Note que, para estimar o nível de condicionamento do cliente (não condicionado ou condicionado) antes do teste de Åstrand-Ryhming a fim de determinar a taxa de trabalho inicial, a recomendação é sempre optar pela taxa de trabalho mais cautelosa (não condicionado), se houver dúvidas sobre a condição atual do cliente.
   - Homens não condicionados 300 ou 600 kg.m.min$^{-1}$
   - Homens condicionados 600 ou 900 kg.m.min$^{-1}$
   - Mulheres não condicionadas 300 ou 450 kg.m.min$^{-1}$
   - Mulheres condicionadas 450 ou 600 kg.m.min$^{-1}$
3. Peça para o cliente começar a pedalar. Depois de atingida a cadência adequada, inicie o cronômetro. Depois de dois minutos, realize uma medição da FC.
   - Se a FC for ≥ 120 batimentos/min, peça para o cliente manter a taxa de trabalho selecionada ao longo de toda a duração do teste de 6 minutos.
   - Se a FC após 2 minutos for < 120, aumente a resistência para o próximo incremento ou até a medição de FC ser ≥ 120 batimentos/min após 2 minutos andando em uma taxa de trabalho constante.

4. Realize medições da FC ao fim do quinto e do sexto minuto do teste, faça a média delas e utilize esse valor para estimar o $\dot{V}O_2$máx em litros por minuto (L/min) a partir da Tabela 11.15 para homens e da Tabela 11.16 para mulheres.
5. Depois que o $\dot{V}O_2$máx tenha sido estimado, deverá ser corrigido para a idade do cliente. Para obter a estimativa do $\dot{V}O_2$máx corrigida para a idade, multiplique o valor de $\dot{V}O_2$máx não alterado das Tabelas 11.5 ou 11.6 pelo fator de correção de idade apropriado na Tabela 11.17.
6. Após a correção de idade da estimativa do $\dot{V}O_2$máx (L/min), é possível convertê-la em mL.kg$^{-1}$.min$^{-1}$ pela seguinte equação:

$$\dot{V}O_2\text{máx (mL.kg}^{-1}\text{.min}^{-1}) = \dot{V}O_2\text{máx em L/min} \times 1.000 \div PC \quad (11.6)$$

em que PC = peso corporal em quilogramas (kg).

7. Compare as estimativas de $\dot{V}O_2$máx (mL.kg$^{-1}$.min$^{-1}$) a partir do teste de Åstrand-Ryhming com os valores normativos listados na Tabela 11.18.[8]

## Teste do degrau da YMCA

O teste do degrau da YMCA é um teste de resistência cardiovascular básico e de baixo custo, que pode ser facilmente aplicado a indivíduos ou a grupos grandes. Esse teste classifica os níveis de condicionamento com base na resposta de FC pós-exercício, mas não oferece uma estimativa do $\dot{V}O_2$máx. O objetivo do teste do degrau da YMCA é fazer o cliente subir e descer do degrau em uma cadência predeterminada por 3 minutos e medir a resposta de recuperação da FC imediatamente após o exercício.

### Equipamento

- Degrau ou caixa de 30 centímetros.
- Metrônomo ajustado em 96 batimentos/min.
- Cronômetro.

### Procedimento

1. Para se familiarizar, o cliente deve ouvir a cadência antes de subir no degrau.
2. Instrua o cliente a "subir, subir, descer, descer", em uma cadência de 96 batimentos/min, o que possibilita 24 degraus por minuto. Não importa qual pé vá primeiro ou se o pé que vai primeiro muda durante o teste.
3. Peça para o cliente continuar fazendo o degrau por 3 minutos.
4. Logo após o último degrau, ajude o cliente a se sentar e, em menos de 5 segundos, meça a FC durante 1 minuto.
5. Compare o valor da FC de recuperação de 1 minuto aos valores normativos na Tabela 11.19.

## Considerações sobre os testes de corrida e caminhada de fundo

Os testes de corrida de fundo se baseiam na premissa de que um cliente mais "condicionado" será capaz de correr determinada distância em menos tempo ou percorrer uma distância maior em determinado período. Esses testes são práticos, baratos e mais rápidos que os demais, além de serem fáceis de aplicar a grupos maiores. Eles também podem ser utilizados para classificar o nível

**EXEMPLO 11.5**

**Teste de bicicleta ergométrica de Åstrand-Ryhming**

Uma cliente de 57 anos que pesa 66 quilogramas acabou de completar o teste de bicicleta ergométrica de Åstrand-Ryhming. Foram registrados os seguintes dados:

Taxa de trabalho = 450 kg.m.min$^{-1}$
Frequência cardíaca após o segundo minuto = 122 batimentos/min
Frequência cardíaca após o quinto minuto = 129 batimentos/min
Frequência cardíaca após o sexto minuto = 135 batimentos/min

**Passo 1.** (129 batimentos/min + 135 batimentos/min) ÷ 2 = 132 batimentos/min em média.
**Passo 2.** Valor estimado de $\dot{V}O_2$máx segundo a Tabela 11.16 para uma FC média de 132 batimentos/min e uma taxa de trabalho de 450 kg.m.min$^{-1}$ = 2,7 L/min.
**Passo 3.** Fator de correção segundo a Tabela 11.17 para uma cliente de 57 anos de idade = 0,70.
**Passo 4.** 2,7 L/min × 0,70 fator de correção por idade = 1,89 L/min.
**Passo 5.** (1,89 L/min × 1.000) ÷ 66 kg = 28,64 mL.kg$^{-1}$.min$^{-1}$.
**Passo 6.** Categoria de condicionamento aeróbio segundo a Tabela 11.18 para 28,64 mL.kg$^{-1}$.min$^{-1}$ para uma mulher de 57 anos de idade = Bom.
**Passo 7.** Classificação de percentil segundo a Tabela 11.14 para 28,64 mL.kg$^{-1}$.min$^{-1}$ para uma mulher de 57 anos de idade: ~55%.

de resistência cardiovascular de homens saudáveis abaixo de 40 anos de idade e de mulheres saudáveis abaixo de 50 anos. No entanto, o personal trainer não poderia utilizar esses testes de campo para detectar ou controlar episódios cardíacos, visto que a FC e a PA normalmente não são monitoradas durante sua realização.

É importante notar que esses testes de campo são avaliações baseadas em esforço e são adequados para clientes que podem correr (ou caminhar vigorosamente), por 12 minutos, 1,5 milha (2,4 km) ou 1 milha (1,6 km). Exemplos de clientes para quem esses testes são apropriados são aqueles que treinam há várias semanas e que utilizam regularmente a corrida ou a caminhada rápida como modo de exercício cardiovascular. Outros testes de $\dot{V}O_2$máx, como o teste de bicicleta ergométrica de Åstrand-Ryhming ou o teste do degrau da YMCA, são recomendados para clientes que não atendam a esses critérios.
De Golding, 2000.[14]

## Corrida/caminhada de 12 minutos

O teste de corrida/caminhada de 12 minutos é um teste de campo feito para medir a distância percorrida durante 12 minutos de corrida/caminhada. Após a distância ser registrada como a pontuação do teste, é utilizada em uma equação de regressão (Equação 11.7) para estimar o $\dot{V}O_2$máx.

### Equipamento

1. Pista de 400 metros ou pista menor com distâncias medidas, de maneira que o número de voltas completadas possa ser facilmente contado e multiplicado pela distância da pista.
- Marcadores de posição visíveis – pode ser necessário dividir a pista em seções de extensão predeterminada (p. ex., a cada um quarto ou na metade de uma volta), de forma que se possa determinar rapidamente a distância exata percorrida em 12 minutos.
- Cronômetro.

### Procedimento

1. Instrua o cliente a percorrer a maior distância possível durante 12 minutos. É permitido caminhar, mas o objetivo é percorrer a maior distância possível no tempo definido.
2. Registre a distância total percorrida em metros. Por exemplo, um cliente completou cinco voltas inteiras e um quarto da última volta (5,25 voltas). Se cada volta na pista equivale a percorrer 400 metros, o cliente completou 2.100 metros (5,25 voltas × 400 m = 2.100 m).
3. Use a seguinte equação[14] para estimar o $\dot{V}O_2$máx (mL.kg$^{-1}$.min$^{-1}$) do cliente:

$$\dot{V}O_2\text{máx (mL.kg}^{-1}\text{.min}^{-1}) = (0{,}0268 \times D) - 11{,}3 \quad (11.7)$$

em que D = distância percorrida em metros.
4. As pontuações estimadas de $\dot{V}O_2$máx podem ser comparadas com os valores normativos listados na Tabela 11.4.[2]

## Corrida de 1,5 milha

A corrida de 1,5 milha (2,4 km) é um teste de campo feito para medir o tempo em que o cliente percorre 1,5 milha. Após o tempo ser registrado como a pontuação do teste, é utilizada em uma equação de regressão (Equação 11.8) para estimar o $\dot{V}O_2$máx.

### Equipamento

- Pista de 400 metros com a distância de 1,5 milha (2,4 km) marcada (para medir, use um odômetro ou uma roda de medição).[14]
- Cronômetro.

### Procedimento

1. Instrua o cliente a percorrer a distância de 1,5 milha (2,4 km) no tempo mais rápido possível. É permitido caminhar, mas o objetivo é completar a distância no tempo mais curto possível.
2. Diga ou registre o tempo passado (em minutos e segundos, 00:00) quando o cliente atravessar a linha de chegada.
3. Converta os segundos em minutos dividindo-os por 60. Por exemplo, se o tempo do cliente no teste for de 12:30, o tempo de corrida é convertido em 12,5 minutos (30 ÷ 60 segundos = 0,5 minuto).

**EXEMPLO 11.6**

Corrida/caminhada de 12 minutos
Cliente de 31 anos do sexo feminino que pesa 58 kg acabou de completar a corrida de 12 minutos. Foram registrados os seguintes dados:
Distância da corrida de 12 minutos = 1,16 milha (1,862 m)

1. [0,0268 x (1,862 m)] – 11,3 = 38,60 mL.kg$^{-1}$.min$^{-1}$.
2. Classificação de percentil segundo a Tabela 11.4 para 38,60 mL.kg$^{-1}$.min$^{-1}$ para uma mulher de 31 anos = 80º percentil.

4. Utilize a equação a seguir[14] para estimar o $\dot{V}O_2$máx ($mL.kg^{-1}.min^{-1}$):

$$\dot{V}O_2\text{máx } (mL.kg^{-1}.min^{-1}) = 88{,}02 - (0{,}1656 \times PC) - (2{,}76 \times \text{tempo}) + (3{,}716 \times \text{sexo*}) \quad (11.8)$$

em que PC = peso corporal em quilogramas (kg) e tempo = tempo de corrida de 2,4 quilômetros até a conclusão (até o centésimo mais próximo de um minuto, 0,00 min).
*Para o sexo, substitua 1 para homens e 0 para mulheres.
5. As pontuações estimadas de $\dot{V}O_2$máx podem ser comparadas com os valores normativos listados na Tabela 11.14.[2]

## Teste de caminhada de Rockport

O teste de caminhada de Rockport foi desenvolvido para estimar o $\dot{V}O_2$máx de homens e mulheres com idades entre 18 e 69 anos.[20] Como esse teste exige apenas caminhar em um ritmo rápido, é útil para testar clientes mais velhos e sedentários.

### Equipamento

- Cronômetro.
- Pista de caminhada de 1 milha (1,6 km) medida, que seja plana e não interrompida (de preferência ao ar livre).

### Procedimento

1. Instrua o cliente a caminhar 1 milha (1,6 km) o mais vigorosamente possível.
2. Imediatamente após o teste, calcule a FC do cliente (em batimentos por minuto) utilizando uma duração de contagem de FC de 15 segundos (ver a seção "Frequência cardíaca" anteriormente neste capítulo).
3. Converta os segundos em minutos dividindo-os por 60 (ver passo 3 do procedimento de corrida de 1,5 milha).
4. Estime o $\dot{V}O_2$máx do cliente ($mL.kg^{-1}min^{-1}$) utilizando a seguinte equação:[22]

$$\dot{V}O_2\text{máx } (mL.kg^{-1}.min^{-1}) = 132{,}853 - (0{,}0769 \times PC) - (0{,}3877 \times \text{idade}) + (6{,}315 \times \text{sexo*}) - (3{,}2649 \times \text{tempo}) - (0{,}1565 \times FC) \quad (11.9)$$

em que PC = peso corporal em libras; idade = idade em anos; tempo = tempo de caminhada de 1 milha até a conclusão (ao centésimo de minuto mais próximo, 0,00 minuto); e FC = frequência cardíaca em batimentos por minuto.
*Para o sexo, substitua 1 para homens e 0 para mulheres.
5. As pontuações estimadas de $\dot{V}O_2$máx podem ser comparadas com os valores normativos listados na Tabela 11.4.[2]
6. Os tempos de caminhada de 1 milha também podem ser comparados com os valores normativos listados na Tabela 11.20.[32]

### Corrida de 1 milha

A corrida de 1 milha foi desenvolvida para estimar a resistência cardiovascular de crianças e adolescentes de 6 a 17 anos.[32]

### Equipamento

- Cronômetro.
- Pista lisa e não interrompida de 1 milha (1,6 km) (p. ex., pista ao ar livre).

### Procedimento

1. Instrua o cliente a percorrer a distância de 1 milha (1,6 km) no tempo mais rápido possível. Pode-se intercalar a corrida com caminhada, mas o cliente deve tentar completar a distância no tempo mais rápido possível.
2. Registre o tempo passado (em minutos e segundos, 00:00) quando o cliente atravessar a linha de chegada.
3. Converta os segundos em minutos dividindo-os por 60 (ver Passo 3 do procedimento de corrida de 1,5 milha).
4. Compare o tempo registrado com os valores normativos listados na Tabela 11.21.[32]

**EXEMPLO 11.7**

Corrida de 1,5 milha
Cliente de 28 anos do sexo masculino que pesa 77,6 kg acabou de completar a corrida de 1,5 milha (2,4 km). Foram registrados os seguintes dados:

Tempo de corrida de 1,5 milha = 8,52 min:s

1. 52 s ÷ 60 s = 0,87 min, então 8:52 min:s = 8,87 min.
2. 88,02 − [0,1656 × (77,6)] − [2,763 (8,87)] + [3,716 × (1 *para homens*)] = 54,40 $mL.kg^{-1}.min^{-1}$.
3. Classificação de percentil segundo a Tabela 11.4 para 54,40 $mL.kg^{-1}.min^{-1}$ para um homem de 28 anos = acima do 90º percentil.

**EXEMPLO 11.8**

Teste de caminhada de Rockport

Cliente de 52 anos do sexo masculino que pesa 228 libras (103,4 kg) acaba de completar o teste de caminhada de Rockport. Foram registrados os seguintes dados:

FC pós-teste = 159 batimentos/min

Tempo de caminhada de 1 milha = 10:35 min:s

1. 35 s ÷ 60 s = 0,58 min; 10:35 min:s = 10,58 min.
2. 132,853 – [0,0769 × (228 libras)] – [0,3877 × (52)] + [6,315 × (1 para homens)] – [3,2649 × (10,58 min)] – [0,1565 × (159)] = 42,05 mL.kg$^{-1}$.min$^{-1}$.
3. Classificação de percentil segundo a Tabela 11.14 para 42,05 mL.kg$^{-1}$.min$^{-1}$ para um homem de 52 anos = 80° a 90° percentil.
4. Classificação segundo a Tabela 11.20 para 10:35 min:s = Bom.
5. Classificação de percentil segundo a Tabela 11.20 para 10:35 min:s = acima do 90° percentil.

## Estimativa de $\dot{V}O_2$máx não baseada em exercício

Malek et al.[21,22] desenvolveram equações não baseadas em exercício para estimar o $\dot{V}O_2$máx de um cliente a partir de diversas variáveis demográficas e descritivas. Essas equações foram utilizadas para gerar estimativas razoáveis de $\dot{V}O_2$máx para homens e mulheres não treinados. Além disso, os desvios associados a essas equações variam entre ±10% a 15% do $\dot{V}O_2$máx, sendo semelhantes aos desvios normalmente encontrados em estimativas de $\dot{V}O_2$máx baseadas em exercício.[21,22] No geral, as equações não baseadas em exercício para prever o $\dot{V}O_2$máx podem ser bastante úteis, especialmente quando o risco de conduzir uma avaliação de $\dot{V}O_2$máx baseada em exercício é alto demais ou desconhecido para clientes que podem ser excessivamente suscetíveis ao estresse induzido pelo exercício.

### Equipamento

- Balança de plataforma padrão com braço antropométrico ou acessório plano e sulcado de ângulo reto (para deslizar pela parede e, ao mesmo tempo, repousar sobre o topo da cabeça do cliente).
- Balança calibrada e certificada.
- Escala de percepção subjetiva de esforço.

### Procedimento

1. Registre a altura do cliente em centímetros, o peso corporal em quilogramas e a idade em anos.
2. Estime a intensidade típica de treinamento utilizando a escala de PSE de Borg (p. ex., 6 a 20).
3. Indique o número de horas por semana que o cliente se exercita.
4. Indique há quantos anos o cliente treina regularmente, com não mais do que um mês sem exercício.
5. Determine o logaritmo natural dos anos de treinamento, isto é, digite os anos de treinamento do cliente e, em seguida, aperte "LN", ou logaritmo natural, em uma calculadora manual.
6. Determine o $\dot{V}O_2$máx em L/m utilizando as equações a seguir.
7. Calcule o $\dot{V}O_2$máx em mL.kg$^{-1}$.min$^{-1}$ utilizando a Equação 11.6.
8. Compare as pontuações de seu cliente com a Tabela 11.14.

### Equações

| População | Equação para prever o $\dot{V}O_2$máx (L/min) |
|---|---|
| Homens não treinados | (0,046 × H) – (0,021 × A) – 4,31 |
| Mulheres não treinadas | (0,046 × H) – (0,021 × A) – 4,93 |
| Homens treinados aerobicamente* | (27,387 × PC) + (26,634 × H) – (27,572 × A) + (26,161 × D) + (114,904 × I) + (506,752 × Y) – 4.609,791 |
| Mulheres treinadas aerobicamente* | (18,528 × PC) + (11,993 × H) – (17,197 × A) + (23,522 × D) + (62,118 × I) + (278,262 × Y) – 1375,878 |

H: altura em cm; A: idade em anos; PC: peso corporal em kg; D: duração do treinamento em horas por semana; I: intensidade do treinamento usando a escala de Borg; Y: logaritmo natural dos anos de treinamento.

* *Treinado aerobicamente* é definido como tendo participado de exercício aeróbio contínuo por um mínimo de 1 hora por sessão de treino, três ou mais sessões por semana, pelos últimos 18 meses no mínimo.[21,22]

## Força muscular

A força muscular é um componente importante do condicionamento físico. É necessário um nível mínimo de força muscular para realizar as atividades cotidianas – especialmente com o avanço da idade – e para participar de atividades recreativas ou profissionais sem risco indevido de lesão. A força pode ser expressa como absoluta ou relativa. A força absoluta é simplesmente a pontuação bruta de força que uma pessoa atinge. A força relativa normalmente é expressa em relação ao peso corporal.

## 1 repetição máxima de supino

Pode-se utilizar o teste de 1 repetição máxima (1 RM) de supino para medir a força da parte superior do corpo. Como são utilizados pesos livres, esse teste exige habilidade da parte do cliente testado.

### Equipamento

- Barra ajustável e anilhas de peso que permitam aumentos de resistência de 2,5 a 40 kg.

### Procedimento

Providencie um observador para ficar atento à técnica. Veja no Capítulo 13 a técnica adequada de supino. Na sequência, siga estes passos para determinar 1 RM:

1. Instrua o cliente a se aquecer com resistência leve, que permita facilmente 5 a 10 repetições em 40% a 60% de sua 1 RM estimada.
2. Ofereça um período de repouso de 1 minuto.
3. Estime uma sobrecarga de aquecimento que permita que o cliente complete 3 a 5 repetições somando da seguinte forma:

| Área do corpo | Aumento absoluto ou aumento porcentual |
|---|---|
| Exercício da parte superior do corpo | 4-9 kg ou 5-10% |
| Exercício da parte inferior do corpo | 14-18 kg ou 10-20% |

4. Ofereça um período de repouso de 2 minutos.
5. Estime uma sobrecarga moderada próxima do máximo que permita que o cliente complete 2 a 3 repetições somando da seguinte forma:

| Área do corpo | Aumento absoluto ou aumento porcentual |
|---|---|
| Exercício da parte superior do corpo | 4-9 kg ou 5-10% |
| Exercício da parte inferior do corpo | 14-18 kg ou 10-20% |

6. Ofereça um período de repouso de 2 a 4 minutos.
7. Faça um aumento de sobrecarga:

| Área do corpo | Aumento absoluto ou aumento porcentual |
|---|---|
| Exercício da parte superior do corpo | 4-9 kg ou 5-10% |
| Exercício da parte inferior do corpo | 14-18 kg ou 10-20% |

8. Peça para o cliente tentar 1 RM.
9. Se o cliente conseguir, ofereça um período de repouso de 2 a 4 minutos e volte ao passo 7. Se ele não conseguir, ofereça um período de repouso de 2 a 4 minutos e reduza a sobrecarga da seguinte forma:

| Área do corpo | Aumento absoluto ou aumento porcentual |
|---|---|
| Exercício da parte superior do corpo | 2-4 kg ou 2,5-5% |
| Exercício da parte inferior do corpo | 7-9 kg ou 5-10% |

Em seguida, volte ao passo 8.

10. Continue aumentando ou diminuindo a sobrecarga até o cliente conseguir completar uma repetição com a técnica de exercício apropriada. O ideal é que a 1 RM do cliente seja medida dentro de três séries de teste.
11. Registre o valor de 1 RM como o peso máximo levantado (i. e., a força absoluta do cliente) na última tentativa bem-sucedida.

Depois de completados esses passos, divida o valor de 1 RM pelo peso corporal do cliente para determinar sua força relativa. Em seguida, compare o valor de força relativa com os valores na Tabela 11.22. (*Nota:* as normas na Tabela 11.22 foram definidas utilizando-se uma máquina de supino universal.)

De Baechle, Earle, 2008,[6] e Kraemer, Ratamess, Fry e French, 2006.[22]

## 1 repetição máxima de *leg press*

É possível utilizar 1 RM de *leg press* para medir a força da parte inferior do corpo. O Capítulo 13 apresenta um caso detalhado das responsabilidades do cliente e do observador durante a maioria dos exercícios da parte inferior do corpo. Os personal trainers devem estar familiarizados com as orientações do Capítulo 13 antes de tentarem realizar testes de 1 RM.

### Equipamento

- Máquina de *leg press* universal. Esse aparelho de treinamento de força é menos comum que muitos outros e, por isso, pode ser difícil de encontrar. O personal trainer pode, em vez disso, optar por utilizar um exercício diferente, como o *leg press* 45° ou o *leg press* horizontal, para avaliar a força muscular da parte inferior do corpo do cliente. Note, porém, que os dados normativos mostrados na Tabela 11.23 se aplicarão apenas se for utilizada uma máquina de *leg press* universal.

### Procedimento

1. Peça para o cliente se sentar no assento da máquina de *leg press* e posicionar os pés no par superior das placas de pés.
2. Ajuste o assento para padronizar o ângulo do joelho em cerca de 120°.

3. Siga os passos para determinar 1 RM descritos na seção "1 repetição máxima de supino" para avaliar a 1 RM de *leg press* do cliente.[5]
4. Divida o valor de 1 RM pelo peso corporal do cliente para determinar sua força relativa.
5. Se for utilizado o aparelho de *leg press* universal, compare o valor de força relativa com os valores na Tabela 11.23. De Baumgartner, Jackson, Mahar e Rowe, 2007.[7]

### Estimativa de 1 repetição máxima

Por motivos de segurança, técnica ou ambos, muitos personal trainers preferem não pedir para seus clientes realizarem o teste de 1 RM. Felizmente, é possível estimar a 1 RM do cliente com uma resistência submáxima. Isso envolve pedir que ele realize o máximo de repetições possível com uma resistência submáxima. Podem-se encontrar instruções mais detalhadas em outras fontes,[6] e o processo de estimativa das sobrecargas de início para um programa de treinamento de força é descrito no Capítulo 15.

## Resistência muscular

A resistência muscular é a capacidade de um músculo ou grupo muscular exercer força submáxima por longos períodos. Juntamente com a força muscular, a resistência muscular é importante para o desempenho de atividades da vida diária, bem como de tarefas recreativas e profissionais. A resistência muscular pode ser avaliada durante ações estáticas e dinâmicas.

### Teste de supino da YMCA

O teste de supino da YMCA é utilizado para medir a resistência muscular da parte superior do corpo. Trata-se de um teste de resistência muscular absoluta; isto é, a resistência é a mesma para todos os membros de determinado sexo.

#### Equipamento

- Barra ajustável e anilhas de peso.
- Metrônomo.

#### Procedimento

1. Observe o cliente e fique atento à sua técnica.
2. Defina a resistência em 36,3 quilogramas para clientes do sexo masculino e 15,9 quilogramas para clientes do sexo feminino.
3. Veja no Capítulo 13 a técnica de supino correta.
4. Ajuste a cadência do metrônomo em 60 batimentos/min para definir uma taxa de 30 repetições por minuto.
5. Peça para o cliente, que começa com os membros superiores estendidos e uma pegada no comprimento dos ombros, abaixar o peso até a altura do peito. Em seguida, sem pausar, o cliente deve elevar a barra por toda a extensão do membro superior. O movimento deve ser suave e controlado, com a barra atingindo as posições mais alta e mais baixa a cada batida do metrônomo.
6. Finalize o teste quando o cliente não conseguir mais erguer a barra na cadência do metrônomo.
7. Compare a pontuação do cliente com os valores na Tabela 11.24.

### Teste de abdominal parcial

O teste de abdominal parcial mede a resistência dos músculos abdominais. Costuma-se preferi-lo, em comparação com o teste de abdominal completo, porque elimina a utilização dos músculos flexores do quadril.

#### Equipamento

- Metrônomo.
- Régua.
- Fita adesiva.
- Colchonete.

#### Procedimento

1. Instrua o cliente a assumir uma posição de decúbito dorsal em um colchonete com os joelhos em 90° (Figura 11.7*a*). Os membros superiores ficam na lateral (no chão), com os dedos tocando um pedaço de fita adesiva de 10 centímetros (posicionado no chão perpendicularmente aos dedos). Um segundo pedaço de fita adesiva é posicionado 10 centímetros depois do primeiro (mas paralelamente a ele).
2. Ajuste um metrônomo em 50 batimentos/min e peça para o cliente realizar abdominais lentos e controlados para tirar as escápulas do colchonete (o tronco faz um ângulo de 30° com o colchonete; Figura 11.7*b*). A lombar deve estar plana antes do abdominal.

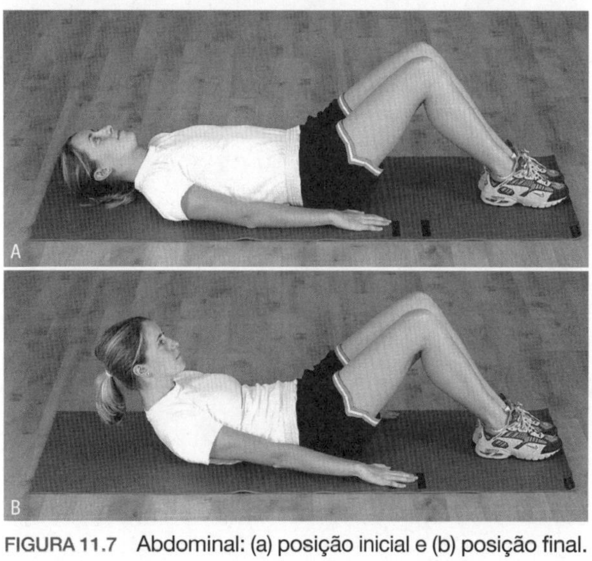


FIGURA 11.7 Abdominal: (a) posição inicial e (b) posição final.

3. Instrua o cliente a realizar o maior número possível de abdominais sem parar, até um máximo de 25.
4. Compare a pontuação do cliente com a Tabela 11.25. Adaptado de American College of Sports Medicine, 2010.[2]

### Teste de elevação das pernas retas em decúbito ventral

O teste de elevação das pernas retas em decúbito ventral é um teste comprovadamente útil para examinar a resistência muscular da lombar e prever o potencial de dor lombar.[3,24]

#### Equipamento

- Mesa de treinamento ou de massagem.

#### Procedimento

1. Peça para o cliente começar o teste na posição de decúbito ventral, com os membros inferiores estendidos, as mãos sob a testa e os antebraços perpendiculares ao corpo (Figura 11.8*a*).
2. Instrua o cliente a erguer os dois membros inferiores a ponto de os joelhos saírem da mesa (Figura 11.8*b*).

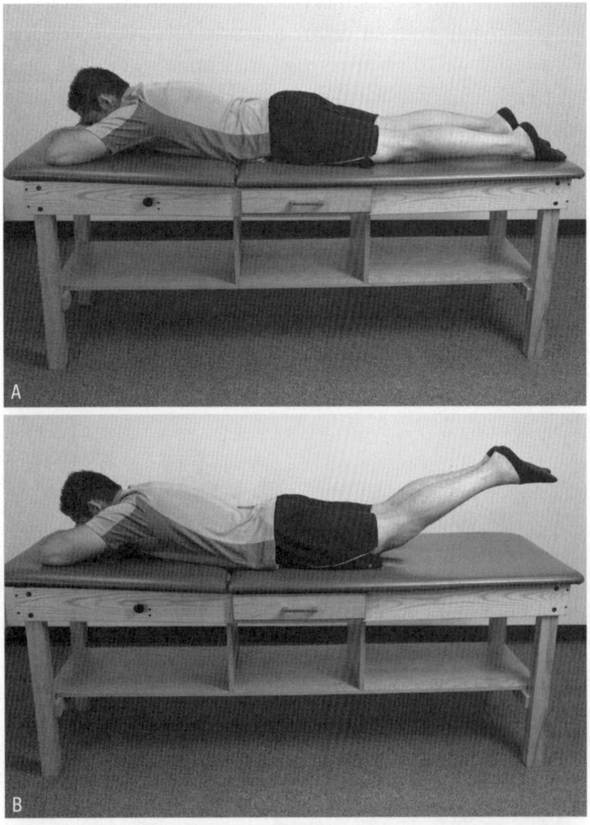

FIGURA 11.8 Elevação das pernas retas em decúbito ventral: (a) posição inicial e (b) posição das pernas elevadas.

3. Você pode monitorar o teste deslizando uma mão sob as coxas.
4. Registre a duração do teste em segundos.
5. Finalize o teste quando o cliente não conseguir mais manter o joelho afastado da mesa.
6. Compare a pontuação de seu cliente aos valores na Tabela 11.26.

## Flexibilidade

A *flexibilidade* se refere à amplitude de movimento (ADM) em torno de uma articulação (p. ex., ombro) ou uma série de articulações (p. ex., coluna vertebral). Acredita-se que ela esteja relacionada ao desenvolvimento de diversas doenças musculoesqueléticas, por exemplo, a lombalgia. Não existe um único teste capaz de medir a flexibilidade de todo o corpo. É preciso administrar testes separados para cada área de interesse. Tradicionalmente, os personal trainers se concentram nos testes que medem a flexibilidade de articulações que se acredita serem associadas ao risco de desenvolvimento da lombalgia.

### Sentar e alcançar

O teste de sentar e alcançar costuma ser utilizado para medir a flexibilidade do quadril e da lombar. Embora esse teste seja visto com muita frequência como um indicador de desconforto lombar prévio, sua capacidade de prever a incidência de lombalgia é limitada.[19] No entanto, acredita-se que uma falta de flexibilidade no quadril e na lombar, somada a pouca força e resistência musculares dos músculos abdominais, seja preditiva de lombalgia.

#### Equipamento

- Régua de metro ou caixa de sentar e alcançar.
- Fita adesiva.
- Fita métrica.

#### Procedimento

1. Peça para o cliente se aquecer e realizar algum alongamento moderado antes do teste. Todos os testes devem ser feitos sem calçados. O teste deve ser realizado com alongamentos lentos e controlados.
2. Para o teste de sentar e alcançar da YMCA, posicione a régua no chão e coloque a fita adesiva sobre ela em um ângulo reto na marca de 38 centímetros (ver Figura 11.9*a*). Em seguida, o cliente se senta com a régua entre os membros inferiores, estendendo-os em ângulos retos até a linha marcada no chão. Os calcanhares devem tocar a ponta da linha da fita adesiva e ficar a cerca de 25 a 30 centímetros de distância. Com o uso de uma caixa de sentar e alcançar, os calcanhares devem ser posicionados contra a ponta da caixa (ver Figura 11.10*a*).

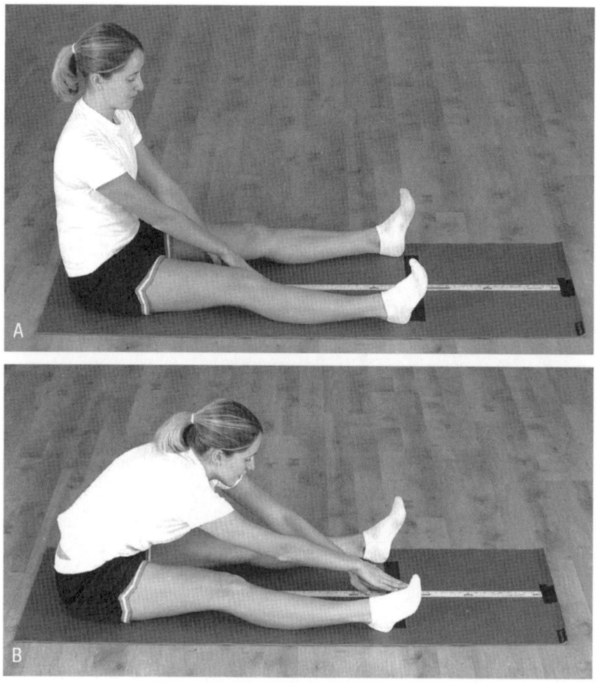


FIGURA 11.9 Posicionamento de sentar e alcançar com régua de metro: (a) posição inicial e (b) posição final.

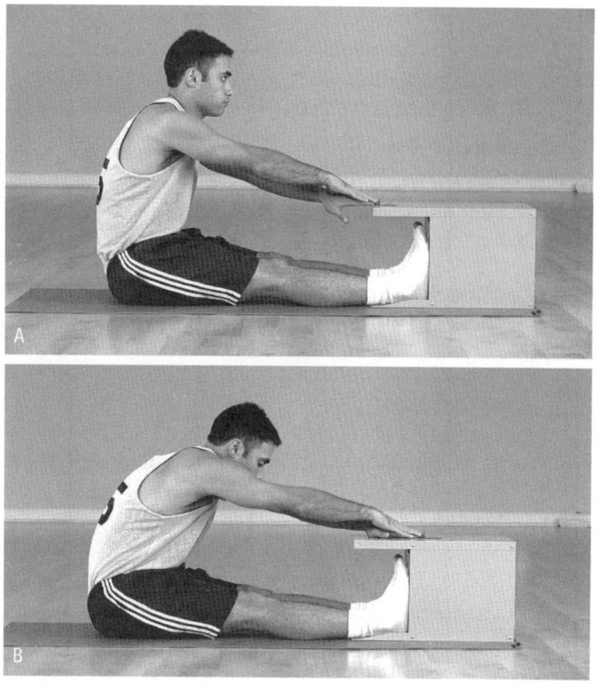


FIGURA 11.10 Posicionamento de sentar e alcançar com uma caixa de sentar e alcançar: (a) posição inicial e (b) posição final.

3. Peça para o cliente estender as duas mãos à frente devagar, movendo-se o mais longe possível e segurando a posição final. Os dedos devem se sobrepor e ficar em contato com a régua (Figura 11.9*b*) ou com a caixa de sentar e alcançar (Figura 11.10*b*).
4. A pontuação é o ponto mais distante alcançado. Use a melhor de duas tentativas como pontuação. Os joelhos devem se manter estendidos durante todo o teste, mas o avaliador não deve pressionar os membros inferiores do cliente para baixo.
5. Compare os resultados do teste utilizando a Tabela 11.27 (teste de sentar e alcançar da YMCA) ou 11.28 (caixa de sentar e alcançar). Note que as normas para o teste de sentar e alcançar da YMCA usam um "ponto zero" (o ponto zero é aquele em que o cliente alcança os dedos dos pés) de 38 centímetros, enquanto a caixa de sentar e alcançar normalmente utiliza um ponto zero de 26 centímetros. Ao utilizar um ponto zero diferente, lembre-se de ajustar a pontuação do cliente antes de utilizar as tabelas normativas. Por exemplo, se a caixa tiver um ponto zero de 23, some 3 centímetros à pontuação do cliente antes de consultar a Tabela 11.28 (ou subtraia 3 centímetros das normas na tabela antes de comparar a pontuação do cliente com a Tabela 11.28). De ACSM, 2010.[2]

## Conclusão

Em geral, o personal trainer tem o desafio de trabalhar com clientes que apresentam um espectro diverso de condicionamento ou capacidades de exercício. Para compilar as avaliações de base, o profissional pode testar uma variedade de parâmetros, como FC, PA, composição corporal, resistência cardiovascular, força muscular, resistência muscular e flexibilidade, e, em seguida, fazer comparações para definir séries de dados descritivos ou normativos. As conclusões resultantes podem então formar a base para a prescrição de exercícios para o cliente.

### Questões para estudo

1. A pressão arterial em repouso de uma cliente de 40 anos era de 115/72 durante a avaliação inicial. Ao medir a pressão arterial um mês depois, até que nível de mercúrio (Hg) o manguito deve ser insuflado?
   A. 115 mm.
   B. 125 mm.
   C. 135 mm.
   D. 150 mm.
2. Todos os locais a seguir são adequados para realizar um teste de dobra cutânea de três lugares para um cliente de 45 anos do sexo masculino, EXCETO:
   A. Peito.
   B. Suprailíaco.
   C. Abdome.
   D. Coxa.

3. Calcule o valor estimado de $\dot{V}O_2$máx para um cliente de 38 anos do sexo masculino que pesa 88 quilogramas e correu 1,5 milha em 13:30.
   A. 34,5 mL.kg$^{-1}$.min$^{-1}$.
   B. 36,2 mL.kg$^{-1}$.min$^{-1}$.
   C. 39,9 mL.kg$^{-1}$.min$^{-1}$.
   D. 41,5 mL.kg$^{-1}$.min$^{-1}$.
4. Qual dos testes a seguir é uma avaliação da resistência muscular local para uma cliente de 38 anos?
   A. Supino de 16 quilogramas em 60 batimentos/min até a fadiga.
   B. Corrida/caminhada de 12 minutos.
   C. Teste de bicicleta ergométrica de Åstrand-Ryhming.
   D. Teste do degrau da YMCA.

## Questão de conhecimento aplicado

Uma mulher de 28 anos contratou recentemente um personal trainer. Sua avaliação de condicionamento indicava as seguintes informações:

Altura: 1,68 metro
Peso: 68 quilogramas
Frequência cardíaca em repouso: 75 batimentos/min
PA em repouso: 128/82
Gordura corporal: 20%
$\dot{V}O_2$máx: 26 mL.kg$^{-1}$.min$^{-1}$
1 RM de supino: 64 quilogramas
1 RM de *leg press*: 141 quilogramas
Teste de abdominal parcial (1 minuto): 25

Qual dos resultados da avaliação e do condicionamento está abaixo da média para essa cliente e deve receber atenção especial na definição de metas? Justifique.

TABELA 11.1 Normas para frequência cardíaca em repouso (batimentos/min)

| Avaliação | Idade | | | | | | | | | | | |
|---|---|---|---|---|---|---|---|---|---|---|---|---|
| | 18-25 | | 26-35 | | 36-45 | | 46-55 | | 56-65 | | > 65 | |
| | H | M | H | M | H | M | H | M | H | M | H | M |
| Excelente | 40-54 | 42-57 | 36-53 | 39-57 | 37-55 | 40-58 | 35-56 | 43-58 | 42-56 | 42-59 | 40-55 | 49-59 |
| Bom | 57-59 | 59-63 | 55-59 | 60-62 | 58-60 | 61-63 | 58-61 | 61-64 | 59-61 | 61-64 | 57-61 | 60-64 |
| Acima da média | 61-65 | 64-67 | 61-63 | 64-66 | 62-64 | 65-67 | 63-65 | 65-69 | 63-65 | 65-68 | 62-65 | 66-68 |
| Média | 66-69 | 68-71 | 65-67 | 68-70 | 66-69 | 69-71 | 66-70 | 70-72 | 68-71 | 69-72 | 66-69 | 70-72 |
| Abaixo da média | 70-72 | 72-76 | 69-71 | 72-74 | 70-72 | 72-75 | 72-74 | 73-76 | 72-75 | 73-77 | 70-73 | 73-76 |
| Fraco | 74-78 | 77-81 | 74-78 | 77-81 | 75-80 | 77-81 | 77-81 | 77-82 | 76-80 | 79-81 | 74-79 | 79-83 |
| Muito fraco | 82-103 | 84-103 | 81-102 | 84-102 | 83-101 | 83-102 | 84-103 | 85-104 | 84-103 | 84-103 | 83-103 | 86-97 |

Adaptada de Golding, 2000.[14]

TABELA 11.2 Classificação de pressão arterial para adultos a partir de 18 anos[a]

| PA sistólica (mmHg)[b] | Categoria | PA diastólica (mmHg) |
|---|---|---|
| < 120 | Normal | < 80 |
| 120-139 | Pré-hipertensão | 80-89 |
| 140-159 | Estágio 1 de hipertensão | 90-99 |
| ≥ 160 | Estágio 2 de hipertensão | ≥ 100 |

[a] Para indivíduos que não tomam medicamento anti-hipertensivo e não apresentam doença aguda. Com base na média de duas ou mais leituras em duas ou mais ocasiões.
[b] Quando as pressões sistólica e diastólica recaem em categorias diferentes, utilize a categoria mais alta para a classificação.
Adaptada de The Seventh Report of the Joint National Committee on Detection, Evaluation, and Treatment of High Blood Pressure, 2003.[33]

TABELA 11.3 Orientações para tipo de braçadeira de pressão arterial

| Tipo de braçadeira | Circunferência do braço (cm) | Largura × comprimento do manguito (cm) |
|---|---|---|
| Criança menor | ≤ 17 | 4 × 13 |
| Criança maior | 18-25 | 10 × 18 |
| Adulto-padrão | 26-33 | 12 × 26 |
| Adulto maior | 34-42 | 16 × 33 |
| Adulto obeso (braçadeira grossa) | 43-50 | 20 × 42 |

Reproduzida com permissão de Heyward, 2010.

TABELA 11.4 Normas percentis para pressão arterial em homens e mulheres ativos

| % | Sistólica (mmHg) | | | | | Diastólica (mmHg) | | | | |
|---|---|---|---|---|---|---|---|---|---|---|
| | 20-29 anos | 30-39 anos | 40-49 anos | 50-59 anos | 60+ anos | 20-29 anos | 30-39 anos | 40-49 anos | 50-59 anos | 60+ anos |
| Homens | | | | | | | | | | |
| 90 | 110 | 108 | 110 | 110 | 112 | 70 | 70 | 70 | 72 | 70 |
| 80 | 112 | 110 | 111 | 116 | 120 | 72 | 74 | 76 | 78 | 76 |
| 70 | 118 | 116 | 118 | 120 | 124 | 78 | 78 | 80 | 80 | 80 |
| 60 | 120 | 120 | 120 | 122 | 130 | 80 | 80 | 80 | 80 | 80 |
| 50 | 121 | 120 | 121 | 128 | 131 | 80 | 80 | 80 | 82 | 81 |
| 40 | 128 | 124 | 126 | 130 | 140 | 80 | 81 | 84 | 86 | 84 |
| 30 | 130 | 130 | 130 | 138 | 140 | 84 | 85 | 88 | 90 | 88 |
| 20 | 136 | 132 | 138 | 140 | 150 | 88 | 90 | 90 | 90 | 90 |
| 10 | 140 | 140 | 142 | 150 | 160 | 90 | 92 | 98 | 100 | 98 |
| Mulheres | | | | | | | | | | |
| 90 | 100 | 100 | 100 | 108 | 120 | 63 | 65 | 65 | 69 | 70 |
| 80 | 101 | 104 | 105 | 110 | 120 | 68 | 70 | 70 | 70 | 75 |
| 70 | 106 | 110 | 110 | 118 | 125 | 70 | 70 | 70 | 75 | 76 |
| 60 | 110 | 110 | 112 | 120 | 128 | 72 | 74 | 75 | 79 | 80 |
| 50 | 112 | 114 | 118 | 122 | 130 | 75 | 76 | 80 | 80 | 80 |
| 40 | 118 | 118 | 120 | 130 | 136 | 78 | 80 | 80 | 82 | 80 |
| 30 | 120 | 120 | 120 | 134 | 140 | 80 | 80 | 80 | 85 | 84 |
| 20 | 120 | 122 | 130 | 140 | 142 | 80 | 82 | 82 | 90 | 88 |
| 10 | 130 | 130 | 138 | 148 | 160 | 82 | 90 | 90 | 92 | 98 |

Adaptada de Pollock, Wilmore e Fox, III 1978.[36]

TABELA 11.5 Classificação de sobrepeso e obesidade por índice de massa corporal (IMC), circunferência de cintura e riscos de doença associados

| | IMC ($kg/m^2$) | Classe de obesidade | Risco de doença* relativo a peso e circunferência de cintura normais | |
|---|---|---|---|---|
| | | | Homens ≤ 102 cm<br>Mulheres ≤ 88 cm | Homens > 102 cm<br>Mulheres > 88 cm |
| Subpeso | < 18,5 | | - | - |
| Normal | 18,5-24,9 | | - | - |
| Sobrepeso | 25,0-29,9 | | Aumentado | Alto |
| Obesidade | 30,0-34,9 | I | Alto | Muito alto |
| | 35,0-39,9 | II | Muito alto | Muito alto |
| Obesidade extrema | ≥ 40,0 | III | Extremamente alto | Extremamente alto |

* Risco para diabetes tipo 2, hipertensão e doença arterial coronariana.
Reproduzida de NIH; NHLBI, 1998.[34]

TABELA 11.6 Estatura média e percentis para homens norte-americanos (cm)

| Raça, etnia e idade | Média | Percentil | | | | | | | | |
|---|---|---|---|---|---|---|---|---|---|---|
| | | 5° | 10° | 15° | 25° | 50° | 75° | 85° | 90° | 95° |
| Todas as raças e etnias | | | | | | | | | | |
| ≥ 20 anos | 176,3 | 163,6 | 166,6 | 168,4 | 171,3 | 176,3 | 181,5 | 184,4 | 186,0 | 188,7 |
| 20-29 anos | 177,6 | 164,2 | 167,1 | 169,3 | 172,3 | 177,8 | 183,0 | 185,3 | 186,8 | 190,1 |
| 30-39 anos | 176,4 | 162,7 | 165,9 | 167,9 | 171,4 | 176,4 | 181,5 | 184,6 | 186,4 | 189,6 |
| 40-49 anos | 177,1 | 165,6 | 168,2 | 169,8 | 172,3 | 177,0 | 181,8 | 184,6 | 186,2 | 188,0 |

*(continua)*

TABELA 11.6 Estatura média e percentis para homens norte-americanos (cm) (*continuação*)

| Raça, etnia e idade | Média | Percentil | | | | | | | | |
|---|---|---|---|---|---|---|---|---|---|---|
| | | 5° | 10° | 15° | 25° | 50° | 75° | 85° | 90° | 95° |
| 50-59 anos | 176,6 | 165,1 | 167,2 | 168,8 | 171,4 | 176,6 | 181,5 | 184,6 | 186,5 | 189,1 |
| 60-69 anos | 175,4 | 163,1 | 166,2 | 167,8 | 170,5 | 175,3 | 180,7 | 182,7 | 184,8 | 187,2 |
| 70-79 anos | 173,8 | 162,1 | 164,1 | 166,3 | 168,6 | 174,0 | 178,5 | 180,4 | 182,9 | 185,7 |
| > 80 anos | 170,7 | 159,2 | 161,7 | 163,4 | 166,4 | 170,7 | 175,0 | 177,8 | 179,0 | 181,2 |
| Brancos não hispânicos | | | | | | | | | | |
| ≥ 20 anos | 177,5 | 166,0 | 168,5 | 170,2 | 172,6 | 177,4 | 182,4 | 184,9 | 186,5 | 189,1 |
| 20-39 anos | 178,9 | 167,4 | 170,1 | 171,9 | 174,4 | 178,9 | 183,4 | 185,7 | 187,7 | 190,3 |
| 40-59 anos | 178,0 | 167,3 | 169,2 | 170,8 | 173,1 | 177,9 | 182,8 | 185,2 | 186,6 | 188,8 |
| ≥ 60 anos | 174,6 | 162,6 | 165,2 | 167,1 | 169,8 | 174,6 | 179,7 | 182,2 | 183,7 | 186,4 |
| Negros não hispânicos | | | | | | | | | | |
| ≥ 20 anos | 177,2 | 165,4 | 167,8 | 169,8 | 172,3 | 177,0 | 181,9 | 184,7 | 186,4 | 189,6 |
| 20-39 anos | 178,0 | 166,3 | 167,9 | 170,1 | 173,1 | 177,7 | 183,0 | 185,2 | 187,1 | 190,6 |
| 40-59 anos | 177,4 | 166,0 | 168,6 | 170,3 | 172,7 | 177,2 | 181,6 | 184,5 | 186,6 | 189,0 |
| ≥ 60 anos | 174,3 | 163,0 | 164,7 | 166,8 | 169,4 | 174,0 | 179,1 | 181,8 | 183,5 | 185,7 |
| Mexicano-americanos | | | | | | | | | | |
| ≥ 20 anos | 170,3 | 158,7 | 161,1 | 163,0 | 165,2 | 170,4 | 174,9 | 177,0 | 178,9 | 182,0 |
| 20-39 anos | 170,6 | 158,3 | 161,2 | 163,3 | 165,3 | 170,6 | 175,2 | 177,6 | 180,5 | 183,7 |
| 40-59 anos | 170,2 | 159,4 | 161,4 | 163,3 | 165,6 | 170,8 | 174,9 | 176,3 | 178,1 | 180,1 |
| ≥ 60 anos | 167,8 | 157,7 | 159,4 | 160,8 | 163,4 | 167,8 | 172,4 | 173,7 | 175,1 | 176,9 |

Reproduzida de McDowell et al., 2008.[28]

TABELA 11.7 Estatura média e percentis para mulheres norte-americanas (cm)

| Raça, etnia e idade | Média | Percentil | | | | | | | | |
|---|---|---|---|---|---|---|---|---|---|---|
| | | 5° | 10° | 15° | 25° | 50° | 75° | 85° | 90° | 95° |
| Todas as raças e grupos étnicos | | | | | | | | | | |
| ≥ 20 anos | 166,2 | 150,7 | 153,3 | 154,9 | 157,7 | 162,2 | 166,7 | 169,1 | 170,8 | 173,1 |
| 20-29 anos | 163,2 | 152,2 | 154,8 | 156,5 | 158,7 | 163 | 167,9 | 169,8 | 171,4 | 172,8 |
| 30-39 anos | 163,2 | 152,4 | 154,4 | 156,2 | 158,9 | 163 | 167,6 | 170,4 | 172 | 174,2 |
| 40-49 anos | 163,1 | 151,1 | 153,9 | 155,8 | 158,5 | 163,1 | 167,6 | 169,8 | 171,9 | 174 |
| 50-59 anos | 162,2 | 150,7 | 153,3 | 155,4 | 158,1 | 162,1 | 166,8 | 168,7 | 170,3 | 172,4 |
| 60-69 anos | 161,8 | 151,9 | 153,8 | 155,1 | 157,6 | 161,9 | 165,9 | 168 | 170 | 171,5 |
| 70-79 anos | 159,2 | 149 | 150,9 | 152,6 | 155 | 159 | 163,7 | 165,5 | 167,4 | 169,4 |
| ≥ 80 anos | 156 | 146,2 | 148 | 149,4 | 151,7 | 155,8 | 159,7 | 162,3 | 164,3 | 166,1 |
| Brancas não hispânicas | | | | | | | | | | |
| ≥ 20 anos | 163 | 152,1 | 154,4 | 156,3 | 158,7 | 163 | 167,5 | 169,7 | 171,3 | 173,6 |
| 20-39 anos | 164,8 | 154,7 | 157,2 | 158,6 | 160,7 | 164,7 | 168,9 | 171,1 | 172,4 | 174,4 |
| 40-59 anos | 163,6 | 152,6 | 155,5 | 157,5 | 159,4 | 163,4 | 167,7 | 169,9 | 171,8 | 174 |
| ≥ 60 anos | 160,2 | 149,7 | 152 | 153,6 | 155,9 | 159,8 | 164,5 | 166,7 | 168,6 | 170,5 |
| Negras não hispânicas | | | | | | | | | | |
| ≥ 20 anos | 162,7 | 151,5 | 153,9 | 155,5 | 158,2 | 162,7 | 167 | 169,6 | 171 | 173,8 |
| 20-39 anos | 163,2 | 151,6 | 154,7 | 156,3 | 158,5 | 163 | 167,3 | 170,1 | 171,8 | 174,5 |
| 40-59 anos | 163,2 | 152,2 | 154,1 | 155,9 | 158,7 | 163,5 | 167,5 | 169,7 | 171,2 | 173,7 |
| ≥ 60 anos | 160,6 | 150 | 152,6 | 153,6 | 156,2 | 160,5 | 165,2 | 166,8 | 169 | 170,5 |

*(continua)*

TABELA 11.7 Estatura média e percentis para mulheres norte-americanas (cm) (*continuação*)

| Raça, etnia e idade | Média | Percentil | | | | | | | | | |
|---|---|---|---|---|---|---|---|---|---|---|---|
| | | 5° | 10° | 15° | 25° | 50° | 75° | 85° | 90° | 95° |
| Mexicano-americanas | | | | | | | | | | |
| ≥ 20 anos | 157,8 | 147,3 | 149,8 | 151,1 | 153,6 | 157,8 | 161,9 | 164,3 | 166,2 | 168,1 |
| 20-39 anos | 158,7 | 148,2 | 150,7 | 152,5 | 154,6 | 159 | 162,6 | 165 | 166,6 | 168,9 |
| 40-59 anos | 157,7 | * | 149,9 | 151,1 | 153,5 | 157,6 | 161,7 | 164 | 165,8 | * |
| ≥ 60 anos | 153,9 | 144,9 | 145,9 | 147,4 | 150,1 | 154 | 158,1 | 159,7 | 161,6 | 164,3 |

* Dado não atende aos padrões de confiabilidade.
Reproduzida de McDowell et al., 2008.[28]

TABELA 11.8 Quadro de índice de massa corporal

| IMC | Peso normal (saudável) | | | | | | Sobrepeso | | | | | Obesidade | | | | | |
|---|---|---|---|---|---|---|---|---|---|---|---|---|---|---|---|---|---|
| | 19 | 20 | 21 | 22 | 23 | 24 | 25 | 26 | 27 | 28 | 29 | 30 | 31 | 32 | 33 | 34 | 35 |
| Altura (m) | Peso corporal (kg) | | | | | | | | | | | | | | | | |
| 1,47 | 41 | 44 | 45 | 48 | 50 | 52 | 54 | 56 | 59 | 61 | 63 | 65 | 67 | 69 | 72 | 73 | 76 |
| 1,50 | 43 | 45 | 47 | 50 | 52 | 54 | 56 | 58 | 60 | 63 | 65 | 67 | 69 | 72 | 74 | 76 | 78 |
| 1,52 | 44 | 46 | 49 | 51 | 54 | 56 | 58 | 60 | 63 | 65 | 67 | 69 | 72 | 74 | 76 | 79 | 81 |
| 1,55 | 45 | 48 | 50 | 53 | 55 | 58 | 60 | 62 | 65 | 67 | 69 | 72 | 74 | 77 | 79 | 82 | 84 |
| 1,57 | 47 | 47 | 52 | 54 | 57 | 59 | 62 | 64 | 67 | 69 | 72 | 74 | 77 | 79 | 82 | 84 | 87 |
| 1,60 | 49 | 51 | 54 | 56 | 59 | 61 | 64 | 66 | 69 | 72 | 74 | 77 | 79 | 82 | 84 | 87 | 89 |
| 1,62 | 50 | 53 | 55 | 58 | 61 | 64 | 66 | 68 | 71 | 74 | 77 | 79 | 82 | 84 | 87 | 89 | 93 |
| 1,65 | 52 | 54 | 57 | 60 | 63 | 65 | 68 | 71 | 73 | 76 | 79 | 82 | 84 | 87 | 90 | 93 | 95 |
| 1,68 | 54 | 56 | 59 | 62 | 64 | 67 | 70 | 73 | 76 | 78 | 81 | 84 | 87 | 90 | 93 | 95 | 98 |
| 1,70 | 55 | 58 | 61 | 64 | 66 | 69 | 72 | 75 | 78 | 81 | 84 | 87 | 90 | 93 | 96 | 98 | 101 |
| 1,73 | 57 | 59 | 63 | 65 | 68 | 72 | 74 | 78 | 80 | 83 | 86 | 89 | 92 | 95 | 98 | 101 | 104 |
| 1,76 | 58 | 61 | 64 | 68 | 70 | 73 | 77 | 80 | 83 | 86 | 89 | 92 | 95 | 98 | 101 | 104 | 107 |
| 1,78 | 60 | 63 | 66 | 69 | 73 | 76 | 79 | 82 | 85 | 88 | 92 | 95 | 98 | 101 | 104 | 107 | 110 |
| 1,80 | 62 | 65 | 68 | 71 | 75 | 78 | 81 | 84 | 88 | 91 | 94 | 98 | 101 | 104 | 107 | 110 | 113 |
| 1,83 | 64 | 67 | 70 | 73 | 77 | 80 | 83 | 87 | 90 | 93 | 97 | 100 | 103 | 107 | 110 | 113 | 117 |
| 1,86 | 65 | 68 | 72 | 75 | 79 | 83 | 86 | 89 | 93 | 97 | 99 | 103 | 107 | 110 | 113 | 117 | 120 |
| 1,88 | 67 | 70 | 74 | 78 | 81 | 84 | 88 | 92 | 95 | 99 | 102 | 106 | 109 | 113 | 116 | 120 | 123 |
| 1,90 | 69 | 73 | 76 | 80 | 83 | 87 | 91 | 94 | 98 | 102 | 105 | 109 | 112 | 116 | 120 | 123 | 127 |
| 1,93 | 71 | 74 | 78 | 82 | 86 | 89 | 93 | 97 | 100 | 104 | 108 | 112 | 115 | 119 | 123 | 127 | 130 |

Reproduzida de Heyward, 2010.[19]

TABELA 11.9 Equações de predição de dobra cutânea

| Locais de DC | População | Equação | Ref. |
|---|---|---|---|
| Σ7DC (peito + abdome + coxa + tríceps + subescápula + suprailíaca + axilar média) | Mulheres negras ou hispânicas, 18-55 anos | Dc $(g.cc^{-1})$ = 1,0970 – 0,00046971 (Σ7DC) + 0,00000056 $(Σ7DC)^2$ – 0,00012828 (idade) | [1] |
| | Homens negros ou atletas do sexo masculino, 18-61 anos | Dc $(g.cc^{-1})$ = 1,1120 – 0,00043499 (Σ7DC) + 0,00000055 $(Σ7DC)^2$ – 0,00028826 (idade) | [2] |
| Σ4DC (tríceps + suprailíaca anterior + abdome + coxa) | Atletas do sexo feminino, 18-29 anos | Dc $(g.cc^{-1})$ = 1,096095 – 0,0006952 (Σ4DC) + 0,0000011 $(Σ4DC)^2$ – 0,0000714 (idade) | [1] |

(*continua*)

TABELA 11.9 Equações de predição de dobra cutânea (*continuação*)

| Locais de DC | População | Equação | Ref. |
|---|---|---|---|
| Σ3DC (tríceps + suprailíaca + coxa) | Mulheres brancas ou anoréxicas, 18-55 anos | Dc ($g.cc^{-1}$) = 1,0994921 – 0,0009929 (Σ3DC) + 0,0000023 $(Σ3DC)^2$ – 0,0001392 (idade) | [1] |
| Σ3DC (peito + abdome + coxa) | Homens brancos, 18-61 anos | Dc ($g.cc^{-1}$) = 1,109380 – 0,0008267 (Σ3DC) + 0,0000016 $(Σ3DC)^2$ – 0,0002574 (idade) | [2] |
| Σ3DC (abdome + coxa + tríceps) | Atletas universitários negros ou brancos, 18-34 anos | %GC = 8,997 + 0,2468 (Σ3DC) – 6,343 (sexo[a]) – 1,998 (raça[b]) | [3] |
| Σ2DC (tríceps + panturrilha) | Meninos negros ou brancos, 6-17 anos | %GC – 0,735 (Σ2DC) + 1,2 | [4] |
| | Meninas negras ou brancas, 6-17 anos | %GC – 0,610 (Σ2DC) + 5,1 | |

ΣDC: soma de dobras cutâneas (mm). Utilize fórmulas específicas da população para calcular o %GC (porcentual de gordura corporal) com base na Dc (densidade corporal).
[a] Atletas homens: 1; atletas mulheres: 0. [b] Atletas negros: 1; atletas brancos: 0.
[1] Jackson et al., 1980. Generalized equations for predicting body density of women. *MSSE* 12: 175-182. [2] Jackson e Pollock, 1978. Generalized equations for predicting body density of men. *Brit J Nutr* 40: 497-504. [3] Evans et al., 2005. Skinfold prediction equation for athletes developed using a four-component model. *MSSE* 37: 2006-2011. [4] Slaughter et al., 1988. Skinfold equations for estimation of body fatness in children and youth. *Hum Biol* 60: 709-723.
Reproduzida com permissão de Heyward, 2010.

TABELA 11.10 Equações específicas da população para calcular a gordura corporal porcentual com base na densidade corporal (Dc)

| População<br>Raça e etnia | Idade (anos) | Sexo | %GC* | DCM ($g.cc^{-1}$)* |
|---|---|---|---|---|
| Afro-americanos | 9-17 | Mulheres | (5,24/Dc) – 4,82 | 1,088 |
| | 19-45 | Homens | (4,86/Dc)- 4,39 | 1,106 |
| | 24-79 | Mulheres | (4,85/Dc) – 4,39 | 1,106 |
| Índios americanos | 18-62 | Homens | (4,97/Dc) – 4,52 | 1,099 |
| | 18-60 | Mulheres | (4,81/Dc) – 4,34 | 1,108 |
| Asiáticos: nativos japoneses | 18-48 | Homens | (4,97/Dc) – 4,52 | 1,099 |
| | 18-48 | Mulheres | (4,76/Dc) – 4,28 | 1,111 |
| | 61-78 | Homens | (4,87/Dc) – 4,41 | 1,105 |
| | 61-78 | Mulheres | (4,95/Dc) – 4,50 | 1,100 |
| Asiáticos: cingapurenses (chineses, indianos e malaios) | | Homens | (4,94/Dc) – 4,48 | 1,102 |
| | | Mulheres | (4,84/Dc) – 4,37 | 1,107 |
| Brancos | 8-12 | Homens | (5,27/Dc) – 4,85 | 1,086 |
| | 8-12 | Mulheres | (5,27/Dc) – 4,85 | 1,086 |
| | 13-17 | Homens | (5,12/Dc) – 4,69 | 1,092 |
| | 13-17 | Mulheres | (5,19/Dc) – 4,76 | 1,090 |
| | 18-59 | Homens | (4,95/Dc) – 4,50 | 1,100 |
| | 18-59 | Mulheres | (4,96/Dc) – 4,51 | 1,101 |
| | 60-90 | Homens | (4,97/Dc) – 4,52 | 1,099 |
| | 60-90 | Mulheres | (5,02/Dc) – 4,57 | 1,098 |
| Hispânicos | | Homens | NA | NA |
| | 20-40 | Mulheres | (4,87/Dc) – 4,41 | 1,105 |
| **Atletas** | | | | |
| Com treinamento de força | 24 ± 4 | Homens | (5,21/Dc) – 4,78 | 1,089 |
| | 35 ± 6 | Mulheres | (4,97/Dc) – 4,52 | 1,099 |
| Com treinamento de resistência | 21 ± 2 | Homens | (5,03/Dc) – 4,59 | 1,097 |
| | 21 ± 4 | Mulheres | (4,95/Dc) – 4,50 | 1,100 |

*(continua)*

TABELA 11.10 Equações específicas da população para calcular a gordura corporal porcentual com base na densidade corporal (Dc) (*continuação*)

| População | Idade (anos) | Sexo | %GC* | DCM (g.cc$^{-1}$)* |
|---|---|---|---|---|
| Todos os esportes | 18-22 | Homens | (5,12/Dc) – 4,68 | 1,093 |
| | 18-22 | Mulheres | (4,97/Dc) – 4,52 | 1,099 |
| **Populações clínicas** | | | | |
| Anorexia nervosa | 15-44 | Mulheres | (4,96/Dc) – 4,51 | 1,101 |
| Obesidade | 17-62 | Mulheres | (4,95/Dc) – 4,50 | 1,100 |
| Lesão de medula espinal (paraplégica ou quadriplégica) | 18-73 | Homens | (4,67/Dc) – 4,18 | 1,116 |
| | | Mulheres | (4,70/Dc) – 4,22 | 1,114 |

DCM: densidade corporal magra; Dc: densidade corporal; %GC: porcentual de gordura corporal; NA: sem dados disponíveis para esse subgrupo populacional.
[a] Multiplique o valor por 100 para calcular o %GC.
* DCM baseado em valores médios relatados em artigos de pesquisa selecionados.
Reproduzida com permissão de Heyward e Wagner, 2004.

TABELA 11.11 Pontuações de critério e valores normativos para porcentual de gordura corporal de homens e mulheres

| Pontuação ou valor | Idade (anos) | | | | | | |
|---|---|---|---|---|---|---|---|
| **Classificação masculina (pontuações de critério)** | | | | | | | |
| | 6-17** | 18-25 | 26-35 | 36-45 | 46-55 | 56-65 | 66+ |
| Muito magro | < 5 (não recomendado) | 3-7 | 4-10 | 5-13 | 8-16 | 11-17 | 12-18 |
| Magro (baixo) | 5-10 | 8-10 | 11-13 | 15-17 | 17-19 | 19-21 | 19-20 |
| Mais magro que a média | – | 11-12 | 14-16 | 18-20 | 20-22 | 22-23 | 21-22 |
| Média | 11-25 | 13-15 | 17-19 | 21-22 | 23-24 | 24-25 | 23-24 |
| Mais gordo que a média | – | 16-18 | 20-22 | 23-25 | 25-27 | 26-27 | 25-26 |
| Gordo (superior) | 26-31 | 19-21 | 23-26 | 26-28 | 28-30 | 28-29 | 27-29 |
| Sobregordo (obesidade) | > 31 | 23-35 | 27-38 | 29-39 | 31-40 | 31-40 | 30-39 |
| **Percentis masculinos (referências normativas)*** ** | | | | | | | |
| | | 20-29 | 30-39 | 40-49 | 50-59 | 60-69 | 70-79 |
| 90 | | 7,9 | 11,9 | 14,9 | 16,7 | 17,6 | 17,8 |
| 80 | | 10,5 | 14,5 | 17,4 | 19,1 | 19,7 | 20,4 |
| 70 | | 12,7 | 16,5 | 19,1 | 20,7 | 21,3 | 21,6 |
| 60 | | 14,8 | 18,2 | 20,6 | 22,1 | 22,6 | 23,1 |
| 50 | | 16,6 | 19,7 | 21,9 | 23,2 | 23,7 | 24,1 |
| 40 | | 18,6 | 21,3 | 23,4 | 24,6 | 25,2 | 24,8 |
| 30 | | 20,6 | 23,0 | 24,8 | 26,0 | 25,4 | 26,0 |
| 20 | | 23,1 | 24,9 | 26,6 | 27,8 | 28,4 | 27,6 |
| 10 | | 26,3 | 27,8 | 29,2 | 30,3 | 30,9 | 30,4 |
| **Classificação feminina (pontuações de critério)*** | | | | | | | |
| | 6-17** | 18-25 | 26-35 | 36-45 | 46-55 | 56-65 | 66+ |
| Muito magra | < 12 (não recomendado) | 9-17 | 7-16 | 9-18 | 12-21 | 12-22 | 11-20 |
| Magra (baixo) | 12-15 | 18-19 | 18-20 | 19-22 | 23-25 | 24-26 | 22-25 |
| Mais magra que a média | – | 20-21 | 21-22 | 23-25 | 26-28 | 27-29 | 26-28 |
| Média | 16-30 | 22-23 | 23-25 | 26-28 | 29-30 | 30-32 | 29-31 |
| Mais gorda que a média | – | 24-26 | 26-28 | 29-31 | 31-33 | 33-35 | 32-34 |
| Gorda (superior) | 31-36 | 27-30 | 29-32 | 32-35 | 34-37 | 36-38 | 35-37 |

(*continua*)

TABELA 11.11 Pontuações de critério e valores normativos para porcentual de gordura corporal de homens e mulheres *(continuação)*

| Pontuação ou valor | Idade (anos) | | | | | |
|---|---|---|---|---|---|---|
| Sobregorda (obesidade) | > 36 | 32-43 | 34-46 | 37-47 | 39-50 | 39-49 | 38-45 |
| **Percentis femininos (referências normativas)*** ** | | | | | | | |
| | | 20-29 | 30-39 | 40-49 | 50-59 | 60-69 | 70-79 |
| 90 | | 14,8 | 15,6 | 17,2 | 19,4 | 19,8 | 20,3 |
| 80 | | 16,5 | 17,4 | 19,8 | 22,5 | [illegible] | 24,0 |
| 70 | | 18,0 | 19,1 | 21,9 | 25,1 | 25,9 | 26,2 |
| 60 | | 19,4 | 20,8 | 23,8 | 27,0 | 27,9 | 28,6 |
| 50 | | 21,0 | 22,6 | 25,6 | 28,8 | 29,8 | 30,4 |
| 40 | | 22,7 | 24,6 | 27,6 | 30,4 | 31,3 | 31,8 |
| 30 | | 24,5 | 26,7 | 29,6 | 32,5 | 33,3 | 33,9 |
| 20 | | 27,1 | 29,1 | 31,9 | 34,5 | 35,4 | 36,0 |
| 10 | | 31,4 | 33,0 | 35,4 | 36,7 | 37,3 | 38,2 |

Ao avaliarem a composição corporal do cliente, os personal trainers devem levar em conta um desvio-padrão de estimativa (DPE) e relatar uma variação de porcentagens em que o cliente recai. Note que o DPE mínimo para equações de dobra cutânea específicas a populações é ± 3% a 5%. Portanto, se a gordura de um cliente de 25 anos do sexo masculino for medida em 24%, existe uma variação mínima de 6% (21%-27%) que sugere uma pontuação de referência de critério de "gordo". Note que relatar a porcentagem de gordura corporal de um cliente com uma margem de DPE também pode incluir intervalos e sobreposições nas normas de referência de critério exibidas. Por exemplo, qual é a pontuação de critério de um homem de 30 anos com 29% de gordura corporal? O DPE mínimo de 3% coloca esse cliente entre 26% e 32% e, portanto, sugere uma pontuação de referência de critério de "gordo-sobregordo" ou na "fronteira da sobregordura".

* Os dados para classificação de homens e mulheres (pontuações de critério), idades 18-66+, são adaptados de Morrow et al., 2011.[27]

** Os dados para classificação de homens e mulheres (pontuações de critério), idades 6-17, são de Lohman, Houtkooper e Going, 1997.[24]

*** Os dados para percentis de homens e mulheres (referências normativas) são reproduzidos de ACSM, 2010.[2]

Adaptada de Golding, 2000.[14]

TABELA 11.12 Normas de índice de circunferência de cintura e quadris para homens e mulheres

| Idade | Risco<br>Baixo | Moderado | Alto | Muito alto |
|---|---|---|---|---|
| **Homens** | | | | |
| 20-29 | < 0,83 | 0,83-0,88 | 0,89-0,94 | > 0,94 |
| 30-39 | < 0,84 | 0,84-0,91 | 0,92-0,96 | > 0,96 |
| 40-49 | < 0,88 | 0,88-0,95 | 0,96-1,00 | > 1,00 |
| 50-59 | < 0,90 | 0,90-0,96 | 0,97-1,02 | > 1,02 |
| 60-69 | < 0,91 | 0,91-0,98 | 0,99-1,03 | > 1,03 |
| **Mulheres** | | | | |
| 20-29 | < 0,71 | 0,71-0,77 | 0,78-0,82 | > 0,82 |
| 30-39 | < 0,72 | 0,72-0,78 | 0,79-0,84 | > 0,84 |
| 40-49 | < 0,73 | 0,73-0,79 | 0,80-0,87 | > 0,87 |
| 50-59 | < 0,74 | 0,74-0,81 | 0,82-0,88 | > 0,88 |
| 60-69 | < 0,76 | 0,76-0,83 | 0,84-0,90 | > 0,90 |

Adaptada de Bray e Gray, 1988.[9]

TABELA 11.13 Protocolo de cicloergometria da YMCA

1º estágio 150 kg.m.min$^{-1}$ (0,5 kg)

| | FC < 80 batimentos/min | FC 80-89 batimentos/min | FC 90-100 batimentos/min | FC > 100 batimentos/min |
|---|---|---|---|---|
| 2º estágio | 750 kg.m.min$^{-1}$ (2,5 kg)* | 600 kg.m.min$^{-1}$ (2,0 kg)* | 450 kg.m.min$^{-1}$ (1,5 kg)* | 300 kg.m.min$^{-1}$ (1,0 kg)* |
| 3º estágio | 900 kg.m.min$^{-1}$ (3,0 kg)* | 750 kg.m.min$^{-1}$ (2,5 kg)* | 600 kg.m.min$^{-1}$ (2,0 kg)* | 450 kg.m.min$^{-1}$ (1,5 kg)* |
| 4º estágio | 1.050 kg.m.min$^{-1}$ (3,5 kg)* | 900 kg.m.min$^{-1}$ (3,0 kg)* | 750 kg.m.min$^{-1}$ (2,5 kg)* | 600 kg.m.min$^{-1}$ (2,0 kg)* |

* As definições de resistência mostradas aqui são adequadas para um ergômetro com um volante que seja ajustado para percorrer 6 metros por rotação completa do pedal.

Reproduzida com permissão de ACSM, 2010.

TABELA 11.14 Valores percentis para potência aeróbia máxima ($\dot{V}O_2$máx; mL.kg$^{-1}$.min$^{-1}$)

| | Idade (anos) | | | | | | Idade (anos) | | | | |
|---|---|---|---|---|---|---|---|---|---|---|---|
| Percentil | 20-29 | 30-39 | 40-49 | 50-59 | 60-69 | Percentil | 20-29 | 30-39 | 40-49 | 50-59 | 60-69 |
| | | Homens | | | | | | Mulheres | | | |
| 90 | 54,0 | 52,5 | 51,1 | 46,8 | 43,2 | 90 | 47,5 | 44,7 | 42,4 | 38,1 | 34,6 |
| 80 | 51,1 | 47,5 | 46,8 | 43,3 | 39,5 | 80 | 44,0 | 41,0 | 38,9 | 35,2 | 32,3 |
| 70 | 48,2 | 46,8 | 44,2 | 41,0 | 36,7 | 70 | 41,1 | 38,8 | 36,7 | 32,9 | 30,2 |
| 60 | 45,7 | 44,4 | 42,4 | 38,3 | 35,0 | 60 | 39,5 | 36,7 | 35,1 | 31,4 | 29,1 |
| 50 | 43,9 | 42,4 | 40,4 | 36,7 | 33,1 | 50 | 37,4 | 35,2 | 33,3 | 30,2 | 27,5 |
| 40 | 42,2 | 42,2 | 38,4 | 35,2 | 31,4 | 40 | 35,5 | 33,8 | 31,6 | 28,7 | 26,6 |
| 30 | 40,3 | 38,5 | 36,7 | 33,2 | 29,4 | 30 | 33,8 | 32,3 | 29,7 | 27,3 | 24,9 |
| 20 | 38,1 | 36,7 | 34,6 | 31,1 | 27,4 | 20 | 31,6 | 29,9 | 28,0 | 25,5 | 23,7 |
| 10 | 35,2 | 33,8 | 31,8 | 28,4 | 24,1 | 10 | 29,4 | 27,4 | 25,6 | 23,7 | 21,7 |

Adaptada de ACSM, 2010.[2]

TABELA 11.15 Predição de consumo máximo de oxigênio (L/min) com base na frequência cardíaca e na potência em homens

| FC (batimentos/min) | Potência (kg.m.min$^{-1}$; watts) 300; 50 | 600; 100 | 900; 150 | 1.200; 200 | 1.500; 250 | FC (batimentos/min) | Potência (kg.m.min$^{-1}$; watts) 600; 100 | 900; 150 | 1.200; 200 | 1.500; 250 |
|---|---|---|---|---|---|---|---|---|---|---|
| 120 | 2,2 | 3,5 | 4,8 | | | 146 | 2,4 | 3,3 | 4,4 | 5,5 |
| 121 | 2,2 | 3,4 | 4,7 | | | 147 | 2,4 | 3,3 | 4,4 | 5,5 |
| 122 | 2,2 | 3,4 | 4,6 | | | 148 | 2,4 | 3,2 | 4,3 | 5,4 |
| 123 | 2,1 | 3,4 | 4,6 | | | 149 | 2,3 | 3,2 | 4,3 | 5,4 |
| 124 | 2,1 | 3,3 | 4,5 | 6,0 | | 150 | 2,3 | 3,2 | 4,2 | 5,3 |
| 125 | 2,0 | 3,2 | 4,4 | 5,9 | | 151 | 2,3 | 3,1 | 4,2 | 5,2 |
| 126 | 2,0 | 3,2 | 4,4 | 5,8 | | 152 | 2,3 | 3,1 | 4,1 | 5,2 |
| 127 | 2,0 | 3,1 | 4,3 | 5,7 | | 153 | 2,2 | 3,0 | 4,1 | 5,1 |
| 128 | 2,0 | 3,1 | 4,2 | 5,6 | | 154 | 2,2 | 3,0 | 4,0 | 5,1 |
| 129 | 1,9 | 3,0 | 4,2 | 5,6 | | 155 | 2,2 | 3,0 | 4,0 | 5,0 |
| 130 | 1,9 | 3,0 | 4,1 | 5,5 | | 156 | 2,2 | 2,9 | 4,0 | 5,0 |
| 131 | 1,9 | 2,9 | 4,0 | 5,4 | | 157 | 2,1 | 2,9 | 3,9 | 4,9 |
| 132 | 1,8 | 2,9 | 4,0 | 5,3 | | 158 | 2,1 | 2,9 | 3,9 | 4,9 |
| 133 | 1,8 | 2,8 | 3,9 | 5,3 | | 159 | 2,1 | 2,8 | 3,8 | 4,8 |
| 134 | 1,8 | 2,8 | 3,9 | 5,2 | | 160 | 2,1 | 2,8 | 3,8 | 4,8 |
| 135 | 1,7 | 2,8 | 3,8 | 5,1 | | 161 | 2,0 | 2,8 | 3,7 | 4,7 |
| 136 | 1,7 | 2,7 | 3,8 | 5,0 | | 162 | 2,0 | 2,8 | 3,7 | 4,6 |
| 137 | 1,7 | 2,7 | 3,7 | 5,0 | | 163 | 2,0 | 2,8 | 3,7 | 4,6 |
| 138 | 1,6 | 2,7 | 3,7 | 4,9 | | 164 | 2,0 | 2,7 | 3,6 | 4,5 |
| 139 | 1,6 | 2,6 | 3,6 | 4,8 | | 165 | 2,0 | 2,7 | 3,6 | 4,5 |
| 140 | 1,6 | 2,6 | 3,5 | 4,8 | 6,0 | 166 | 1,9 | 2,7 | 3,6 | 4,4 |
| 141 | | 2,6 | 5,5 | 4,7 | 5,9 | 167 | 1,9 | 2,6 | 3,5 | 4,4 |
| 142 | | 2,5 | 3,4 | 4,6 | 5,8 | 168 | 1,9 | 2,6 | 3,5 | 4,3 |
| 143 | | 2,5 | 3,4 | 4,6 | 5,7 | 169 | 1,9 | 2,6 | 3,5 | 4,3 |
| 144 | | 2,5 | 3,4 | 4,5 | 5,7 | 170 | 1,8 | 2,6 | 3,4 | 4,3 |
| 145 | | 2,4 | 3,4 | 4,5 | 5,6 | | | | | |

Adaptada com permissão de Åstrand, 1960.

TABELA 11.16 Predição de consumo máximo de oxigênio (L/min) com base na frequência cardíaca e na potência em mulheres

| FC (batimentos/ min) | Potência (kg.m.min$^{-1}$; watts) | | | | | FC (batimentos/ min) | Potência (kg.m.min$^{-1}$; watts) | | | |
|---|---|---|---|---|---|---|---|---|---|---|
| | 300; 50 | 600; 100 | 900; 150 | 1.200; 200 | 1.500; 250 | | 600; 100 | 900; 150 | 1.200; 200 | 1.500; 250 |
| 120 | 2,6 | 3,4 | 4,1 | 4,8 | | 146 | 1,6 | 2,2 | 2,6 | 3,2 |
| 121 | 2,5 | 3,3 | 4,0 | 4,8 | | 147 | 1,6 | 2,1 | 2,6 | 3,1 |
| 122 | 2,5 | 3,2 | 3,9 | 4,7 | | 148 | 1,6 | 2,1 | 2,6 | 3,1 |
| 123 | 2,4 | 3,1 | 3,9 | 4,6 | | 149 | | 2,1 | 2,6 | 3,0 |
| 124 | 2,4 | 3,1 | 3,8 | 4,5 | | 150 | | 2,0 | 2,5 | 3,0 |
| 125 | 2,3 | 3,0 | 3,7 | 4,4 | | 151 | | 2,0 | 2,5 | 3,0 |
| 126 | 2,3 | 3,0 | 3,7 | 4,4 | | 152 | | 2,0 | 2,5 | 2,9 |
| 127 | 2,2 | 2,9 | 3,5 | 4,2 | | 153 | | 2,0 | 2,4 | 2,9 |
| 128 | 2,2 | 2,8 | 3,5 | 4,2 | | 154 | | 2,0 | 2,4 | 2,8 |
| 129 | 2,2 | 2,8 | 3,4 | 4,1 | | 155 | | 1,9 | 2,4 | 2,8 |
| 130 | 2,1 | 2,7 | 3,4 | 4,0 | 4,7 | 156 | | 1,9 | 2,3 | 2,8 |
| 131 | 2,1 | 2,7 | 3,4 | 4,0 | 4,6 | 157 | | 1,9 | 2,3 | 2,7 |
| 132 | 2,0 | 2,7 | 3,3 | 4,0 | 4,5 | 158 | | 1,8 | 2,3 | 2,7 |
| 133 | 2,0 | 2,6 | 3,2 | 3,8 | 4,4 | 159 | | 1,8 | 2,2 | 2,7 |
| 134 | 2,0 | 2,6 | 3,2 | 3,8 | 4,4 | 160 | | 1,8 | 2,2 | 2,6 |
| 135 | 2,0 | 2,6 | 3,1 | 3,7 | 4,3 | 161 | | 1,8 | 2,2 | 2,6 |
| 136 | 1,9 | 2,5 | 3,1 | 3,6 | 4,2 | 162 | | 1,8 | 2,2 | 2,6 |
| 137 | 1,9 | 2,5 | 3,0 | 3,6 | 4,2 | 163 | | 1,7 | 2,2 | 2,6 |
| 138 | 1,8 | 2,4 | 2,9 | 3,5 | 4,1 | 164 | | 1,7 | 2,1 | 2,5 |
| 139 | 1,8 | 2,4 | 2,8 | 3,5 | 4,0 | 165 | | 1,7 | 2,1 | 2,5 |
| 140 | 1,8 | 2,4 | 2,8 | 3,4 | 4,0 | 166 | | 1,7 | 2,1 | 2,5 |
| 141 | 1,8 | 2,3 | 2,8 | 3,4 | 3,9 | 167 | | 1,6 | 2,1 | 2,4 |
| 142 | 1,7 | 2,3 | 2,8 | 3,3 | 3,9 | 168 | | 1,6 | 2,0 | 2,4 |
| 143 | 1,7 | 2,2 | 2,7 | 3,3 | 3,8 | 169 | | 1,6 | 2,0 | 2,4 |
| 144 | 1,7 | 2,2 | 2,7 | 3,2 | 3,8 | 170 | | 1,6 | 2,0 | 2,4 |
| 145 | 1,6 | 2,2 | 2,7 | 3,2 | 3,7 | | | | | |

Adaptada com permissão de Åstrand, 1960.

TABELA 11.17 Fatores de correção (Fc) de idade para consumos de oxigênio máximo ajustados por idade

| Idade | Fc | Idade | Fc | Idade | Fc | Idade | Fc | Idade | Fc |
|---|---|---|---|---|---|---|---|---|---|
| 15 | 1,10 | 25 | 1,00 | 35 | 0,87 | 45 | 0,78 | 55 | 0,71 |
| 16 | 1,10 | 26 | 0,99 | 36 | 0,86 | 46 | 0,77 | 56 | 0,70 |
| 17 | 1,09 | 27 | 0,98 | 37 | 0,85 | 47 | 0,77 | 57 | 0,70 |
| 18 | 1,07 | 28 | 0,96 | 38 | 0,85 | 48 | 0,76 | 58 | 0,69 |
| 19 | 1,06 | 29 | 0,95 | 39 | 0,84 | 49 | 0,76 | 59 | 0,69 |
| 20 | 1,05 | 30 | 0,93 | 40 | 0,83 | 50 | 0,75 | 60 | 0,68 |
| 21 | 1,04 | 31 | 0,93 | 41 | 0,82 | 51 | 0,74 | 61 | 0,67 |
| 22 | 1,03 | 32 | 0,91 | 42 | 0,81 | 52 | 0,73 | 62 | 0,67 |
| 23 | 1,02 | 33 | 0,90 | 43 | 0,80 | 53 | 0,73 | 63 | 0,66 |
| 24 | 1,01 | 34 | 0,88 | 44 | 0,79 | 54 | 0,72 | 64 | 0,66 |

Adaptada com permissão de Åstrand, 1960.

TABELA 11.18 Normas para avaliar o desempenho do teste de bicicleta de Åstrand-Ryhming

| | Categorias de condicionamento aeróbio | | | | | |
|---|---|---|---|---|---|---|
| | Muito alto | Alto | Bom | Médio | Razoável | Baixo |
| Idade | Consumo de oxigênio máximo (mL.kg⁻¹.min⁻¹) | | | | | |
| Homens | | | | | | |
| 20-29 | > 61 | 53-61 | 43-52 | 34-42 | 25-33 | < 25 |
| 30-39 | > 57 | 49-57 | 39-48 | 31-38 | 23-30 | < 23 |
| 40-49 | > 53 | 45-53 | 36-44 | 27-35 | 20-26 | < 20 |
| 50-59 | > 49 | 43-49 | 34-42 | 25-33 | 18-24 | < 18 |
| 60-69 | > 45 | 41-45 | 31-40 | 23-30 | 16-22 | < 16 |
| Mulheres | | | | | | |
| 20-29 | > 57 | 49-57 | 38-48 | 31-37 | 24-30 | < 24 |
| 30-39 | > 53 | 45-53 | 34-44 | 28-33 | 20-27 | < 20 |
| 40-49 | > 50 | 42-50 | 31-41 | 24-30 | 17-23 | < 17 |
| 50-59 | > 42 | 38-42 | 28-37 | 21-27 | 15-20 | < 15 |
| 60-69 | > 39 | 35-39 | 24-34 | 18-23 | 13-17 | < 13 |

Reproduzida de Adams, 2002.[1]

TABELA 11.19 Normas masculinas e femininas para frequência cardíaca de recuperação após o teste do degrau de 3 minutos (batimentos/min)

| | Idade (anos) | | | | | |
|---|---|---|---|---|---|---|
| Classificação | 18-25 | 26-35 | 36-45 | 46-55 | 56-65 | 66+ |
| Masculina | | | | | | |
| Excelente | 70-78 | 73-79 | 72-81 | 78-84 | 72-82 | 72-86 |
| Bom | 82-88 | 83-88 | 86-94 | 89-96 | 89-97 | 89-95 |
| Acima da média | 91-97 | 91-97 | 98-102 | 99-103 | 98-101 | 97-102 |
| Médio | 101-104 | 101-106 | 105-111 | 109-115 | 105-111 | 104-113 |
| Abaixo da média | 107-114 | 109-116 | 113-118 | 118-121 | 113-118 | 114-119 |
| Fraco | 118-126 | 119-126 | 120-128 | 124-130 | 122-128 | 122-128 |
| Muito fraco | 131-164 | 130-164 | 132-168 | 135-158 | 131-150 | 133-152 |
| Feminina | | | | | | |
| Excelente | 72-83 | 72-86 | 74-87 | 76-93 | 74-92 | 73-86 |
| Bom | 88-97 | 91-97 | 93-101 | 96-102 | 97-103 | 93-100 |
| Acima da média | 100-106 | 103-110 | 104-109 | 106-113 | 106-111 | 104-114 |
| Médio | 110-116 | 112-118 | 111-117 | 117-120 | 113-117 | 117-121 |
| Abaixo da média | 118-124 | 121-127 | 120-127 | 121-126 | 119-127 | 123-127 |
| Fraco | 128-137 | 129-135 | 130-138 | 127-133 | 129-136 | 129-134 |
| Muito fraco | 142-155 | 141-154 | 143-152 | 138-152 | 142-151 | 135-151 |

Reproduzida de Morrow et al., 2011.[32]

TABELA 11.20 Normas para o teste de caminhada de Rockport

| Clientes com idades entre 30-69 anos (min:s) | | |
|---|---|---|
| Classificação | Homens | Mulheres |
| Excelente | < 10:12 | < 11:40 |
| Bom | 10:13-11:42 | 11:41-13:08 |
| Médio alto | 11:43-13:13 | 13:09-14:36 |
| Médio baixo | 13:14-14:44 | 14:37-16:04 |

(continua)

TABELA 11.20 Normas para o teste de caminhada de Rockport *(continuação)*

| Clientes com idades entre 30-69 anos (min:s) | | |
|---|---|---|
| Fraco | 14:45-16:23 | 16:05-17:31 |
| Muito fraco | > 16:24 | > 17:32 |
| **Clientes com idades entre 18-30 anos (min:s)** | | |
| **Percentil** | **Homens** | **Mulheres** |
| 90 | 11:08 | 11:45 |
| 75 | 11:42 | 12:49 |
| 50 | 12:38 | 13:15 |
| 25 | 13:38 | 14:12 |
| 10 | 14:37 | 15:03 |

Reproduzida de Morrow et al., 2011.[32]

TABELA 11.21 Normas para corrida de 1 milha (min:s)

| Idade | Percentil | | | | | |
|---|---|---|---|---|---|---|
| | Meninos | | | Meninas | | |
| | 85 | 50 | 15 | 85 | 50 | 15 |
| 6 | 10:15 | 12:36 | 16:30 | 11:20 | 13:12 | 16:45 |
| 7 | 9:22 | 11:40 | 15:00 | 10:36 | 12:56 | 16:00 |
| 8 | 8:48 | 11:05 | 14:10 | 10:02 | 12:30 | 15:19 |
| 9 | 8:31 | 10:30 | 12:59 | 9:30 | 11:52 | 14:57 |
| 10 | 7:57 | 9:48 | 13:07 | 9:19 | 11:22 | 14:00 |
| 11 | 7:32 | 9:20 | 12:29 | 9:02 | 11:17 | 14:16 |
| 12 | 7:11 | 8:40 | 11:30 | 8:23 | 11:05 | 14:12 |
| 13 | 6:50 | 8:06 | 10:39 | 8:13 | 10:23 | 14:10 |
| 14 | 6:26 | 7:44 | 10:18 | 7:59 | 10:06 | 12:56 |
| 15 | 6:20 | 7:30 | 9:34 | 8:08 | 9:58 | 13:33 |
| 16 | 6:08 | 7:10 | 9:22 | 8:23 | 10:31 | 14:16 |
| 17 | 6:06 | 7:04 | 8:56 | 8:15 | 10:22 | 13:03 |

Dados de The President's Council on Fitness, Sports & Nutrition, 2010.[38]

TABELA 11.22 Normas de força relativa para 1 RM de supino

| Classificações percentis* para homens | Idade<br>20-29 | 30-39 | 40-49 | 50-59 | 60+ |
|---|---|---|---|---|---|
| 90 | 1,48 | 1,24 | 1,10 | 0,97 | 0,89 |
| 80 | 1,32 | 1,12 | 1,00 | 0,90 | 0,82 |
| 70 | 1,22 | 1,04 | 0,93 | 0,84 | 0,77 |
| 60 | 1,14 | 0,98 | 0,88 | 0,79 | 0,72 |
| 50 | 1,06 | 0,93 | 0,84 | 0,75 | 0,68 |
| 40 | 0,99 | 0,88 | 0,80 | 0,71 | 0,66 |
| 30 | 0,93 | 0,83 | 0,76 | 0,68 | 0,63 |
| 20 | 0,88 | 0,78 | 0,72 | 0,63 | 0,57 |
| 10 | 0,80 | 0,71 | 0,65 | 0,57 | 0,53 |

*(continua)*

TABELA 11.22 Normas de força relativa para 1 RM de supino *(continuação)*

| Classificações percentis* para mulheres | Idade 20-29 | 30-39 | 40-49 | 50-59 | 60-69 | 70+ |
|---|---|---|---|---|---|---|
| 90 | 0,54 | 0,49 | 0,46 | 0,40 | 0,41 | 0,44 |
| 80 | 0,49 | 0,45 | 0,40 | 0,37 | 0,38 | 0,39 |
| 70 | 0,42 | 0,42 | 0,38 | 0,35 | 0,36 | 0,33 |
| 60 | 0,41 | 0,41 | 0,37 | 0,33 | 0,32 | 0,31 |
| 50 | 0,40 | 0,38 | 0,34 | 0,31 | 0,30 | 0,27 |
| 40 | 0,37 | 0,37 | 0,32 | 0,28 | 0,29 | 0,25 |
| 30 | 0,35 | 0,34 | 0,30 | 0,26 | 0,28 | 0,24 |
| 20 | 0,33 | 0,32 | 0,27 | 0,23 | 0,26 | 0,21 |
| 10 | 0,30 | 0,27 | 0,23 | 0,19 | 0,25 | 0,20 |

As normas foram estabelecidas utilizando-se uma máquina de supino universal.

* Descritores para as classificações percentis: 90: bem acima da média; 70: acima da média; 50: média; 30: abaixo da média; 10: bem abaixo da média.

Dados para mulheres fornecidos pelo Women's Exercise Research Center, The George Washington University Medical Center, Washington, D.C., 1998.

Dados para homens fornecidos por The Cooper Institute for Aerobics Research, *The Physical Fitness Specialist Manual*, The Cooper Institute, Dallas, TX, 2005.

Reproduzida de Heyward, 2010.[19]

TABELA 11.23 Normas de força relativa para 1 RM de *leg press*

| Classificações percentis* para homens | Idade 20-29 | 30-39 | 40-49 | 50-59 | 60+ | |
|---|---|---|---|---|---|---|
| 90 | 2,27 | 2,07 | 1,92 | 1,80 | 1,73 | |
| 80 | 2,13 | 1,93 | 1,82 | 1,71 | 1,62 | |
| 70 | 2,05 | 1,85 | 1,74 | 1,64 | 1,56 | |
| 60 | 1,97 | 1,77 | 1,68 | 1,58 | 1,49 | |
| 50 | 1,91 | 1,71 | 1,62 | 1,52 | 1,43 | |
| 40 | 1,83 | 1,65 | 1,57 | 1,46 | 1,38 | |
| 30 | 1,74 | 1,59 | 1,51 | 1,39 | 1,30 | |
| 20 | 1,63 | 1,52 | 1,44 | 1,32 | 1,25 | |
| 10 | 1,51 | 1,43 | 1,35 | 1,22 | 1,16 | |
| **Classificações percentis* para mulheres** | **Idade 20-29** | **30-39** | **40-49** | **50-59** | **60-69** | **70+** |
| 90 | 2,05 | 1,73 | 1,63 | 1,51 | 1,40 | 1,27 |
| 80 | 1,66 | 1,50 | 1,46 | 1,30 | 1,25 | 1,12 |
| 70 | 1,42 | 1,47 | 1,35 | 1,24 | 1,18 | 1,10 |
| 60 | 1,36 | 1,32 | 1,26 | 1,18 | 1,15 | 0,95 |
| 50 | 1,32 | 1,26 | 1,19 | 1,09 | 1,08 | 0,89 |
| 40 | 1,25 | 1,21 | 1,12 | 1,03 | 1,04 | 0,83 |
| 30 | 1,23 | 1,16 | 1,03 | 0,95 | 0,98 | 0,82 |
| 20 | 1,13 | 1,09 | 0,94 | 0,86 | 0,94 | 0,79 |
| 10 | 1,02 | 0,94 | 0,76 | 0,75 | 0,84 | 0,75 |

As normas foram estabelecidas utilizando-se uma máquina de *leg press* universal.

* Descritores para as classificações percentis: 90: bem acima da média; 70: acima da média; 50: média; 30: abaixo da média; 10: bem abaixo da média.

Dados para mulheres fornecidos pelo Women's Exercise Research Center, The George Washington University Medical Center, Washington, D.C., 1998.

Dados para homens fornecidos por The Cooper Institute for Aerobics Research, *The Physical Fitness Specialist Manual*, The Cooper Institute, Dallas, TX, 2005.

Reproduzida de Heyward, 2010.[19]

TABELA 11.24 Normas de supino da YMCA

| Percentil | Idade | | | | | | | | | | | |
|---|---|---|---|---|---|---|---|---|---|---|---|---|
| | 18-25 | | 26-35 | | 36-45 | | 46-55 | | 56-65 | | > 65 | |
| | H | M | H | M | H | M | H | M | H | M | H | M |
| 90 | 44 | 42 | 41 | 40 | 36 | 33 | 28 | 29 | 24 | 24 | 20 | 18 |
| 80 | 37 | 34 | 33 | 32 | 29 | 28 | 22 | 22 | 20 | 20 | 14 | 14 |
| 70 | 33 | 28 | 29 | 28 | 25 | 24 | 20 | 18 | 14 | 11 | 10 | 10 |
| 60 | 29 | 25 | 26 | 24 | 22 | 21 | 16 | 14 | 12 | 12 | 10 | 8 |
| 50 | 26 | 21 | 22 | 21 | 20 | 17 | 13 | 12 | 10 | 9 | 8 | 6 |
| 40 | 22 | 18 | 20 | 17 | 17 | 14 | 11 | 9 | 8 | 6 | 6 | 4 |
| 30 | 20 | 16 | 17 | 14 | 14 | 12 | 9 | 7 | 5 | 5 | 4 | 3 |
| 20 | 16 | 12 | 13 | 12 | 10 | 8 | 6 | 5 | 3 | 3 | 2 | 1 |
| 10 | 10 | 6 | 9 | 6 | 6 | 4 | 2 | 1 | 1 | 1 | 1 | 0 |

Nota: A pontuação é o número de repetições completadas em 1 minuto utilizando a barra de 36 quilogramas para homens e a barra de 16 quilogramas para mulheres.
Adaptada de Golding, 2000.[14]

TABELA 11.25 Percentis por grupos etários e sexo para abdominal parcial

| Classificação | Idade (anos) | | | | | |
|---|---|---|---|---|---|---|
| | 15-19 | 20-29 | 30-39 | 40-49 | 50-59 | 60-69 |
| Homens | | | | | | |
| Excelente | 25 | 25 | 25 | 25 | 25 | 25 |
| Muito bom | 23-24 | 21-24 | 18-24 | 18-24 | 17-24 | 16-24 |
| Bom | 21-22 | 16-20 | 15-17 | 13-17 | 11-16 | 11-15 |
| Razoável | 16-20 | 11-15 | 11-14 | 6-12 | 8-10 | 6-10 |
| Precisa melhorar | ≤ 15 | ≤ 10 | ≤ 10 | ≤ 5 | ≤ 7 | ≤ 5 |
| Mulheres | | | | | | |
| Excelente | 25 | 25 | 25 | 25 | 25 | 25 |
| Muito bom | 22-24 | 18-24 | 19-24 | 19-24 | 19-24 | 17-24 |
| Bom | 17-21 | 14-17 | 10-18 | 11-18 | 10-18 | 8-16 |
| Razoável | 12-16 | 5-13 | 6-9 | 4-10 | 6-9 | 3-7 |
| Precisa melhorar | ≤ 11 | ≤ 4 | ≤ 5 | ≤ 3 | ≤ 5 | ≤ 2 |

Reproduzida de CSEP, 2003.[11]

TABELA 11.26 Dados percentis normativos em segundos para elevação de pernas retas em decúbito ventral

| Percentil | Grupo etário | | | | | | | | | |
|---|---|---|---|---|---|---|---|---|---|---|
| | 19-29 | | 30-39 | | 40-49 | | 50-59 | | 60+ | |
| | H | M | H | M | H | M | H | M | H | M |
| 75 | 130 | 126 | 123 | 111 | 95 | 87 | 80 | 83 | 60 | 40 |
| 50 | 88 | 74 | 73 | 73 | 55 | 45 | 48 | 37 | 22 | 23 |
| 25 | 55 | 49 | 45 | 45 | 35 | 29 | 22 | 18 | 11 | 7 |

Reproduzida de McIntosh et al., 1998.[29]

TABELA 11.27 Percentis por grupos etários e sexo para o teste de sentar e alcançar da YMCA (cm)

| Percentil | Idade | | | | | | | | | | | |
|---|---|---|---|---|---|---|---|---|---|---|---|---|
| | 18-25 | | 26-35 | | 36-45 | | 46-55 | | 56-65 | | > 65 | |
| | H | M | H | M | H | M | H | M | H | M | H | M |
| 90 | 56 | 61 | 53 | 58 | 53 | 56 | 48 | 53 | 43 | 51 | 43 | 51 |
| 80 | 51 | 56 | 48 | 53 | 48 | 53 | 43 | 51 | 38 | 48 | 38 | 46 |
| 70 | 48 | 53 | 44 | 51 | 43 | 48 | 30 | 46 | 33 | 43 | 33 | 43 |
| 60 | 46 | 51 | 44 | 51 | 41 | 46 | 35 | 43 | 33 | 41 | 30 | 43 |
| 50 | 44 | 48 | 38 | 48 | 38 | 43 | 33 | 41 | 28 | 38 | 25 | 38 |
| 40 | 38 | 46 | 36 | 43 | 33 | 41 | 28 | 36 | 23 | 36 | 23 | 36 |
| 30 | 36 | 44 | 33 | 41 | 33 | 38 | 25 | 36 | 23 | 33 | 23 | 33 |
| 20 | 33 | 41 | 28 | 38 | 28 | 36 | 23 | 30 | 18 | 28 | 18 | 28 |
| 10 | 28 | 36 | 23 | 33 | 18 | 30 | 15 | 25 | 13 | 23 | 10 | 23 |

Essas normas são baseadas em uma régua de metro posicionada de maneira que o ponto "zero" é definido em 38 centímetros.
Adaptada de Golding, 2000.[14]

TABELA 11.28 Categorias de condicionamento por grupos etários para flexão de tronco usando uma caixa de sentar e alcançar (cm)

| Categoria* | Idade | | | | | | | | | |
|---|---|---|---|---|---|---|---|---|---|---|
| | 20-29 | | 30-39 | | 40-49 | | 50-59 | | 60-69 | |
| | H | M | H | M | H | M | H | M | H | M |
| Excelente | 40 | 41 | 38 | 41 | 35 | 38 | 35 | 39 | 33 | 35 |
| Muito bom | 39 | 40 | 37 | 40 | 34 | 37 | 34 | 38 | 32 | 34 |
| | 34 | 37 | 33 | 36 | 29 | 34 | 28 | 33 | 25 | 31 |
| Bom | 33 | 36 | 32 | 35 | 28 | 33 | 27 | 32 | 24 | 30 |
| | 30 | 33 | 28 | 32 | 24 | 30 | 24 | 30 | 20 | 27 |
| Razoável | 29 | 32 | 27 | 31 | 23 | 29 | 23 | 29 | 19 | 26 |
| | 25 | 28 | 23 | 27 | 18 | 25 | 16 | 25 | 15 | 23 |
| Precisa melhorar | 24 | 27 | 22 | 26 | 17 | 24 | 15 | 24 | 14 | 22 |

Essas normas são baseadas em uma caixa de sentar e alcançar em que o ponto "zero" é definido em 26 centímetros. Ao usar uma caixa em que o ponto "zero" esteja definido em 23 cm, subtraia 3 cm de cada valor nessa tabela.
Reproduzido de CSEP, 2003.[11]

| Idade | Percentil | | | | | |
|---|---|---|---|---|---|---|
| | Meninos | | | Meninas | | |
| | 85 | 50 | 15 | 85 | 50 | 15 |
| 5 | 30 | 25 | 21 | 31 | 27 | 22 |
| 6 | 31 | 26 | 20 | 32 | 27 | 22 |
| 7 | 30 | 25 | 19 | 32 | 27 | 22 |
| 8 | 31 | 25 | 20 | 33 | 28 | 21 |
| 9 | 31 | 25 | 20 | 33 | 28 | 21 |
| 10 | 30 | 25 | 18 | 33 | 28 | 21 |
| 11 | 31 | 25 | 18 | 34 | 29 | 22 |
| 12 | 31 | 26 | 18 | 36 | 30 | 22 |
| 13 | 33 | 26 | 18 | 38 | 31 | 22 |
| 14 | 36 | 28 | 21 | 40 | 33 | 24 |
| 15 | 37 | 30 | 22 | 43 | 36 | 28 |
| 16 | 38 | 30 | 21 | 42 | 34 | 26 |
| 17+ | 41 | 34 | 25 | 42 | 35 | 28 |

Adaptada de The President's Council on Fitness, Sports & Nutrition, 2010.[38]

## Referências bibliográficas


1. Adams, G. 2002. Exercise Physiology Laboratory Manual. 4th ed. New York: McGraw-Hill Companies.
2. American College of Sports Medicine. 2010. ACSM's Guidelines for Exercise Testing and Prescription, 8th ed., W.R. Thompson, N.F. Gordon, and L.S. Pescatello, eds. Philadelphia: Lippincott Williams & Wilkins.
3. American College of Sports Medicine. 2010. ACSM's Resource Manual for Guidelines for Exercise Testing and Prescription, 6th ed. Philadelphia: Lippincott Williams & Wilkins.
4. Arab, A.M., M. Salavati, I. Ebrahimi, and M.E. Mousavi. 2007. Sensitivity, specificity and predictive value of the clinical trunk muscle endurance tests in low back pain. Clinical Rehabilitation 21 (7): 640-647.
5. .strand, P.-O., and I. Ryhming. 1954. A nomogram for calculation of aerobic capacity (physical fitness) from pulse rate during submaximal work. Journal of Applied Physiology 7: 218-221.
6. Baechle, T.R., and R. Earle. 2008. Resistance training and spotting techniques. In: Essentials of Strength Training and Conditioning, 3rd ed., T.R. Baechle and R.W. Earle, eds. Champaign, IL: Human Kinetics. pp. 325-375.
7. Baumgartner, T.A., A.S. Jackson, M.T. Mahar, and D.A. Rowe. 2007. Measurement for Evaluation in Physical Education and Exercise Science, 8th ed. Boston: McGraw-Hill.
8. Beam, W., and G. Adams. 2011. Exercise Physiology Laboratory Manual, 6th ed. New York: McGraw-Hill.
9. Bray, G. and D. Gray. 1988. Obesity Part I—Pathogenesis. Western Journal of Medicine 149: 432.
10. Brooks, G.A., T.D. Fahey, and K.M. Baldwin. 2005. Exercise Physiology: Human Bioenergetics and Its Applications, 4th ed. New York: McGraw-Hill.
11. Canadian Society for Exercise Physiology (CSEP). 2003. The Canadian Physical Activity, Fitness & Lifestyle Approach: CSEP-Health & Fitness Program's Health-Related Appraisal and Counselling Strategy. 3rd ed. Ontario, Canada: Author.
12. Devries, H.A., and T.J. Housh. 1994. Physiology of Exercise for Physical Education, Athletics, and Exercise Science, 5th ed. Madison, WI: Brown and Benchmark.
13. Eckerson, J.M., J.R. Stout, T.K. Evetovich, T.J. Housh, G.O. Johnson, and N. Worrell. 1998. Validity of self-assessment techniques for estimating percent fat in men and women. Journal of Strength and Conditioning Research 12: 243-247.
14. Golding, L.A. 2000. YMCA Fitness Testing and Assessment Manual, 4th ed. Champaign, IL: Human Kinetics.
15. Grenier, S.G., C. Russell, and S.M. McGill. 2003. Relationships between lumbar flexibility, sit-and-reach test, and a previous history of low back discomfort in industrial workers. Applied Physiology, Nutrition, and Metabolism 28 (2): 165-177.
16. Harrison, G.G., E.R. Buskirk, J.E. Carter Lindsay, F.E. Johnston, T.G. Lohman, M.L. Pollock, A.F. Roche, and J.H. Wilmore. 1988. Skinfold thicknesses and measurement technique. In: Anthropometric Standardization Reference Manual, T.G. Lohman, A.F. Roche, and R. Martorell, eds. Champaign, IL: Human Kinetics. pp. 55-70.
17. Heyward, V. and D. Wagner, 2004, Applied body composition assessment, 2nd ed. Champaign, IL: Human Kinetics.
18. Heyward, V.H. 1998. Advanced Fitness Assessment and Exercise Prescription. Champaign, IL: Human Kinetics.
19. Heyward, V.H. 2010. Advanced Fitness Assessment and Exercise Prescription, 6th ed. Champaign, IL: Human Kinetics.
20. Kline, G.M., J.P. Porcari, R. Hintermeister, P.S. Freedson, A. Ward, R.F. McCarron, J. Ross, and J.M. Rippe. 1987. Estimation of V̇O2max from a one-mile track walk, gender, age, and body weight. Medicine and Science in Sports and Exercise 19: 253-259.
21. Kordich, J.A. 2002. Evaluating Your Client: Fitness Assessment and Protocol Norms. Lincoln, NE: NSCA Certification Commission.
22. Kraemer W.J., N.A. Ratamess, A.C. Fry, and D.N. French. 2006. Strength training: Development and evaluation of methodology. In: Physiological Assessment of Human Fitness, P.J. Maud and C. Foster, eds. Champaign, IL: Human Kinetics. pp. 119-150.
23. Leger, L., and M. Thivierge. 1988. Heart rate monitors: Validity, stability, and functionality. Physician and Sports Medicine 16: 143-151.
24. Lohman, T., L. Houtkooper, and S. Going. Body fat measurement goes high-tech: not all are created equal. ACSM's Health Fit J 1997;7:30-35.
25. Malek, M.H., T.J. Housh, D.E. Berger, J.W. Coburn, and T.W. Beck. 2004. A new non-exercise based V̇O2max equation for aerobically trained females. Medicine and Science in Sports and Exercise 36: 1804-1810.
26. Malek, M.H., T.J. Housh, D.E. Berger, J.W. Coburn, and T.W. Beck. 2004. A new non-exercise based V̇O2max equation for aerobically trained men. Journal of Strength and Conditioning Research 19: 559-565.
27. McArdle, W.D., F.I. Katch, and V.L. Katch. 2009. Exercise Physiology: Nutrition, Energy, and Human Performance, 7th ed. Philadelphia: Lippincott Williams & Wilkins.
28. McDowell, M., Fryar, C., Ogden, C., & Flegal, K. (2008). Anthropometric Reference Data for Children and Adults: United States, 2003-2006. National Health Statistics Reports (10).
29. McIntosh, G., L. Wilson, M. Affleck, and H. Hall. 1998. Trunk and lower extremity muscle endurance: Normative data for adults. Journal of Rehabilitation Outcome Measures 2: 20-39.
30. Moon, J.R., H.R. Hull, S.E. Tobkin, M. Teramoto, M. Karabulut, M.D. Roberts, E.D. Ryan, S.J. Kim, V.J. Dalbo, A.A. Walter, A.E. Smith, J.T. Cramer, and J.R. Stout. 2007. Percent body fat estimations in college women using field and laboratory methods: A three-compartment model approach. Journal of the International Society of Sports Nutrition 4: 16.
31. Moon, J.R., S.E. Tobkin, A.E. Smith, M.D. Roberts, E.D. Ryan, S.J. Kim, V.J. Dalbo, C.M. Lockwood, A.A. Walter, J.T. Cramer, T.W. Beck, and J.R. Stout. 2009. Percent body fat estimations in college men using field and laboratory methods: A three-compartment model approach. Dynamic Medicine 7: 7.
32. Morrow, J., A. Jackson, J. Disch, and D. Mood. 2011. Measurement and Evaluation in Human Performance, 4th ed. Champaign, IL: Human Kinetics.
33. National Heart, Lung, and Blood Institute Joint National Committee on Prevention, Detection, Evaluation, and Treatment of High Blood Pressure and National High Blood Pressure Education Program Coordinating Committee. 2003. The seventh report of the Joint National Committee on Prevention, Detection, Evaluation, and Treatment of High Blood Pressure: The JNC 7 report. Journal of the American Medical Association 289: 2560-2572.
34. National Institutes of Health, National Heart, Lung, and Blood Institute, 1998, Clinical Guidelines on the Identification, Evaluation and Treatment of Overweight and Obesity in Adults (Executive Summary). NIH Publication 98-4083. Available online at www.nhlbi.nih.gov. Accessed January 27, 2011.
35. Pickering, T.G., Hall, J.E., Appel, L.J., Falkner, B.E., Graves, J., Hill, M.N., Jones, D.W., Kurtz, T., Sheps, S.G., and E.J. Roccella. 2005. Recommendations for blood pressure measurement in humans and experimental animals. Part 1: Blood pressure measurement in humans. A statement for professionals from the Subcommittee of Professional and Public Education of the American Heart Association Council on High Blood Pressure Research. Hypertension 45: 142-161.
36. Pollock, M., J. Wilmore and S. Fox III. 1978. Health and Fitness Through Physical Activity. New York: Wiley.
37. Prisant, L.M., B.S. Alpert, C.B. Robbins, A.S. Berson, M. Hayes, M.L. Cohen, and S.G. Sheps. 1995. American National Standard for nonautomated sphygmomanometers. Summary report. American Journal of Hypertension 8: 210-213.
38. The President's Council on Fitness, Sports & Nutrition. Normative Data. 2010. The President's Challenge 2010. www.presidentschallenge.org/tools-resources/docs/normative_data_spreadsheet.xls. Accessed November 18, 2010.

# Parte III

# Técnica de exercício

# 12

# Exercícios de flexibilidade, calistênicos e com bola de estabilidade

Allen Hedrick, MA

**Ao término deste capítulo, você será capaz de:**

- Descrever os benefícios da participação em um programa de treinamento de flexibilidade.
- Entender os fatores que afetam a flexibilidade.
- Explicar a importância do aquecimento antes da participação no treinamento de flexibilidade.
- Listar e explicar os diversos tipos de treinamento de flexibilidade.
- Supervisionar um programa de treinamento de flexibilidade que priorize uma combinação de alongamentos dinâmicos e estáticos.
- Supervisionar exercícios utilizando apenas peso corporal e bolas de estabilidade.

Este capítulo aborda quatro tópicos importantes. O primeiro é o treinamento de flexibilidade, que forma uma parte importante de um programa de condicionamento geral. O segundo tópico é o aquecimento, com uma discussão sobre sua importância e as técnicas utilizadas para aquecimento antes da atividade física. Em seguida, vem uma discussão sobre exercícios calistênicos e com bola de estabilidade, que destaca os potenciais benefícios desses métodos de treinamento. Por fim, o capítulo apresenta instruções detalhadas para movimentos estáticos e dinâmicos de flexibilidade recomendados, e exercícios sugeridos de calistenia e bola de estabilidade.

## Definição de flexibilidade

Os profissionais envolvidos na supervisão de programas de condicionamento ou reabilitação quase sempre utilizam alguma forma de alongamento. Apesar disso, existe muita confusão sobre o treinamento de flexibilidade em relação à sua base científica.[9,10] Grande parte da confusão resulta da ideia de que as pessoas precisam atingir níveis extremos de flexibilidade para reduzir o nível de lesão e aumentar as capacidades de movimento.[14] Isso não reflete fielmente a função que a flexibilidade representa no treinamento. Ela é uma parte importante do quebra-cabeça de treinamento; mas, assim como outros aspectos de treinamento, deve se basear nas necessidades do indivíduo.

Um ponto inicial lógico para diminuir parte da confusão é considerar as definições de *flexibilidade*. Segundo a definição mais comum, **flexibilidade** é a amplitude de movimento de uma articulação ou série de articulações.[4,7,8] Para os personal trainers, cuja preocupação é melhorar o desempenho de movimento dos clientes e reduzir seu risco de lesão, uma definição mais relevante pode ser a capacidade de uma articulação de se mover livremente por toda a sua amplitude de movimento (ADM) normal.[30]

## Treinamento de flexibilidade como parte do programa total de exercícios

Embora uma seção posterior do capítulo discuta o aquecimento com mais detalhes, é importante observar aqui que toda sessão de treinamento deve começar com um aquecimento projetado para elevar a temperatura interna. Depois de completar a sessão de aquecimento, o cliente pode ou não precisar participar imediatamente do treinamento de flexibilidade, dependendo da natureza da atividade a seguir. Por exemplo, se os clientes forem participar de uma atividade dinâmica (p. ex., basquetebol, raquetebol) após o aquecimento, eles precisarão realizar o treinamento de flexibilidade primeiro. Se forem participar de uma atividade menos dinâmica (p. ex., bicicleta ergométrica, simulador de escada), eles podem treinar flexibilidade depois que a sessão de treinamento for completada.

> Todo treino, independentemente das restrições de tempo do cliente, devem ser precedidos por uma sessão de aquecimento. Entretanto, o momento em que deve ocorrer o treinamento de flexibilidade depende da natureza da atividade que ocorrerá durante o treino.

## Benefícios do treinamento de flexibilidade

Desenvolver flexibilidade é uma meta importante para qualquer programa de treinamento. Atingir a flexibilidade ideal ajuda a eliminar movimentos ineptos e ineficientes por permitir que as articulações se movimentem de maneira livre por toda uma ADM normal, além de poder oferecer maior resistência a lesões musculares.[3,22,23,24,32,36] Desenvolver a flexibilidade é um elemento fundamental de qualquer programa de treinamento porque a ADM pode aprimorar a capacidade de realizar diversas habilidades de movimento, especialmente as que exigem alto nível de flexibilidade (i. e., sacar uma bola de tênis, pegar uma sacola de compras do chão).[4,8,9,30,37,42,47] É importante observar que, embora grandes atletas possam ter flexibilidade acima da média, este não necessariamente é o motivo de seu sucesso. A capacidade de se mover efetivamente depende de força com coordenação, e ser flexível pode melhorar essa capacidade em determinadas situações.[14] A meta do treinamento de flexibilidade não é chegar a um ponto em que o cliente não tenha estabilidade articular, mas sim alcançar força combinada com flexibilidade permitindo ao cliente controle melhor sobre seus movimentos.[14]

O treinamento de flexibilidade também é importante na prevenção de lesões.[4,8,9,10,20,25,30,32,37,42,47] Entre os problemas mais comuns vistos em indivíduos com pouca flexibilidade está a dor lombar potencialmente resultante de tensão nos músculos quadríceps, iliopsoas e das costas (e, possivelmente, uma fraqueza correspondente nos músculos abdominais e posteriores da coxa). A falta de flexibilidade também pode aumentar a incidência de distensões musculares resultantes de músculos tensos em um ou em ambos os lados de uma articulação.[9] A regra geral quanto ao papel da flexibilidade na prevenção de lesão é que uma ADM normal (i. e., a ADM comum na maioria dos indivíduos) em cada articulação vai reduzir o risco de lesão.[10] Se um cliente estiver envolvido em um esporte ou atividade que exija ADM maior que o normal, deve-se dar maior destaque ao aumento da flexibilidade para ajudar a prevenir lesões.

Em razão desses benefícios importantes, recomenda-se que os treinadores supervisionem o alongamento como fariam com qualquer outra parte da sessão de treinamento. Fazer isso mostra a importância do período de aquecimento e alongamento, e pode incentivar os clientes a manter sua atenção focada na tarefa em questão.[25]

> O treinamento de flexibilidade é importante em virtude do papel representado pela flexibilidade na melhora do desempenho do movimento e na redução da chance de lesão.

## Fatores que afetam a flexibilidade

Diversos fatores fisiológicos, ambientais e de estilo de estilo de vida influenciam a flexibilidade. Embora alguns deles estejam fora do controle do cliente, como estrutura articular, idade e sexo, fatores como elasticidade do tecido muscular e conjuntivo, temperatura interna, nível de atividade e o programa de treinamento do cliente podem exercer uma influência profunda na ADM e serem influenciados pelo treinamento.[4,19]

### Estrutura articular

Um dos principais fatores limitantes na ADM estática é a estrutura da articulação em si.[10] Em virtude da estrutura articular, existe um limite à quantidade de movimento disponível. As estruturas articulares variam entre os indivíduos e o personal trainer deve considerar essa variação ao avaliar a flexibilidade.

A estrutura articular também varia entre as articulações. Algumas oferecem uma amplitude reduzida de movimento em comparação com outras em virtude de sua estrutura. As articulações do tipo gínglimo do joelho e do cotovelo permitem apenas movimentos para trás e para a frente (flexão e extensão), por isso a ADM do joelho e do cotovelo são significativamente menores do que a do ombro ou do quadril.[4] As articulações enartroses do quadril e do ombro permitem movimentos em todos os planos anatômicos, e têm a maior ADM de todas as articulações.[4,9,19,30]

A flexibilidade é específica à articulação. Ou seja, é comum ter flexibilidade acima da média em uma articulação e ADM abaixo da média em outra.[7,12] Portanto, a flexibilidade precisa ser pensada não como uma característica geral, mas específica a uma articulação e ação articular em particular.[30] Por esse motivo, é um erro pensar que um único teste de flexibilidade possa oferecer uma medida precisa da flexibilidade geral.[12,25]

### Tecido muscular e conjuntivo

O tecido conjuntivo (músculos, ligamentos e tendões) é a área de ênfase durante o exercício de ADM. Isso porque, em circunstâncias normais, os tecidos conjuntivos são as principais estruturas que limitam a ADM articular. Essas estruturas de tecido conjuntivo incluem cápsulas articulares ligamentares, tendões e músculos.[24,25] Embora normalmente não se veja o músculo como uma estrutura de tecido conjuntivo, evidências indicam que, quando um músculo relaxado é estendido durante o exercício de ADM, a maior parte da resistência ao alongamento deriva da estrutura e do revestimento extensos de tecido conjuntivo dentro e ao redor do músculo.[24] Por isso, os aperfeiçoamentos na ADM em função do alongamento se devem sobretudo a adaptações de tecido conjuntivo.[4]

A maior parte da diferença entre indivíduos em relação à ADM estática se deve às propriedades elásticas dos músculos e tendões inseridos nas articulações.[10] Músculos e tendões "rígidos" reduzem a ADM, ao passo que músculos e tendões "flexíveis" a aumentam.

São essas as propriedades elásticas alteradas em consequência dos exercícios de alongamento. Quando um músculo é mantido por um período sob tensão em um alongamento estático, a tensão passiva no músculo diminui; ou seja, o músculo "cede" um pouco, ou relaxa. Isso é chamado *resposta de relaxamento de alongamento viscoelástico.*[10] A *tensão passiva* é definida como a quantidade de força externa necessária para alongar o músculo relaxado.[10] Obviamente, quanto mais flexível o músculo for, menos força externa será necessária. Essa maior flexibilidade pode ser mantida por até 90 minutos após o alongamento.

O músculo que atravessa ou é adjacente a uma articulação também afeta a flexibilidade.[7] Em todo movimento, a contração ativa de um músculo (agonista) ocorre simultaneamente ao relaxamento ou ao alongamento do músculo antagonista. Quanto mais facilmente os músculos cedem, menor energia é gasta vencendo essa resistência. A capacidade de uma fibra muscular de se alongar cresce como resultado do treinamento de flexibilidade. No entanto, a flexibilidade é muitas vezes limitada, seja qual for a quantidade de treinamento, se os músculos antagonistas não estiverem relaxados ou se houver ausência de coordenação entre contração (agonistas) e relaxamento (antagonistas).

## Hipermobilidade

Embora seja relativamente incomum, alguns indivíduos nascem com uma estrutura tecidual que os predispõe à **hipermobilidade**. A hipermobilidade permite que as articulações do corpo atinjam uma ADM que excede o considerado normal.[37] Se foi determinado que um cliente tem hipermobilidade articular, o personal trainer deve fazer uso de cautela ao estabelecer o programa de alongamento e garantir que o cliente tenha sido avaliado por um profissional de saúde. É importante evitar alongar o cliente em excesso e acabar criando níveis ainda maiores de mobilidade nos tecidos de sustentação circundantes. A má seleção de exercícios de alongamento também pode causar problemas porque a ADM excessiva na articulação pode aumentar o risco de lesão.

## Idade

A idade também representa um papel na flexibilidade. Pesquisadores descobriram que crianças de 5 a 12 anos vão se tornando menos flexíveis com a idade, atingindo um nível baixo entre 10 e 12 anos.[4,8,12,25,30] A flexibilidade normalmente melhora após esse ponto, mas nunca volta a atingir o nível vivenciado na primeira infância.[24] Essa redução na flexibilidade se deve à perda gradual de elasticidade muscular.[7] Existem poucas mudanças significativas na flexibilidade entre o início e o fim da puberdade.

Do ponto de vista anatômico, a infância e, mais especificamente, o período anterior à puberdade são o período ideal para se iniciar um programa de flexibilidade[7,8] visto que os jovens clientes ainda têm alto nível de flexibilidade. Durante esse estágio, os programas de treinamento devem se voltar ao desenvolvimento de flexibilidade em todas as articulações.

## Sexo

O sexo também representa um papel na flexibilidade; as mulheres normalmente têm níveis maiores de flexibilidade do que os homens.[4,9,12,22,25] Pesquisas revelam que meninas de 5 a 12 anos são superiores aos meninos em termos de flexibilidade e há indícios de que essa diferença se mantenha durante toda a vida adulta.[24] A maior flexibilidade em mulheres normalmente se deve a variações anatômicas nas estruturas articulares.[22] As maiores diferenças são vistas no tronco (flexão e extensão), nos quadris e nos tornozelos.[7] Acredita-se que a redução em flexibilidade vista em meninos na puberdade esteja relacionada a aumentos no tamanho do músculo, na estatura e na força muscular.

## Temperatura

A temperatura é outro fator que influencia a flexibilidade, visto que a ADM é afetada positivamente pelo aumento na temperatura interna[4,9,12,30] ou externa.[30] O efeito positivo do aumento na temperatura interna na ADM aponta a importância de se aquecer antes de participar do treinamento de flexibilidade. O aquecimento é discutido mais adiante neste capítulo.

## Nível de atividade

Como esperado, evidências indicam que pessoas fisicamente ativas tendem a ser mais flexíveis do que indivíduos inativos. A redução na flexibilidade de indivíduos inativos ocorre principalmente porque os tecidos conjuntivos tendem a se tornar menos flexíveis quando expostos apenas a ADM limitadas.[4,24,30] Em geral, a redução no nível de atividade resulta em aumento no porcentual de gordura corporal e redução na flexibilidade do tecido conjuntivo. Além disso, o aumento nos depósitos de gordura em torno das articulações cria obstruções à ADM.[24]

### Treinamento de força

Também é possível aumentar a flexibilidade com um programa de treinamento de força bem projetado e adequadamente executado, utilizando exercícios realizados pela amplitude de movimento completa. Todavia, um programa de treinamento de força que destaque sobrecargas altas realizado por ADM menores do que as totais pode reduzir a flexibilidade.[4] Portanto, os programas de treinamento de força devem ser elaborados para desenvolver tanto os músculos agonistas como os antagonistas e, sem exceção, os exercícios devem ser realizados por toda a ADM disponível das articulações envolvidas.[4] Embora o treinamento de força inadequado possa prejudicar a flexibilidade, o motivo normalmente não é que a pessoa tenha se tornado musculosa ou "troncuda" demais. Na verdade, a redução ocorre em virtude do desenvolvimento inadequado de um músculo ou grupo de músculos em torno de uma articulação, o que resulta em restrição de movimento nessa articulação.[9,14] Por exemplo, uma pessoa com grandes bíceps e deltoides pode ter dificuldade para alongar o tríceps, realizar um *power clean* ou segurar uma barra enquanto realiza um agachamento frontal.[4] Esse é outro motivo por que programas de treinamento de força devem ser feitos para desenvolver tanto os músculos agonistas como os antagonistas e levar todas as articulações envolvidas por toda a ADM disponível.

> A flexibilidade é influenciada por uma grande variedade de fatores. Alguns desses fatores (estrutura articular, idade e sexo) não podem ser influenciados pelo treinamento. Entretanto, a temperatura interna durante o treinamento de flexibilidade, o nível de atividade geral, a participação em um programa de treinamento de força bem elaborado, e o alongamento regular podem afetar a flexibilidade, e serem positivamente influenciados pelo personal trainer.

## Elasticidade e plasticidade

O treinamento de flexibilidade busca atingir duas adaptações de tecido diferentes, elástica e plástica. A **elasticidade** se refere à capacidade de retornar ao comprimento em repouso original após um alongamento passivo.[4] Portanto, a elasticidade proporciona uma mudança temporária no alongamento. Em contrapartida, a **plasticidade** se refere à tendência de assumir um novo comprimento maior após um alongamento passivo, mesmo depois de a sobrecarga ter sido removida.[4,24]

O músculo tem apenas propriedades elásticas. No entanto, os ligamentos e tendões têm propriedades tanto plásticas quanto elásticas. Quando o tecido conjuntivo é alongado, parte do alongamento ocorre nos elementos elásticos do tecido enquanto outra parte ocorre nos elementos plásticos. Quando se remove o alongamento, a deformação elástica se recupera, mas a plástica permanece.[24]

As técnicas de alongamento devem ser projetadas sobretudo para produzir alongamento plástico se a meta for o aumento permanente na ADM. Durante o alongamento, a proporção de deformação elástica e plástica pode variar, dependendo de como e em que condições ocorre o treinamento de flexibilidade. Alongar até o ponto de leve desconforto, manter a posição alongada por um período e alongar apenas quando a temperatura interna tiver sido elevada vai ajudar a enfatizar o alongamento plástico.[24]

## Tipos de treinamento de flexibilidade

Podem-se utilizar diversas técnicas de alongamento para manter ou aumentar a flexibilidade. Os mais comuns dentre esses métodos são o balístico, o dinâmico, o estático e diversas técnicas de facilitação neuromuscular proprioceptiva (FNP).[8,24,25,30]

O treinamento de flexibilidade também pode ser categorizado em exercícios de alongamento ativo e passivo. Por exemplo, durante o toque nos pés sentado, é o cliente que gera a força para a inclinação para a frente que alonga os posteriores da coxa e a lombar.[4] Em contrapartida, o alongamento passivo ocorre quando um parceiro ou um acessório de alongamento gera a força para o ato de alongar.[4]

O aspecto mais importante de se projetar um programa efetivo de treinamento de flexibilidade é garantir o desempenho correto dos exercícios, seja qual for o método de treinamento de flexibilidade.[10] Por exemplo, uma técnica muito utilizada para alongar os posteriores da coxa é o alongamento de toque nos pés. Todavia, essa posição exige flexão da lombar, o que roda a pelve posteriormente, reduzindo a efetividade do alongamento para os posteriores da coxa. Um método melhor de alongar os posteriores da coxa é posicionar um pé ligeiramente à frente do outro, inclinar-se para a frente a partir dos quadris e manter as cortas arqueadas. Apoiando o peso da parte superior do corpo com as mãos no membro inferior de trás, o cliente deve sentir o alongamento no membro inferior da frente. Essa posição garante que as costas não se flexionem e que a pelve permaneça inclinada para a frente, mantendo os posteriores da coxa em um comprimento ideal.[10] É necessária uma boa técnica para provocar aumentos ideais em flexibilidade.

## Alongamento balístico

O **alongamento balístico** (saltos) é um movimento rápido, brusco e descontrolado. Durante o alongamento balístico, uma parte do corpo é colocada em movimento e seu momento a leva por toda a sua ADM até que os músculos sejam alongados ao limite.[4,7,8,24,30,47]

O alongamento balístico, embora muito utilizado no passado, não é mais considerado um método aceitável para aumentar a ADM de nenhuma articulação. Um dos motivos para isso é que, como os movimentos são realizados em altas velocidades, é difícil controlar a taxa e o grau de alongamento e de força aplicada para induzir o alongamento.[24] Outro motivo é que esse tipo de alongamento pode aumentar o risco de lesão nos tecidos musculares e conjuntivos.[4,30] Esse maior risco de lesão ocorre porque existe risco de exceder os limites de extensibilidade do tecido alongado.[47]

Em comparação com o alongamento estático, o alongamento balístico tem quatro desvantagens distintas:[3]

1. Maior risco de exceder os limites de extensibilidade dos tecidos envolvidos
2. Maiores necessidades energéticas
3. Maior probabilidade de causar dor muscular
4. Ativação do reflexo miotático

Dois dos órgãos sensoriais dentro do músculo esquelético que agem como mecanismos de proteção contra lesão durante o alongamento ativo e passivo são os fusos musculares, localizados dentro do centro do músculo,[30] e os órgãos tendinosos de Golgi, localizados na junção musculotendínea. Os fusos musculares iniciam o reflexo miotático, enquanto o órgão tendinoso de Golgi inicia o reflexo tendinoso de Golgi.

O reflexo miotático ocorre em resposta ao grau e à rapidez de um alongamento muscular. Quando os fusos musculares não são estimulados, o músculo relaxa, possibilitando maior alongamento. Durante um movimento rápido de alongamento, porém, um neurônio sensorial do fuso muscular inerva um motoneurônio na coluna. Na sequência, o motoneurônio causa uma ação muscular das fibras musculares extrafusais alongadas anteriormente; esse é o reflexo miotático.[4] Quando o cliente salta, por exemplo, os músculos reagem contraindo-se para se protegerem do alongamento excessivo. Assim, desenvolve-se tensão interna no músculo, a qual impede que ele se alongue por completo.[24] Um famoso exemplo disso é o reflexo patelar. Quando se atinge o tendão patelar, ele e, por consequência, o músculo quadríceps sofrem um alongamento leve porém rápido. O alongamento induzido resulta em ativação dos receptores fusos musculares dentro do quadríceps, fazendo a perna se estender de repente.[24] Como o movimento é limitado por essa ação muscular reflexiva, devem-se evitar a estimulação do fuso muscular e a ativação subsequente do reflexo miotático durante o alongamento.

Além do reflexo miotático, quando se gera força excessiva no músculo, o órgão tendinoso de Golgi causa um reflexo oposto ao do fuso muscular inibindo a contração muscular e fazendo com que o músculo relaxe. Esse reflexo ajuda a evitar lesão impedindo que o músculo desenvolva força ou tensão excessiva durante o alongamento ativo.[30]

## Alongamento estático

O método mais comum de aumentar a flexibilidade é o **alongamento estático**. Utiliza-se uma velocidade lenta e constante, mantendo-se a posição alongada por 30 segundos.[4] O alongamento estático envolve o relaxamento e o alongamento simultâneo do músculo alongado. Em razão da velocidade baixa, o alongamento estático não ativa o reflexo miotático do músculo. Portanto, o risco de lesão é menor do que durante o alongamento balístico.[4] Embora possam resultar lesões aos músculos ou tecidos conjuntivos se o alongamento estático for excessivamente intenso, ele não possui desvantagens reais em termos potencial de lesão desde que se utilize a técnica adequada. No entanto, pesquisas recentes sugerem que o alongamento estático antes da participação em uma atividade dinâmica (corrida, salto, lançamento) pode ter um efeito negativo no desempenho.[15,24]

Aqueles que acabam de iniciar um programa de treinamento de flexibilidade podem achar difícil manter um alongamento por 30 segundos. Nesses casos, pode ser desejável que o personal trainer inicie o cliente com 15 ou 20 segundos de manutenção e progrida gradualmente para 30 segundos conforme o cliente adquire experiência e concentração. Aumentar o período em que a posição alongada é mantida de 30 para 60 segundos não resulta em melhora na flexibilidade.[30]

O movimento para a posição de alongamento estático final deve ocorrer lentamente e apenas a um ponto de leve desconforto. Conforme a posição de alongamento é mantida, a sensação de tensão deve diminuir. Senão, deve-se reduzir ligeiramente a posição alongada. O uso desse procedimento ajuda a eliminar a ativação do reflexo miotático.[24]

Para evitar a ativação do reflexo miotático, o cliente deve se mover lentamente para a posição final do alongamento estático e apenas a ponto de leve desconforto. Enquanto a posição alongada é mantida, a sensação de tensão deve diminuir; caso contrário, a posição alongada deve ser reduzida ligeiramente.

## Facilitação neuromuscular proprioceptiva

O alongamento de **facilitação neuromuscular proprioceptiva (FNP)** foi desenvolvido originalmente como uma técnica para relaxar os músculos que demonstravam maior tônus ou atividade. Desde então, foi expandida para o condicionamento de atletas e da população em geral como um método para aumentar a ADM.[4]

A facilitação neuromuscular proprioceptiva é amplamente aceita como um método efetivo para aumentar a ADM.[14,18,28,43,52] Essas técnicas são normalmente realizadas com um parceiro e utilizam tanto movimentos passivos como ações musculares ativas (concêntricas e isométricas).[10,25,30] Embora haja uma grande variedade de técnicas de FNP, o que deve ser o mais comum (o método de contração-relaxamento) envolve colocar o músculo ou a articulação em uma posição de alongamento estático enquanto se mantém o músculo relaxado. Depois dessa posição de alongamento estático ser mantida por cerca de 10 segundos, o músculo é contraído por 6 segundos com uma forte contração isométrica contra um objeto fixo externo (i. e., uma força que age na direção do alongamento). O parceiro não deve permitir que o cliente faça nenhum movimento na articulação. Após um repouso muito breve (1 a 2 segundos), realiza-se outro alongamento passivo por 30 segundos, potencialmente resultando em um alongamento maior. A contração isométrica vai resultar na estimulação dos órgãos tendinosos de Golgi; isso pode ajudar a manter uma baixa tensão muscular durante a segunda manobra de alongamento, permitindo que o comprimento do tecido conjuntivo aumente mais e resulte em maior ADM.[24]

O alongamento de facilitação neuromuscular proprioceptiva pode ser superior a outros métodos de relaxamento porque ajuda no relaxamento muscular, tendo o potencial de ajudar a aumentar a ADM.[14,26,28,37,43,52] Um estudo que avaliou aumentos na ADM resultantes dos procedimentos do alongamento estático e de FNP mostrou que, embora ambos resultem em maior flexibilidade, os indivíduos que utilizavam o método de FNP ganharam a maior ADM. Apesar disso, nem todos concordam que a FNP seja o melhor método. Ainda que alguns estudos sugiram que ela produza os melhores resultados, essas técnicas podem não ser práticas para uso. Uma das limitações da utilização dos métodos de FNP em um ambiente de grupo é a exigência tradicional de um parceiro. O parceiro precisa tomar muito cuidado para não alongar demais o músculo. Além disso, a FNP pode ser perigosa a menos que todos estejam familiarizados com as técnicas apropriadas, porque é possível dar ênfase excessiva à flexibilidade e pouca à técnica correta.[13] O potencial de lesão da FNP pode ser uma preocupação em particular para crianças ou grupos de jovens em virtude da falta de atenção aos detalhes.[13] Por esse motivo e também porque as pesquisas que apontam a efetividade da FNP foram contestadas por alguns estudos, é preciso muita cautela para adotar um programa de FNP nesse grupo etário.[9]

Em razão dessas questões mencionadas, os métodos de FNP têm aplicações limitadas nos ambientes de personal training. É preciso um nível significativo de treinamento para adotar métodos de FNP com segurança. Por precisar de um parceiro, a FNP pode ser mais demorada do que outros métodos. Além disso, como os métodos estáticos e dinâmicos de flexibilidade são efetivos

### Recomendações para o alongamento estático

As recomendações a seguir podem ser feitas a clientes que estejam iniciando um programa de treinamento de flexibilidade:[47]

- O alongamento deve ser precedido por um aquecimento de 5 a 15 minutos, até o surgimento de leve suor.
- Enfatize movimentos leves e suaves, bem como a respiração profunda e coordenada. Peça para os clientes que inspirem profundamente e, em seguida, que expirem enquanto alongam até o ponto de leve desconforto. Em seguida, peça para que eles relaxem ligeiramente e que segurem o alongamento por 30 segundos enquanto respiram normalmente. Por fim, peça para os clientes que expirem enquanto, devagar, se alongam mais, novamente até o ponto de leve desconforto. Repita três vezes e destaque a importância de se permanecer relaxado.
- O desconforto causado pelos alongamentos bem realizados deve ser apenas leve. Se o cliente sentir dor, está se alongando demais.
- Tome cuidado para que o cliente não trave as articulações.
- Para reduzir o risco de ativar o reflexo miotático, não estimule saltos.
- Os grandes grupos musculares devem ser alongados primeiro, e a mesma rotina deve ser repetida em todo dia de treinamento. À medida que áreas menos flexíveis forem ficando aparentes, pode-se dar mais destaque à realização de alongamentos adicionais para esses grupos musculares e articulações.
- Os alongamentos devem ser feitos pelo menos três vezes por semana e, para acompanhar as melhoras no desempenho, devem ser realizados na mesma hora do dia. Os clientes são menos flexíveis pela manhã porque a temperatura interna está mais baixa nesse horário, portanto alongar-se logo cedo sem antes elevar a temperatura interna não traz vantagens para o aumento de flexibilidade.
- O horário ideal para se alongar é após a atividade aeróbia ou o treinamento de força, quando a temperatura interna está elevada ao máximo.

no aumento da flexibilidade e visto que muitos clientes não precisam atingir níveis superiores de flexibilidade, os métodos de FNP não costumam ser necessários nesse ambiente. Se o personal trainer tiver sido treinado em métodos de FNP e se o cliente tiver uma falta drástica de ADM em uma ou mais articulações, os métodos de FNP podem ser utilizados.

## Alongamento dinâmico

Os alongamentos dinâmicos e balísticos são semelhantes no sentido de que ambos permitem movimentos mais rápidos durante o treinamento. Todavia, o **alongamento dinâmico** evita saltos e inclui movimentos específicos a um esporte ou padrão de movimento.[4] Um exemplo de alongamento dinâmico é o *lunge walk*, no qual o cliente exagera o comprimento da passada e dobra a perna de trás de maneira que termine numa posição em que o joelho da frente fique sobre os dedos do pé da frente (mas não na frente dele) e o joelho de trás fique perto do chão, com o tronco em posição ereta.

A flexibilidade costuma ser medida utilizando-se testes que medem a flexibilidade estática, como o de sentar e alcançar. No entanto, pesquisas mostram que não existe relação entre flexibilidade estática e desempenho dinâmico. Em alguns casos, a capacidade de se atingir um alto nível de flexibilidade estática é vantajosa.[23] Com relação ao princípio de especificidade, a **flexibilidade dinâmica** pode ser mais apropriada porque simula mais de perto os movimentos que ocorrem nas atividades diárias. Um exemplo é o movimento cotidiano de alcançar um item na prateleira mais alta no mercado, em casa ou no ambiente de trabalho. Círculos dinâmicos com o membro superior, que são feitos com fluidez de movimento, podem lembrar mais de perto o movimento de alcançar acima da cabeça no cotidiano do que uma posição em que os membros superiores seriam mantidos estaticamente sobre a cabeça.

É preciso investigar muitos aspectos dos métodos de alongamento antes que se possa dar todas as respostas definitivas. No entanto, o profissional de condicionamento deve examinar atentamente certas técnicas de alongamento e determinar o melhor momento para utilizá-las. Em particular, é muito comum o alongamento estático fazer parte do aquecimento, mas nem a pesquisa nem a lógica sugerem que alongamentos estáticos ajudem a prevenir lesões ou melhorar a função muscular antes da atividade. Em vez disso, quando realizados após o aquecimento, exercícios de mobilidade ativa – que levam os músculos dinamicamente por toda a ADM, começando devagar e acumulando velocidades específicas ao movimento – são mais adequados para desenvolver ADM ativa para atividades diárias.[10]

O alongamento dinâmico enfatiza movimentos baseados na função. Com o progresso do treinamento, avançar de uma posição inicial para uma caminhada ou um salto pode melhorar a especificidade de exercícios de alongamento dinâmico. Não é difícil ajustar o alongamento estático para dinâmico. Na maioria das vezes, o exercício de alongamento é o mesmo somente que precedido e sucedido por alguma forma de movimento.

Os personal trainers que desejam introduzir treinamento de flexibilidade dinâmica no programa de um cliente devem iniciar os alongamentos dinâmicos com baixo volume e baixa intensidade visto que os exercícios de flexibilidade dinâmica exigem equilíbrio e coordenação. Além disso, quando introduzido, o treinamento de flexibilidade dinâmica pode causar dor por um período uma vez que representa um novo estresse para o corpo.

Muitas das orientações definidas para os programas de treinamento de flexibilidade estática também são aplicáveis ao treinamento de flexibilidade dinâmica. Como já discutido, um período de aquecimento deve preceder qualquer treinamento de flexibilidade. A frequência deve ser de duas a cinco vezes por semana, dependendo das exigências de flexibilidade das atividades para as quais o cliente está se preparando e de sua flexibilidade. Como o treinamento de flexibilidade utiliza movimento, todo alongamento deve ser repetido por uma distância de cerca de 18 a 23 metros.

À medida que o cliente se torna mais capaz de realizar cada treino, os exercícios podem ser realizados em combinações. Por exemplo, pode-se combinar uma flexão de joelho com um *lunge walk*, alternando os membros inferiores após a realização de cada movimento. As possíveis combinações de exercícios são praticamente ilimitadas. Existem duas vantagens básicas de combinar movimentos. Primeiro, a variedade é maior, então o programa tem menos chance de ficar monótono. Segundo, combinar alongamentos é mais eficiente do ponto de vista temporal visto que o cliente está alongando um número maior de grupos musculares em vez de duplicar o mesmo alongamento repetidas vezes. Isso é importante porque muitos clientes têm um tempo limitado para se dedicar aos programas de treinamento.

Uma seção posterior deste capítulo descreve e ilustra diversos exercícios de flexibilidade dinâmica. Como esses exercícios se baseiam em movimentos que ocorrem tanto no esporte como na vida cotidiana, essa seleção de exercícios não representa uma lista que abranja todos os alongamentos dinâmicos. O número e os tipos de alongamentos dinâmicos que podem ser utilizados são limitados apenas pela criatividade de quem elabora os programas.

O alongamento dinâmico pode ser o tipo mais apropriado de treinamento de flexibilidade para melhorar a capacidade de movimento antes de um treino. Se um trabalho de flexibilidade adicional for necessário, a realização de exercícios de flexibilidade estática após o treino traz bons resultados.

## Recomendações para o alongamento dinâmico

A seguir, estão listadas as recomendações para introduzir um programa de treinamento de flexibilidade dinâmica:[19]

- São importantes moderação e bom senso. A flexibilidade é apenas um componente do condicionamento e não deve receber ênfase excessiva.
- Nunca se deve forçar o alongamento. Se o alongamento doer, ele deve ser descontinuado.
- O treinamento de flexibilidade deve ser combinado com o treinamento de força.
- A flexibilidade deve ser específica a articulações e se basear nas necessidades do cliente e nas exigências da atividade.
- O alongamento balístico deve ser evitado.
- Deve-se dar destaque a movimentos de alongamento que posicionem o corpo na postura mais funcional possível no que concerne às articulações envolvidas e à musculatura a ser alongada, bem como às exigências da atividade do cliente.
- É importante fazer uso da gravidade, do peso corporal e das forças de reação do solo durante o alongamento. Além disso, devem-se considerar mudanças em planos e na demanda proprioceptiva para acentuar as melhoras em flexibilidade.
- O programa de treinamento de flexibilidade dinâmica deve ser específico às demandas do esporte ou às atividades de que o cliente participa. As demandas individuais de flexibilidade do cliente também são uma consideração importante.
- Podem ocorrer melhoras em flexibilidade de um dia para o outro. Além disso, depois que ocorrem aumentos em ADM, é fácil mantê-la. Manter a flexibilidade exige menos trabalho do que desenvolvê-la.
- Os clientes devem alongar os grandes grupos musculares primeiro e repetir a mesma rotina todo dia de treinamento. À medida que as áreas menos flexíveis vão ficando aparentes, pode-se dar mais ênfase à realização de mais alongamentos para esses grupos musculares e articulações.
- Treine a flexibilidade dinâmica pelo menos três vezes por semana ou a cada sessão de exercício. Para acompanhar as melhoras em desempenho, os clientes devem ser regulares na hora do dia em que praticam o treinamento de flexibilidade dinâmica, lembrando que são menos flexíveis pela manhã.
- O alongamento deve ocorrer após a temperatura interna ter sido elevada.

## Orientações e rotina recomendada de flexibilidade

Recomenda-se uma combinação de treinamento de flexibilidade dinâmico e estático quando a meta for aumentar a ADM. O treinamento de flexibilidade costuma ser associado ao treinamento de atletas. No entanto, o treinamento de flexibilidade dinâmica também pode ser utilizado com bons resultados em uma população não atlética. Uma flexibilidade maior é útil durante qualquer tipo de movimento, independentemente de este ocorrer em uma competição esportiva ou na realização da grande variedade de movimentos que ocorrem na vida cotidiana. Quanto mais funcional for o treinamento, mais benefícios ele proporciona para aqueles que participam do programa.

Todavia, utilizar apenas a flexibilidade dinâmica pode ter limitações. Alguns dos alongamentos dinâmicos exigem um nível significativo de força e mobilidade. Isso pode impedir os clientes de realizar alguns dos exercícios de flexibilidade dinâmica mais exigentes. Além disso, algumas articulações e grupos musculares (i. e., pescoço, ombros) podem ser alongados de forma mais efetiva com técnicas de alongamento estático do que com técnicas de flexibilidade dinâmica.

## Aquecimento

Os clientes devem realizar exercícios preparatórios regularmente antes de praticar atividades vigorosas. Esses exercícios ou movimentos preparatórios são conhecidos normalmente como *aquecimento*.

Aquecimento e alongamento não são sinônimos. O aquecimento é uma atividade que aumenta a temperatura total do corpo, bem como a temperatura dos músculos, para preparar o corpo para o exercício vigoroso.[4] O aquecimento é parte do alicerce de uma sessão de prática bem-sucedida. Aquecer-se completamente, do ponto de vista físico e mental, é um aspecto imprescindível para obter a intensidade de treinamento necessária para atingir resultados máximos. Um período de aquecimento também é importante para aumentar a temperatura interna, melhorando assim a flexibilidade dos músculos.[15,24,40,47,57] O aquecimento aumenta a flexibilidade porque a elasticidade muscular depende do fluxo sanguíneo para o músculo alvejado.[51] Músculos frios, com baixo fluxo sanguíneo, são muito mais suscetíveis a lesões ou danos do que músculos com uma quantidade maior de fluxo sanguíneo.[51]

Infelizmente, muitos clientes tentam pegar atalhos no procedimento de aquecimento, o que pode se converter em mau desempenho e maiores riscos de lesão.[26] Embora os aspectos psicológicos do aquecimento não tenham sido adequadamente investigados, pesquisas indicam que indivíduos que realizam um aquecimento antes da atividade principal tendem a ficar mais sintonizados ou preparados do ponto de vista mental.[51]

A maior parte da pesquisa indica que os principais benefícios do aquecimento estão relacionados aos processos fisiológicos dependentes da temperatura. O aumento na temperatura corporal após um aquecimento ajuda a produzir os seguintes efeitos:[40]

- Aumento no fluxo sanguíneo para os músculos
- Aumento na sensibilidade dos receptores nervosos
- Aumento na desassociação de oxigênio da hemoglobina e da mioglobina
- Aumento na velocidade das transmissões de impulsos nervosos
- Redução na viscosidade muscular
- Redução das taxas energéticas das reações químicas metabólicas

O aumento na temperatura tecidual que ocorre durante o aquecimento resulta de três processos fisiológicos: o atrito dos filamentos deslizantes durante a ação muscular, o metabolismo de combustíveis e a dilatação de vasos sanguíneos intramusculares.[19]

As mudanças fisiológicas a seguir ocorrem durante o aquecimento e, em tese, melhoram o desempenho.[25]

1. A temperatura aumenta dentro dos músculos recrutados durante a sessão de aquecimento. Um músculo aquecido se contrai com mais vigor e relaxa com mais rapidez. Por conseguinte, tanto a velocidade como a força aumentam durante o exercício.
2. A temperatura do sangue aumenta conforme ele atravessa o músculo ativo. Com a elevação da temperatura, a quantidade de oxigênio que ele é capaz de reter diminui e mais oxigênio é entregue para os músculos ativos.
3. A amplitude de movimento em torno das articulações é expandida.

A amplitude de movimento aumenta após um período de aquecimento porque temperaturas internas elevadas reduzem a viscosidade de músculos, tendões e ligamentos.[51] Essa redução na viscosidade torna possível a obtenção dos melhores resultados possíveis e reduz o potencial de risco de lesões induzidas por alongamento. Além disso, reduz a rigidez muscular e articular, e oferece proteção contra movimentos súbitos e inesperados.[19] Relatou-se que o alongamento excessivo quando as temperaturas teciduais estão relativamente baixas aumenta o risco de dano no tecido conjuntivo.[51]

Pelos motivos resumidos aqui, o alongamento deve ocorrer apenas após o aquecimento[8,13,30,51] ou logo após o treino.[19] O treinamento de flexibilidade pós-treino também tem um efeito regenerativo, restaurando os músculos a seu comprimento de repouso, estimulando o fluxo sanguíneo e reduzindo o espasmo muscular.[19] As respostas fisiológicas que ocorrem em virtude de um aquecimento justificam o uso do aquecimento como método para preparar o corpo para o treinamento de flexibilidade.[17] A temperatura corporal deve ser elevada a um ponto em que o cliente tenha transpirado um pouco antes de iniciar o trabalho de flexibilidade.[25]

Infelizmente, o programa de aquecimento pré-atividade de muitos clientes consiste apenas em alongamento estático. Existem três desvantagens evidentes no uso do alongamento estático para aumentar a temperatura interna:[1]

1. Como o alongamento estático é uma atividade passiva, ocorre atrito mínimo dos filamentos deslizantes.
2. Existe pouco ou nenhum aumento na taxa de combustíveis metabolizados.
3. Não é necessário que os vasos sanguíneos intramusculares se dilatem em resposta ao alongamento estático.

Por esses motivos, os clientes que começam as sessões de exercício com alongamento estático sentem um aumento mínimo na temperatura interna do corpo[23] e, portanto, ficam sem os benefícios da elevação da temperatura interna e da redução da viscosidade muscular. Aquecer-se, mental e fisicamente, é um aspecto imprescindível para se atingir a intensidade de treinamento necessária para alcançar resultados máximos.

> O treinamento de flexibilidade nunca deve ser utilizado como método de aquecimento. Em vez disso, o treinamento de flexibilidade deve ocorrer somente depois que a temperatura interna tiver sido elevada ao ponto em que o cliente comece a transpirar.

## Tipos de aquecimento

Seja qual for o método de aquecimento escolhido, o objetivo geral de se aquecer antes da atividade física é elevar a temperatura muscular.[23] Existem três métodos de aquecimento: passivo, geral e específico.[23,31,51]

### Aquecimento passivo

O **aquecimento passivo** envolve métodos como banho quente, almofadas térmicas ou massagem. Grande parte da pesquisa,[18,46,50] ainda que não todas,[25] indica que os métodos de aquecimento passivo podem ter um efeito positivo. Uma vantagem óbvia do aquecimento passivo é que ele não pré-fatiga o cliente antes de uma sessão de exercício; depois de atingidas as temperaturas elevadas, esse aumento pode ser preservado antes da atividade física com um gasto energético mínimo.[51] Infelizmente, os procedimentos de aquecimento passivo (p. ex., compressa de calor úmido) podem não ser práticos em muitos ambientes.

### Aquecimento geral

O **aquecimento geral** envolve atividades básicas que exigem o movimento dos principais grupos musculares, como jogging, ciclismo ou pular corda.[51] O aquecimento geral aumenta a frequência cardíaca, o fluxo sanguíneo, a temperatura muscular profunda, a frequência respiratória, a viscosidade dos líquidos articulares e a transpiração.[4] O aumento na temperatura muscular permite maior flexibilidade,[4] o que prepara o corpo para os movimentos.[4] Portanto, o aquecimento geral parece mais apropriado do que o passivo quando a meta é preparar o corpo para atividades físicas exigentes.

### Aquecimento específico

Ao contrário do aquecimento geral, o **aquecimento específico** inclui movimentos que são uma parte real da atividade, como um jogging lento antes de uma corrida ou a realização de repetições leves de supino antes de progredir para o treino pesado.[4,25,51] Tudo indica o aquecimento específico como o método mais desejável visto que ele eleva a temperatura dos próprios músculos que serão utilizados na atividade subsequente mais extenuante, além de servir como um treino mental da prova, possibilitando o desempenho mais efetivo de habilidades complexas.[23,31]

## Orientações para o aquecimento

O ideal é que a quantidade, a intensidade e a duração do aquecimento sejam ajustadas a cada indivíduo dependendo do seu nível atual de condicionamento. A duração do período de aquecimento depende do clima e do nível de condicionamento físico. Em geral, a atividade de aquecimento deve durar em torno de 5 a 15 minutos, tempo suficiente para que o indivíduo transpire levemente.[47]

Com a melhora do condicionamento, a intensidade e a duração do aquecimento precisam aumentar para provocar o aumento desejado na temperatura interna, também demonstrado pelo leve suor do cliente. Conforme ele se torna mais bem condicionado, o sistema termorregulatório se torna mais capaz de responder ao calor produzido durante o exercício, o que significa que o cliente tem a chance de se exercitar em uma temperatura corporal mais elevada do que um cliente menos condicionado teria. Por conseguinte, comparado com uma pessoa menos condicionada, o indivíduo bem condicionado provavelmente exige um aquecimento mais longo ou mais intenso, ou ambos, até atingir um nível ideal de temperatura interna.[51]

# Exercícios calistênicos e com a bola de estabilidade

Os personal trainers podem trabalhar com um cliente que não tenha acesso a equipamentos tradicionais de treinamento com pesos ou simplesmente prefiram não treinar em um ambiente de academia. Isso não quer dizer que o cliente não possa praticar atividades de treinamento de força, mas significa que o personal trainer terá de ser criativo na abordagem.

Uma solução possível é fazer o cliente realizar uma série de **exercícios calistênicos** ou com a bola de estabilidade. Contanto que o estresse de exercício seja em intensidade adequada, o corpo se adaptará aumentando o tamanho ou a força muscular. Além disso, ocorrerá gasto calórico durante a atividade; e, com o aumento da intensidade, aumentará também a taxa de gasto calórico.

É importante lembrar que o modo de exercício não é a variável mais importante nesse ambiente. Por exemplo, os clientes podem treinar os grupos musculares peitoral e tríceps realizando um supino com pesos livres, um supino em uma máquina, flexões no chão ou em uma bola de estabilidade. Desde que a intensidade esteja no limiar necessário, ocorrerá adaptação nos grupos musculares ativos, seja qual for o modo de treinamento.

## Treinamento calistênico

O treinamento calistênico nada mais é do que um modo de treinamento de força no qual a resistência é oferecida pelo corpo em vez de por um peso externo como uma barra ou a pilha de pesos de uma máquina. Nos casos em que não houver equipamento disponível ou se o cliente preferir esse tipo de treinamento, o de peso corporal é uma opção viável. O personal trainer precisa estar ciente de que a capacidade de desenvolver força ou potência máxima (ou ambos) com o treinamento calistênico será eliminada porque esse tipo de treinamento não é capaz de oferecer a intensidade necessária para o desenvolvimento dessas adaptações fisiológicas. No entanto, se a meta de treinamento for desenvolver níveis básicos de força, resistência muscular ou ambos, o treinamento calistênico é aceitável. Para obter benefícios máximos com esse tipo de treinamento, deve-se dar ênfase à realização de cada exercício de forma lenta e controlada, com uma técnica perfeita.

## Treinamento com bola de estabilidade

O uso das bolas de estabilidade cresceu de maneira expressiva.[29,48] A princípio, elas eram utilizadas quase unicamente por indivíduos com problemas lombares em clínicas de fisioterapia.[35,52] Agora, porém, elas são utilizadas com muito mais frequência em programas de reabilitação ortopédica, com clientes fisicamente ativos em centros de condicionamento, aulas de educação física, e com populações com necessidades especiais e idosos. Muitos centros de condicionamento e reabilitação incorporam as bolas de estabilidade nos programas de treinamento, e o uso se expandiu para os programas de condicionamento esportivo.[56]

A principal motivação para o uso das bolas de estabilidade nessas aplicações é a ideia de que uma superfície instável oferece um grau maior dificuldade para os músculos do tronco, aumenta o equilíbrio dinâmico e, possivelmente, ajuda a estabilizar a coluna para prevenir lesões.[2] Além disso, embora o foco principal das bolas de estabilidade tenha sido e continue sendo o treinamento do tronco, passou a ser comum ver o seu uso em conjunto com o treinamento de força de diversos grupos musculares, não apenas do tronco.[55]

## Achados de pesquisa

Alega-se, na literatura em geral, que o uso do treinamento instável aperfeiçoa o treinamento específico a esportes por meio de uma ativação maior dos músculos estabilizadores e do tronco.[2] Além disso, diversos profissionais sugerem que os exercícios com bola de estabilidade sejam os mais efetivos para o treinamento de estabilidade do *core* [centro do corpo]. Pesquisas sobre a utilização de plataformas instáveis e seus efeitos na força e na ativação muscular da musculatura da parte superior do corpo são escassas[48] e geraram resultados controversos.

- *Bolas de estabilidade e ativação do* core. Alguns estudos mostram que o treinamento de estabilidade aumenta a atividade muscular abdominal, ativando mais unidades motoras dos músculos estabilizadores do que os exercícios tradicionais e, assim, melhorando, o equilíbrio geral e a estabilidade do *core*.[16,29] Além disso, as bolas de estabilidade estimulam partes do cerebelo, o sistema vestibular e o tronco encefálico, responsáveis pela postura, pelo equilíbrio e pelo controle corporal.[29] O primeiro respaldo científico ao treinamento com bola de estabilidade veio de observações da maior ativação do reto do abdome e dos oblíquos externos durante exercícios abdominais na bola de estabilidade em comparação com uma superfície estável.[54] Pesquisas posteriores mostraram que o uso de uma bola de estabilidade no lugar de uma superfície estável provoca maior ativação dos oblíquos externos, do transverso do abdome, dos oblíquos internos, do eretor da espinha e do reto do abdome, bem como dos estabilizadores abdominais,[6,34,41] sugerindo que os exercícios para fortalecer ou aumentar a resistência dos estabilizadores do *core* devem envolver um componente desestabilizante.[6] Outros estudos, porém, não indicam diferenças significativas na eletromiografia do músculo abdominal com a bola e com uma superfície estável.[2,35,49]
- *Bolas de estabilidade e treinamento do* core. O treinamento do *core* se tornou uma área de destaque nos programas de força e condicionamento esportivo, academias, centros de condicionamento e centros de reabilitação.[21] As noções gerais afirmam que treinar o *core* é importante para melhorar o desempenho e reduzir o risco de lesões, e que o fortalecimento do *core* é vital para melhorar o desempenho esportivo.[44]

O uso de bolas de estabilidade é mais comumente associado ao treinamento do *core*. Pesquisas também revelam que a bola de estabilidade oferece uma variedade maior de movimento do que a maioria das modalidades de treinamento.[2]

O treinamento com bola de estabilidade é usado há muitos anos no ambiente fisioterápico para fortalecer a musculatura responsável pela estabilidade da coluna,[11] embora tenham se realizado poucas pesquisas para demonstrar que isso melhore a estabilização da coluna ou ajude a reduzir o risco de dor lombar.[11] Contudo, os exercícios com bola de estabilidade que exigem uma posição de coluna neutra podem ser adequados para atingir os músculos específicos que estabilizam a coluna durante a fase inicial do treinamento; eles também melhoram a resistência do tronco em razão da alta porcentagem de fibras de contração lenta recrutadas para manter uma posição neutra.

Aumentar a força das costas pode proporcionar certa proteção contra dor lombar quando são necessárias grandes forças para realizar determinada tarefa.[6,21] Além disso, a coluna pode se tornar instável por causa de fraqueza nos músculos estabilizadores do tronco e a falta de resistência da musculatura das costas é fortemente associada à dor lombar.

- *Outros benefícios potenciais.* O treinamento com bola de estabilidade pode oferecer diversos outros benefícios em potencial:
  - A melhora de equilíbrio, estabilidade articular, propriocepção e controle neuromuscular diminui a incidência de lesão.[29]
  - A resposta de frequência cardíaca e as taxas de consumo de oxigênio aumentam.[29]
  - Aumentam a força, a estabilidade, o equilíbrio, a postura, a propriocepção e a flexibilidade em gestantes. Essas adaptações resultam em músculos abdominais mais fortes, que ajudam a sustentar o bebê, diminuem a incidência de dor lombar e reduzem os riscos de quedas acidentais.[29]
- *Bolas de estabilidade em programas de treinamento de desempenho esportivo.* Poucas pesquisas trataram do efeito do treinamento com bolas de estabilidade no desempenho físico. O treinamento com bola de estabilidade aumentou a estabilidade do *core* em nadadores, mas isso não se converteu em melhores tempos de nado.[45] Portanto, o treinamento com bola de estabilidade pode não ser específico às necessidades de estabilidade do *core* na natação.[57] Em corredores, o treinamento com bola de estabilidade melhorou significativamente a estabilidade do *core* mas não o desempenho[5,16,48] nem a postura de corrida.[5,16] Portanto, as evidências informais a favor do uso do treinamento com bola de estabilidade para melhorar o desempe-

nho físico não têm base científica,[48] e tampouco há garantia de que as melhoras na força e na potência do *core* se convertam em avanços no desempenho esportivo.[56]

- *Importância da especificidade de treinamento.* Como ocorre com todas as práticas de treinamento, deve-se dar ênfase ao princípio de especificidade para alcançar resultados ideais.[48,56] Em relação ao tronco, o treinamento em decúbito dorsal ou ventral na bola de estabilidade pode não se converter efetivamente em esportes ou atividades realizados predominantemente em pé.[56] Contudo, a especificidade também determina que as atividades de treinamento devem estimular as demandas de um esporte da maneira mais próxima possível[56] e, em alguns casos, o uso da bola de estabilidade pode aumentar o grau de especificidade. Esqui *mogul*, lançamento do disco de hóquei e surfe, por exemplo, envolvem a geração de forças em condições instáveis. Além disso, a maioria dos esportes envolve uma combinação de funções de estabilização e produção de força (p. ex., *forehand* no tênis, *windup* do arremessador de beisebol), e o treinamento de força sob condições instáveis proporciona desafios semelhantes ao sistema neuromuscular.[2]

  Outro aspecto importante da especificidade são as necessidades de estabilidade do *core*. Exercícios com pesos livres realizados em superfície estável podem ser mais transferíveis ao desempenho esportivo do que exercícios realizados em uma bola de estabilidade.[56] Os exercícios de treinamento de força podem ser alterados para dar ênfase maior à estabilidade do *core* (p. ex., agachamentos e levantamentos terra realizados com halteres em uma perna só; *power cleans* e *push presses* realizados unilateralmente com halteres, exercícios de rotação do tronco realizados com cabos ou *medicine balls*).[57]
- *Efeito da base instável na produção de força.* A importância do treinamento instável para a musculatura dos membros continua sendo questão de debate.[33] Um fator limitante reconhecido do treinamento de força em condições instáveis são as capacidades reduzidas de geração de força,[2,33,38,48,55] visto que os músculos precisam auxiliar na estabilidade articular.[2]

  A produção de força isométrica durante o exercício de força instável é significativamente menor do que durante condições estáveis. Portanto, há quem recomende que o treinamento de força seja realizado sob condições instáveis quando a meta for melhorar a força muscular e o desempenho esportivo. É necessário um nível de intensidade de pelo menos 80% do máximo para gerar ganhos de força, e esse nível de intensidade não é possível sob condições instáveis.[33] De maneira semelhante, em indivíduos saudáveis, o estímulo proporcionado pelo treinamento com bola de estabilidade não é intenso o bastante para aumentar a força muscular e, portanto, não parece fornecer uma vantagem de treinamento.[38] Demonstrou-se que agachamentos e levantamentos terra realizados sob condições estáveis em intensidades baixas de 50% de 1 RM eram mais desafiadores para o sistema neuromuscular do que exercícios com bola de estabilidade,[38] o que sugere superioridade para o aumento da força muscular e da hipertrofia dos extensores das costas.

  As capacidades reduzidas de geração de força induzidas pelo treinamento instável levaram à sugestão de que aparelhos de treinamento de instabilidade devam ser utilizados para "aprimorar" métodos de treinamento tradicional.[55] Contudo, Nuzzo et al.[58] sugeriram que esse treinamento seja "excluído" ou "limitado" em virtude da aparente falta de evidências de que ele melhore a força, a hipertrofia ou as medidas relativas ao desempenho esportivo.
- O treinamento com bola de estabilidade proporciona algumas vantagens extraordinárias que justificam a continuação do uso pelos personal trainers. No entanto, também existem certas desvantagens. Como acontece com todo tipo de treinamento, o personal trainer deve enfatizar o conceito de especificidade e as principais metas do cliente ao decidir se inclui a bola de estabilidade em um programa de treinamento. A seguir, está uma análise das suas vantagens e desvantagens.

### *Vantagens*

- As lesões são reduzidas como resultado da melhora no equilíbrio, na estabilidade articular, na propriocepção e no controle neuromuscular.[29]
- A resposta de frequência cardíaca e as taxas de consumo de oxigênio aumentam.[29]
- A força abdominal, a estabilidade, o equilíbrio, a postura, a propriocepção e a flexibilidade aumentam em gestantes (ver Capítulo 18).[29]
- Para alguns esportes que envolvem certo grau de instabilidade, o uso da bola de estabilidade pode aumentar o grau de especificidade do treinamento.[2]

### *Desvantagens*

- Alguns estudos confirmaram aumento na estabilidade do *core* com o uso de bolas de estabilidade, mas isso não resultou em melhora no desempenho esportivo.[45]
- Sob condições instáveis, não é possível treinar em uma intensidade necessária para causar melhoras na força em indivíduos treinados.[2,33,38,48,55]
- O desempenho esportivo pode ser mais aprimorado por exercícios com pesos livres realizados em uma superfície estável do que por exercícios realizados em bola de estabilidade.[56]

Considerando-se algumas das desvantagens descritas previamente, os personal trainers podem decidir incorporar a instabilidade nos programas de treinamento por meio de métodos que não o treinamento com bola de estabilidade. Dois desses métodos são descritos aqui.

- *Ênfase nos exercícios multiarticulares estruturais.* Em vez de enfatizar o treinamento com bola de estabilidade, os personal trainers devem se concentrar nos exercícios multiarticulares estruturais, como agachamentos e levantamentos terra, visto que a intensidade pode ser aumentada continuamente por mudanças na sobrecarga externa.[38] Além disso, como esses exercícios são multiarticulares e recrutam vários grandes grupos musculares, eles podem ser mais eficientes do que diversos exercícios com bola de estabilidade.[38] No entanto, em razão das desvantagens, o treinamento com bola de estabilidade deve ser considerado um suplemento importante a métodos mais tradicionais de treinamento de força para que os clientes recebam os benefícios de cada modo de treinamento.
- *Instabilidade com treinamento com pesos livres.* A instabilidade pode ser influenciada não apenas pela base de apoio, mas também pelos implementos utilizados. O treinamento com pesos livres é encorajado como mais benéfico do que os aparelhos para treinar atletas, em partes em razão da instabilidade oferecida por eles.[2] O treinamento com pesos livres pode proporcionar um grau moderado de instabilidade.[56] O uso de implementos cheios de água pode aumentar ainda mais a instabilidade em virtude da resistência fluida ativa da água.[27] Outra maneira de aumentar a instabilidade no treinamento com pesos livres é priorizar o treinamento unilateral com halteres em detrimento do treinamento bilateral.[6] Muitas atividades na vida cotidiana e no esporte são unilaterais. Os exercícios unilaterais permitem um grau maior de especificidade de movimento do que o treinamento bilateral e estimulam mais os estabilizadores do tronco.[6]

## Segurança e tamanho correto

Pela instabilidade inerente, a segurança é uma grande preocupação com bolas de estabilidade.[29] Deve-se enfatizar a técnica de exercício apropriada para proteger as pessoas de quedas. É importante que elas comecem com exercícios básicos e menos complexos, e aumentem a complexidade ao longo do tempo.[29] Jakubek[29] sugere a utilização de sacos de areia como calços de estabilização. Além disso, pessoas com cabelo longo devem amarrá-lo atrás da cabeça, para que os fios não se prendam durante

### Orientações para o treinamento com bola de estabilidade

Como acontece com qualquer método de treinamento, é importante que o personal trainer siga as orientações de treinamento para garantir que os clientes maximizem o tempo e o esforço com a bola de estabilidade. As orientações incluem:

1. A bola de estabilidade deve estar completamente inflada para que seja firme.
2. A bola de estabilidade deve ser do tamanho correto para o cliente. Para determinar o tamanho correto, peça para o cliente se sentar na bola com os pés no chão. Nessa posição, as coxas devem ficar paralelas ou pouco acima da linha paralela ao chão. Se o cliente tiver dor lombar, as coxas devem ficar ligeiramente acima da linha paralela ao chão, com os joelhos mais baixos do que os quadris.
3. Como acontece com outros tipos de treinamento, uma sessão de aquecimento de 5 a 15 minutos deve preceder o treino em si. Podem-se utilizar atividades como caminhada vigorosa ou jogging, subir escadas ou tipos calistênicos de atividade (i. e., polichinelos, alpinistas) durante o período de aquecimento. As atividades de aquecimento realizadas na bola de estabilidade têm a vantagem de treinar os grupos musculares estabilizadores, além de melhorar o equilíbrio e a coordenação.[53]
4. Dar tempo para que o cliente se familiarize com a bola. Um cliente pode ser capaz de demonstrar um grau superior de força em tipos tradicionais de exercícios, mas ainda assim achar exercícios com bola de estabilidade extremamente difíceis. Isso é especialmente verdadeiro para clientes que realizam a maior parte do treinamento em máquinas. Quando o exercício é realizado na máquina, os músculos estabilizadores não são ativados. Por isso, quando o cliente começa a utilizar a bola de estabilidade, ele pode se fatigar muito rapidamente, o que causa repetições mal realizadas.
5. Priorize a técnica correta. A atenção aos detalhes é fundamental quando os clientes realizam exercícios na bola de estabilidade. Muitos exercícios parecem fáceis, mas o menor desvio da técnica ou da posição correta pode ter um efeito negativo no desempenho dos exercícios. É especialmente importante lembrar-se disso quando o cliente se fatiga e vai ficando cada vez mais difícil realizar o exercício corretamente.
6. O número de séries e repetições realizadas dependerá do nível de condicionamento do cliente. Os clientes podem realizar os exercícios à maneira do *circuit training* ou realizar o número total de séries em cada exercício antes de passar para o próximo, dependendo de suas metas de condicionamento. Ao iniciar qualquer rotina de exercício, os clientes devem começar com volume e intensidade baixos (p. ex., 1 × 8) e ajustar gradualmente as variáveis de treinamento conforme o nível de condicionamento avança (p. ex., 3 × 15).

os movimentos. Por fim, durante o treinamento com bola de estabilidade, as pessoas precisam utilizar o bom senso; se o exercício causar dor, o movimento deve ser descontinuado.[29]

Outro aspecto de segurança em relação ao uso da bola de estabilidade é garantir que ela tenha o tamanho adequado.[29] O indivíduo deve se sentar na bola; o tamanho estará correto se as coxas estiverem ligeiramente acima da linha paralela ao chão.

### Posicionamento correto da bola de estabilidade

Um aspecto importante, mas muito negligenciado para maximizar a efetividade do treinamento com bola de estabilidade, é o posicionamento da bola em relação ao corpo. Uma pesquisa mostrou aumento significativo na atividade muscular abdominal quando se realizou o exercício abdominal em uma bola de estabilidade em comparação com o mesmo movimento realizado no solo, mas apenas quando a bola estava em uma posição correta.[49] Quando a bola estava mais alta nas costas, na altura da borda inferior da escápula, a atividade muscular abdominal sofria redução significativa quando comparada com a bola em uma posição mais baixa ou com um abdominal realizado em superfície estável. A bola colocada em uma posição mais baixa nas costas exige a elevação de uma porção maior do tronco durante o movimento de abdominal e exige maior estabilização do tronco na posição horizontal, visto que a parte superior do tronco não é apoiada nem pelo solo nem pela bola. Portanto, a realização do abdominal com a posição da bola mais baixa exige mais atividade muscular abdominal do que sua realização com uma posição mais alta da bola ou do que a realização de um abdominal tradicional.[49]

Indivíduos com fraqueza nos músculos abdominais podem utilizar um posicionamento alto da bola, permitindo que realizem o movimento abdominal com menos esforço do que o que seria necessário em um banco estável ou no solo. Com a melhora de sua condição e de seu condicionamento, a bola pode gradualmente ir sendo colocada em uma posição mais baixa nas costas para aumentar a sobrecarga de treinamento e, assim, aumentar a atividade muscular abdominal.[49]

## Conclusão

Os personal trainers normalmente incorporam alguma forma de alongamento nos programas de seus clientes e é importante que eles e seus clientes tenham uma compreensão clara do que é a flexibilidade e como ela se relaciona com o condicionamento em geral. Definida como a ADM de uma articulação ou série de articulações, a flexibilidade ajuda a articulação a se mover livremente por uma ADM completa normal, e ajuda a melhorar o desempenho e prevenir lesões. Muitos fatores afetam a flexibilidade do cliente, incluindo estrutura articular, tecido muscular e conjuntivo, sexo, temperatura e treinamento de força. O aquecimento – que não deve ser confundido com alongamento – é parte da base de um treino efetivo, aumentando a temperatura corporal e a ADM do cliente.

As técnicas de alongamento balístico, estático e FNP são as mais utilizadas para manter ou aumentar a flexibilidade, embora o alongamento dinâmico – ainda que relativamente controverso – também esteja ganhando aceitação. Ao elaborar programas de flexibilidade, aconselha-se que o personal trainer incorpore uma combinação de treinamento de flexibilidade dinâmico e estático. Para alguns clientes, convém utilizar uma série de exercícios calistênicos ou com bola de estabilidade, ou ainda utilizar uma combinação dos dois.

## Exercícios de flexibilidade, calistênicos e com bola de estabilidade

### Exercícios de flexibilidade estática
Olhar para a direita e para a esquerda
Flexão e extensão do pescoço
Mãos atrás das costas
Alongamento atrás do pescoço
Pretzel
Avanço
Joelho ao peito em decúbito
Alongamento de Hurdler modificado
Borboleta
Alongamento na parede

### Exercícios de flexibilidade dinâmica
Círculos com os membros superiores
Balanços com os membros superiores
*Lunge walk*
Variação: *Lunge walk* invertido
*Lunge walk* de hóquei
Variação: *Lunge walk* lateral
Caminhada com joelho abraçado
Caminhada com joelho sobre obstáculo

### Exercícios calistênicos
Abdominal supra
Variação: Abdominal oblíquo
Extensão das costas
Variação: Extensão de costas oblíqua
Flexão
Variação: Flexão modificada
Elevação de calcanhares
Estepe

### Exercícios com bola de estabilidade
Abdominal supraestendido
Flexão de perna em decúbito dorsal
Elevação de quadril em decúbito dorsal
Hiperextensão das costas
Hiperextensão das costas invertida
Prancha
Variação: Rolamento com os braços estendidos
Flexão na bola de estabilidade
*Pike roll out and in*
Variação: Joelho ao peito (Jack knife)

## Exercícios de flexibilidade estática

### Olhar para a direita e para a esquerda

1. Fique em pé ou sentado com a cabeça e o pescoço eretos.
2. Vire a cabeça para a direita utilizando uma ação muscular concêntrica submáxima.
3. Vire a cabeça para a esquerda utilizando uma ação muscular concêntrica submáxima.

**Principal músculo alongado**

Esternocleidomastóideo

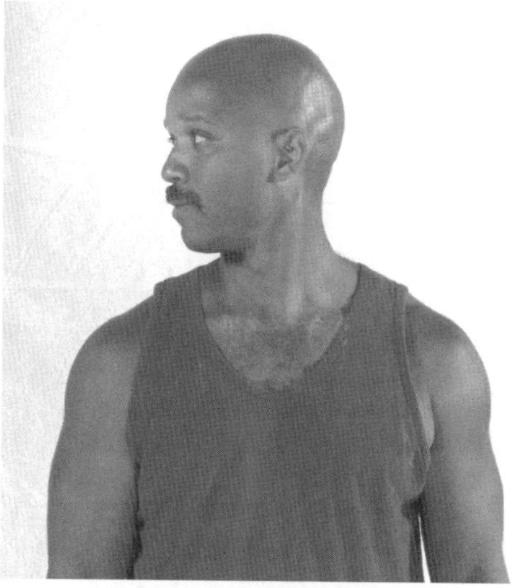

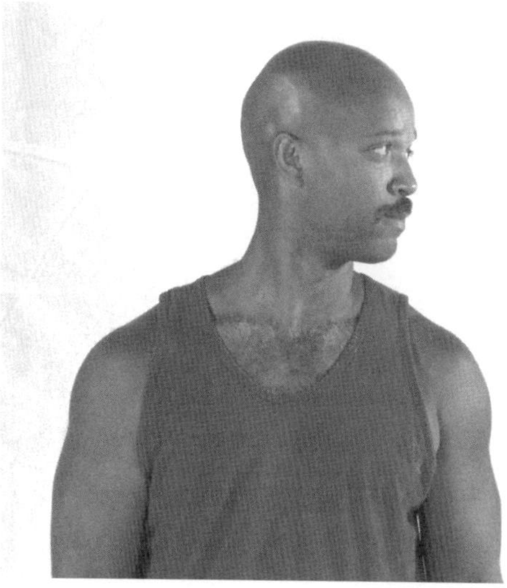

*Erros comuns*

- Virar o torso conforme vira a cabeça
- Não virar a cabeça por toda a amplitude de movimento confortável

### Flexão e extensão do pescoço

1. Em pé ou sentado com a cabeça e o pescoço eretos, flexione o pescoço aproximando o queixo do peito.
2. Se conseguir encostar o queixo no peito, tente tocá-lo o mais baixo possível no peito.
3. Estenda o pescoço tentando se aproximar o máximo possível tocando a cabeça nas costas.

**Principais músculos alongados**

Esternocleidomastóideo, suboccipitais, esplênios

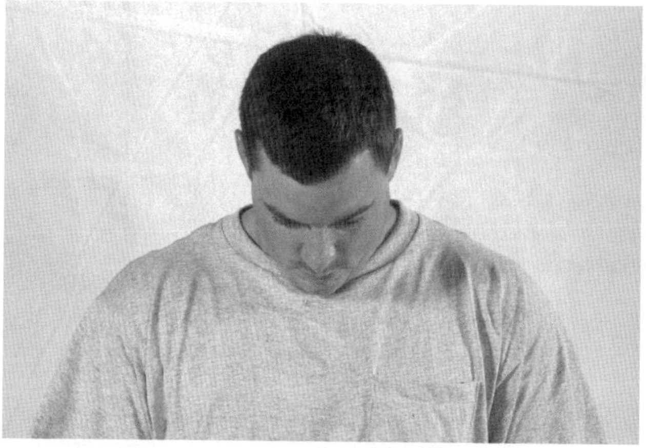

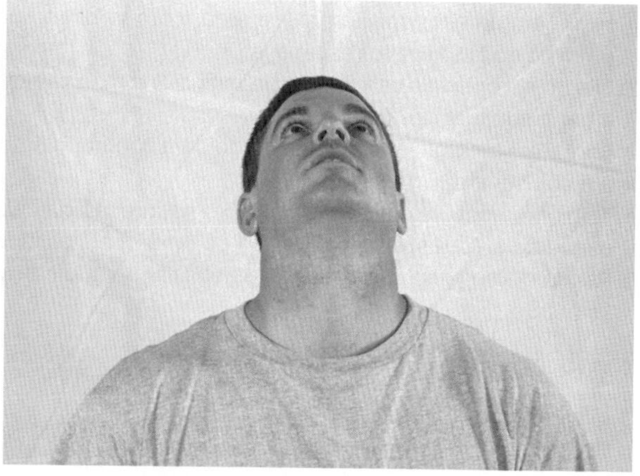

*Erros comuns*

- Não percorrer toda a amplitude de movimento, seja durante a flexão ou a extensão
- Utilizar um tipo de ação truncada e explosiva em vez de tracionar ou resistir contra a força aplicada à cabeça; todos os movimentos devem ser lentos, contínuos e constantes
- Utilizar movimentos no tronco, nos braços ou em outras partes do corpo para auxiliar o movimento no pescoço; não deve haver movimento além do que ocorre no pescoço

## Mãos atrás das costas

**Principais músculos alongados**

Deltoides anteriores, peitoral maior

1. Fique em pé em posição ereta e estenda ambos os braços atrás das costas.
2. Entrelace as mãos e estenda totalmente os cotovelos.
3. Erga os braços até sentir o alongamento.

*Erros comuns*

- Deixar que os cotovelos se flexionem
- Flexionar o torso para a frente ou olhar para o chão

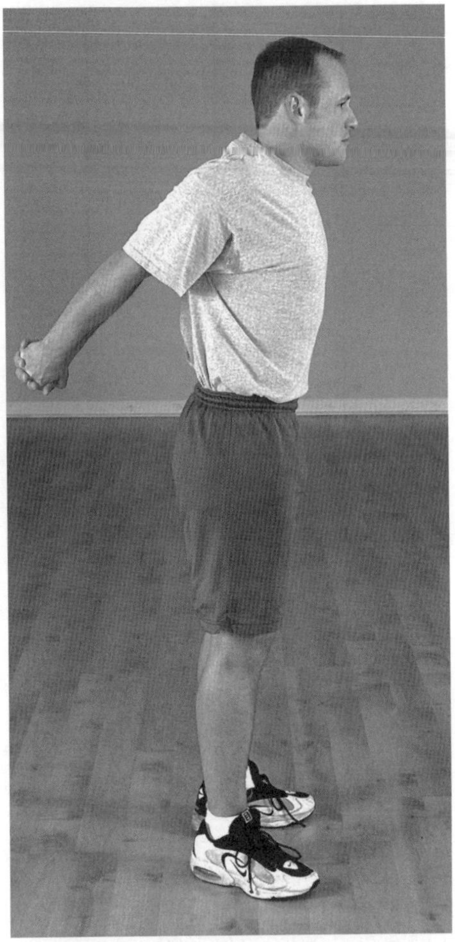

## Alongamento atrás das costas

**Principais músculos alongados**

Tríceps braquial, latíssimo do dorso

1. Fique em pé em posição ereta e erga o braço direito para posicioná-lo próximo ao lado direito da cabeça.
2. Flexione o cotovelo direito para permitir que a mão direita toque a nuca ou a parte superior das costas.
3. Levante o membro superior esquerdo para segurar o cotovelo direito com a mão esquerda.
4. Tracione o cotovelo direito para baixo na direção da cabeça com a mão esquerda (i. e., aumente a abdução do ombro) até sentir o alongamento.
5. Repita o alongamento com a mão direita segurando e puxando o cotovelo esquerdo.

*Erros comuns*

- Flexionar o tronco para a frente ou curvar os ombros

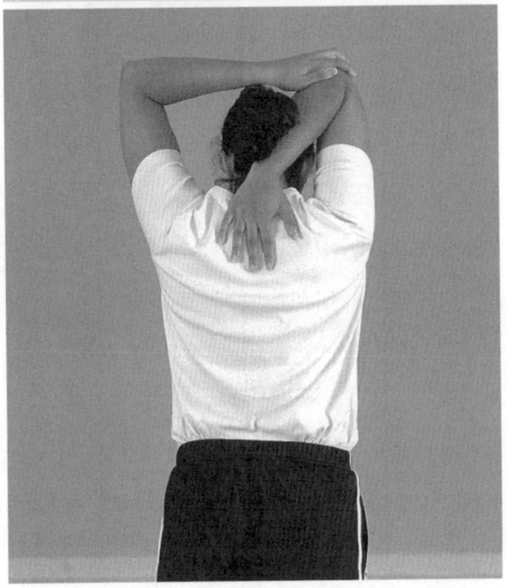

## Pretzel

1. Sente-se no chão com os membros inferiores próximos um do outro e estendidos no sentido oposto ao corpo.
2. Com o tronco ereto, flexione o joelho esquerdo e posicione o pé direito no chão para fora do joelho esquerdo.
3. Gire o tronco para a direita a fim de posicionar a parte de trás do cotovelo esquerdo contra a parte externa do joelho direito.
4. Posicione a palma da mão direita no chão 30 a 40 centímetros atrás dos quadris.
5. Mantendo as nádegas no chão, utilize o joelho direito para manter o cotovelo esquerdo fixo enquanto gira a cabeça e os ombros para a direita até sentir o alongamento.
6. Repita o alongamento com o pé esquerdo posicionado no lado de fora do joelho direito e o cotovelo direito contra o lado de fora do joelho esquerdo.

**Principais músculos alongados**

Oblíquo interno, oblíquo externo, piriforme, eretor da espinha

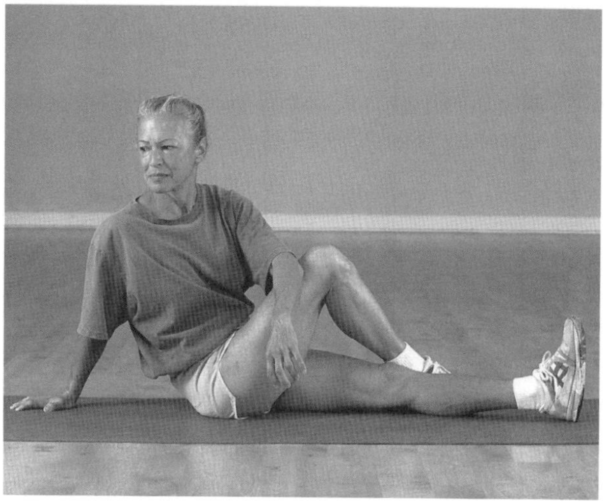

*Erros comuns*

- Posicionar o cotovelo na frente da coxa (em vez da face externa do joelho)
- Deixar que as nádegas saiam do chão

## Avanço

1. A partir de uma posição em pé, dê um passo exagerado para a frente com a perna direita.
2. Flexione o joelho direito até ele ficar posicionado sobre o pé direito.
3. Mantenha o pé direito no chão com ambos os pés apontados para a frente.
4. Mantenha o membro inferior esquerdo quase totalmente estendido; o calcanhar pode sair do chão, se necessário.
5. Posicione as mãos no topo da coxa direita ou nos quadris e olhe para a frente.
6. Com o tronco totalmente ereto, mova os quadris para a frente e um pouco para baixo até sentir o alongamento.
7. Repita o alongamento com o membro inferior esquerdo posicionado à frente do corpo (i. e., avanço com o membro inferior esquerdo).

**Principais músculos alongados**

Iliopsoas, reto femoral, glúteo máximo, posteriores da coxa

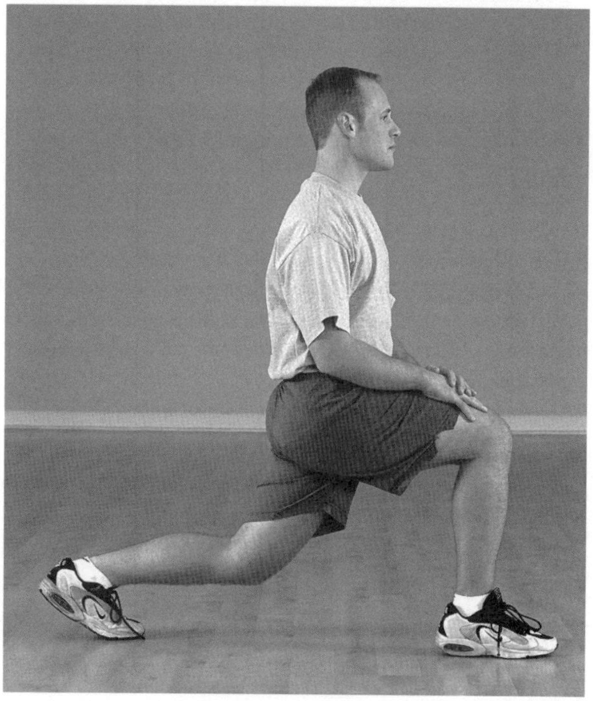

*Erros comuns*

- Deixar que o joelho da frente se flexione além dos dedos do pé da frente
- Deixar que o calcanhar do pé da frente saia do chão
- Flexionar o tronco para a frente ou olhar para baixo
- Permitir uma inclinação pélvica anterior (inclinação da pelve para a frente e maior arco lombar)

## Joelho ao peito em decúbito

1. Deite-se em decúbito dorsal com os membros superiores unidos e estendidos no sentido oposto ao corpo.
2. Flexione o joelho e o quadril direitos para elevar a coxa direita na direção do peito.
3. Segure a parte de trás da coxa direita (sob o joelho direito).
4. Mantenha o membro inferior esquerdo na mesma posição inicial.
5. Use os membros superiores para puxar a coxa direita mais junto ao peito até sentir o alongamento.
6. Repita o alongamento puxando o joelho esquerdo junto ao peito, com o membro inferior direito estendido no sentido oposto ao corpo.

### *Erros comuns*

- Segurar a parte da frente do joelho flexionado (em vez da parte de trás da coxa)
- Flexionar o pescoço ou arquear as costas
- Tirar o membro inferior oposto do chão

**Principais músculos alongados**

Glúteo máximo, posteriores da coxa, eretor da espinha

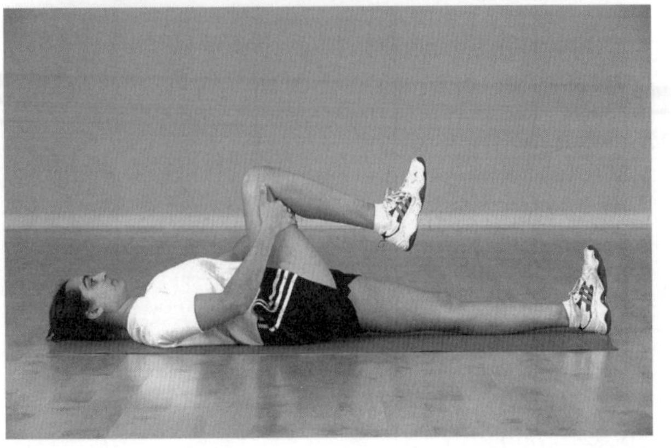

## Alongamento de Hurdler modificado

1. Sente-se no chão com o membro inferior direito estendido no sentido oposto ao corpo e a sola do pé esquerdo pressionada contra a face interna do joelho direito (ou próximo dela).
2. A face externa do joelho esquerdo deve tocar ou quase tocar o solo.
3. Mantendo as costas retas, incline-se nos quadris e segure os dedos do pé direito com a mão direita.
4. Puxe os dedos do pé direito no sentido da parte superior do corpo para a frente enquanto flexiona o tronco na direção do membro inferior direito até sentir o alongamento.
5. Repita o alongamento com o membro inferior esquerdo estendido no sentido oposto ao corpo e a sola do pé direito encostada (ou próxima) à face interna do joelho esquerdo.

### *Erros comuns*

- Deixar que a coxa estendida rode externamente
- Curvar os ombros ou arredondar o tronco na direção do membro inferior estendido (em vez de flexionar o tronco nos quadris)
- Deixar que o joelho do membro inferior estendido se flexione

**Principais músculos alongados**

Posteriores da coxa, eretor da espinha gastrocnêmio

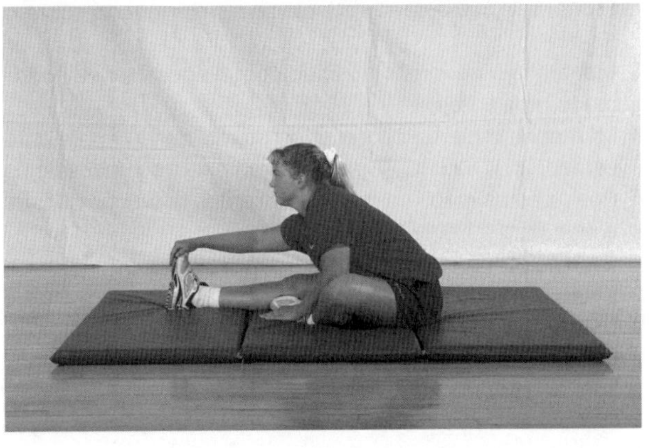

## Borboleta

1. Sente-se no chão com o tronco ereto.
2. Flexione os quadris e os joelhos e rode as coxas externamente para unir as solas dos pés.
3. Incline-se para a frente nos quadris e segure os pés para aproximá-los do corpo.
4. Posicione os cotovelos na parte interna dos membros inferiores.
5. Mantendo as costas retas, empurre levemente os cotovelos para baixo, puxe os pés na direção da parte superior do corpo e flexione o tronco para a frente até sentir o alongamento.

*Erros comuns*

- Curvar os ombros ou arredondar o tronco na direção dos pés (em vez de flexionar o tronco nos quadris)

**Principais músculos alongados**

Adutores do quadril, grácil

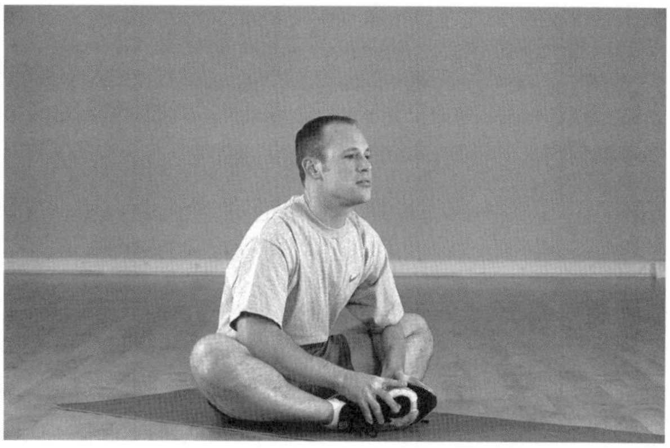

## Alongamento na parede

1. Fique em pé, de frente para uma parede, com os pés na largura dos ombros e os dedos dos pés a cerca de 30 centímetros da parede.
2. Incline-se para a frente e coloque as mãos na parede.
3. Dê um passo de cerca de 60 centímetros para trás com o membro inferior esquerdo e flexione levemente o joelho direito.
4. Estenda completamente o joelho esquerdo e mantenha o calcanhar esquerdo no chão.
5. Deixe que os cotovelos se flexionem para aproximar os quadris e o tronco da parede até sentir o alongamento.
6. Repita o alongamento com o membro inferior direito posicionado atrás do corpo (i. e., dê um passo para trás com o membro inferior direito).

*Erros comuns*

- Aproximar o tronco da parede sem também mover os quadris para a frente
- Deixar que o calcanhar do pé de trás saia do chão

**Principais músculos alongados**

Gastrocnêmio, sóleo (e tendão do calcâneo)

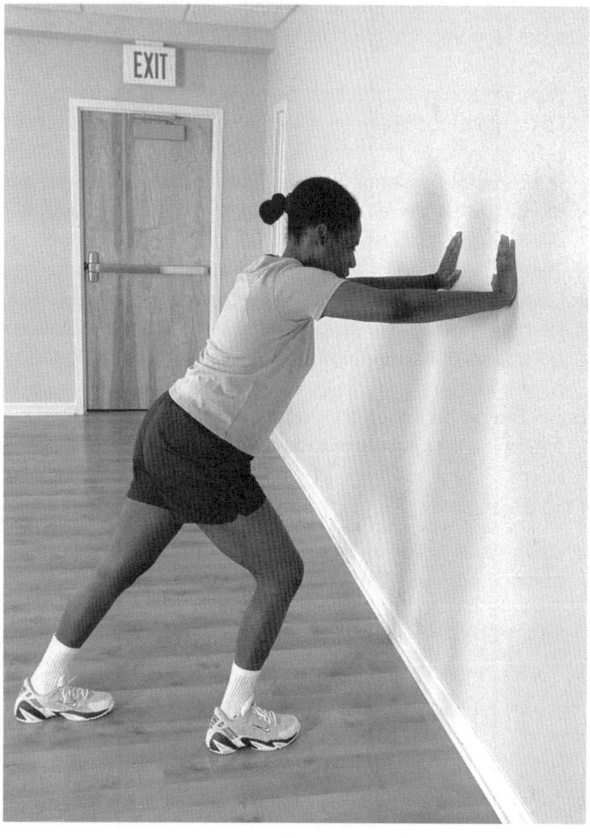

## Exercícios de flexibilidade dinâmica

### Círculos com os membros superiores

1. Enquanto caminha lentamente sobre a distância prescrita, movimente os membros superiores em círculos amplos, partindo de uma posição em que os membros superiores estejam diretamente nas laterais para uma em que estejam diretamente acima da cabeça.
2. Deixe o movimento ocorrer apenas nas articulações do ombro (i. e., mantenha os cotovelos completamente estendidos).
3. Realize os círculos com os membros superiores para a frente e para a trás por toda a ADM confortável.

*Erro comum*

- Deixar que o tronco se flexione e se estenda enquanto os membros superiores se movem em círculos

**Principais músculos alongados**

Deltoides, latíssimo do dorso, peitoral maior

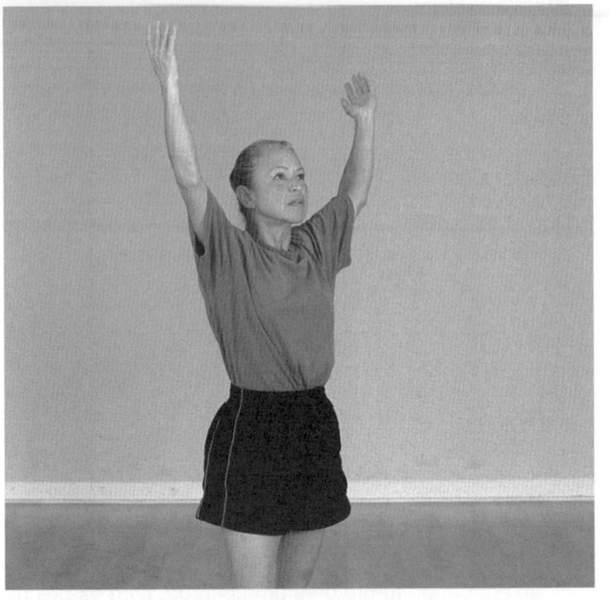

### Balanços com os membros superiores

1. Flexione os membros superiores na altura dos ombros de modo a posicioná-los paralelamente ao solo na frente do corpo.
2. Enquanto caminha devagar pela distância prescrita, balance os membros superiores ao mesmo tempo para a direita de maneira que o membro superior esquerdo fique na frente do peito, os dedos da mão esquerda apontem diretamente para a lateral do ombro direito e o membro superior direito fique atrás do corpo.
3. Inverta o sentido do movimento imediatamente para balançar os braços ao mesmo tempo para a esquerda.
4. Permita que o movimento ocorra apenas nas articulações do ombro (i. e., mantenha o tronco e a cabeça voltados para a frente).
5. Alterne os balanços com os membros superiores para a direita e a esquerda por toda a ADM confortável.

*Erro comum*

- Deixar que o tronco ou o pescoço rodem no sentido do balanço com os membros superiores

**Principais músculos alongados**

Latíssimo do dorso, redondo maior, deltoides anterior e posterior, peitoral maior

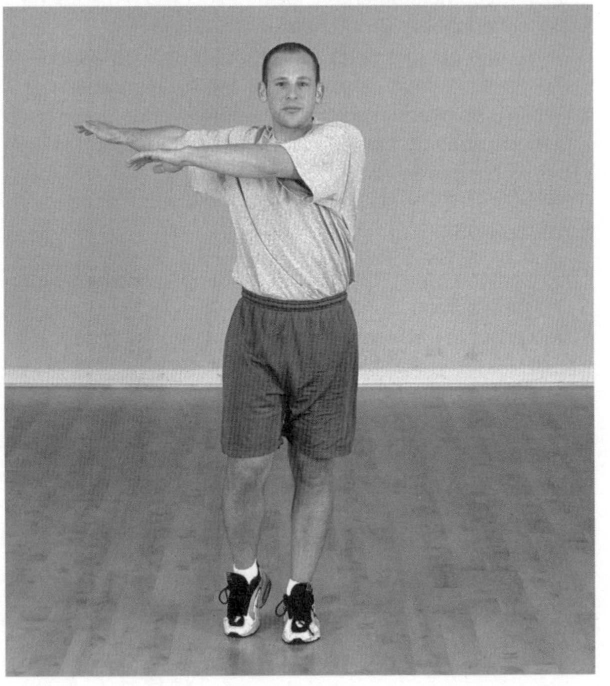

## *Lunge walk*

1. Entrelace as mãos atrás da cabeça.
2. A partir da posição em pé, dê um passo exagerado para a frente com o membro inferior esquerdo.
3. Flexione o joelho esquerdo até ele ficar posicionado sobre o pé esquerdo.
4. Flexione levemente o joelho direito para ficar próximo ao solo; ambos os pés devem ficar apontados diretamente à frente.
5. Mantenha o tronco ereto (ou levemente inclinado para trás) e olhe diretamente à frente.
6. Pause por uma contagem na posição afundada, levante-se e depois repita com o membro inferior direito, avançando para a frente a cada passo.

**Principais músculos alongados**

Iliopsoas, reto femoral, glúteo máximo, posteriores da coxa

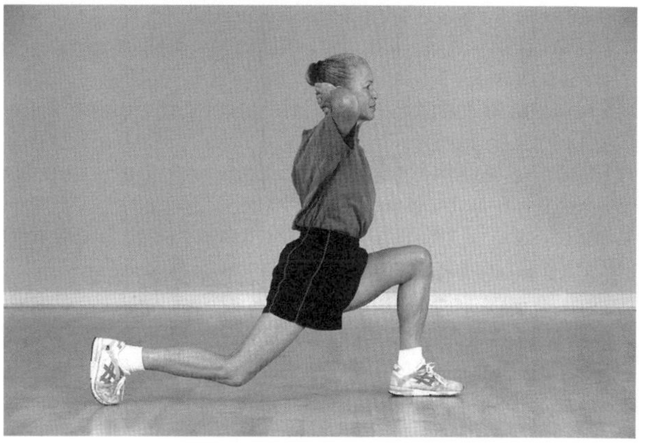

### *Erros comuns*

- Deixar que o joelho da frente se flexione além dos dedos do pé da frente
- Tocar o joelho da perna de trás no chão
- Flexionar o tronco para a frente ou olhar para baixo

## Variação: *Lunge walk* invertido

1. Entrelace as mãos atrás da cabeça.
2. A partir da posição em pé, dê um passo exagerado para trás com o membro inferior direito.
3. Flexione o joelho esquerdo até ele ficar posicionado sobre o pé esquerdo.
4. Flexione levemente o joelho direito para ficar próximo ao solo; ambos os pés devem ficar apontados diretamente à frente.
5. Mantenha o tronco ereto (ou levemente inclinado para trás) e olhe diretamente à frente.
6. Pause por uma contagem na posição afundada, levante-se e repita com o membro inferior esquerdo, avançando para trás a cada passo.

**Principais músculos alongados**

Iliopsoas, reto femoral, glúteo máximo, posteriores da coxa

### *Erros comuns*

- Deixar que o joelho da frente se flexione além dos dedos do pé da frente
- Tocar o joelho da perna de trás no chão
- Flexionar o tronco para a frente ou olhar para baixo

## *Lunge walk* de hóquei

1. Entrelace as mãos atrás da cabeça.
2. A partir da posição em pé, dê um passo exagerado para a frente e na diagonal à direita com o membro inferior direito.
3. Coloque o pé direito no solo 20 a 30 centímetros mais largo do que o posicionamento do pé da frente durante o exercício de *lunge walk* (página anterior).
4. Mantenha os dedos de ambos os pés apontados para a frente.
5. Flexione o joelho direito até ele ficar posicionado sobre o pé direito.
6. Flexione levemente o joelho esquerdo para que ele fique um pouco acima do chão.
7. Mantenha o tronco ereto (ou levemente inclinado para trás) e olhe diretamente à frente.
8. Pause por uma contagem na posição afundada, levante-se e, em seguida, repita com o membro inferior esquerdo, avançando para a frente a cada passo.

**Principais músculos alongados**

Iliopsoas, reto femoral, glúteo máximo, posteriores da coxa, adutores do quadril

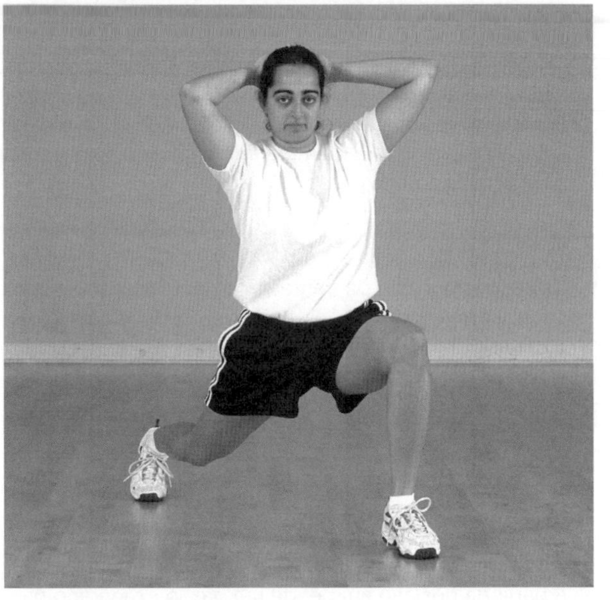

### *Erros comuns*

- Deixar que o joelho da frente se flexione à frente dos dedos do pé da frente
- Tocar o joelho do pé de trás no chão
- Flexionar o tronco para a frente ou olhar para baixo
- Pisar lateralmente demais ou apontar o pé medial ou lateralmente

## Variação: *Lunge walk* lateral

1. Entrelace as mãos atrás da cabeça.
2. Vire-se de lado, com o ombro direito apontado no sentido desejado do movimento.
3. A partir da posição em pé, dê um passo lateral exagerado para a direita com o pé direito.
4. Mantendo o pé esquerdo reto, flexione o joelho direito até ele ficar posicionado sobre o pé direito e deixe que os quadris se afundem para a direita.
5. Mantenha o tronco ereto e o olhar para a frente.
6. Pause por uma contagem na posição afundada, depois volte a se levantar, gire no pé direito e repita com o membro inferior esquerdo.

**Principais músculos alongados**

Iliopsoas, reto femoral, glúteo máximo, posteriores da coxa, adutores do quadril

### *Erros comuns*

- Deixar que o joelho da frente se flexione à frente dos dedos do pé da frente
- Flexionar o joelho do membro inferior de trás
- Flexionar o tronco para a frente ou olhar para baixo

## Caminhada com joelho abraçado

1. A partir da posição em pé, dê um passo à frente com o membro inferior esquerdo e flexione o quadril e o joelho direitos para trazer a coxa direita junto ao peito.
2. Segure a frente do joelho ou da porção superior da canela direita.
3. Use os membros superiores para puxar o joelho mais para cima e apertar a coxa direita contra o peito.
4. Pause por uma contagem na posição abraçada ao joelho, em seguida desça o pé direito, transfira o peso corporal para o membro inferior direito e repita com o membro inferior esquerdo, avançando para a frente a cada passo.
5. Procure puxar o joelho um pouco mais ao alto a cada repetição.

**Principais músculos alongados**

Glúteo máximo, posteriores da coxa

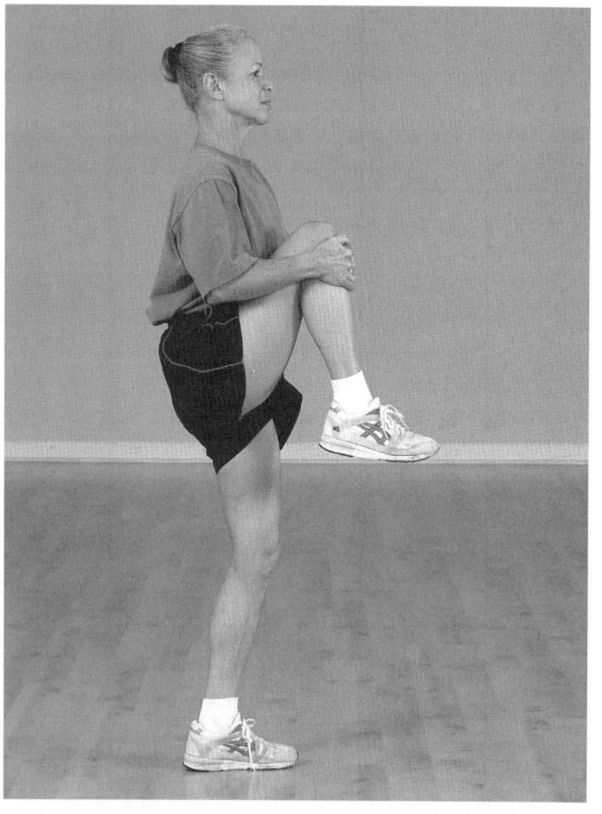

*Erros comuns*

- Flexionar o tronco para a frente ou olhar para baixo

## Caminhada com joelho sobre obstáculo

1. Imagine estar de frente para uma fileira de obstáculos de cerca de 90 centímetros de altura, em que os obstáculos estejam em lados alternados do corpo. O primeiro obstáculo está do lado direito; o segundo, que está a uma curta distância depois do primeiro, está do lado esquerdo, e assim por diante.
2. A partir da posição em pé, flexione o quadril e o joelho direito, depois abduza a coxa direita para ficar paralela ao chão.
3. Passe o joelho direito sobre o primeiro obstáculo imaginário, que está à direita.
4. Pause por uma contagem na posição mais alta da coxa, em seguida desça o pé direito, transfira o peso corporal para o membro inferior direito e repita com o membro inferior esquerdo, avançando para a frente a cada passo.
5. Tente erguer a coxa um pouco mais alto sobre o obstáculo a cada repetição.

**Principais músculos alongados**

Adutores do quadril

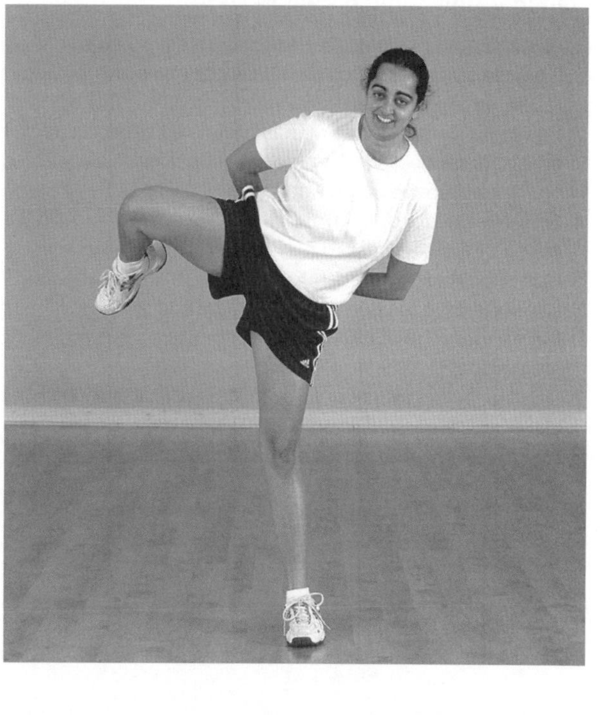

*Erros comuns*

- Inclinar o tronco excessivamente longe do obstáculo (em vez de dar ênfase à abdução do quadril)
- Levar o tronco ou a cabeça sobre o obstáculo (em vez do joelho da frente)

# Exercícios calistênicos

## Abdominal supra

1. Assuma uma posição em decúbito dorsal no chão.
2. Flexione os quadris e os joelhos e posicione os calcanhares sobre uma caixa.
3. Posicione as mãos atrás ou nas laterais da cabeça (apenas para segurar seu peso) ou dobre os membros superiores na frente do peito ou do abdome.
4. Curve o tronco até sua parte superior sair do chão. O cliente deve manter a cabeça e o pescoço em uma posição neutra ou contraída.
5. Mantenha os pés, nádegas e lombar fixos em todos os momentos.
6. Depois de completar o abdominal, deixe que o tronco retorne à posição inicial.

**Principal músculo treinado**

Reto do abdome

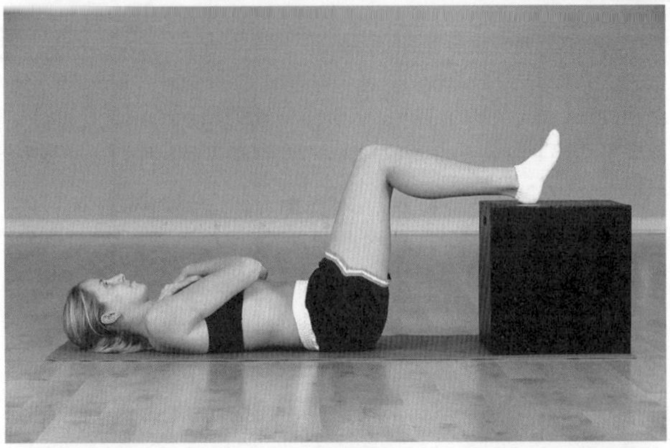

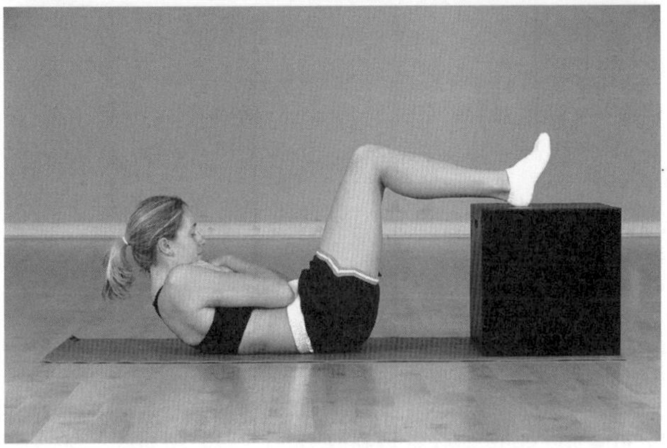

*Erros comuns*

- Erguer os quadris ou os pés
- Puxar a cabeça com as mãos
- Flexionar o tronco até uma posição totalmente sentada

## Variação: Abdominal oblíquo

1. Assuma uma posição em decúbito dorsal no chão.
2. Flexione os quadris e os joelhos e posicione os calcanhares sobre uma caixa ou banco.
3. Posicione as mãos atrás ou nas laterais da cabeça (apenas para segurar seu peso) ou dobre os membros superiores na frente do peito ou do abdome.
4. Gire (rode) o tronco para mover o ombro direito na direção da coxa esquerda.
5. Continue flexionando e torcendo o tronco até a porção superior das costas sair do chão.
6. Mantenha os pés, nádegas e lombar fixos em todos os momentos.
7. Depois de terminar o abdominal, deixe que o tronco retorne à posição inicial.
8. Alterne a direção da torção a cada repetição.

**Principais músculos treinados**

Reto do abdome, oblíquos interno e externo

*Erros comuns*

- Erguer os quadris ou os pés
- Puxar a cabeça com as mãos

## Extensão das costas

1. Assuma uma posição em decúbito ventral no chão com os joelhos totalmente estendidos e os dedos dos pés apontados para o chão.
2. Entrelace as mãos atrás da cabeça.
3. Mantendo os dedos dos pés em contato com o solo, estenda o tronco (i. e., arqueie as costas) para tirar o peito do chão.
4. Depois de completar a extensão, deixe que o peito abaixe e retorne à posição inicial.

**Principal músculo treinado**

Eretor da espinha

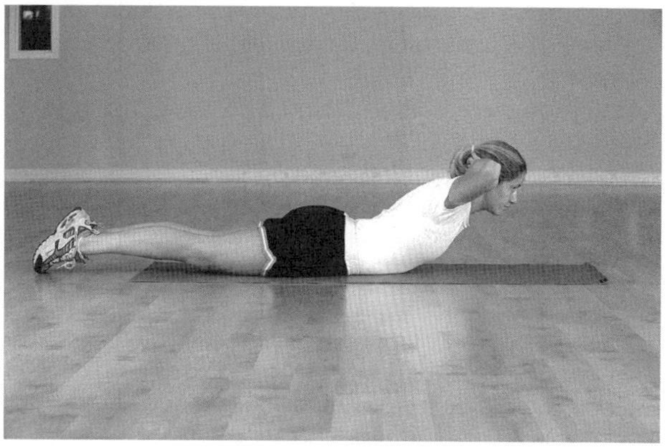

*Erros comuns*

- Flexionar os joelhos ou tirar os dedos dos pés do chão
- Balançar rapidamente para cima e para baixo nos quadris (em vez de realizar o movimento de maneira controlada)

## Variação: Extensão das costas oblíqua

1. Assuma uma posição em decúbito ventral no chão com os joelhos totalmente estendidos e os dedos dos pés apontados para o chão.
2. Entrelace as mãos atrás da cabeça.
3. Mantenha os dedos dos pés em contato com o solo.
4. Estenda e gire (rode) o tronco para mover o ombro direito para cima e para a esquerda.
5. Continue estendendo e torcendo o tronco até o peito sair do chão.
6. Mantenha os pés, nádegas e lombar no chão em todos os momentos.
7. Depois de completar a extensão, deixe que o peito se abaixe e retorne à posição inicial.
8. Alterne o sentido da torção a cada repetição.

**Principal músculo treinado**

Eretor da espinha

*Erros comuns*

- Flexionar os joelhos ou tirar os dedos dos pés do chão
- Balançar rapidamente de um lado para o outro nos quadris (em vez de realizar o movimento de maneira controlada)

## Flexão

1. Assuma uma posição em decúbito ventral com os joelhos totalmente estendidos e os dedos dos pés apontados para o chão.
2. Posicione as mãos no chão, com as palmas voltadas para baixo, cerca de 5 a 8 centímetros mais afastados do que a largura do ombro com os cotovelos apontados externamente.
3. Mantendo o corpo em linha reta e os dedos dos pés em contato com o solo, empurre o solo com as mãos até estender os cotovelos totalmente.
4. Depois de completar o exercício, flexione o corpo permitindo que os cotovelos se flexionem em um ângulo de 90°. Como alternativa, o personal trainer pode posicionar um objeto macio aproximadamente do tamanho de um par de meias enrolado ou um rolo de espuma no chão embaixo do peito do cliente e contar as repetições apenas quando o peito do cliente tocar as meias ou o rolo.

**Principais músculos treinados**

Peitoral maior, deltoide anterior, tríceps braquial

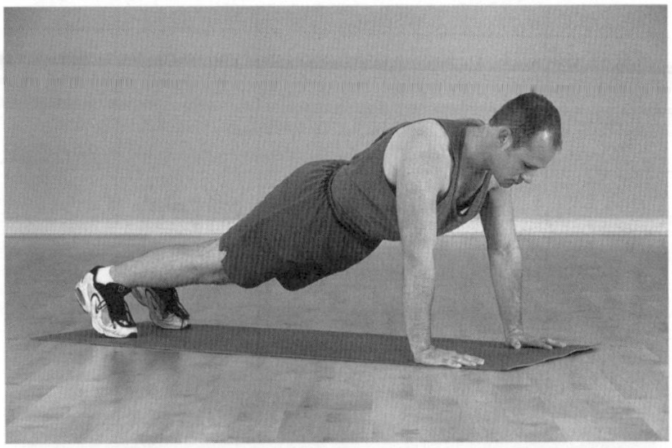

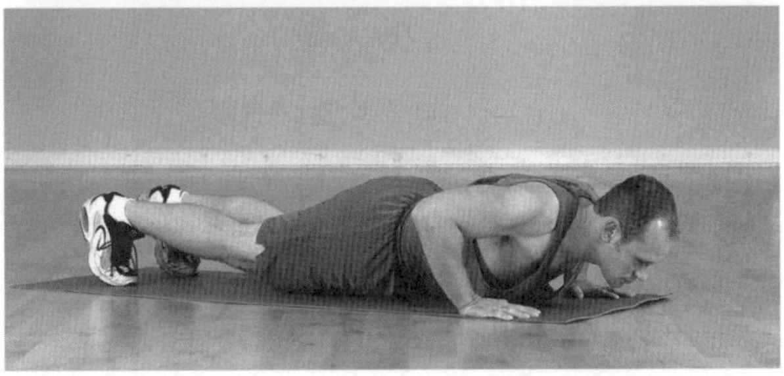

### *Erros comuns*

- Deixar que os quadris abaixem ou se levantem (em vez de manter o corpo em uma linha reta)
- Realizar o exercício por uma ADM reduzida

## Variação: Flexão modificada

1. Modifique a técnica tradicional de flexão pedindo ao cliente assumir uma posição ajoelhada, com os joelhos flexionados a 90° e os tornozelos cruzados.

**Principais músculos treinados**

Peitoral maior, deltoide anterior, tríceps braquial

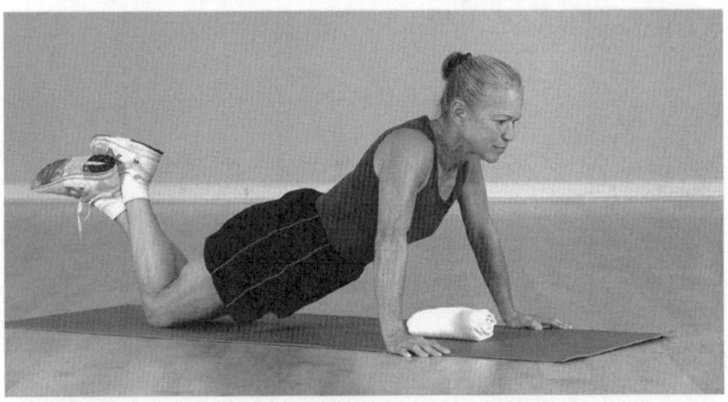

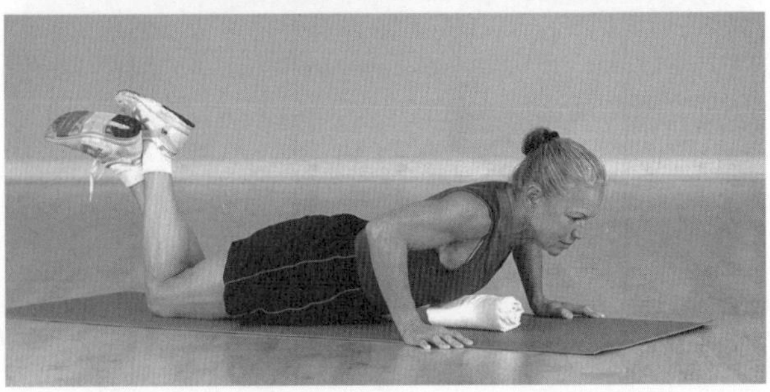

### *Erros comuns*

- Deixar que os quadris se abaixem ou se levantem (em vez de manter o corpo em linha reta)
- Realizar o exercício por uma ADM reduzida

## Elevação de calcanhares

1. Fique em pé no chão à beira do degrau de uma escada, com uma mão na lateral do quadril.
2. Posicione uma mão na parede ou no corrimão da escada para auxiliar no equilíbrio.
3. Os pés devem estar unidos e planos sobre o solo. Se estiver no degrau de uma escada, posicione os metatarsos na beira do degrau, com a porção anterior do pé estendida para fora do degrau.
4. Eleve-se na ponta dos dedos, depois abaixe os calcanhares por toda a ADM confortável.

**Principais músculos treinados**

Gastrocnêmio, sóleo

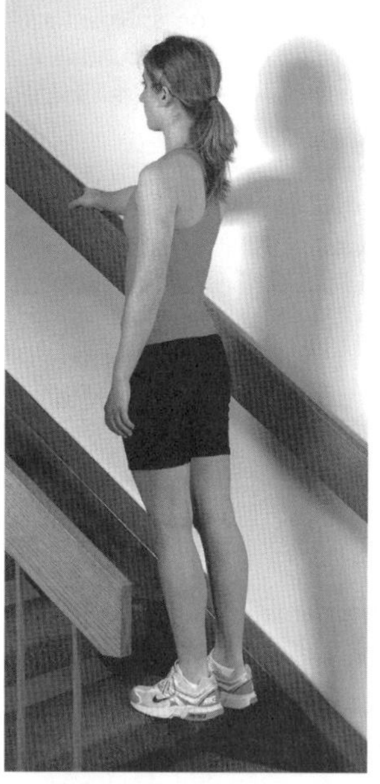

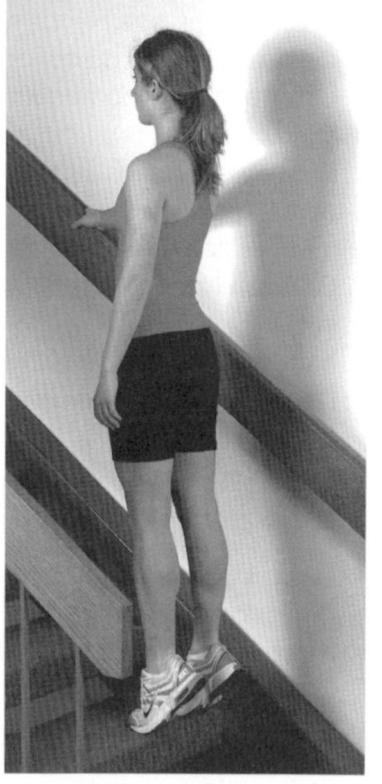

*Erros comuns*

- Utilizar um movimento balístico para obter uma amplitude completa de contração de movimento, em vez de diminuir a elevação e manter uma posição completa de movimento
- Falha em conseguir uma amplitude total de movimento com conforto

## Estepe

1. Fique em pé de frente para uma cadeira, banco ou outro objeto resistente. A altura do objeto deve ser tal que, quando você posicionar o pé sobre ele, o joelho fique na altura do quadril.
2. Posicione o pé direito sobre o objeto. Certifique-se que o pé inteiro esteja sobre o objeto.
3. Usando o membro inferior direito para se erguer, suba no objeto, de modo a ficar em pé com ambos os membros inferiores sobre ele.
4. Deixando o pé esquerdo sobre o objeto, desça o pé direito.
5. Volte a subir com o pé direito.

**Principais músculos treinados**

Glúteo máximo, semimembranáceo, semitendíneo, bíceps femoral, vasto lateral, vasto intermédio, vasto medial, reto femoral

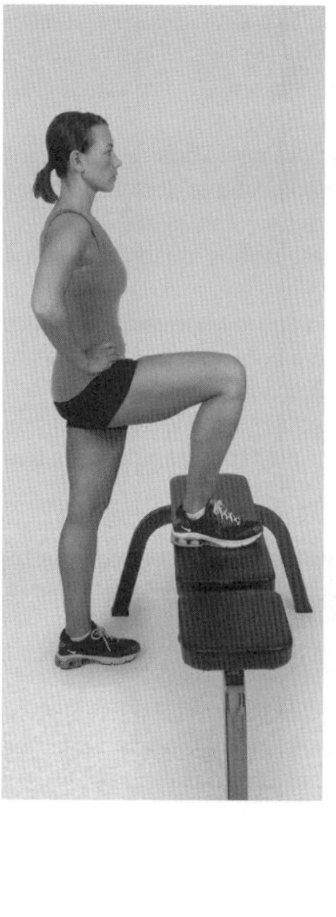

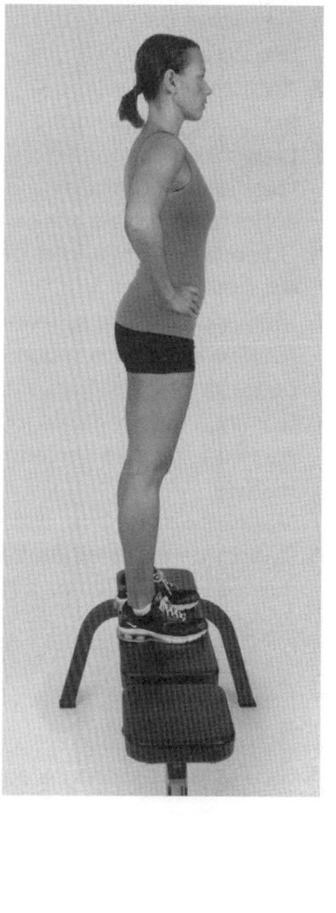

*Erros comuns*

- Não posicionar o pé inteiro sobre o estepe, aumentando o risco de que o pé escape do estepe
- Empurrar com o pé no chão para auxiliar o movimento; a subida no estepe deve ocorrer como resultado da ação muscular originária do membro inferior posicionado no estepe, não de ambos os membros inferiores

## Exercícios com a bola de estabilidade

### Abdominal supraestendido

**Principal músculo treinado**

Reto do abdome

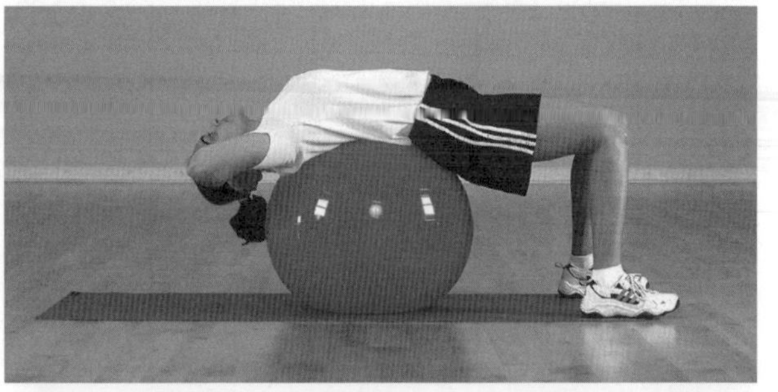

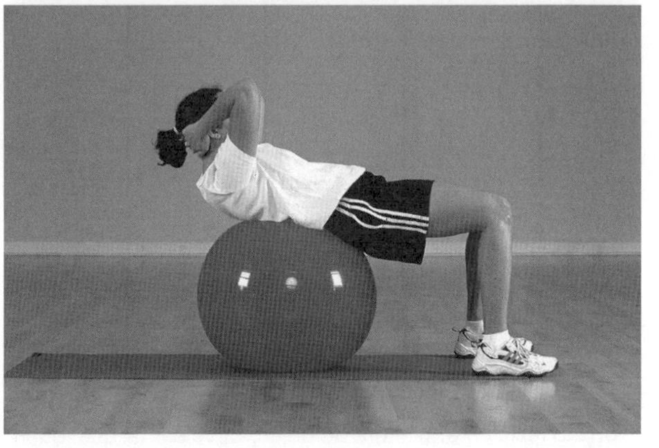

1. Deite-se em decúbito dorsal sobre a bola de estabilidade com a seção inferior a média das costas sobre a parte mais alta da bola.
2. Posicione os pés planos no solo separados aproximadamente na largura do quadril, com as coxas, os quadris e a porção inferior do abdome mais ou menos paralelos ao chão.
3. Posicione as mãos atrás ou nas laterais da cabeça (apenas para segurar seu peso) ou dobre os membros superiores à frente do peito ou do abdome.
4. Curve o tronco para levantá-lo a 30° a 40° da posição inicial.
5. Mantenha os pés no solo e as coxas e os quadris fixos.
6. Depois de completar o abdominal, deixe o tronco retornar à posição inicial.

*Erros comuns*

- Tirar os pés do chão
- Deixar que os quadris tombem para a lateral da bola
- Puxar a cabeça com as mãos

### Flexão de perna em decúbito dorsal

**Principais músculos treinados**

Posteriores da coxa, glúteo máximo, eretor da espinha

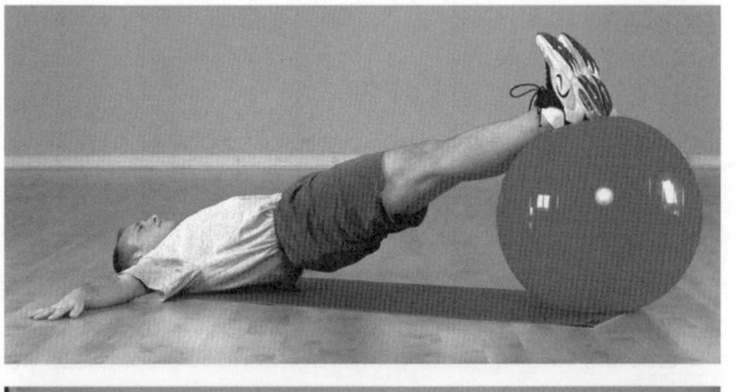

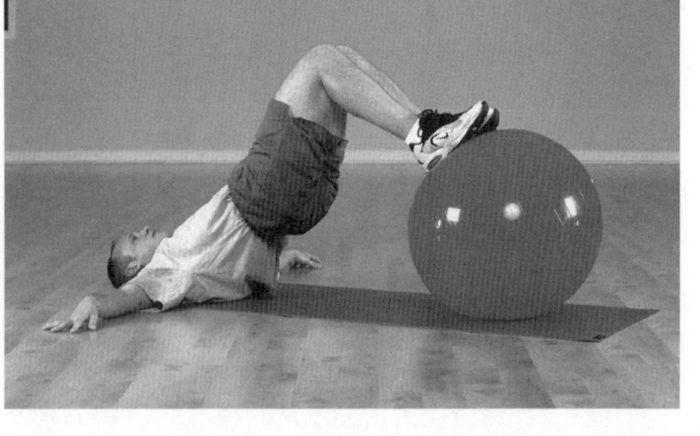

1. Deite-se em decúbito dorsal no chão com os membros superiores próximos um ao outro e estendidos no sentido oposto ao corpo.
2. Abduza os membros superiores em 90° em relação ao tronco com as palmas das mãos no solo.
3. Levante os quadris do chão para posicionar a porção inferior das panturrilhas e a porção posterior dos calcanhares sobre a parte mais alta da bola de estabilidade.
4. Comece o exercício com os pés, joelhos, quadris e ombros em linha reta.
5. Mantendo a parte superior do corpo na mesma posição, flexione os joelhos (o que fará a bola rolar para trás) a fim de trazer os calcanhares na direção das nádegas.
6. Continue a flexionar os joelhos em um ângulo de 90°; as solas dos pés devem terminar próximas à parte mais alta da bola.
7. Mantenha os joelhos, quadris e ombros em linha reta.
8. Depois de completar a flexão de perna, permita que os joelhos se estendam e a bola de estabilidade role para a posição inicial.

*Erro comum*

- Deixar que os quadris se flexionem ou afundem (em vez de mantê-los alinhados aos joelhos e aos ombros)

## Elevação de quadril em decúbito dorsal

1. Deite-se em decúbito dorsal com os membros inferiores unidos e estendidos no sentido oposto ao corpo.
2. Abduza os membros superiores em 90° em relação ao tronco com as palmas das mãos voltadas para o chão.
3. Mantendo os quadris no solo, posicione a porção posterior dos calcanhares sobre a parte mais alta da bola de estabilidade.
4. Comece o exercício com os pés, os joelhos, os quadris e os ombros em linha reta.
5. Mantendo a parte superior do corpo na mesma posição, levante (estenda) os quadris até os pés, joelhos, quadris e ombros estarem em uma linha reta.
6. Depois de completar a elevação de quadril, permita que os quadris abaixem e retornem à posição inicial.

### *Erro comum*

- Deixar que os joelhos se flexionem (em vez de mantê-los alinhados aos pés e aos quadris)

**Principais músculos treinados**

Eretor da espinha, glúteo máximo, posteriores da coxa

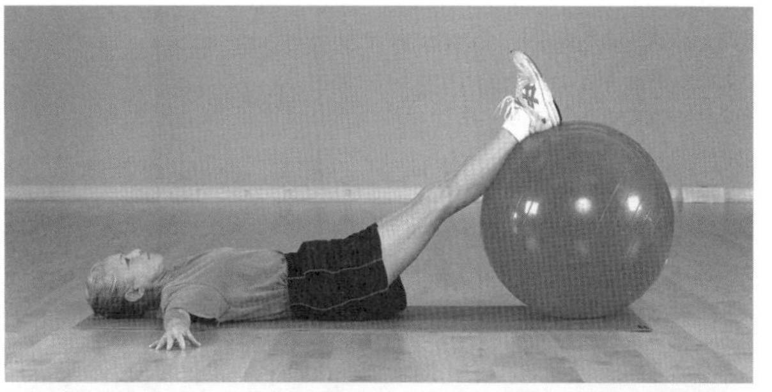

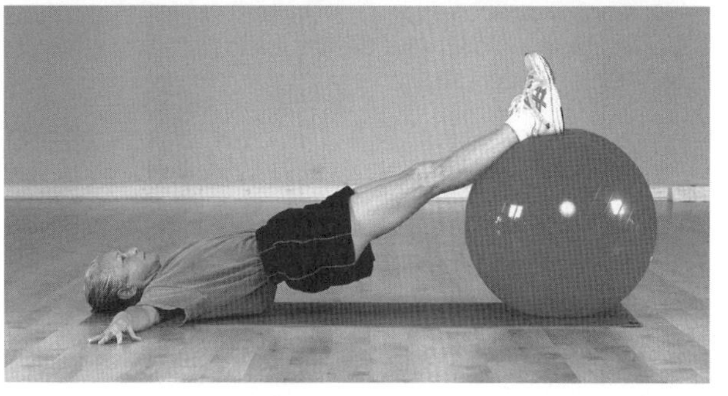

## Hiperextensão das costas

1. Deite-se em decúbito ventral sobre a bola de estabilidade com o umbigo posicionado na parte mais alta da bola.
2. Posicione os pés (dedos) no chão separados a pelo menos 30 centímetros com os joelhos totalmente estendidos.
3. Entrelace as mãos atrás da cabeça.
4. Mantendo os dedos dos pés em contato com o solo, eleve o tronco até ele ficar completamente estendido (arqueado) e o peito sair da bola.
5. Depois de completar a extensão, deixe o tronco se abaixar e retornar à posição inicial.

### *Erros comuns*

- Flexionar os joelhos ou tirar os dedos dos pés do chão
- Deixar que o umbigo saia da parte alta da bola enquanto o tronco se estende

**Principal músculo treinado**

Eretor da espinha

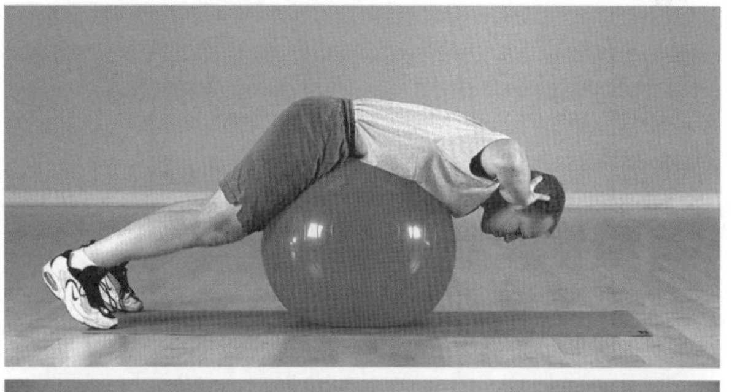

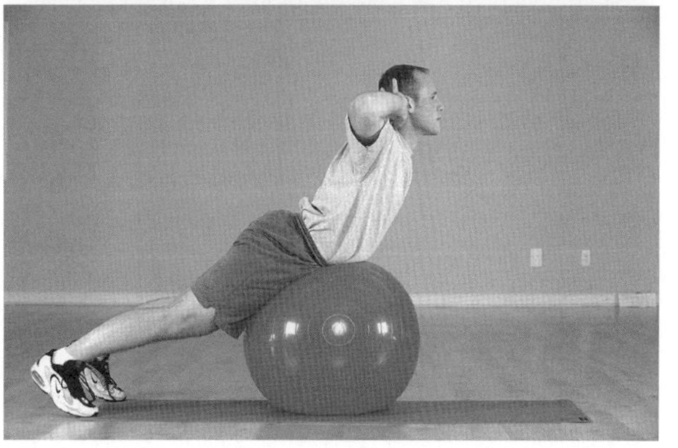

## Hiperextensão das costas invertida

1. Deite-se em decúbito ventral sobre a bola de estabilidade com o umbigo posicionado sobre a parte alta da bola.
2. Posicione as mãos (palmas) no chão separadas a pelo menos 30 centímetros com os cotovelos totalmente estendidos.
3. Comece o exercício com os joelhos estendidos e os dedos dos pés em contato com o solo.
4. Mantendo as mãos em contato com o solo, eleve os membros inferiores com os joelhos mantidos em extensão até os quadris estarem totalmente estendidos.
5. Depois de completar a extensão invertida, deixe os membros inferiores abaixarem e retornarem à posição inicial.

*Erros comuns*

- Flexionar os joelhos ou tirar as mãos do chão
- Deixar que o umbigo saia da parte alta da bola enquanto os membros inferiores são elevados

**Principais músculos treinados**

Glúteo máximo, eretor da espinha, posteriores da coxa

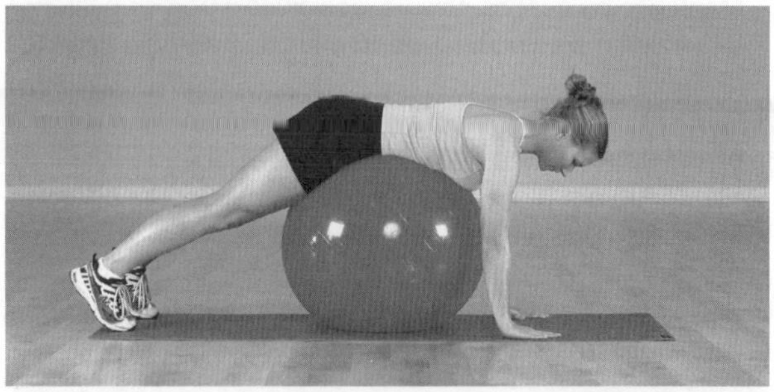

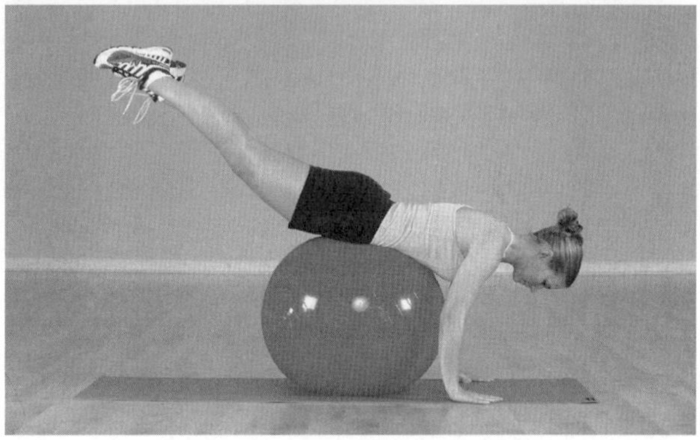

## Prancha

1. Ajoelhe-se perto da bola de estabilidade e posicione os cotovelos e a face posterior da porção superior dos antebraços sobre a bola.
2. Enquanto mantém os cotovelos/antebraços sobre a bola, role-a para a frente ou retome à posição ajoelhada para criar um ângulo de cerca de 90° nos cotovelos, nos ombros e nos joelhos.
3. Mantendo os joelhos e os dedos dos pés no solo, e os cotovelos na bola, comece o exercício estendendo os joelhos para rolar a bola para a frente até os cotovelos, ombros, quadris e joelhos ficarem em uma linha quase reta, e a parte posterior dos braços ficar sobre a bola.
4. Depois de completar a prancha, flexione os joelhos para rolar a bola para trás a fim de retornar à posição inicial.

*Erros comuns*

- Arquear as costas enquanto os joelhos se estendem
- Tirar os pés do chão

**Principais músculos treinados**

Reto do abdome, oblíquos interno e externo, quadrado do lombo, latíssimo do dorso, redondo maior, eretor da espinha

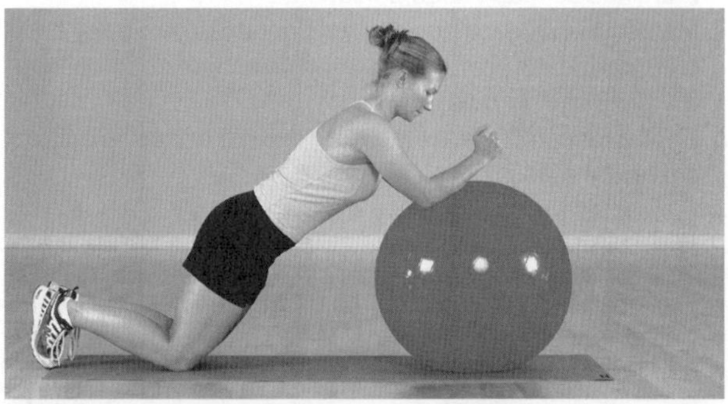

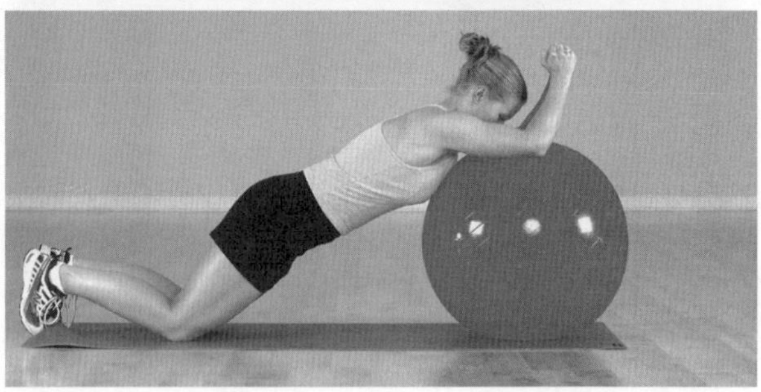

## Variação: Rolamento com os braços retos

1. Ajoelhado próximo à bola de estabilidade, estenda os cotovelos completamente e posicione as mãos na bola de estabilidade.
2. Enquanto mantém as mãos na bola, role-a para a frente ou retome a posição ajoelhada para criar um ângulo de 90° nos ombros e nos joelhos.
3. Mantendo os joelhos e os dedos dos pés no chão, comece o exercício estendendo os joelhos para rolar a bola para a frente até as mãos, cotovelos, ombros, quadris e joelhos estarem em uma linha quase reta e os membros superiores estarem sobre a bola.
4. Depois de completar o rolamento, flexione os joelhos para rolar a bola para trás a fim de retornar à posição inicial.

**Principais músculos treinados**

Reto do abdome, oblíquos interno e externo, quadrado do lombo, latíssimo do dorso, redondo maior, eretor da espinha

### *Erros comuns*

- Arquear as costas enquanto os joelhos se estendem
- Tirar os pés do chão

## Flexão na bola de estabilidade

1. Assuma uma posição de flexão com os calcanhares e o dorso dos pés sobre a bola de estabilidade e os cotovelos completamente estendidos.
2. Posicione os pés, joelhos, quadris e ombros em uma linha reta.
3. Deixe que os cotovelos se flexionem para abaixar o rosto a uma posição a 2,5 a 5 centímetros do solo enquanto mantém o corpo em uma linha reta.
4. Após atingir a posição mais baixa, empurre com os membros superiores para estender os cotovelos de volta à posição inicial.

### *Erros comuns*

- Deixar que os quadris afundem ou se elevem (em vez de manter o corpo em uma linha reta)
- Empurrar levemente para trás com os membros superiores para mover o corpo para trás ou rolar os joelhos sobre a bola

**Principais músculos treinados**

Peitoral maior, deltoide anterior, tríceps braquial

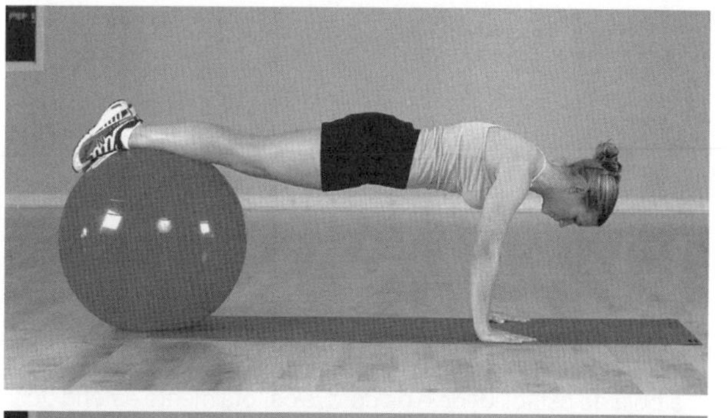

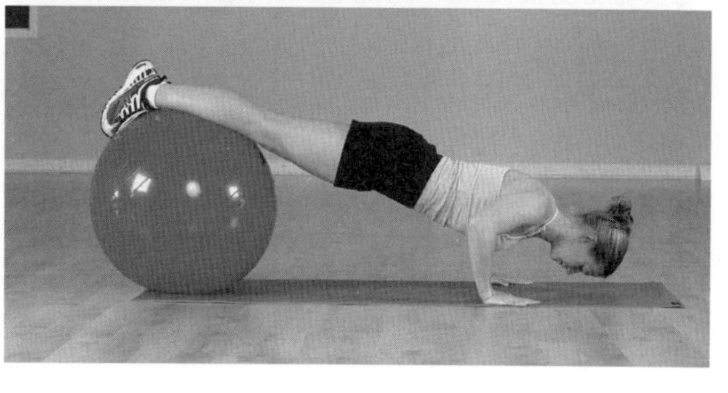

### *Pike roll out and in*

1. Assuma uma posição de flexão com o dorso dos pés sobre a bola de estabilidade e os cotovelos totalmente estendidos.
2. Posicione os pés, joelhos, quadris e ombros em uma linha reta.
3. Mantendo os joelhos e os cotovelos totalmente estendidos, comece o exercício flexionando os quadris para rolar a bola para a frente até os dedos dos pés estarem no topo da bola e os quadris estarem diretamente sobre os ombros.
4. Depois de atingir a posição mais alta, deixe os quadris se estenderem de volta à posição inicial.

**Principais músculos treinados**

Reto do abdome, oblíquos interno e externo, quadrado do lombo, flexores do quadril

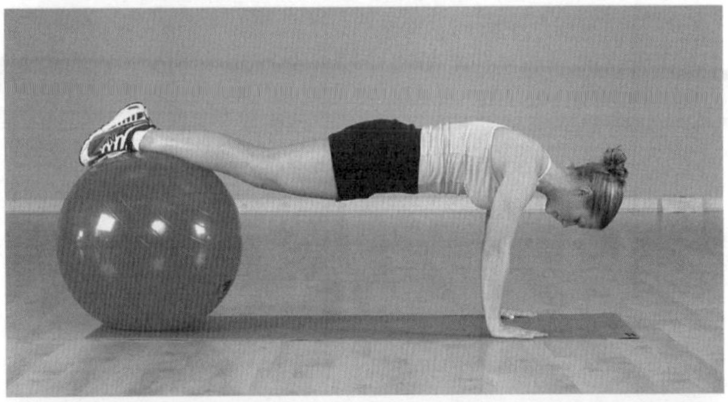

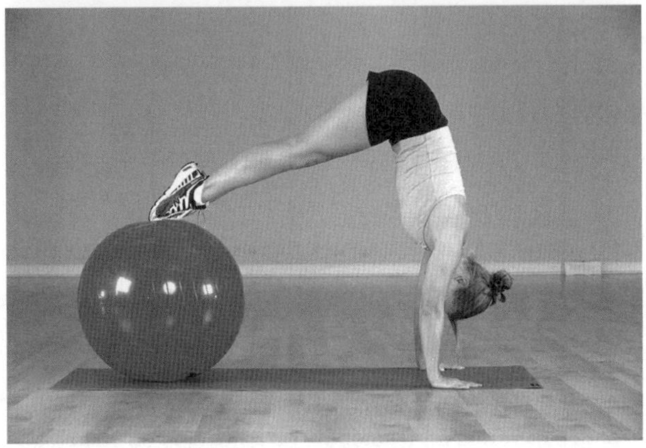

*Erros comuns*

- Arquear as costas na posição de flexão
- Hiperextensão do pescoço na posição do pique

### Variação: Joelho ao peito (Jack knife)

1. Assuma uma posição de flexão com o dorso dos pés sobre a bola de estabilidade e os cotovelos totalmente estendidos.
2. Posicione os pés, os joelhos, os quadris e os ombros em uma linha reta.
3. Mantendo os cotovelos totalmente estendidos, comece o exercício levantando os quadris levemente e flexionando os quadris e os joelhos para rolar a bola para a frente até eles estarem totalmente flexionados e os joelhos estarem próximos ao tronco.
4. Depois de chegar à posição dos joelhos ao peito, deixe os quadris e os joelhos se estenderem de volta à posição inicial.

**Principais músculos treinados**

Reto do abdome, oblíquos interno e externo, quadrado do lombo, flexores do quadril

*Erros comuns*

- Arquear as costas na posição de flexão
- Deixar os cotovelos se flexionarem na posição do joelho ao peito

## Questões para estudo

1. Todas as alternativas a seguir são atividades apropriadas para usar como aquecimento EXCETO:
   A. Bicicleta ergométrica.
   B. Pular corda.
   C. Flexibilidade dinâmica.
   *D. Jogging.*

2. Qual das atividades pré-exercício a seguir proporciona o MAIOR benefício ao desempenho esportivo?
   A. Alongamento FNP.
   B. Aquecimento específico.
   C. Alongamento estático.
   D. Aquecimento geral.

3. A incorporação do treinamento com bola de estabilidade nos programas de força e condicionamento de atletas resultou em qual dos seguintes achados?
   I. Maior benefício ao desempenho esportivo.
   II. Benefício desprezível ao desempenho esportivo.
   III. Maior estabilidade do *core*.
   IV. Menor estabilidade do *core*.

   A. I e III apenas.
   B. II e III apenas.
   C. II e IV apenas.
   D. I e IV apenas.

4. Foi comprovado que todas as alternativas a seguir são uma vantagem do treinamento com bola de estabilidade EXCETO
   A. Redução no risco de lesão.
   B. Aumento da resposta de frequência cardíaca.
   C. Melhora da força máxima.
   D. Melhora do desempenho em superfícies instáveis.

## Questão de conhecimento aplicado

O personal trainer avalia o nível de condicionamento de uma mulher de 46 anos que participa de uma liga de tênis competitiva e determina que a cliente precisa aumentar a flexibilidade e a força muscular dos extensores do quadril para melhorar os níveis de desempenho.

A. Quais exercícios de flexibilidade se concentram nos extensores do quadril?
B. Quais exercícios de flexibilidade envolvem os extensores do quadril?
C. Quais exercícios calistênicos fortalecem os extensores do quadril?
D. Quais exercícios com bola de estabilidade treinam ativamente (de maneira concêntrica, não isométrica) os extensores do quadril?

## Referências bibliográficas


1. Anderson, B. and E. Burke. 1991. Scientific, medical, and practical aspects of stretching. Clinics in Sports Medicine, 10 (1):63-86.
2. Anderson, K.G., and D.G. Behm. 2004. Maintenance of EMG activity and loss of force output with instability. Journal of Strength and Conditioning Research 18 (3): 637-640.
3. Bandy, W.D., J.M. Irion, and M. Briggler. 1998. The effect of static and dynamic range of motion training on the flexibility of the hamstring muscles. Journal of Sports Physical Therapy 27 (4): 295-300.
4. Baechle, T.R., and R.W. Earle, eds. 2000. Essentials of Strength Training and Conditioning, 2nd ed. Champaign, IL: Human Kinetics.
5. Barnes, D. 2002. What type of strength training do distance runners need? Modern Athlete and Coach 40(2): 35-37.
6. Behm, D.G., A.M. Leonard, W.B. Young, A.C. Bonney, and S.N. MacKinnon. 2005. Trunk muscle electromyographic activity with unstable and unilateral exercises. Journal of Strength and Conditioning Research 19 (1): 193-201.
7. Bompa, T.O. 1995. From Childhood to Champion Athlete. Toronto: Veritas.
8. Bompa, T.O. 2000. Total Training for Young Champions. Champaign, IL: Human Kinetics.
9. Bourne, G. 1995. The basic facts about flexibility in a nutshell. Modern Athlete and Coach 33 (2): 3-4, 35.
10. Brandon, R. 1998. What science has to say about the performance benefits of flexibility training. Peak Performance (September), 6-9.
11. Carter, J.M., W.C. Beam, S.G. McMahan, M.K. Barr, and L.E. Brown. 2006. The effects of stability ball training on spinal stability in sedentary individuals. Journal of Strength and Conditioning Research 20 (2): 429-435.
12. Chek, P. 1998. Swiss ball exercise. Sports Coach 21 (3): 27-29.
13. Collins, P. 2001. How to make use of Swiss ball training. Modern Athlete and Coach 39 (4): 34-36.
14. Cornelius, W.J., and M.M. Hinson. 1980. The relationship between isometric contractions of hip extensions and subsequent flexibility in males. Sports Medicine and Physical Fitness 20: 75-80.
15. Cornwell, A., A.G. Nelson, and B. Sideaway. 2002. Acute effects of stretching on the neuromuscular properties of the triceps surae muscle complex. European Journal of Applied Physiology 86 (5): 428-434.
16. Cosio-Lima, L.M., K.L. Reynolds, C. Winter, V. Paolone, and M.T. Jones. 2003. Effects of physical ball and conventional floor exercises. Journal of Strength and Conditioning Research 17: 475-483.
17. Franklin, A.J., C.F. Finch, and C.A. Sherman. 2001. Warm-up practices of golfers: Are they adequate? British Journal of Sports Medicine 35 (2): 125-127.
18. Funk, D., A.M. Swank, K.J. Adams, and D. Treolo. 2001. Efficacy of moist heat pack application over static stretching on hamstring flexibility. Journal of Strength and Conditioning Research 15 (1): 123-126.
19. Gambetta, V. 1997. Stretching the truth; the fallacies of flexibility. Sports Coach 20 (3): 7-9.
20. Gesztesi, B. 1999. Stretching during exercise. Strength and Conditioning Journal 21 (6): 44.
21. Hamlyn, N., D.G. Behm, and W.B. Young. 2007. Trunk muscle activation during dynamic weight-training exercises and isometric instability activities. Journal of Strength and Conditioning Research 21 (4): 1108-1112.
22. Hardy, L., and D. Jones. 1986. Dynamic flexibility and proprioceptive neuromuscular facilitation. Research Quarterly for Exercise and Sport 57 (2): 150-153.
23. Hedrick, A. 1992. Physiological responses to warm-up. National Strength and Conditioning Association Journal 14 (5): 25-27.
24. Hedrick, A. 1993. Flexibility and the conditioning program. National Strength and Conditioning Association Journal 15 (4): 62-66.
25. Hedrick, A. 2000. Dynamic flexibility training. Strength and Conditioning Journal 22 (5): 33-38.
26. Hedrick, A. 2000. Volleyball coaches guide to warm-up and flexibility training. Performance Conditioning Volleyball 8 (3): 1-4.
27. Hedrick, A. 2003. Using uncommon implements in the training programs of athletes. Strength and Conditioning Journal 25 (4): 18-22.
28. Holt, L.E., T.M. Travis, and T. Okia. 1970. Comparative study of three stretching techniques. Perceptual and Motor Skills 31: 611-616.
29. Jakubek, M.D. 2007. Stability balls: Reviewing the literature regarding their use and effectiveness. Strength and Conditioning Journal 29 (5): 58-63.
30. Karp, J.R. 2000. Flexibility for fitness. Fitness Management (April), 52-54.

31. Kato, Y., T. Ikata, H. Takia, S. Takata, K. Sairyo, and K. Iwanaga. 2000. Effects of specific warm-ups at various intensities on energy metabolism during subsequent exercise. Journal of Sports Medicine and Physical Fitness 40 (2): 126-130.
32. Kokkonen, J., A.G. Nelson, and A. Cornwell. 1998. Acute muscle stretching inhibits maximal strength performance. Research Quarterly for Exercise and Sport 69 (4): 411-415.
33. Koshida, S., Y. Urabe, K. Miyashita, K. Iwai, and A. Kagimori. 2008. Muscular outputs during dynamic bench press under stable versus unstable conditions. Journal of Strength and Conditioning Research 22 (5): 1584-1588.
34. Marshall, P.W.M., and B.A. Murphy. 2005. Core stability on and off a Swiss ball. Archives of Physical Medicine and Rehabilitation 86: 242-249.
35. Marshall, P.W.M., and B.A. Murphy. 2006. Increased deltoid and abdominal muscle activity during Swiss ball bench press. Journal of Strength and Conditioning Research 20 (4): 745-750.
36. McBride, J. 1995. Dynamic warm-up and flexibility: A key to basketball success. Coaching Women's Basketball (Summer): 15-17.
37. Ninos, J. 1999. When could stretching be harmful? Strength and Conditioning Journal 21 (5): 57-58.
38. Nuzzo, J.L., G.O. McCaulley, P. Cormie, M.J. Cavill, and J.M. McBride. 2008. Trunk muscle activity during stability ball and free weight exercises. Journal of Strength and Conditioning Research 22 (1): 95-102.
39. O'Brien, B., W. Payne, P. Gastin, and C. Burge. 1997. A comparison of active and passive warm-ups in energy system contribution and performance in moderate heat. Australian Journal of Science and Medicine in Sport 29 (4): 106-109.
40. Poe, C.M. 1995. Principles of off-ice strength, power, and flexibility training for figure skaters. Skating72 (9): 22-30.
41. Purton, J., B. Humphries, and G. Warman. 2001. Comparison of peak muscular activation between Ab-roller and exercise ball. Honors thesis, Central Queensland University, Rockhampton, Queensland.
42. Ross, M. 1999. Stretching the hip flexors. Strength and Conditioning Journal 21 (3): 71-72.
43. Sady, S.P., M. Wortman, and D. Blanke. 1982. Flexibility training: Ballistic, static, or proprioceptive neuromuscular facilitation? Archives of Physical Medicine and Rehabilitation 63: 261-263.
44. Sato, K., and M. Mokha. 2008. Does core strength training influence running kinetics, lower extremity stability, and 5000-m performance in runners? Journal of Strength and Conditioning Research 23 (1): 133-140.
45. Schibek, J.S., K.M. Guskiewicz, W.E. Prentice, S. Mays, and J.M. Davis. 2001. The effect of core stabilization training on functional performance in swimming. Master's thesis, University of North Carolina, Chapel Hill.
46. Shellock, F.G., and W.E. Prentice. 1985. Warming-up and stretching for improved physical performance and prevention of sports-related injuries. Sports Medicine 2 (4): 267-278.
47. Sobel, T., T.S. Ellenbecker, and E.P. Roetert. 1995. Flexibility training for tennis. Strength and Conditioning Journal 17 (6): 43-51.
48. Stanton, R., P.R. Reaburn, and B. Humphries. 2004. The effect of short-term Swiss ball training on core stability and running economy. Journal of Strength and Conditioning Research 18 (3): 522-528.
49. Sternlight, E., S. Rugg, L.L. Fujii, K.G. Tomomitsu, and M.M. Seki. 2007. Electromyographic comparison of a stability ball crunch with a traditional crunch. Journal of Strength and Conditioning Research 21 (2): 506-509.
50. Stricker, T., T. Malone, and W.E. Garrett. 1990. The effects of passive warming on muscle injury. American Journal of Sports Medicine 18 (2): 141-145.
51. Tancred, T., and B. Tancred. 1995. An examination of the benefits of warm-up: A review. New Studies in Athletics 10 (4): 35-41.
52. Tanigawa, M.C. 1972. Comparison of the hold relax procedure and passive mobilization on increasing muscle length. Physical Therapy 52: 725-735.
53. Thomas, M. 2000. The functional warm-up. Strength and Conditioning Journal 22 (2): 51-53.
54. Vera-Garcia, F.J., S.G. Grenier, and S. McGill. 2000. Abdominal muscle response during curl-ups on both stable and unstable surfaces. Physical Therapy 80: 564-569.
55. Wahl, J.M., and D.G. Behm. 2008. Not all instability training devices enhance muscle activation in highly resistancetrained individuals. Journal of Strength and Conditioning Research 22 (4): 1360-1370.
56. Willardson, J. 2007. Core stability training: Applications to sports conditioning programs. Journal of Strength and Conditioning Research 21 (3): 979-985.
57. Wirth, V.J., B.L. Van Luten, D. Mistry, E. Saliba, and F.C. McCue. 1998. Temperature changes in deep muscles during upper and lower extremity exercise. Journal of Athletic Training 33 (3): 211-215.

# 13

# Técnicas de exercício de treinamento de força

John F. Graham, MS

**Ao término deste capítulo, você será capaz de:**

- Compreender as técnicas fundamentais para realizar e instruir de maneira adequada exercícios de treinamento de força.
- Descrever técnicas de observação adequadas, bem como as situações em que são necessárias.
- Definir equipamentos e aparelhos de treinamento apropriados.
- Reconhecer erros comuns na técnica de exercícios de força.

Uma das responsabilidades mais importantes do personal trainer é instruir e controlar a técnica de exercício dos clientes a fim de assegurar os benefícios máximos do treinamento de força no ambiente mais seguro possível. Este capítulo explica os benefícios e os aspectos fisiológicos do treinamento de força, sua técnica e segurança. No final do capítulo, apresenta-se uma descrição detalhada das técnicas de exercícios de treinamento de força, bem como técnicas de observação.

## Orientações básicas de técnica de exercício

Muitas das orientações básicas se aplicam à realização de quase todos os exercícios de treinamento de força (com pesos). O cliente precisa segurar algum tipo de barra, haltere ou alça, posicionar o corpo na posição ideal e seguir a recomendação do padrão de movimento e respiração para promover uma técnica de exercício segura e efetiva.

O autor gostaria de agradecer as contribuições de Thomas R. Baechle e Roger W. Earle para este capítulo. Grande parte do conteúdo a seguir é diretamente atribuída a seu trabalho na primeira edição de *Fundamentos de personal training da NSCA*.

### Tipos e larguras de pegada

As posições de pegada utilizadas com mais frequência em exercícios de treinamento de força são a **pegada pronada**, com as palmas das mãos voltadas para baixo e os nós dos dedos para cima, e a **pegada supinada**, com as palmas das mãos para cima e os nós dos dedos para baixo (Fig. 13.1, a e b). Exemplos de exercícios que utilizam essas pegadas são o desenvolvimento de ombros, que utiliza uma pegada pronada, e a rosca punho, que utiliza uma pegada supinada. Alguns exercícios, como a rosca martelo com halteres e uma versão do desenvolvimento na máquina, utilizam uma **pegada neutra**. Nessa pegada, as palmas estão voltadas para dentro e os nós dos dedos ficam apontados para a lateral, como em um aperto de mão.

Uma pegada muito recomendada para se estabilizar a barra (p. ex., para o exercício de supino com peso livre) é a **pegada alternada**, em que uma mão fica pronada e a outra supinada (Fig. 13.1c). Nas pegadas pronada, supinada e alternada, o polegar envolve a barra de modo que ela fique completamente segurada pela mão. Essa posição do polegar cria uma **pegada com os polegares**. Quando o polegar, em vez de envolver a barra, é posicionado junto ao indicador, a posição é chamada **pegada sem o polegar** ou **suicida** (Fig. 13.1d). Quando um cliente está se preparando para realizar um exercício de treinamento de força com pesos livres utilizando uma barra, também é importante que o personal trainer o oriente a posicionar as mãos a certa distância uma da outra. Isso é denominado **largura de pegada**. As quatro larguras de pegada tradicionais, demonstradas na Figura 13.2, são: fechada, na largura dos quadris, na largura dos ombros e aberta. Para a maioria dos exercícios, as mãos são posicionadas na barra na largura dos ombros. As dimensões corporais do cliente influenciam as decisões sobre o posicionamento real da mão. Em todas as larguras de pegada, a posição da mão deve resultar em uma barra uniformemente equilibrada.

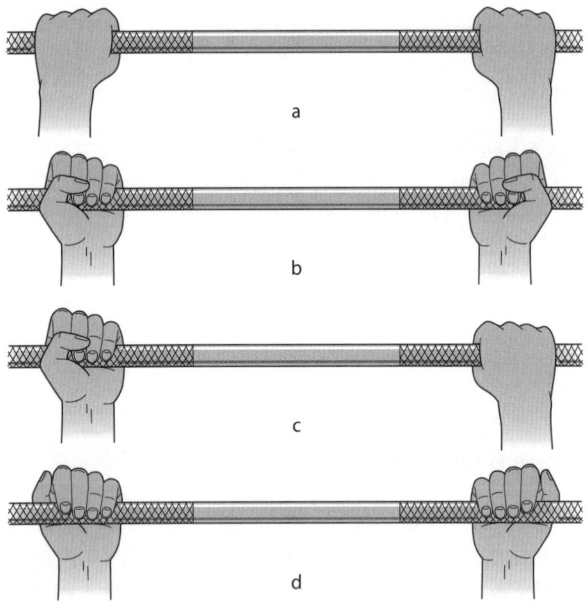


**FIGURA 13.1** Pegadas recomendadas: *(a)* pronada, com os polegares; *(b)* supinada, com os polegares; *(c)* alternada, com os polegares; *(d)* supinada, sem os polegares.

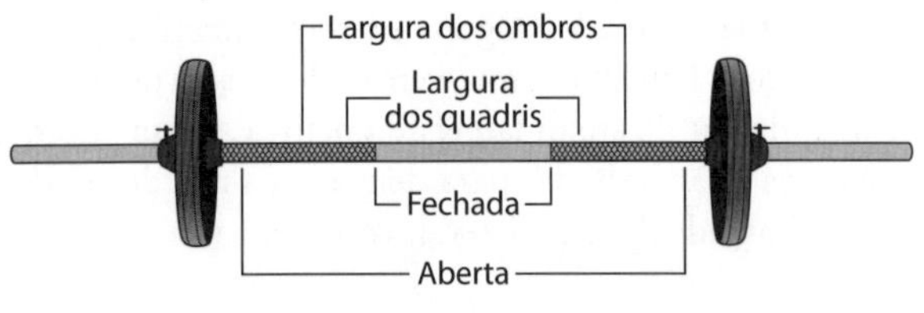


**FIGURA 13.2** Opções de larguras de pegada: fechada, na largura dos quadris, na largura dos ombros, aberta.

## Posição inicial

Em todos os exercícios de treinamento de força, é fundamental que o personal trainer oriente o cliente a entrar na posição corporal inicial correta. A demonstração de um exercício novo dada ao cliente deve começar com como estabelecer a posição inicial. A partir dessa posição, o cliente deve conseguir manter o alinhamento correto do corpo durante todo o exercício, impondo assim o estresse apenas sobre os músculos desejados. Exercícios realizados em pé (p. ex., agachamento livre, remada curvada com barra, remada em pé com barra) normalmente exigem que os pés do cliente fiquem planos no chão alinhados aos quadris ou aos ombros. Garantir uma posição segura em uma máquina normalmente exige que o personal trainer ajuste a altura do assento e/ou a posição de todos os encostos ajustáveis de corpo e membros a fim de alinhar a(s) articulação(ões) envolvida(s) no exercício com o eixo da máquina. Por exemplo, preparar o cliente para realizar o exercício de cadeira extensora exige que o personal trainer ajuste a posição do encosto das costas para a frente ou para trás, o came no limitador de amplitude e o encosto do tornozelo para cima ou para baixo, a fim de posicionar as articulações do cliente alinhadas ao eixo da máquina.

> Toda demonstração de um exercício novo dada ao cliente deve começar com como estabelecer uma posição inicial estável.

### Posição de contato corporal de cinco pontos

Alguns exercícios com pesos livres ou em máquinas são realizados com o cliente sentado (p. ex., *leg press*, desenvolvimento) ou deitado de costas com o rosto voltado para cima (**decúbito dorsal**; p. ex., supino com halteres, tríceps testa, crucifixo com halteres). Os exercícios realizados em um assento semelhante a uma cadeira ou em um banco da largura do tronco exigem que o personal trainer oriente o cliente a posicionar o corpo em uma **posição de contato corporal de cinco pontos**, de modo que as seguintes partes ou segmentos do corpo fiquem em contato com o assento ou banco e o solo ou plataforma para os pés:

- Parte de trás da cabeça.
- Coluna cervical e parte posterior dos ombros.
- Coluna lombar e nádegas.
- Pé direito.
- Pé esquerdo.

Para exercícios em **decúbito ventral**, o cliente se deita com a cabeça para baixo (p. ex., flexão de pernas [joelhos], lombar livre), e a maior parte da superfície frontal do corpo do cliente fica em contato com o solo ou os encostos e alças da máquina. Por exemplo, a posição adequada para o exercício de flexão de perna (joelho) envolve estes cinco pontos de contato:

- Queixo (ou uma bochecha, se a cabeça estiver virada para o lado).
- Peito e estômago.
- Quadris e parte da frente das coxas.

- Mão direita.
- Mão esquerda.

## Considerações sobre respiração

A melhor recomendação geral que os personal trainers devem dar aos clientes sobre quando e como respirar durante um exercício de força é expirar no ***sticking point*** (a parte mais difícil do exercício) durante a fase concêntrica ou de esforço e inspirar durante a parte mais fácil do exercício (a fase excêntrica). Em geral, o *sticking point* ocorre logo após a transição da fase excêntrica para a concêntrica. Por exemplo, como o *sticking point* do exercício de supino inclinado com barra é atingido quando a barra está no meio do caminho para cima, o cliente deve expirar durante essa parte do movimento. Conforme a barra é abaixada até a posição inicial, o cliente deve inspirar. Essa estratégia se aplica a quase todos os exercícios de treinamento de força. O personal trainer pode dizer ao cliente para "expirar durante a parte mais difícil do exercício e inspirar durante a mais fácil".

### Manobra de Valsalva

Alguns exercícios podem exigir uma variação do método de respiração típico para que se atinja o desempenho ideal. Para esses exercícios em particular, pode ser útil que o personal trainer explique a determinados clientes um padrão de respiração diferente. Por exemplo, clientes treinados em força que realizarão **exercícios estruturais** (aqueles que sobrecarregam a coluna vertebral; p. ex., agachamento livre, *push press*) ou exercícios que estressam a coluna lombar (p. ex., remada curvada, levantamento terra, desenvolvimento) podem obter vantagens segurando a respiração temporariamente durante o exercício.

Essa estratégia produz a chamada **manobra de Valsalva**. Nessa prática de respiração, fecha-se a glote (a parte mais estreita da laringe) para impedir que o ar escape dos pulmões enquanto os músculos do abdome e da caixa torácica se contraem. Como consequência, tenta-se expirar contra a "garganta fechada". O resultado é que o diafragma e os músculos profundos do tronco se contraem e geram pressão intra-abdominal contra uma **bolsa de ar**, o que ajuda a sustentar a coluna vertebral internamente, de dentro para fora, e reduz de maneira significativa o esforço necessário de outros músculos (p. ex., os músculos lombares durante o exercício de agachamento livre) para realizar o exercício.[5] Assim, o cliente é mais capaz de manter a postura e o alinhamento corporal corretos. A seguir estão duas opções de respiração, com exemplos de instruções verbais que o personal trainer pode dar aos clientes avançados que realizarão exercícios com a manobra de Valsalva.

- *Opção 1*: inspirar durante a fase excêntrica até logo antes do início da fase concêntrica; segurar a respiração durante o *sticking poing*; depois expirar. Instruções verbais: "Inspire durante a parte mais fácil do exercício; segure o ar até terminar a parte mais difícil do exercício e, depois, expire".
- *Opção 2*: inspirar antes do início da **repetição**; segurar o ar durante o *sticking point* da fase concêntrica; depois expirar. Instruções verbais: "Inspire antes de começar a repetição; segure o ar até terminar a parte mais difícil do exercício e, depois, expire".

Para um exemplo da opção 1, os clientes avançados que estão tentando levantar sobrecargas pesadas no exercício de agachamento livre podem inspirar enquanto descem para a posição mais baixa, realizar a manobra de Valsalva e continuar a segurar a respiração até logo depois do *sticking point* do movimento para cima, expirando durante o restante da fase concêntrica de volta à posição corporal inicial ou em pé.

Apesar de suas vantagens, a manobra de Valsalva causa aumento na pressão no peito, o que pode ter o efeito colateral indesejado de exercer forças compressivas sobre o coração, dificultando o retorno venoso. Além disso, pode aumentar temporariamente a pressão arterial, podendo acarretar tontura, fadiga rápida, ruptura de vaso sanguíneo, desorientação e desmaios. Portanto, o personal trainer não deve permitir que clientes com qualquer doença cardiovascular, metabólica ou respiratória conhecida ou suspeitada prendam a respiração durante o exercício de força. Personal trainers que conduzem testes de força muscular máxima ou próxima do máximo precisam estar cientes das vantagens e desvantagens de incentivar ou permitir que seus clientes utilizem a manobra de Valsalva. Embora seja importante que a coluna vertebral seja sustentada internamente durante essas situações de teste por questões de segurança e técnica, recomenda-se que o cliente não estenda excessivamente o tempo em que segura o ar. Mesmo clientes treinados em força e com experiência na técnica devem ser aconselhados a segurar o ar apenas momentaneamente (1 a 2 segundos).

> O personal trainer não deve permitir que clientes com qualquer doença cardiovascular, metabólica ou respiratória conhecida ou suspeitada segurem a respiração durante o exercício de força.

## Recomendações sobre o cinto de levantamento de peso

Demonstrou-se que cintos de peso aumentam a pressão intra-abdominal durante a realização do exercício de treinamento de força.[19,21,22] Portanto, o uso de um cinto de peso pode contribuir para um treinamento sem lesões reduzindo as forças compressivas sobre a coluna vertebral. Apesar desse benefício, se o cliente utilizar um cinto de peso durante todos os exercícios de treinamento de força, os músculos da lombar e do abdome podem ficar desacostumados a sustentar o tronco.[19] Depois, se o cliente realizar um exercício sem o cinto de peso, os músculos enfraquecidos do tronco podem não ser capazes de gerar pressão intra-abdominal suficiente para diminuir o risco de lesão. Ao determinar se o cliente deve ou não utilizar um cinto de peso durante o exercício de treinamento de força, o personal trainer deve basear sua decisão nas seguintes diretrizes:

- Recomenda-se o cinto de peso para exercícios estruturais com base no solo que sobrecarreguem o tronco e imponham estresse sobre a coluna lombar (p. ex., agachamento livre tradicional e frontal, desenvolvimento em pé, levantamento terra) *e* envolvam sobrecargas máximas ou próximas do máximo (ambas as condições devem existir; não é necessário, por exemplo, que o cliente utilize um cinto de peso ao levantar sobrecargas mais leves na realização de um exercício estrutural).
- O cinto de peso não é necessário para exercícios que não sobrecarreguem o tronco diretamente, mesmo se impuser estresse à coluna lombar (p. ex., puxada pela frente na polia alta, supino, rosca bíceps, cadeira extensora).

O cinto de peso é recomendado para exercícios estruturais com base no solo que envolvam o levantamento de sobrecargas máximas ou próximas do máximo.

## Observação de exercícios de treinamento de força

Quando o cliente realiza um exercício de treinamento de força, a principal responsabilidade do personal trainer é a segurança do cliente. Além de ensinar e reforçar a técnica adequada de exercício, o personal trainer pode atuar como um observador, auxiliando os clientes fisicamente a completar o exercício para ajudar a protegê-los de lesão. Essa necessidade de um observador costuma ser associada a exercícios com pesos livres. Barras, halteres e anilhas de peso que não são restritas a um trajeto de movimento fixo aumentam a possibilidade de o cliente perder o controle e se lesionar. A observação pode ser feita com exercícios em máquina, mas não é tão necessária porque os clientes não são expostos ao risco de uma barra, haltere ou anilha de peso cair em cima deles. Essa vantagem, porém, não implica que os exercícios em máquina não exijam supervisão ou auxílio (p. ex., o cliente pode precisar de ajuda para manter a velocidade e a amplitude de movimento adequadas).

O personal trainer pode auxiliar o cliente com **repetições forçadas** (repetições que são mais bem realizadas com a ajuda de outra pessoa), mas esse tipo de assistência não deve ser confundido ou substituído pela observação visando à segurança.

Quatro condições de exercício com pesos livres exigem um observador. Elas incluem exercícios realizados:

- Acima da cabeça (p. ex., desenvolvimento em pé).
- Acima do rosto (p. ex., supino, tríceps testa).
- Com uma barra sobre a coluna cervical e os ombros (p. ex., agachamento livre tradicional).
- Com uma barra posicionada na frente dos ombros ou clavículas (p. ex., agachamento livre frontal).

### Observação de exercícios acima da cabeça ou acima do rosto

Muitos exercícios de treinamento de força acima da cabeça e acima do rosto colocam o cliente em uma posição sentada, em pé (p. ex., desenvolvimento, tríceps em pé ou francês) ou em decúbito dorsal (p. ex., supino, crucifixo com halteres, tríceps testa, *pullover* com haltere). Em virtude da localização da barra ou do haltere acima da cabeça ou do rosto, o potencial de lesão grave é maior durante a realização desses exercícios do que durante a maioria dos outros. Além disso, para ser efetivo no oferecimento de auxílio ao observar um exercício realizado acima da cabeça, o personal trainer deve ter no mínimo a mesma altura que o cliente. Se esse não for o caso, deve-se modificar o exercício de modo que o cliente fique em uma posição sentada. Alguns tipos de bancos de supino e desenvolvimento têm uma pequena plataforma que posiciona o observador em uma posição melhor para auxiliar nos exercícios acima da cabeça e do rosto.

#### Exercícios com barra

Ao observar exercícios com barra acima do rosto, o personal trainer deve segurar a barra entre as mãos do cliente utilizando uma pegada alternada. Isso ajuda a impedir que a barra caia das mãos do personal trainer em cima da cabeça, do rosto ou do pescoço do cliente. Além disso, o personal trainer deve assumir a posição mais próxima possível do cliente – sem criar distração – para conseguir segurar a barra rapidamente se necessário. Finalmente, para criar uma base de sustentação estável, o personal trainer deve, se possível, ficar em uma posição com as costas retas, e não curvadas, com os pés planos no chão em uma postura alternada. Dependendo da estrutura do banco, porém, pode não haver espaço suficiente para a postura alternada.

#### Exercícios com halteres

É comum ver as pessoas recebendo assistência de observadores nos braços ou cotovelos ao realizarem exercícios com halteres acima da cabeça ou do rosto. Essa técnica de observação pode causar lesão se os cotovelos do indivíduo caírem rapidamente enquanto o observador levanta seus braços ou cotovelos. Se isso acontecer, é provável que o observador não consiga impedir que os halteres caiam sobre a cabeça, o rosto, o pescoço ou o peito do cliente. Em vez disso, o personal trainer deve segurar nos punhos do cliente (Figura 13.3) bem próximo ao haltere. No caso de exercícios que exijam que o cliente utilize as duas mãos para segurar um haltere (p. ex., *pullover* com haltere) ou apenas uma mão por vez para realizar o exercício (p. ex., tríceps testa com halteres acima da cabeça), o personal trainer deve segurar na metade de baixo do haltere em si, ou seja, a extremidade mais próxima ao solo.

> Quando o cliente realiza um exercício com halteres acima da cabeça ou do rosto, o personal trainer deve segurar nos punhos do cliente perto do haltere, não nos seus braços ou cotovelos.

## Observação de exercícios com barra atrás ou na frente dos ombros

Exercícios que envolvem o posicionamento da barra acima dos ombros na base do pescoço ou na coluna cervical (p. ex., agachamento livre tradicional, afundo, estepe) ou na frente dos ombros diante das clavículas (p. ex., agachamento frontal) também devem ser observados. Como é o caso de exercícios acima da cabeça ou do rosto, para ser um observador competente, o personal trainer precisa ser forte o bastante para segurar a sobrecarga levantada e precisa ter, no mínimo, a mesma altura que o cliente. Existe uma grande variedade de métodos que podem ser utilizados para observar esses tipos de exercícios. O observador pode, por exemplo, ficar em pé atrás e muito próximo ao cliente (sem impedir a execução do exercício), preparado para "abraçar e levantar" o cliente caso este não consiga completar a série. Para aumentar a proteção contra lesões ou acidentes, esses tipos de exercícios devem ser realizados, se possível, dentro de um *rack* de agachamento com traves posicionadas logo abaixo da posição mais baixa que a barra vai atingir durante a fase para baixo do movimento.

## Observação de exercícios de potência

Via de regra, os exercícios "explosivos" ou "de potência" (p. ex., *power clean, hang clean, push jerk, high pull, snatch*) não devem receber assistência. É difícil para o personal trainer observar e segurar barras movimentadas rapidamente; tentar fazer isso pode resultar em lesão para uma ou ambas as partes. Em virtude dessa situação

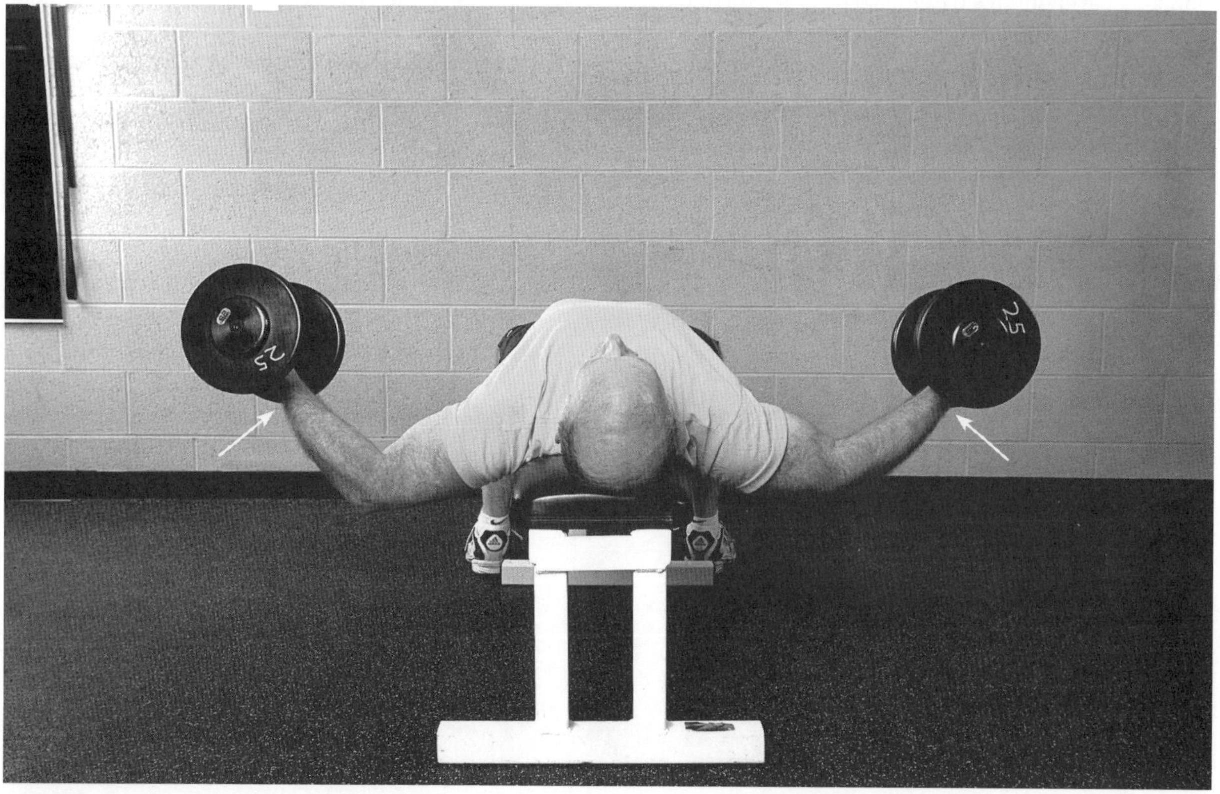

FIGURA 13.3 As setas indicam onde o personal trainer deve segurar os punhos do cliente ao observar um exercício com halteres.

dinâmica, os exercícios de potência devem ser realizados em uma área separada ou plataforma de levantamento para caso o cliente "erre" (não consiga completar uma repetição) ou perca o controle da barra. Em vez de pegar a barra fisicamente durante um levantamento malsucedido, o personal trainer deve ensinar o cliente a empurrar a barra para longe ou simplesmente derrubá-la. Caso a barra comece a cair atrás de sua cabeça, os clientes devem ser instruídos a soltar a barra e, simultaneamente, dar um passo ou salto à frente. Também é importante remover qualquer equipamento da área dentro ou em volta do espaço em que os exercícios de potência forem realizados.

Os exercícios de potência devem ser realizados em uma área à parte ou em uma plataforma de levantamento sem o auxílio de um observador.

## Número de observadores

Depois de concluir que o cliente precisa de observação para um exercício, o próximo passo é determinar quantos observadores são necessários. Se a sobrecarga estiver acima da capacidade do personal trainer de segurá-la efetivamente, deve-se utilizar outro observador. É comum, por exemplo, utilizar um observador em cada ponta da barra durante o exercício de agachamento livre tradicional ou frontal. Essa técnica exige observadores experientes, pois eles precisam sincronizar perfeitamente quando e como auxiliarão o cliente a manter a barra alinhada e equilibrada. Quando estiverem envolvidas cargas excessivamente altas, pode até ser o caso de três observadores.

## Comunicação

A comunicação é responsabilidade tanto do cliente quanto do personal trainer. O cliente deve ser instruído a avisar o personal trainer quando estiver pronto para mover a barra, os halteres ou alças da máquina para a posição inicial (***liftoff***). Se o cliente precisar de ajuda durante a **série**, deve pedir ou fazer um sinal rápido para o personal trainer; e, depois da última repetição, o personal trainer deve ajudar o cliente a mover a barra de volta aos suportes (ou *rack*). A má comunicação pode fazer com que o personal trainer auxilie o cliente cedo demais, tarde demais ou da maneira incorreta. Portanto, o personal trainer deve discutir todas essas questões com o cliente antes de iniciar a série.

# Conclusão

Os personal trainers são responsáveis por ensinar aos clientes a técnica adequada do exercício de treinamento de força a fim de maximizar o efeito do treinamento dos exercícios e criar o ambiente de treinamento mais seguro possível. Isso inclui não apenas instruções sobre como realizar o exercício, mas também orientações sobre a respiração adequada e recomendações sobre o cinto de peso. O personal trainer também deve saber quando e como observar um cliente durante o exercício de treinamento de força e como reconhecer e corrigir seus erros na técnica de exercício. O personal trainer deve estar familiarizado com todos os exercícios descritos neste capítulo e notar que não se tentou explicar ou apresentar fotos de todas as variações possíveis de técnica e observação. As listas nas páginas a seguir apresentam as orientações mais aceitas para a técnica de exercícios de treinamento de força.[7,8,24] Os leitores são incentivados a consultar as referências 1 a 4, 6, 9 a 18, 20 e 23 para orientações complementares.

## Exercícios de treinamento de força

**Músculos abdominais**
*Sit-up* com os joelhos flexionados
Abdominal supra na máquina

**Costas**
Remada curvada
Puxada pela frente na polia alta
Remada sentado na polia baixa
Remada sentado (faixa elástica)
Lombar na máquina

**Membros superiores (bíceps)**
Rosca bíceps (barra)
Rosca bíceps (faixa elástica)
Rosca bíceps na máquina (Scott)

**Membros superiores (tríceps)**
Tríceps francês (faixa elástica)
Tríceps testa
Tríceps *pushdown*

**Panturrilhas**
Gêmeos em pé na máquina
Gêmeos sentado na máquina

**Peitoral**
Supino reto com barra
Crucifixo reto com halteres
*Peck deck* (voador)
Supino (faixa elástica)
Supino reto na máquina

**Quadril e coxa**
*Leg press*
Agachamento livre tradicional
Agachamento livre (faixa elástica)
Agachamento livre frontal
Cadeira extensora
Avanço
Flexão de perna (joelho)

**Ombros**
Desenvolvimento (barra)
Desenvolvimento (faixa elástica)
Elevação lateral com halteres
Elevação lateral (faixa elástica)

**Corpo todo**
*Power clean*

## Exercícios abdominais

### *Sit-up* com os joelhos flexionados

*Posição inicial*

Assuma uma posição em decúbito dorsal em um colchonete no chão.

Flexione os joelhos para aproximar os calcanhares das nádegas.

Dobre os membros superiores diante do peito ou do abdome.

*Fase de movimento para cima*

Flexione o pescoço para levar o queixo ao peito.

Mantendo os pés, nádegas e lombar planos e fixos no colchonete, suba o tronco na direção das coxas até a parte superior das costas saírem do colchonete.

Mantenha os membros superiores dobrados diante do peito ou do abdome.

*Fase de movimento para baixo*

Deixe o tronco e depois o pescoço se abaixarem e voltarem a se estender para a posição inicial.

Mantenha os pés, nádegas, lombar e membros superiores na mesma posição.

**Principal músculo treinado**

Reto do abdome

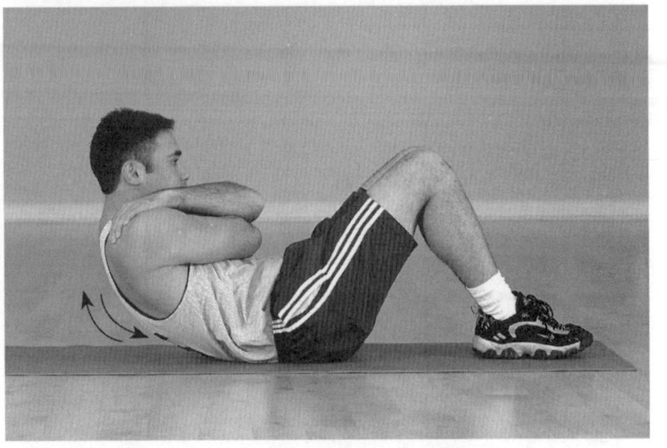

Conclusão da fase de movimento para cima.

*Erros comuns*

- Tirar os pés do colchonete durante a fase de movimento para cima
- Tirar os quadris do colchonete durante a fase de movimento para baixo

### Abdominal supra na máquina

*Posição inicial*

Sente-se na máquina com a parte superior do peitoral pressionada contra o encosto de peitoral; se, em vez disso, houver alças, segure-as com uma pegada pronada ou neutra com os polegares.

*Fase de movimento para a frente*

Flexione o pescoço para levar o queixo ao peito.

Mantendo os pés, membros inferiores e nádegas fixos, curve o tronco na direção das coxas.

Mantenha a parte superior do peitoral contra o encosto (ou segure firme as alças).

*Fase de movimento para trás*

Deixe o tronco e depois o pescoço retornarem e se estenderem na posição inicial.

Mantenha os pés, membros inferiores, nádegas e membros superiores na mesma posição.

Mantenha a parte superior do peitoral contra o encosto (ou segure firme as alças).

*Erros comuns*

- Tirar os quadris do assento durante a fase de movimento para a frente
- Empurrar com os membros inferiores ou superiores para ajudar a curvar o tronco para a frente

**Principal músculo treinado**

Reto do abdome

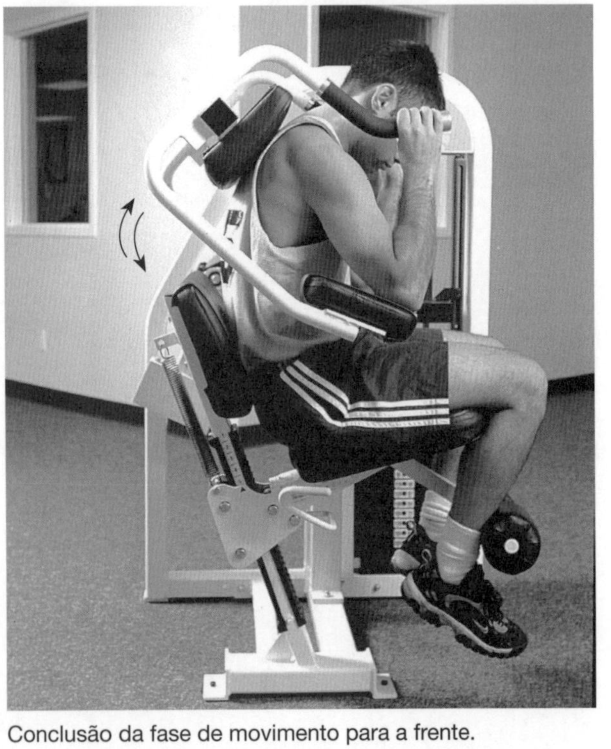

Conclusão da fase de movimento para a frente.

## Costas

### Remada curvada

*Posição inicial*

Segure a barra com uma pegada pronada, com os polegares, mais aberta do que a largura dos ombros.
Tire a barra do chão para uma posição na frente das coxas usando a fase de primeira puxada do exercício *power clean*.
Ajuste os pés para assumirem uma postura alinhada aos ombros, com os joelhos leve a moderadamente flexionados.
Flexione o tronco para a frente para que fique pouco acima de uma linha paralela ao chão.
Assuma uma posição com as costas retas, os ombros para trás e o peito aberto.
Concentre os olhos em uma curta distância à frente dos pés.
Deixe a barra pender com os cotovelos completamente estendidos.
Ajuste a posição dos joelhos, quadris e tronco para tirar as anilhas do chão.

*Fase de movimento para cima*

Puxe a barra para cima na direção da parte inferior do peitoral ou superior do abdome.
Mantenha os cotovelos apontados para fora nas laterais do corpo com os punhos retos.
Mantenha o tronco rígido, as costas retas e os joelhos na mesma posição flexionada.
Toque a barra no esterno ou na parte superior do abdome.
Na posição mais alta da barra, os cotovelos devem estar mais altos do que o tronco.

*Fase de movimento para baixo*

Deixe os cotovelos se estenderem devagar de volta à posição inicial.
Mantenha o tronco rígido, as costas retas e os joelhos na mesma posição flexionada.
Depois de completar a série, agache-se para devolver a barra ao chão.

*Erros comuns*

- Fazer movimentos abruptos com a parte superior do corpo, encolher os ombros, estender o tronco, estender os joelhos, curvar a barra nas mãos ou ficar na ponta dos pés para ajudar a levantar a barra
- Deixar que a coluna cervical se curve (perdendo a posição de costas retas) durante o movimento

**Principais músculos treinados**

Latíssimo do dorso, redondo maior, deltoide posterior, romboide

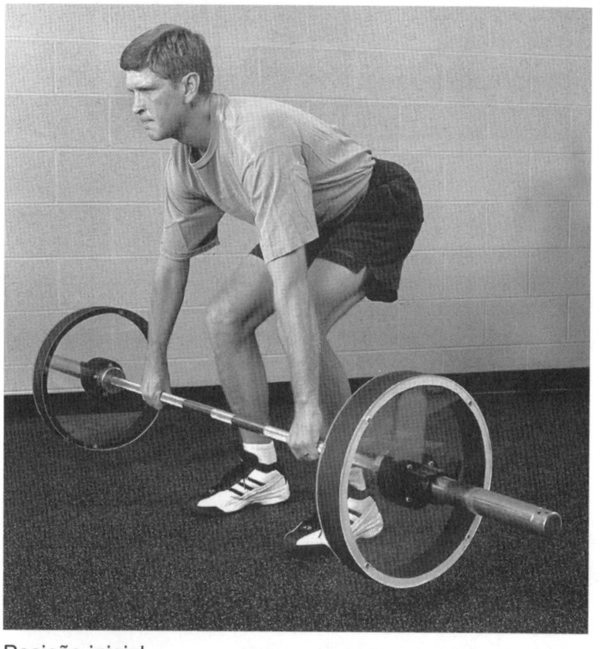

Posição inicial.

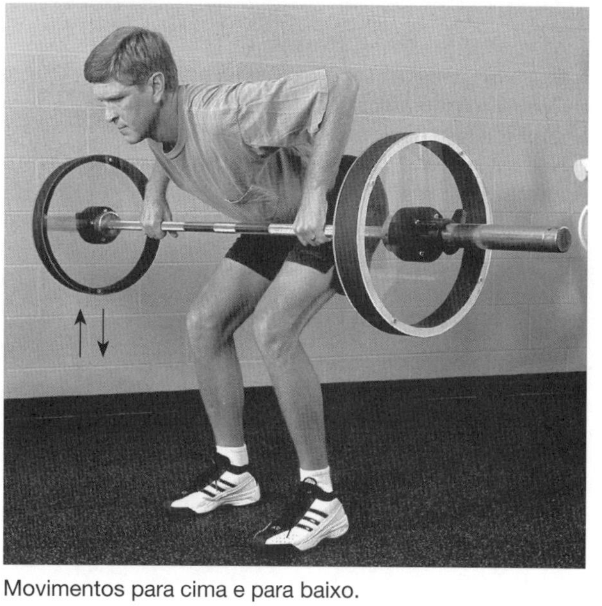

Movimentos para cima e para baixo.

## Puxada pela frente na polia alta

### *Posição inicial*

Segure a barra com uma pegada pronada, com os polegares, mais aberta do que a largura dos ombros.
Sente-se de frente para a pilha da máquina com os membros inferiores sob os encostos das coxas e os pés planos no chão.
Incline o tronco um pouco para trás para criar um trajeto para a barra passar diante do rosto.
Deixe que os ombros se estendam completamente.
Nessa posição, o peso a ser levantado estará suspenso sobre o restante da pilha.

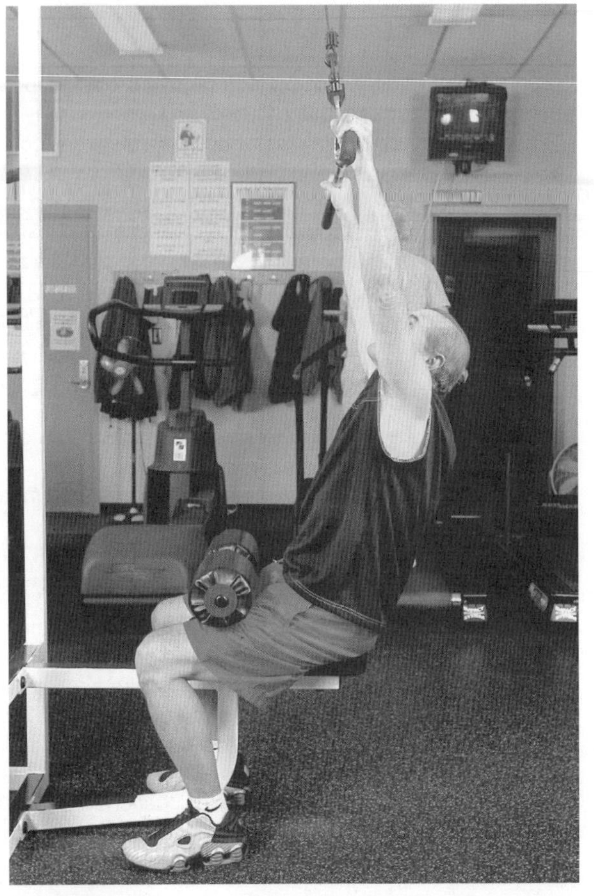

Posição inicial.

### *Fase de movimento para baixo*

Puxe a barra para baixo na direção da parte superior do peitoral; os ombros devem se mover para baixo e para trás e o peito para cima e para fora enquanto a barra é abaixada.
Mantenha os pés, membros inferiores e tronco na mesma posição.
Toque a barra nas clavículas ou na parte superior do peito.

### *Fase de movimento para cima*

Deixe que os ombros se estendam lentamente de volta à posição inicial.
Mantenha os pés, membros inferiores e tronco na mesma posição.
Depois que a série for completada, levante-se e devolva o peso para sua posição de repouso.

### *Erros comuns*

- Usar uma pegada sem o polegar na barra.
- Contrair os músculos abdominais e flexionar o tronco para auxiliar a fase de movimento para baixo
- Não estender os ombros completamente na fase de movimento para cima
- Puxar a barra para baixo atrás da cabeça até a nuca

**Principais músculos treinados**

Latíssimo do dorso, redondo maior, romboide, deltoide posterior

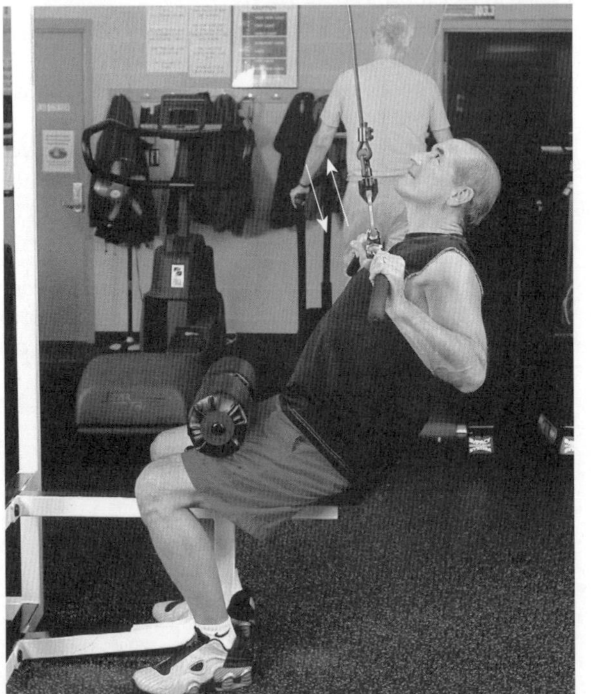

Movimentos para cima e para baixo

## Remada sentada na polia baixa

*Posição inicial*

De frente para a máquina, sente-se no chão (ou em um assento longo, se houver).
Posicione os pés na estrutura da máquina ou nos suportes para os pés.
Flexione os joelhos e os quadris para levar os braços à frente e pegar a alça com uma pegada neutra com os polegares.
Puxe a alça para trás e assuma uma posição sentada ereta, com o tronco perpendicular ao solo, os joelhos levemente flexionados, e os pés e membros inferiores paralelos uns aos outros.
Deixe os cotovelos se estenderem completamente com os membros superiores mais ou menos paralelos ao chão.
Nessa posição, o peso a ser levantado estará suspenso sobre o restante da pilha.

*Fase de movimento para trás*

Puxe a alça na direção do peitoral ou da parte superior do abdome.
Mantenha o tronco em uma posição ereta com os joelhos na mesma posição levemente flexionada.
Toque a alça no esterno ou no abdome.

*Fase de movimento para a frente*

Deixe os cotovelos se estenderem de volta à posição inicial.
Mantenha o tronco em uma posição ereta com os joelhos na mesma posição levemente flexionada.
Depois que completar a série, flexione os joelhos e os quadris para levar os braços à frente e devolver o peso à posição inicial.

*Erros comuns*

- Fazer movimentos bruscos com a parte superior do corpo ou se inclinar para trás durante a fase de movimento para trás
- Curvar a alça na direção do tronco durante a fase de movimento para trás
- Flexionar o tronco para a frente durante a fase de movimento para a frente

**Principais músculos treinados**

Latíssimo do dorso, redondo maior, romboide, deltoide posterior

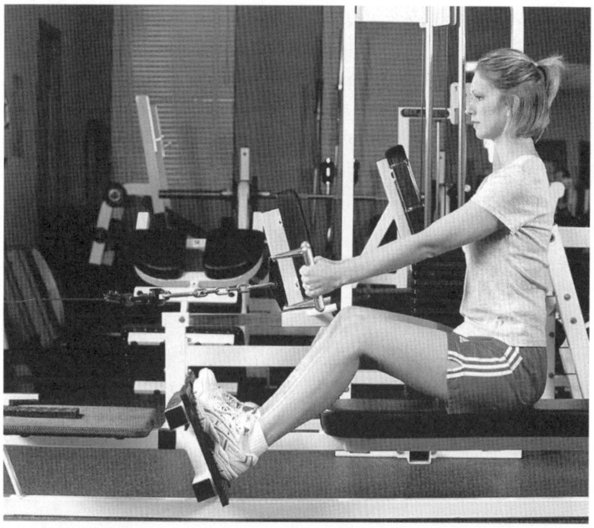

Posição inicial.

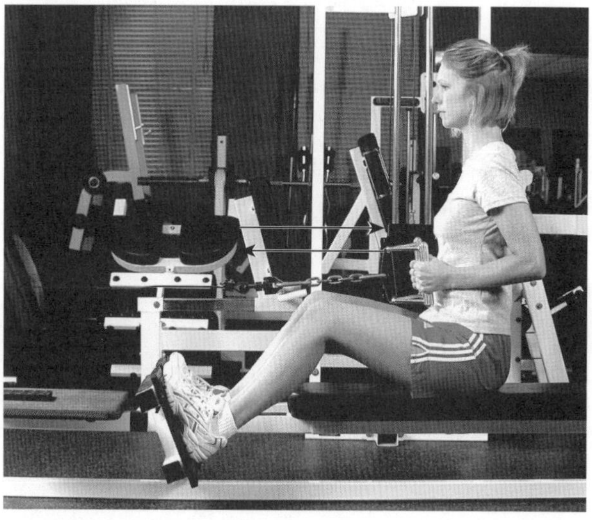

Movimentos para trás e para a frente.

## Remada sentada (faixa elástica)

*Posição inicial*

Segure as alças da faixa elástica com uma pegada neutra com os polegares.

Sente-se no chão ou colchonete com os joelhos levemente flexionados e envolva a faixa elástica de maneira uniforme em volta do peito dos pés.

Assuma uma posição ereta com o tronco perpendicular ao solo.

Segure-se nas alças com os cotovelos totalmente estendidos, os membros superiores mais ou menos paralelos ao solo e as palmas das mãos voltadas uma para a outra. Nessa posição, a faixa elástica deve estar quase tensa (mas não esticada); se não estiver, diminua a frouxidão enrolando a faixa mais uma vez em volta dos pés.

**Principais músculos treinados**

Latíssimo do dorso, redondo maior, romboide, deltoide posterior

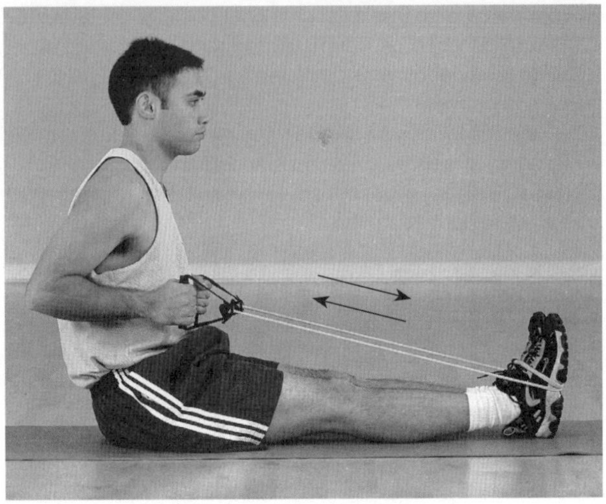

Conclusão da fase de movimento para trás.

*Fase de movimento para trás*

Puxe as alças na direção do peitoral ou da parte superior do abdome.

Mantenha o tronco em uma posição ereta com os joelhos na mesma posição levemente flexionada.

Toque as mãos nas laterais do tronco.

*Fase de movimento para a frente*

Deixe os cotovelos se estenderem lentamente de volta à posição inicial.

Mantenha o tronco em uma posição ereta com os joelhos na mesma posição levemente flexionada.

*Erros comuns*

- Fazer movimentos bruscos com a parte superior do corpo ou se inclinar para trás durante a fase de movimento para trás
- Curvar as alças na direção do tronco durante a fase de movimento para trás
- Flexionar o tronco para a frente durante a fase de movimento para a frente

## Lombar na máquina

*Posição inicial*

Sente-se na máquina com a parte superior das costas pressionada contra o encosto para as costas.
Flexione o tronco para a frente e movimente o corpo para trás a fim de alinhar os quadris com o eixo da máquina.
Posicione os pés na estrutura da máquina ou no suporte para os pés.
Segure as alças ou laterais do assento.

*Fase de movimento para trás*

Mantendo as coxas e os pés fixos, estenda o tronco (incline-se para trás).
Mantenha a parte superior das costas firmemente pressionada contra o encosto para as costas.
Mantenha as mãos firmes nas alças ou nas laterais do assento.

*Fase de movimento para a frente*

Deixe o tronco se flexionar (inclinar-se para a frente) de volta à posição inicial.
Mantenha a parte superior das costas firmemente pressionada contra o encosto para as costas, e as coxas e os pés fixos.
Mantenha as mãos firmes nas alças ou nas laterais do assento.

*Erros comuns*

- Empurrar com os membros inferiores ou sair do assento durante a fase de movimento para trás
- Arquear as costas no fim da fase de movimento para trás

**Principal músculo treinado**

Eretor da coluna

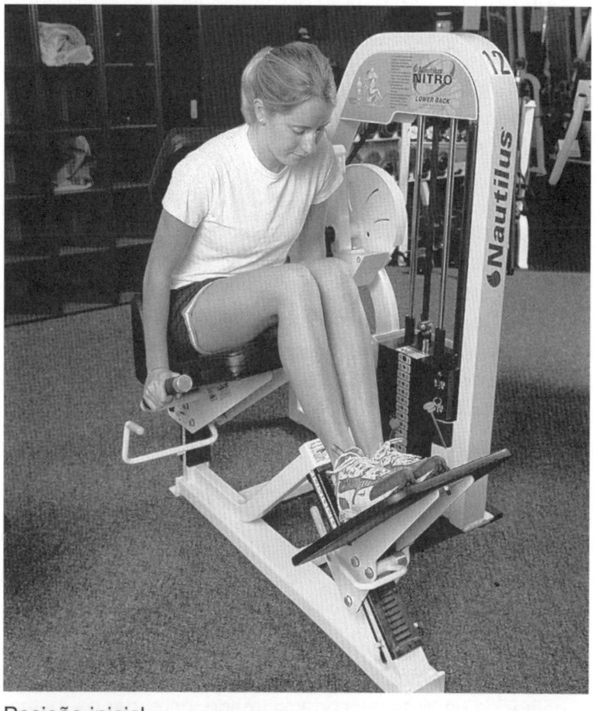

Posição inicial.

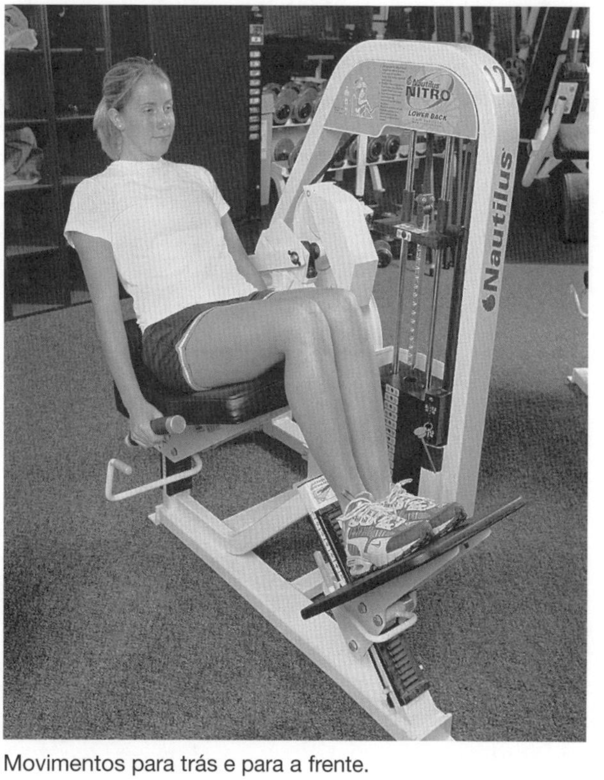

Movimentos para trás e para a frente.

## Membros superiores (bíceps)

### Rosca bíceps (barra)

*Posição inicial*

Segure a barra com uma pegada supinada, com os polegares, na largura dos ombros ou um pouco mais aberta.
Fique em pé, ereto, com os pés na largura dos ombros e os joelhos levemente flexionados.
Posicione a barra na frente das coxas, com os cotovelos totalmente estendidos.
Posicione os braços contra as laterais do tronco e perpendiculares ao solo.

*Fase de movimento para cima*

Flexione os cotovelos para mover a barra em um arco para cima na direção dos ombros.
Mantenha o tronco ereto, os braços fixos e os joelhos na mesma posição levemente flexionada.
Flexione os cotovelos até a barra ficar entre 10 e 15 centímetros dos ombros.

*Fase de movimento para baixo*

Deixe os cotovelos se estenderem lentamente de volta à posição inicial.
Mantenha o tronco, os braços e joelhos na mesma posição.

*Erros comuns*

- Fazer movimentos bruscos com a parte superior do corpo, encolher os ombros, estender o tronco, estender os joelhos, balançar a barra ou ficar na ponta dos pés para ajudar a levantar a barra
- Afastar os cotovelos das laterais do tronco (para trás durante a fase de movimento para baixo ou para a frente durante a fase de movimento para cima)
- Manter os cotovelos parcialmente flexionados ao fim da fase de movimento para baixo (amplitude de movimento encurtada)
- Quicar a barra nas coxas para aumentar o momento a fim de ajudar na repetição seguinte

**Principais músculos treinados**

Braquial, bíceps braquial (especialmente), braquiorradial

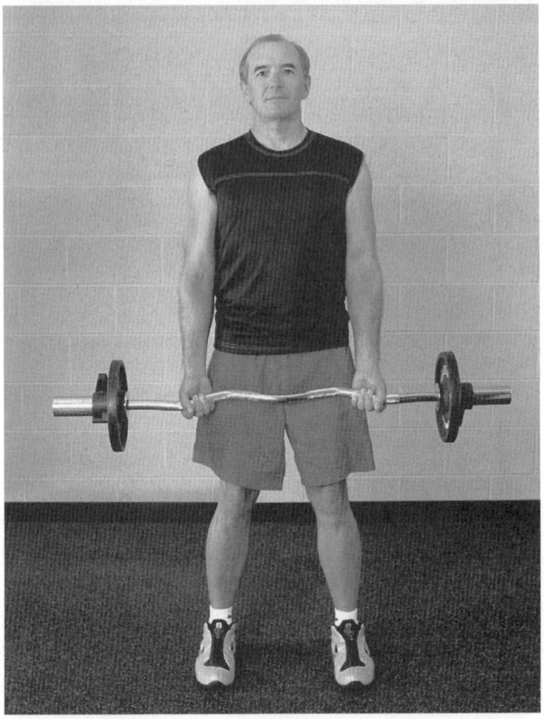

Posição inicial.

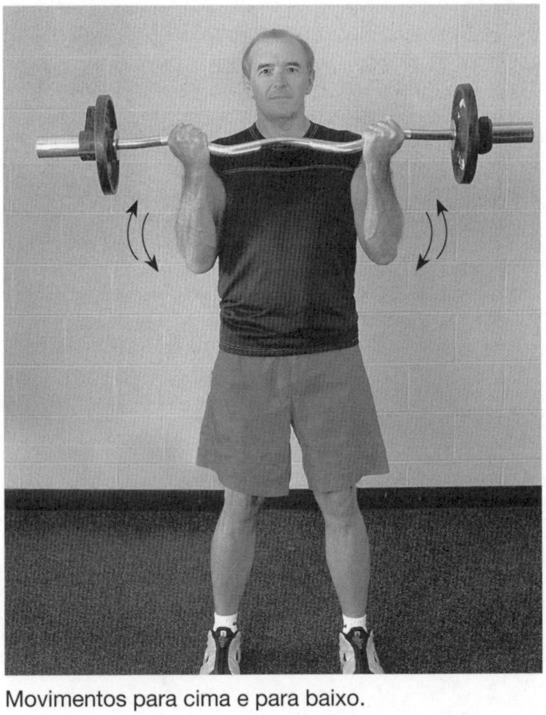

Movimentos para cima e para baixo.

## Rosca bíceps (faixa elástica)

### *Posição inicial*

Segure as alças da faixa elástica com uma pegada supinada com os polegares.

Alinhe os pés com os ombros com os arcos de ambos os pés sobre a seção média da faixa elástica.

Fique em pé, ereto, com os joelhos levemente flexionados.

Posicione as alças na parte externa das coxas, com os membros superiores nas laterais e as palmas das mãos voltadas para cima.

Nessa posição, a faixa elástica deve ficar quase tensa (mas não esticada); se não estiver, diminua a frouxidão alargando a postura ou selecionando uma faixa mais curta.

### *Fase de movimento para cima*

Flexione os cotovelos para mover a barra em um arco para cima na direção dos ombros.

Mantenha o tronco ereto, os braços fixos e os joelhos na mesma posição levemente flexionada.

Flexione os cotovelos até as mãos ficarem entre 10 e 15 centímetros dos ombros.

### *Fase de movimento para baixo*

Deixe os cotovelos se estenderem lentamente de volta à posição inicial.

Mantenha o tronco, os braços e joelhos na mesma posição.

### *Erros comuns*

- Encolher os ombros para ajudar a levantar as alças
- Afastar os cotovelos das laterais do tronco (para trás durante a fase de movimento para baixo ou para a frente durante a fase de movimento para cima)
- Manter os cotovelos parcialmente flexionados ao fim da fase de movimento para baixo (amplitude de movimento encurtada)

**Principais músculos treinados**

Braquial, bíceps braquial (especialmente), braquiorradial

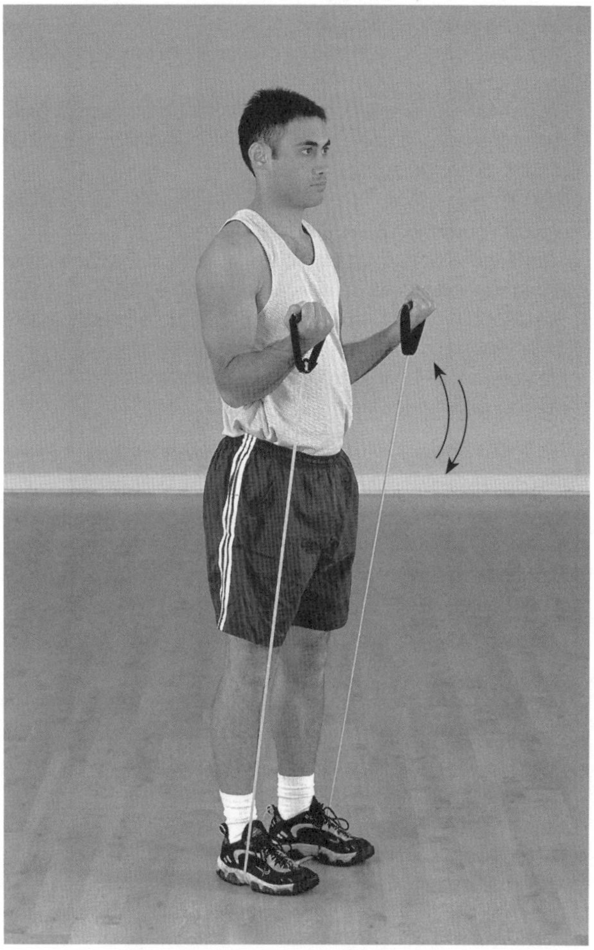

Conclusão da fase de movimento para cima.

## Rosca bíceps na máquina (Scott)

*Posição inicial*

Assuma uma posição sentada de frente para o encosto para o peito da máquina.
Segure as alças com uma pegada fechada e supinada, com os polegares, com os cotovelos totalmente estendidos.
Posicione os braços no(s) encosto(s) para braço e alinhe os cotovelos ao eixo da máquina.
Posicione os pés na estrutura da máquina, nos apoios para os pés ou no chão.
Sente-se ereto e pressione o tronco contra o encosto para o peito. Se necessário, ajuste o encosto para posicionar o tronco perpendicularmente ao solo.

*Fase de movimento para cima*

Mantendo o tronco, as coxas e os pés fixos, flexione os cotovelos para mover as alças na direção do rosto e dos ombros.
Mantenha o tronco e os braços firmemente pressionados contra os encostos.
Flexione os cotovelos até as alças ficarem entre 10 e 15 centímetros do rosto e dos ombros.

*Fase de movimento para baixo*

Deixe os cotovelos se estenderem lentamente de volta à posição inicial.
Mantenha o tronco e os braços firmemente pressionados contra os encostos.

*Erros comuns*

- Tirar os braços do(s) encosto(s) angulado(s) durante a fase de movimento para cima
- Fazer movimentos bruscos com a parte superior do corpo ou reclinar para trás durante a fase de movimento para cima
- Sair do assento durante a fase de movimento para cima
- Manter os cotovelos parcialmente flexionados ao fim da fase de movimento para baixo (amplitude de movimento encurtada)

**Principais músculos treinados**

Braquial, bíceps braquial (especialmente), braquiorradial

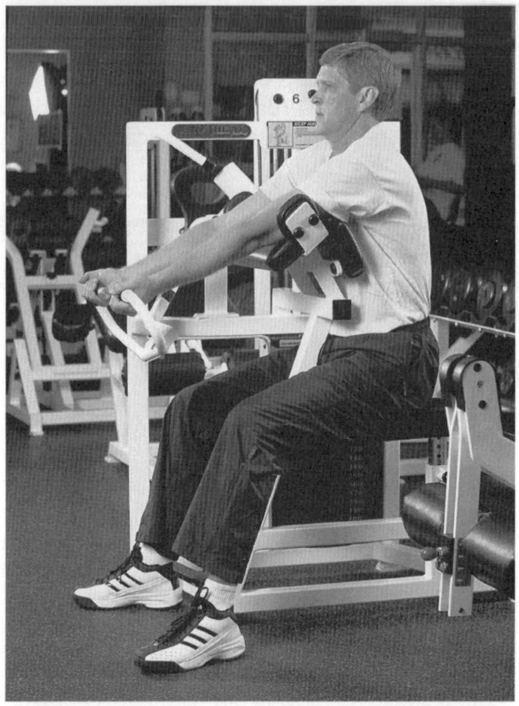

Posição inicial.

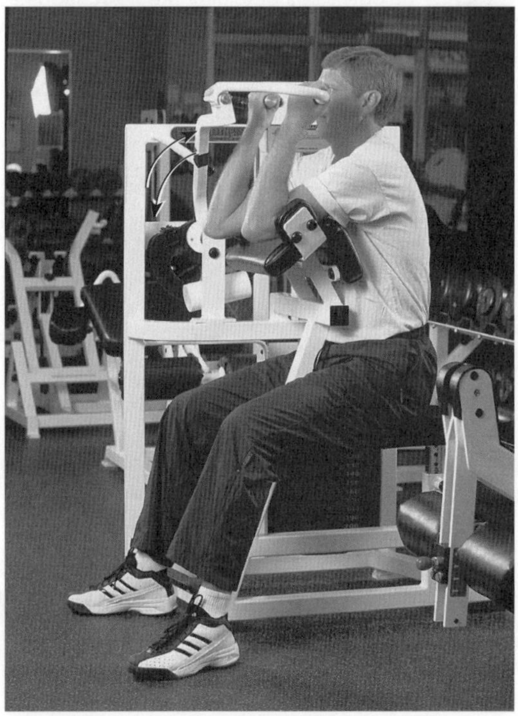

Movimentos para cima e para baixo.

## Membros superiores (tríceps)

### Tríceps francês (faixa elástica)

*Posição inicial*

Segure as alças da faixa elástica com uma pegada pronada com os polegares.
Sente-se no chão ou no colchonete com as nádegas sobre a seção média da faixa elástica.
Assuma uma posição ereta com o tronco perpendicular ao solo e os membros inferiores cruzados na frente do corpo.
Posicione os membros superiores e alças atrás da cabeça e das costas, com os cotovelos flexionados e as palmas das mãos voltadas para cima.
Nessa posição, a faixa elástica deve ficar quase tensa (mas não esticada); se não estiver, escolha uma faixa mais curta.

**Principal músculo treinado**

Tríceps braquial

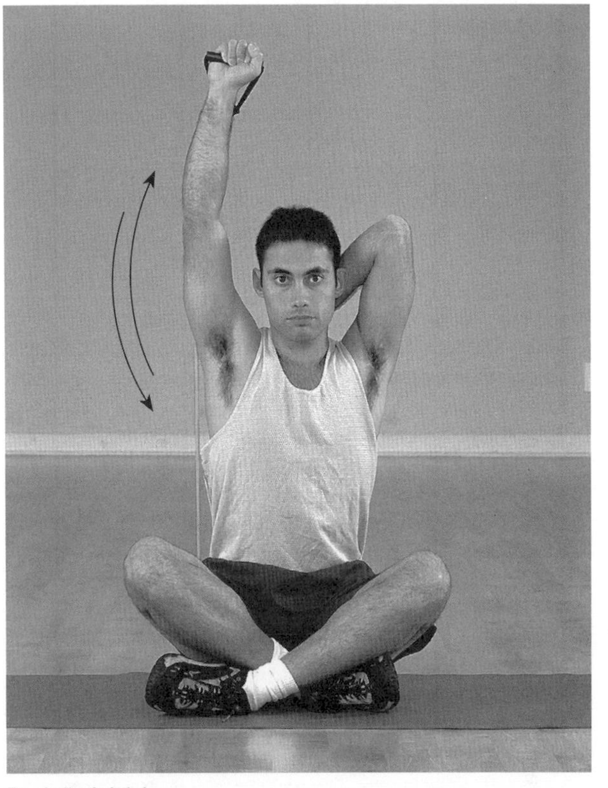

Posição inicial.

*Fase de movimento para cima*

Mantendo o punho rígido, empurre uma alça para cima até o cotovelo ficar completamente estendido.
Mantenha o tronco em posição ereta com os membros inferiores na mesma posição.

*Fase de movimento para baixo*

Deixe os cotovelos se flexionarem para mover a alça lentamente para baixo até a posição inicial.
Mantenha o tronco em posição ereta com os membros inferiores na mesma posição.
Após a conclusão da série, repita o movimento com o outro membro superior.

*Erros comuns*

- Arquear as costas excessivamente durante a fase de movimento para cima
- Flexionar o tronco ou a cabeça para a frente durante a fase de movimento para baixo

### Tríceps testa

É necessário um observador para este exercício, mas, para mostrar a técnica de exercício adequada, a foto com a vista da cabeça não inclui o observador.

*Cliente: Posição inicial*

Assuma uma posição em decúbito dorsal em um banco na posição de contato corporal de cinco pontos.
Ao sinal, pegue a barra do personal trainer.
Segure a barra com uma pegada pronada, com os polegares, com cerca de 30 centímetros de distância.
Posicione a barra sobre o peito com os cotovelos totalmente estendidos e os membros superiores paralelos.
Aponte os cotovelos para longe do rosto.

*Personal trainer: Posição inicial*

Ao sinal do cliente, pegue a barra com uma pegada alternada com os polegares (porém, não onde o cliente vai segurar a barra) e tire-a do chão.
Fique em pé, ereto, muito próximo à cabeça do banco (mas não perto o bastante para distrair o cliente).
Posicione os pés alinhadamente aos ombros com os joelhos levemente flexionados.
Ao sinal do cliente, posicione a barra nas mãos dele.
Guie a barra até uma posição sobre o peito do cliente.
Solte a barra suavemente.

*Cliente: Fase de movimento para baixo*

Deixe os cotovelos se flexionarem lentamente para abaixar a barra na direção do nariz, dos olhos, da testa ou do topo da cabeça, dependendo do comprimento dos membros superiores.
Mantenha os punhos rígidos e os cotovelos apontados no sentido oposto ao rosto.
Mantenha os braços paralelos um ao outro e perpendiculares ao solo.
Abaixe a barra para tocar no topo da cabeça ou na testa.
Mantenha a posição de contato corporal de cinco pontos.

*Personal trainer: Fase de movimento para baixo*

Mantenha as mãos na posição de pegada alternada (com os polegares) perto da barra – mas sem tocá-la – enquanto ela desce.
Flexione levemente os joelhos, quadris e tronco, e mantenha as costas retas enquanto acompanha a barra.

*Cliente: Fase de movimento para cima*

Empurre a barra para cima até os cotovelos ficarem completamente estendidos.
Mantenha os punhos rígidos e os cotovelos apontados no sentido oposto ao rosto.
Mantenha os braços paralelos um ao outro e perpendiculares ao solo.
Mantenha a posição de contato corporal de cinco pontos.
Após completar a série, faça um sinal para o personal trainer pegar a barra.

*Personal trainer: Fase de movimento para cima*

Mantenha as mãos na posição de pegada alternada (com os polegares) perto da barra – mas sem tocá-la – enquanto ela sobe.
Estenda levemente os joelhos, quadris e tronco, e mantenha as costas retas enquanto acompanha a barra.
Ao sinal do cliente, segure a barra com uma pegada alternada, pegue-a do cliente e devolva-a ao chão.

*Erros comuns*

- Deixar os cotovelos tombarem para os lados durante o movimento
- Afastar os braços da posição perpendicular ao solo
- Arquear as costas ou tirar os quadris do banco durante a fase de movimento para cima

**Principal músculo treinado**

Tríceps braquial

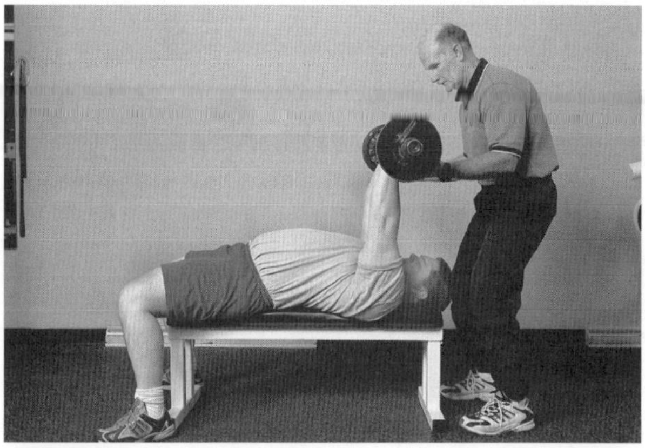

Posição inicial.

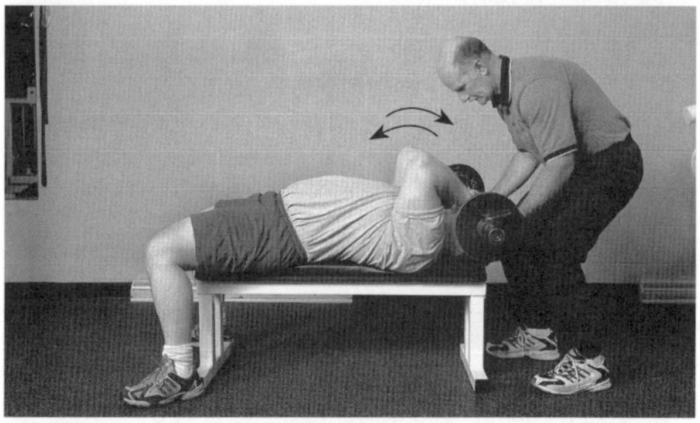

Movimentos para baixo e para cima.

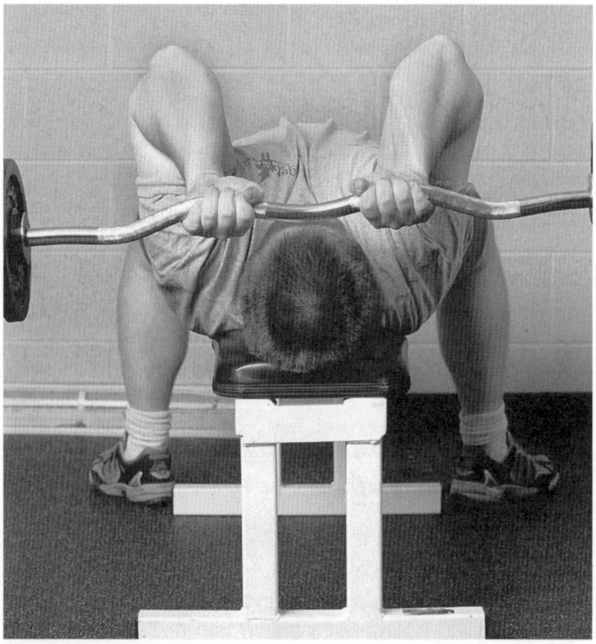

Posição do membro superior e do cotovelo na conclusão da fase de movimento para baixo.

## Tríceps *pushdown*

### *Posição inicial*

Segure a barra com uma pegada pronada com os polegares entre 15 a 30 centímetros de distância. A largura mínima recomendada de pegada é fechada o bastante para que as pontas dos polegares toquem uma na outra quando estiverem estendidos ao longo da barra. A largura máxima recomendada é uma em que os antebraços fiquem paralelos um ao outro.

Fique em pé, ereto, com os pés alinhados aos ombros e os joelhos ligeiramente flexionados.

Puxe a barra para baixo e posicione os braços contra as laterais do tronco com os membros superiores flexionados.

Ajuste o grau de flexão do cotovelo para posicionar os antebraços mais ou menos paralelos ao chão.

Fique próximo o bastante da máquina para permitir que o cabo penda da máquina em linha reta quando mantido na posição inicial.

Mantenha a cabeça em uma posição neutra com o cabo diretamente na frente do nariz.

Mantenha o tronco na posição ficando com:

- Os ombros para trás.
- Os braços e cotovelos contra as laterais do corpo.
- Os músculos abdominais contraídos durante todo o exercício.

Nessa posição, o peso a ser levantado estará suspenso sobre o restante da pilha.

### *Fase de movimento para baixo*

Empurre a barra para baixo até os cotovelos ficarem completamente estendidos.

Mantenha o tronco e os braços fixos.

### *Fase de movimento para cima*

Deixe os cotovelos se flexionarem para trás de volta à posição inicial.

Mantenha o tronco, os braços e joelhos na mesma posição.

Depois de completar a série, guie a barra para cima para mover o peso de volta à posição de repouso.

### *Erros comuns*

- Afastar os cotovelos das laterais do tronco (para trás durante a fase de movimento para baixo ou para a frente durante a fase de movimento para cima)
- Flexionar o tronco durante a fase de movimento para baixo
- Travar os cotovelos à força durante a fase de movimento para baixo
- Virar a cabeça para o lado durante o movimento

**Principal músculo treinado**

Tríceps braquial

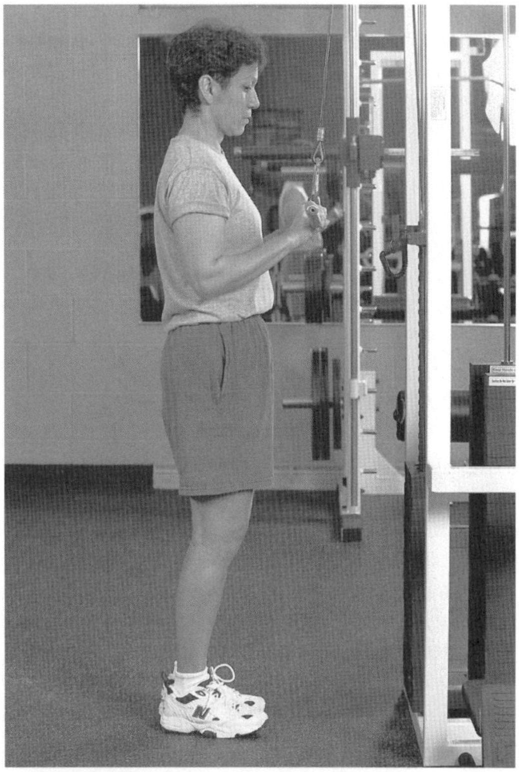

Posição inicial.

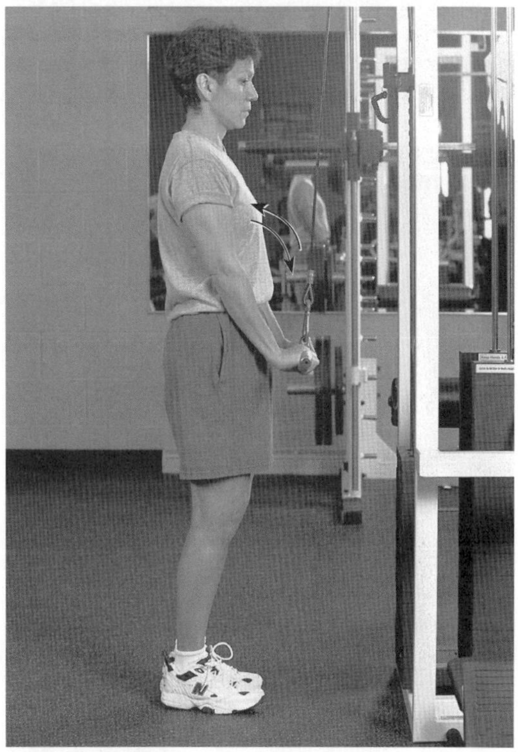

Movimentos para baixo e para cima.

# Panturrilhas

## Gêmeos em pé na máquina

| Principais músculos treinados |
| --- |
| Sóleos, gastrocnêmios (especialmente) |

*Posição inicial*

De frente para a máquina, posicione os metatarsos (peito do pé) na beirada mais próxima do estepe, com os dedos dos pés apontados para a frente.

Entre debaixo dos encostos de ombro e fique em pé, ereto, com os quadris sob os ombros.

Posicione os pés e membros inferiores paralelamente entre si.

Realize uma leve flexão plantar dos pés e tornozelos para levantar os encostos de coxa a fim de remover os suportes. Se não houver, a posição dos encostos de ombro deve ser baixa o bastante para que o exercício possa ser realizado pela amplitude de movimento total.

Estenda totalmente os joelhos, mas sem forçar.

Deixe os calcanhares caírem mais baixos do que o estepe em uma posição confortável e estendida.

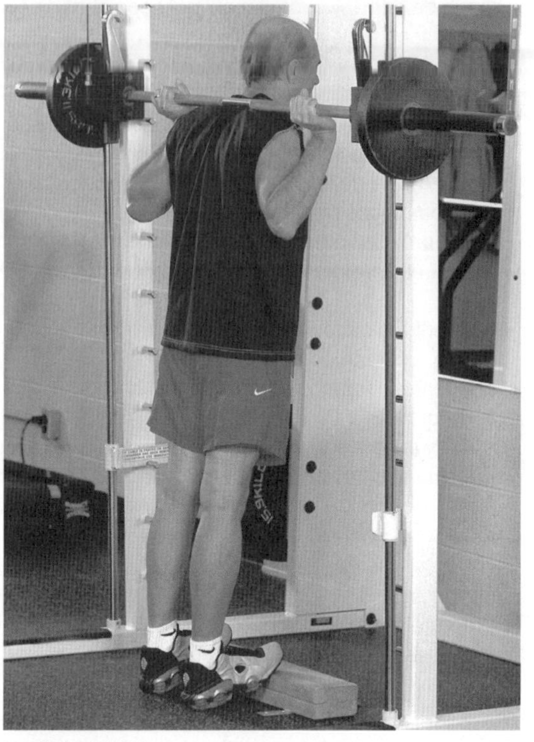

Posição inicial.

*Fase de movimento para cima*

Realize uma flexão plantar total dos pés e tornozelos.

Mantenha o tronco ereto, os membros inferiores e pés paralelos e os joelhos estendidos.

*Fase de movimento para baixo*

Deixe os calcanhares se abaixarem lentamente de volta à posição inicial.

Mantenha a mesma posição corporal.

Depois de completar a série, flexione levemente os joelhos, reposicione os suportes e saia debaixo dos encostos para ombro.

*Erros comuns*

- Deixar os calcanhares realizarem inversão ou eversão (i. e., ficar na ponta dos dedos) durante a fase de movimento para cima
- Deixar os joelhos se flexionarem durante a fase de movimento para baixo ou se estenderem durante a fase de movimento para cima
- Quicar o peso para aumentar o momento a fim de ajudar na próxima repetição

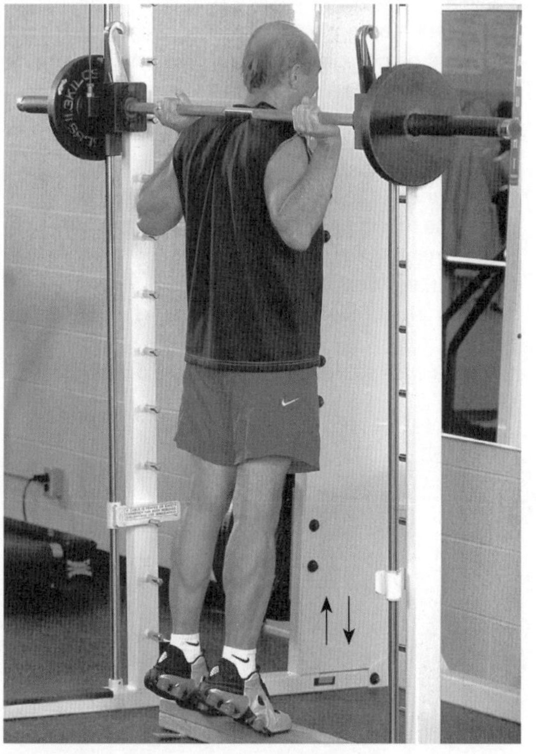

Movimentos para cima e para baixo.

## Gêmeos sentado na máquina

### *Posição inicial*

Sente-se ereto no assento e posicione os joelhos e a parte distal das coxas sob os apoios, com as coxas paralelas ao solo.

Posicione os metatarsos (peito do pé) na ponta mais próxima do estepe, com os dedos dos pés apontados para a frente.

Posicione os pés e membros inferiores paralelamente entre si.

Realize uma leve flexão plantar dos pés e tornozelos para levantar os encostos para a coxa a fim de remover os suportes.

Deixe os calcanhares caírem mais baixos do que o estepe em uma posição confortável e alongada.

### *Fase de movimento para cima*

Mantendo o tronco ereto e os membros inferiores e pés paralelos, realize uma flexão plantar total dos pés e tornozelos.

### *Fase de movimento para baixo*

Deixe os calcanhares se abaixarem lentamente de volta à posição inicial.

Mantenha a mesma posição corporal.

Depois de completar a série, reposicione os suportes e tire os pés.

### *Erros comuns*

- Deixar os calcanhares realizarem inversão ou eversão (i. e., ficar na ponta dos dedos) durante a fase de movimento para cima
- Empurrar com as mãos ou fazer movimentos bruscos com o tronco para ajudar a levantar o peso
- Quicar o peso para aumentar o momento a fim de ajudar na próxima repetição

**Principais músculos treinados**

Sóleos (especialmente), gastrocnêmios

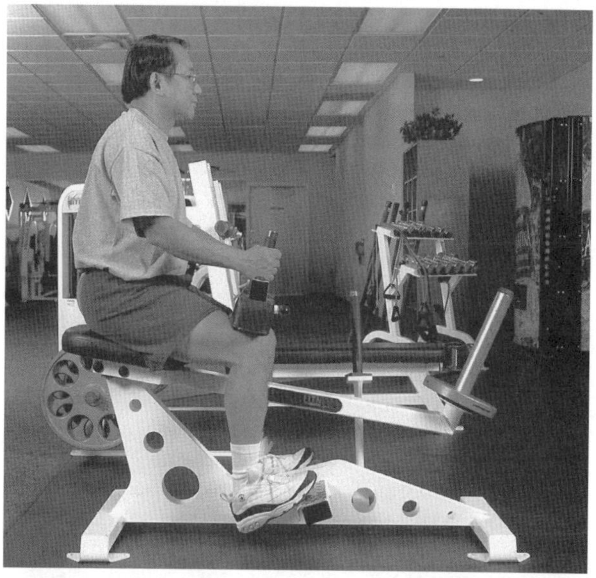

Posição inicial.

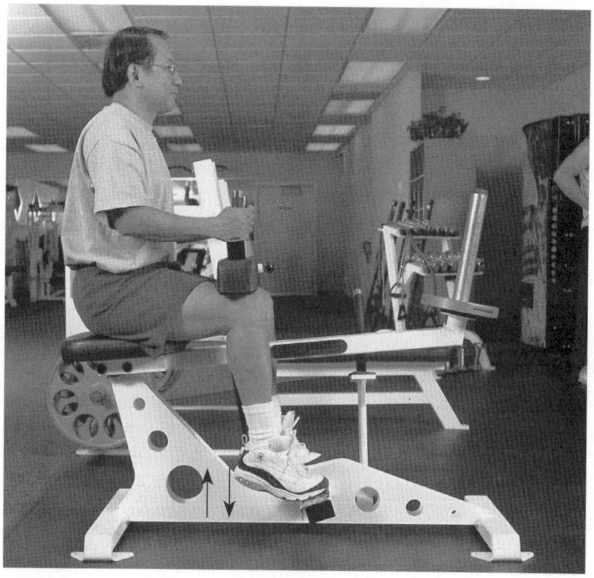

Movimentos para cima e para baixo.

## Peitoral

### Supino reto com barra

*Cliente: Posição inicial*

Assuma uma posição em decúbito dorsal em um banco na posição de contato corporal de cinco pontos.
Posicione o corpo no banco para que os olhos fiquem sob a barra.
Segure a barra com uma pegada pronada com os polegares, um pouco mais aberta que a largura dos ombros.
Dê o sinal ao personal trainer para o *liftoff*.
Guie a barra até uma posição sobre o peito com os cotovelos totalmente estendidos.

*Personal trainer: Posição inicial*

Fique em pé, ereto e bem próximo à cabeceira do banco (mas não perto o bastante para distrair o cliente).
Alinhe os pés aos ombros, em uma posição alternada, com os joelhos levemente flexionados.
Segure a barra com uma pegada alternada, com os polegares, no espaço entre as mãos do cliente.
Ao sinal do *liftoff*, ajude a tirar a barra dos suportes até uma altura que permita que os cotovelos do cliente fiquem totalmente estendidos.
Guie a barra para uma posição sobre o peito do cliente.
Solte a barra suavemente.

*Cliente: Fase de movimento para baixo*

Deixe a barra abaixar até tocar o peito aproximadamente na altura do mamilo.
Deixe os cotovelos descerem até abaixo do tronco e se afastarem levemente do corpo.
Mantenha os punhos rígidos e diretamente acima dos cotovelos.
Mantenha os antebraços mais ou menos perpendiculares ao chão e paralelos entre si.
Mantenha a posição de contato corporal de cinco pontos.

*Personal trainer: Fase de movimento para baixo*

Mantenha as mãos na posição de pegada alternada perto da barra – mas sem tocá-la – enquanto ela desce.
Flexione levemente os joelhos, quadris e tronco, e mantenha as costas retas enquanto acompanha a barra.

*Cliente: Fase de movimento para cima*

Empurre a barra para cima e muito levemente para trás até os cotovelos ficarem totalmente estendidos.
Mantenha os punhos rígidos e diretamente acima dos cotovelos.
Mantenha a posição de contato corporal de cinco pontos.
Depois de concluir a série, dê o sinal para o personal trainer ajudar a colocar a barra no *rack*.
Mantenha a pegada na barra até ela estar no *rack*.

*Personal trainer: Fase de movimento para cima*

Mantenha as mãos na posição de pegada alternada perto da barra – mas sem tocá-la – enquanto ela sobe.

**Principais músculos treinados**

Peitoral maior, deltoide anterior, serrátil anterior, peitoral menor, tríceps braquial

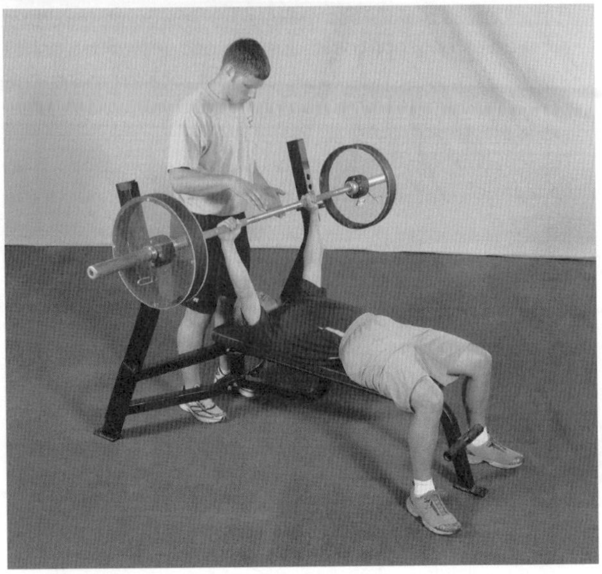

Posição inicial.

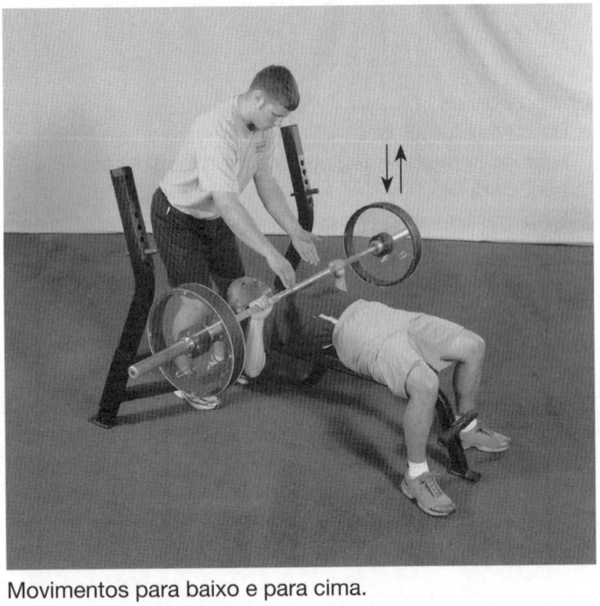

Movimentos para baixo e para cima.

Estenda levemente os joelhos, quadris e tronco, e mantenha as costas retas enquanto acompanha a barra.
Ao sinal do cliente depois de concluída a série, segure a barra com uma pegada alternada no espaço entre as mãos do cliente e ajude a colocá-la no *rack*.

*Erros comuns*

- Quicar a barra no peitoral durante a fase de movimento para baixo para ajudar a elevar a barra além do ponto de desvantagem
- Tirar as nádegas do banco
- Tirar a cabeça do banco durante o movimento

## Crucifixo reto

É necessário um observador para este exercício, mas, para mostrar a técnica de exercício adequada, as fotos não o incluem.

**Principais músculos treinados**

Peitoral maior, deltoide anterior

### *Cliente: Posição inicial*

Assuma uma posição em decúbito dorsal em um banco na posição de contato corporal de cinco pontos.
Ao sinal, pegue os halteres do personal trainer (um de cada vez) e posicione-os próximo ao peito ou sobre ele.
Gire os halteres em uma posição de pegada neutra.
Dê o sinal ao personal trainer para ajudá-lo a colocar os halteres em uma posição de cotovelo estendida sobre o peito com os membros superiores paralelos um ao outro.
Flexione levemente os cotovelos e os aponte para as laterais.

### *Personal trainer: Posição inicial*

Ao sinal do cliente, tire os halteres do chão e os coloque nas mãos do cliente (um de cada vez).
Enquanto o cliente ajusta os halteres, posicione um joelho no chão com o pé do outro membro inferior para a frente e plano no chão (ou se ajoelhe com os dois joelhos) bem perto da cabeça do banco (mas não o bastante para distrair o cliente).
Pegue nos punhos do cliente.
Ao sinal do cliente, ajude-o a mover os halteres a uma posição sobre o peito.
Solte os punhos do cliente suavemente.

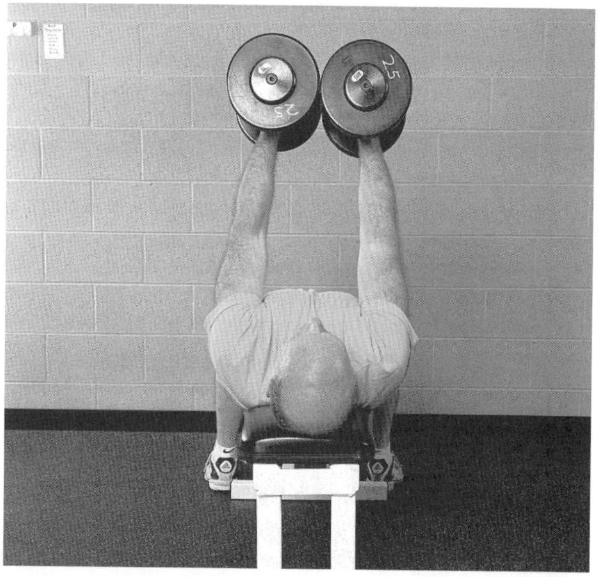

Posição inicial.

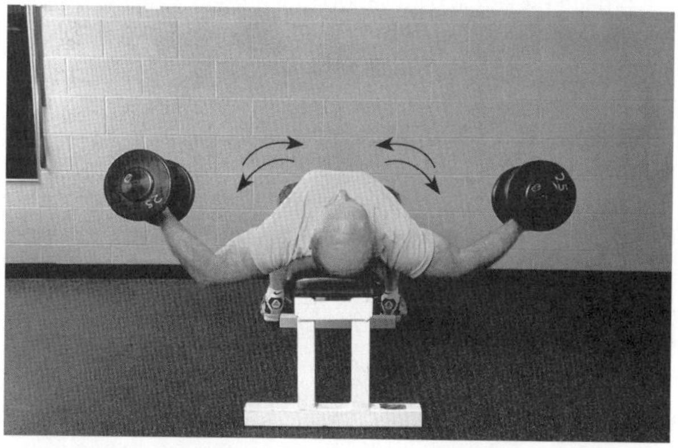

Movimentos para baixo e para cima.

### *Cliente: Fase de movimento para baixo*

Deixe os halteres se abaixarem na mesma velocidade em um arco amplo, até estarem na altura dos ombros ou do peito.
Mantenha os cabos dos halteres paralelos um ao outro enquanto os cotovelos se movem para baixo.
Mantenha os punhos rígidos e os cotovelos fixados em uma posição levemente flexionada.
Mantenha os halteres alinhados com os cotovelos e os ombros.
Mantenha a posição de contato corporal de cinco pontos.

### *Personal trainer: Fase de movimento para baixo*

Mantenha as mãos perto dos punhos do cliente – mas sem tocá-los – enquanto os halteres descem.

### *Cliente: Fase de movimento para cima*

Puxe os halteres para cima na direção um do outro em um arco largo de volta à posição inicial; imagine o arco formado pelos membros superiores quando se abraça um tronco de árvore bastante largo.
Mantenha os punhos rígidos e os cotovelos fixados em uma posição levemente flexionada.
Mantenha os halteres alinhados com os cotovelos e os ombros.
Mantenha a posição de contato corporal de cinco pontos.
Após concluir a série, primeiro abaixe devagar os halteres até a área do peito e das axilas, depois dê o sinal para o personal trainer colocá-los de volta no chão.

### *Personal trainer: Fase de movimento para cima*

Mantenha as mãos próximas dos punhos do cliente – mas sem tocá-los – enquanto os halteres sobem.
Ao sinal do cliente, pegue os halteres dele e coloque-os de volta no chão.

### *Erros comuns*

- Deixar os cotovelos se flexionarem e se estenderem durante o movimento
- Levantar as nádegas do banco
- Levantar a cabeça do banco durante o movimento
- Descer os halteres abaixo da altura do peito

## *Peck Deck* (voador)

| Principal músculo treinado |
| --- |
| Peitoral maior |

### *Posição inicial*

Sente-se na máquina com a cabeça, as costas, os quadris e as nádegas pressionados contra os encostos.

Se o assento for ajustável, suba-o ou desça-o para:

- Posicionar as coxas paralelas ao solo com os pés planos na posição sentada inicial.
- Posicionar os ombros levemente acima da base dos encostos de antebraço (ou alinhados aos encostos para cotovelo, dependendo do tipo de máquina).
- Posicionar os braços paralelos ao solo (ou levemente acima do paralelo) quando os cotovelos estiverem flexionados em 90° com as mãos segurando as alças.

Segure as alças com:

- Uma pegada neutra com polegares.
- Os cotovelos flexionados em ângulos retos (90°).
- Os antebraços pressionados contra os encostos verticais perto das alças (se a máquina tiver encostos de cotovelo, pressione a parte interna dos cotovelos contra elas).

Se as alças estiverem muito para trás para serem apanhadas a partir da posição sentada, empurre o pedal (se houver) ou peça o auxílio de um observador.

Comece o exercício com as alças unidas na frente do rosto.

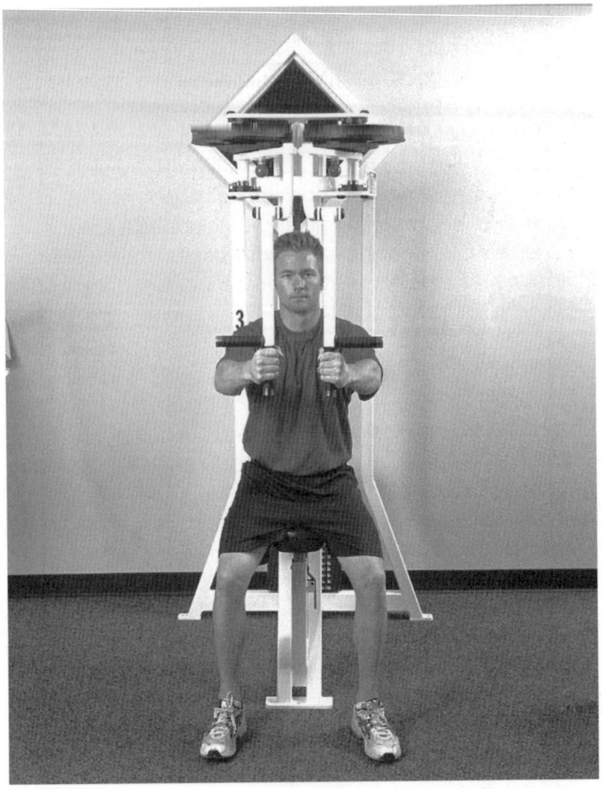

Posição inicial.

### *Fase de movimento para trás*

Comece o exercício deixando que ambas as alças se movimentem para fora e para trás de maneira lenta e controlada.

Mantenha os punhos eretos, os antebraços e cotovelos próximos aos encostos do membro superior, e os braços mais ou menos paralelos ao solo.

Deixe as alças se moverem para trás de maneira a ficarem niveladas com o peito.

### *Fase de movimento para a frente*

Mova as alças para fora e, depois, uma em direção à outra, de maneira controlada, apertando os antebraços e cotovelos ao mesmo tempo.

Use o membro superior inteiro para exercer pressão contra os encostos, a fim de apertar as alças uma contra a outra.

Após concluir a série, guie as alças para trás para a posição de repouso.

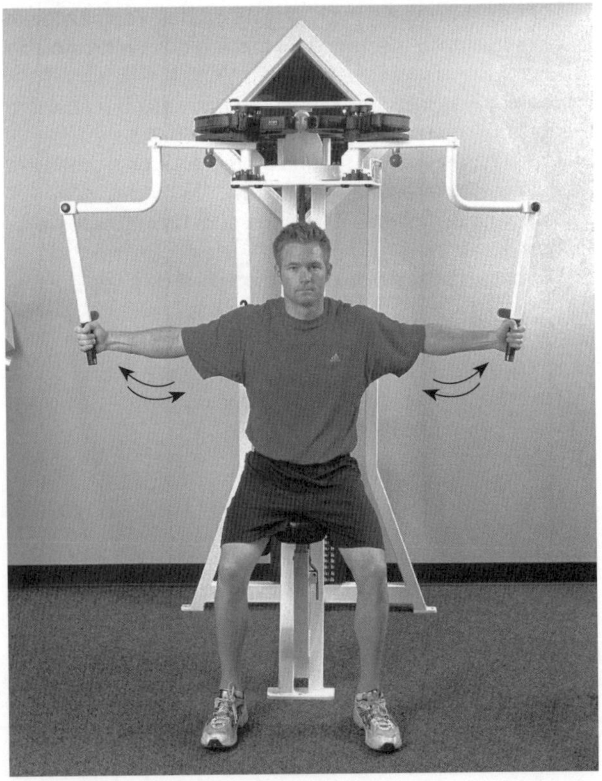

Movimentos para trás e para a frente.

### *Erros comuns*

- Posicionar o assento baixo ou alto demais
- Empurrar as alças uma contra a outra com as mãos ou palmas das mãos
- Balançar as alças para trás a fim de aumentar o momento para ajudar na próxima repetição
- Flexionar o tronco para a frente a fim de ajudar a aproximar as alças

## Supino (faixa elástica)

### *Posição inicial*

Segure as alças da faixa elástica com uma pegada pronada, com os polegares, e posicione-a de maneira uniforme em volta da coluna cervical na altura dos mamilos.

Fique em pé, ereto, com os pés alinhados aos ombros e os joelhos levemente flexionados.

Posicione as alças para a parte externa ao peito na altura dos mamilos com as palmas das mãos voltadas para baixo.

Nessa posição, a faixa elástica deve estar quase tensa (mas não esticada); se não estiver, selecione uma faixa mais curta.

**Principais músculos treinados**

Peitoral maior, deltoide anterior, tríceps braquial

### *Fase de movimento para a frente*

Empurre as alças para longe do peito até os cotovelos ficarem totalmente estendidos.

Mantenha os membros superiores paralelos ao solo.

Mantenha a posição em pé ereta com os calcanhares no chão e os joelhos levemente flexionados.

### *Fase de movimento para trás*

Deixe que as alças se movam lentamente para trás até a posição inicial.

Mantenha os membros superiores paralelos ao solo.

Mantenha a posição em pé ereta com os calcanhares no chão e os joelhos levemente flexionados.

### *Erros comuns*

- Travar os cotovelos à força ao fim da fase de movimento para a frente
- Encurtar a amplitude de movimento durante a fase de movimento para trás

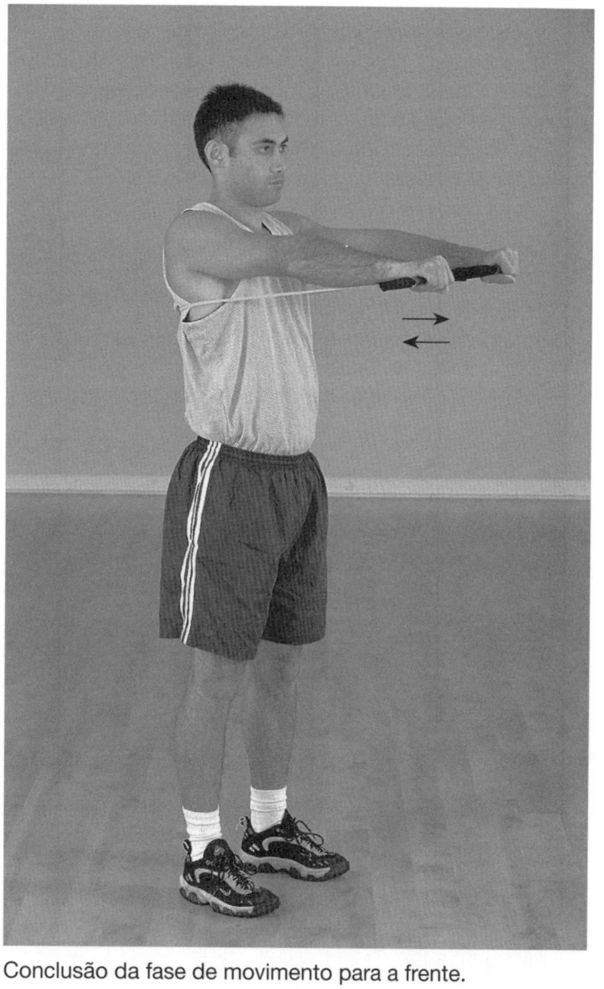

Conclusão da fase de movimento para a frente.

## Supino reto na máquina

### *Posição inicial*

Sente-se na máquina com a cabeça, as costas, os quadris e as nádegas pressionados contra os encostos.

Se o assento for ajustável, suba-o ou desça-o para:

- Posicionar as coxas paralelamente ao solo com os pés planos na posição sentada inicial.
- Colocar o corpo alinhado às alças (uma linha imaginária que ligue ambas as alças deve atravessar a parte da frente do peito na altura dos mamilos).
- Posicionar os membros superiores paralelamente ao solo com os cotovelos estendidos e segurando-se as alças.

Segure as alças com uma pegada pronada com os polegares. Se elas estiverem muito para trás para serem apanhadas da posição sentada, empurre o pedal (se houver) ou peça o auxílio de um observador para mover as alças um pouco para a frente.

### *Fase de movimento para a frente*

Empurre as alças para longe do corpo até os cotovelos ficarem totalmente estendidos.

Mantenha a posição de contato corporal de cinco pontos.

### *Fase de movimento para trás*

Deixe que as alças se movam lentamente para trás para que fiquem niveladas com o peito.

Mantenha a posição de contato corporal de cinco pontos.

Após a conclusão, guie as alças para trás até a posição de repouso.

### *Erros comuns*

- Posicionar o assento baixo ou alto demais
- Arquear as costas ou empurrar com os membros inferiores durante a fase de movimento para a frente
- Flexionar o tronco para a frente para ajudar a mover as alças para a frente
- Travar os cotovelos à força ao fim da fase de movimento para a frente
- Encurtar a amplitude de movimento durante a fase de movimento para trás

| Principais músculos treinados |
|---|
| Peitoral maior, deltoide anterior, tríceps braquial |

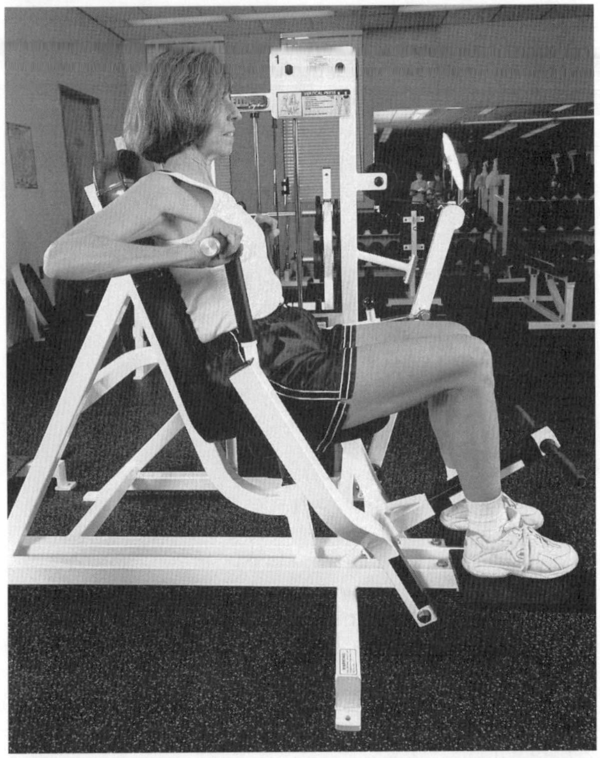

Posição inicial.

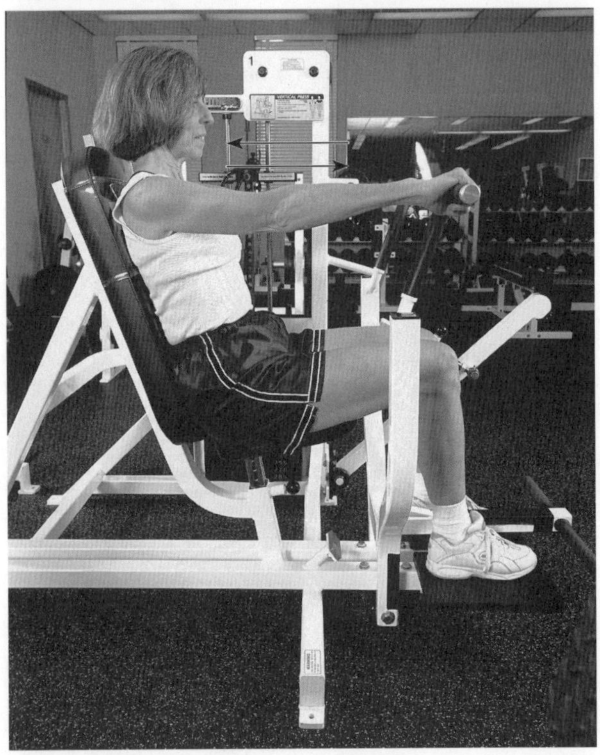

Movimentos para a frente e para trás.

## Quadril e coxa

### *Leg press*

#### *Posição inicial*

Sente-se na máquina com a cabeça, as costas, os quadris e as nádegas pressionados contra os encostos (se a posição horizontal da plataforma para os pés ou o assento for ajustável, mova-o para a frente ou para trás para permitir que as coxas fiquem paralelas à plataforma para os pés quando estiver sentado na posição inicial).

Coloque os pés planos no meio da plataforma em uma posição alinhada aos quadris, com os polegares apontados levemente para fora.

Posicione as coxas e pernas paralelas umas às outras.

Segure as alças ou as laterais do assento.

#### *Fase de movimento para a frente*

Estenda os quadris e joelhos para empurrar a plataforma para os pés para a frente (note que, em algumas máquinas, a plataforma para os pés é fixa e o assento se moverá para trás durante esta fase).

Empurre até uma posição totalmente estendida enquanto mantém a mesma posição da parte superior do corpo e os calcanhares em contato com a plataforma.

**Principais músculos treinados**

Glúteo máximo, posteriores da coxa, quadríceps

#### *Fase de movimento para trás*

Deixe que os quadris e joelhos se flexionem lentamente para abaixar o peso.

Mantenha os quadris e nádegas no assento, e as costas retas contra o encosto para as costas.

Mantenha os membros inferiores paralelos um ao outro.

Continue flexionando os quadris e joelhos até as coxas ficarem paralelas à plataforma para os pés.

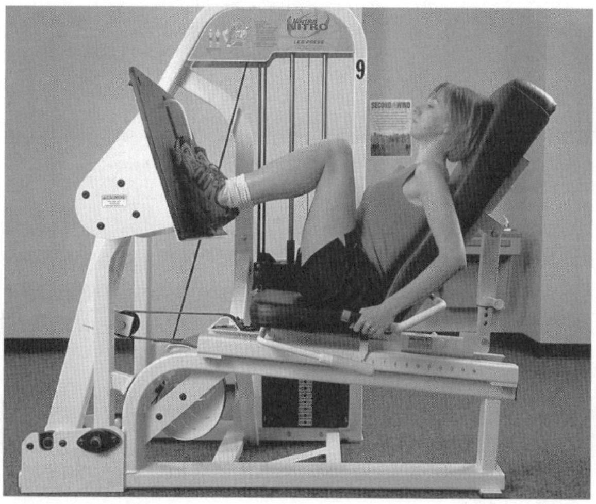

Posição inicial.

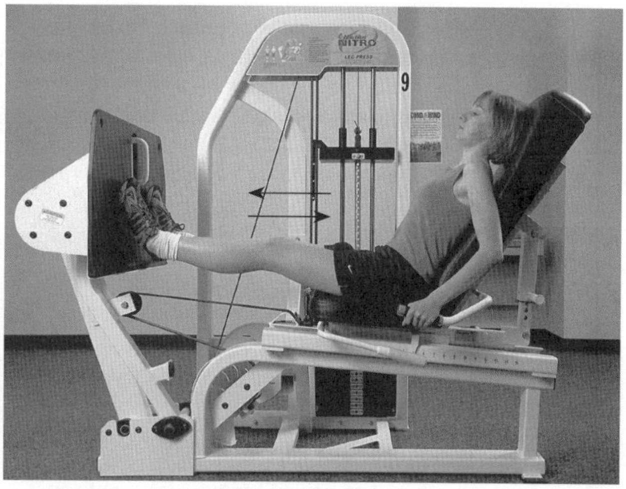

Movimentos para a frente e para trás.

#### *Erros comuns*

- Deixar que os calcanhares se levantem da plataforma, as nádegas percam o contato com o assento ou as mãos se soltem durante o movimento
- Deixar que os joelhos se movam para dentro (por meio de adução do quadril) ou para fora (abdução do quadril) durante o movimento
- Travar os joelhos ao fim da fase de movimento para a frente

## Agachamento livre tradicional

### *Cliente: Posição inicial*

Pise sob a barra e posicione os pés paralelamente um ao outro.

Coloque as mãos na barra utilizando a técnica de "posição de barra alta":

- Segure a barra com uma pegada pronada com os polegares um pouco mais aberta do que a largura dos ombros.
- Curve a cabeça por baixo da barra e mova o corpo para posicionar a barra uniformemente sobre os deltoides posteriores na base do pescoço.

Erga os cotovelos para criar uma saliência em que a barra possa repousar.

Mantenha o peito aberto.

Empurre as escápulas uma contra a outra.

Incline a cabeça levemente para cima.

Depois de se posicionar, dê o sinal para os observadores para o *liftoff*.

Estenda os quadris e joelhos para tirar a barra do *rack*, e dê um ou dois passos para trás.

Posicione os pés na largura dos ombros ou mais abertos e alinhados um ao outro, com os dedos apontados ligeiramente para fora.

Mantenha os cotovelos erguidos para cima e para trás para manter a barra sobre os ombros.

### *Dois observadores: Posição inicial*

Fiquem em pé, eretos, em extremidades opostas da barra, com os pés alinhados aos ombros e os joelhos levemente flexionados.

Segurem a extremidade da barra com as mãos juntas em forma de concha e as palmas voltadas para cima.

Ao sinal do cliente, ajudem a levantar e equilibrar a barra enquanto ela é tirada do *rack*.

Solte a barra suavemente de maneira coordenada com o outro observador.

Mantenham as mãos 5 a 8 centímetros abaixo das extremidades da barra.

Movam-se de lado de maneira coordenada com o movimento para trás do cliente.

Depois que o cliente estiver posicionado, assumam uma postura na largura dos quadris, com os joelhos levemente flexionados e o tronco ereto.

### *Cliente: Fase de movimento para trás*

Deixe os quadris e joelhos se flexionarem lentamente enquanto mantém o ângulo entre tronco e chão constante.

Mantenha uma posição com as costas retas, os cotovelos altos e o peito aberto.

Mantenha os calcanhares no chão e os joelhos alinhados sobre os pés.

Continue deixando que os quadris e joelhos se flexionem até um dos seguintes eventos acontecer primeiro (isso determina a amplitude de movimento máxima do cliente, a posição mais baixa):

- As coxas ficarem paralelas ao solo.
- O tronco começar a se arredondar ou flexionar para a frente.
- Os calcanhares saírem do chão.

### *Dois observadores: Fase de movimento para baixo*

Mantenham as mãos em concha próximas da barra – mas sem tocá-la – enquanto ela desce.

Flexionem levemente os joelhos, quadris e tronco, e mantenham as costas retas enquanto acompanha a barra.

**Principais músculos treinados**

Glúteo máximo, posteriores da coxa, quadríceps

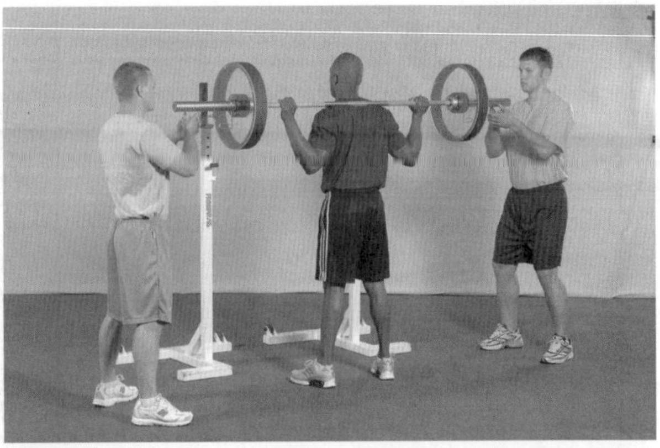

Posição inicial.

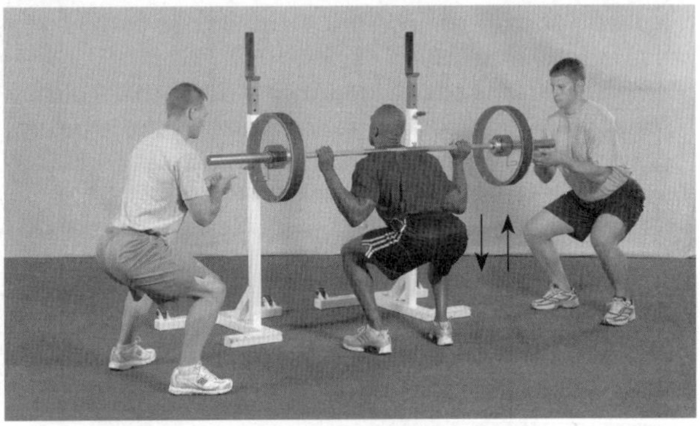

Movimentos para baixo e para cima (barra alta).

### *Cliente: Fase de movimento para cima*

Estenda os quadris e joelhos na mesma velocidade para manter o ângulo entre tronco e chão constante.

Mantenha uma posição com as costas retas, os cotovelos altos e o peito aberto.

Continue estendendo os quadris e joelhos até chegar à posição inicial.

Após completar a série, dê um passo à frente e coloque a barra no *rack*.

### *Dois observadores: Fase de movimento para cima*

Mantenham as mãos em concha próximas da barra – mas sem tocá-la – enquanto ela sobe.

Estendam levemente os joelhos, quadris e tronco, e mantenham as costas retas enquanto acompanha a barra.

Depois de completar a série, ajudem o cliente a colocar a barra no *rack*.

### *Erros comuns*

- Deixar que os calcanhares saiam do chão, o tronco se flexione mais para a frente ou as costas se curvem durante a fase de movimento para cima
- Deixar que os joelhos se movam para dentro (por meio de adução do quadril) ou para fora (abdução do quadril) durante o movimento
- Deixar que os membros superiores relaxem ou os cotovelos caiam e se inclinem para a frente

## Agachamento livre (faixa elástica)

### *Posição inicial*

Segure as alças da faixa elástica com uma pegada pronada com os polegares.

Posicione os pés na largura dos ombros com os dedos ligeiramente apontados para fora e os arcos de ambos os pés em cima da parte média da faixa elástica.

Posicione as alças para fora e alinhadas à parte de cima dos ombros, com as palmas das mãos voltadas para a frente.

Assuma uma posição com as costas retas, o peito aberto e os ombros para trás.

Flexione os quadris e joelhos para assumir a posição mais baixa de agachamento desejada.

Nessa posição, a faixa elástica deve estar quase tensa (mas não esticada); se não estiver, selecione uma faixa mais curta.

### *Fase de movimento para cima*

Estenda os quadris e joelhos na mesma velocidade para manter o ângulo entre o tronco e o chão constante.

Mantenha a posição com as costas retas e o peito aberto.

Mantenha os calcanhares no chão e os joelhos alinhados sobre os pés.

Continue estendendo os quadris e joelhos até retornar à posição em pé.

### *Fase de movimento para baixo*

Permita que os quadris e joelhos se flexionem lentamente, enquanto mantém o ângulo entre o tronco e o chão constante.

Mantenha a posição com as costas retas e o peito aberto.

Mantenha os calcanhares no chão e os joelhos alinhados sobre os pés.

Continue deixando que os quadris e joelhos se flexionem até chegarem à posição mais baixa de agachamento desejada.

### *Erros comuns*

- Deixar que os calcanhares saiam do chão, o tronco se flexione mais para a frente ou a coluna cervical se curve durante a fase de movimento para cima
- Deixar que os joelhos se movam para dentro (por meio de adução do quadril) ou para fora (abdução do quadril) durante o movimento

**Principais músculos treinados**

Glúteo máximo, posteriores da coxa, quadríceps

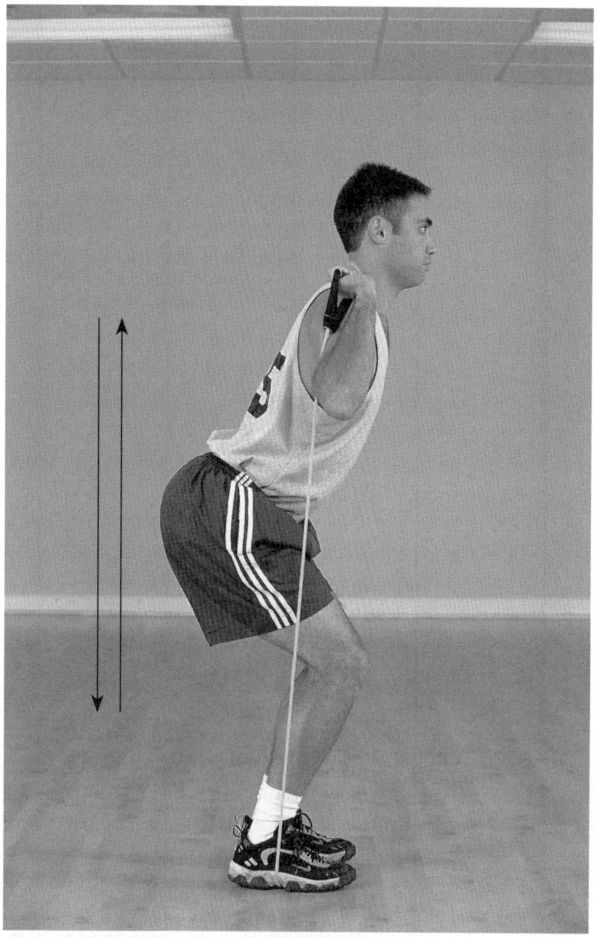

Conclusão da fase de movimento para cima.

## Agachamento livre frontal

### *Cliente: Posição inicial*

Caminhe até a barra e posicione os pés paralelamente entre si.

Coloque as mãos na barra utilizando a técnica de "posição de membros superiores paralelos":

- Segure a barra com uma pegada pronada com os polegares um pouco mais aberta do que a largura dos ombros.
- Mova o corpo para colocar a barra uniformemente sobre a parte superior dos deltoides anteriores e das clavículas.
- Flexione completamente os cotovelos e hiperestenda os punhos até posicionar os braços paralelamente ao chão. Os dorsos das mãos devem estar em cima ou imediatamente para fora dos ombros, bem ao lado de onde a barra estiver repousando sobre os deltoides.
- Mantenha o peito aberto.
- Puxe as escápulas uma em direção à outra.
- Incline levemente a cabeça para cima.
- Depois de se posicionar, dê o sinal para os observadores para o *liftoff*.
- Estenda os quadris e joelhos para tirar a barra do *rack* e dar um ou dois passos para trás.
- Posicione os pés na largura dos ombros ou em uma postura mais aberta, alinhados um ao outro, com os dedos levemente apontados para fora.
- Mantenha os cotovelos levantados para a frente para manter a barra sobre os ombros.

### *Dois observadores: Posição inicial*

Fiquem em pé, eretos, em pontas opostas da barra, com os pés na largura dos ombros e os joelhos levemente flexionados.

Segurem a ponta da barra com as mãos unidas em concha e as palmas voltadas para cima.

Ao sinal do cliente, auxiliem levantando e equilibrando a barra enquanto ela é tirada do *rack*.

Soltem a barra suavemente de maneira coordenada com o outro observador.

Mantenham as mãos de 5 a 8 centímetros abaixo das extremidades da barra.

Movam-se de lado de maneira coordenada com o cliente enquanto ele se move para trás.

Depois que o cliente estiver posicionado, assumam uma postura na largura dos quadris com os joelhos levemente flexionados e o tronco ereto.

### *Cliente: Fase de movimento para baixo*

Deixe que os quadris e joelhos se flexionem lentamente enquanto mantém o ângulo entre tronco e chão relativamente constante.

| **Principais músculos treinados** |
|---|
| Glúteo máximo, quadríceps, posteriores da coxa |

Mantenha uma posição com as costas retas, os cotovelos altos e o peito aberto.

Mantenha os calcanhares no chão e os joelhos alinhados sobre os pés.

Continue deixando que os quadris e joelhos se flexionem até um dos seguintes eventos acontecer primeiro (isso determina a amplitude de movimento máxima do cliente, a posição mais baixa):

- As coxas ficarem paralelas ao solo.
- O tronco começar a se arredondar ou flexionar para a frente.
- Os calcanhares saírem do chão.

### *Dois observadores: Fase de movimento para baixo*

Mantenham as mãos em concha próximas da barra – mas sem tocá-la – enquanto ela desce.

Flexionem levemente os joelhos, quadris e tronco, e mantenham as costas retas enquanto acompanham a barra.

### *Cliente: Fase de movimento para cima*

Estenda os quadris e joelhos na mesma velocidade para manter o ângulo entre tronco e chão constante.

Mantenha uma posição com as costas retas, os cotovelos altos e o peito aberto.

Mantenha os calcanhares no chão e os joelhos alinhados sobre os pés.

Continue estendendo os quadris e joelhos até chegar à posição inicial.

Após completar a série, dê um passo à frente e coloque a barra no *rack*.

### *Dois observadores: Fase de movimento para cima*

Mantenham as mãos em concha próximas da barra – mas sem tocá-la – enquanto ela sobe.

Estendam levemente os joelhos, quadris e tronco, e mantenham as costas retas enquanto acompanham a barra.

Depois de completar a série, ajudem o cliente a colocar a barra no *rack*.

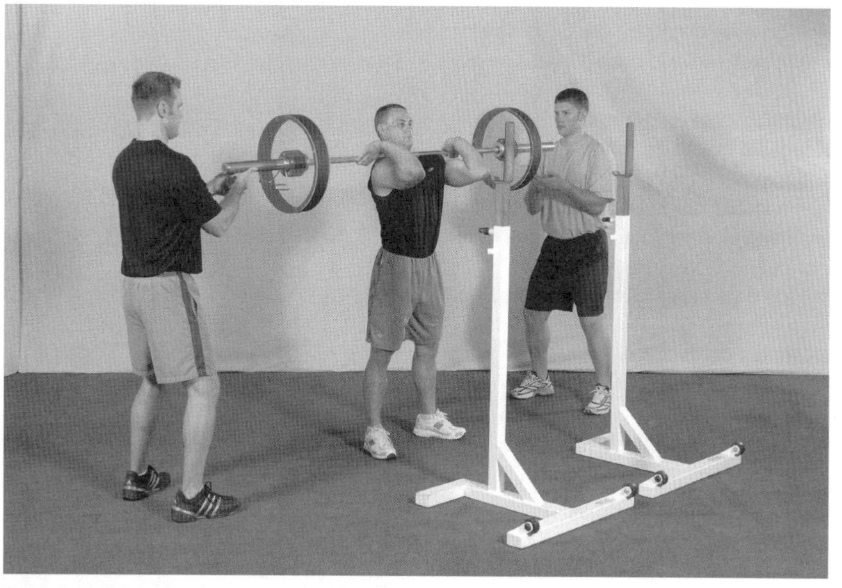

Posição inicial.

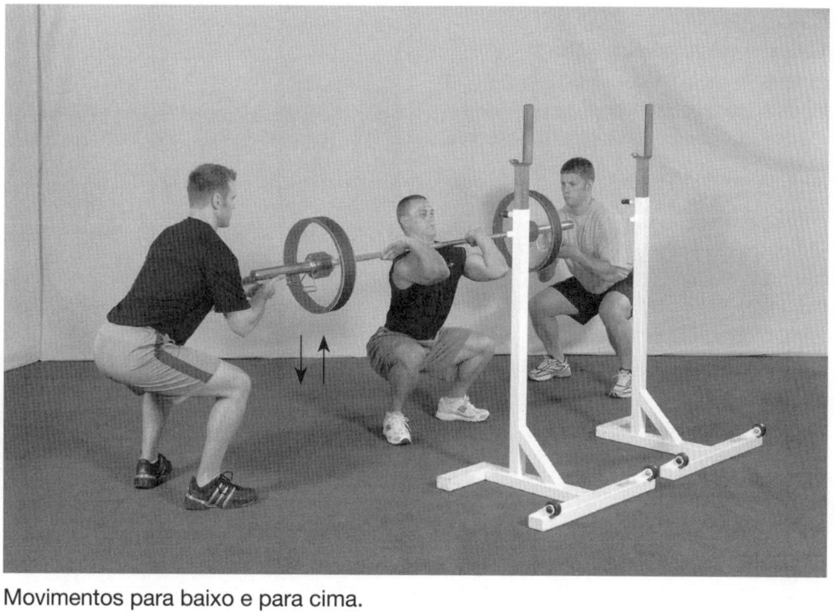

Movimentos para baixo e para cima.

*Erros comuns*

- Deixar os calcanhares saírem do chão, o tronco se flexionar para a frente ou a coluna cervical se arredondar durante a fase de movimento para cima
- Deixar os joelhos se moverem para dentro (por meio de adução do quadril) ou para fora (abdução do quadril) durante o movimento
- Deixar os membros superiores relaxarem ou os cotovelos caírem para trás

## Cadeira extensora (joelho)

| Principal músculo treinado |
|---|
| Quadríceps |

### *Posição inicial*

Sente-se na máquina com as coxas e as costas no centro dos seus assentos (não para o lado esquerdo ou direito) e os joelhos alinhados ao eixo da máquina. Se o assento para as costas for ajustável, mova-o para a frente ou para trás para:

- Alinhar os joelhos com o eixo da máquina.
- Posicionar as nádegas e coxas de maneira que a parte de trás dos joelhos toquem a parte da frente do assento.

Encaixe os pés sob o encosto ou os encostos do tornozelo; se o encosto for ajustável, posicione-o de maneira que fique em contato com o metatarso (peito do pé).

Posicione coxas, pernas e pés paralelamente uns aos outros.

Segure as alças ou laterais do assento.

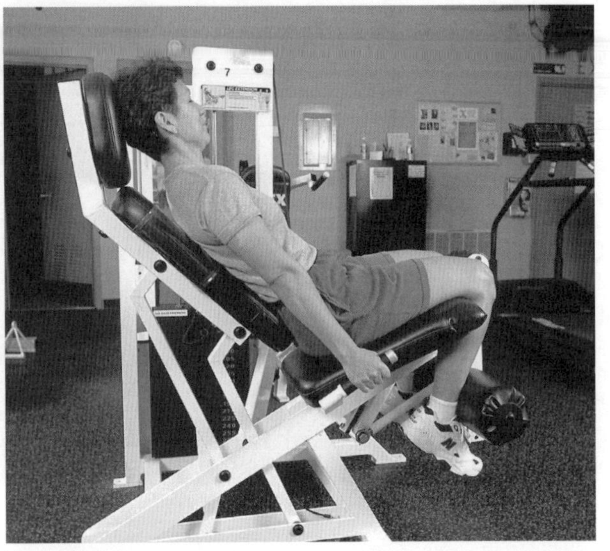

Posição inicial.

### *Fase de movimento para cima*

Mantendo coxas, pernas e pés paralelos uns aos outros, estenda os joelhos até ficarem retos.

Mantenha o tronco ereto e as costas pressionadas com firmeza contra o encosto para as costas.

Mantenha as mãos firmes nas alças ou laterais do assento.

### *Fase de movimento para baixo*

Deixe os joelhos se flexionarem lentamente de volta à posição inicial.

Mantenha coxas, pernas e pés paralelos entre si.

Mantenha o tronco ereto e as costas pressionadas com firmeza contra o encosto para as costas.

Mantenha as mãos firmes nas alças ou laterais do assento.

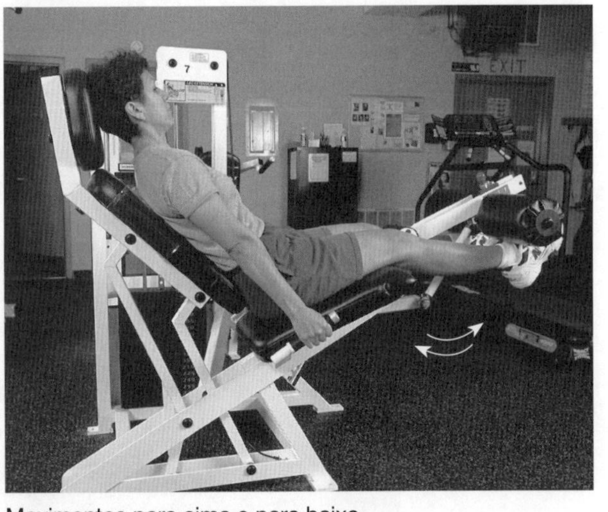

Movimentos para cima e para baixo.

### *Erros comuns*

- Deixar os quadris ou nádegas saírem do assento durante a fase de movimento para cima
- Balançar os membros inferiores ou fazer movimentos bruscos com o tronco para ajudar a levantar o peso
- Travar os joelhos à força ao fim da fase de movimento para cima

## Afundo

*Cliente: Posição inicial*

Segure a barra com uma pegada pronada, com os polegares, ligeiramente mais aberta do que a largura dos ombros.
Pise sob a barra e posicione os pés paralelamente um ao outro.
Coloque a barra uniformemente sobre a coluna cervical e os ombros, acima dos deltoides posteriores na base do pescoço.
Levante os cotovelos para criar uma saliência em que a barra possa repousar.
Mantenha o peito aberto.
Puxe as escápulas uma em direção à outra.
Incline levemente a cabeça para cima.
Depois de se posicionar, dê o sinal para o personal trainer para o *liftoff*.
Estenda os quadris e joelhos para tirar a barra do *rack* e dê dois ou três passos para trás.
Posicione os pés alinhadamente aos quadris com os dedos apontados para a frente.

**Principais músculos treinados**

Glúteo máximo, posteriores da coxa, quadríceps, iliopsoas (de trás da perna), sóleo e gastrocnêmio (da frente da perna)

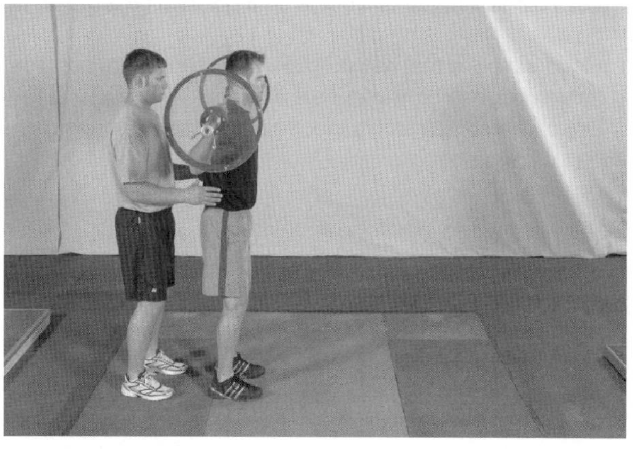

Posição inicial.

*Personal trainer: Posição inicial*

Fique em pé, ereto, muito próximo ao cliente (mas não próximo o bastante para causar uma distração).
Alinhe os pés e ombros, com os joelhos levemente flexionados.
Ao sinal do cliente, ajude a levantar e equilibrar a barra enquanto ela é tirada do *rack*.
Mova-se de maneira coordenada com o cliente enquanto ele se move para trás para a posição inicial.
Depois que o cliente estiver na posição, assuma uma postura na largura dos quadris com os joelhos levemente flexionados e o tronco ereto.
Posicione as mãos perto dos quadris, da cintura ou do tronco do cliente.

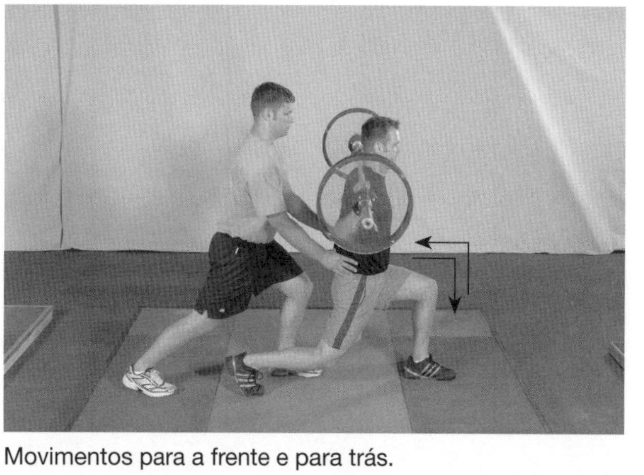

Movimentos para a frente e para trás.

*Cliente: Fase de movimento para a frente*

Dê um passo exagerado diretamente para a frente com um membro inferior.
Mantenha o tronco ereto enquanto o pé da frente avança e entra em contato com o solo.
Mantenha o pé de trás na posição inicial, mas deixe que o membro inferior se flexione levemente.
Fixe o pé da frente plano no chão apontado diretamente para a frente ou ligeiramente para dentro. Para ajudar a manter o equilíbrio, posicione esse pé diretamente à frente de sua posição inicial com o tornozelo, o joelho e o quadril da frente em um plano vertical.
Deixe o quadril e o joelho da frente se flexionarem lentamente. Depois que o equilíbrio tiver se transferido para ficar igual entre os dois pés, flexione o joelho da frente para abaixar o pé de trás na direção do chão. O joelho de trás vai se flexionar um pouco mais, mas não no mesmo grau que o da frente.
Mantenha o joelho da frente diretamente sobre o pé da frente (que permanece plano no chão).
Abaixe o joelho de trás – ainda levemente flexionado – até ficar 3 a 5 centímetros acima do chão. Nesse momento, o joelho da frente estará flexionado em cerca de 90° com a perna perpendicular ao solo.
Equilibre o peso uniformemente entre os metatarsos (peito do pé) do pé de trás e o pé inteiro da frente.
Mantenha o tronco perpendicular ao solo "reclinando-se" sobre o pé de trás. A profundidade real do afundo, porém, depende sobretudo da flexibilidade individual da articulação do quadril.

*Personal trainer: Fase de movimento para a frente*

Dê um passo à frente com o mesmo pé que o cliente.
Fixe o pé da frente de 30 a 45 centímetros atrás do pé do cliente.
Flexione o joelho da frente conforme o cliente flexiona seu joelho da frente.
Mantenha o tronco ereto.
Mantenha as mãos próximas aos quadris, cintura ou tronco do cliente.
Auxilie apenas quando necessário para manter o cliente equilibrado.

(*continua*)

### *Cliente: Fase de movimento para trás*

Transfira o equilíbrio para o pé da frente e empurre-se vigorosamente ao chão estendendo o quadril e o joelho da frente. Enquanto o pé da frente se move para trás em direção ao pé de trás, o equilíbrio volta a se transferir para o pé de trás. Isso vai fazer o calcanhar do pé de trás recuperar o contato com o solo.

Mantenha o tronco na mesma posição.

Leve o pé da frente de volta a uma posição próxima ao pé de trás.

Fique em pé, ereto, na posição inicial, pare e, em seguida, alterne os membros inferiores da frente.

Depois de completar a série, dê um passo à frente e coloque a barra no *rack*.

### *Personal trainer: Fase de movimento para trás*

Empurre-se para trás com o membro inferior da frente de maneira coordenada com o cliente.

Leve o pé da frente de volta a uma posição junto ao pé de trás.

Mantenha as mãos próximas aos quadris, cintura ou tronco do cliente.

Fique ereto na posição inicial, pare para esperar o cliente e alterne os membros inferiores da frente.

Auxilie apenas quando necessário para manter o cliente equilibrado.

Depois de completar a série, ajude o cliente a colocar a barra no *rack*.

### *Erros comuns*

- Dar um passo muito curto à frente, fazendo o joelho da frente se estender além do pé da frente
- Deixar que o tronco se flexione à frente durante a fase de movimento para a frente
- Fazer um movimento brusco e rápido com o tronco para trás durante a fase de movimento para trás
- Dar múltiplos passinhos para trás durante a fase de movimento para trás
- Não manter a pelve ou a coluna neutras

## Flexão de perna (joelho)

### *Posição inicial*

Assuma uma posição em decúbito ventral sobre a máquina, com os quadris e o tronco no centro de seus encostos (e não para o lado esquerdo ou direito) e os joelhos alinhados ao eixo da máquina.

Encaixe os pés sob o(s) encosto(s) para tornozelo; se o encosto for ajustável, posicione-o de maneira que fique em contato com a parte de trás do calcanhar, logo acima do calçado.

Depois de se estabelecer na posição correta, os joelhos devem estar pendendo levemente abaixo do encosto para coxa.

Posicione as coxas, pernas e pés paralelamente uns aos outros.

Segure as alças ou laterais do encosto para o peito.

**Principais músculos treinados**

Posteriores da coxa

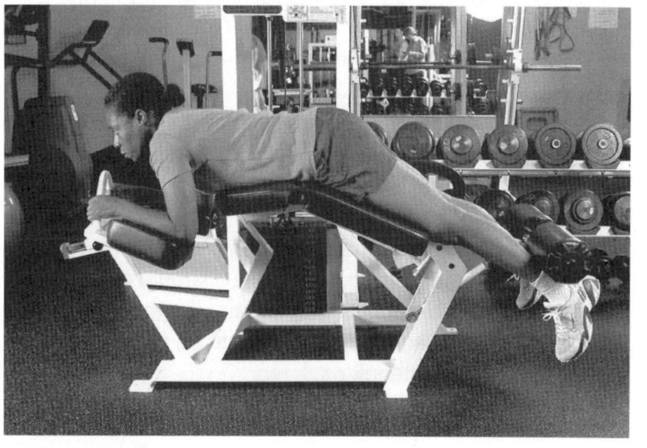

Posição inicial.

### *Fase de movimento para cima*

Mantendo as coxas, pernas e pés paralelos uns aos outros, flexione os joelhos até o encosto de tornozelo quase tocar as nádegas.

Mantenha o tronco fixo.

Mantenha as mãos firmes nas alças ou laterais do encosto para o peito.

### *Fase de movimento para baixo*

Deixe que os joelhos se estendam devagar de volta à posição inicial.

Mantenha as coxas, pernas e pés paralelos uns aos outros.

Mantenha o tronco fixo.

Mantenha as mãos firmes nas alças ou laterais do encosto para o peito.

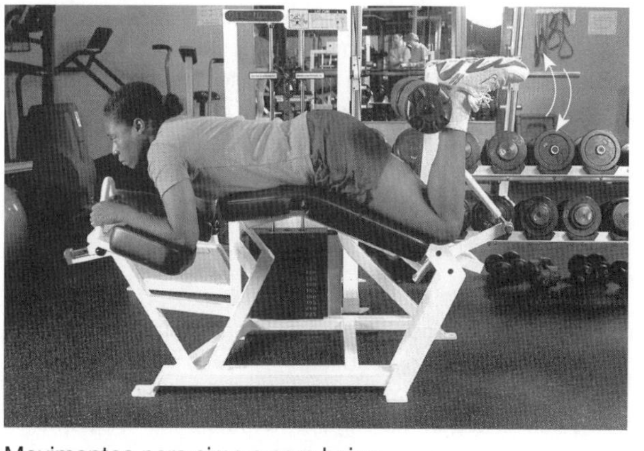

Movimentos para cima e para baixo.

### *Erros comuns*

- Deixar que os quadris subam (usando flexão do quadril) durante a fase de movimento para cima
- Balançar os membros inferiores para trás a fim de ajudar a levantar o peso
- Travar os joelhos à força ao fim da fase de movimento para baixo

## Ombros

### Desenvolvimento (barra)

*Cliente: Posição inicial*

Sente-se em um banco de desenvolvimento e se recoste para assumir uma posição de contato corporal de cinco pontos. Se o assento puder ser ajustado, modifique a altura para:

- Posicionar as coxas paralelamente ao solo (com os pés planos).
- Permitir que a barra entre e saia do *rack* sem tocar no topo da cabeça (o assento ficar alto demais) ou ter de se levantar um pouco para alcançar o *rack* (o assento ficar baixo demais).

Segure a barra com uma pegada pronada, com os polegares, levemente mais aberta do que a largura dos ombros.
Dê o sinal para o personal trainer para o *liftoff*.
Empurre a barra acima da cabeça até os ombros ficarem completamente estendidos.

*Personal trainer: Posição inicial*

Fique em pé, ereto, sobre o estepe atrás do banco ou plataforma para o observador (se houver) com os pés separados e na largura dos ombros, se houver espaço suficiente, e os joelhos levemente flexionados.
Segure a barra com uma pegada alternada, com os polegares, no espaço entre as mãos do cliente.
Ao sinal do cliente, auxilie a tirar a barra do *rack*.
Guie a barra até uma posição sobre a cabeça do cliente.
Solte a barra (ou os punhos) suavemente.

*Cliente: Fase de movimento para baixo*

Deixe os cotovelos se flexionarem lentamente para abaixar a barra em direção à cabeça.
Mantenha os punhos rígidos e diretamente acima dos cotovelos. A largura da pegada vai determinar o quanto os antebraços ficam paralelos entre si.
Estenda levemente o pescoço para permitir que a barra passe perto do rosto enquanto desce, até tocar nas clavículas e nos deltoides anteriores.
Mantenha a posição de contato corporal de cinco pontos.

*Personal trainer: Fase de movimento para baixo*

Mantenha as mãos na posição de pegada alternada próximas à barra – mas sem tocá-la – enquanto ela desce.
Flexione levemente os joelhos, quadris e tronco, e mantenha as costas retas enquanto acompanha a barra.

*Cliente: Fase de movimento para cima*

Empurre a barra para cima até os cotovelos ficarem completamente estendidos.
Estenda levemente o pescoço para permitir que a barra passe pelo rosto enquanto é levantada.
Mantenha os punhos rígidos e diretamente acima dos cotovelos.
Mantenha a posição de contato corporal de cinco pontos.
Depois de completar a série, dê o sinal para o personal trainer ajudar a colocar a barra no *rack*.
Mantenha as mãos firmes na barra até ela parar no *rack*.

**Principais músculos treinados**

Deltoides anteriores e mediais, trapézio, tríceps braquial

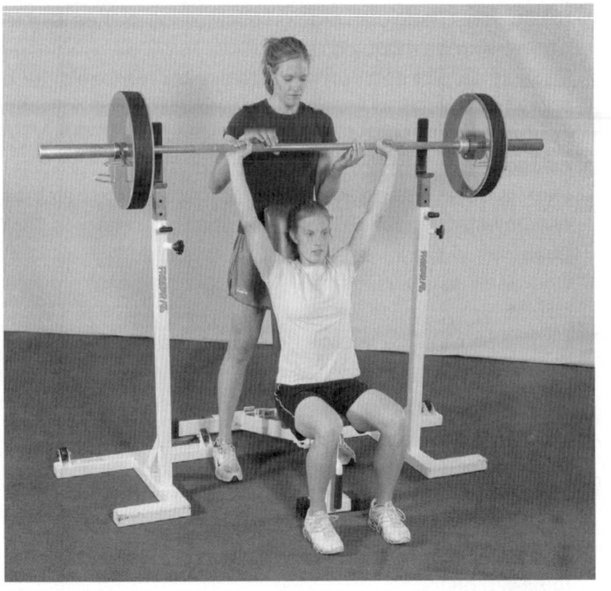

Posição inicial.

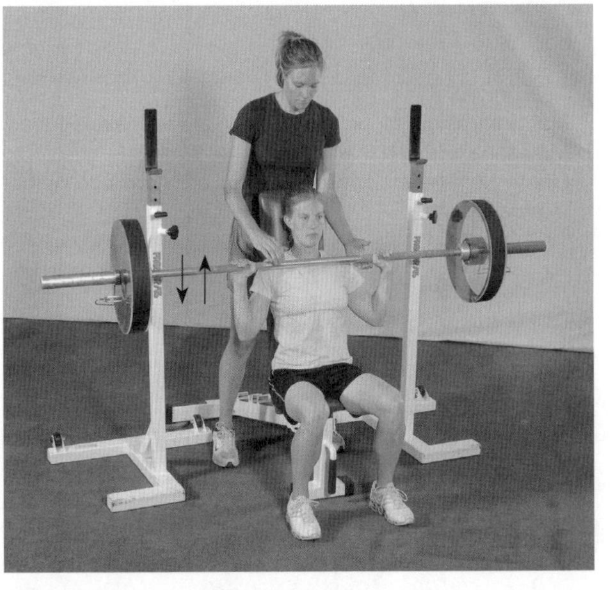

Movimentos para cima e para baixo.

*Personal trainer: Fase de movimento para cima*

Mantenha as mãos na posição de pegada alternada próximas da barra – mas sem tocá-la – enquanto ela sobe.
Estenda levemente os joelhos, quadris e tronco, e mantenha as costas retas enquanto acompanha a barra.
Depois de completar a série, ajude o cliente a colocar a barra no *rack*.

*Erros comuns*

- Empurrar com os membros inferiores ou sair do assento para ajudar a levantar a barra
- Arquear excessivamente as costas durante a fase de movimento para cima

## Desenvolvimento (faixa elástica)

### *Posição inicial*

Segure as alças da faixa elástica com uma pegada pronada com os polegares.
Sente-se no chão ou colchonete com as nádegas em cima da parte média da faixa elástica.
Assuma uma posição ereta com o tronco perpendicular ao solo e os membros inferiores unidos e estendidos no sentido oposto ao corpo.
Flexione levemente os quadris e joelhos para se equilibrar.
Posicione as alças para fora e niveladas com a parte de cima dos ombros, com as palmas das mãos voltadas para a frente.
Nessa posição, a faixa elástica deve estar quase tensa (mas não esticada); se não estiver, selecione uma faixa mais curta.

### *Fase de movimento para cima*

Empurre as alças para cima até os cotovelos estarem completamente estendidos.
Mantenha os punhos rígidos e diretamente acima dos cotovelos.
Mantenha o tronco em posição ereta, com os membros inferiores na mesma posição.

### *Fase de movimento para baixo*

Deixe as alças se moverem lentamente para trás até a posição inicial.
Mantenha o tronco em posição ereta, com os membros inferiores na mesma posição.

### *Erros comuns*

- Arquear excessivamente as costas durante a fase de movimento para cima
- Flexionar o tronco durante a fase de movimento para baixo

**Principais músculos treinados**

Deltoides anteriores e mediais, trapézio, tríceps braquial

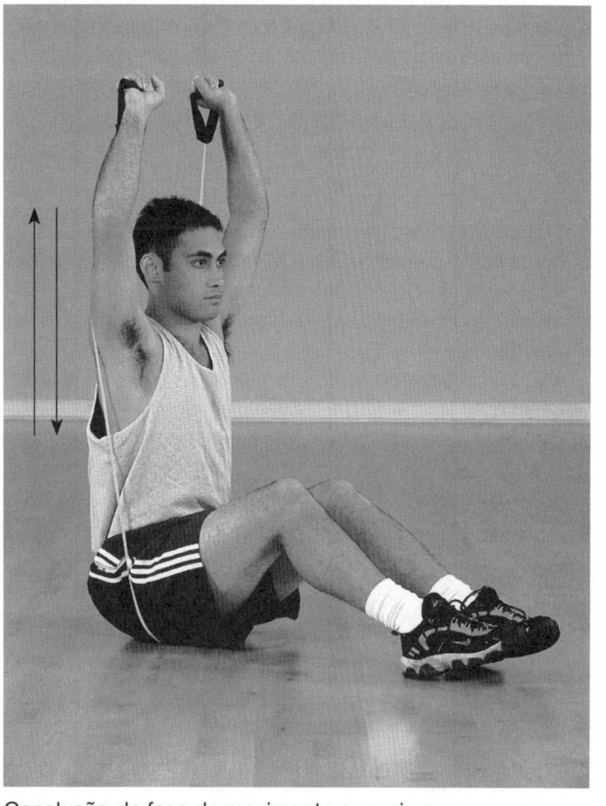

Conclusão da fase de movimento para cima.

## Elevação lateral com halteres

| Principais músculos treinados |
|---|
| Deltoides, trapézio |

### *Posição inicial*

Segure dois halteres com uma pegada neutra com os polegares.

Posicione os pés alinhadamente aos ombros ou aos quadris, com os joelhos levemente flexionados, o tronco ereto, os ombros para trás e os olhos focados para a frente.

Leve os halteres à parte da frente das coxas, posicionando-os com as palmas das mãos voltadas uma para a outra.

Flexione ligeiramente os cotovelos e mantenha essa posição flexionada durante todo o exercício.

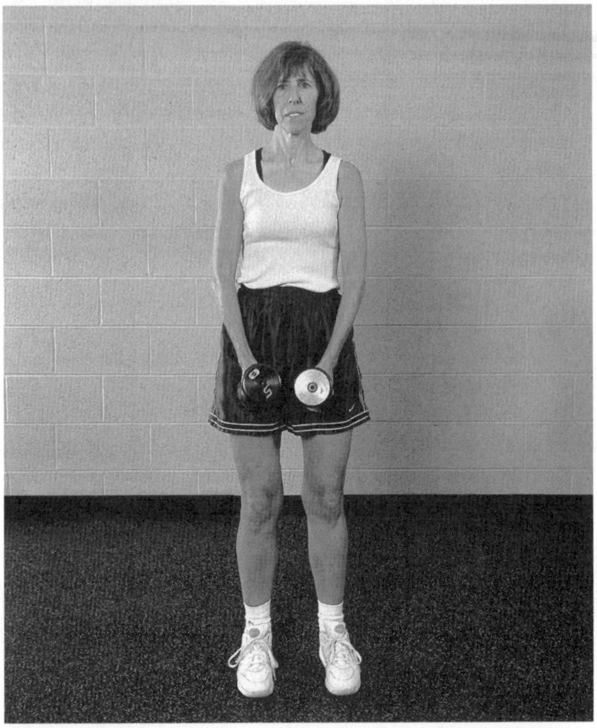

Posição inicial.

### *Fase de movimento para cima*

Eleve os halteres para cima e para fora pelas laterais; os cotovelos e braços devem subir juntos, à frente e um pouco mais altos que os antebraços e mãos/halteres. Esse movimento é semelhante a verter líquido de um galão de plástico.

Mantenha uma posição corporal ereta, com os joelhos levemente flexionados e os pés planos.

Continue elevando os halteres até os membros superiores ficarem mais ou menos paralelos ao chão ou quase nivelados com os ombros. Na posição mais alta, os cotovelos e braços estarão um pouco mais altos que os antebraços e mãos/halteres.

### *Fase de movimento para baixo*

Deixe os halteres se abaixarem lentamente de volta à posição inicial.

Mantenha os joelhos levemente flexionados, os pés planos no chão e os olhos focados à frente.

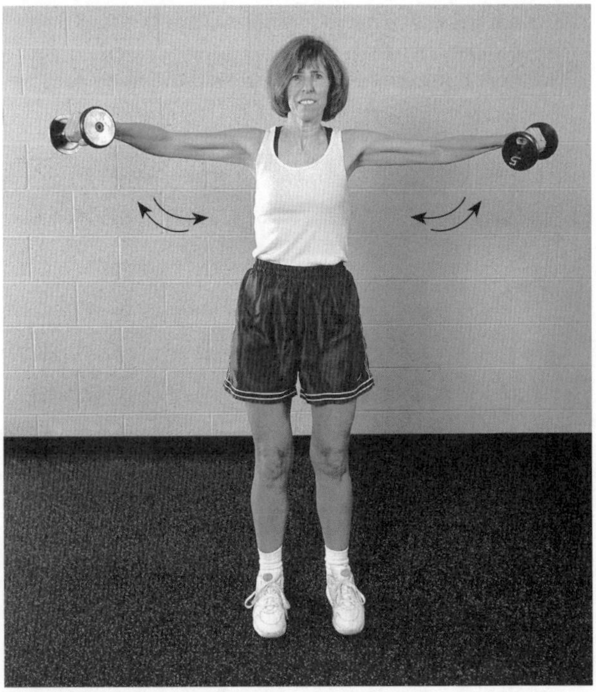

Movimentos para cima e para baixo.

### *Erros comuns*

- Estender ou flexionar os cotovelos durante o movimento
- Elevar os ombros, flexionar o tronco para trás, estender os joelhos ou ficar na ponta dos pés para ajudar a elevar os halteres
- Flexionar o tronco para a frente ou permitir que o peso corporal se transfira em direção aos dedos dos pés durante a fase de movimento para baixo

## Elevação lateral (faixa elástica)

### *Posição inicial*

Segure as alças da faixa elástica com uma pegada neutra com os polegares.
Posicione os pés na largura dos ombros com os arcos de ambos os pés sobre a parte média da faixa elástica.
Fique em pé, ereto, com os joelhos levemente flexionados.
Posicione as alças para fora das coxas, com os membros superiores nas laterais e as palmas das mãos voltadas para dentro.
Nessa posição, a faixa elástica deve estar quase tensa (mas não esticada); se não estiver, compense a frouxidão abrindo a passada ou selecionando uma faixa mais curta.

### *Fase de movimento para cima*

Puxe as alças para cima e para fora pelas laterais; as mãos, os antebraços, os cotovelos e os braços devem subir juntos.
Mantenha uma posição corporal ereta com os joelhos levemente flexionados e os pés planos.
Continue levantando as alças até os membros superiores ficarem aproximadamente paralelos ao solo ou quase nivelados com os ombros.

### *Fase de movimento para baixo*

Deixe as alças retornarem lentamente até a posição inicial.
Mantenha uma posição corporal ereta, com os joelhos levemente flexionados e os pés planos.

### *Erros comuns*

- Estender ou flexionar os cotovelos durante o movimento
- Elevar os ombros para ajudar a elevar as alças

**Principais músculos treinados**

Deltoides, trapézio

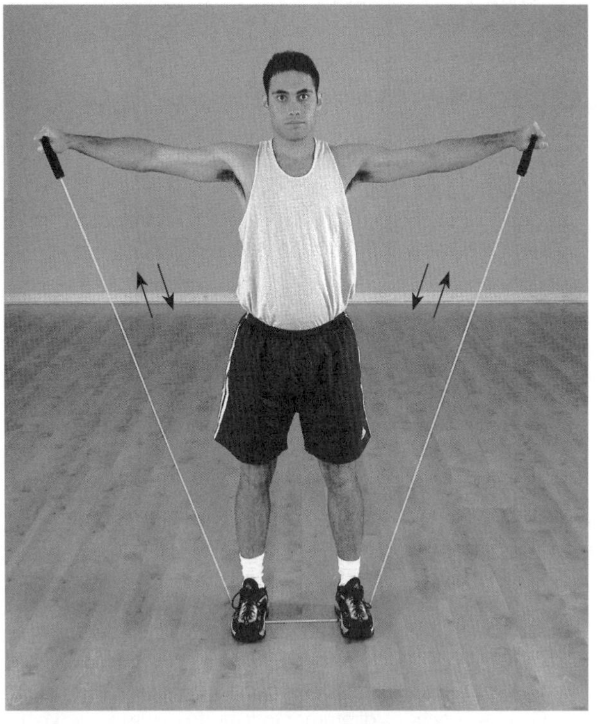

Conclusão da fase de movimento para cima.

## Corpo todo

### *Power clean*

Este exercício é composto de quatro fases (primeira puxada, transição, segunda puxada e recepção), mas não existe pausa entre elas; a barra é levantada (puxada para cima) do chão até a frente dos ombros em um único movimento contínuo.

#### *Posição inicial*

Fique em pé com os pés posicionados entre a largura dos quadris e dos ombros e os dedos dos pés ligeiramente apontados para fora.
Agache-se com os quadris mais baixos do que os ombros e segure a barra com uma pegada pronada com os polegares.
Coloque as mãos na barra um pouco mais afastadas do que a largura dos ombros, para fora dos joelhos, com os cotovelos totalmente estendidos.
Coloque os pés planos no chão e posicione a barra cerca de 3 centímetros à frente das canelas, sobre os metatarsos (peito dos pés).
Posicione o corpo com:

- As costas retas ou levemente arqueadas.
- O trapézio relaxado e levemente alongado.
- O peito aberto.
- As escápulas retraídas.
- A cabeça alinhada à coluna ou levemente hiperestendida.
- Os ombros sobre ou um pouco à frente da barra.
- Os olhos focados diretamente à frente ou um pouco para cima.

#### *Fase de movimento para cima: Primeira puxada*

Levante a barra do chão estendendo vigorosamente os quadris e joelhos.
Mantenha o ângulo entre tronco e chão constante.
Não deixe os quadris se levantarem antes dos ombros.
Mantenha as costas em posição reta.
Mantenha os cotovelos totalmente estendidos, a cabeça neutra em relação à coluna e os ombros sobre ou levemente acima da barra.
Enquanto a barra é levantada, mantenha-a o mais próximo possível dos calcanhares.

#### *Fase de movimento para cima: Transição*

Enquanto a barra sobe logo acima dos joelhos, impulsione os quadris para a frente e volte a flexionar levemente os joelhos para mover as coxas contra a barra e os joelhos sob ela.
Mantenha as costas retas ou levemente arqueadas, com os cotovelos totalmente estendidos e apontados para as laterais, e a cabeça alinhada à coluna.

#### *Fase de movimento para cima: Segunda puxada*

Estenda vigorosa e rapidamente os quadris e joelhos, e realize flexão plantar dos tornozelos.
Mantenha a barra próxima ou em contato com a parte da frente das coxas.
Mantenha a barra o mais junto ao corpo possível.
Mantenha a barra reta, os cotovelos apontados para as laterais e a cabeça alinhada à coluna.
Mantenha os ombros sobre a barra e os cotovelos estendidos pelo maior tempo possível.
Quando as articulações da parte inferior do corpo atingirem extensão total, eleve rapidamente os ombros, mas não permita ainda que os ombros se flexionem.
Conforme os ombros atingem sua maior elevação, flexione os cotovelos para começar a puxar o corpo sob a barra.
Em razão da natureza explosiva dessa fase, o tronco estará ereto ou levemente hiperestendido, a cabeça estará inclinada levemente para trás e os pés podem perder o contato com o solo.

#### *Fase de movimento para cima: Recepção*

Depois que a parte inferior do corpo tiver se estendido completamente e a barra chegar à altura quase máxima, puxe o corpo sob a barra e gire os braços em volta e sob ela.
Simultaneamente, os quadris e joelhos se flexionam em uma posição de um quarto de agachamento.
Depois que os membros superiores estiverem sob a barra, eleve os cotovelos para posicionar os braços paralelamente ao chão.
Coloque a barra no *rack* na frente das clavículas e dos deltoides anteriores.
A barra deve ser recebida nos deltoides anteriores e clavículas com:

- A cabeça voltada para a frente.
- O pescoço neutro ou ligeiramente hiperestendido.
- Os punhos hiperestendidos.
- Os cotovelos totalmente flexionados.
- Os braços paralelos ao solo.
- As costas retas ou ligeiramente arqueadas.
- Os joelhos e quadris levemente flexionados para absorver o impacto do peso.
- Os pés planos no chão.
- O peso corporal sobre o meio do pé.

Fique em pé, estendendo os quadris e joelhos até uma posição totalmente ereta.

#### *Fase de movimento para baixo*

Abaixe a barra até as coxas reduzindo gradualmente a tensão muscular dos membros superiores para permitir uma descida controlada.
Flexione ao mesmo tempo os quadris e joelhos até amortecer o impacto da barra nas coxas.
Agache-se com os cotovelos totalmente estendidos até a barra tocar no chão.

*Erros comuns*

- Deixar que os quadris se levantem antes dos ombros durante a primeira puxada
- Deixar que a coluna cervical se curve (i. e., perca a posição de costas retas), especialmente durante a posição de primeira puxada
- Estender os joelhos mais rapidamente do que os quadris, antes dos quadris ou ambos
- Deixar que a barra suba afastando-se demais do corpo
- Usar um movimento de "rosca invertida" para colocar a barra na posição de recepção

**Principais músculos treinados**

Glúteo máximo, posteriores da coxa, quadríceps, sóleo, gastrocnêmio, deltoides, trapézio

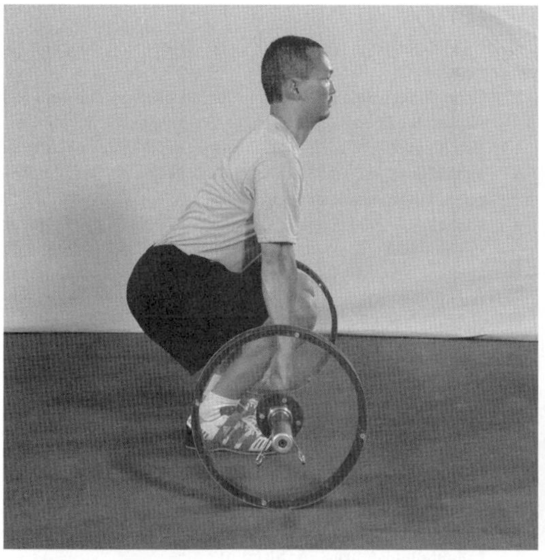

Posição inicial.

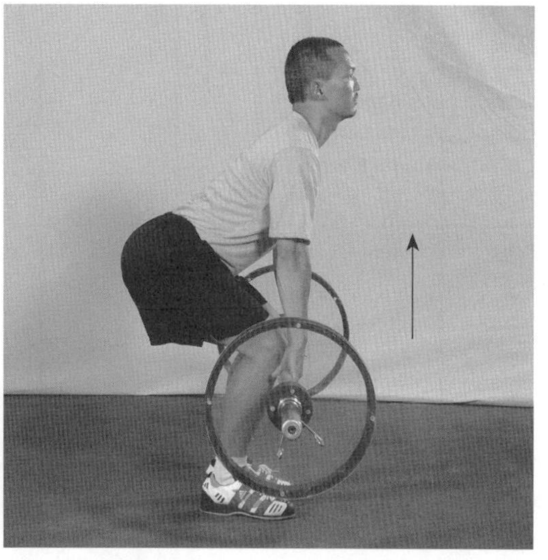

Primeira puxada.

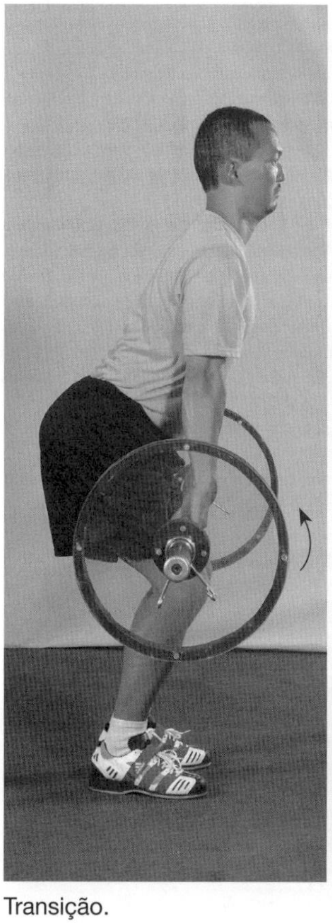

Transição.

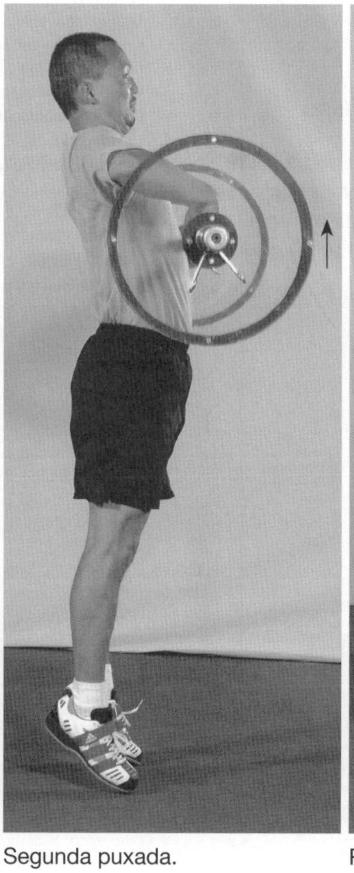

Segunda puxada.

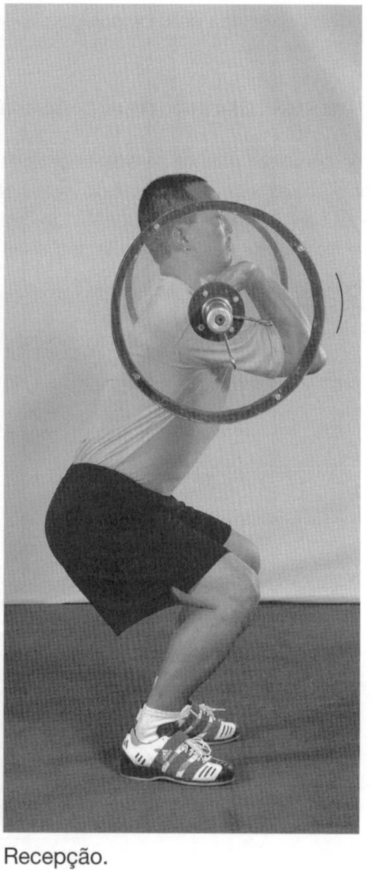

Recepção.

## Questões para estudo

1. Qual dos seguintes exercícios para a parte inferior do corpo é uniarticular?
   A. Agachamento livre tradicional.
   B. Agachamento livre frontal.
   C. Cadeira extensora.
   D. Afundo.

2. Todos os exercícios a seguir exigem um ou mais observadores, EXCETO:
   A. Tríceps testa.
   B. Rosca bíceps (barra).
   C. Supino reto com barra.
   D. Agachamento livre tradicional.

3. Qual das alternativas a seguir é o PRINCIPAL motivo para usar calçados adequados durante o treinamento de força?
   A. Etiqueta.
   B. Aperfeiçoamento da técnica.
   C. Segurança.
   D. Manutenção do equipamento.

4. Qual das pegadas a seguir é utilizada na realização do exercício *power snatch*?
   A. Pegada pronada com os polegares.
   B. Pegada supinada com os polegares.
   C. Pegada pronada sem os polegares.
   D. Pegada supinada sem os polegares.

## Questão de conhecimento aplicado

Um participante experiente de treinamento de força está realizando um exercício de 1 RM no agachamento livre tradicional com dois observadores. Onde cada observador deve ficar posicionado e quais são suas responsabilidades?

## Referências bibliográficas


1. Barnes, M., and K.E. Cinea. 2007. Explosive movements. In: Strength Training, L.E. Brown, ed. Champaign, IL: Human Kinetics.
2. Barnes, M., and K.E. Cinea. 2007. Lower body exercises. In: Strength Training, L.E. Brown, ed. Champaign, IL: Human Kinetics.
3. Barnes, M., and K.E. Cinea. 2007. Torso exercises. In: Strength Training, L.E. Brown, ed. Champaign, IL: Human Kinetics.
4. Barnes, M., and K.E. Cinea. 2007. Upper body exercises. In: Strength Training, L.E. Brown, ed. Champaign, IL: Human Kinetics.
5. Cholewicki, J., K. Juluru, and S. McGill. 1999. Intra abdominal pressure mechanism for stabilizing the lumbar spine. Journal of Biomechanics 32 (1): 13–17.
6. Delavier, F. 2006. Strength Training Anatomy. Champaign, IL: Human Kinetics.
7. Earle, R.W., and T.R. Baechle. 2008. Resistance training and spotting techniques. In: Essentials of Strength Training and Conditioning, 3rd ed., T.R. Baechle and R.W. Earle, eds. Champaign, IL: Human Kinetics.
8. Faigenbaum, A., and W. Westcott. 2009. Youth Strength Training. Champaign, IL: Human Kinetics.
9. Graham, J.F. 2000. Exercise technique: Power clean. Strength and Conditioning Journal 22 (6): 63-65.
10. Graham, J.F. 2001. Exercise technique: Back squat. Strength and Conditioning Journal 23 (5): 28-29.
11. Graham, J.F. 2002. Exercise technique: Barbell lunge. Strength and Conditioning Journal 24 (5): 30-32.
12. Graham, J.F. 2002. Exercise technique: Front squat. Strength and Conditioning Journal 24 (3): 75-76.
13. Graham, J.F. 2003. Exercise technique: Barbell bench press. Strength and Conditioning Journal 25 (3): 50-51.
14. Graham, J.F. 2003. Exercise technique: Front lat pulldown. Strength and Conditioning Journal 25 (5): 42-43.
15. Graham, J.F. 2004. Exercise technique: Barbell upright row. Strength and Conditioning Journal 26 (5): 60-61.
16. Graham, J.F. 2005. Exercise technique: Leg curl. Strength and Conditioning Journal 27 (1): 59-60.
17. Graham, J.F. 2008. Exercise technique: Barbell overhead press. Strength and Conditioning Journal 30 (3): 70-71.
18. Graham, J .F. 2008. Res i s tance exerci se techniques and spotting. In: Conditioning for Strength and Human Performance, T.J. Chandler and L.E. Brown, eds. Philadelphia: Lippincott Williams & Wilkins.
19. Harman, E.A., R.M. Rosenstein, P.N. Frykman, and G.A. Nigro. 1989. Effects of a belt on intra-abdominal pressure during weightlifting. Medicine and Science in Sports and Exercise 21 (2): 186-190.
20. Hoffman, J.R., and N.A. Ratamess. 2006. A Practical Guide to Developing Resistance Training Programs. Monterey, CA: Coaches Choice.
21. Lander, J.E., J.R. Hundley, and R.L. Simonton. 1990. The effectiveness of weight-belts during multiple repetitions of the squat exercise. Medicine and Science in Sports and Exercise 24 (5): 603-609.
22. Lander, J.E., R.L. Simonton, and J.K.F. Giacobbe. 1990. The effectiveness of weight-belts during the squat exercise. Medicine and Science in Sports and Exercise 22 (1): 117-126.
23. Newton, H. 2002. Explosive Lifting for Sports. Champaign, IL: Human Kinetics.
24. NSCA Certification Commission. 2008. Exercise Technique Manual for Resistance Training, 2nd ed. Champaign, IL: Human Kinetics.

# Métodos de treinamento cardiovascular

14

Travis W. Beck, PhD*

**Ao término deste capítulo, você será capaz de:**

- Oferecer recomendações relevantes para atividades cardiovasculares, incluindo hidratação, vestuário, calçados, e atividades de aquecimento e resfriamento.
- Oferecer aconselhamento relativo à técnica de exercício adequada em esteiras, máquinas de remo, simuladores de escada, elípticos e bicicletas ergométricas.
- Ensinar aos clientes a participação segura em aulas de exercício em grupo.
- Combinar clientes com atividades cardiovasculares que sejam compatíveis com suas preferências e capacidades físicas.

O objetivo deste capítulo é apresentar uma visão geral sobre considerações importantes ao prescrever atividades de exercício cardiovascular. Essas atividades podem ser classificadas em exercício de máquina (p. ex., esteira, simulador de escada, treinador elíptico) e livres (p. ex., caminhada, corrida, natação). Não há como oferecer uma descrição completa dessas atividades em um único capítulo; porém, são tratados aqui os aspectos mais importantes da técnica adequada de exercício, condição de hidratação e programação verbal. Como os personal trainers costumam trabalhar com diversos tipos de clientes, alguns dos quais podem ter necessidades especiais, conhecer as técnicas para incorporar variedade aos programas de treinamento pode ajudar a atingir muitas metas de treinamento diferentes.

## Participação segura

As seis variáveis que devem ser levadas em consideração para se garantir a participação segura em atividades cardiovasculares são: (1) hidratação adequada; (2) vestimentas e calçados apropriados; (3) aquecimento e resfriamento; (4) prescrição de frequência, intensidade e duração de exercício; (5) técnicas adequadas de respiração; e (6) variação do programa de exercício. As seções a seguir tratam dessas variáveis.

### Hidratação

A água compõe cerca de 60% da massa corporal e atua na regulação da temperatura corporal, agindo como um solvente para glicose, minerais, aminoácidos e vitaminas, e proporciona amortecimento e lubrificação para as articulações. Portanto, a água é especialmente importante durante o exercício de alta intensidade em ambientes quentes, quando o corpo pode perder até cerca de 2 a 3,8 litros de água por hora.[30] O sistema digestório pode absorver apenas cerca de 1 litro por hora. Portanto, a reposição de líquidos é mais importante quando são realizados exercícios de alta intensidade por um período extenso em ambientes quentes e úmidos. Em geral, a água é a melhor reposição de líquidos para exercícios com duração abaixo de 1 hora, mas recomendam-se bebidas esportivas com sódio e glicose para durações maiores que 1 hora.[27,30] Além disso, embora as taxas de transpiração possam variar enormemente entre os indivíduos e em diferentes ambientes, devem-se consumir cerca de 5 a 7 mL de líquido por quilograma de peso corporal pelo menos 4 horas antes do exercício. Além disso, os clientes devem ser incentiva-

* O autor gostaria de agradecer as contribuições de J. Henry "Hank" Drought, que escreveu este capítulo para a primeira edição de *Fundamentos do personal training da NSCA*.

dos a se pesarem antes e depois do exercício e a substituir cada quilograma perdido por 1,3 a 1,5 litro de líquido.[28]

## Vestimentas e calçados

É importante vestir roupas confortáveis e largas durante atividades aeróbias, pois isso permite a facilidade de movimento. Em ambientes muito quentes, a vestimenta deve ser o mais leve possível, ao passo que, no frio, devem ser utilizadas camadas de roupa. Grande parte do calor corporal é perdida pela cabeça e pelos membros no clima frio, por isso são recomendados toucas, luvas e cachecóis para evitar a perda excessiva de calor. O calçado adequado também é muito importante para atividades de apoio de peso como caminhada e corrida. Em termos gerais, os calçados devem oferecer acolchoamento, estabilidade e conforto ao mesmo tempo que mantêm a flexibilidade. O principal fator que determina a qualidade de um tênis de corrida é sua capacidade de compressão, metade da qual se perde entre 483 e 805 quilômetros de uso.[15] Claro, alguns tênis de corrida são melhores do que outros; mas em geral, a maioria dos tênis de corrida deve ser substituída após 483 a 805 quilômetros de uso ou a cada seis meses, o que vier primeiro. Corredores com alto peso corporal ou marcha atípica (p. ex., superpronação ou subpronação) podem precisar de substituições mais frequentes de calçados. As Tabelas 14.1 e 14.2 apresentam recomendações para a seleção de calçados com base no tipo de atividade e características de pisada, e a Figura 14.1 apresenta uma ilustração da superpronação e da subpronação.

TABELA 14.1 Seleção do calçado com base na atividade

| | Características gerais do calçado | |
|---|---|---|
| Atividade | Acolchoamento | Estabilidade lateral |
| Caminhada | Moderado | Moderada |
| Corrida | Alto | Baixa |
| Aeróbia | Moderado a alto | Moderada a alta |
| Esportes com raquete | Moderado | Alta |
| *Cross-training* | Moderado a alto | Moderada a alta |

TABELA 14.2 Seleção do calçado com base na pisada

| Tipo de pisada | Características específicas do calçado |
|---|---|
| Neutra | Palmilha semicurva; controle de movimento moderado |
| Superpronada | Palmilha reta; alto controle de movimento |
| Subpronada (supinada) | Palmilha curva; alta flexibilidade de movimento ou reta (Fig. 14.2) |

Os tênis de corrida normalmente são feitos em três formatos diferentes: reto, semicurvo ou curvo (Fig. 14.2). Pessoas com superpronação podem se beneficiar com um calçado de controle de movimento com palmilha reta. Pessoas com subpronação podem preferir calçados com palmilhas curvas, que permitem maior amplitude de movimento para os pés. Pessoas com pisadas neutras podem se beneficiar com calçados com palmilha semicurva e características moderadas de controle de direção e pé.[14] Pode ser útil uma consulta com um podólogo para analisar a biomecânica de corrida, a fim de selecionar o calçado adequado.

## Aquecimento e resfriamento

As atividades de aquecimento e resfriamento ajudam os sistemas cardiovascular e musculoesquelético a se ajustarem à carga de trabalho utilizada durante o exercício. Se o programa de treinamento exigir o exercício em uma frequência cardíaca alvo, deve-se utilizar um aquecimento de 5 a 15 minutos para aumentar gradualmente a frequência cardíaca ao nível almejado, e a sessão de exercício deve ser seguida por um resfriamento de 5 a 15 minutos para reduzir a frequência cardíaca. Se desejado, também pode-se utilizar 5 a 15 minutos de exercícios de alongamento de baixa intensidade para ajudar a relaxar músculos tensos e articulações após o aquecimento ou como parte do resfriamento (ver Cap. 12).

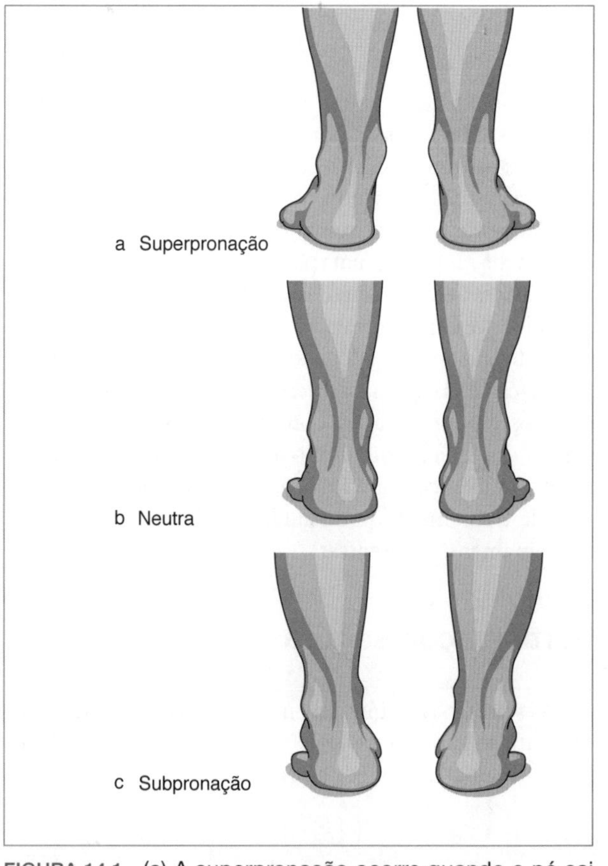


FIGURA 14.1 (a) A superpronação ocorre quando o pé cai excessivamente para dentro sobre o arco a cada pisada. (b) Pisada neutra. (c) A subpronação (supinação) ocorre quando o pé pisa excessivamente na parte externa dos pés e tem pouquíssima rotação interna.

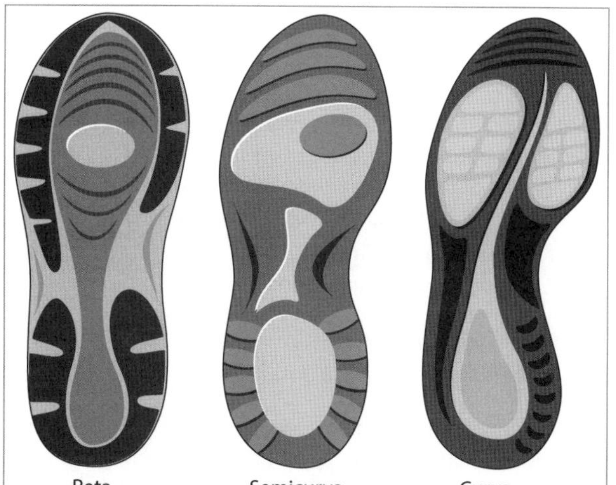


FIGURA 14.2 Os formatos de palmilhas reta, semicurva e curva. Pessoas com superpronação podem se beneficiar com palmihas retas, pessoas com pisadas neutras com palmilhas semicurvas, e pessoas com subpronação (supinação) com palmilhas curvas.

## Frequência, intensidade e duração de exercício

A seguir estão orientações gerais para frequência, intensidade e duração do exercício cardiovascular.[2]

- Frequência: 2 a 5 sessões por semana.
- Intensidade: 50 a 85% da frequência cardíaca de reserva.
- Duração: 20 a 60 minutos.

Em termos gerais, a maioria dos clientes é capaz de realizar uma sessão de exercício continuamente. Clientes descondicionados, porém, podem se beneficiar com séries intermitentes realizadas ao longo do dia. O Capítulo 16 apresenta informações sobre a elaboração de programas de treinamento de resistência aeróbia.

## Técnicas de respiração adequada

É importante que os clientes entendam que não é necessário se exercitar em um estado ofegante para obter benefícios cardiovasculares. Em geral, a respiração durante o exercício cardiovascular deve ser relaxada e regular. Uma recomendação geral é que os clientes sejam capazes de manter uma conversa casual enquanto se exercitam e respirar pelo nariz e pela boca. No entanto, clientes competitivos podem precisar de técnicas mais avançadas de treinamento, como de velocidade ou intervalado, que geram altas frequências cardíacas e respiratórias.

## Variação do programa de exercício

A variação do programa de exercícios é importante para reduzir as chances de lesões por uso excessivo. No entanto, também é importante lembrar que introduzir novos exercícios em um programa normalmente requer reduzir a intensidade. Por exemplo, um cliente que pedala na bicicleta ergométrica por 30 minutos três vezes por semana pode não conseguir passar imediatamente a correr na esteira por 30 minutos, três vezes por semana. Em vez disso, o cliente deve ir se acostumando gradualmente à nova atividade. Além disso, cada exercício apresenta uma sobrecarga em particular, gerando assim adaptações específicas a essa modalidade. As adaptações gerais aos sistemas cardiovascular e pulmonar são transferidas com sucesso de um exercício para o outro, mas o sistema musculoesquelético e os tecidos conjuntivos do cliente não estarão acostumados às sobrecargas mecânicas da corrida se ele estiver habituado a usar a bicicleta. Portanto, os personal trainers devem prestar muita atenção aos seus clientes conforme se adaptam de uma modalidade de exercício para a outra.

> De acordo com o princípio de especificidade, a capacidade de o cliente de realizar uma modalidade de exercício não é transferida completamente para outra. Os personal trainers devem prestar atenção à progressão adequada quando acrescentam atividades a um programa ou substituem as antigas por novas.

# Treinamento em máquinas cardiovasculares

As máquinas cardiovasculares comuns incluem esteiras, simuladores de escada, treinadores elípticos, bicicletas ergométricas e máquinas de remo. Esta seção discute os principais músculos utilizados em cada equipamento e as técnicas que devem ser levadas em consideração com o uso do equipamento.

## Esteira

**Principais músculos utilizados: quadríceps, posteriores da coxa, glúteos, iliopsoas, tibial anterior, gastrocnêmio e sóleo**

É possível praticar caminhada e corrida na esteira. As vantagens importantes da esteira incluem as conveniências do exercício em lugar fechado, o suporte dos corrimãos, o controle de velocidade e elevação, e uma superfície suave para reduzir as forças de impacto a cada pisada.

### Subir na esteira

A maioria dos clientes está familiarizada com esteiras e sabe subir nelas para começar a se exercitar. Todavia, idosos e pessoas em fase de reabilitação cardíaca podem precisar de auxílio para se acostumar com o uso da esteira. Os personal trainers podem fazer o seguinte para auxiliar os clientes que precisam de ajuda na esteira:

1. Instrua o cliente a segurar nos corrimãos enquanto sobe na esteira com as pernas afastadas. Ligue a máquina e ajuste a velocidade em 1,6 quilômetro por hora. Quando a esteira começar a se mover, instrua o cliente a pisar na esteira com um pé e depois com o outro para começar a andar. Alguns clientes podem achar útil "bater" na esteira com um pé várias vezes antes de subir nela para se acostumar com a velocidade.
2. Instrua os clientes a continuar segurando no corrimão se estiverem inseguros em relação ao equilíbrio. Depois que se sentirem confortáveis, porém, eles devem soltar os corrimãos e balançar os membros superiores em um movimento natural de caminhada.
3. Instrua os clientes a tentarem ficar perto da frente e no centro da esteira para reduzir o risco de queda.

### Corrida na esteira

Clientes acostumados a correr vão achar mais fácil correr na esteira do que ao ar livre, partindo do pressuposto de que a velocidade de corrida seja a mesma. Essa diferença é causada pela falta de resistência do ar na esteira, de modo que o corpo tem apenas que acompanhar a velocidade da esteira em vez de se impulsionar para a frente. Sendo assim, a corrida em esteira em dada velocidade tem custo energético mais baixo do que a mesma velocidade ao ar livre. É possível compensar aumentando a inclinação da esteira em cerca de 1%.[18] Ver Figura 14.3.

## Simulador de escada

**Principais músculos utilizados: quadríceps, posteriores da coxa, glúteos, eretor da espinha, gastrocnêmio e sóleo**

As forças de reação do solo no joelho durante a subida de escada fora da máquina podem ser de três a quatro vezes o peso corporal.[25] As máquinas simuladoras de escada ajudam a reduzir essas sobrecargas sobre o joelho porque o movimento para baixo do membro inferior é auxiliado pelo degrau em movimento. Uma desvantagem, porém, é que essas máquinas não permitem variações na altura do degrau, o que pode dificultar o emprego para clientes muito baixos. Os simuladores de escada com pedais permitem o ajuste da profundidade do degrau e, em geral, uma profundidade maior de degrau exige maior ativação muscular. Uma desvantagem significativa é que clientes descondicionados podem não conseguir utilizar um simulador de escada mesmo nos níveis mais baixos de carga.[1]

### Posição corporal

Os fabricantes projetaram os simuladores de escada para serem utilizados com o cliente voltado e pisando para a frente nos pedais. Por isso, não se recomenda inverter a posição corporal e se voltar para fora, pois pode impor sobrecarga excessiva sobre a lombar, aumentando assim o risco de lesão.

## Redução do uso do corrimão

Sempre que possível, os personal trainers devem tentar reduzir o uso do corrimão entre seus clientes, tanto na esteira quanto no simulador de escada. Os procedimentos gerais para conseguir isso incluem instruir o cliente a segurar os corrimãos na seguinte progressão:

1. Duas mãos levemente.
2. Os dedos das duas mãos.
3. Uma mão, com a outra balançando na lateral.
4. Os dedos de uma mão.
5. Apenas um dedo de uma mão.

Os clientes devem progredir pelos passos 1 a 5 na ordem até conseguirem soltar os corrimãos completamente. Tanto no caso da esteira como no do simulador de escada, os clientes que utilizam os corrimãos tendem a apoiar grande parte do peso neles, reduzindo assim as demandas da carga de trabalho. O uso excessivo dos corrimãos também pode comprometer o alinhamento postural, aumentando assim o risco de lesão lombar.

O movimento do quadril durante a simulação de escada é benéfico. No entanto, deve-se desaconselhar o movimento descontrolado e exagerado do quadril. O balanço extremo de um lado para o outro nos quadris indica profundidade excessiva do degrau e, normalmente, resulta em comprometimento do alinhamento postural em virtude do excesso de flexão para a frente na coluna.[31] O personal trainer deve reduzir a profundidade do degrau, a velocidade ou ambos até o cliente conseguir equilibrar o torso confortavelmente sobre os quadris e manter um bom alinhamento postural.

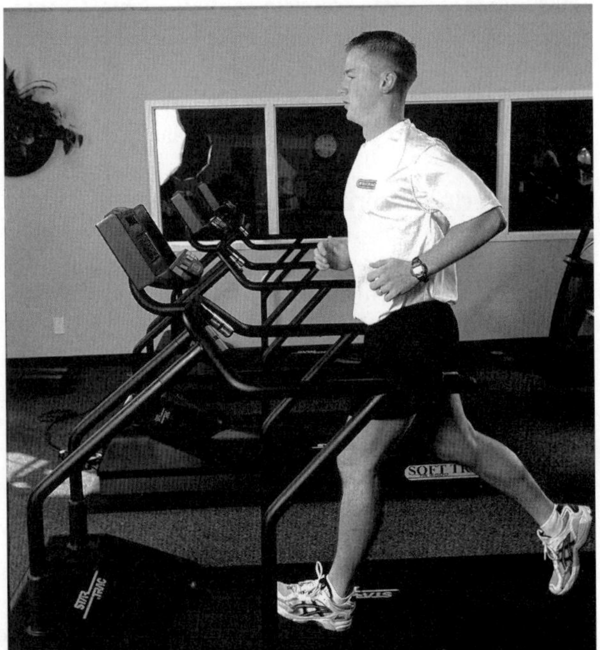

FIGURA 14.3 Correr na esteira em determinada velocidade consome menos energia do que correr ao ar livre. Aumentar a inclinação da esteira em 1% compensa essa diferença.

### Amplitude de movimento

O nível de condicionamento e a altura são os determinantes principais da profundidade da pisada no degrau. A amplitude de movimento adequada normalmente é de 10 a 20 cm.[19] A profundidade excessiva em geral é indicada pelo movimento de um lado a outro dos quadris, enquanto a profundidade insuficiente não afetará de forma satisfatória os músculos-alvo, e, por sua vez, o sistema cardiovascular. De um modo geral, todos os clientes devem se esforçar para alcançar uma profundidade de pisada que promova a postura apropriada e trabalhe os músculos adequadamente.

### Velocidade da subida

A velocidade de subida normalmente varia de 43 a 95 passos por minuto.[29] Velocidades de subida excessivamente rápidas normalmente resultam em (1) movimento excessivo do quadril para acompanhar a profundidade do degrau ou (2) passos curtos e rápidos que resultam em uma profundidade de pisada superficial demais. Esses dois extremos devem ser desestimulados; porém, é importante que o cliente se familiarize com uma velocidade de subida que gere as demandas metabólicas adequadas ao mesmo tempo que estimule a biomecânica apropriada.

> Durante a prática de exercícios no simulador de escada, no treinador elíptico ou na bicicleta ergométrica, o joelho não deve avançar à frente dos dedos dos pés quando o membro inferior fica na posição flexionada. Isso gera tensão adicional sobre o joelho e pode provocar lesão.

## Treinador elíptico

**Principais músculos utilizados: quadríceps, posteriores da coxa, glúteos, iliopsoas, tibial anterior, gastrocnêmio e sóleo**

Os treinadores elípticos são úteis porque combinam os movimentos envolvidos na subida de escadas com os da caminhada ou da corrida. A vantagem dos treinadores elípticos é que eles causam um impacto muito baixo e a maioria dos modelos permite que a parte superior do corpo contribua ao menos parcialmente com o movimento. Isso é importante de um ponto de vista prático, visto que aumenta a quantidade de massa muscular envolvida na atividade e, consequentemente, o gasto calórico total. As seções a seguir apresentam considerações importantes sobre o uso do treinador elíptico.

### Posicionamento dos pés e uso dos corrimãos

O pé inteiro deve estar em contato com a superfície do pedal em todos os momentos a menos que a máquina exija levantar o calcanhar (p. ex., Fig. 14.4). Além disso, embora muitos treinadores elípticos não tenham corrimãos laterais, naqueles que têm devem ser utilizados apenas para fins de equilíbrio.

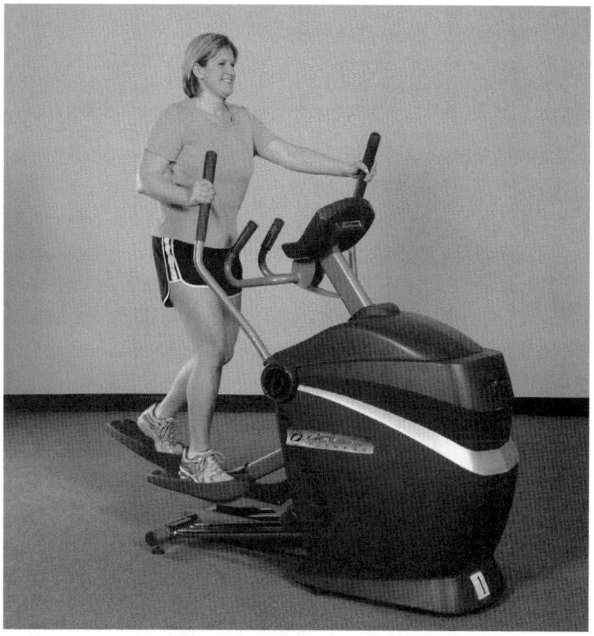

FIGURA 14.4 Técnica adequada de exercício no treinador elíptico: cabeça para cima, olhar para a frente, tronco equilibrado sobre os quadris sem inclinação excessiva para a frente.

### Posição corporal e posicionamento do joelho

Todos os clientes que utilizam o treinador elíptico devem permanecer eretos com o tronco equilibrado sobre os quadris. Além disso, os joelhos não devem ficar na frente dos dedos dos pés, visto que essa posição impõe tensão adicional sobre a articulação, o que pode provocar lesão.

### Cadência, elevação, resistência e sentido do movimento

Em termos gerais, movimentos com cadências lentas lembram o movimento de caminhada, ao passo que movimentos com cadências rápidas são mais próximos do movimento de corrida. Movimentos em inclinações de nível médio lembram a caminhada e a corrida ladeira acima, ao passo que aqueles em inclinações altas são semelhantes a subir escadas. Outra característica particular dos treinadores elípticos é que eles permitem pedalar nos sentidos para a frente e para trás, bem como inverter os sentidos, o que possibilita que os músculos trabalhem de formas ligeiramente diferentes. Assim, mudar o sentido do movimento pode ser um método útil para introduzir uma variação no programa de exercício.

> Máquinas de treinamento cardiovascular de baixo impacto (p. ex., treinadores elípticos, bicicletas ergométricas), bem como natação, podem ser utilizadas para clientes com problemas ortopédicos como artrite e dor lombar.

## Bicicletas ergométricas

**Principais músculos utilizados: quadríceps, posteriores da coxa, glúteos, tibial anterior, gastrocnêmio e sóleo**

As bicicletas ergométricas têm a vantagem de ser uma atividade sem sustentação de peso e sem impacto. Por isso, clientes com sobrepeso e com problemas ortopédicos da lombar, joelhos, tornozelos ou pés podem se beneficiar pelo fato de que seu peso corporal seja sustentado pelo assento. Uma desvantagem, porém, é que o exercício pode ser limitado pela fadiga muscular local, resultando assim em estímulo cardiovascular abaixo do ideal. As seções a seguir discutem alguns aspectos importantes do uso de bicicletas ergométricas.

### Altura do assento

A altura do assento deve permitir uma leve inclinação na articulação do joelho ao fim da pedalada, o que permite extensão máxima do membro inferior sem travar a articulação do joelho (Fig. 14.5). Uma orientação geral é que a altura do assento deve ficar mais ou menos na altura do meio do quadril quando o cliente estiver em pé ao lado da bicicleta. A maioria dos clientes pode reajustar a altura do assento se sentirem que a amplitude de movimento está muito curta ou muito longa.

### Guidões e posicionamento corporal

O posicionamento dos guidões deve permitir que as costas fiquem inclinadas para a frente em relação aos quadris, mas sem uma curvatura excessiva. Algumas bicicletas ergométricas usam guidões em forma de delta que possibilitam uma variedade de posições da mão, incluindo:

1. Uma pegada com as palmas voltadas para baixo na frente do guidão, o que exige uma postura mais ereta.
2. Uma pegada neutra com as palmas voltadas para cima nas laterais do guidão, que utiliza inclinação maior para a frente.
3. Uma posição em que os antebraços repousem nas laterais do guidão, suportando, assim, muito do peso da parte superior do corpo e favorecendo a inclinação para a frente.

Muitos clientes acham útil ajustar o posicionamento das mãos quando pedalam por muito tempo, embora algumas bicicletas ergométricas não permitam ajustes do guidão.

### Cadência e ação de pedalar

Em geral, a cadência de pedalada mais econômica varia entre 60 e 100 revoluções por minuto (rpm), e os iniciantes preferem velocidades de pedalada mais lentas enquanto ciclistas treinados preferem cadências mais altas. Contudo, pedalar em uma cadência excessivamente alta resulta em desperdício de energia em virtude do trabalho muscular adicional necessário para estabilizar o tronco.[16,20,21,24,32] A maioria dos clientes é capaz de sentir a cadência de pedalada que possibilite a maior economia. Além disso, a maior parte da produção de força durante o ciclismo é aplicada em um sentido para a frente e para baixo durante o movimento para baixo. Para a maioria dos clientes, o movimento de pedalada para cima contribui muito pouco para a potência geral, e os músculos quadríceps femoral e glúteos geram quase toda a potência necessária para o movimento. Em alguns casos, os mús-

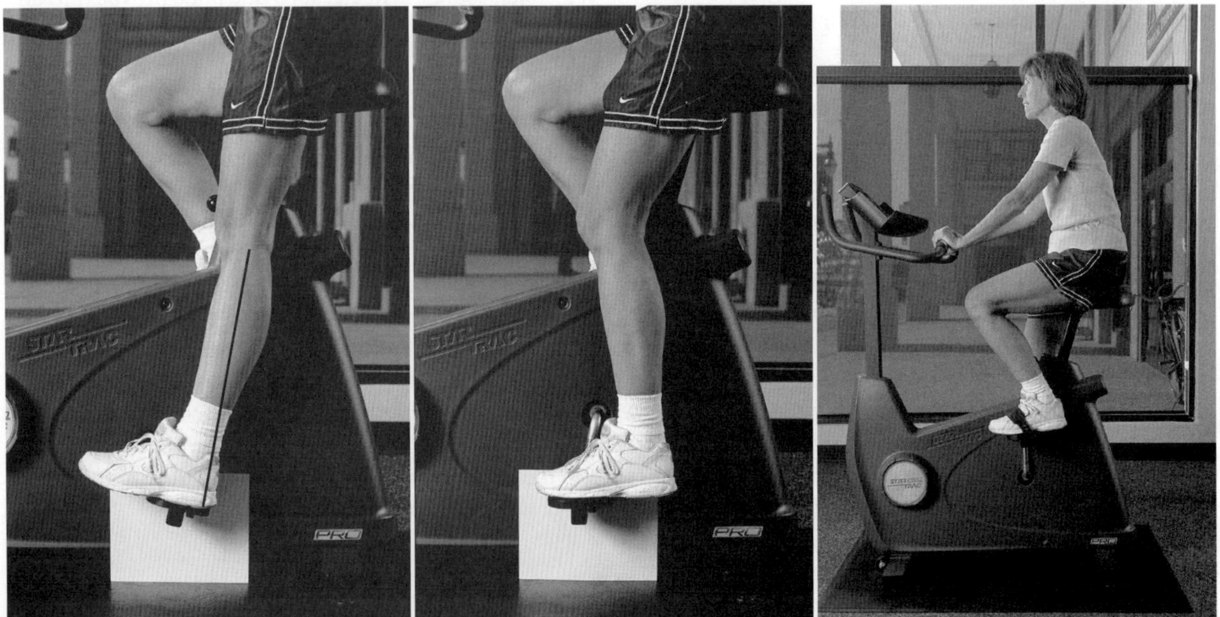

FIGURA 14.5 Ajuste adequado da altura do assento: (a) membro inferior reto com o joelho travado e o calcanhar no pedal; (b) joelho levemente flexionado com os metatarsos (peito do pé) no pedal; (c) com o pedal em 12 horas, o joelho deve ficar nivelado com os quadris e mais ou menos paralelo ao chão.

culos da panturrilha podem ajudar no movimento para baixo, mas não contribuem significativamente para a produção geral de potência.

### Bicicletas semirrecostadas

Muitas instalações de treinamento possuem bicicletas semirrecostadas que oferecem suporte para as costas e um assento mais largo que é particularmente benéfico para clientes com sobrepeso ou dor lombar, bem como para gestantes. A frequência cardíaca, a taxa de consumo de oxigênio e a classificação de percepção de esforço em bicicletas semirrecostadas costumam ser mais baixas do que em uma ereta (considerando-se a mesma carga de trabalho). Existem dois motivos principais para esse fenômeno: (1) o suporte para as costas da bicicleta semirrecostada reduz a carga de trabalho imposta aos músculos posturais e (2) a posição semirrecostada previne que o coração precise bombear sangue verticalmente contra a gravidade.[10] A Figura 14.6 mostra o posicionamento corporal correto em uma bicicleta semirrecostada.

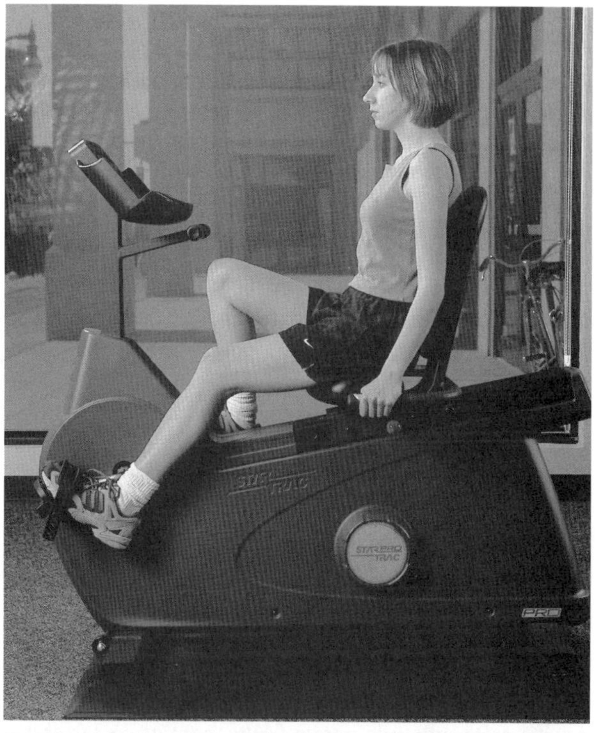

FIGURA 14.6 A parte superior do corpo fica apoiada em uma posição reclinada na bicicleta semirrecostada; o assento é ajustado para permitir uma leve flexão do joelho (semelhante ao caso da bicicleta ergométrica tradicional).

### *Spinning*

O *spinning* normalmente proporciona um treino de intensidade mais alta do que o realizado durante o ciclismo individual. Essa forma de ciclismo costuma ser praticada com música em um ambiente de aula guiada por instrutores em uma corrida estimulada que dura entre 30 e 45 minutos. É importante destacar que, normalmente, os iniciantes devem desenvolver um bom nível básico de condicionamento antes de entrar para uma aula de *spinning*. Eles devem fazer isso em seu próprio tempo; e, quando se sentirem prontos, começar com uma aula de nível iniciante e ir progredindo para as mais avançadas.

As bicicletas de *spinning* normalmente também permitem ajuste do assento para a frente e para trás. Quando regulados adequadamente, esses ajustes estimulam a produção de força ideal no movimento para baixo da pedalada e maior segurança para o joelho. Para ajustar a posição do assento para a frente e para trás, o cliente deve regular os pedais paralelos ao chão em 3 e 9 horas, depois ajustar o assento para a frente ou para trás de maneira que, em 3 horas, o joelho não avance à frente dos dedos dos pés. Uma ampla linha que desce da tuberosidade da tíbia (pequena saliência logo abaixo da patela) deve estar em contato com os metatarsos do pé (peito do pé) no centro do pedal. O joelho não deve avançar à frente dos dedos do pé, visto que isso reduz a produção ideal de força e pode causar lesão no joelho.[22]

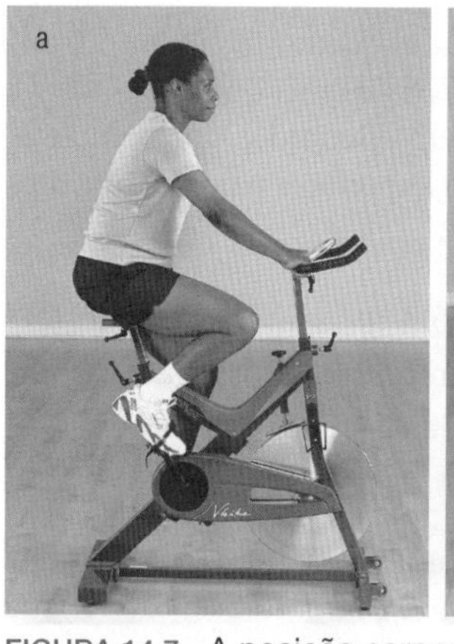


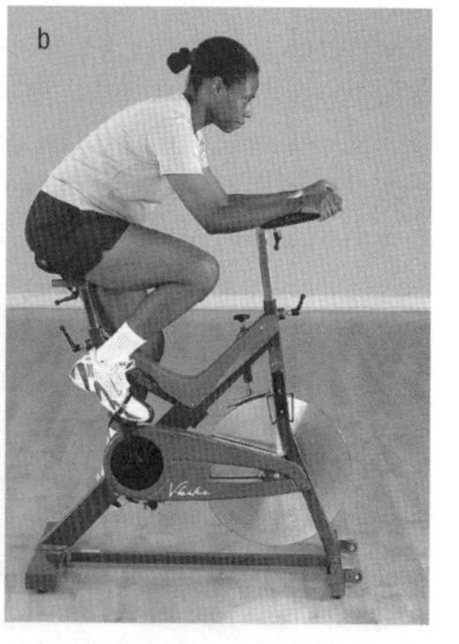


FIGURA 14.7 A posição corporal adequada na bicicleta de *spinning* (a) quando não se está correndo e (b) quando se está correndo.

As bicicletas de *spinning* também permitem ajustes dos guidões. A altura do guidão depende, em grande medida, da preferência individual, mas, em geral, o guidão deve ser ajustado na altura da ponta do selim. Novatos e clientes com pouca flexibilidade nas costas podem preferir o guidão mais alto para possibilitar uma postura sentada mais ereta (Fig. 14.7a). Seja como for, os membros superiores devem ficar a uma distância confortável do guidão com os cotovelos levemente flexionados em um mínimo de 15°. O ângulo entre o tronco e o braço normalmente mede cerca de 90° (ou um pouco menos).[12,22] Algumas bicicletas também incluem posicionamento do guidão para a frente e para trás, o que permite outros ajustes para maximizar o conforto. A postura de "corrida" com a parte superior do corpo inclinada mais à frente (Fig. 14.7b) é mais utilizada durante o *spinning* do que em bicicletas ergométricas tradicionais, sejam elas eletrônicas ou movidas por gerador.

## Máquinas de remo

**Principais músculos utilizados: quadríceps, posteriores da coxa, glúteos, tibial anterior, gastrocnêmio, sóleo, bíceps braquial, braquiorradial, braquial, reto do abdome, partes espinal e acromial do deltoide, trapézio, latíssimo do dorso, redondo maior, eretor da espinha, e flexor e extensor ulnar do carpo**

O remo é uma atividade sem apoio de peso muito benéfica que estimula tanto a parte superior do corpo como a inferior. Como se utiliza uma porção muito grande de toda a massa muscular para realizar o movimento de remo, o risco de fadiga muscular local é baixo. A única desvantagem é que muitos clientes não estão acostumados com o movimento, e os iniciantes tendem a realizar o remo utilizando excessivamente a parte superior do corpo. Além disso, pessoas com dor lombar tendem a curvar as costas em excesso. O posicionamento correto é muito importante no remo (ver Fig. 14.8).

### Posição inicial e arrancada

Para a posição inicial, os clientes devem ficar com a cabeça ereta, olhando para a frente, com as costas eretas e levemente inclinadas para a frente. Os membros superiores ficam retos na frente do corpo, com os quadris e joelhos flexionados. A partir dessa posição, eles devem realizar a arrancada estendendo os quadris e membros inferiores de forma vigorosa enquanto inclinam o tronco levemente para trás. Apenas depois que os quadris e membros inferiores estiverem estendidos por completo, deve-se utilizar os membros superiores para puxar a alça em direção ao abdome.

### Conclusão, recuperação e recepção

Para a conclusão, os membros inferiores são estendidos por completo, o tronco se inclina levemente para trás, os cotovelos são flexionados e a alça é puxada na direção do abdome. A recuperação, por sua vez, envolve a extensão dos cotovelos seguida por uma inclinação para a frente do tronco na articulação do quadril. A recepção retoma a posição inicial. Especificamente, o tronco se inclina um pouco para a frente nos quadris, os membros superiores ficam retos, e as pernas ficam verticais em preparação para a próxima remada.

### Resistência e cadência

Embora as máquinas de remo utilizem diversos modelos, o mais comum utiliza ar como resistência. Especificamente, uma abertura de ar controla a quantidade que chega ao volante. Quanto mais ar se permite entrar pela abertura, mais a resistência sobre o volante aumenta. Todos os iniciantes devem começar em uma resistência baixa e aumentar a carga de trabalho conforme o condicionamento evolui. A maioria dos praticantes recreativos de remo treina em uma cadência moderada de cerca de 20 a 25 remadas por minuto, ao passo que os remadores de elite normalmente remam em um ritmo mais rápido (p. ex., 25 a 35 remadas por minuto).

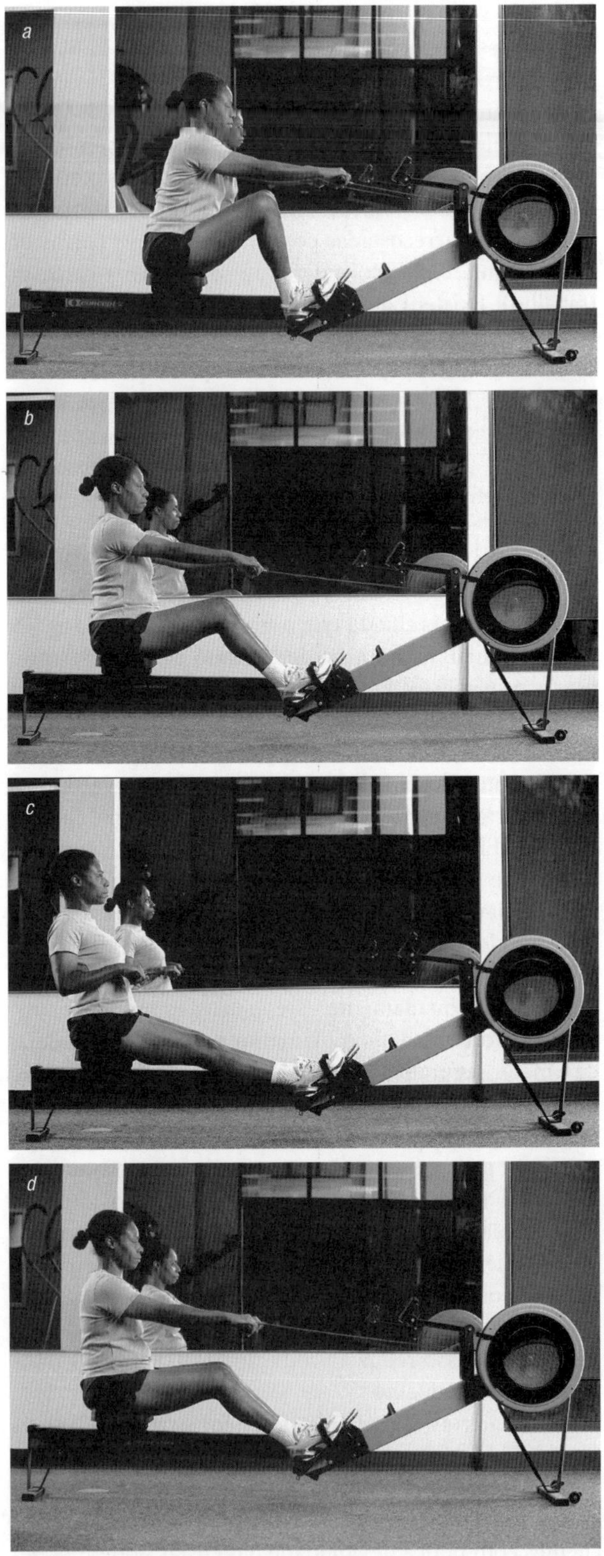


FIGURA 14.8 Posição adequada do corpo na máquina de remo: (a) posição inicial (e recepção); (b) arrancada; (c) conclusão; (d) recuperação.

A modalidade de treinamento cardiovascular escolhida deve estar de acordo com a disponibilidade do equipamento; além disso, deve ser confortável para o cliente e ajudá-lo a atingir metas de condicionamento. É importante começar o programa do cliente em um nível correspondente ao seu nível de condicionamento e progredir lentamente a partir daí.

## Técnicas de exercícios cardiovasculares livres

Em geral, exercícios livres, como caminhada e corrida, são mais baratos do que as atividades em máquinas e, normalmente, fáceis de encaixar na agenda do cliente. Esta seção abrange caminhada, corrida, natação, aulas de exercício em grupo e hidroginástica.

### Caminhada

**Principais músculos utilizados: quadríceps, posteriores da coxa, glúteos, iliopsoas, tibial anterior, gastrocnêmio e sóleo**

Toda caminhada, seja qual for a biomecânica utilizada, é benéfica para os iniciantes. No entanto, com a melhora do condicionamento, os clientes devem buscar atingir a posição corporal, a pisada, a ação do quadril e a ação dos membros superiores adequadas, como explicado a seguir.

#### Posição corporal

A postura adequada é muito importante durante a caminhada porque melhora a eficiência e reduz a tensão sobre a lombar e toda a coluna vertebral. Deve-se explicar aos clientes que a postura adequada se caracteriza por "caminhar alto", e eles devem imaginar uma linha que puxa a cabeça para cima e endireita a coluna vertebral. Os ombros devem ficar relaxados mas não arredondados, e a parte superior do corpo deve ficar posicionada diretamente sobre os quadris.

#### Pisada

A pisada durante a caminhada ocorre quando o calcanhar toca o chão e o peso corporal é transferido pelo pé em uma leve ação de rolamento do calcanhar para os metatarsos (peitos dos pés). Os padrões anormais de pisada costumam ser caracterizados pelo excesso de transferência de peso para a parte interna ou externa do pé (ver Fig. 14.1), nenhum dos quais é saudável, e ambos têm o potencial de resultar em lesão.

#### Ação do quadril

Pode-se aumentar a velocidade da caminhada aumentando-se a **frequência de passada**, o **comprimento de passada** ou ambos. Os iniciantes podem achar útil fazer alguns alongamentos leves antes de caminhar para melhorar a mobilidade do quadril. A melhora no movimento do quadril garante o comprimento adequado de passada. Aumentar gradualmente a frequência e/ou o comprimento de passada é uma excelente maneira de aumentar a intensidade do treinamento durante a caminhada.

#### Ação dos membros superiores

A ação dos membros superiores e inferiores deve ser coordenada durante a caminhada, com o membro superior esquerdo balançando para a frente junto com o membro inferior direito, e o membro superior direito junto com o membro inferior esquerdo. Em velocidades rápidas de caminhada, os cotovelos devem estar flexionados de maneira que o ângulo articular seja de 90° e as mãos sejam levadas para cima na altura do peito. Essa ação de balanço dos quadris ao peito e de volta aos quadris ajuda a impulsionar o corpo para a frente.

#### Marcha atlética

Existem duas diferenças principais entre a caminhada normal e a marcha atlética. Primeiro, as regras da marcha atlética competitiva exigem que um pé esteja sempre em contato com o chão. Segundo, o membro inferior deve estar completamente estendido do momento em que o pé pousa até o corpo passar sobre o membro inferior de apoio. Atletas competitivos de marcha atlética melhoram o desempenho maximizando o comprimento de passada. Isso é realizado aumentando-se a rotação do quadril (i. e., a "rotação pélvica" utilizada normalmente na marcha atlética) (ver Fig. 14.9).

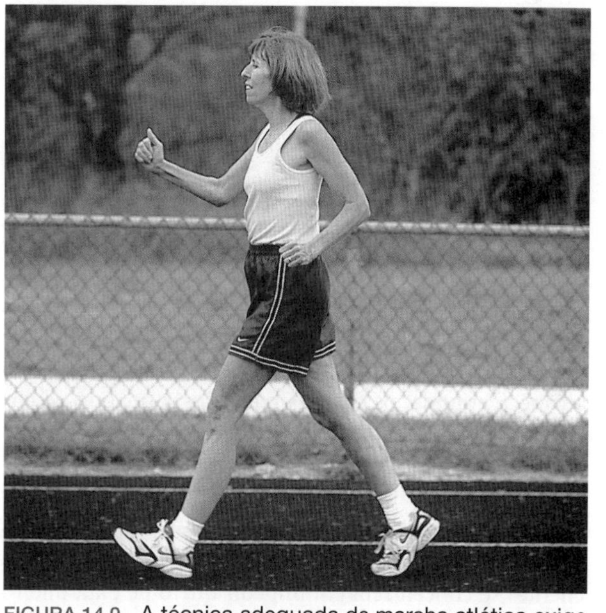

FIGURA 14.9 A técnica adequada de marcha atlética exige que um pé fique sempre em contato com o solo e a perna de apoio permaneça reta. Os atletas de marcha atlética aumentam o comprimento de passada ampliando a rotação do quadril.

O sucesso dos atletas competitivos de marcha atlética é definido por sua capacidade de produzir comprimentos de passada alguns centímetros mais longos do que um comprimento de passada normal de maneira consistente. Contudo, muitos clientes ficam inseguros sobre quando convém incorporar a corrida em seu programa. Em termos gerais, quando o cliente consegue caminhar cerca de 6,4 quilômetros sem ficar fatigado, ele deve iniciar um programa de caminhada/corrida. Esses programas alternam períodos de caminhada e corrida (p. ex., uma corrida de 1 a 2 minutos seguida por uma caminhada de 3 a 5 minutos), com essa sequência repetida pela duração que for necessária. A progressão é realizada à medida que a quantidade de tempo de corrida aumenta até se correr continuamente. É importante lembrar, porém, que correr é uma atividade de alto impacto. Clientes com sobrepeso ou problemas ortopédicos podem precisar de atividades cardiovasculares de baixo impacto como ciclismo ou natação.

## Corrida

**Principais músculos utilizados: quadríceps, posteriores da coxa, glúteos, iliopsoas, tibial anterior, gastrocnêmio e sóleo**

A corrida produz benefícios cardiovasculares excepcionais e, assim como a caminhada, é um exercício de baixo custo. Correr economiza tempo para clientes condicionados e é específica para esportes de atletas recreativos que envolvem correr. Em geral, o custo líquido de energia da corrida é muito maior do que o da caminhada e, por isso, ela exige técnicas específicas para conservar energia e reduzir o risco de lesão por impacto. Deve-se evitar saltar a cada passo porque isso desperdiça energia por meio do deslocamento vertical e aumenta o choque. O método de calcanhar a dedos é a pisada mais segura para correr longas distâncias, visto que o impacto é bem absorvido por todo o pé. Anomalias de passada, como superpronação ou subpronação, têm consequências maiores durante a corrida do que durante a caminhada, por causa do impacto da pisada.

### Posição corporal e pisada

A corrida é semelhante à caminhada no sentido de que se deve dizer aos clientes para "correr alto", mantendo a cabeça erguida, os ombros relaxados e o tronco equilibrado sobre os quadris. A pisada é realizada por uma ação de rolamento do calcanhar para os dedos. Em outras palavras, o calcanhar toca o chão primeiro e o peso corporal se espalha ao longo do pé com uma leve ação de rolamento (Fig. 14.10). Portanto, é importante que os clientes se concentrem em impedir que o pé bata inteiro no chão ao correr, visto que pode causar problemas ortopédicos. Em vez disso, deve-se pensar em correr como um movimento deslizante, com o mínimo de força de impacto possível.

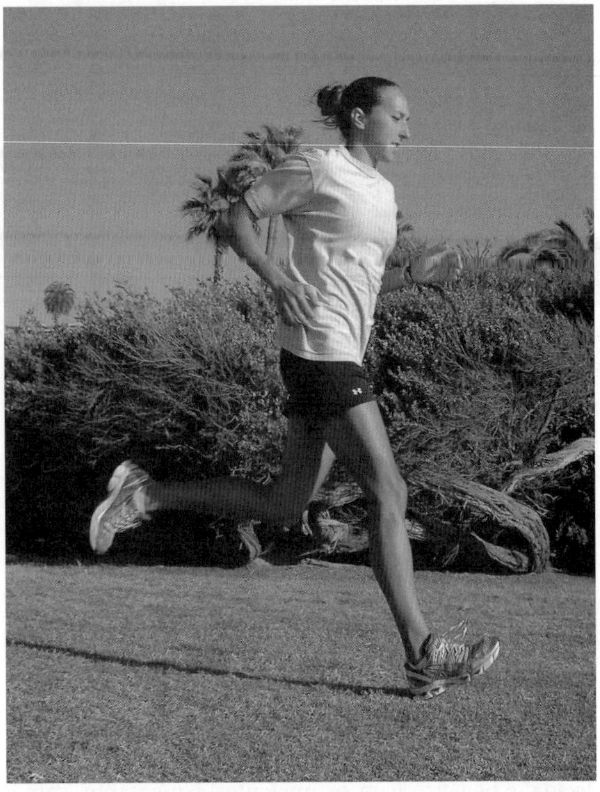

FIGURA 14.10 Durante a corrida de fundo ou na esteira, a pisada adequada envolve o contato com o calcanhar e, depois, uma ação suave de "rolamento" na direção dos dedos dos pés para o impulso.

### Ação dos membros superiores

Durante a corrida por longas distâncias, os membros superiores pendem relaxados dos ombros e ficam flexionados nos cotovelos. Ocorre certa ação dos membros superiores a partir dos ombros, mas o excesso de movimento dos ombros desperdiça energia. Grande parte do movimento dos membros superiores vem da parte inferior (antebraço, punho e mão) por meio da dobra do cotovelo. Dessa forma, o cotovelo fica destravado, e o ângulo no cotovelo se abre durante o balanço para baixo do membro superior e se fecha durante o balanço para cima. Os antebraços são levados entre a cintura e o peito. Se os membros superiores forem levados altos demais, os ombros e a coluna cervical se fatigam. Se os membros superiores forem levados baixos demais, pode ocorrer uma inclinação excessiva para a frente. As mãos ficam levemente em concha, e o polegar toca com suavidade o dedo indicador. Os punhos não devem estar cerrados. No balanço para a frente as mãos chegam à altura do peito. No balanço para trás, chegam aos quadris na lateral do corpo. Os membros superiores e as mãos também se movem levemente para dentro, mas as mãos não cruzam a linha mediana do corpo. Os punhos devem ficar relaxados, mas não mantidos de maneira excessivamente solta.

### Comprimento de passada

A velocidade da corrida, assim como a da caminhada, é determinada pelo comprimento e pela frequência de passada. Para melhorar o desempenho de corrida, é necessário aumentar o comprimento e/ou a frequência de passada. O comprimento exato de passada do cliente depende do comprimento, da flexibilidade, da força, da coordenação e do nível de fadiga do membro inferior. A cada passo da corrida, os pés devem pousar aproximadamente embaixo dos quadris. Se o pé cair longe demais na frente do centro de gravidade do corpo, ocorrerá maior choque e um leve efeito de freada. Essa é a **passada excessiva**. A freada, bem como o tempo excessivo passado no ar, torna a passada excessiva ineficiente. Muitos corredores esticam demais o membro inferior e o pé da frente em uma tentativa de aumentar o comprimento de passada. Isso é contraproducente e aumenta o risco de freada. A **passada insuficiente** (dar um passo excessivamente curto) também desperdiça energia, visto que impede que o corpo avance longe o bastante a cada passada. A melhor maneira de aumentar o comprimento de passada é aumentar o impulso do membro inferior de trás, melhorando a força, e aumentar a amplitude de movimento ao aperfeiçoar a flexibilidade. Exercícios pliométricos também podem aumentar o impulso do membro inferior de trás e podem ser acrescentados ao programa quando conveniente.

### Frequência de passada

Para aumentar a frequência de passada, o cliente deve ser instruído simplesmente a dar passos mais rápidos, suaves e relaxados, bem como manter os pés baixos no solo. Quando conveniente, também se podem utilizar exercícios pliométricos para aumentar a frequência de passada. Pessoas que correm pelos benefícios à saúde podem não ver importância em melhorar a frequência e o comprimento de passada, visto que seus objetivos não são velocidade ou competição. Todavia, vale mencionar uma questão de segurança. Uma passada lenta e excessiva normalmente resulta em um centro de gravidade elevado e mais tempo passado no ar. Isso provoca um pouso mais duro e maior impacto. Portanto, a passada lenta e excessiva não apenas pode causar perda de velocidade, mas também maior risco de lesão.

## Natação

**Principais músculos utilizados: depende do estilo, mas pode ser uma atividade para o corpo quase todo**

Os quatro estilos competitivos de natação são nado *crawl*, costas, peito e borboleta. Todos os estilos podem proporcionar um excelente estímulo para o sistema cardiovascular e são de impacto muito baixo. Recomenda-se, porém, que, antes de iniciar qualquer programa de exercício, os clientes sejam instruídos por instrutores certificados. Está além do escopo deste capítulo discutir a técnica adequada de todos os estilos; a seguir, encontra-se uma breve discussão sobre a instrução a respeito do estilo *crawl*.

O nado *crawl* (também conhecido como **livre**) é o mais comum e mais rápido. Como utiliza tanto a parte superior como a inferior do corpo, ele é altamente dependente da coordenação adequada e também proporciona um excelente estímulo para o sistema cardiovascular.[4]

### Posição corporal

Com o nado livre, o corpo fica reto em decúbito ventral, a cabeça deve ser mantida em uma posição natural com os olhos voltados para o fundo da piscina ou levemente para a frente. Deve-se evitar ao máximo movimentos laterais ou verticais divergentes, visto que reduzem a velocidade horizontal. Essa posição reta e aerodinâmica também incorpora uma rotação do corpo, que é iniciada nos quadris e depois inclui os ombros, membros inferiores e pés. A cabeça deve ser virada apenas para respirar, e esse movimento deve ser apenas uma extensão da rotação corporal, que envolve quatro passos básicos: (1) rotação dos quadris, (2) levantamento do membro superior de recuperação, (3) propulsão para a frente pelo membro superior de arrasto e (4) chute do membro inferior que produz força lateral conforme os membros inferiores rodam com o restante do corpo. A rotação do corpo não apenas permite facilitar a respiração e melhora a propulsão do membro superior como também reduz as forças de arrasto e diminui as sobrecargas ao ombro.

### Braçada

A ação da braçada no nado *crawl* é muito importante porque proporciona até 80 a 90% da força de propulsão necessária para mover o corpo pela água. A braçada consiste em três fases: (1) a fase de entrada/pegada, (2) a fase de potência e (3) a fase de recuperação. A entrada da mão ocorre na frente do ombro e levemente lateral à linha mediana do corpo. O cotovelo deve estar levemente flexionado e mantido no alto, o que permite que o membro superior entre na água de maneira livre e garanta uma posição efetiva de tração. As pontas dos dedos, mão, antebraço, cotovelo e ombro devem todos entrar na água no mesmo local e em sequência. A pegada ocorre logo depois da entrada e permite que a mão "pegue" a água na frente do ombro. A pegada é importante porque posiciona a mão e o membro superior de maneira adequada para que possam tracionar efetivamente durante a braçada. Essa ação deve ser pensada como "apalpar" a água, semelhante à forma como um alpinista pega em um pedaço de rocha com o membro superior estendido para puxar o corpo para cima.

A fase de potência é importante porque é a principal fase propulsora da braçada. A fase de potência envolve puxar o corpo para a frente através da água, acelerando a mão e o antebraço para trás com uma ação de tração. Essa ação ocorre em um movimento em "S", no qual a mão empurra para baixo e levemente para fora. Em seguida, a mão e o membro superior se movem levemente para dentro e para trás na direção do peito e do meio do corpo enquanto o cotovelo é flexionado a cerca de 90°. Na sequência, a mão é girada para uma posição neutra com a palma voltada para trás e o membro superior é estendido para fora, para cima e para trás além da coxa. A última porção da tração para trás além da coxa é a mais vigorosa da fase de potência e é quando o membro superior tem capacidade máxima de tração. Além disso, essa última parte da braçada deve ser aliada à rotação do corpo para maximizar a propulsão. Contudo, os movimentos em "S" são muito sutis e abrangem uma extensão de apenas 10 a 20 centímetros (ver Fig. 14.11). Os dedos não devem ser mantidos juntos de maneira tensa, mas ficar confortáveis e relaxados.

A fase final envolve a recuperação e prepara o membro superior para outra tração. Primeiro, o cotovelo é erguido para fora da água e a mão é virada para dentro na direção dos membros inferiores. A posição alta do cotovelo permite que o antebraço penda para baixo. Depois que a mão tiver saído da água, ela é levada para a frente em posição para a próxima fase de potência.

### Pernadas

As principais funções da pernada são equilibrar o corpo e ajudar a manter a posição horizontal. Na maioria dos nadadores, a pernada não contribui significativamente para a propulsão para a frente.[13,17] Durante o nado *crawl*, a pernada é mais bem descrita como um batimento dos membros inferiores que varia em amplitude de 30 a 40 centímetros. O impulso para baixo da pernada é a porção de potência e é a que proporciona maior propulsão. O pé deve permanecer em flexão plantar, e a pernada deve se originar nos quadris e prosseguir com extensão e flexão muito leves do joelho. Durante a porção de recuperação da pernada (o impulso para cima), o membro inferior sobe até o calcanhar ficar logo acima da superfície da água.

Muitos nadadores utilizam uma pernada de duas batidas, com os pés chutando duas vezes a cada ciclo do membro superior. Entretanto, vale apontar que, na natação de águas abertas, para economizar energia, deve-se dar ênfase a pernadas rápidas apenas o bastante para permanecer flutuando. Nadadores de elite normalmente tentam maximizar a propulsão da pernada. Por exemplo, nadadores de velocidade de alto nível usam principalmente uma pernada de seis batidas porque não estão preocupados em conservar energia.

### Respiração

A respiração deve ocorrer quando a cabeça vira para o lado como parte natural da rotação do corpo. A cabeça deve ficar alinhada, com a testa logo acima do queixo. A respiração pode ser feita pelo canal aberto pela cabeça quando ela se vira. Muitos iniciantes cometem o erro de levantar a cabeça, o que faz seus quadris afundarem. Após a inspiração, a cabeça é virada de volta para a água com a rotação corporal. Em intensidades baixas, é possível expirar apenas pelo nariz; mas, durante esforços máximos, é importante expirar vigorosamente pela boca e pelo nariz para garantir a expiração de todo o ar.

## Aulas de exercício em grupo

#### Principais músculos utilizados: depende dos exercícios envolvidos, mas pode ser uma atividade para o corpo quase todo

As aulas aeróbias tradicionais de antigamente evoluíram para incluir muitas aulas de exercício em grupo, incluindo *kick boxing*, aulas de *step*, treinamento de força em grupo, hidroginástica, *tai chi chuan* e *fitness yoga*.[3] Essas aulas normalmente oferecem várias atividades cardiovasculares coreografadas com música. O objetivo desta seção não é abranger todas as aulas cardiovasculares com profundidade. Em vez disso, apresenta uma breve discus-

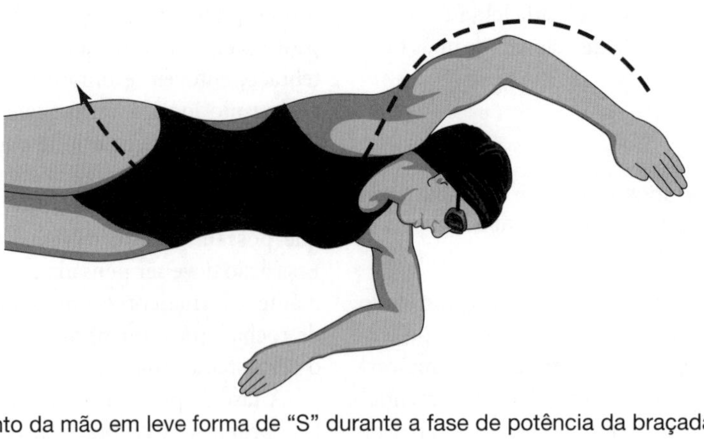

FIGURA 14.11 O movimento da mão em leve forma de "S" durante a fase de potência da braçada do nado livre (*crawl*) na natação.
Adaptado com autorização de Maglisch, 2003.

são de aeróbia, aulas de *step*, *kick boxing* e hidroginástica. A segurança é muito importante durante o exercício em grupo, especialmente a boa postura e posição corporal. Como é o caso de muitos exercícios, os ombros devem ficar relaxados, mas não curvados, e o tronco deve ser mantido ereto. Além disso, durante todas as atividades que exijam flexão do joelho, a articulação do joelho não deve ficar à frente dos dedos dos pés.

> Os clientes em aulas de exercício em grupo devem manter uma boa postura, alinhar a orelha, o ombro e o quadril; contrair levemente os músculos abdominais e glúteos para evitar arqueamento excessivo das costas; e garantir que, quando flexionarem a articulação do joelho, este não fique à frente dos dedos dos pés.

### Aeróbia tradicional

A duração da aeróbia tradicional varia de 45 a 75 minutos. Toda sessão de aula normalmente começa com um aquecimento e um alongamento pré-treino, seguido pela atividade aeróbia, pelo resfriamento e pelo alongamento pós-treino. Cada sessão utiliza uma exigência de tempo diferente, com base na ênfase da sessão da aula.

A porção aeróbia de uma aula pode ser de impacto baixo, moderado, alto ou uma combinação desses níveis. Na aeróbia de baixo impacto, um pé permanece em contato com o chão em todos os momentos; e as maneiras de alternar a intensidade inclui mudar a quantidade de massa muscular utilizada, levantar e abaixar o centro de gravidade, e mudar a amplitude de movimento e o ritmo, bem como andar de um lado para o outro, para a frente e para trás. A aeróbia de baixo impacto é muito boa para clientes descondicionados, iniciantes ou obesos, bem como clientes idosos e gestantes, visto que as forças de impacto vertical variam de 1 a 1,25 vez o peso corporal.[11] Na aeróbia de impacto moderado, um pé fica em contato com o solo em todos os momentos, e o centro de gravidade é levantado e abaixado sobre os metatarsos (peitos dos pés). Isso resulta em forças de impacto vertical que variam de 2 a 2,5 vezes o peso corporal.[11] Na aeróbia de alto impacto, ambos os pés saem do solo enquanto o peso é levantado no ar. Esse movimento ocorre por meio de corrida, pulos e saltos. Obviamente, esse tipo de treino é vigoroso e apropriado apenas para clientes bem condicionados. As forças de impacto vertical da aeróbia de alto impacto são maiores do que três vezes o peso corporal.[11]

### Treinamento de *step*

O treinamento de *step* utiliza uma pequena plataforma cuja altura varia de 10 a 30 centímetros. Os participantes sobem e descem ao som da música enquanto realizam diversos movimentos e sequências que utilizam grandes grupos musculares. Pode-se aumentar a intensidade com o simples aumento da altura do *step*, mas essa forma de treinamento não deve ser praticada por clientes com problemas no joelho. Simplesmente subir e descer de um banco de 15 a 20 centímetros produz forças de impacto de cerca de 1,4 a 1,5 vez o peso corporal, o que é aproximadamente o mesmo da caminhada vigorosa. No entanto, quando se aumenta a velocidade do *step* e são acrescentados movimentos propulsivos, as forças de impacto chegam a até 2,5 vezes o peso corporal.[9,23,28] Portanto, os movimentos propulsivos devem sempre ser direcionados para cima da plataforma, e nunca para baixo em direção ao chão. Além disso, recomenda-se que a altura do *step* para iniciantes produza o máximo de 60° de flexão de joelho, a fim de reduzir o risco de lesão.[9,26]

### *Kick boxing*

O *kick boxing* simula o treinamento de artes marciais utilizando movimentos de chutes e socos coreografados. Essas aulas normalmente envolvem sessões de "luta imaginária" em vez de um combate físico contra um oponente. Normalmente duram de 45 a 90 minutos e devem dedicar tempo adequado para o aquecimento, o resfriamento e o alongamento.

Deve-se incentivar os iniciantes a aprender os movimentos de *kick boxing* corretamente, uma vez que é comum a ocorrência de lesões quando os clientes tentam fazer muitos movimentos cedo demais. Os iniciantes também devem precisar de pelo menos um dia de repouso entre as aulas para se recuperar dos treinos. Clientes mais avançados podem utilizar combinações de soco, chutes rápidos e chutes acima da cintura após terem se aquecido adequadamente. Alguns clientes avançados preferem progredir para sacos pesados, sacos de velocidade, e outros equipamentos de soco e chute.

### Hidroginástica

A hidroginástica é um método de treinamento seguro visto que o empuxo da água reduz o impacto de se cair sobre as articulações. Por isso, essa forma de exercício é excelente para clientes descondicionados, idosos, obesos ou com dor lombar.[7] A hidroginástica tem a vantagem de não ser necessário saber nadar. Além disso, alguns clientes obesos podem apreciar o fato de que todo o seu corpo esteja submerso na água, e não exposto à visão dos outros. A hidratação adequada é importante durante a hidroginástica. Muitos clientes negligenciam esse aspecto da hidroginástica porque talvez não transpirem em altas taxas. Contudo, a respiração também causa perda de líquido, por isso os clientes devem ser instruídos a beber muitos líquidos após os treinos.

A hidroginástica pode ser realizada em água rasa ou profunda com uma posição corporal ereta. Em termos gerais, um corpo submerso até a cintura sustenta 50% de seu peso, um submerso até o peito sustenta 25 a 35% e um submerso até o pescoço sustenta apenas 10%.[5,6] Os movimentos aquáticos básicos incluem caminhada, *jogging*, chutes, saltos e tesouras. A caminhada pode ser realizada com os joelhos altos, para trás, de lado e na ponta dos pés para proporcionar variação. O *jogging* pode ser realizado sem sair do lugar ou em um movimento de percurso. A maior velocidade de movimento resulta em intensidade mais alta e podem-se utilizar outros movimentos com os membros superiores para aumentar a variedade. Os movimentos de chute com uma perna podem ser feitos para a frente, para o lado e para trás; outros movimentos de chute são os levantamentos de joelho e as flexões de perna. Durante todos os movimentos, o cliente deve evitar a hiperextensão dos membros inferiores. Os clientes também podem realizar batimentos de perna de nado quando sentados à beira da piscina ou em decúbito ventral segurando-se na lateral da piscina. Os participantes podem realizar atividades aeróbias em um ou ambos os pés; quicar no fundo da piscina aumenta a intensidade. Variações de salto incluem polichinelos, saltos de travessia, saltos com rotação, saltos de sapinho, entre outros.[8] Todos os participantes devem aprender a técnica de pouso adequada antes de realizar movimentos de salto. O pouso adequado vai dos dedos dos pés ao calcanhar com os joelhos "suaves" (estendidos mas não travados) diretamente sobre os tornozelos para absorver o impacto do peso corporal e reduzir o risco de lesão. Movimentos de tesoura envolvem ações simultâneas dos membros superiores e inferiores semelhantes ao esqui *cross-country*. Movimentos de maior amplitude e quicar no fundo da piscina podem aumentar a intensidade do treino.

Outros exercícios de hidroginástica incluem agachamentos, afundos, extensão e flexão de perna, bem como flexão e extensão de antebraço, apenas para citar alguns. Também é importante apontar que corredores de elite podem utilizar a hidroginástica ou a corrida em água profunda (ou ambos) como suplemento à corrida em terra se não estiverem lesionados. Isso permite que mantenham um alto nível de condicionamento cardiovascular e a especificidade de corrida. Os pés podem tocar o fundo da piscina ou acessórios de flutuação podem ajudar o cliente a se manter flutuando.

## Conclusão

Todas as atividades cardiovasculares devem ser praticadas com a técnica adequada, visto que a má técnica pode provocar lesões. O personal trainer é responsável por ajudar os clientes a escolher as atividades adequadas para suas capacidades. No entanto, quando possível, deve-se acrescentar variedade ao programa a fim de reduzir o risco de lesões por uso excessivo. A adesão de longo prazo ao programa de exercício adequado é um fator decisivo para manter um nível alto de condicionamento físico por toda a vida do cliente.

### Questões para estudo

1. Qual das alternativas a seguir está correta em relação à quantidade de líquido que deve ser ingerido a cada quilograma de peso corporal perdido durante o exercício?
   A. 1 xícara.
   B. 1 galão.
   C. 0,7 a 0,8 litro.
   D. 1,3 a 1,5 litro.
2. Qual das alternativas a seguir é a primeira ação a se realizar quando se utiliza a esteira?
   A. Ajustar a inclinação da esteira em 0°.
   B. Segurar-se aos corrimãos ao subir na esteira.
   C. Caminhar/correr na direção da parte da frente do painel da esteira.
   D. Ligar a máquina a uma velocidade de no máximo 0,6 quilômetro por hora.
3. Qual das instruções a seguir deve ser dada a um cliente para utilizar um simulador de escada?
   A. "Coloque o pé inteiro sobre o pedal para começar, mas deixe o calcanhar se levantar um pouco quando o pedal subir."
   B. "Incline-se levemente para a frente, especialmente quando o treino ficar mais difícil."
   C. "Trave os joelhos na parte mais baixa de cada passo."
   D. "Segure os corrimãos para se equilibrar se necessário."
4. Qual das alternativas a seguir descreve a posição corporal correta em uma bicicleta ergométrica?
   A. Com os metatarsos (peitos dos pés) no pedal de cima, o joelho fica acima da altura dos quadris.
   B. Com o calcanhar no pedal de baixo, o membro inferior fica reto.
   C. Com o calcanhar do pé no pedal de cima, o joelho fica alinhado à altura dos quadris.
   D. Com os metatarsos (peitos dos pés) no pedal de baixo, o membro inferior fica reto.

### Questão de conhecimento aplicado

Explique as semelhanças e diferenças nas orientações de técnica de exercício (p. ex., posição corporal, pisada, ação do membro superior) que o personal trainer dá a um cliente que *caminha* e a um que *corre*.

## Referências bibliográficas

1. American College of Sports Medicine. 2010. ACSM's Resource Manual for Guidelines for Exercise Testing and Prescription, 6th ed. Philadelphia: Lippincott Williams & Wilkins.
2. American College of Sports Medicine. 2009. ACSM's Guidelines for Exercise Testing and Prescription, 8th ed. Baltimore: Lippincott Williams & Wilkins.
3. American Council on Exercise. 2008. Group Fitness Instructor Manual. 2nd ed. San Diego: Author.

4. American Red Cross. 1992. Swimming and Diving. Boston: American Red Cross. pp. 112-119, 236.
5. Aquatic Exercise Association. 2010. Aquatic Fitness Professional Manual, 6th ed. Nokomis, FL: Author.
6. Aquatic Exercise Association. 2001. The Water Well Newsletter 6.
7. Ariyoshi, M., K. Sonoda, K. Nagata, T. Mashima, M. Zenmyo, C. Paku, Y. Takamiya, H. Yoshimatsu, Y. Hirai, H. Yasunaga, H. Akashi, H. Imayama, T. Shimokobe, A. Inoue, and Y. Mutoh. 1999. Efficacy of aquatic exercises for patients with low-back pain. Kurume Medical Journal 46 (2): 91-96.
8. Bonelli, S. 2001. Aquatic Exercise. San Diego: American Council on Exercise.
9. Bonelli, S. 2000. Step Training. San Diego: American Council on Exercise.
10. Bonzheim, S.C., B.A. Franklin, C. Dewitt, C. Marks, B. Goslin, R. Jarski, and S. Dann. 1992. Physiologic responses to recumbent versus upright cycle ergometry, and implications for exercise prescription in patients with coronary artery disease. American Journal of Cardiology 69 (1): 40-44.
11. Bricker, K. 2000. Traditional Aerobics. San Diego: American Council on Exercise.
12. Burke, E.R., ed. 1988. The Science of Cycling. Champaign, IL: Human Kinetics.
13. Deschodt, V.J., L.M. Arsac, and A.H. Rouard. 1999. Relative contribution of arms and legs in humans to propulsion in 25-m sprint front-crawl swimming. European Journal of Applied Physiology and Occupational Physiology 80 (3): 192-199.
14. Evans, M. 1997. Endurance Athlete's Edge. Champaign, IL: Human Kinetics. pp. 75-77, 93.
15. Glover, B., and S.L. Florence Glover. 1999. The Competitive Runner's Handbook, rev. ed. New York: Penguin Books. pp. 336-337.
16. Hagberg, J.M., J.P. Mullin, M.D. Giese, and E. Spitznagel. 1981. Effect of pedaling rate on submaximal exercise responses of competitive cyclists. Journal of Applied Physiology 51 (2): 447-451.
17. Hobson, W., C. Campbell, and M. Vickers. 2001. Swim, Bike, Run. Champaign, IL: Human Kinetics. pp. 45-54.
18. Jones, A.M., and J.H. Doust. 1996. A 1% treadmill grade most accurately reflects the energetic cost of outdoor running. Journal of Sports Science 14 (4): 321-327.
19. Kordich, J.A. 1994. Stair Machine. Treadmill. Teaching Technique Series. Colorado Springs, CO: National Strength and Conditioning Association.
20. Lepers, R., G.Y. Millet, N.A. Maffiuletti, C. Hausswirth, and J. Brisswalter. 2001. Effect of pedaling rates on physiological response during endurance cycling. European Journal of Applied Physiology 85 (3-4): 392-395.
21. Lucia, A., J. Hoyos, and J.L. Chicharro. 2001. Preferred pedaling cadence in professional cycling. Medicine and Science in Sports and Exercise 33 (8): 1361-1366.
22. Mad Dogg Athletics. 2010. The spinning program – keeping it safe. www.spinning.com/images/Keep_it_Safe.pdf. Accessed Feb. 2, 2011.
23. Michaud, T., J. Rodriguez-Zavas, C. Armstrong, et al. 1993. Ground reaction forces in high impact and low impact aerobic dance. Journal of Sports Medicine and Physical Fitness 33: 359-366.
24. Neptune, R.R., and W. Herzog. 1999. The association between negative muscle work and pedaling rate. Journal of Biomechanics 32 (10): 1021-1026.
25. Nordin, M., and V.H. Frankel. 2001. Basic Biomechanics of the Musculoskeletal System. 3rd ed. Philadelphia: Lea & Febiger.
26. Reilly, D., and M. Martens. 1972. Experimental analysis of quadriceps muscle force and patellofemoral joint reaction force for various activities. Acta Orthopaedica Scandanavica 43:16-37.
27. Sawka, M.N., L.M. Burke, E.R. Eichner, R.J. Maughan, S.J. Montain, and N.S. Stachenfeld. 2007. American College of Sports Medicine position stand. Exercise and fluid replacement. Medicine and Science In Sports and Exercise 39 (2): 377-390.
28. Scharff-Olson, M., and H. Williford. 1998. Step aerobics fulfills its promise. ACSM's Health & Fitness Journal 2: 32-37.
29. Shih, J., Y.T. Wang, and M.H. Moeinzadeh. 1996. Effect of speed and experience on kinetic and kinematic factors during exercise on a stair-climbing machine. Journal of Sport Rehabilitation 5 (3): 224-233.
30. Sizer, F., and E. Whitney. 2011. Nutrition: Concepts and Controversies, 12th ed. Pacific Cove, CA: Brooks Cole.
31. Stairmaster Health & Fitness Products. 2001. Stair Climbing: From Head to Toe. Kirkland, WA: Stairmaster Health & Fitness Products.
32. Takaishi, T., Y. Yasuda, T. Ono, and T. Moritani. 1996. Optimal pedaling rate estimated from neuromuscular fatigue for cyclists. Medicine and Science in Sports and Exercise 28 (12): 1492-1497.

# Parte IV

# Elaboração do programa

# 15

# Elaboração do programa de treinamento de força

G. Gregory Haff, PhD, e Erin E. Haff, MA

**Ao término deste capítulo, você será capaz de:**

- Entender a aplicação de especificidade, sobrecarga, variação, progressão e sequenciamento.
- Selecionar exercícios, determinar a frequência de treinamento e organizar os exercícios em uma sequência específica.
- Determinar a carga com o uso adequado de 1 repetição máxima, peso corporal ou teste de repetição máxima.
- Determinar as cargas, os volumes e as durações dos períodos de repouso do treinamento com base nas necessidades do cliente e dos métodos de treinamento sequencial adequados.
- Acrescentar variações entre as sessões, dias e semanas de treinamento.
- Determinar quando as cargas de treinamento precisam ser aumentadas ou variadas.

Elaborar um programa de treinamento de força seguro e efetivo é um processo multifacetado em que o personal trainer deve considerar e manipular variáveis de treinamento específicas para atingir objetivos específicos. Embora muitos personal trainers considerem o programa de treinamento de força separadamente do exercício aeróbio ou do programa intervalado de velocidade, é importante considerar todos os elementos do plano de treinamento ao criar o programa de treinamento de força. Sejam quais forem os objetivos do cliente, o melhor método começa com uma consulta inicial para determinar os objetivos do cliente, uma avaliação de sua saúde ou de seu histórico médico e uma avaliação de condicionamento (ver Caps. 9, 10 e 11). Nesse momento, o personal trainer pode descobrir sobre a experiência do cliente com o treinamento de força e realizar uma avaliação superficial de suas capacidades técnicas. As informações reunidas nesse momento ajudarão o personal trainer no desenvolvimento do programa de treinamento geral, o qual incluirá fatores como a frequência com que o cliente vai treinar, os tipos de exercícios selecionados, as cargas de treinamento, os esquemas de repetição e série, a ordem dos exercícios e os intervalos de repouso. Para facilitar a continuação dos progressos, o personal trainer deve considerar um plano de treinamento periodizado. A periodização pode assegurar que sejam utilizadas a variação e a progressão adequadas de treinamento a fim de minimizar o potencial de sobretreinamento e maximizar os avanços nas metas de treinamento desejadas.

## Princípios gerais de treinamento

Quatro princípios básicos devem guiar o desenvolvimento de programas efetivos de treinamento de força: especificidade, sobrecarga, variação e progressão. Qualquer programa que não siga todos esses princípios pode resultar em incapacidade de atender às metas do cliente, adesão insuficiente ao plano de exercícios e possibilidade de processo em consequência do aumento no risco de lesão.

### Especificidade

O princípio da **especificidade** é um aspecto fundamental de todo programa de treinamento efetivo. A *especificidade de treinamento* se refere a treinar um cliente de uma maneira específica para produzir uma mudança ou resultado desejado. O personal trainer pode conseguir isso concentrando-se em grupos musculares, sistemas energéticos, velocidades de movimento, padrões de movimento ou tipos de ação muscular específicos.[31,107,117] Por exemplo, se um cliente desejasse fortalecer os músculos dos membros inferiores, o personal trainer escolheria exercícios como o agachamento livre tradicional, em virtude de sua ênfase no desenvolvimento da parte inferior do corpo. Esse tipo de especificidade costuma ser conhecido como *especificidade de grupo muscular*.[31]

Outro método para aplicar a especificidade ao programa de treinamento dos clientes é dedicar-se aos padrões de movimento. A especificidade do padrão de movimento costuma ser utilizada com atletas ou clientes que desejam desenvolver força que seja convertida em uma atividade ou esporte específico. Por exemplo, se o cliente for um jogador de voleibol, o personal trainer leva em conta o fato de que o voleibol envolve movimentos repetidos de salto. Ele pode se concentrar nesses movimentos incorporando exercícios como agachamentos livres tradicionais (ou frontais), *power cleans* e *power snatches* no programa, visto que simulam os movimentos de salto do voleibol. Quanto mais semelhante for o exercício de treinamento de força em relação ao padrão de movimento, maior é a probabilidade de conversão para a atividade desejada.[104] Exercícios como levantamentos olímpicos (i. e., arremesso, arranco etc.) parecem oferecer a maior conversão para os esportes porque seus padrões de movimento são semelhantes aos utilizados em muitos esportes e atividade.

## Sobrecarga

A **sobrecarga** refere-se a um estresse de treinamento ou intensidade maior que aquela à qual o cliente está acostumado. Se um programa não seguir o princípio da sobrecarga, vai gerar resultados limitados. Os métodos mais comuns para induzir sobrecarga incluem aumentar o peso levantado, pedir para o cliente realizar mais repetições ou séries de determinado exercício, encurtar o intervalo de repouso entre as séries e aumentar o número de sessões por semana. Embora a sobrecarga seja um componente essencial do programa de treinamento de força, o personal trainer deve aplicá-la de maneira sistemática, além de seguir os princípios de progressão e variação. A sobrecarga deve ser progressiva para permitir tempo suficiente para que o cliente se adapte ao novo estímulo de treinamento.

## Variação

A **variação** refere-se à manipulação de variáveis de treinamento específicas,[4,117] como volume, intensidade, seleção de exercícios, frequência de treinamento, intervalo de repouso e velocidade de movimento.[117] A aplicação das variações de treinamento adequadas é essencial quando se busca assegurar a adaptação em longo prazo.[65,72,113,117] A melhor maneira de aplicar variação ao treinamento é usar os princípios de periodização,[117] que se referem à manipulação lógica de fases dos fatores de treinamento a fim de otimizar os resultados específicos de treinamento em pontos específicos de tempo.[90] Se o programa não incorporar a variação adequada de treinamento, a taxa de progresso vai se nivelar[4,117] ou diminuir, resultando no chamado "sobretreinamento de programa monótono".[106] A variação no plano de treinamento de força não deve ser indiscriminada, e o sequenciamento dos fatores de treinamento deve ser adequado.[45,89,117] Por exemplo, clientes que desejam dedicar-se ao desenvolvimento de potência e força podem passar períodos de treinamento projetados para a obtenção de força muscular seguidos por um período de desenvolvimento de potência. Demonstrou-se que esse tipo de sequenciamento resulta em melhoras significativamente maiores no desempenho em comparação com um programa sem variações planejadas ou sequenciadas.[45]

## Progressão

Seja qual for o grau de efetividade do programa de treinamento, ele não deve continuar indefinidamente sem modificações. À medida que o cliente se adapta ao plano de treinamento, o estresse ou intensidade de treinamento devem ser alterados para continuar a induzir adaptações positivas. O processo de alteração do estresse de treinamento à medida que o cliente se adapta é denominado **sobrecarga progressiva**. O estresse é mudado conforme

### Passos sequenciais para elaborar um programa de treinamento de força

Para elaborar um programa de treinamento de força efetivo, o personal trainer deve tomar decisões específicas sobre a manipulação das **variáveis de elaboração do programa**, como a frequência de treinamento, os exercícios utilizados e a forma como são organizados, a estrutura do programa, os períodos de repouso entre as séries e a progressão geral do programa. Para facilitar o processo de tomada de decisão, o personal trainer deve considerar uma abordagem sequencial. A culminação desse processo é a criação de um plano de treinamento periodizado que aumente as chances dos clientes de atingirem seus objetivos de treinamento predeterminados. O primeiro passo é conduzir uma consulta e avaliação de condicionamento inicial, que serve como base para os passos subsequentes normalmente associados à abordagem sequencial.

1. Consulta e avaliação de condicionamento inicial
2. Determinação da frequência de treinamento
3. Seleção de exercícios
4. Organização dos exercícios (ordem dos exercícios)
5. Carga de treinamento: resistência e repetições
6. Volume de treinamento: repetições e séries
7. Períodos de repouso
8. Variação de treinamento
9. Sequenciamento do plano de treinamento
10. Progressão

o cliente se torna mais bem treinado,[31] permitindo que ele continue a avançar em direção a um objetivo de treinamento específico.[4] A progressão no treinamento de força deve ser aplicada de maneira sistemática[4] e proporcional ao nível de treinamento do cliente. Muitas vezes, a aplicação efetiva da progressão em um programa exige estratégias de variação adequadas, bem como o uso de modelos de treinamento periodizados.

> Bons programas de treinamento de força devem incorporar especificidade, sobrecarga, variação e progressão. Ignorar algum desses fatores pode limitar a capacidade do programa de estimular o resultado desejado, diminuir a adesão ao programa e aumentar a probabilidade de lesão e risco legal.

## Consulta e avaliação de condicionamento inicial

Antes de iniciar qualquer programa de exercício, é fundamental que o personal trainer conduza uma consulta inicial com o cliente a fim de avaliar a compatibilidade, estabelecer um acordo entre cliente e treinador, discutir as metas de exercício do cliente e determinar seu grau de comprometimento (ver Cap. 9). Depois dessa conversa, o personal trainer precisa avaliar o histórico de exercício e o nível de condicionamento atual do cliente, identificar pontos fortes e fracos, identificar áreas de potencial de risco de lesão, determinar se existem contraindicações ao exercício e aprimorar as metas do programa (ver Caps. 9 e 10).

A consulta inicial é um componente indispensável do processo de elaboração do programa de treinamento de força, uma vez que oferece ao personal trainer informações importantes sobre o estado de treinamento do cliente. Informações mais específicas serão coletadas à medida que o personal trainer avalia o nível inicial de treinamento de força e a experiência técnica em exercícios de força do cliente, conduz uma avaliação de condicionamento e analisa os resultados, bem como determina as principais metas do cliente.

### Nível e experiência iniciais de treinamento de força

O estado atual de treinamento do cliente, assim como a experiência em treinamento de força, exercerá um impacto significativo no programa de treinamento a ser desenvolvido. A informação geral acerca da experiência do cliente com o treinamento de força pode ser obtida durante o encontro inicial (ou logo depois), ocasião em que o histórico de exercícios do cliente é discutido.

O primeiro passo na determinação do estado de treinamento de força do cliente é pedir para que ele responda a questões sobre o histórico geral de exercício listadas no Questionário de saúde/médico no Capítulo 9. Na sequência, o personal trainer deve obter informações mais específicas sobre o nível e a experiência de treinamento de força do cliente. Uma maneira de conseguir isso é fazer as cinco perguntas básicas a seguir ao cliente:[26]

1. Você participa atualmente de um programa de treinamento de força?
2. Há quanto tempo segue um programa de treinamento de força regular (uma ou mais vezes por semana)?
3. Quantas vezes por semana você treina força?
4. Qual é o grau de intensidade (ou dificuldade) de seus treinos de força?
5. Que tipos de exercício de força você realiza e quantos deles consegue realizar com a técnica adequada?

Essas perguntas podem ser utilizadas para obter uma compreensão básica da experiência do cliente com o treinamento de força e servem como ferramenta para definir uma classificação geral do estado de treinamento. A Tabela 15.1 apresenta um método para classificar o estado de treinamento de força em um *continuum* de iniciante a avançado. Quando as respostas do cliente às cinco perguntas correspondem às apresentadas em pelo menos três das cinco colunas em uma linha, o nível estimado ou previsto de treinamento de força é o mostrado na coluna à direita. Embora esse sistema básico de classificação seja útil, é importante ter noção de que é difícil encaixar um cliente em uma classificação de treinamento geral. Por isso, o personal trainer também deve tomar decisões sobre as respostas do cliente com base em seus conhecimentos e experiências profissionais.

Por exemplo, se o cliente não estiver participando atualmente de um programa de treinamento de força, mas seguiu um plano de treinamento regular nas últimas 4-6 semanas, a resposta à questão 1 pode ser considerada como *sim*. Nesse caso, o personal trainer pediria para o cliente responder às questões 2 a 5 com base no programa de treinamento recente. A decisão de considerar um programa de treinamento de força recente como "atual" se baseia unicamente na opinião profissional do personal trainer a respeito da capacidade individual do cliente.

### Avaliação de condicionamento

Normalmente, a avaliação de condicionamento envolve uma avaliação de frequência cardíaca e pressão arterial em repouso, composição corporal, altura, peso, circunferência, força e resistência musculares, condicionamento ou resistência cardiorrespiratória e flexibilidade do cliente. No contexto deste capítulo, a avaliação de condicionamento aborda a avaliação ou estimativa da força e da resistên-

TABELA 15.1 Método de classificação do nível de treinamento de força

| Questão 1<br>Você participa atualmente de um programa de treinamento de força?* | Questão 2<br>Há quanto tempo segue um programa de treinamento de força regular (uma ou mais vezes por semana)? | Questão 3<br>Quantas vezes por semana você treina força? | Questão 4<br>Qual é o grau de intensidade (ou dificuldade) de seus treinos de força? | Questão 5<br>Que tipos de exercício de força você realiza e quantos deles consegue realizar com a técnica adequada?** | Classificação estimada de treinamento de força*** |
|---|---|---|---|---|---|
| Não | n/a | n/a | n/a | Nenhum | Iniciante |
| Sim | ≤ 2 meses | 1-2 | Intensidade baixa | 3-5 exercícios em máquina | |
| | 4-6 meses | 2-3 | Intensidade baixa a média | 6-10 exercícios centrais e auxiliares em máquina; 3 a 5 exercícios auxiliares com pesos livres | |
| Sim | 8-10 meses | 3 | Intensidade média | 11-15 exercícios centrais e auxiliares em máquina; 6-10 exercícios auxiliares com pesos livres; 3-5 exercícios centrais com pesos livres | Intermediário |
| Sim | 1 ano | 4 | Intensidade média a alta | > 15 exercícios centrais e auxiliares com pesos livres | |
| Sim | 1 a 1½ ano | 4 | Intensidade alta | > 15 exercícios centrais e auxiliares com pesos livres; 3-5 exercícios de potência/explosão | Avançado |
| Sim | ≥ 2 anos | ≥ 5 | Intensidade muito alta | > 15 exercícios centrais e auxiliares com pesos livres; a maioria dos exercícios de potência/explosão | |

* Se o cliente não estiver seguindo nenhum programa de treinamento de força atualmente, mas participou de um plano de treinamento de força regular nas últimas 4 a 6 semanas, o personal trainer pode considerar a resposta à questão 1 como *sim* e o cliente pode responder às questões 2 a 5 com base nesse programa recente. A decisão de equiparar a participação em um programa recente com a participação em um programa de treinamento de força atual é totalmente baseada na opinião profissional do personal trainer sobre o cliente em particular.

** Segundo determinado ou avaliado por um personal trainer qualificado; consulte a seção "Tipos de exercícios de treinamento de força" para uma descrição dos diversos tipos de exercícios de treinamento de força.

*** A classificação do nível de treinamento de força é determinada quando as respostas do cliente correspondem às exibidas em pelo menos três das cinco colunas em uma fileira pertencente ao histórico e à experiência técnica em exercícios de treinamento de força.

O personal trainer deve notar que esse método de classificação do nível de treinamento de força não se aplica a todo cliente; é preciso considerar as características particulares de cada um.

Adaptada de Baechle e Earle, 2000,[8] e Earle e Baechle, 2004.[26]

cia musculares do cliente. Os Capítulos 10 e 11 oferecem mais informações sobre avaliações de condicionamento.

Depois de completada a avaliação de condicionamento, o personal trainer deve comparar os resultados com os dados normativos ou descritivos apresentados no Capítulo 11. Essa comparação permite que o personal trainer determine o nível atual de condicionamento do cliente e estabeleça uma base para comparações futuras à medida que o nível de treinamento progride, bem como identifique pontos fortes e fracos nos quais basear os objetivos. Além disso, a avaliação inicial pode revelar contraindicações ao exercício que podem exigir o encaminhamento do cliente a um profissional médico.

## Principais metas do treinamento de força

Definir as metas de treinamento do cliente é uma parte muito importante do processo de elaboração do programa de treinamento de força. Seguindo o princípio de especificidade, o cliente deve treinar de formas específicas para atingir os resultados desejados. As quatro metas principais do treinamento de força incluem resistência muscular, hipertrofia (tamanho ou tônus muscular), força muscular e potência muscular.

Muitas vezes, as metas dos clientes não são claramente identificáveis. Por exemplo, é raro os clientes dizerem "Quero seguir um programa de treinamento de força para hipertrofia"; eles podem dizer algo mais parecido com "Quero ter um tanquinho". Quando as metas de treinamento são definidas durante a consulta e avaliação de condicionamento inicial, o personal trainer terá de corresponder às metas de treinamento com os desejos expressos pelo cliente. Muitas vezes, durante a consulta, o personal trainer precisa instruir os clientes sobre as diversas metas que o treinamento de força pode tentar satisfazer.

### Resistência muscular

O cliente pode expressar o desejo de melhorar a resistência muscular com frases como "Quero melhorar minha resistência" ou "Quero melhorar minha energia". O treinamento de força que se concentra na resistência muscular, muitas vezes chamado de *treinamento de força de resistên-*

*cia*, busca atender a essas metas ao aperfeiçoar a capacidade dos músculos-alvo de desempenhar em um nível submáximo durante muitas repetições ou em um período extenso. A aplicação adequada de um programa de treinamento de força tem grande potencial para melhorar a resistência muscular.[12,50,61,116] A resistência muscular é comumente vista como parte do exercício aeróbio, visto que o músculo pode se contrair milhares de vezes durante uma atividade de 20 minutos como a corrida.

### Hipertrofia

Frases como "Quero que meus braços fiquem maiores", "Quero ficar grandão", "Quero ficar mais definido" ou "Quero mudar minha forma corporal" sugerem que o cliente deseja seguir um programa que resulte em hipertrofia muscular ou aumento do tônus. *Hipertrofia* refere-se a um aumento no tamanho do músculo, e o treinamento de hipertrofia normalmente leva a aumento na massa magra e redução na porcentagem de gordura corporal.

### Força muscular

Das quatro metas de treinamento de força, a força muscular é a mais fácil de identificar. Os clientes costumam declarar este objetivo diretamente: "Quero ficar mais forte". Embora seja uma meta comum para atletas interessados em um programa de treinamento de força elaborado para aperfeiçoar seu desempenho esportivo,[114,115,116] ela também pode ser uma meta para outros clientes. Clientes idosos, por exemplo, podem dizer coisas como: "Quero conseguir carregar minha bolsa de golfe" ou "Quero conseguir me levantar e descer as escadas melhor". A literatura científica atual sugere que os idosos podem melhorar sua capacidade de praticar as atividades da vida diária ao aumentar sua força muscular com a prática de programas de treinamento adequados.[46,57]

Em comparação com programas de treinamento de força que se dedicam à resistência ou à hipertrofia muscular, um programa voltado ao desenvolvimento de força muscular utiliza cargas de treinamento mais pesadas. Portanto, é prudente que as pessoas desenvolvam resistência muscular e hipertrofia antes de praticar um programa que alveje melhoras na força.

### Potência muscular

Tradicionalmente, programas de força voltados para a **potência muscular** são usados apenas por atletas ou clientes que desejam melhorar suas capacidades de desempenho esportivo. Em geral, frases como "Quero pular mais alto" ou "Preciso melhorar minha velocidade e agilidade" sugerem que o cliente deseja melhorar sua potência muscular. Programas de treinamento que se dedicam à potência muscular têm um grande potencial de melhorar o desempenho esportivo.[11,55,130] Para maximizar os benefícios desses tipos de programas, é prudente sequenciar o programa de treinamento do cliente. Por exemplo, demonstrou-se que melhoras na velocidade e na capacidade de salto são maiores quando se realiza um programa voltado para a força muscular por um período antes do programa dedicado à potência muscular.[45]

Embora o treinamento de potência costume ser utilizado com atletas, a literatura contemporânea sugere que ele também tem um lugar no trabalho com idosos e populações não esportivas. Evidências recentes indicam que idosos que praticam o treinamento de potência sentem melhoras em sua capacidade de praticar atividades da vida diária[46] e em seu desempenho funcional.[47,48]

## Determinação da frequência de treinamento

A **frequência** de treinamento se refere ao número de treinos que um cliente realizará durante a semana. Muitos fatores contribuem para a determinação da frequência ideal de um cliente específico. Fatores como os tipos de exercícios praticados, o número de grupos musculares treinados por sessão, a estrutura do programa (volume e intensidade), bem como o nível de treinamento e o nível geral de condicionamento do cliente, definem a frequência de treinamento.[4] A agenda de trabalho, a agenda social e as obrigações familiares do cliente, também terão forte influência na frequência com que ele pode treinar.

### Fatores determinantes

O principal fator que o personal trainer deve considerar ao determinar a frequência de treinamento é o nível de treinamento e o nível geral de condicionamento do cliente. Clientes menos treinados normalmente exigem mais repouso entre os treinos, o que reduz a frequência, ao passo que clientes altamente treinados serão capazes de tolerar uma frequência maior. No entanto, o personal trainer pode precisar reduzir a frequência do treinamento de força se a quantidade geral de estresse físico[24] ou psicológico[106] do cliente for alta em consequência de outras demandas (p. ex., agenda profissional, social ou acadêmica; outras formas de exercício; ou alguma combinação de todas as demandas). Por exemplo, se o cliente for um profissional de construção civil que realiza tarefas repetitivas de levantamento em seu trabalho, ele pode não querer ou conseguir tolerar mais de dois ou três dias por semana de treinamento de força.

Um fator influente que muitos personal trainers ignoram é como os componentes do programa de treinamento interagem entre si.[58,59,90] Muitos personal trainers planejam treinamentos de força, resistência, agilidade e pliométrico sem considerar como cada fator afeta a carga de trabalho geral. É essencial examinar como as diversas atividades de treinamento interagem e levar em consideração a carga geral de trabalho do cliente. Por exemplo, se o cliente estiver correndo 30 minutos por dia, cinco dias por semana, ele pode ser capaz de tolerar apenas dois dias por semana de treinamento de força.

## Orientações para determinar a frequência de treinamento

Ao determinar a frequência de treinamento, é importante planejar uma recuperação suficiente dentro do programa. Uma regra que muitos personal trainers seguem é permitir pelo menos um dia (mas não mais que três) entre os treinos que estressam o mesmo grupo ou grupos musculares.[5,14,54,85] Orientações mais específicas dependem do nível geral de treinamento de força do cliente (Tab. 15.2). A maioria dos clientes iniciantes pode sentir os benefícios do treinamento de força com apenas dois ou três dias por semana.[4,19,51,86,95] No entanto, indivíduos que já estão acostumados com o treinamento de força só conseguem manter seus ganhos de força e não aumentam os níveis de força com apenas um ou dois dias por semana.[4,35] Em geral, quanto mais frequentes as sessões, maiores são os ganhos de força.[4,34]

### Nível iniciante de treinamento de força

As recomendações para o iniciante no treinamento de força é utilizar frequências de 2-3 dias por semana quando se treina o corpo inteiro.[4,19,22,25,51,95] Com essa frequência, os dias de treinamento de força não devem ser consecutivos (i. e., segunda e quinta; terça, quinta e sábado; ou segunda, quarta e sexta) para permitir a recuperação adequada entre as sessões. Em geral, os clientes iniciantes devem ter de 1-3 dias entre as sessões de treinamento, mas nunca mais que 3, a fim de facilitar a recuperação. Se, por exemplo, o cliente for treinar na segunda e na quarta-feira, a quantidade de tempo entre a sessão de treinamento de quarta até a da próxima segunda será de mais de três dias, o que resultará em um programa de treinamento menos efetivo.[35,54] À medida que o cliente progride do nível iniciante para o intermediário, nem sempre é necessária uma mudança na frequência.[4] No entanto, aumentar a frequência para três ou quatro dias por semana permite maior flexibilidade do programa.

TABELA 15.2 Orientações gerais para a frequência de treinamento de força

| Nível de treinamento de força | Número recomendado de sessões por semana |
|---|---|
| Iniciante | 2-3 |
| Intermediário | 3 se for utilizado um treinamento corporal total |
| | 4 se for utilizada uma rotina dividida |
| Avançado | 4-6* |

* Praticantes avançados de treinamento de força podem realizar diversas sessões em um único dia.
Adaptada de Ratamess et al., 2007.[92]

### Nível intermediário de treinamento de força

Uma recomendação geral para o cliente que atingiu um nível de treinamento intermediário é aumentar a frequência de treinamento para três ou quatro dias por semana.[4] No entanto, esse aumento vai significar que o cliente treina dois ou mais dias seguidos. Uma estratégia comum é utilizar uma rotina dividida, a qual distribui quatro ou mais treinos igualmente no decorrer da semana. Com essa estrutura, o cliente pode treinar apenas uma parte do corpo (i. e., parte cervical da coluna ou parte inferior do corpo),[70] certas áreas musculares (p. ex., peito, costas ou membros inferiores)[70] ou certos padrões de movimento (i. e., "empurrar" ou "puxar")[117] durante uma sessão. Essa estrutura possibilita um aumento na frequência ao mesmo tempo que permite tempo suficiente para a recuperação entre as sessões.[85,95]

Um exemplo comum de rotina dividida de quatro vezes por semana para o cliente intermediário inclui exercícios para a parte superior do corpo na segunda e na quinta e para a parte inferior na terça e na sexta.[70] Mesmo treinando dois dias seguidos, mudar os grupos musculares que se quer atingir garante a recuperação adequada. Além disso, há dois dias de repouso entre as sessões que se dedicam aos mesmos grupos musculares, o que permite maior recuperação entre sessões iguais.[95] Com esse tipo de frequência dividida, o treinamento sem resistência ou dias de repouso ocorre regularmente às quartas, sábados e domingos. Mais importante: por treinar grupos musculares ou partes corporais específicos, essa divisão possibilita a maximização dos resultados porque o cliente consegue utilizar volumes mais altos.[95]

### Nível avançado de treinamento de força

Dependendo de suas metas, pode ser preciso que os clientes intermediários aumentem a frequência de treinamento conforme se tornam mais experientes e são reclassificados no nível avançado. A recomendação geral para os clientes avançados é treinar 4-6 dias por semana a fim de gerar um aumento no estímulo de treinamento.[4] É comum esses clientes utilizarem rotinas divididas duplas,[44] realizando duas sessões no mesmo dia, o que aumenta o número de sessões de treinamento de 8 a 12 por semana.[4,110] Fortes evidências na literatura científica apoiam o conceito de realização de diversas sessões curtas de treinamento em um dia.[4,44,110]

Outro método para aumentar a frequência de 5-6 dias é utilizar uma **rotina dividida** de "três dias sim, um não". Com essa estrutura, três treinos distintos atingem grupos musculares específicos e o cliente completa um treino em três dias consecutivos e descansa no quarto. Uma estratégia comum é dividir o programa em exercícios de "empurrar" da parte superior do corpo (i. e., peito, ombros, tríceps), exercícios da parte inferior do corpo e exercícios de "puxar" da parte superior (i. e., parte cervical da coluna, trapézio e bíceps).

Nesse tipo de estrutura, os treinos ocorrem em dias não especificados; isto é, o dia de repouso não é o mesmo toda semana.

## Seleção de exercícios

A seleção de exercícios a serem incorporados no programa de treinamento do cliente é influenciada pelo princípio de especificidade, equipamento disponível, experiência de treinamento de força do cliente e quantidade de tempo que o cliente tem para se dedicar ao treinamento. Depois de considerar essas questões, o personal trainer pode selecionar exercícios que maximizem as adaptações ao treinamento e aumentem as chances de atingir as metas de treinamento específicas do cliente.

### Fatores determinantes

Ao selecionar os exercícios, o personal trainer deve tomar decisões com base nas necessidades específicas do cliente e nas metas definidas na consulta inicial com o cliente. Muitos fatores afetarão esse processo de tomada de decisão, incluindo o tempo que o cliente tem para dedicar ao treinamento. O tempo disponível pode ter um grande impacto no número e na complexidade dos exercícios escolhidos para determinada sessão de treinamento. Por exemplo, realizar o agachamento livre tradicional para visar ao desenvolvimento da parte inferior do corpo toma muito menos tempo que realizar flexões e extensões de perna.

Um fator adicional é o equipamento disponível para o cliente. Mesmo se o exercício for efetivo, específico ao objetivo e eficiente, ele não pode tomar uma parte significativa do plano de treinamento do cliente se o equipamento não estiver disponível. Para levar isso em conta antes de planejar o programa, o personal trainer precisa fazer um inventário dos equipamentos presentes no lugar em que o cliente pretende treinar. Esse passo importante pode ajudar a evitar a perda de tempo na elaboração do plano de treinamento.

Outro fator que define a seleção de exercícios é se o cliente consegue ou não realizar o exercício corretamente. Se ele for inexperiente ou desconhecer a técnica adequada de um exercício, ou se o grau de experiência do cliente for desconhecido, o personal trainer deve oferecer uma demonstração completa, explicação e período de familiarização em que ensina ao cliente a técnica adequada. Para tanto, pode ser necessário iniciar o cliente com exercícios corretivos capazes de criar uma base para exercícios mais complexos em programas futuros. Clientes inexperientes costumam ser ensinados primeiro com máquinas de exercício e exercícios de assistência com pesos livres, uma vez que eles exigem menos habilidades que muitos dos exercícios centrais.[31,107,124] (Nesse contexto, *exercícios centrais* não se referem a exercícios focados no *core* abdominal. Ver a seção seguinte sobre tipos de exercícios de treinamento de força.) Seguir essas recomendações pode ser efetivo na redução do potencial de processo judicial, na diminuição do risco de lesão, na promoção da adesão e na melhora da efetividade geral do programa.

### Tipos de exercícios de treinamento de força

Existe uma enorme variedade de exercícios com os quais elaborar um programa de treinamento de força. Esses exercícios podem ser classificados como centrais ou auxiliares com base no tamanho dos músculos recrutados, na complexidade do padrão de movimento e no grau de contribuição para as metas de treinamento do cliente.

#### Exercícios centrais

Os **exercícios centrais** devem compor a maior parte do programa, visto que são mais efetivos que os auxiliares para ajudar os clientes a atingir seus objetivos de treinamento específicos. Em geral, um exercício é classificado como central se:

- Envolver duas ou mais das principais articulações, o que o torna um **exercício multiarticular**.
- Envolver grandes grupos musculares ao mesmo tempo que ativa músculos sinergistas.

Um exercício multiarticular de músculo grande tem o potencial de ativar tantos músculos ou grupos musculares quanto 4-8 exercícios auxiliares uniarticulares de músculos pequenos.[112] Um programa que utiliza exercícios centrais da maneira adequada é mais eficiente que um que utilize muitos exercícios de músculos pequenos.

O personal trainer tem muitos exercícios centrais entre os quais escolher ao elaborar um programa (ver Cap. 13). Um exemplo é o supino, que envolve movimento na articulação do ombro e do cotovelo ao mesmo tempo que recruta os músculos peitorais com auxílio sinergista dos deltoides anteriores e do tríceps braquial.

Se um exercício central carregar o esqueleto axial (impor uma carga à coluna) (i. e., *power clean*, agachamento livre tradicional, agachamento livre frontal, desenvolvimento etc.), ele é subclassificado como estrutural. Os exercícios estruturais exigem que os músculos do tronco mantenham uma postura ereta ou semiereta. Por exemplo, durante o agachamento, a barra carrega o esqueleto axial, e a musculatura do tronco deve manter uma postura quase ereta enquanto o cliente desce e sobe. Os exercícios estruturais realizados muito rapidamente, como *power clean* ou *power snatch*, também são classificados como **exercícios de potência** ou **explosivos** (p. ex., *push press*, arranco ou *clean pull*, *high pull*, *push jerk*). Esses tipos de exercício são extremamente efetivos, visto que proporcionam um estímulo de treinamento multidimensional por meio do envolvimento de uma grande quantidade de massa muscular e resultam em um grande gasto calórico.[101]

No contexto do treinamento de força, *exercícios centrais* referem-se a exercícios que envolvem grandes músculos e múltiplas articulações.

### Exercícios auxiliares

Os **exercícios auxiliares** são exercícios complementares realizados para manter o equilíbrio muscular em uma articulação, ajudar a prevenir lesão, reabilitar uma lesão prévia ou isolar um grupo muscular ou músculo específico. Os exercícios são classificados como auxiliares se:

- Forem **exercícios uniarticulares**, que envolvem apenas uma única articulação principal.
- Recrutarem uma pequena quantidade de massa muscular (i. e., um pequeno grupo ou área muscular).

Os exercícios auxiliares não devem ser os principais componentes do programa; eles devem ser considerados como uma ênfase secundária em relação aos exercícios centrais, que são mais efetivos.

Um dos exercícios auxiliares mais comuns é a rosca bíceps com barra. Esse exercício envolve uma pequena quantidade de massa muscular (bíceps braquial, braquial e braquiorradial) e o movimento de apenas uma articulação (articulação do cotovelo). O "*pec deck*" e o crucifixo com halteres também são classificados como exercícios auxiliares, embora ativem os músculos do peito. Eles envolvem movimento apenas no ombro e impõem ênfase sobretudo na musculatura peitoral.

## Orientações para a escolha de exercícios

A seleção dos exercícios para um programa de treinamento deve atender às necessidades individuais do cliente, seja ele um atleta de elite, seja um iniciante, esteja muito destreinado ou tenha sofrido uma lesão recente.

No caso de um indivíduo iniciante ou não treinado, o personal trainer deve prestar mais atenção ao desenvolvimento de uma base de treinamento, talvez com exercícios auxiliares ou exercícios centrais básicos. Nesse caso, pode-se preferir dedicar-se a grupos musculares específicos ou treinar cada grupo muscular. Essa estratégia envolve escolher um exercício por grupo muscular: peito, ombros, parte cervical da coluna, quadris e coxas, bíceps, tríceps, músculos abdominais e panturrilhas.[6,85] À medida que o cliente se torna mais bem treinado, o número de exercícios por grupo muscular pode aumentar.[85] Normalmente, esse tipo de programa utiliza exercícios uniarticulares ou de músculos pequenos, mas os programas devem incorporar cada vez mais exercícios multiarticulares de músculos grandes, ou centrais.

O emprego de exercícios multiarticulares de músculos grandes pode ampliar a resposta adaptativa e aumentar o custo metabólico geral do programa de treinamento. Um exemplo é o *squat and press*. Esse exercício complexo envolve uma grande quantidade de massa muscular, aumenta significativamente o custo metabólico do treinamento e produz um efeito de treinamento substancial. Outros exemplos são exercícios como *power cleans*, *power snatches* e *pulls*. Todos eles treinam o corpo todo e, ao que tudo indica, são métodos de treinamento extremamente efetivos para populações de atletas[104] e de pacientes.[57] Com atletas, quanto mais próximo o exercício for do padrão de movimento esportivo, maior é a probabilidade de os ganhos de força desenvolvidos se converterem para o esporte.[15,31,107,117,120,121,131] Por exemplo, ao trabalhar com um jogador de voleibol ou basquete, o personal trainer deve considerar o uso de exercícios como o *power clean* ou o *power snatch,* visto que envolvem movimentos de salto, que são importantes nesses esportes. (Ver Cap. 23 para orientações sobre a seleção de exercícios para esportes específicos.)

Ao trabalhar com clientes que apresentam necessidades especiais, como problemas lombares ou lesões recentes, é importante adaptar o programa de treinamento para contemplar essas questões. Os exercícios devem ser selecionados com a orientação do profissional médico adequado. É essencial que o programa de treinamento para esses clientes evite exercícios contraindicados ou não recomendados. Por exemplo, se um cliente recebeu alta recentemente do tratamento fisioterápico para a síndrome de colisão do ombro, o fisioterapeuta pode prescrever a elevação lateral com halteres no lugar do desenvolvimento acima da cabeça para o treino do grupo muscular deltoide.

# Ordem dos exercícios

A **ordem dos exercícios** refere-se à ordem em que são realizados durante o treino. A ordem dos exercícios depende de muitos fatores, mas é mais fortemente influenciada pelo tipo e pelas características dos exercícios selecionados.

## Fatores determinantes

Os fatores que influenciam a ordem dos exercícios incluem as metas do cliente, o potencial de geração de fadiga do exercício e o tipo de exercício (central ou auxiliar).

Um método para ordenar os exercícios é colocá-los em ordem descendente de prioridade ou aplicação em relação às metas, atividade ou, no caso de atletas, esporte do cliente. Com esse tipo de estrutura, o cliente realiza os exercícios que se destinam a suas metas individuais no início do treino, quando a fadiga está mais baixa, realizando exercícios menos específicos ao objetivo mais ao final da sessão.

Um segundo método de ordenar os exercícios é baseado em seu tipo (central ou auxiliar). Com esse método, os exercícios centrais são realizados no começo, e os auxiliares, no final da sessão. Essa organização permite que o cliente realize os exercícios centrais, mais complexos e multiarticulares, sob níveis mínimos de fadiga. Em geral, o personal trainer deve tentar maximizar a capacidade do cliente de tolerar as cargas de treinamento e completar todos os exercícios em uma única sessão, ordenando os exercícios de maneira a controlar a fadiga.

## Orientações para ordenar os exercícios

Existem muitas formas de ordenar os exercícios na sessão de treinamento.[31] A organização dos exercícios pode ser categorizada em diversos métodos principais, como colocar exercícios de potência e centrais antes dos auxiliares, alternar entre exercícios de "empurrar" e "puxar", e alternar exercícios da parte superior e inferior do corpo. Existem também métodos combinatórios e de organização secundária (Tabs. 15.3 e 15.4).

### Ordenar exercícios de potência e centrais antes dos auxiliares

Uma das orientações mais utilizadas é ordenar os exercícios da seguinte forma:

Exercícios de potência → Exercícios centrais → Exercícios auxiliares

Conceitualmente, como a maioria dos exercícios de potência e dos exercícios centrais é multiarticular, e os exercícios auxiliares costumam ser uniarticulares, a ordem a seguir também é possível:

Exercícios multiarticulares → Exercícios uniarticulares

TABELA 15.3 Exemplo de ordem de exercícios para treinamento de força com base no tipo de exercício e na massa muscular ativada

| Exemplo de ordem de exercícios: potência → central → auxiliar | | | | |
|---|---|---|---|---|
| Ordem de exercícios | Exercício | Classificação do exercício | | |
| 1 | *Power clean* | Exercícios de potência | Exercícios multiarticulares | Exercícios para músculos grandes |
| 2 | *Push press* | | | |
| 3 | Agachamento livre frontal | Exercícios centrais | | |
| 4 | Supino | | | |
| 5 | *Pushdown* de tríceps | Exercícios auxiliares | Exercícios uniarticulares | Exercícios para músculos pequenos |
| 6 | Rosca punho | | | |
| 7 | Gêmeos sentado | | | |
| **Exemplo de ordem de exercícios: multiarticulares → uniarticulares** | | | | |
| Ordem de exercícios | Exercício | Classificação do exercício | | |
| 1 | *Squat + press* | | Exercícios multiarticulares | Exercícios para músculos grandes |
| 2 | Agachamento livre tradicional | | | |
| 3 | Supino inclinado | | | |
| 4 | Flexão de perna | | Exercícios uniarticulares | Exercícios para músculos pequenos |
| 5 | *Three-way shoulder* | | | |
| **Exemplo de ordem de exercícios: músculos grandes → músculos pequenos** | | | | |
| Ordem de exercícios | Exercício | Classificação do exercício | | |
| 1 | *Power snatch* | Exercícios de potência | Exercícios multiarticulares | Exercícios para músculos grandes |
| 2 | Agachamento acima da cabeça | Exercícios centrais | | |
| 3 | Levantamento terra romeno com pegada de arranque | | | |
| 4 | Remada curvada | Exercícios auxiliares | Exercícios uniarticulares | Exercícios para músculos pequenos |
| 5 | Elevação lateral | | | |
| 6 | Abdominal supra | | | |

Estes são apenas exemplos de como os exercícios podem ser sequenciados e não representam sessões completas de treinamento de força.

TABELA 15.4 Exemplos de sistemas de ordenação alternada de exercícios

| Exemplo de ordem de exercícios: alternar exercícios de "empurrar" e "puxar" | | | | |
|---|---|---|---|---|
| **Ordem de exercícios** | **Exercício** | **Classificação do exercício** | | |
| 1 | Agachamento livre tradicional | Empurrar | Central | Multiarticular |
| 2 | Flexão de perna | Puxar | Auxiliar | Uniarticular |
| 3 | Gêmeos em pé | Empurrar | Auxiliar | Uniarticular |
| 4 | Remada ereta | Puxar | Auxiliar | Uniarticular |
| 5 | Supino inclinado | Empurrar | Central | Multiarticular |
| 6 | Rosca bíceps com halteres | Puxar | Auxiliar | Uniarticular |
| 7 | Desenvolvimento | Empurrar | Central | Multiarticular |
| 8 | Puxada na polia alta | Puxar | Auxiliar | Multiarticular |
| **Exemplo de ordem de exercícios: alternar exercícios para a parte superior e inferior do corpo** | | | | |
| **Ordem de exercícios** | **Exercício** | **Classificação do exercício** | | |
| 1 | *Leg press* | Parte inferior do corpo | Central | Multiarticular |
| 2 | Supino | Parte superior do corpo | Central | Multiarticular |
| 3 | Afundo | Parte inferior do corpo | Central | Multiarticular |
| 4 | Elevação de ombro | Parte superior do corpo | Auxiliar | Uniarticular |
| 5 | Extensão de perna | Parte inferior do corpo | Auxiliar | Uniarticular |
| 6 | Desenvolvimento com halteres | Parte superior do corpo | Central | Multiarticular |
| 7 | Flexão de perna | Parte inferior do corpo | Auxiliar | Uniarticular |
| 8 | Tríceps testa | Parte superior do corpo | Auxiliar | Uniarticular |

Estes são apenas exemplos de como os exercícios podem ser sequenciados e não representam sessões completas de treinamento de força.

Outra forma de pensar na ordem dos exercícios é considerar a quantidade de massa muscular ativada com o exercício. Exercícios para músculos grandes, que geralmente são centrais ou multiarticulares, devem ser realizados antes dos exercícios uniarticulares:

Exercícios para músculos grandes → Exercícios para músculos pequenos

Seja qual for a maneira como essas sequências de exercícios são conceituadas, as estruturas básicas comentadas aqui são consideradas os métodos de sequenciamento de exercício mais efetivos para a maioria dos clientes.

Essas organizações de exercícios são efetivas porque os exercícios de potência ou multiarticulares exigem mais esforço, habilidade e concentração que os auxiliares e uniarticulares,[31] e devem ser realizados quando o cliente está descansado.[31,30] Historicamente, recomendava-se que somente os atletas utilizassem exercícios de potência, como levantamentos olímpicos e seus derivados; mas a literatura contemporânea sugere que todas as populações podem utilizar exercícios de potência para atingir suas metas de treianmento.[20,57,64] A bem dizer, um estudo com adultos demonstrou que a transferência dos efeitos de treinamento para as atividades da vida diária era maior com o treinamento de potência que com o treinamento de força.[46] Portanto, o personal trainer deve considerar o uso desses tipos de exercícios não apenas com atletas, mas com todos os clientes.

## Alternar exercícios de "empurrar" e "puxar"

Outro método de organizar exercícios é alternar exercícios de "empurrar" (p. ex., supino vertical e *pushdown* de tríceps) com exercícios de "puxar" (p. ex., remada sentado e rosca bíceps com halteres).[8] Foi sugerido que esse sistema permite descanso entre os exercícios e garante que o mesmo grupo muscular não seja usado em dois exercícios de uma série.[8] Embora o sistema de empurrar–puxar seja muito utilizado, é importante lembrar que os exercícios centrais podem ativar uma vasta gama de músculos e que muitos utilizam os mesmos grupos musculares. Por exemplo, se um cliente realiza o agachamento livre tradicional (um exercício de "empurrar") seguido pela flexão de perna (um exercício de "puxar"), os posteriores da coxa serão ativados em ambos os exercícios.

## Alternar exercícios para a parte superior e inferior do corpo

Um método tradicional é organizar os exercícios de forma que o cliente alterne entre exercícios das partes superior e inferior do corpo.[31] Esse tipo de organização costuma ser utilizado com um programa de treinamento com pesos em circuito e intervalos curtos de repouso.

Assim como o sistema de empurrar–puxar, essa organização pode ser mais adequada para o treinamento em máquina, ou quando os exercícios predominantes selecionados são classificados como auxiliares ou para músculos pequenos.

### Métodos de ordenação combinatória

É possível combinar os métodos mais comuns de ordenação dos exercícios. Pode-se combinar dois ou três dos métodos mencionados anteriormente: por exemplo, primeiro exercícios centrais, depois exercícios auxiliares que alternem empurrar e puxar. Muitas vezes, na organização combinatória, o exercício para a parte inferior do corpo precede um exercício para a parte superior.

### Métodos de ordenação secundária

Dois métodos secundários comuns envolvem completar uma série de dois exercícios diferentes em sucessão sem um intervalo de repouso entre eles. Se os dois exercícios atrelados treinarem o mesmo grupo muscular (p. ex., supino inclinado e crucifixo inclinado com halteres), a série é chamada de **série composta**.[8] As séries compostas são muito utilizadas por halterofilistas na tentativa de induzir hipertrofia muscular.[31]

Outro método secundário, denominado *supersérie*, utiliza a realização de dois exercícios que ativam grupos musculares opostos ou antagonistas (p. ex., rosca bíceps e *press* de tríceps) sem repouso entre cada exercício.[8,31,107] A supersérie é comum entre os fisiculturistas, pessoas que buscam aumentar a resistência muscular e pessoas com tempo limitado para o treinamento.[31]

## Carga de treinamento: resistência e repetições

A **carga** de treinamento, ou a quantidade de peso a ser utilizado em um programa de treinamento de força, é um dos fatores mais importantes a serem considerados na elaboração de um programa de treinamento. Existem muitas formas de determinar a carga de treinamento. A carga definida exercerá um grande impacto no número de repetições que podem ser realizadas e, com o tempo, nas adaptações fisiológicas e de desempenho estimuladas. Basicamente, a inter-relação entre a carga e o **volume** de treinamento (repetições × séries × resistência) é ditada pelo tipo de programa de treinamento definido e pelos objetivos pretendidos pelo programa.

Antes de definir a carga de treinamento e as repetições a serem realizadas em cada série, o personal trainer deve testar o cliente. O objetivo do teste é determinar as capacidades do cliente de suportar cargas específicas em uma série de exercícios selecionados. Depois de definidas essas capacidades, o personal trainer pode escolher as cargas de treinamento.

### Fatores determinantes

A carga, o número de repetições e os resultados desejados com um programa de treinamento de força estão intimamente relacionados. Por exemplo, cargas mais altas (> 80% de 1 repetição máxima [1RM]) realizadas durante menos repetições (3-5) se concentram no desenvolvimento de força muscular. O levantamento de cargas mais leves (< 70% de 1RM) por repetições mais altas (> 10 repetições) resulta em melhoras na resistência muscular. Em sua forma mais básica, o programa de treinamento do cliente contemplaria as metas específicas e se dedicaria a elas com relações selecionadas de repetição e carga. Essa, porém, é uma simplificação excessiva do processo de treinamento. Sejam quais forem os objetivos do cliente, o plano de treinamento deve incluir períodos em que são desenvolvidos resistência, força e, talvez, até potência. Sequenciar diferentes esquemas de repetição e carga ampliará as adaptações de treinamento e proporcionará uma maior chance de atingir os objetivos do cliente.[45,90,117]

### Relação da porcentagem de 1 repetição máxima

A **repetição máxima** (**RM**) é a carga máxima que o cliente é capaz de suportar em um exercício específico por um número determinado de repetições. À medida que a carga se torna mais pesada, o número de repetições que o cliente é capaz de realizar diminui. Em algum momento, a carga se tornará tão pesada que o cliente conseguirá realizar apenas uma repetição; essa é a **1 repetição máxima** (**1RM**). Por outro lado, quanto mais leve a carga, mais repetições o cliente consegue realizar. Essa associação entre 1RM e repetições é conhecida como relação entre porcentagem de 1RM (%1RM) e número de repetições.

A definição de cargas é mais bem realizada com a utilização de porcentagens de 1RM[3,9,38,62,63,101,102,107] ou de uma variação de repetição máxima pretendida específica. Por exemplo, a Tabela 15.5 indica que, se a 1RM do cliente for de 91 kg, ele será capaz de realizar oito repetições com cerca de 73 kg. Se suas 10RM forem de 68 kg, pode-se estimar sua 1RM em cerca de 91 kg. Ao utilizar essas relações, o personal trainer pode estimar as cargas de treinamento a serem prescritas ao cliente. É importante observar que os números na Tabela 15.5 são apenas estimativas e que esses valores podem variar um pouco, dependendo do nível de treinamento do cliente e dos exercícios utilizados no programa.[6,8,9,15,17,18,27,28,80,123]

Outro método é utilizar uma intensidade que permita o desempenho de um número específico de repetições ou o que é conhecido como meta de **repetição máxima** (**RM**). Com o uso desse método, o cliente levanta a carga mais pesada que consegue pelo esquema de repetições selecionado.[31,38,68,71] Por exemplo, se o cliente realizasse três séries de uma carga de 12RM, ele usaria o peso mais pesado que lhe permitisse realizar as três séries com nem mais nem menos que 12 repetições. Um método semelhante que utiliza a chamada zona-alvo de RM é definir uma faixa entre 3 e 5RM.[31] Quando se prescreve a **zona de repetição máxima (zona-alvo de RM)**, o cliente utiliza o peso mais pesado com o qual consegue realizar o exercício pelo número de repetições dentro da faixa. Os métodos de meta de RM e zona-alvo de RM para definir a carga são problemáticos porque, em ambos os casos, exige-se que o cliente treine até a exaustão muscular. A literatura científica mostra claramente que o treinamento até a exaustão resulta em adaptações reduzidas de treinamento[87] e pode aumentar o risco de ocorrência de sobretreinamento e lesões.[60] Portanto, é prudente que os personal trainers evitem tanto a meta de RM como a zona-alvo de RM ao definir a carga de treinamento.

TABELA 15.5 Relação entre porcentagem de 1 repetição máxima e repetições

| % de 1 repetição máxima | Número estimado de repetições |
|---|---|
| 100 | 1 |
| 95 | 2 |
| 93 | 3 |
| 90 | 4 |
| 87 | 5 |
| 85 | 6 |
| 83 | 7 |
| 80 | 8 |
| 77 | 9 |
| 75 | 10 |
| 70 | 11 |
| 67 | 12 |
| 65 | 15 |
| 60 | 20 |

A porcentagem em relação à repetição máxima varia um pouco (± 0,5-2,0%) dependendo do nível de treinamento do cliente.
Adaptado de Baechle e Earle, 1989, 2000;[7,9] Baechle, Earle e Wathen, 2008;[10] Bompa e Haff, 2009;[15] Bryzychi, 1993, 2000;[17,18] Epley, 1985, 2004;[27,28] Mayhew et al., 1995;[80] Wathen, 1994.[123]

## Limitações na relação de percentual de 1 repetição máxima

Embora a relação entre %RM e repetições seja uma ferramenta excelente para prescrever intensidades no treinamento de força, é importante saber que várias limitações podem afetar sua precisão.

1. Embora pareça haver uma relação entre a %1RM e o número de repetições que podem ser realizadas, vários estudos sugerem que a relação não é tão forte quanto se pensava.[52,76,78,79,80,82]
2. Tudo indica que o nível de treinamento influencia a relação entre repetições e %1RM, de maneira que indivíduos treinados são capazes de realizar mais repetições em determinada %1RM.[52,53,79,100,118]
3. Ao trabalhar com a relação entre %1RM e repetições, é importante lembrar que o número de repetições realizadas em uma %1RM específica tem relação apenas com uma série única e não com múltiplas séries. No caso de séries múltiplas, a fadiga causará redução no número de repetições que podem ser realizadas em séries posteriores, alterando assim a relação entre %1RM e repetições.[123]
4. A associação entre %1RM e repetições é, em grande parte, baseada em pesquisas com supino, agachamento livre tradicional e *power clean*.[31,118] É provável que a relação entre %1 RM e repetições não se aplique a todos os exercícios[52,53,100] e deve ser aplicada com cuidado no trabalho com os clientes.
5. O modo de treinamento de força parece afetar o número de repetições que podem ser realizadas em determinada %1RM. Em geral, podem-se realizar mais repetições em determinada %1RM com exercícios em máquina (p. ex., supino vertical) que com exercícios com pesos livres (p. ex., supino tradicional).[52,53]
6. Podem-se realizar mais repetições em determinada %1RM em exercícios centrais que em exercícios auxiliares.[91,118]
7. A ordem dos exercícios também pode afetar o número de repetições que podem ser realizadas em determinada %1RM. Seja o exercício central ou auxiliar, colocá-lo mais para o final do treino resulta em redução no número de repetições.[103]

Ao utilizar as relações entre %1RM e repetições apresentadas na Tabela 15.5, é provável que o personal trainer tenha maior sucesso estimando com cargas de ≥ 75% de 1RM realizadas com ≤ 10 repetições,[17,21,81,122] visto que a relação entre %1RM e repetições se torna cada vez menos precisa à medida que a carga diminui e o número de repetições aumenta.[8] Portanto, as informações apresentadas na Tabela 15.5 devem ser utilizadas apenas como um guia e não para deduzir regras rápidas e definitivas.

## Orientações para definir capacidades de carga

Antes de definir as cargas de treinamento, o personal trainer deve realizar alguma forma de avaliação a fim de estimar as capacidades do cliente. A seguir, estão métodos para conseguir isso:

1. Avaliar diretamente 1RM.
2. Estimar 1RM.
3. Utilizar uma porcentagem do peso corporal do cliente para teste.
4. Teste de repetição máxima.

Podem-se utilizar um ou mais desses métodos, dependendo do nível de treinamento, da proficiência técnica e do tipo de exercício testado.[9]

## Avaliação de 1 repetição máxima

O personal trainer deve determinar a 1RM para utilizar as relações entre %1RM e repetições apresentadas na Tabela 15.5. Em geral, o teste de 1RM impõe risco mínimo a clientes doentes e atletas;[98,99] e é considerado o padrão-ouro das avaliações de força muscular.[56] A maior questão do teste de 1RM é se o cliente possui ou não a técnica necessária para realizar o exercício corretamente com cargas crescentes. Se não houver a técnica, pode ser mais indicado utilizar outros métodos. Embora o uso de 1RM definida por teste seja a maneira mais precisa de determinar a carga, também é possível utilizar uma carga submáxima para estimar a 1RM.[8,53] É importante observar que o uso de estimativas a partir de cargas submáximas pode resultar em superestimação da 1RM,[73,80,82,93,125] o que pode causar problemas na prescrição de intensidades de treinamento.

Geralmente, clientes que nunca levantaram peso, classificados como não treinados, que sofreram lesão recente ou estão sob supervisão médica não devem realizar o teste de 1RM. Pode ser prudente reservar esse tipo de teste para clientes mais avançados que desenvolveram a base técnica apropriada e conseguem realizar o exercício de teste utilizando a técnica adequada com diversas cargas.

Ao selecionar os exercícios a serem testados com 1RM, o personal trainer deve escolher apenas exercícios que podem ser realizados de maneira segura, precisa e regular.[8] Em geral, os exercícios centrais multiarculares maiores são mais adequados para o teste de 1RM, visto que as cargas pesadas são mais bem toleradas com esses exercícios. Em geral, o teste de 1RM não deve ser utilizado com exercícios auxiliares, em razão do grande estresse fisiológico imposto sobre grupos musculares menores em uma única articulação.[10] É importante fazer uso do bom senso ao selecionar exercícios para o teste de 1RM.

Como exemplo, embora o afundo e o *step* sejam exercícios multiarticulares de músculos grandes, eles não costumam ser utilizados com testes de 1RM por causa das cargas desiguais que impõem à parte inferior do corpo. As cargas desiguais podem aumentar o potencial de lesão e acidentes. A remada curvada é outro exercício que não seria avaliado com o teste de 1RM. Embora esse exercício ative as principais articulações de músculos grandes da parte cervical da coluna e atue por diversas articulações, há chances de que, durante um teste de 1RM, os músculos mais fracos da parte lombar da coluna não sejam capazes de manter as posições corporais adequadas, o que aumentaria o risco de lesão e resultaria em avaliação imprecisa da força. Depois que um exercício é considerado aceitável para o teste e se o cliente estiver no nível adequado de treinamento, o personal trainer deve selecionar o protocolo de teste de 1RM adequado.

## Estimativa de 1 repetição máxima

Se o cliente não conseguir realizar o teste de 1RM em si, existem várias formas para estimar a 1RM. Esses procedimentos de estimativas podem ser utilizados para desenvolver a estrutura de carga e o plano de treinamento de força.

1. Uso de testes de repetição máxima.
2. Uso de equações de predição.

Uma forma de estimar a 1RM do cliente é utilizar um teste de repetição máxima (RM) que passa a ser a estimativa da 1RM. A melhor maneira de garantir a precisão é utilizar números baixos de repetições (5-10), como 6RM ou 10RM (i. e., a carga mais pesada que o cliente consegue levantar por 6 ou 10 vezes com a técnica adequada). Depois de se definir a 6RM ou a 10RM, pode-se utilizar a Tabela 15.6 para estimar a 1RM. Como regra, a RM deve ser determinada dentro de três séries de teste.

TABELA 15.6 Estimativa de 1 repetição máxima baseada em uma carga de treinamento

| | Repetições máximas | | | | | | | | | | | | |
|---|---|---|---|---|---|---|---|---|---|---|---|---|---|
| | 1 | 2 | 3 | 4 | 5 | 6 | 7 | 8 | 9 | 10 | 12 | 15 | 20 |
| | % de repetição máxima | | | | | | | | | | | | |
| | 100 | 95 | 93 | 90 | 87 | 85 | 83 | 80 | 77 | 75 | 67 | 65 | 60 |
| Carga em quilogramas* | 10 | 10 | 9 | 9 | 9 | 9 | 8 | 8 | 8 | 8 | 7 | 7 | 6 |
| | 15 | 14 | 14 | 14 | 13 | 13 | 12 | 12 | 12 | 11 | 10 | 10 | 9 |
| | 20 | 19 | 19 | 18 | 17 | 17 | 17 | 16 | 15 | 15 | 13 | 13 | 12 |
| | 25 | 24 | 23 | 23 | 22 | 21 | 21 | 20 | 19 | 19 | 17 | 16 | 15 |
| | 30 | 29 | 28 | 27 | 26 | 26 | 25 | 24 | 23 | 23 | 20 | 20 | 18 |
| | 35 | 33 | 33 | 32 | 30 | 30 | 29 | 28 | 27 | 26 | 23 | 23 | 21 |
| | 40 | 38 | 37 | 36 | 35 | 34 | 33 | 32 | 31 | 30 | 27 | 26 | 24 |
| | 45 | 43 | 42 | 41 | 39 | 38 | 37 | 36 | 35 | 34 | 30 | 29 | 27 |
| | 50 | 48 | 47 | 45 | 44 | 43 | 42 | 40 | 39 | 38 | 34 | 33 | 30 |
| | 55 | 52 | 51 | 50 | 48 | 47 | 46 | 44 | 42 | 41 | 37 | 36 | 33 |

*(continua)*

TABELA 15.6 Estimativa de 1 repetição máxima baseada em uma carga de treinamento (*continuação*)

| | Repetições máximas | | | | | | | | | | | | |
|---|---|---|---|---|---|---|---|---|---|---|---|---|---|
| | 1 | 2 | 3 | 4 | 5 | 6 | 7 | 8 | 9 | 10 | 12 | 15 | 20 |
| | % de repetição máxima | | | | | | | | | | | | |
| | 100 | 95 | 93 | 90 | 87 | 85 | 83 | 80 | 77 | 75 | 67 | 65 | 60 |
| Carga em quilogramas* | 60 | 57 | 56 | 54 | 52 | 51 | 50 | 48 | 46 | 45 | 40 | 39 | 36 |
| | 65 | 62 | 60 | 59 | 57 | 55 | 54 | 52 | 50 | 49 | 44 | 42 | 39 |
| | 70 | 67 | 65 | 63 | 61 | 60 | 58 | 56 | 54 | 53 | 47 | 46 | 42 |
| | 75 | 71 | 70 | 68 | 65 | 64 | 62 | 60 | 58 | 56 | 50 | 49 | 45 |
| | 80 | 76 | 74 | 72 | 70 | 68 | 66 | 64 | 62 | 60 | 54 | 52 | 48 |
| | 85 | 81 | 79 | 77 | 74 | 72 | 71 | 68 | 65 | 64 | 57 | 55 | 51 |
| | 90 | 86 | 84 | 81 | 78 | 77 | 75 | 72 | 69 | 68 | 60 | 59 | 54 |
| | 95 | 90 | 88 | 86 | 83 | 81 | 79 | 76 | 73 | 71 | 64 | 62 | 57 |
| | 100 | 95 | 93 | 90 | 87 | 85 | 83 | 80 | 77 | 75 | 67 | 65 | 60 |
| | 105 | 100 | 98 | 95 | 91 | 89 | 87 | 84 | 81 | 79 | 70 | 68 | 63 |
| | 110 | 105 | 102 | 99 | 96 | 94 | 91 | 88 | 85 | 83 | 74 | 72 | 66 |
| | 115 | 109 | 107 | 104 | 100 | 98 | 95 | 92 | 89 | 86 | 77 | 75 | 69 |
| | 120 | 114 | 112 | 108 | 104 | 102 | 100 | 96 | 92 | 90 | 80 | 78 | 72 |
| | 125 | 119 | 116 | 113 | 109 | 106 | 104 | 100 | 96 | 94 | 84 | 81 | 75 |
| | 130 | 124 | 121 | 117 | 113 | 111 | 108 | 104 | 100 | 98 | 87 | 85 | 78 |
| | 135 | 128 | 126 | 122 | 117 | 115 | 112 | 108 | 104 | 101 | 90 | 88 | 81 |
| | 140 | 133 | 130 | 126 | 122 | 119 | 116 | 112 | 108 | 105 | 94 | 91 | 84 |
| | 145 | 138 | 135 | 131 | 126 | 123 | 120 | 116 | 112 | 109 | 97 | 94 | 87 |
| | 150 | 143 | 140 | 135 | 131 | 128 | 125 | 120 | 116 | 113 | 101 | 98 | 90 |
| | 155 | 147 | 144 | 140 | 135 | 132 | 129 | 124 | 119 | 116 | 104 | 101 | 93 |
| | 160 | 152 | 149 | 144 | 139 | 136 | 133 | 128 | 123 | 120 | 107 | 104 | 96 |
| | 165 | 157 | 153 | 149 | 144 | 140 | 137 | 132 | 127 | 124 | 111 | 107 | 99 |
| | 170 | 162 | 158 | 153 | 148 | 145 | 141 | 136 | 131 | 128 | 114 | 111 | 102 |
| | 175 | 166 | 163 | 158 | 152 | 149 | 145 | 140 | 135 | 131 | 117 | 114 | 105 |
| | 180 | 171 | 167 | 162 | 157 | 153 | 149 | 144 | 139 | 135 | 121 | 117 | 108 |
| | 185 | 176 | 172 | 167 | 161 | 157 | 154 | 148 | 142 | 139 | 124 | 120 | 111 |
| | 190 | 181 | 177 | 171 | 165 | 162 | 158 | 152 | 146 | 143 | 127 | 124 | 114 |
| | 195 | 185 | 181 | 176 | 170 | 166 | 162 | 156 | 150 | 146 | 131 | 127 | 117 |
| | 200 | 190 | 186 | 180 | 174 | 170 | 166 | 160 | 154 | 150 | 134 | 130 | 120 |
| | 205 | 195 | 191 | 185 | 178 | 174 | 170 | 164 | 158 | 154 | 137 | 133 | 123 |
| | 210 | 200 | 195 | 189 | 183 | 179 | 174 | 168 | 162 | 158 | 141 | 137 | 126 |
| | 215 | 204 | 200 | 194 | 187 | 183 | 178 | 172 | 166 | 161 | 144 | 140 | 129 |
| | 220 | 209 | 205 | 198 | 191 | 187 | 183 | 176 | 169 | 165 | 147 | 143 | 132 |
| | 225 | 214 | 209 | 203 | 196 | 191 | 187 | 180 | 173 | 169 | 151 | 146 | 135 |
| | 230 | 219 | 214 | 207 | 200 | 196 | 191 | 184 | 177 | 173 | 154 | 150 | 138 |
| | 235 | 223 | 219 | 212 | 204 | 200 | 195 | 188 | 181 | 176 | 157 | 153 | 141 |
| | 240 | 228 | 223 | 216 | 209 | 204 | 199 | 192 | 185 | 180 | 161 | 156 | 144 |
| | 245 | 233 | 228 | 221 | 213 | 208 | 203 | 196 | 189 | 184 | 164 | 159 | 147 |
| | 250 | 238 | 233 | 225 | 218 | 213 | 208 | 200 | 193 | 188 | 168 | 163 | 150 |
| | 255 | 242 | 237 | 230 | 222 | 217 | 212 | 204 | 196 | 191 | 171 | 166 | 153 |
| | 260 | 247 | 242 | 234 | 226 | 221 | 216 | 208 | 200 | 195 | 174 | 169 | 156 |
| | 265 | 252 | 246 | 239 | 231 | 225 | 220 | 212 | 204 | 199 | 178 | 172 | 159 |

(*continua*)

TABELA 15.6 Estimativa de 1 repetição máxima baseada em uma carga de treinamento (*continuação*)

| Repetições máximas | | | | | | | | | | | | |
|---|---|---|---|---|---|---|---|---|---|---|---|---|
| 1 | 2 | 3 | 4 | 5 | 6 | 7 | 8 | 9 | 10 | 12 | 15 | 20 |
| % de repetição máxima | | | | | | | | | | | | |
| 100 | 95 | 93 | 90 | 87 | 85 | 83 | 80 | 77 | 75 | 67 | 65 | 60 |
| 270 | 257 | 251 | 243 | 235 | 230 | 224 | 216 | 208 | 203 | 181 | 176 | 162 |
| 275 | 261 | 256 | 248 | 239 | 234 | 228 | 220 | 212 | 206 | 184 | 179 | 165 |
| 280 | 266 | 260 | 252 | 244 | 238 | 232 | 224 | 216 | 210 | 188 | 182 | 168 |
| 285 | 271 | 265 | 257 | 248 | 242 | 237 | 228 | 219 | 214 | 191 | 185 | 171 |
| 290 | 276 | 270 | 261 | 252 | 247 | 241 | 232 | 223 | 218 | 194 | 189 | 174 |
| 295 | 280 | 274 | 266 | 257 | 251 | 245 | 236 | 227 | 221 | 198 | 192 | 177 |
| 300 | 285 | 279 | 270 | 261 | 255 | 249 | 240 | 231 | 225 | 201 | 195 | 180 |
| 305 | 290 | 284 | 275 | 265 | 259 | 253 | 244 | 235 | 229 | 204 | 198 | 183 |
| 310 | 295 | 288 | 279 | 270 | 264 | 257 | 248 | 239 | 233 | 208 | 202 | 186 |
| 315 | 299 | 293 | 284 | 274 | 268 | 261 | 252 | 243 | 236 | 211 | 205 | 189 |
| 320 | 304 | 298 | 288 | 278 | 272 | 266 | 256 | 246 | 240 | 214 | 208 | 192 |
| 325 | 309 | 302 | 293 | 283 | 276 | 270 | 260 | 250 | 244 | 218 | 211 | 195 |
| 330 | 314 | 307 | 297 | 287 | 281 | 274 | 264 | 254 | 248 | 221 | 215 | 198 |
| 335 | 318 | 312 | 302 | 291 | 285 | 278 | 268 | 258 | 251 | 224 | 218 | 201 |
| 340 | 323 | 316 | 306 | 296 | 289 | 282 | 272 | 262 | 255 | 228 | 221 | 204 |
| 345 | 328 | 321 | 311 | 300 | 293 | 286 | 276 | 266 | 259 | 231 | 224 | 207 |
| 350 | 333 | 326 | 315 | 305 | 298 | 291 | 280 | 270 | 263 | 235 | 228 | 210 |
| 355 | 337 | 330 | 320 | 309 | 302 | 295 | 284 | 273 | 266 | 238 | 231 | 213 |
| 360 | 342 | 335 | 324 | 313 | 306 | 299 | 288 | 277 | 270 | 241 | 234 | 216 |
| 365 | 347 | 339 | 329 | 318 | 310 | 303 | 292 | 281 | 274 | 245 | 237 | 219 |
| 370 | 352 | 344 | 333 | 322 | 315 | 307 | 296 | 285 | 278 | 248 | 241 | 222 |
| 375 | 356 | 349 | 338 | 326 | 319 | 311 | 300 | 289 | 281 | 251 | 244 | 225 |
| 380 | 361 | 353 | 342 | 331 | 323 | 315 | 304 | 293 | 285 | 255 | 247 | 228 |
| 385 | 366 | 358 | 347 | 335 | 327 | 320 | 308 | 296 | 289 | 258 | 250 | 231 |
| 390 | 371 | 363 | 351 | 339 | 332 | 324 | 312 | 300 | 293 | 261 | 254 | 234 |
| 395 | 375 | 367 | 356 | 344 | 336 | 328 | 316 | 304 | 296 | 265 | 257 | 237 |
| 400 | 380 | 372 | 360 | 348 | 340 | 332 | 320 | 308 | 300 | 268 | 260 | 240 |
| 405 | 385 | 377 | 365 | 352 | 344 | 336 | 324 | 312 | 304 | 271 | 263 | 243 |
| 410 | 390 | 381 | 369 | 357 | 349 | 340 | 328 | 316 | 308 | 275 | 267 | 246 |
| 415 | 394 | 386 | 374 | 361 | 353 | 344 | 332 | 320 | 311 | 278 | 270 | 249 |
| 420 | 399 | 391 | 378 | 365 | 357 | 349 | 336 | 323 | 315 | 281 | 273 | 252 |
| 425 | 404 | 395 | 383 | 370 | 361 | 353 | 340 | 327 | 319 | 285 | 276 | 255 |
| 430 | 409 | 400 | 387 | 374 | 366 | 357 | 344 | 331 | 323 | 288 | 280 | 258 |
| 435 | 413 | 405 | 392 | 378 | 370 | 361 | 348 | 335 | 326 | 291 | 283 | 261 |
| 440 | 418 | 409 | 396 | 383 | 374 | 365 | 352 | 339 | 330 | 295 | 286 | 264 |
| 445 | 423 | 414 | 401 | 387 | 378 | 369 | 356 | 343 | 334 | 298 | 289 | 267 |
| 450 | 428 | 419 | 405 | 392 | 383 | 374 | 360 | 347 | 338 | 302 | 293 | 270 |
| 455 | 432 | 423 | 410 | 396 | 387 | 378 | 364 | 350 | 341 | 305 | 296 | 273 |
| 460 | 437 | 428 | 414 | 400 | 391 | 382 | 368 | 354 | 345 | 308 | 299 | 276 |
| 465 | 442 | 432 | 419 | 405 | 395 | 386 | 372 | 358 | 349 | 312 | 302 | 279 |
| 470 | 447 | 437 | 423 | 409 | 400 | 390 | 376 | 362 | 353 | 315 | 306 | 282 |
| 475 | 451 | 442 | 428 | 413 | 404 | 394 | 380 | 366 | 356 | 318 | 309 | 285 |

Carga em quilogramas*

(*continua*)

TABELA 15.6 Estimativa de 1 repetição máxima baseada em uma carga de treinamento (*continuação*)

| | Repetições máximas | | | | | | | | | | | | |
|---|---|---|---|---|---|---|---|---|---|---|---|---|---|
| | 1 | 2 | 3 | 4 | 5 | 6 | 7 | 8 | 9 | 10 | 12 | 15 | 20 |
| | % de repetição máxima | | | | | | | | | | | | |
| | 100 | 95 | 93 | 90 | 87 | 85 | 83 | 80 | 77 | 75 | 67 | 65 | 60 |
| Carga em quilogramas* | 480 | 456 | 446 | 432 | 418 | 408 | 398 | 384 | 370 | 360 | 322 | 312 | 288 |
| | 485 | 461 | 451 | 437 | 422 | 412 | 403 | 388 | 373 | 364 | 325 | 315 | 291 |
| | 490 | 466 | 456 | 441 | 426 | 417 | 407 | 392 | 377 | 368 | 328 | 319 | 294 |
| | 495 | 470 | 460 | 446 | 431 | 421 | 411 | 396 | 381 | 371 | 332 | 322 | 297 |
| | 500 | 475 | 465 | 450 | 435 | 425 | 415 | 400 | 385 | 375 | 335 | 325 | 300 |
| | 505 | 480 | 470 | 455 | 439 | 429 | 419 | 404 | 389 | 379 | 338 | 328 | 303 |
| | 510 | 485 | 474 | 459 | 444 | 434 | 423 | 408 | 393 | 383 | 342 | 332 | 306 |
| | 515 | 489 | 479 | 464 | 448 | 438 | 427 | 412 | 397 | 386 | 345 | 335 | 309 |
| | 520 | 494 | 484 | 468 | 452 | 442 | 432 | 416 | 400 | 390 | 348 | 338 | 312 |
| | 525 | 499 | 488 | 473 | 457 | 446 | 436 | 420 | 404 | 394 | 352 | 341 | 315 |
| | 530 | 504 | 493 | 477 | 461 | 451 | 440 | 424 | 408 | 398 | 355 | 345 | 318 |
| | 535 | 508 | 498 | 482 | 465 | 455 | 444 | 428 | 412 | 401 | 358 | 348 | 321 |
| | 540 | 513 | 502 | 486 | 470 | 459 | 448 | 432 | 416 | 405 | 362 | 351 | 324 |
| | 545 | 518 | 507 | 491 | 474 | 463 | 452 | 436 | 420 | 409 | 365 | 354 | 327 |
| | 550 | 523 | 512 | 495 | 479 | 468 | 457 | 440 | 424 | 413 | 369 | 358 | 330 |
| | 555 | 527 | 516 | 500 | 483 | 472 | 461 | 444 | 427 | 416 | 372 | 361 | 333 |
| | 560 | 532 | 521 | 504 | 487 | 476 | 465 | 448 | 431 | 420 | 375 | 364 | 336 |
| | 565 | 537 | 525 | 509 | 492 | 480 | 469 | 452 | 435 | 424 | 379 | 367 | 339 |
| | 570 | 542 | 530 | 513 | 496 | 485 | 473 | 456 | 439 | 428 | 382 | 371 | 342 |
| | 575 | 546 | 535 | 518 | 500 | 489 | 477 | 460 | 443 | 431 | 385 | 374 | 345 |
| | 580 | 551 | 539 | 522 | 505 | 493 | 481 | 464 | 447 | 435 | 389 | 377 | 348 |
| | 585 | 556 | 544 | 527 | 509 | 497 | 486 | 468 | 450 | 439 | 392 | 380 | 351 |
| | 590 | 561 | 549 | 531 | 513 | 502 | 490 | 472 | 454 | 443 | 395 | 384 | 354 |
| | 595 | 565 | 553 | 536 | 518 | 506 | 494 | 476 | 458 | 446 | 399 | 387 | 357 |
| | 600 | 570 | 558 | 540 | 522 | 510 | 498 | 480 | 462 | 450 | 402 | 390 | 360 |

* Sempre que possível, arredonde para o incremento de 2,5 kg mais próximo.

O teste de 6RM é muito semelhante ao teste para determinar a 1RM; a principal diferença é que cada série de teste inclui seis repetições.[67] Como o número de repetições é maior, as mudanças de carga no decorrer das séries de teste devem ser menores (~50% das quantidades sugeridas pelo teste de 1RM no Cap. 11).

Depois de determinadas as 6RM do cliente, pode-se utilizar a Tabela 15.6 para estimar a 1RM. O personal trainer vai olhar para a linha intitulada "repetições máximas" e seguir essa linha até encontrar o registro para seis repetições, que é "~85% de 1RM". Depois de localizar essa coluna, o treinador pode descer por ela em busca do número mais próximo das 6RM do cliente (mas não maior que elas). Por exemplo, se as 6RM do cliente em *leg press* forem 64 kg, a 1RM estimada será de 75 kg. Essa carga será utilizada como base para as cargas reais de treinamento do cliente.

Os resultados do teste de RM também podem ser utilizados com equações de predição para determinar a 1RM. Foram publicadas várias dessas equações, que utilizam repetições até a exaustão para estimar a 1RM (Tab. 15.7).[1,18,27,73,74,79,80,84] Em geral, a precisão dessas equações é maior quando se utilizam cargas mais pesadas.[1] Portanto, a recomendação é utilizar cargas mais pesadas realizadas por menos repetições que 10RM com as equações de predição.[1,17,21,81,122] A fase do plano de treinamento também afeta a precisão dessas equações.[9] Se o cliente estiver treinando com volumes altos, como séries de 10 a 15 repetições, as equações serão menos precisas; por outro lado, uma equação de predição se torna mais sólida se o cliente estiver usando volumes menores e pesos maiores.

## Teste de percentual do peso corporal

Outro método para estimar a força em exercícios centrais ou auxiliares é testar utilizando determinada porcentagem do peso corporal do cliente (%PC).[10] Esse método de determinação das cargas de treinamento é mais adequado a clientes não treinados ou inexperientes, visto que as cargas costumam ser relativamente leves. O método de %PC não deve ser usado com clientes mais experientes, uma vez que eles têm uma maior razão de força por peso corporal e, portanto, suas cargas de treinamento serão subestimadas de maneira grosseira.

TABELA 15.7 Exemplos de equações de predição de 1 repetição máxima

| Referência | Equação |
|---|---|
| Adams[2] | 1RM = PsRep/(1-0,02 × RAE) |
| Brown[16] | 1RM = (Reps × 0,0338 + 0,9849) × PsRep |
| Mayhew et al.[78] | 1RM = PsRep/(0,522 + 0,419 $e^{-0,055 \times RAE}$) |
| O'Conner et al.[84] | 1RM = 0,025 (PsRep × RAE) + PsRep |

1RM = 1 repetição máxima; PsRep = peso de repetição, carga < 1RM para realizar repetições; RAE = repetições até a exaustão.
Adaptado de Mayhew et al., 2008.[79]

O método de %PC utiliza um fator numérico específico do exercício para determinar uma **carga de teste** para avaliação com base em uma porcentagem do peso corporal do cliente (Tabs. 15.8 a 15.10). A Tabela 15.8 apresenta diretrizes básicas para realizar uma avaliação com base no %PC. Com esse teste, deve-se utilizar um peso corporal máximo de 79 kg para clientes homens e 64 kg para mulheres. Isso leva em conta diferenças individuais na composição corporal e garante a segurança do teste. O objetivo desse tipo de avaliação é derivar uma carga de teste que o cliente consiga levantar por apenas 12 a 15 repetições. O uso dos fatores apresentados nas Tabelas 15.9 e 15.10 cumprirá esse objetivo; porém, é importante saber que as diferenças individuais, as variações na proficiência técnica e os vários tipos de equipamento tornam impossível calcular a carga de teste com perfeição. No entanto, esse método é considerado uma ferramenta valiosa para a definição de cargas de treinamento.

Como exemplo, para utilizar o método de %PC para testar uma mulher de 60 kg no *leg press* em uma máquina com eixo, utilize uma carga de treinamento de 60 kg (PC × 1,0; Tab. 15.9). Depois de um aquecimento adequado, a cliente deve realizar o máximo possível de repetições com a carga de 60 kg, que, em teoria, deve ser entre 12 e 15.

## Teste de repetição máxima

Outro método para determinar as capacidades do cliente é definir um número de **meta de repetições** para o cliente realizar no programa de treinamento em si. Por exemplo, se um cliente avançado vai realizar quatro repetições do agachamento livre tradicional no treino, o personal trainer utiliza um teste de 4RM.

Embora possa não ser o melhor método para determinar as cargas de treinamento, ele pode ser utilizado para avaliar todos os exercícios centrais, embora RM mais altas (i. e., 8 ou mais repetições) possam resultar em uma quantidade maior de fadiga acumulada se forem realizadas múltiplas séries de teste.[107] No caso dos exercícios auxiliares, deve-se utilizar uma carga de apenas 8RM ou mais leve,[10] em razão dos mesmos motivos pelos quais esses exercícios não devem ser utilizados no teste de 1RM. O teste de repetição máxima costuma ser adequado para a maioria dos clientes intermediários a avançados, ao passo que clientes iniciantes ou não treinados devem se limitar a cargas mais leves com mais repetições (≥ 8RM). Seja qual for o nível de treinamento do cliente, é importante monitorá-lo para ajudar a evitar a fadiga excessiva, que pode resultar em maior risco de lesão; a recomendação geral é limitar o teste a três séries.

TABELA 15.8 Protocolo para avaliação de força com uma porcentagem do peso corporal do cliente

| Passo | Ação |
|---|---|
| 1 | Na Tabela 15.9 ou 15.10 (dependendo do gênero), localize o exercício a ser testado. Existem dois tipos de máquina, a máquina de came (MC) e a máquina de *pulley* (MP), entre as quais é preciso diferenciar. |
| 2 | Determine o peso corporal (PC) do cliente, o que vai determinar a carga de treinamento. Lembre-se de que se deve usar um máximo de 79 kg para homens e 64 kg para mulheres. Se o peso corporal do cliente estiver abaixo desses máximos, utilize o peso corporal real para determinar a carga de teste. |
| 3 | Depois de determinar o peso corporal do cliente, multiplique-o pelo fator (i. e., a porcentagem expressa como ponto decimal) e arredonde para o incremento de 2,5 kg mais próximo para determinar a carga de teste. Em máquinas com pilha de peso, escolha a resistência mais próxima para determinar a carga de teste. |
| 4 | Explique e demonstre o exercício para o cliente e, em seguida, permita que ele realize algumas repetições de treino com o exercício utilizando resistência mínima ou nenhuma. Enquanto o cliente se familiariza com o exercício, analise se a técnica dele é boa o bastante para que possa realizar o teste. Se for aceitável, instrua-o a se aquecer com uma série de 10 repetições com 50% da carga de teste. |
| 5 | Conceda 1 a 3 minutos de repouso depois da série de aquecimento antes de iniciar a avaliação. Durante esse período, mude o peso para a carga de teste. Depois da recuperação, o cliente deve realizar o máximo possível de repetições com a carga de teste. É importante que seja utilizada uma boa técnica durante todo o teste. Se a técnica começar a falhar ou o cliente não conseguir mais completar as repetições, interrompa a avaliação. |
| 6 | Depois de completar a avaliação, registre o número de repetições. Ele servirá de base para definir a carga de treinamento para o plano. |

Adaptada de Baechle e Groves, 1988,[10] e Earle e Baechle, 2004.[26]

TABELA 15.9 Protocolo para avaliações de força com peso corporal para mulheres

| Parte corporal ou grupo muscular | Exercício | PC | Fator | Carga de teste | Repetições completadas | Ajuste | Carga de treinamento |
|---|---|---|---|---|---|---|---|
| Peito | | | | | | | |
| | Supino (PL) | | × 0,35 | | | | |
| | Crucifixo (MC) | | × 0,27 | | | | |
| | Supino (MP) | | × 0,27 | | | | |
| Costas | | | | | | | |
| | Remada curvada (PS) | | × 0,35 | | | | |
| | Remada sentada (MC) | | × 0,20 | | | | |
| | *Pullover* (MC) | | × 0,20 | | | | |
| | Remada sentada (MP) | | × 0,25 | | | | |
| Ombros | | | | | | | |
| | Desenvolvimento em pé (PL) | | × 0,22 | | | | |
| | Desenvolvimento sentado (MP) | | × 0,15 | | | | |
| | Desenvolvimento (MC) | | × 0,25 | | | | |
| Bíceps | | | | | | | |
| | Bíceps (PL) | | × 0,23 | | | | |
| | Rosca Scott (MC) | | × 0,12 | | | | |
| | Rosca na polia baixa (MP) | | × 0,15 | | | | |
| Tríceps | | | | | | | |
| | Extensão de tríceps (PL) | | × 0,12 | | | | |
| | Extensão de tríceps (MC) | | × 0,13 | | | | |
| | *Pushdown* de tríceps (MP) | | × 0,19 | | | | |
| Membros inferiores | | | | | | | |
| | *Leg press* duplo (MC) | | × 1,00 | | | | |
| | *Leg press* (MP) | | × 1,00 | | | | |
| Músculos abdominais | | | | | | | |
| | Flexão do tronco (MC) | | × 0,20 | | | | |

A carga de teste é projetada para permitir a realização de 12 a 15 repetições. PL = pesos livres; MC = máquina de came; MP = máquina de *pulley*; PC = peso corporal. Para levar em conta as diferenças em composição corporal, utilize um máximo de 64 kg ao determinar as cargas de teste para mulheres.
Adaptada de Baechle e Groves, 1998,[10] e Earle e Baechle, 2004.[26]

TABELA 15.10 Protocolo para avaliações de força com peso corporal para homens

| Parte corporal ou grupo muscular | Exercício | PC | Fator | Carga de teste | Repetições completadas | Ajuste | Carga de treinamento |
|---|---|---|---|---|---|---|---|
| Peito | | | | | | | |
| | Supino (PL) | | × 0,60 | | | | |
| | Crucifixo (MC) | | × 0,55 | | | | |
| | Supino (MP) | | × 0,55 | | | | |
| Costas | | | | | | | |
| | Remada curvada (PS) | | × 0,45 | | | | |
| | Remada sentada (MC) | | × 0,40 | | | | |
| | *Pullover* (MC) | | × 0,40 | | | | |
| | Remada sentada (MP) | | × 0,45 | | | | |
| Ombros | | | | | | | |
| | Desenvolvimento em pé (PL) | | × 0,38 | | | | |

*(continua)*

TABELA 15.10 Protocolo para avaliações de força com peso corporal para homens (*continuação*)

| Parte corporal ou grupo muscular | Exercício | PC | Fator | Carga do teste | Repetições completadas | Ajuste | Carga de treinamento |
|---|---|---|---|---|---|---|---|
| | Desenvolvimento sentado (MP) | | × 0,35 | | | | |
| | Desenvolvimento (MC) | | × 0,40 | | | | |
| Bíceps | | | | | | | |
| | Bíceps (PL) | | × 0,30 | | | | |
| | Rosca Scott (MC) | | × 0,20 | | | | |
| | Rosca na polia baixa (MP) | | × 0,25 | | | | |
| Tríceps | | | | | | | |
| | Extensão de tríceps (PL) | | × 0,21 | | | | |
| | Extensão de tríceps (MC) | | × 0,35 | | | | |
| | *Pushdown* de tríceps (MP) | | × 0,32 | | | | |
| Membros inferiores | | | | | | | |
| | *Leg press* duplo (MC) | | × 1,30 | | | | |
| | *Leg press* (MP) | | × 1,30 | | | | |
| Músculos abdominais | | | | | | | |
| | Flexão do tronco (MC) | | × 0,20 | | | | |

A carga de teste é projetada para permitir a realização de 12 a 15 repetições. PL = pesos livres; MC = máquina de came; MP = máquina de *pulley*; PC = peso corporal. Para levar em conta as diferenças em composição corporal, utilize um máximo de 79 kg ao determinar as cargas de teste para homens.
Adaptada de Baechle e Groves, 1998,[10] e Earle e Baechle, 2004.[26]

O teste de repetições máximas é muito semelhante à avaliação de 1RM (ver Cap. 11), mas o cliente realiza o número de repetições que tem por objetivo em cada série de teste com faixas de carga mais baixas (~50-70% de 1RM) que a recomendada para 1RM.

## Orientações para atribuição de cargas

Ao determinar as cargas a serem utilizadas no programa, o personal trainer deve considerar as principais metas do cliente (resistência muscular, hipertrofia, força muscular ou potência muscular). Cargas e esquemas de repetição diferentes podem ter efeitos diferentes de treinamento (Tab. 15.11). Recomenda-se que sejam empregados esquemas variados de carga no programa,[4,117] para evitar o sobretreinamento, possibilitar a progressão e maximizar as adaptações de treinamento.

### Atribuição de carga com base em 1 repetição máxima

A carga de treinamento pode ser definida diretamente com base no teste de 1RM ou de uma estimativa da 1RM do cliente. O esquema de repetição será baseado nas metas da fase de treinamento – resistência muscular, hipertrofia, força muscular ou potência muscular (Tab. 15.11). Depois de definidas as repetições, o personal trainer pode multiplicar a carga de 1RM (diretamente testada ou estimada) pela porcentagem de 1RM associada à meta de repetições para estabelecer a carga de treinamento.

Se, por exemplo, a meta do cliente for hipertrofia (aumento no tamanho muscular), ele realizará de 6 a 12 repetições com uma carga entre 67 e 85% de 1RM. Se sua 1RM no agachamento for 100 kg e ele tiver de realizar 10 repetições, a carga vai variar entre 67 e 85 kg (100 × 0,67 = 67; 100 × 0,85 = 85). Para carregar a barra adequadamente, ele definirá a resistência entre 67,5 e 85 kg, dependendo do foco do treino. A carga será ajustada de acordo com as metas da sessão de treinamento individual e a meta de intensidade de treinamento da sessão.

### Atribuição de carga com base no teste de percentual de peso corporal

Outro método para determinar a carga de treinamento se baseia na avaliação de %PC. Depois que o personal trainer tiver definido o plano de treinamento e determinado a faixa de repetições (Tabs. 15.9 e 15.10), ele pode comparar o número de repetições realizadas durante a avaliação com as faixas de repetições na Tabela 15.11. Embora a avaliação de %PC seja projetada para gerar 12-15 repetições, é possível que o cliente realize menos de 12 ou mais de 15 repetições. Nesse caso, a carga de teste precisará ser ajustada para melhor alcançar as metas do cliente. A Tabela 15.12 apresenta uma possibilidade de método para fazer esse ajuste, aumentando a carga se o cliente realiza repetições demais ou diminuindo-a se ele realiza repetições insuficientes. Esses ajustes servem apenas como guia e não são isentos de erro (p. ex., exercícios multiarticulares podem exigir ajustes maiores de carga), mas oferecem um importante ponto de partida para a estruturação do plano de treinamento.

TABELA 15.11 Carga de treinamento e esquemas de repetição para objetivos almejados

| Ênfase do treinamento | Carga (%1RM) | | | Repetições | | |
|---|---|---|---|---|---|---|
| | Iniciante | Intermediário | Avançado | Iniciante | Intermediário | Avançado |
| Resistência muscular | ≤ 65 | ≤ 70 | ≤ 75 | 10-15 | 10-15 | 10-25 |
| Hipertrofia | 67-80 | 67-85 | 67-85 | 8-12 | 6-12 | 6-12 |
| Força muscular* | ≥ 70 | ≥ 80 | ≥ 85 | ≤ 6 | ≤ 6 | ≤ 6 |
| Potência muscular** | n/a | 30-60 | 30-70 | n/a | 3-6 | 1-6 |

* Estas cargas se aplicam aos exercícios centrais; os exercícios auxiliares devem utilizar cargas ≤ 8RM.
** Estas cargas são diferentes das observadas no *continuum* de repetição–carga.
Baseada em ACSM, 2009;[4] Baechle, Earle e Wathen, 2008;[9] Earle e Baechle, 2004;[26] Fleck e Kraemer, 2004;[31] Kraemer et al., 2002;[66] Peterson, Rhea e Alvar, 2004;[86] Rhea et al., 2003;[95] Stone, 1987;[111] Stone, Stone e Sands, 2007.[117]

TABELA 15.12 Ajuste da carga de teste para permitir o número almejado de repetições

| Meta de repetições | Repetições completadas com a carga de teste | | | | | | | | | |
|---|---|---|---|---|---|---|---|---|---|---|
| | ≥ 18 | 16-17 | 14-15 | 12-13 | 10-11 | 8-9 | 6-7 | 4-5 | 2-3 | < 2 |
| 14-15 | +5 | +2,5 | | –2,5 | –5 | –7,5 | –7,5 | –10 | –12,5 | –15 |
| 12-13 | +7,5 | +5 | +2,5 | | –2,5 | –5 | –7,5 | –7,5 | –10 | –12,5 |
| 10-11 | +7,5 | +7,5 | +5 | +2,5 | | –2,5 | –5 | –7,5 | –7,5 | –10 |
| 8-9 | +10 | +7,5 | +7,5 | +5 | –2,5 | | –2,5 | –5 | –7,5 | –7,5 |
| 6-7 | +12,5 | +10 | +7,5 | +7,5 | +5 | +2,5 | | –2,5 | –5 | –7,5 |
| 4-5 | +15 | +12,5 | +10 | +7,5 | +7,5 | +5 | +2,5 | | –2,5 | –5 |
| 2-3 | +17,5 | +15 | +12,5 | +10 | +7,5 | +7,5 | +5 | +2,5 | | –2,5 |

Aumento (+) ou redução (–) de carga.
Adaptada de Baechle e Earle, 1989,[7] e Earle e Baechle, 2000.[26]

Por exemplo, se o cliente deseja aumentar a hipertrofia muscular, recomendam-se uma carga e um esquema de repetição de 67-85% de 1RM por 6-12 repetições (Tab. 15.11). Se o cliente pesava 77 kg e realizou a avaliação de %PC com 45 kg no supino (PC × 0,60 = 46 kg) e completou 10 repetições, o personal trainer pode ajustar a carga de acordo com as metas do programa. Se as repetições fossem definidas em oito ou nove, a carga teria de ser ajustada com base nas informações apresentadas na Tabela 15.12. As linhas na Tabela 15.12 mostram a "Meta de repetições" e as colunas mostram as "Repetições completadas com a carga de teste". Esse cliente tem uma meta de oito ou nove repetições e completou 10. A linha de meta de 8-9 repetições e a coluna de 10-11 repetições completadas possuem interseção na célula +2,5, indicando que a carga de teste deve ser aumentada em 2,5 kg. Portanto, a carga definida seria de 47,5 kg (45 + 2,5 = 47,5 kg). Esse método pode ser utilizado para determinar as cargas de treinamento de cada um dos exercícios listados nas Tabelas 15.9 e 15.10, onde elas podem ser registradas.

Outra opção é utilizar esse ajuste para modificar a carga de treinamento durante uma sessão de treino. Por exemplo, se o cliente não consegue completar duas ou mais séries de oito ou nove repetições com a carga de 47,5 kg no supino, a carga pode ser ajustada segundo as informações na Tabela 15.12; se o cliente consegue realizar apenas seis repetições com a carga de 47,5 kg, ela deve ser reduzida em 2,5 kg. Embora esse método seja fácil de aplicar, ele deve ser utilizado com cautela. O uso de faixas de repetição com esse tipo de carga pode gerar um caso de sobretreinamento em virtude da falta de variação de intensidade. Teoricamente, esse tipo de modelo exige que o cliente treine até a exaustão em cada série para alcançar as faixas de repetição prescritas, e treinar até a exaustão muscular foi claramente comprovado como uma má forma de treinamento.[86,105]

## Atribuição de carga com base no teste de repetição máxima

Outro método utilizado ocasionalmente para atribuir a carga de treinamento é o método de RM. Não existem cálculos e a carga definida no teste de RM é utilizada como carga de treinamento. O número de repetições utilizado é idêntico ao do plano de treinamento em si; portanto, a RM é a carga de treinamento.

Por exemplo, na Tabela 15.11, são sugeridas seis ou menos repetições com cargas de ≥ 85% de 1RM para melhorar a força em clientes avançados. Se o personal trainer avaliou as 4RM em supino e o cliente conseguiu realizar o supino com apenas 90 kg durante quatro repetições, a carga deve então ser definida como 90 kg. Embora esse método seja direto, ele envolve treinar até a exaustão muscular, o que, como observado anteriormente, é um método inadequado de desenvolvimento de força e, a bem da verdade, demonstrou-se que reduz os ganhos de força quando comparado a não treinar até a exaustão.[86,105] Se os clientes forem direcionados a sempre utilizar cargas máximas (RM) para definir suas cargas de treinamento, há possibilidade de sobretreinamento e maior ocorrência de lesões. Um método muito melhor de carga é utilizar porcentagens de 1RM e variar a intensidade dentro da semana de treinamento.

> Treinar até a exaustão muscular é um método inadequado de atribuir cargas de treinamento; a meta de RM e as zonas de RM são indicadas como métodos aquém do ideal para a determinação da carga de treinamento; e o uso da porcentagem do máximo é um método melhor.

## Volume de treinamento: repetições e séries

O volume no treinamento de força é mais bem definido como *carga de volume*,[112,117] calculado da seguinte forma:

$$\text{Carga de volume} = \text{Total de repetições} \times \text{Carga}$$

em que total de repetições = séries × repetições.

A carga de volume é um bom indicador da quantidade de trabalho realizado durante o treinamento de força.[83] A inclusão da carga no cálculo do volume é importante porque contribui para a quantidade total de trabalho realizado. Se forem utilizadas apenas repetições para determinar o volume, a representação de trabalho será imprecisa. Por exemplo, tanto três séries de 10 repetições como cinco de seis totalizam 30 repetições. Isso pode sugerir que o trabalho realizado nos dois esquemas de séries e repetições é idêntico, mas não é. Um cliente cujo agachamento livre tradicional máximo fosse de 135 kg seria capaz de realizar 10 repetições com 102,5 kg e seis repetições com 115 kg (Tab. 15.6). É fácil ver que o volume é significativamente mais alto durante cinco séries de seis repetições com 115 kg (3.450 kg) do que por três séries de 10 repetições com 102,5 kg (3.075 kg).

### Fatores determinantes

Muitos fatores podem afetar o volume de treinamento. O objetivo almejado ou o plano de treinamento do cliente exercem uma influência fundamental no número de séries (séries de repetições seguidas) ou repetições colocadas no plano. Por exemplo, se o cliente quer desenvolver resistência muscular, devem-se planejar mais repetições (≥ 12 repetições). Por outro lado, se o objetivo for a força muscular, empregam-se esquemas de repetições mais baixos (seis repetições ou menos). O personal trainer também pode manipular o volume de treinamento ao modificar o número de séries utilizado para um exercício em particular.

Demonstrou-se que protocolos de série única são inferiores a protocolos de séries múltiplas[4,87,95] em indivíduos não treinados[94,95] e em populações treinadas.[86,95,129] Os protocolos de série única podem ser efetivos com clientes iniciantes ou não treinados quando empregados nos estágios iniciais do programa de treinamento; porém, à medida que o cliente se torna mais treinado, é essencial que o volume de treinamento aumente, o que, ao que tudo indica, é mais bem realizado com a utilização de um plano de treinamento de séries múltiplas.[4]

### Orientações para a atribuição de volume

O volume de treinamento que o cliente empreende depende de suas metas de treinamento e, mais importante, do seu nível de treinamento.

#### Metas de treinamento de força

A capacidade de induzir adaptações específicas depende da capacidade de induzir uma sobrecarga e da focalização em resultados específicos de treinamento por meio da manipulação do volume e da intensidade de treinamento (Tabs. 15.11 e 15.13). Além disso, é essencial que a progressão e a variação sejam estruturadas dentro do plano de treinamento a fim de facilitar as respostas adaptativas necessárias para atingir as metas do cliente. A elaboração do plano de treinamento deve buscar atender a uma de quatro metas: resistência muscular, hipertrofia, força muscular ou potência muscular (Tab. 15.13).

- *Resistência muscular:* o plano geralmente utiliza mais repetições (i. e., ≥ 10 repetições por série), com números variáveis de séries dependendo do nível de treinamento.[4,9,26,31,66,86,95,111,117]
- *Hipertrofia*: o plano utiliza um volume maior de treinamento (i. e., 6-12 repetições), com cargas moderadas a altas (67-85% de 1RM), dependendo do nível de treinamento.[4,9,26,31,66,86,95,111,117]
- *Força muscular*: no caso de exercícios centrais, o plano utiliza seis ou menos repetições com séries múltiplas (três ou mais) por exercício. No caso de exercícios auxiliares, utilizam-se oito ou mais repetições com uma a três séries.[4,9,26,31,66,86,95,111,117]
- *Exercícios de potência*: os exercícios de potência não devem ser utilizados com clientes não treinados ou iniciantes. Esses clientes devem se dedicar ao desenvolvimento de força antes de focar no treinamento de potência.[66] Com clientes intermediários, os programas voltados ao desenvolvimento de potência devem utilizar 1-3 séries de 3-6 repetições, ao passo que clientes avançados devem utilizar 3-6 séries de 1-6 repetições.[4,9,26,31,66,86,95,111,117]

#### Nível de treinamento de força

O nível de treinamento de força do cliente pode afetar o número de séries que ele é capaz de realizar com o exercício de treinamento de força. Em geral, clientes não treinados ou iniciantes realizarão menos séries que clientes intermediários ou avançados.[4,66] Inicialmente, pode ser aceitável que clientes iniciantes utilizem um programa de série única, mas o plano de treinamento de séries múltiplas passará a ser necessário em algum momento para que eles progridam.[4] A Tabela 15.13 apresenta uma progressão de volume que pode ser utilizada conforme o cliente passa de um nível de treinamento iniciante para o intermediário ou avançado.[4,66]

## Intervalos de repouso

O período entre séries múltiplas, ou **intervalo de repouso**, pode exercer um forte impacto nas respostas fisiológicas à sessão de treinamento.[4,8,9] O termo *intervalo de repouso* também pode se referir ao período entre os exercícios. Em geral, o intervalo de repouso, seja ele entre séries ou exercícios, depende em grande parte dos objetivos do cliente e da estrutura do plano de treinamento.

### Fatores determinantes

Em geral, existe uma relação direta entre a carga e a necessidade de repouso entre séries; quanto mais pesada for a carga, mais longo será o repouso necessário entre séries ou exercícios.[9,31,77,107] Uma consideração adicional é o nível de treinamento do cliente; clientes não treinados ou iniciantes podem necessitar de tempos mais longos entre séries e exercícios para atingir a recuperação adequada, a fim de manter a técnica de exercício.

### Orientações para definir intervalos de repouso

As metas gerais do cliente desempenham um grande papel na prescrição de cargas e volumes do treinamento de força, e ambos exercem grande influência nos intervalos de repouso escolhidos.

#### Nível de treinamento de força

A Tabela 15.14 apresenta extensões de intervalo de repouso recomendadas, mas é importante observar que elas não passam de recomendações. Em geral, elas não funcionam para clientes iniciantes ou não treinados, que precisarão do dobro de repouso de um indivíduo treinado. Com esses clientes, pode ser melhor utilizar um intervalo de repouso de 2-5 minutos para facilitar a recuperação entre séries e exercícios. Isso é particularmente importante quando o cliente está aprendendo novos exercícios ou buscando dominar um exercício ténico.[4] À medida que o cliente se torna mais treinado e domina os aspectos técnicos de cada levantamento, as recomendações na Tabela 15.14 podem se tornar mais adequadas.

#### Meta de treinamento de força

Para adaptar o plano de treinamento às metas do cliente individual, o personal trainer deve elaborar um programa que permita repouso suficiente entre séries e exercícios, a fim de permitir que o cliente levante as cargas selecionadas pelo número definido de repetições. As extensões básicas de intervalos de repouso para resistência, hipertrofia, potência e força musculares, apresentadas na Tabela 15.14, são as seguintes:

- *Resistência muscular:* recomenda-se um intervalo de repouso relativamente curto, tipicamente ≤ 30 segundos, para o treinamento em circuito com exercícios que utilizem grupos musculares dissimilares,[96,126] ao passo que um repouso de até 3 minutos pode ser concedido entre os exercícios que utilizem grupos musculares semelhantes.[126]
- *Hipertrofia muscular:* os intervalos de repouso para hipertrofia devem ser de duração curta a moderada,[4,126] variando de 30 segundos a 1,5 minuto.[49,85,119] No caso de exercícios multiarticulares de músculos grandes, podem ser concedidos intervalos de repouso mais longos, em virtude de suas altas demandas metabólicas.[107]
- *Potência muscular:* são concedidos intervalos de repouso mais longos da ordem de 2-5 minutos[107,126] entre séries de esforço máximo.
- *Força muscular:* são necessários intervalos de repouso mais longos para exercícios que visam ao desenvolvimento de força.[126] Isso é especialmente verdadeiro no caso de exercícios para a parte inferior do corpo ou para o corpo todo.[4,128] A recomendação geral é 2-5 minutos.[69,75,85,92]

TABELA 15.13 Esquemas de volume de treinamento para objetivos desejados

| Ênfase do treinamento | Repetições | | | Séries | | |
|---|---|---|---|---|---|---|
| | Iniciante | Intermediário | Avançado | Iniciante | Intermediário | Avançado |
| Resistência muscular | 10-15 | 10-15 | 10-25 | 1-3 | ≥ 3 | ≥ 3 |
| Hipertrofia | 8-12 | 6-12 | 6-12 | 1-3 | ≥ 3 | ≥ 3 |
| Força muscular* | ≤ 6 | ≤ 6 | ≤ 6 | 1-3 | ≥ 3 | ≥ 3 |
| Potência muscular** | n/a | 3-6 | 1-6 | n/a | 1-3 | 3-6 |

* Essas cargas se aplicam aos exercícios centrais; exercícios auxiliares devem utilizar cargas ≤ 8RM.
** Essas cargas são diferentes das observadas no *continuum* de repetição–carga.
Baseada em ACSM, 2009;[4] Baechle, Earle e Wathen, 2008;[9] Earle e Baechle, 2004;[26] Fleck e Kraemer, 2004;[31] Kraemer et al., 2002;[66] Peterson, Rhea e Alvar, 2004;[86] Rhea et al., 2003;[95] Stone, 1987;[111] Stone, Stone e Sands, 2007.[117]

TABELA 15.14 Recomendação de intervalo de repouso com base nas metas de treinamento

| Meta de treinamento | Extensão do intervalo de repouso |
|---|---|
| Resistência muscular | ≤ 30 s |
| Hipertrofia muscular | 30 s a 1,5 min |
| Potência muscular | 2-5 min |
| Força muscular | 2-5 min |

Esses intervalos de repouso são apenas orientações e devem ser utilizados com cautela. A manutenção da técnica é de importância fundamental; se a extensão do intervalo de repouso selecionada resultar em redução na proficiência técnica, aumente o intervalo de repouso. Considere também a extensão do intervalo de repouso em função da quantidade total de trabalho (carga de volume) encontrada em uma série de treinamento; quanto mais trabalho for completado por série, mais longo o intervalo de repouso precisa ser.
Baseada em ACSM, 2009;[4] Baechle, Earle e Wathen, 2008;[9] Fleck e Kraemer, 2004;[31] Stone e O'Bryant, 1987.[107]

# Variação

Por mais efetivo ou individualizado que seja um programa de treinamento, em algum momento ele precisará ser variado para garantir a continuação das adaptações.[4,117] O conceito de variação envolve a alteração apropriada de variáveis de treinamento, a fim de produzir adaptações em longo prazo.[65,72,112,113,117] Um componente essencial da variação é o sequenciamento orientado dos fatores de treinamento.[45,90,117] Se o treinamento for sequenciado corretamente, as adaptações estimuladas por um período de treinamento podem exercer um forte efeito no período seguinte, resultando em acúmulo do efeito de treinamento.[45,58,59] Se o plano de treinamento de força incluir uma variação adequada e corretamente sequenciada, ele será cada vez mais efetivo.

É necessária muito menos variação com clientes iniciantes ou não treinados, visto que qualquer plano de treinamento equilibrado produzirá efeitos.[117] À medida que os clientes se tornam mais treinados, seu progresso pode começar a ficar mais lento se o plano não incluir variação e progressão. Manter o mesmo plano de treinamento sem variação pode induzir o chamado "sobretreinamento monótono".[106] Se o estímulo de treinamento não for variado por um longo período (i. e., vários meses), mesmo clientes mais experientes ou treinados podem exibir reduções em força muscular e ativação neuromuscular[40,41,42,43,45] e maior ocorrência de sintomas de sobretreinamento.[32,33,45,106]

A melhor forma de evitar a estagnação é incluir a variação orientada das variáveis de elaboração de programas utilizadas para expor o cliente a estímulos de treinamento.[23,117] Os muitos níveis em que o personal trainer pode alterar o estímulo de treinamento incluem frequência, intensidade e volume de treinamento, bem como os intervalos de repouso entre séries e exercícios.[23,29,45,85,90,108,109,117] A variação no plano de treinamento pode ocorrer dentro de um treino, durante uma semana ou ao longo de várias semanas. Aqui, são apresentados apenas alguns dos métodos possíveis de introdução de variação no plano de treinamento. (Ver Cap. 23 para uma discussão detalhada da periodização, ou um método sistemático de indução de variação no treinamento.)

## Variação dentro da sessão

Durante uma sessão de treinamento individual, existem diversas maneiras de variar o estímulo de treinamento. Um método muito empregado é variar a intensidade em que os exercícios individuais são realizados – alguns exercícios são realizados em intensidades mais altas, e outros em intensidades mais baixas.[117] Uma única sessão pode empregar alguns intervalos de repouso mais longos e alguns mais curtos. Em geral, utilizam-se intervalos de repouso mais longos com exercícios centrais e intervalos de repouso mais curtos com exercícios auxiliares.[4,65,88,97,127]

Outra maneira de variar o estímulo de treinamento durante uma sessão é alterar a configuração da série.[36,37,39] Tradicionalmente, as séries são realizadas de maneira contínua, com pouco ou nenhum repouso entre cada repetição. Pesquisas recentes sugerem que é possível modificar o foco de uma série alterando-se o intervalo de repouso inter-repetição para construir a chamada "série *cluster*".[39] A série *cluster* utiliza um intervalo de repouso de 5-45 segundos entre cada repetição.[36] Por exemplo, se o foco for resistência ou condicionamento, pode-se empregar um intervalo de repouso mais curto (~5 segundos). Se o foco principal for geração de potência, os intervalos de repouso podem ser mais longos (~45 segundos). Ao utilizar o paradigma de série *cluster*, o personal trainer pode acrescentar uma camada adicional de variação introduzindo mudanças na carga utilizada em cada repetição da série. Existem três categorias de séries *cluster*: (1) a série *cluster* tradicional, em que a carga não é alterada no decorrer da série; (2) o *cluster* ondulante, em que a carga é aumentada e depois diminuída dentro da série; e (3) o *cluster* ascendente, em que a carga aumenta no decorrer da série (Tab. 15.15).[36,37,39] As séries *cluster* oferecem outro nível de variação que pode afetar o foco de uma sessão de treinamento individual.

## Variação dentro da semana

Uma das melhores maneiras de incorporar variação em um plano de treinamento é variar a intensidade dos exercícios selecionados no decorrer da semana.[117] Pode ser difícil para os clientes assumirem altas cargas de treinamento no decorrer de uma semana inteira. Com o avanço da semana, é provável que o estresse cumulativo do cliente (i. e., treinamento, trabalho, casa, pessoal etc.) aumente de maneira contínua e sua capacidade de tolerar o estresse de treinamento diminua;[107,117] isso aumenta o potencial de sobretreinamento.[106] Uma estratégia para combater isso é utilizar dias leves e pesados de treina-

TABELA 15.15 Exemplos de estruturas de série *cluster* interna

| Tipo de *cluster* | Séries | × | Repetições | Intervalo de repouso inter-repetição | Exemplos de estruturas de carga por repetições em série *cluster* | | | | | | | | | |
|---|---|---|---|---|---|---|---|---|---|---|---|---|---|---|
| Tradicional | 1-3 | × | 10/1 | 5 | 80/1 | 80/1 | 80/1 | 80/1 | 80/1 | 80/1 | 80/1 | 80/1 | 80/1 | 80/1 |
| | 1-3 | × | 10/2 | 10 | 80/2 | 80/2 | 80/2 | 80/2 | 80/2 | | | | | |
| | 1-3 | × | 10/5 | 15 | 80/5 | 80/5 | | | | | | | | |
| Ondulante | 1-3 | × | 10/1 | 5 | 75/1 | 80/1 | 82,5/1 | 85/1 | 85/1 | 82,5/1 | 80/1 | 77,5/1 | 75/1 | 80/1 |
| | 1-3 | × | 10/2 | 10 | 77,5/1 | 80/1 | 85/1 | 80/1 | 77,5/1 | | | | | |
| Ascendente | 1-3 | × | 10/1 | 5 | 55/1 | 60/1 | 65/1 | 70/1 | 75/1 | 85/1 | 90/1 | 95/1 | 100/1 | 105/1 |
| | 1-3 | × | 10/2 | 10 | 70/2 | 75/2 | 80/2 | 85/2 | 90/2 | | | | | |

10/1 = 10 repetições totais divididas em 10 *clusters* de um; 10/2 = 10 repetições totais divididas por cinco *clusters* de dois; 10/5 = 10 repetições totais divididas em dois *clusters* de cinco.
Todos os pesos se basearam em um *power clean* máx de 100 kg (80 kg = 80% de 1 repetição máxima). Cada série tem uma intensidade média de 80 kg ou 80% de 1 repetição máxima. As extensões do intervalo de repouso podem ser aumentas em até 45 s, dependendo da meta da estrutura de treinamento.
Adaptada de Haff et al., 2003;[37] Haff et al., 2008;[38] e Haff et al., 2008.[39]

mento; os dias leves permitem que o cliente se recupere, reduzindo assim o risco de sobretreinamento.

Existe uma vasta gama de estratégias para variar a carga de treinamento, mas uma particularmente fácil de empregar é variar as porcentagens de 1RM durante as sessões ao longo da semana. Por exemplo, se o agachamento livre tradicional máximo do cliente for 135 kg e o número almejado de repetições para o dia de treinamento for cinco, uma carga muito pesada para esse cliente seria em torno de 117,5 kg, o que corresponderia a cerca de 5RM. Digamos que o cliente esteja praticando o agachamento dois dias por semana (segunda e quinta). Segunda seria o dia mais pesado, neste caso 110 kg (~92% de 135 kg), e quinta seria em torno de 95 a 100 kg (~80-85% de 135 kg). A segunda sessão utilizaria ~10-15% menos resistência, levando em conta, assim, a fadiga cumulativa associada à semana de treinamento, ao mesmo tempo que garantiria o estímulo de treinamento para induzir respostas adaptativas. Como mencionado anteriormente, treinar até a exaustão (100% dos valores de RM) é desnecessário,[105] gera resultados abaixo do ideal[60,87] e aumenta o risco de sobretreinamento.[32] Uma estratégia muito melhor é planejar variações de carga específicas mantendo-se a meta de repetições. A Tabela 15.16 apresenta um exemplo de como a intensidade pode ser variada no decorrer de uma semana de treinamento e ao longo de um período de quatro semanas. Outro exemplo de variação semanal é apresentado na Tabela 15.17. Nesse exemplo, o cliente realiza 102,5 kg de agachamento livre tradicional durante o teste de 1RM. Esse valor pode ser utilizado em conjunto com a Tabela 15.6 para estimar as 5RM (90 kg) ou 10RM (77,5 kg). As 10RM estimadas podem, então, ser utilizadas para determinar as zonas percentuais, as quais podem ser utilizadas para criar dias leves e pesados. Esse é um excelente método de programação e demonstrou-se que é muito efetivo na maximização de adaptações de treinamento, ao mesmo tempo que reduz os riscos de sobretreinamento.

No planejamento de dias leves, o personal trainer deve reduzir a carga e manter as repetições iguais. Se o volume for reduzido e as repetições forem aumentadas, a carga cumulativa de trabalho aumentará e o dia leve, na verdade, se tornará pesado.

## Variação entre semanas

O programa de treinamento deve variar entre as semanas, por meio de alterações em volume, intensidade, frequência, seleção de exercícios e foco de treinamento. Por exemplo, se um período de quatro semanas de treinamento se dedica à resistência muscular, o plano pode pedir três

TABELA 15.16 Exemplos de variações diárias e semanais

| Dia | Exercícios | Zona-alvo Séries | Reps. | Intensidades (kg) Semana 1 | Semana 2 | Semana 3 | Semana 4 |
|---|---|---|---|---|---|---|---|
| Segunda-feira | Agachamento livre tradicional | 3 | 10 | 90 | 95 | 100 | 92,5 |
| | Agachamento livre unilateral | 3 | 10 | 61 | 63,5 | 66 | 61 |
| | Flexão de perna | 3 | 10 | 54,5 | 57 | 59 | 54,5 |
| | Extensão de perna | 3 | 10 | 68 | 70 | 72,5 | 68 |
| | Exercícios abdominais | 3 | 25 | | | | |
| Terça-feira | Supino | 3 | 10 | 81,5 | 84 | 86 | 81,5 |

*(continua)*

TABELA 15.16 Exemplos de variações diárias e semanais (*continuação*)

| Dia | | Zona-alvo | | Intensidades (kg) | | | |
|---|---|---|---|---|---|---|---|
| | Exercícios | Séries | Reps. | Semana 1 | Semana 2 | Semana 3 | Semana 4 |
| | Remada curvada | 3 | 10 | 68 | 70 | 72,5 | 68 |
| | Desenvolvimento | 3 | 10 | 59 | 61 | 63,5 | 59 |
| | Puxada na polia alta | 3 | 10 | 63,5 | 66 | 68 | 63,5 |
| | *Pressdown* de tríceps | 3 | 10 | 45 | 47,5 | 50 | 45 |
| | Rosca bíceps | 3 | 10 | 42,5 | 45 | 47,5 | 42,5 |
| Quinta-feira | Agachamento livre tradicional | 3 | 10 | 81,5 | 84 | 86 | 84 |
| | Agachamento livre unilateral | 3 | 10 | 54,5 | 57 | 59 | 57 |
| | Flexão de perna | 3 | 10 | 47,5 | 50 | 52 | 50 |
| | Extensão de perna | 3 | 10 | 61 | 63,5 | 66 | 59 |
| | Exercícios abdominais | 3 | 25 | | | | |
| Sábado | Supino | 3 | 10 | 72,5 | 75 | 77 | 72,5 |
| | Remada curvada | 3 | 10 | 61 | 63,5 | 66 | 61 |
| | Desenvolvimento | 3 | 10 | 52 | 54,5 | 57 | 52 |
| | Puxada na polia alta | 3 | 10 | 57 | 59 | 63,5 | 57 |
| | *Pressdown* de tríceps | 3 | 10 | 40 | 42,5 | 45 | 40 |
| | Rosca bíceps | 3 | 10 | 38,5 | 40 | 42,5 | 38,5 |

| Microciclo | Segunda-feira | | | Terça-feira | | | Quinta-feira | | | Sábado | | | Semanal | | |
|---|---|---|---|---|---|---|---|---|---|---|---|---|---|---|---|
| | Reps. | CV | IT | Reps. | CV | IT | Reps. | CV | IT | Reps. | CV | IT | Reps. | CV | IT |
| 1 | 120 | 8.237,5 | 69 | 180 | 10.817,5 | 60 | 120 | 7.347,5 | 61 | 180 | 9.662,5 | 54 | 600 | 36.060 | 60 |
| 2 | 120 | 8.572,5 | 71 | 180 | 11.227,5 | 62 | 120 | 7.620 | 64 | 180 | 10.070 | 56 | 600 | 37.390 | 64 |
| 3 | 120 | 8.912,5 | 74 | 180 | 11.635 | 65 | 120 | 7.892,5 | 66 | 180 | 10.545 | 59 | 600 | 38.987,5 | 66 |
| 4 | 120 | 8.300,5 | 69 | 180 | 10.817,5 | 60 | 120 | 7.485 | 62 | 180 | 9.662,5 | 54 | 600 | 36.265 | 61 |

Reps. = repetições; CV = carga de volume (reps. × séries × kg); IT = carga de volume/repetições totais.

TABELA 15.17 Exemplo de classificação de carga e variação semanal

| Classificação de carga* | | | | | |
|---|---|---|---|---|---|
| Intensidade | | % inicial de RM | % inicial de 1RM | % estimada de 5RM | % estimada de 10RM |
| Muito intensa | (MI) | 95-100 | 97-102,5 | 84-88 | 73-77 |
| Intensa | (I) | 90-95 | 92-97 | 80-84 | 69-73 |
| Relativamente intensa | (RI) | 85-90 | 87-92 | 75-80 | 66-69 |
| Moderada | (M) | 80-85 | 82-87 | 71-75 | 62-66 |
| Relativamente leve | (RL) | 75-80 | 77-82 | 66-71 | 58-62 |
| Leve | (L) | 70-75 | 72-77 | 62-66 | 54-58 |
| Muito leve | (ML) | 65-70 | 66-72 | 58-62 | 50-54 |

| Variação semanal** | | | | | | | |
|---|---|---|---|---|---|---|---|
| Semana | Segunda-feira | Terça-feira | Quarta-feira | Quinta-feira | Sexta-feira | Sábado | Domingo |
| 1 | ML (50-54) | | | ML (50-54) | | | |
| 2 | L (54-58) | | | ML (50-54) | | | |
| 3 | RL (58-62) | | | L (54-58) | | | |
| 4 | L (54-58) | | | L (54-58) | | | |

* 102,5 kg foram determinados como a 1RM no teste de agachamento livre tradicional. A Tabela 15.7 mostra que as 5RM são estimadas em 88 kg, e as 10RM, em 77 kg.
** Neste exemplo, o agachamento livre tradicional é realizado na segunda-feira e na quinta-feira, com três séries-alvo de 10 repetições.
Adaptada de Stone e O'Bryant, 1987,[107] e Stone et al., 2006.[110]

séries de 12 repetições com base nas informações apresentadas na Tabela 15.11. Segundo os princípios de periodização, a intensidade média pode ser aumentada por três semanas e, então, reduzida na quarta semana, criando o chamado paradigma de carga 3:1 (Tab. 15.16).[15,90] Na Tabela 15.16, a carga de volume semanal (p. ex., semana 1 = 36.060 kg; semana 2 = 37.390 kg; semana 3 = 38.987,5 kg; semana 4 = 36.265 kg) e a intensidade média de treinamento (semana 1 = 60 kg; semana 2 = 64 kg; semana 3 = 66 kg; semana 4 = 61 kg) aumentam ao longo das três primeiras semanas. Esse tipo de carga é considerado a estrutura de carga mais básica para o treinamento de força, mas existem outras possibilidades, como, por exemplo, uma estrutura 2:1, 4:1; 3:2 ou 4:2. Se esses tipos de carga forem aliados a variações diárias como discutido anteriormente, o cliente será capaz de maximizar as adaptações de treinamento e minimizar os riscos de sobretreinamento.

Outra maneira de incorporar variação entre as semanas de treinamento é alterar a densidade do treinamento. Por exemplo, a semana 1 pode incluir quatro sessões de treinamento de força, duas de treinamento intervalado de alta intensidade e duas de treinamento aeróbio. Nessa semana, o foco principal é o treinamento de força. Na segunda semana, as sessões de treinamento de força podem ser reduzidas a três e a frequência do treinamento aeróbio pode ser mantida, alterando assim o foco da semana para o treinamento intervalado. Ao movimentar os vários modos de treinamento ao longo da semana de treinamento, é possível se dedicar seletivamente a resultados específicos e remediar a fadiga de modo mais eficiente, permitindo que, com o tempo, o cliente sinta maiores adaptações de treinamento.

> Treinar até a exaustão (100% dos valores de RM) é desnecessário, gera resultados abaixo do ideal e aumenta o risco de sobretreinamento. Uma estratégia muito melhor é planejar variações específicas de carga de treinamento mantendo-se a meta de repetições.

## Sequenciamento do treinamento

Um dos erros clássicos cometidos na elaboração de um programa de treinamento é não sequenciar de forma adequada os fatores de treinamento.[45,90,117] Sequenciar adequadamente os programas de treinamento resulta em melhores adaptações e ganhos de desempenho.[45] Por outro lado, um plano de treinamento mal sequenciado diminuirá as adaptações fisiológicas e de desempenho esperadas do plano de treinamento.

Segundo consta, tradicionalmente, os personal trainers se dedicavam apenas a metas primárias de treinamento (i. e., resistência muscular, hipertrofia, força muscular ou potência muscular) ao elaborar os programas. Embora, à primeira vista, isso pareça lógico com base nos princípios de especificidade, as evidências científicas apoiam fortemente a ideia de interdependência entre os objetivos. Por exemplo, quando o principal resultado desejado de treinamento é força máxima, um período de treinamento dedicado à hipertrofia deve preceder o treinamento voltado à força máxima.

Sequência de treinamento voltada à força máxima = Treinamento de hipertrofia → Treinamento de força máxima

Ao sequenciar o treinamento dessa forma, podem-se desenvolver maiores níveis de força por causa das adaptações musculares subjacentes, estimuladas pelo aumento da área de seção transversa do músculo.

Da mesma forma, está muito claro que, se a capacidade de gerar potência máxima for o objetivo principal, é preciso antes desenvolver níveis gerais de força.

Sequência de treinamento voltada ao desenvolvimento de potência = Treinamento de hipertrofia → Treinamento de força máxima → Treinamento de potência muscular

Os aumentos na área de seção transversa do músculo aumentariam, consequentemente, a capacidade de aumentar a força máxima, o que, por sua vez, contribuiria para a maximização do desenvolvimento de potência muscular quando o foco do treinamento passasse para a potência.

Como regra, todos os clientes devem iniciar o treinamento de força com um plano baseado em resistência ou hipertrofia muscular. Essas fases são importantes porque estabelecem a base de treinamento, a qual serve de alicerce para o desenvolvimento de outras metas desejadas.[90,107] A maioria dos clientes consegue tolerar essas fases de treinamento por 2-4 semanas com variações adequadas em volume e intensidade. Depois de cerca de quatro semanas desse tipo de treinamento, as respostas adaptativas do cliente se tornam assintomáticas e as adaptações de treinamento perdem o ritmo de maneira drástica. Nesse momento, o personal trainer deve alterar as metas de treinamento para prevenir o problema, passando o foco do programa para o desenvolvimento de força muscular, normalmente focando-se no desenvolvimento de força por 2-5 semanas. A maioria dos clientes voltaria, então, ao foco de resistência ou hipertrofia musculares, mas, na sequência, os atletas progrediriam para um plano de potência. Sejam quais forem as metas, o sequenciamento de treinamento parece resultar em um efeito de potenciação de fase, no qual os atributos desenvolvidos em uma fase facilitam as adaptações fisiológicas e de desempenho observadas na fase seguinte.[15,58,59,107] Ao sequenciar o treinamento, o personal trainer deve considerar as orientações básicas para a extensão de cada fase apresentadas na Tabela 15.18.

As metas gerais de treinamento do cliente, definidas inicialmente entre ele e o personal trainer, determinarão a sequência do plano de treinamento. Como já observado, as metas também ajudarão o personal trainer a definir os parâmetros básicos de volume e carga. No entanto, nenhum cliente consegue se manter focado nas mesmas metas por um tempo indefinido. Por isso, o programa deve variar as metas almejadas alterando periodicamente o alvo do treinamento. Por exemplo, um cliente que deseja hipertrofia muscular pode realizar um período de quatro semanas de treinamento de hipertrofia (p. ex., 3 séries de 10) seguidas por três semanas de trabalho de força, depois retornar ao treinamento de hipertrofia de quatro semanas. Alternar entre força e hipertrofia musculares gerará aumentos maiores em hipertrofia e força.[91] Três dos muitos métodos de sequenciamento de treinamento são demonstrados na Figura 15.1.

TABELA 15.18 Orientações para sequenciamento do fator de treinamento

| Fase de treinamento | Extensão (semanas) | Proporção entre semanas pesadas e leves (pesadas/leves) |
|---|---|---|
| Resistência muscular | 2-4 | 2-3/1 |
| Hipertrofia | 2-4 | 2-3/1 |
| Força muscular | 2-5 | 2-4/1 |
| Potência muscular | 2-4 | 2-3/1 |

2-3/1: duas ou três semanas de cargas crescentes seguidas por uma semana de carga decrescente. 2-4/1: 2-4 semanas de cargas crescentes seguidas por uma de carga decrescente.
Adaptada de Stone & O'Bryant, 1984.[107]

O sequenciamento da ênfase de treinamento é fundamental para atingir resultados específicos de treinamento. Uma mudança periódica das metas de treinamento almejadas, de maneira sequencial, evita a estagnação e o sobretreinamento, além de estimular as adaptações fisiológicas e de desempenho.

## Progressão

Um componente essencial de qualquer programa de treinamento é o conceito de progressão. A progressão é um processo em que o cliente continua a avançar em direção a um objetivo predeterminado,[4] enquanto a manutenção é um ponto do tempo em que o objetivo foi alcançado e o cliente busca manter um nível específico de condicionamento.[4,66] A progressão deve ser considerada um princípio geral de treinamento e é dependente da variação de treinamento. A progressão pode ser atingida por meio de aumentos em cargas, volumes ou frequência, realizando-se qualquer número de alterações que modifiquem o estímulo de treinamento. O método utilizado com mais frequência para progredir os clientes consiste em mudar a carga e o volume levantado em cada exercício.

O melhor método para determinar quando aumentar a carga de treinamento é agendar avaliações periódicas de RM. Essas avaliações podem utilizar qualquer um dos métodos descritos previamente para medir de forma direta ou estimar as capacidades do cliente. Se, por exemplo, o cliente for avaliado no agachamento livre tradicional de 10RM e levantar uma carga de 75 kg, o personal trainer pode utilizar a Tabela 15.6 para estimar 1RM (i. e., 100 kg) e, em seguida, determinar as cargas de treinamento utilizando porcentagens desse valor. É fácil integrar esse método nas agendas de variação semanal e diária descritas anteriormente neste capítulo. Essa parece ser a melhor forma de definir cargas de treinamento em razão da inferioridade do treinamento até a exaustão como método de carga.[95,105] Em geral, ao progredir as cargas de treinamento, pode-se utilizar um aumento moderado na carga de 2,5-10%, dependendo do tipo de exercício, do nível de treinamento do cliente e da parte do corpo treinada (Tab. 15.19).[9]

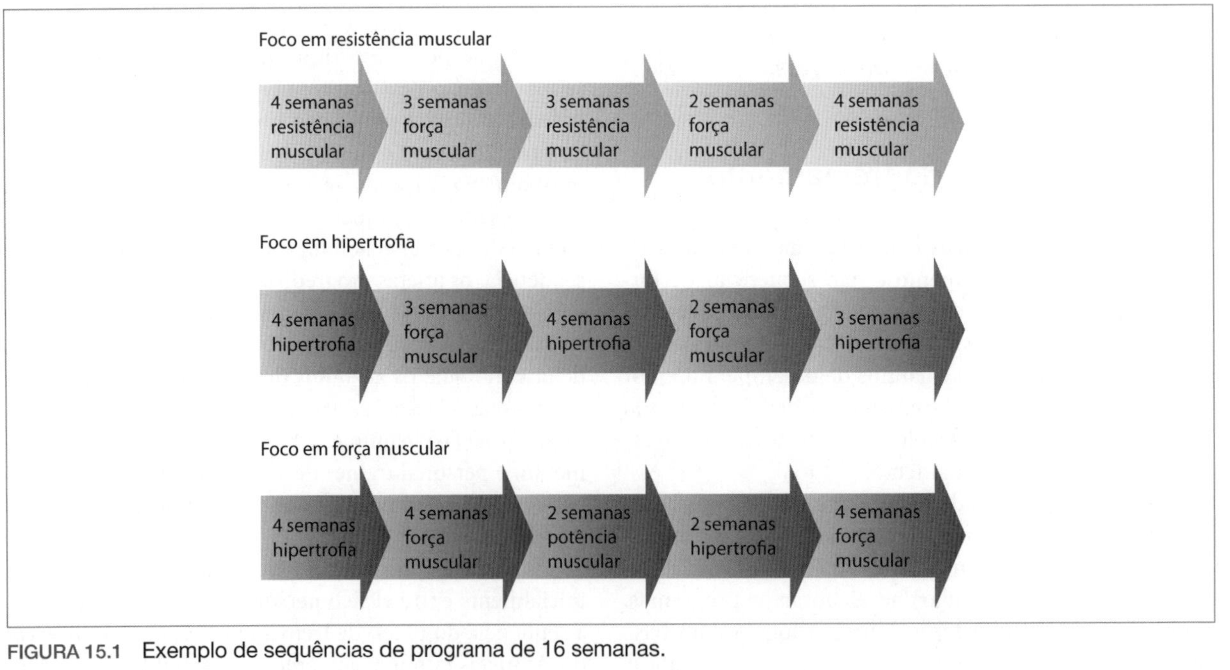


FIGURA 15.1 Exemplo de sequências de programa de 16 semanas.

Outro método relativamente popular é a **regra 2 por 2**,[8,9,10] baseada na realização da meta de repetições por sessão de treinamento. A regra define que, se o cliente consegue completar mais duas repetições além da meta de repetições na série final de um exercício por duas sessões consecutivas de treinamento, a carga em todas as séries desse exercício durante as sessões de treinamento subsequentes podem ser aumentadas (ver Tab. 15.20, por exemplo). Embora há quem considere esse método efetivo, ele pode não ser o melhor, visto que exige o treino regular até a exaustão muscular.

## Exemplos de programas para objetivos de treinamento almejados

Podem-se construir diversas combinações de programa com base no método sequencial de elaboração de planos de treinamento. Lembre-se de que, antes de se concentrar no desenvolvimento de força, o cliente deve completar uma fase de resistência ou hipertrofia muscular. Além disso, a fase de força deve vir antes de uma fase de treinamento focada na potência. Cada programa deve ser individualizado para atender às necessidades do cliente e atender a todos os princípios gerais de treinamento abordados no início deste capítulo. As possibilidades são inúmeras; os programas apresentados nas Tabelas 15.21 a 15.24 são apenas exemplos, e não planos a serem aplicados a todos os clientes.

A Tabela 15.21 apresenta um plano voltado ao **treinamento de resistência muscular** para um cliente iniciante. Esse programa utiliza o método de peso corporal para determinar as cargas de treinamento, já que o cliente é iniciante. Os métodos se baseiam principalmente em aparelhos e os intervalos de repouso são curtos para facilitar o desenvolvimento de resistência muscular. Esse programa pode ser utilizado por um curto período até a base de treinamento estar estabelecida; nesse momento, o programa deve ser modificado para que as intensidades de treinamento possam se basear em porcentagens dos levantamentos máximos previstos ou reais, a fim de maximizar as respostas adaptativas do cliente. Após completar esse programa, o cliente deve entrar em uma fase de 2-4 semanas que se concentre na força muscular. Na sequência, o foco pode ser reorientado para a resistência muscular e podem-se empregar técnicas mais avançadas de treinamento.

O programa apresentado na Tabela 15.22 é um bloco de treinamento de quatro semanas que se concentra na hipertrofia muscular. Esse exemplo é baseado no objetivo declarado pelo cliente de hipertrofia muscular, em uma avaliação de condicionamento que utiliza o teste de 10RM para estimar 1RM do indivíduo e no nível de treinamento do cliente (Tab. 15.1). A partir dessa 1RM, as cargas reais de treinamento são utilizadas para determinar as zonas de treinamento do cliente (com base na Tab. 15.17). O treinamento é realizado quatro vezes por semana, e a maioria dos exercícios se concentra em movimentos multiarticulares realizados com pesos livres. O programa emprega variação inter e intraintensidade como indicado pela inclusão de dias leves e pesados de treinamento. O bloco geral exibe um paradigma de carga de 3:1: a carga aumenta ao longo das três primeiras semanas, ao passo que a quarta é uma semana decrescente como indicado pela redução geral na intensidade de treinamento.

Um exemplo de programa de treinamento voltado à força muscular é apresentado na Tabela 15.23. Esse exemplo inclui um bloco de quatro semanas de treinamento. O plano é para um cliente avançado que deseja maximizar a força muscular. Com base no nível de desenvolvimento e experiência do cliente, o plano pede uma frequência

TABELA 15.19 Exemplo de aumentos de carga para uma sessão de treinamento em que se planejam os aumentos em intensidade

| | | Aumento de carga aproximado | | |
|---|---|---|---|---|
| Nível de treinamento de força | Área corporal | Tipo de exercício | Aumento absoluto (peso) | Aumento relativo (% da carga anterior) |
| Iniciante | Parte superior do corpo | Centrais | 1-2 kg | 2,5% |
| | | Auxiliares | 0,6-1 kg | 1-2% |
| | Parte inferior do corpo | Centrais | 4-7 kg | 5% |
| | | Auxiliares | 2-4 kg | 2,5-5% |
| Intermediário ou avançado | Parte superior do corpo | Centrais | 2-4+ kg | 2,5-5+% |
| | | Auxiliares | 2-4 kg | 2,5-5% |
| | Parte inferior do corpo | Centrais | 7-9+ kg | 5-10+% |
| | | Auxiliares | 4-7 kg | 5-10% |

Esses aumentos de carga devem ser considerados apenas orientações e são mais adequados para programas com volumes de três séries de 5-10 repetições. O teste periódico deve ser utilizado para determinar as demandas reais de carga de treinamento do cliente.
Adaptada de Baechle e Earle, 2000,[8] e Baechle et al., 2008.[9]

TABELA 15.20 Uso da regra 2 por 2 para aumentar a carga de treinamento (exemplo)

| Exemplo: cliente iniciante cuja meta de repetição para o exercício do agachamento livre tradicional é 10 | | | | |
|---|---|---|---|---|
| **Sessão de treinamento 1** | **Série 1** | **Série 2** | **Série 3** | |
| Peso | 60 kg | 60 kg | 60 kg | |
| Repetições completadas | 10 | 10 | 11 | Excedeu a meta por uma repetição |
| **Sessão de treinamento 2** | **Série 1** | **Série 2** | **Série 3** | |
| Peso | 60 kg | 60 kg | 60 kg | |
| Repetições completadas | 12 | 11 | 10 | Não excedeu a meta de repetição |
| **Sessão de treinamento 3** | **Série 1** | **Série 2** | **Série 3** | |
| Peso | 60 kg | 60 kg | 60 kg | |
| Repetições completadas | 12 | 12 | 12 | Excedeu a meta por duas repetições |
| **Sessão de treinamento 4** | **Série 1** | **Série 2** | **Série 3** | |
| Peso | 60 kg | 60 kg | 60 kg | |
| Repetições completadas | 12 | 12 | 12 | Excedeu a meta por duas repetições em duas sessões de treinamento consecutivas |
| **Próxima sessão de treinamento** | **Série 1** | **Série 2** | **Série 3** | |
| Peso | 65 kg | 65 kg | 65 kg | |
| Repetições completadas | 10 | 10 | 10 | 5 kg acrescentados a todas as três séries |

Adaptada de Baechle e Earle, 2000.[26]

de quatro vezes por semana (com base na Tab. 15.2). A maioria dos exercícios é realizada com pesos livres, com três séries de cinco repetições de exercícios centrais e três séries de 10 repetições de exercícios auxiliares. As intensidades são determinadas com base no teste de 1RM e 10RM, que é utilizado para estimar as cargas de 5RM. A partir dessas cargas são definidas as zonas de treinamento. O programa tem uma estrutura de carga de 3:1, com dias pesados e leves para facilitar a recuperação e a adaptação.

Finalmente, a Tabela 15.24 apresenta um exemplo de plano de treinamento de potência para um cliente avançado. Esse programa utiliza intensidades de treinamento baseadas nas cargas de 1RM e 3RM para os exercícios centrais. A maioria dos exercícios é feita com pesos livres. Como esse cliente é avançado, a frequência de treinamento é definida em quatro dias por semana. Ao seguir as recomendações apresentadas nas Tabelas 15.13 e 15.14, o cliente realizará três séries de três repetições com repouso de 3 minutos entre as séries. Além disso, o *power clean* e o *power snatch* usarão *clusters* ascendentes ou tradicionais, como mostrado na Tabela 15.15. Utiliza-se um paradigma de carga 3:1 com flutuações diárias e semanais na intensidade de treinamento (Tabs. 15.17 e 15.19).

## Conclusão

Elaborar um programa de treinamento de força exige que o personal trainer entenda os conceitos de especificidade de treinamento, sobrecarga, variação, progressão e sequenciamento. Muitos fatores de treinamento podem ser alterados, como exercícios selecionados, frequência de treinamento, sobrecarga, volume, intensidade, intervalo de repouso e sequência, para otimizar os resultados. Depois de definido o programa, o personal trainer deve variar e avançar o plano a fim de continuar a ajudar os clientes a atingirem suas metas de treinamento.

TABELA 15.21 Exemplo de programa de resistência muscular: alternar entre exercícios para as partes superior e inferior do corpo

| Treino (terças e quintas) | | | Cargas de treinamento | | |
|---|---|---|---|---|---|
| Exercícios | Tipo de exercício | Séries | Repetições | Peso | Intervalo de repouso |
| Supino | Pesos livres | 2 | 15 | 22,5 | 30 s |
| *Leg press* | Máquina de *pulley* | 2 | 15 | 67,5 | 30 s |
| Remada sentada | Máquina de came | 2 | 15 | 12,5 | 30 s |
| Flexão de perna | Máquina de came | 2 | 15 | 15RM | 30 s |
| Desenvolvimento | Máquina de came | 2 | 15 | 10 | 30 s |
| Extensão de perna | Máquina de came | 2 | 15 | 15RM | 30 s |
| Rosca bíceps | Peso livre | 2 | 15 | 12,5 | 30 s |
| Gêmeos sentado | Máquina de *pulley* | 2 | 15 | 15RM | 30 s |
| *Pressdown* de tríceps | Máquina de *pulley* | 2 | 15 | 10 | 30 s |
| Músculos abdominais | | 2 | 25 | | 30 s |

Explicação do programa

| | | |
|---|---|---|
| Consulta inicial | Nível de treinamento inicial e experiência com base na Tabela 15.1 | Iniciante |
| | Avaliação de condicionamento | Teste de % peso corporal e 15RM |
| | Meta principal do treinamento de força | Resistência muscular |
| Exercícios | Escolhas de exercício | Misto de exercícios com pesos livres, máquinas de came e máquinas de *pulley* |
| | Exercícios centrais | Supino, *leg press*, remada sentada e desenvolvimento |
| | Exercícios auxiliares | Flexão de perna, extensão de perna, rosca bíceps, gêmeos sentado, *pressdown* de tríceps, abdominal supra |
| | Número de exercícios por grupo muscular | 1 exercício por grupo muscular |
| Frequência | Frequência de treinamento (Tab. 15.2) | 2 a 3 vezes por semana espaçadas igualmente ao longo da semana |
| Ordem | Ordem de exercício | Alternar entre exercícios das partes superior e inferior do corpo |
| | | Completar uma série de cada exercício, depois repetir |
| Definição de cargas* | Teste de percentual de peso corporal (Tabs. 15.8 e 15.9) | |
| | Determinar a carga de treinamento com base no peso corporal da cliente (mulher de 64 kg) | |

| Exercício | | Cálculo | Carga de teste | Número de repetições completadas |
|---|---|---|---|---|
| Supino | Pesos livres | 64 × 0,35 | 22 kg (arredondar para 22,5 kg) | 15 |
| *Leg press* | Máquina de *pulley* | 64 × 1,00 | 64 kg | 20 |
| Remada sentada | Máquina de came | 64 × 0,20 | 12,7 kg (arredondar para 11 kg) | 16 |
| Desenvolvimento | Máquina de came | 64 × 0,25 | 16 kg | 8 |
| Rosca bíceps | Pesos livres | 64 × 0,23 | 15 kg (arredondar para 13 kg) | 12 |
| *Pressdown* de tríceps | Máquina de *pulley* | 64 × 0,19 | 12 kg (arredondar para 11 kg) | 13 |

Atribuição de carga**: Baseada no teste de %PC: meta de repetições: 15

Ajustar as cargas a partir do teste de %PC para atribuir as cargas (Tabs. 15.8, 15.9 e 15.10)

Atribuir a carga de treinamento com base no peso corporal da cliente (mulher de 64 kg)

| Exercício | | Ajuste de carga | Equação | Carga de treinamento atribuída |
|---|---|---|---|---|
| Supino | Pesos livres | Nenhum necessário | n/a | 22,5 kg |
| *Leg press* | Máquina de *pulley* | +5 kg | 65 + 5 = 70 | 70 kg |
| Remada sentada | Máquina de came | +2,5 kg | 12,5 + 2,5 = 15 | 15 kg |
| Desenvolvimento | Máquina de came | –7,5 kg | 15 – 7,5 = 7,5 | 7,5 kg |
| Rosca bíceps | Pesos livres | –2,5 kg | 15 – 2,5 = 12,5 | 12,5 kg |
| *Pressdown* de tríceps | Máquina de *pulley* | –2,5 kg | 12,5 –2,5 = 10 | 10 kg |

* Teste de 15RM para os seguintes exercícios (teste moderado para evitar a fadiga do cliente; limitado a três séries de teste): flexão de perna, extensão de perna e gêmeos sentado.

** Baseada no teste de RM (note que as cargas de RM podem ter diminuído em função das múltiplas séries atribuídas): atribuir cargas do teste de 15RM para flexão de perna, extensão de perna e gêmeos sentado.

TABELA 15.22 Exemplo de programa de hipertrofia: rotina dividida em quatro vezes por semana

| | | | | Cargas de treinamento | | | |
|---|---|---|---|---|---|---|---|
| Dia | Exercício | Séries | Repetições | Semana 1 | Semana 2 | Semana 3 | Semana 4 |
| Segunda | Agachamento livre tradicional | 3 | 10 | RL | M | RP | RL |
| | Afundo | 3 | 10 | RL | M | RP | RL |
| | Levantamento terra romeno | 3 | 10 | RL | M | RP | RL |
| | Flexão de perna | 3 | 10 | RL | M | RP | RL |
| | Gêmeos em pé + gêmeos sentado | 3 | 10 | RL | M | RP | RL |
| | *Sit-up* com os joelhos flexionados | 3 | 25 | | | | |
| Terça | Supino | 3 | 10 | RL | M | RP | RL |
| | Supino inclinado com halteres | 3 | 10 | RL | M | RP | RL |
| | Remada curvada | 3 | 10 | RL | M | RP | RL |
| | Desenvolvimento | 3 | 10 | RL | M | RP | RL |
| | Encolhimento de ombros | 3 | 10 | RL | M | RP | RL |
| | Rosca bíceps | 3 | 10 | RL | M | RP | RL |
| | Extensão de tríceps | 3 | 10 | RL | M | RP | RL |
| | Abdominal supra | 3 | 25 | | | | |
| Quinta | Agachamento livre tradicional | 3 | 10 | L | RL | M | L |
| | Afundo | 3 | 10 | L | RL | M | L |
| | Levantamento terra romeno | 3 | 10 | L | RL | M | L |
| | Flexão de perna | 3 | 10 | L | RL | M | L |
| | Gêmeos em pé + gêmeos sentado | 3 | 10 | L | RL | M | L |
| | *Sit-up* com os joelhos flexionados | 3 | 25 | | | | |
| Sábado | Supino | 3 | 10 | L | RL | M | L |
| | Supino inclinado com halteres | 3 | 10 | L | RL | M | L |
| | Remada curvada | 3 | 10 | L | RL | M | L |
| | Desenvolvimento | 3 | 10 | L | RL | M | L |
| | Encolhimento de ombros | 3 | 10 | L | RL | M | L |
| | Rosca bíceps | 3 | 10 | L | RL | M | L |
| | Extensão de tríceps | 3 | 10 | L | RL | M | L |
| | Abdominal supra | 3 | 25 | | | | |

Todas as séries e exercícios têm intervalos de repouso de 1,5 min ou 90 s. Apenas a supersérie de *pressdown* de tríceps e rosca bíceps e a série composta de gêmeos em pé e sentado não seguem essa recomendação.

| Explicação do programa | | |
|---|---|---|
| Consulta inicial | Nível de treinamento e experiência inicial com base na Tabela 15.1 | Intermediário |
| | Avaliação de condicionamento | Teste de 10RM (para estimar 1RM) |
| | Principal meta do treinamento de força | Hipertrofia |
| Exercícios | Escolhas de exercícios | Sobretudo pesos livres; máquinas para exercícios auxiliares |
| | Exercícios centrais | Agachamento livre tradicional, afundo, levantamento terra romeno, supino, desenvolvimento, remada curvada |
| | Exercícios auxiliares | Rosca bíceps, *pressdown* de tríceps, flexão de perna, gêmeos em pé, gêmeos sentado, encolhimento de ombro |
| | Número de exercícios por grupo muscular | 1 a 2 exercícios por grupo muscular |
| Frequência | Frequência de treinamento (Tab. 15.2) | 3 a 4 vezes por semana espaçadas igualmente ao longo da semana |
| Ordem | Métodos primários | Exercício central e depois exercícios auxiliares<br>Exercícios que treinam grandes grupos musculares primeiro e depois exercícios que treinam grupos musculares menores<br>Exercícios multiarticulares primeiro, depois exercícios uniarticulares |
| | Métodos secundários | Exercícios realizados em uma série composta: gêmeos, gêmeos sentado |

*(continua)*

TABELA 15.22 Exemplo de programa de hipertrofia: rotina dividida em quatro vezes por semana (*continuação*)

| | | | |
|---|---|---|---|
| Determinação de carga | Determinar a carga utilizando o teste de RM | O teste de 10RM é utilizado para estimar 1RM (protocolo no Cap. 11, mas modificado; ver Tabs. 15.5 e 15.6) | |
| | Exercício | 10RM | 1RM estimada |
| | Supino | 75 kg | 100 kg |
| | Supino inclinado com halteres | 17,5 kg (cada mão) | 25 kg (cada mão) |
| | Remada curvada | 37,5 kg | 50 kg |
| | Desenvolvimento | 40 kg | 55 kg |
| | Encolhimento de ombros | 72,5 kg | 97,5 kg |
| | Rosca bíceps | 40 kg | 55 kg |
| | Extensão de tríceps | 45 kg | 60 kg |
| | Agachamento livre tradicional | 102,5 kg | 135 kg |
| | Afundo | 35 kg | 45 kg |
| | Levantamento terra romeno | 67,5 kg | 90 kg |
| | Flexão de perna | 55 kg | 72,5 |
| | Gêmeos sentado | 50 kg | 65 kg |
| | Gêmeos em pé | 55 kg | 72,5 kg |
| Repetições | Com base na Tabela 15.13 e nas metas almejadas pelo cliente. A faixa de repetição é definida com base na classificação do cliente: intermediário, 6 a 12 repetições; neste caso, foram escolhidas séries de 10. | | |
| Séries | Com base na Tabela 15.13 e na classificação do cliente: intermediário, três ou mais séries; neste caso, foram escolhidas três séries. A estrutura de série apresentada é para a meta de séries e não inclui os aquecimentos; podem ser necessárias pelo menos duas ou três séries de aquecimento. | | |
| Períodos de repouso | Os períodos de repouso são baseados na Tabela 15.14. Todas as séries e exercícios têm intervalos de repouso de 1,5 min ou 90 s. Apenas a supersérie de *pressdown* de tríceps e rosca bíceps e a série composta de gêmeos em pé e sentado não seguem essa recomendação. | | |

| | | | | | | | | | |
|---|---|---|---|---|---|---|---|---|---|
| Atribuição de carga* | | Atribuir a carga de treinamento com base no teste de RM. | | | O teste de 10RM é utilizado para determinar as zonas específicas de treinamento em conjunto com a Tabela 15.17. | | | | |
| | Exercício | 10RM | MP | P | RP | M | RL | L | ML |
| | Supino | 75 kg | 75-71 | 71-68 | 68-63 | 63-60 | 60-53 | 53-49 | 49-45 |
| | Supino inclinado com halteres | 17,5 kg (cada mão) | 17,5-17 | 17-16 | 16-15 | 15 | 15-14 | 14-13 | 13-12 |
| | Remada curvada | 37,5 kg | 37,5-35 | 35-33 | 33-31 | 31-29 | 29-27 | 27-25 | 25-24 |
| | Desenvolvimento | 40 kg | 40-39 | 39-37 | 37-35 | 35-33 | 33-31 | 31-29 | 29-27 |
| | Encolhimento de ombros | 72,5 kg | 72,5-69 | 69-65 | 65-62 | 62-58 | 58-54 | 54-51 | 51-47 |
| | Rosca bíceps | 40 kg | 40-39 | 39-37 | 37-35 | 35-33 | 33-31 | 31-29 | 29-27 |
| | Extensão de tríceps | 45 kg | 45-43 | 43-41 | 41-39 | 39-36 | 36-34 | 34-32 | 32-29 |
| | Agachamento livre tradicional | 102,5 kg | 102,5-97 | 97-92 | 92-87 | 87-82 | 82-77 | 77-72 | 72-68 |
| | Afundo | 35 kg | 35-32 | 32-31 | 31-29 | 29-27 | 27-25 | 25-24 | 24-22 |
| | Levantamento terra romeno | 67,5 kg | 67,5-65 | 65-61 | 61-58 | 58-54 | 54-51 | 51-48 | 48-44 |
| | Flexão de perna | 55 kg | 55-52 | 52-49 | 49-46 | 46-44 | 44-41 | 41-38 | 38-35 |
| | Gêmeos sentado | 50 kg | 50-48 | 48-45 | 45-43 | 43-40 | 40-38 | 38-35 | 35-33 |
| | Gêmeos em pé | 55 kg | 55-52 | 52-49 | 49-46 | 46-44 | 44-41 | 41-38 | 38-35 |

* Os valores estimados de 10RM serão utilizados para calcular as zonas de treinamento para sessões de treinamento específicas com base na Tabela 15.17.

TABELA 15.23 Exemplo de programa de força muscular: variação dentro da semana e entre semanas

| | | | | Cargas de treinamento | | | |
|---|---|---|---|---|---|---|---|
| Dia | Exercício | Séries | Repetições | Semana 1 | Semana 2 | Semana 3 | Semana 4 |
| Segunda | *Power clean* | 3 | 5/1 | M | RI | I | M |
| | Agachamento livre tradicional | 3 | 5 | M | RI | I | M |
| | Supino | 3 | 5 | M | RI | I | M |
| | Rosca bíceps | 3 | 10 | M | RI | I | M |
| | *Pressdown* de tríceps | 3 | 10 | M | RI | I | M |
| | Abdominal supra | 3 | 25 | | | | |
| Terça | Levantamento terra | 3 | 5 | RL | M | RI | RL |
| | Remada curvada | 3 | 5 | RL | M | RI | RL |
| | Encolhimento de ombro | 3 | 5 | RL | M | RI | RL |
| | Levantamento terra romeno* | 3 | 5 | RL | M | RI | RL |
| | Puxada na polia alta | 3 | 10 | RL | M | RI | RL |
| | Abdominal supra | 3 | 25 | | | | |
| Quinta | *Power clean* | 3 | 5/1 | RL | M | RI | RL |
| | Agachamento livre tradicional | 3 | 5 | RL | M | RI | RL |
| | Supino | 3 | 5 | RL | M | RI | RL |
| | Rosca bíceps | 3 | 10 | RL | M | RI | RL |
| | *Pressdown* de tríceps | 3 | 10 | RL | M | RI | RL |
| | Abdominal supra | 3 | 25 | | | | |
| Sábado | Levantamento terra | 3 | 5 | M | RI | I | M |
| | Remada curvada | 3 | 5 | M | RI | I | M |
| | Encolhimento de ombro | 3 | 5 | M | RI | I | M |
| | Levantamento terra romeno* | 3 | 5 | M | RI | I | M |
| | Puxada na polia alta | 3 | 10 | M | RI | I | M |
| | Abdominal supra | 3 | 25 | | | | |

O intervalo de repouso entre as séries e entre os exercícios é definido como 3 min. 5/2 = série *cluster* com 30 s de repouso entre as repetições.
* Carga para o levantamento terra romeno é baseada no *power clean* máximo.

| Explicação do programa | | |
|---|---|---|
| Consulta inicial | Nível inicial de treinamento e experiência com base na Tabela 15.1 | Avançado |
| | Avaliação de condicionamento | Teste de 1RM e 10RM (para estimar 1RM) |
| | Principal meta do treinamento de força | Força muscular |
| Exercícios | Escolhas de exercícios | Principalmente pesos livres, mas algumas máquinas para exercícios auxiliares |
| | Exercícios centrais | *Power clean*, agachamento livre tradicional, supino, levantamento terra, remada curvada, levantamento terra romeno |
| | Exercícios auxiliares | Rosca bíceps, *pressdown* de tríceps, encolhimento de ombro, puxada na polia alta |
| | Número de exercícios por grupo muscular | 1 ou 2 exercícios por grupo muscular |
| Frequência | Frequência de treinamento (Tab. 15.2) | 3 ou 4 vezes por semana, espaçadas igualmente ao longo da semana |
| Ordem | Métodos primários | Exercício central e depois exercícios auxiliares |
| | | Exercícios que treinam grandes grupos musculares e depois exercícios que treinam pequenos grupos musculares |
| | | Exercícios multiarticulares, depois exercícios uniarticulares |

*(continua)*

TABELA 15.23 Exemplo de programa de força muscular: variação dentro da semana e entre semanas (*continuação*)

| | | |
|---|---|---|
| Determinação de carga | Determinar a carga de treino com base no teste de RM | Teste de 1RM para exercícios centrais específicos |
| | | O teste de 10RM é utilizado para estimar 1RM (protocolo no Cap. 11, mas modificado; Tab. 15.5) para exercícios auxiliares e exercícios centrais que não sejam seguros de se realizar ao máximo. |

**Resultados do teste de 1RM**

| Exercício | 1RM | 5RM estimadas |
|---|---|---|
| *Power clean* | 102,5 kg | 89 kg |
| Agachamento livre tradicional | 170 kg | 148 kg |
| Supino | 135 kg | 118 kg |
| Levantamento terra | 147,5 kg | 128 kg |

**Resultados do teste de 10RM**

| Exercício | 10RM | 5RM estimadas | 1RM estimada |
|---|---|---|---|
| Remada curvada | 62,5 kg | 73 kg | 84 kg |
| Puxada na polia alta | 80 kg | 135 kg | 104 kg |
| Rosca bíceps | 47,5 kg | 55 kg | 62,5 kg |
| *Pressdown* de tríceps | 47,5 kg | 55 kg | 62,5 kg |

**Exercícios estimados a partir do *power clean* máximo**

| Exercício | 1RM | 5RM estimadas |
|---|---|---|
| Encolhimento de ombro | 102,5 kg | 89 kg |
| Levantamento terra romeno | 102,5 kg | 89 kg |

| | | |
|---|---|---|
| Repetições | Com base na Tabela 15.13 e nas metas almejadas pelo cliente. | |
| | A faixa de repetição é definida com base na classificação do cliente: avançado, seis ou menos repetições; neste caso, foram escolhidas séries de seis. | |
| Séries | Com base na Tabela 15.13 e na classificação do cliente: avançado, três ou mais séries; neste caso, foram escolhidas três séries. | |
| | A estrutura da série apresentada é para as metas de séries e não inclui os aquecimentos; podem ser necessárias pelo menos duas ou três séries de aquecimento. | |
| Períodos de repouso | Os períodos de repouso são baseados na Tabela 15.14. | |
| | Todas as séries e exercícios têm intervalos de repouso de 3 min ou 180 s. Apenas a supersérie de *pressdown* de tríceps e rosca bíceps e a série composta de gêmeos em pé e sentado não seguem essa recomendação. | |
| Atribuição de carga* | Atribuir a carga de treinamento com base no teste de RM. | O teste de 1RM e 10RM é utilizado para determinar as zonas de treinamento específicas em conjunto com a Tabela 15.17. |

| Exercício | 5RM | MI | I | RI | M | RL | L | ML |
|---|---|---|---|---|---|---|---|---|
| *Power clean* | 89 kg | 89-84 | 84-80 | 80-76 | 76-71 | 71-67 | 67-62 | 62-57 |
| Agachamento livre tradicional | 148 kg | 149-141 | 141-133 | 133-126 | 126-118 | 118-111 | 111-103 | 103-96 |
| Supino | 118 kg | 118-112 | 112-107 | 107-101 | 101-95 | 95-89 | 89-83 | 83-77 |
| Levantamento terra | 128 kg | 128-122 | 122-116 | 116-109 | 109-103 | 103-96 | 96-90 | 90-83 |
| Remada curvada | 73 kg | 73-69 | 69-66 | 66-62 | 62-59 | 59-55 | 55-51 | 51-48 |
| Encolhimento de ombro | 89 kg | 89-84 | 84-80 | 80-76 | 76-71 | 71-67 | 67-62 | 62-57 |
| Levantamento terra romeno | 89 kg | 89-84 | 84-80 | 80-76 | 76-71 | 71-67 | 67-62 | 62-57 |

| Exercício | 10RM | MI | I | RI | M | RL | L | ML |
|---|---|---|---|---|---|---|---|---|
| Puxada na polia alta | 80 kg | 80-75 | 75-72 | 72-68 | 68-64 | 64-59 | 59-56 | 56-52 |
| Rosca bíceps | 47,5 kg | 48-45 | 45-43 | 43-40 | 40-38 | 38-36 | 36-34 | 34-31 |
| *Pressdown* de tríceps | 47,5 kg | 48-45 | 45-43 | 43-40 | 40-38 | 38-36 | 36-34 | 34-31 |

* Os valores de 1RM e 10RM serão utilizados para calcular as zonas de treinamento para sessões específicas de treinamento com base na Tabela 15.17.

TABELA 15.24 Exemplo de programa de potência muscular: variação dentro da semana e entre semanas (*continuação*)

| Dia | Exercício | Séries | Repetições | Cargas de treinamento | | | |
|---|---|---|---|---|---|---|---|
| | | | | Semana 1 | Semana 2 | Semana 3 | Semana 4 |
| Segunda | *Power clean* | 3 | 3/1 *clusters* ascendentes | M | RI | I | RL |
| | Agachamento rápido | 3 | 3 | M | RI | I | RL |
| | *Push press* | 3 | 3 | M | RI | I | RL |
| | Rosca bíceps | 3 | 10 | M | RI | I | RL |
| | *Pressdown* de tríceps | 3 | 10 | M | RI | I | RL |
| | Exercícios abdominais | 3 | 25 | | | | |
| Terça | Encolhimento com pegada de arranco | 3 | 3 | RL | M | RI | L |
| | *Power snatch* | 3 | 3/1 *clusters* tradicionais | M | RI | I | RL |
| | Levantamento terra romeno com pegada de arranco | 3 | 3 | RL | M | RI | L |
| | Puxada na polia alta | 3 | 10 | RL | M | RI | L |
| | Exercícios abdominais | 3 | 25 | | | | |
| Quinta | *Power clean* | 3 | 3/1 *clusters* tradicionais | RL | M | RI | L |
| | Agachamento com pulo | 3 | 3 | RL | M | RI | L |
| | *Push press* | 3 | 3 | RL | M | RI | L |
| | Rosca bíceps | 3 | 10 | RL | M | RI | L |
| | *Pressdown* de tríceps | 3 | 10 | RL | M | RI | L |
| | Exercícios abdominais | 3 | 25 | | | | |
| Sábado | Encolhimento com pegada de arranco | 3 | 3 | L | RL | M | ML |
| | *Power snatch* | 3 | 3/1 *clusters* ascendentes | L | RL | M | ML |
| | Levantamento terra romeno com pegada de arranco* | 3 | 3 | L | RL | M | ML |
| | Puxada na polia alta | 3 | 10 | L | RL | M | ML |
| | Exercícios abdominais | 3 | 25 | L | RL | M | ML |

O intervalo de repouso entre as séries e entre os exercícios é definido como 3 min. 3/1 = *clusters* ascendentes com peso crescente a cada repetição do *cluster* de acordo com a Tabela 15.14 com 45 s de repouso entre as repetições.
* Carga para o levantamento terra romeno com pegada de arranco é baseada no *power snatch* máximo.

| Explicação do programa | | |
|---|---|---|
| Consulta inicial | Nível inicial de treinamento e experiência com base na Tabela 15.1 | Avançado |
| | Avaliação de condicionamento | Teste de 1RM e 10RM (para estimar 1RM) |
| | Principal meta do treinamento de força | Potência muscular |
| Exercícios | Escolhas de exercícios | Principalmente pesos livres, mas algumas máquinas para exercícios auxiliares |
| | Exercícios centrais | *Power clean*, agachamento rápido, *push press*, agachamento com pulo, levantamento terra romeno |
| | Exercícios auxiliares | Rosca bíceps, *pressdown* de tríceps, encolhimento de ombro com pegada de arranco, puxada na polia alta |
| | Número de exercícios por grupo muscular | 1 ou 2 exercícios por grupo muscular |
| Frequência | Frequência de treinamento (Tab. 15.2) | 3 ou 4 vezes por semana, espaçadas igualmente ao longo da semana |
| Ordem | Métodos primários | Exercícios centrais e depois exercícios auxiliares |
| | | Exercícios que treinam grandes grupos musculares e depois exercícios que treinam pequenos grupos musculares |
| | | Exercícios multiarticulares, depois exercícios uniarticulares |

(*continua*)

TABELA 15.24 Exemplo de programa de potência muscular: variação dentro da semana e entre semanas (*continuação*)

| | | |
|---|---|---|
| Determinação de carga | Determinar a carga utilizando o teste de RM. | Teste de 1RM para exercícios centrais específicos |
| | | O teste de 10RM é utilizado para estimar 1RM (protocolo no Cap. 11, mas modificado; Tab. 15.5) para exercícios auxiliares e exercícios centrais que não sejam seguros de se realizar ao máximo. |

| | Resultados do teste de 1RM | | |
|---|---|---|---|
| | Exercício | 1RM | 3RM estimadas |
| | *Power clean* | 115 kg | 107,5 kg |
| | *Power snatch* | 90 kg | 85 kg |
| | Agachamento livre tradicional | 135 kg | 127,5 kg |
| | *Push press* | 100 kg | 92,5 kg |

| | Resultados do teste de 10RM | | | |
|---|---|---|---|---|
| | Exercício | 10RM | 3RM estimadas | 1RM estimada |
| | Puxada na polia alta | 80 kg | 99 kg | 105 kg |
| | Rosca bíceps | 47,5 kg | 59 kg | 62,5 kg |
| | *Pressdown* de tríceps | 47,5 kg | 59 kg | 62,5 kg |

| | Exercícios estimados a partir do *power snatch* máximo | | |
|---|---|---|---|
| | Exercício | 1RM | 3RM estimadas |
| | Encolhimento de ombro com pegada de arranco | 110 kg | 101 kg |
| | Levantamento terra romeno com pegada de arranco | 115 kg | 107 kg |
| | **Exercícios estimados a partir do agachamento livre tradicional máximo** | | |
| | Agachamento rápido | 75 kg | 68 kg |
| | Agachamento com pulo | 60 kg | 57 kg |

| | |
|---|---|
| | Com base na Tabela 15.13 e nas metas desejadas pelo cliente. |
| | A faixa de repetição definida se baseia na classificação do cliente: avançado. |
| Séries | Com base na Tabela 15.13 e na classificação do cliente: avançado, três ou mais séries; neste caso, foram escolhidas três séries. |
| | A estrutura da série apresentada é para as metas de séries e não inclui os aquecimentos; podem ser necessárias pelo menos duas ou três séries de aquecimento. |
| Períodos de repouso | Os períodos de repouso são baseados na Tabela 15.14. |
| | Todas as séries e exercícios têm intervalos de repouso de 3 min ou 180 s. |
| Atribuição de carga* | Atribuir a carga de treinamento com base no teste de RM. — O teste de 1RM e 10RM é utilizado para determinar zonas de treinamento específicas em conjunto com a Tabela 15.17. |

| | Exercício | 3RM | MI | I | RI | M | RL | L | ML |
|---|---|---|---|---|---|---|---|---|---|
| | *Power clean* | 107,5 kg | 107-101 | 101-96 | 96-91 | 91-85 | 85-80 | 80-75 | 75-69 |
| | *Power snatch* | 85 kg | 84-80 | 80-76 | 76-71 | 71-67 | 67-63 | 63-59 | 59-54 |
| | *Push press* | 92,5 kg | 93-88 | 88-84 | 84-79 | 79-74 | 74-70 | 70-65 | 65-60 |
| | Levantamento terra romeno com pegada de arranco | 107 kg | 107-101 | 101-96 | 96-91 | 91-85 | 85-80 | 80-75 | 75-69 |
| | Encolhimento de ombro com pegada de arranco | 101 kg | 101-96 | 96-91 | 91-86 | 86-81 | 81-76 | 76-71 | 71-66 |
| | Agachamento rápido | 68 kg | 68-65 | 65-61 | 61-58 | 58-54 | 54-51 | 51-48 | 48-44 |
| | Agachamento com pulo | 57 kg | 57-54 | 54-51 | 51-49 | 49-46 | 46-43 | 43-40 | 40-37 |
| | **Exercício** | **10RM** | **MI** | **I** | **RI** | **M** | **RL** | **L** | **ML** |
| | Puxada na polia alta | 80 kg | 79-75 | 75-72 | 72-68 | 68-64 | 64-59 | 59-56 | 56-52 |
| | Rosca bíceps | 47,5 kg | 48-46 | 46-43 | 43-40 | 40-38 | 38-36 | 36-34 | 34-31 |
| | Rosca tríceps | 47,5 kg | 48-46 | 46-43 | 43-40 | 40-38 | 38-36 | 36-34 | 34-31 |

* Os valores de 1RM e 10RM serão utilizados para calcular as zonas de treinamento para sessões de treinamento específicas com base na Tabela 15.17.

## Questões para estudo

1. Qual das ordens de exercício a seguir é recomendada quando se utiliza um método de ordenação de exercícios de empurrar/puxar?
   A. Supino, desenvolvimento, tríceps testa, rosca bíceps, remada curvada.
   B. Desenvolvimento, rosca bíceps, tríceps testa, supino, remada curvada.
   C. Remada curvada, desenvolvimento, supino, rosca bíceps, tríceps testa.
   D. Supino, remada curvada, desenvolvimento, rosca bíceps, tríceps testa.
2. Qual das alternativas a seguir é a carga para o exercício de supino em um "dia relativamente leve" se o cliente está realizando séries de cinco repetições e sua 1RM é de 91 kg?
   A. 79 a 75 kg.
   B. 51 a 56 kg.
   C. 71 a 67 kg.
   D. 63 a 59 kg.
3. Qual dos programas a seguir é ideal para uma cliente intermediária cuja meta do programa de treinamento é força muscular?
   A. 3 séries de 10 repetições.
   B. 5 séries de 15 repetições.
   C. 5 séries de 5 repetições.
   D. 1 série de 4 repetições.
4. Um cliente de nível de treinamento intermediário conseguiu realizar 17 repetições durante um teste de 15RM do exercício de supino. Qual dos ajustes relativos de carga a seguir permitiria que o cliente atingisse as 15 repetições desejadas?
   A. +5%.
   B. +10%.
   C. –10%.
   D. –5%.
5. Qual das faixas de intervalo de repouso a seguir é utilizada para o treinamento de hipertrofia muscular?
   A. 10 a 20 segundos.
   B. 30 a 90 segundos.
   C. 2 a 3 minutos.
   D. 4 a 6 minutos.

## Questão de conhecimento aplicado

Com base nas informações da consulta inicial e do teste de condicionamento, preencha os espaços em branco para determinar as cargas de treinamento do cliente para exercícios selecionados.

| Consulta inicial e avaliação de condicionamento | Nível e experiência inicial de treinamento | Intermediário | |
|---|---|---|---|
| | Avaliação de condicionamento | Teste de 10RM para estimar 1RM | |
| | Principal meta do treinamento de força | Hipertrofia | |
| Avaliação de capacidades de carga | Cargas de 10RM e suas 1RM estimadas para os seguintes exercícios selecionados | | |
| | Exercícios (todos em máquinas de came) | 10RM (kg) | 1RM estimada (kg) |
| | Supino vertical | 27,5 | |
| | Remada sentada | 22,5 | |
| | Desenvolvimento | 20 | |
| | Rosca bíceps | 15 | |
| | Extensão de tríceps | 12,5 | |
| | Extensão de perna | 32,5 | |
| | Flexão de perna | 27,5 | |

| Atribuição de cargas | Faixa de repetição para atingir a meta de treinamento: _ a _ por série | | | | | | |
|---|---|---|---|---|---|---|---|
| | Meta de repetições: oito | | | | | | |
| | Faixa de carga (%1 RM) para atingir a meta de treinamento _% a _%1RM | | | | | | |
| | %1RM relativa à meta de oito repetições: _%1 RM | | | | | | |
| Cálculo de cargas de treinamento a partir da 1RM estimada | Exercícios (todos em máquinas de came) | 1RM estimada (kg) | × | %1RM relativa a 8 repetições de meta (em forma decimal) | = | Carga de treinamento calculada | Treinamento atribuído (arredondar) |
| | Supino vertical | | × | | = | | |
| | Remada sentada | | × | | = | | |
| | Desenvolvimento | | × | | = | | |
| | Rosca bíceps | | × | | = | | |
| | Extensão de tríceps | | × | | = | | |
| | Extensão de perna | | × | | = | | |
| | Flexão de perna | | × | | = | | |

## Referências bibliográficas


1. Abadie, B.R., and M. Wentworth. 2000. Prediction of 1-RM strength from a 5-10 repetition submaximal test in college aged females. Journal of Exercise Physiology (Online) 3: 1-5.
2. Adams, G.M. 1998. Exercise Physiology Laboratory Manual, 3rd ed. Boston: McGraw-Hill.
3. Aj.n, T., and L. Baroga. 1988. Weightlifting: Fitness for All Sports. Budapest: International Weightlifting Federation.
4. American College of Sports Medicine. 2009. Position stand. Progression models in resistance training for healthy adults. Medicine and Science in Sports and Exercise 41: 687-708.
5. Atha, J. 1981. Strengthening muscle. Exercise and Sport Sciences Reviews 9: 1-73.
6. Baechle, T.R., and R.W. Earle. 1989. Weight Training: A Text Written for the College Student. Omaha, NE: Creighton University Press.
7. Baechle, T.R., and R.W. Earle. 1995. Fitness Weight Training. Champaign, IL: Human Kinetics.
8. Baechle, T.R., and R.W. Earle, eds. 2000. Essentails of Strength Training and Conditioning, 2nd ed. Champaign, IL: Human Kinetics.
9. Baechle, T.R., R.W. Earle, and D. Wathen. 2008. Resistance training. In: Essentials of Stength Training and Conditioning, T.R. Baechle and R.W. Earle, eds. Champaign, IL: Human Kinetics. pp. 381-412.
10. Baechle, T.R., and B.R. Groves. 1998. Weight Training: Steps to Success, 2nd ed. Champaign, IL: Human Kinetics.
11. Baker, D., and S. Nance. 1999. The relation between running speed and measures of strength and power in professional rugby league players. Journal of Strength and Conditioning Research 13: 230-235.
12. Bastiaans, J.J., A.B. Van Diemen, T. Veneberg, and A.E. Jeukendrup. 2001. The effects of replacing a portion of endurance training by explosive strength training on performance in trained cyclists. European Journal of Applied Physiology 86: 79-84.
13. Behm, D.G., G. Reardon, J. Fitzgerald, and E. Drinkwater. 2002. The effect of 5, 10, and 20 repetition maximums on the recovery of voluntary and evoked contractile properties. Journal of Strength and Conditioning Research 16: 209-218.
14. Berger, R.A. 1962. Effect of varied weight training programs on strength. Research Quarterly 33: 168-181.
15. Bompa, T.O., and G.G. Haff. 2009. Periodization: Theory and Methodology of Training, 5th ed. Champaign, IL: Human Kinetics.
16. Brown, H.L. 1992. Lifetime Fitness, 3rd ed. Scottsdale, AZ: Gorsuch Scarisbrick.
17. Bryzychi, M. 1993. Strength testing: Predicting a one rep max from reps to fatigue. Journal of Physical Education, Recreation and Dance 64: 88-90.
18. Bryzychi, M. 2000. Assessing strength. Fitness Manage (June), 4-37.
19. Candow, D.G., and D.G. Burke. 2007. Effect of short-term equal-volume resistance training with different workout frequency on muscle mass and strength in untrained men and women. Journal of Strength and Conditioning Research 21: 204-207.
20. Caserotti, P., P. Aagaard, J. Buttrup Larsen, and L. Puggaard. 2008. Explosive heavy-resistance training in old and very old adults: Changes in rapid muscle force, strength and power. Scandinavian Journal of Medicine and Science in Sports 18:773-782.
21. Chapman, P., J.R. Whitehead, and R.H. Binkert. 1998. The 225-lb reps-to-failure test as a submaximal estimation of 1-RM bench press performance in college football players. Journal of Strength and Conditioning Research 12: 258-261.
22. Coyle, E.F., D.C. Feiring, T.C. Rotkis, R.W.D. Cote, F.B. Roby, W. Lee, and J.H. Wilmore. 1981. Specificity of power improvements through slow and fast isokinetic training. Journal of Applied Physiology 51: 1437-1442.
23. Craig, B.W. 2000. Variation: An important component of training. Strength and Conditioning Journal 22: 22-23.
24. Craig, B.W., J. Lucas, R. Pohlman, and H. Schilling. 1991. The effect of running, weightlifting and a combination of both on growth hormone release. Journal of Applied Sport Science Research 5: 198-203.
25. Dudley, G.A., P.A. Tesch, B.J. Miller, and P. Buchanan. 1991. Importance of eccentric actions in performance adaptations to resistance training. Aviation, Space, and Environmental Medicine 62: 543-550.
26. Earle, R.W., and T.R. Baechle. 2004. Resistance training program design. In: NSCA's Essentials of Personal Training, T.R. Baechle and R.W. Earle, eds. Champaign, IL: Human Kinetics. pp. 361-398.
27. Epley, B. 1985. Poundage chart. In: Boyd Epley Workout. Lincoln, NE: University of Nebraska.
28. Epley, B. 2004. The Path to Athletic Power. Champaign, IL: Human Kinetics. p. 318.
29. Fleck, S.J. 1999. Periodized strength training: A critical review. Journal of Strength and Conditioning Research 13: 82-89.
30. Fleck, S.J., and W.J. Kraemer. 1997. Designing Resistance Training Programs, 2nd ed. Champaign, IL: Human Kinetics.
31. Fleck, S., and W.J. Kraemer. 2004. Designing Resistance Training Programs, 3rd ed. Champaign, IL: Human Kinetics. p. 375.
32. Fry, A.C., W.J. Kraemer, F. Van Borselen, J.M. Lynch, J.L. Marsit, E.P. Roy, N.T. Triplett, and H.G. Knuttgen. 1994. Performance decrements with high-intensity resistance exercise overtraining. Medicine and Science in Sports and Exercise 26: 1165-1173.
33. Fry, R.W., A.R. Morton, and D. Keast. 1991. Overtraining in athletes. An update. Sports Medicine 12: 32-65.
34. Gillam, G.M. 1981. Effects of frequency of weight training on muscle strength enhancement. Journal of Sports Medicine 21: 432-436.
35. Graves, J.E., M.L. Pollock, S.H. Leggett, R.W. Braith, D.M. Carpenter, and L.E. Bishop. 1988. Effect of reduced training frequency on muscular strength. International Journal of Sports Medicine 9: 316-319.

36. Haff, G.G., S. Burgess, and M.H. Stone. 2008. Cluster training: Theoretical and practical applications for the strength and conditioning professional. Professional Strength and Conditioning. 12: 12-17.
37. Haff, G.G., R.T. Hobbs, E.E. Haff, W.A. Sands, K.C. Pierce, and M.H. Stone. 2008. Cluster triaining: A novel method for introducing training program variation. Strength and Conditioning 30: 67-76.
38. Haff, G.G., W.J. Kraemer, H.S. O'Bryant, G. Pendlay, S. Plisk, and M.H. Stone. 2004. Roundtable discussion: Periodization of training-part 1. National Strength and Conditioning Association Journal 26: 50-69.
39. Haff, G.G., A. Whitley, L.B. McCoy, H.S. O'Bryant, J.L. Kilgore, E.E. Haff, K. Pierce, and M.H. Stone. 2003. Effects of different set configurations on barbell velocity and displacement during a clean pull. Journal of Strength and Conditioning Research 17: 95-103.
40. H.kkinen, K. 1994. Neuromuscular adaptations during strength training, aging, detraining, and immobilization. Critical Reviews in Physical Rehabilitation Medicine 6: 161-198.
41. H.kkinen, K., M. Alen, and P.V. Komi. 1985. Changes in isometric force- and relaxation-time, electromyographic and muscle fibre characteristics of human skeletal muscle during strength training and detraining. Acta Physiologica Scandinavica 125: 573-585.
42. H.kkinen, K., and P.V. Komi. 1983. Electromyographic changes during strength training and detraining. Medicine and Science in Sports and Exercise 15: 455-460.
43. H.kkinen, K., and P.V. Komi. 1985. Effect of explosive type strength training on electromographic and force production characteristics of leg extensor muscles during concentric and various stretch-shortening cycle exercises. Scandinavian Journal of Sports Science 7: 65-76.
44. H.kkinen, K., A. Pakarinen, M. Alen, H. Kauhanen, and P.V. Komi. 1988. Neuromuscular and hormonal responses in elite athletes to two successive strength training sessions in one day. European Journal of Applied Physiology 57: 133-139.
45. Harris, G.R., M.H. Stone, H.S. O'Bryant, C.M. Proulx, and R.L. Johnson. 2000. Short-term performance effects of high power, high force, or combined weight-training methods. Journal of Strength and Conditioning Research 14: 14-20.
46. Hazell, T., K. Kenno, and J. Jakobi. 2007. Functional benefit of power training for older adults. Journal of Aging and Physical Activity 15: 349-359.
47. Henwood, T.R., S. Riek, and D.R. Taaffe. 2008. Strength versus muscle power-specific resistance training in community-dwelling older adults. Journals of Gerontology Series A: Biological Sciences and Medical Sciences 63: 83-91.
48. Henwood, T.R., and D.R. Taaffe. 2006. Short-term resistance training and the older adult: The effect of varied programmes for the enhancement of muscle strength and functional performance. Clinical Physiology and Functional Imaging 26: 305-313.
49. Herrick, A.R., and M.H. Stone. 1996. The effects of periodization versus progressive resistance exericse on upper and lower body strength in women. Journal of Strength and Conditioning Research 10: 72-76.
50. Hickson, R.C., B.A. Dvorak, E.M. Gorostiaga, T.T. Kurowski, and C. Foster. 1988. Potential for strength and endurance training to amplify endurance performance. Journal of Applied Physiology 65: 2285-2290.
51. Hickson, R.C., K. Hidaka, and C. Foster. 1994. Skeletal muscle fiber type, resistance training, and strength-related performance. Medicine and Science in Sports and Exercise 26: 593-598.
52. Hoeger, W.W.K., S.L. Barette, D.F. Hale, and D.R. Hopkins. 1987. Relationship between repetitions and selected percentages of one repetition maximum. Journal of Applied Sport Science Research 1: 11-13.
53. Hoeger, W.W.K., D.R. Hopkins, S.L. Barette, and D.F. Hale. 1990. Relationship between repetitions and selected percentages of one repetition maximum: A comparison between untrained and trained males and females. Journal of Applied Sport Science Research 4: 47-54.
54. Hoffman, J.R., C.M. Maresh, L.E. Armstrong, and W.J. Kraemer. 1991. Effects of off-season and in-season resistance training programs on a collegiate male basketball team. Journal of Human Muscle Performance 1: 48-55.
55. Hori, N., R.U. Newton, W.A. Andrews, N. Kawamori, M.R. McGuigan, and K. Nosaka. 2008. Does performance of hang power clean differentiate performance of jumping, sprinting, and changing of direction? Journal of Strength and Conditioning Research 22: 412-418.
56. Humphries, B., E. Dugan, and T.L. Doyle. 2006. Muscular fitness. In: ACSM's Resource Manual for Guidelines for Exercise Testing and Prescription, L.A. Kaminsky, ed. Baltimore: Lippincott Williams & Wilkins. pp. 206-224.
57. Hunter, G.R., J.P. McCarthy, and M.M. Bamman. 2004. Effects of resistance training on older adults. Sports Medicine 34: 329-348.
58. Issurin, V. 2008. Block Periodization: Breakthrough in Sports Training, M. Yessis, ed. Muskegan, MI: Ultimate Athlete Concepts. p. 213.
59. Issurin, V. 2008. Block periodization versus traditional training theory: A review. Journal of Sports Medicine and Physical Fitness 48: 65-75.
60. Izquierdo, M., J. Ibanez, J.J. Gonzalez-Badillo, K. H.kkinen, N.A. Ratamess, W.J. Kraemer, D.N. French, J. Eslava, A. Altadill, X. Asiain, and E.M. Gorostiaga. 2006. Differential effects of strength training leading to failure versus not to failure on hormonal responses, strength, and muscle power gains. Journal of Applied Physiology 100: 1647-1656.
61. Jung, A.P. 2003. The impact of resistance training on distance running performance. Sports Medicine 33: 539-552.
62. Kemmler, W.K., D. Lauber, A. Wassermann, and J.L. Mayhew. 2006. Predicting maximal strength in trained postmenopausal women. Journal of Strength and Conditioning Research 20: 838-842.
63. Kemmler, W., J. Lauber, J. Weineck, J. Mayhew, W.A. Kalender, and K. Engelke. 2005. Trainingssteuerung in gesundheitssport. Lastvorgabe versus subjective intensitatswahl impraventivsportlichen krafttraining. Deutsche Zeitschrift für Sportmedizin. 56: 165-170.
64. Korhonen, M.T., A. Cristea, M. Alen, K. H.kkinen, S. Sipila, A. Mero, J.T. Viitasalo, L. Larsson, and H. Suominen. 2006. Aging, muscle fiber type, and contractile function in sprint-trained athletes. Journal of Applied Physiology 101: 906-917.
65. Kraemer, W.J. 1997. A series of studies: The physiological basis for strength training in American football: Fact over philosophy. Journal of Strength and Conditioning Research 11: 131-142.
66. Kraemer, W.J., K. Adams, E. Cafarelli, G.A. Dudley, C. Dooly, M.S. Feigenbaum, S.J. Fleck, B. Franklin, A.C. Fry, J.R. Hoffman, R.U. Newton, J. Potteiger, M.H. Stone, N.A. Ratamess, and T. Triplett-McBride. 2002. American College of Sports Medicine position stand. Progression models in resistance training for healthy adults. Medicine and Science in Sports and Exercise 34: 364-380.
67. Kraemer, W.J., and A.C. Fry. 1995. Strength testing: Development and evaluation of methodology. In: Physiological Assessment of Human Fitness, P.J. Maud and C. Foster, eds. Champaign, IL: Human Kinetics. pp. 115-138.
68. Kraemer, W.J., D.L. Hatfield, and S.J. Fleck. 2007. Types of muscle training. In: Strength Training, L.E. Brown, ed. Champaign, IL: Human Kinetics. pp. 45-72.
69. Kraemer, W.J., B.J. Noble, M.J. Clark, and B.W. Culver. 1987. Physiologic responses to heavy-resistance exercise with very short rest periods. International Journal of Sports Medicine 8: 247-252.
70. Kraemer, W.J., and N.A. Ratamess. 2004. Fundamentals of resistance training: Progression and exercise prescription. Medicine and Science in Sports and Exercise 36: 674-688.
71. Kraemer, W.J., J.L. Vingren, D.L. Hatfield, B.A. Spiering, and M.S. Fragala. 2007. Resistance training programs. In: ACSM's Resources for the Personal Trainer, W.R. Thompson et al., eds. Baltimore: Lippincott Williams & Wilkins. pp. 372-403.
72. Kramer, J.B., M.H. Stone, H.S. O'Bryant, M.S. Conley, R.L. Johnson, D.C. Nieman, D.R. Honeycutt, and T.P. Hoke. 1997. Effects of single vs. multiple sets of weight training: Impact of volume, intensity, and variation. Journal of Strength and Conditioning 11: 143-147.
73. Kravitz, L., C. Akalan, K. Nowicki, and S.J. Kinzey. 2003. Prediction of 1 repetition maximum in high-school power lifters. Journal of Strength and Conditioning Research 17: 167-172.
74. Lander, J.E. 1985. Maximum based on reps. National Strength and Conditioning Association Journal. 6: 60-61.
75. Larson, G.D., and J.A. Potteiger. 1997. A comparision of three different rest intervals between multiple squat bouts. Journal of Strength and Conditioning Research 11: 115-118.
76. Lesuer, D.A., J.H. McCormick, J.L. Mayhew, R.L. Wasserstein, and M.D. Arnold. 1997. The accuracy of prediction equations for estimating 1-RM performance in the bench press, squat, and deadlift. Journal of Strength and Conditioning Research 11: 211-213.
77. Lombardi, V.P. 1989. Beginning Weight Training. Dubuque, IA: Brown.
78. Mayhew, J.L., T.E. Ball, M.E. Arnold, and J.C. Bowen. 1992. Relative muscular endurance performance as a predictor of bench press strength in college men and women. Journal of Applied Sport Science Research 6: 200-206.
79. Mayhew, J.L., B.D. Johnson, M.J. Lamonte, D. Lauber, and W. Kemmler. 2008. Accuracy of prediction equations for determining one repetition maximum bench press in women before and after resistance training. Journal of Strength and Conditioning Research 22: 1570-1577.
80. Mayhew, J.L., J.L. Prinster, J.S. Ware, D.L. Zimmer, J.R. Arabas, and M.G. Bemben. 1995. Muscular endurance repetitions to predict bench press strength in men of different training levels. Journal of Sports Medicine and Physical Fitness 35: 108-113.
81. Mayhew, J.L., J.S. Ware, K. Cannon, S. Corbett, P.P. Chapman, M.G. Bemben, T.E. Ward, B. Farris, J. Juraszek, and J.P. Slovak. 2002. Validation of the NFL-

225 test for predicting 1-RM bench press performance in college football players. Journal of Sports Medicine and Physical Fitness 42: 304-308.

82. Mayhew, J.L., J.R. Ware, and J.L. Prinster. 1993. Using lift repetitions to predict muscular strength in adolescent males. National Strength and Conditioning Association Journal 15: 35-38.
83. McBride, J.M., G.O. McCauley, P. Cormie, J.L. Nuzzo, M.J. Cavill, and N.T. Triplett. 2009. Comparison of methods to quantify volume during resistance exercise. Journal of Strength and Conditioning Research 23: 106-110.
84. O'Conner, B., J. Simmons, and P. O'Shea. 1989. Weight Training Today. St. Paul, MN: West. pp. 26-33.
85. Pearson, D., A. Faigenbaum, M. Conley, and W.J. Kraemer. 2000. The National Strength and Conditioning Association's basic guidelines for the resistance training of athletes. Strength and Conditioning Journal 22: 14-27.
86. Peterson, M.D., M.R. Rhea, and B.A. Alvar. 2004. Maximizing strength development in athletes: A meta-analysis to determine the dose-response relationship. Journal of Strength and Conditioning Research 18: 377-382.
87. Peterson, M.D., M.R. Rhea, and B.A. Alvar. 2005. Applications of the dose-response for muscular strength development: A review of meta-analytic efficacy and reliability for designing training prescription. Journal of Strength and Conditioning Research 19: 950-958.
88. Pincivero, D.M., W.S. Gear, N.M. Moyna, and R.J. Robertson. 1999. The effects of rest interval on quadriceps torque and perceived exertion in healthy males. Journal of Sports Medicine and Physical Fitness 39: 294-299.
89. Plisk, S.S. 1991. Anaerobic metabolic conditioning: A brief review of theory, strategy and practical application. Journal of Applied Sport Science Research 5: 22-34.
90. Plisk, S.S., and M.H. Stone. 2003. Periodization strategies. Strength and Conditioning 25: 19-37.
91. Poliquin, C. 1988. Five steps to increasing the effectiveness of your strength training program. National Strength and Conditioning Association Journal 10: 34-39.
92. Ratamess, N.A., M.J. Falvo, G.T. Mangine, J.R. Hoffman, A.D. Faigenbaum, and J. Kang. 2007. The effect of rest interval length on metabolic responses to the bench press exercise. European Journal of Applied Physiology 100: 1-17.
93. Reynolds, J.M., T.J. Gordon, and R.A. Robergs. 2006. Prediction of one repetition maximum strength from multiple repetition maximum testing and anthropometry. Journal of Strength and Conditioning Research 20: 584-592.
94. Rhea, M.R., B.A. Alvar, and L.N. Burkett. 2002. Single versus multiple sets for strength: A meta-analysis to address the controversy. Research Quarterly for Exercise and Sport 73: 485-488.
95. Rhea, M.R., B.A. Alvar, L.N. Burkett, and S.D. Ball. 2003. A meta-analysis to determine the dose response for strength development. Medicine and Science in Sports and Exercise 35: 456-464.
96. Richardson, T. 1993. Circuit training with exercise machines. National Strength and Conditioning Association Journal 15: 18-19.
97. Robinson, J.M., M.H. Stone, R.L. Johnson, C.M. Penland, B.J. Warren, and R.D. Lewis. 1995. Effects of different weight training exercise/rest intervals on strength, power, and high intensity exercise endurance. Journal of Strength and Conditioning Research 9: 216-221.
98. Rydwik, E., C. Karlsson, K. Frandin, and G. Akner. 2007. Muscle strength testing with one repetition maximum in the arm/shoulder for people aged 75+ - test-retest reliability. Clinical Rehabilitation 21: 258-265.
99. Shaw, C.E., K.K. McCully, and J.D. Posner. 1995. Injuries during the one repetition maximum assessment in the elderly. Journal of Cardiopulmonary Rehabilitation 15: 283-287.
100. Shimano, T., W.J. Kraemer, B.A. Spiering, J.S. Volek, D.L. Hatfield, R. Silvestre, J.L. Vingren, M.S. Fragala, C.M. Maresh, S.J. Fleck, R.U. Newton, L.P. Spreuwenberg, and K. H.kkinen. 2006. Relationship between the number of repetitions and selected percentages of one repetition maximum in free weight exercises in trained and untrained men. Journal of Strength and Conditioning Research 20: 819-823.
101. Siff, M.C. 2003. Supertraining, 6th ed. Denver: Supertraining Institute. p. 496.
102. Siff, M.C., and Y.U. Verkhoshansky. 1999. Supertraining, 4th ed. Denver: Supertraining International.
103. Simao, R., T. Farinatti Pde, M.D. Polito, A.S. Maior, and S.J. Fleck. 2005. Influence of exercise order on the number of repetitions performed and perceived exertion during resistance exercises. Journal of Strength and Conditioning Research 19: 152-156.
104. Stone, M.H., and R.A. Borden. 1997. Modes and methods of resistance training. Strength and Conditioning 19: 18-23.
105. Stone, M.H., T.J. Chandler, M.S. Conley, J.B. Kramer, and M.E. Stone. 1996. Training to muscular failure: Is it necessary? Strength and Conditioning 18: 44-51.
106. Stone, M.H., R. Keith, J.T. Kearney, G.D. Wilson, and S.J. Fleck. 1991. Overtraining: A review of the signs and symptoms of overtraining. Journal of Applied Sport Science Research 5: 35-50.
107. Stone, M.H., and H.O. O'Bryant. 1987. Weight Training: A Scientific Approach. Edina, MN: Burgess.
108. Stone, M.H., H.S. O'Bryant, B.K. Schilling, R.L. Johnson, K.C. Pierce, G.G. Haff, A.J. Koch, and M. Stone. 1999. Periodization: Effects of manipulating volume and intensity. Part 1. Strength and Conditioning Journal 21 (2): 56-62.
109. Stone, M.H., H.S. O'Bryant, B.K. Schilling, R.L. Johnson, K.C. Pierce, G.G. Haff, A.J. Koch, and M. Stone. 1999. Periodization: Effects of manipulating volume and intensity. Part 2. Strength and Conditioning Journal 21 (3): 54-60.
110. Stone, M.H., K. Pierce, W.A. Sands, and M. Stone. 2006. Weightlifting: Program design. Strength and Conditioning 28: 10-17.
111. Stone, M.H., K. Pierce, G.D. Wilson, and R. Rozenek. 1987. Heart rate and lactate levels during weight-training exercise in trained and untrained men. Physician and Sportsmedicine 15: 97-101.
112. Stone, M.H., S. Plisk, and D. Collins. 2002. Training principles: Evaluation of modes and methods of resistancetraining - a coaching perspective. Sports Biomechanics 1: 79-104.
113. Stone, M.H., J.A. Potteiger, K.C. Pierce, C.M. Proulx, H.S. O'Bryant, R.L. Johnson, and M.E. Stone. 2000. Comparison of the effects of three different weight-training programs on the one repetition maximum squat. Journal of Strength and Conditioning Research 14: 332-337.
114. Stone, M.H., K. Sanborn, H.S. O'Bryant, M. Hartman, M.E. Stone, C. Proulx, B. Ward, and J. Hruby. 2003. Maximum strength-power-performance relationships in collegiate throwers. Journal of Strength and Conditioning Research 17: 739-745.
115. Stone, M.H., W.A. Sands, K.C. Pierce, J. Carlock, M. Cardinale, and R.U. Newton. 2005. Relationship of maximum strength to weightlifting performance. Medicine and Science in Sports and Exercise 37: 1037-1043.
116. Stone, M.H., W.A. Sands, K.C. Pierce, R.U. Newton, G.G. Haff, and J. Carlock. 2006. Maximum strength and strength training: A relationship to endurance? Strength and Conditioning Journal 28: 44-53.
117. Stone, M.H., M.E. Stone, and W.A. Sands. 2007. Principles and Practice of Resistance Training. Champaign, IL: Human Kinetics. p. 376.
118. Tan, B. 1999. Manipulating resistance training program variables to optimize maximum strength in men: A review. Journal of Strength and Conditioning Research 13: 289- 304.
119. Tesch, P. 1993. Training for bodybuilding. In: Strength and Power in Sports, P.V. Komi, ed. London: Blackwell Scientific.
120. Verkhoshansky, Y.U. 2006. Special Strength Training: A Practical Manual for Coaches. Muskegan, MI: Ultimate Athlete Concepts. p. 137.
121. Verkhoshansky, Y.U. 2007. Theory and methodology of sport preparation: Block training system for top-level athletes. Teoria i Practica Physicheskoj Culturi 4: 2-14.
122. Ware, J.S., C.T. Clemens, J.L. Mayhew, and T.J. Johnston. 1995. Muscular endurance repetitions to predict bench press and squat strength in college football players. Journal of Strength and Conditioning Research 9: 99-103.
123. Wathen, D. 1994. Load assignment. In: Essentials of Strength Training and Conditioning, T.R. Baechle and R.W. Earle, eds. Champaign, IL: Human Kinetics. pp. 435-446.
124. Westcott, W.L. 1982. Strength Fitness. Boston: Allyn & Bacon.
125. Whisenant, M.J., L.B. Panton, W.B. East, and C.E. Broeder. 2003. Validation of submaximal prediction equations for the 1 repetition maximum bench press test on a group of collegiate football players. Journal of Strength and Conditioning Research 17: 221-227.
126. Willardson, J.M. 2006. A brief review: Factors affecting the length of the rest interval between resistance exercise sets. Journal of Strength and Conditioning Research 20: 978-984.
127. Willardson, J.M., and L.N. Burkett. 2005. A comparison of 3 different rest intervals on the exercise volume completed during a workout. Journal of Strength and Conditioning Research 19: 23-26.
128. Willardson, J.M., and L.N. Burkett. 2006. The effect of rest interval length on the sustainability of squat and bench press repetitions. Journal of Strength and Conditioning Research 20: 400-403.
129. Wolfe, B.L., L.M. Lemura, and P.J. Cole. 2004. Quantitative analysis of single- vs. multiple-set programs in resistance training. Journal of Strength and Conditioning Research 18: 35-47.
130. Young, W.B., R. James, and I. Montgomery. 2002. Is muscle power related to running speed with changes of direction? Journal of Sports Medicine and Physical Fitness 42: 282-288.
131. Zatsiorsky, V.M., and W.J. Kraemer. 2006. Science and Practice of Strength Training, 2nd ed. Champaign, IL: Human Kinetics. p. 251.

# 16

# Elaboração de programa de treinamento de resistência aeróbia

Patrick Hagerman, EdD

**Ao término deste capítulo, você será capaz de:**

- Elaborar programas de treinamento de resistência aeróbia com base no princípio de especificidade e nas metas individuais do cliente.
- Selecionar o modo adequado de exercícios aeróbios.
- Determinar a intensidade, a frequência e a duração de treinamento de resistência, e entender suas interações e efeitos no resultado de treinamento.
- Determinar a intensidade de treinamento utilizando zonas-alvo de frequência cardíaca calculadas, percepções subjetivas de esforço ou equivalentes metabólicos.
- Elaborar programas com aquecimento, resfriamento e progressão de exercício adequados.
- Aplicar *long slow distance*, *pace*/tempo, treinamento intervalado, treinamento cruzado, exercícios para membros superiores e treinamento combinatório de acordo com as metas do cliente.

O treinamento de resistência aeróbia é um componente essencial de todo programa geral de exercício. Academias e centros de condicionamento dedicam grande parte das instalações a equipamentos de treinamento de resistência aeróbia, e a maioria das competições esportivas para o público em geral é elaborada em torno do exercício de resistência aeróbia (corridas de 10 e 5 km, maratonas, corridas de bicicleta e triatlos de velocidade). Para frisar a importância das atividades de resistência aeróbia, o relatório de 1996 do Surgeon General dos Estados Unidos sobre atividade física e saúde destacou a recomendação de que todos praticassem alguma forma de exercício aeróbio na maioria dos dias da semana.[89] Além disso, em seu *Healthy People 2010*, o U.S. Department of Health and Human Services listou a falta de atividade física e a obesidade como os dois maiores problemas de saúde que aquele país enfrentava.[90] Como resultado, as metas para o Healthy People 2010 incluíam aumentar (1) "a proporção de adultos que praticam atividade física moderada com regularidade, de preferência diariamente, por *pelo menos* 30 minutos" e (2) "a proporção de adolescentes praticantes de atividade física vigorosa que promova o condicionamento cardiorrespiratório por 3 ou mais dias por semana durante 20 minutos ou mais".[90] Não há como ter dúvidas quanto à importância do treinamento de resistência aeróbia adequado.

O treinamento de resistência aeróbia é conhecido como *exercício aeróbio, exercício cardiovascular* ou *exercício cardiorrespiratório*. Esses termos devem ser considerados sinônimos, uma vez que todos se referem ao exercício que envolve os sistemas cardiovascular e respiratório, incluindo o coração, os vasos sanguíneos e os pulmões.

Para elaborar um programa de treinamento de resistência aeróbia, é preciso um exame do nível atual de condicionamento, do histórico de exercício e das metas de condicionamento do cliente. Uma das metas de saúde mais comuns na população geral é a perda de gordura (com frequência chamada erroneamente "perda de peso") e um programa de treinamento de resistência aeróbia bem elaborado deve ser parte dos treinos para clientes com esse objetivo. Do mesmo modo, clientes que desejem competir em uma corrida de 10 km ou uma maratona devem seguir um programa específico de treinamento para atingir seus objetivos.

Os capítulos anteriores abordaram a determinação do nível de condicionamento e a adequação dos níveis de exercício. Este capítulo é dedicado a montar programas adequados de exercício aeróbio para uma grande variedade de clientes.

## Especificidade do treinamento de resistência aeróbia

O mesmo princípio de especificidade que se aplica ao treinamento de força também se aplica ao de resistência aeróbia. O princípio de especificidade estabelece que os resultados de um programa de treinamento serão diretamente relacionados ao tipo de treinamento realizado.[23] Os resultados de um programa de treinamento de força serão específicos ao treinamento de força, e os resultados do treinamento de resistência aeróbia serão específicos a este. Em outras palavras, o treinamento de força não melhora significativamente a potência aeróbia máxima ($\dot{V}O_2$máx).[41,44,58] Além disso, o treinamento que envolve um modo de exercício aeróbio não garantirá progresso equivalente com um modo de exercício aeróbio diferente.[10,101] Por exemplo, uma pessoa que atinge alto nível de condicionamento aeróbio na bicicleta não necessariamente será capaz de gerar o mesmo desempenho aeróbio, conforme medido pela capacidade de $\dot{V}O_2$ pico, durante um treino de corrida.[74,86,99] Os padrões de ativação muscular e necessidades de oxigênio entre os modos de exercício não são equivalentes.[12,71,101] Embora as melhoras no $\dot{V}O_2$ produzidas por um modo de exercício ajudem em outros modos de exercício, elas não terão o mesmo grau.[11,62,92]

## Componentes de um programa de treinamento de resistência aeróbia

O programa de treinamento de resistência aeróbia consiste em diversos componentes que podem ser manipulados em uma grande variedade de maneiras a fim de produzir diversos resultados específicos. Esses componentes incluem o modo de exercício, a intensidade de treinamento durante cada sessão, a frequência de sessões de exercício e a duração da sessão de exercício. O personal trainer precisa considerar cada componente em relação às metas pessoais do cliente, bem como em termos de como cada componente interage com os demais.

Ao longo de todo o restante deste capítulo, dois clientes hipotéticos servirão para destacar alguns exemplos práticos de como integrar os componentes em um programa geral de treinamento de resistência aeróbia. A primeira cliente, Rebeca, tem o objetivo de completar uma corrida local de 10 km em menos de 50 minutos. O segundo, Floyd, deseja perder cerca de 14 kg de gordura corporal. Nenhum dos clientes tem disfunções musculoesqueléticas e ambos receberam autorização médica para o exercício. O Exemplo de cliente 16.1 apresenta o nível e os objetivos iniciais desses dois clientes hipotéticos.

## Modo de exercício

O primeiro passo na elaboração de programas de treinamento de resistência é decidir a respeito do modo de exercício. O **modo** de exercício refere-se simplesmente a qual exercício ou atividade será realizado. Como discutido no Capítulo 14, os modos de exercício aeróbio incluem exercícios livres e em máquina. Os atletas devem escolher o modo de exercício que mais se assemelhe a seu esporte específico ou ao movimento que realizam durante a competição. O mesmo vale para clientes que desejam competir em uma prova amadora como uma corrida de 5 km ou uma corrida de bicicleta de 40 km. A decisão sobre qual modo de exercício utilizar depende de diversos fatores, incluindo a disponibilidade do equipamento, a preferência pessoal, a capacidade do cliente de realizar o exercício e suas metas.

Os modos de exercício em máquina utilizam equipamentos de treinamento em resistência aeróbia e dependem de quais estão disponíveis no lugar em que ocorrerá o treinamento. A maioria dos centros de condicionamento possui grande variedade de equipamentos de treinamento de resistência aeróbia que normalmente inclui esteiras, máquinas elípticas, simuladores de escada, bicicletas ergométricas, simuladores de esqui *cross-country*, ergômetros de remo, ergômetros para a parte superior do corpo, bicicletas semirrecostadas, paredes de escalada móveis, entre outros.

Se não houver disponibilidade de equipamentos de treinamento de resistência aeróbia, os exercícios livres também podem proporcionar uma grande variedade de opções. Os exercícios livres abrangem tudo que permita que a pessoa se mova livre e independentemente de equipamento. Isso inclui caminhada, *jogging*, corrida, natação, caminhada ou corrida contra a resistência da água, patinação, ciclismo, *kick boxing* cardiovascular e aulas de dança aeróbia ou *step*.

Os modos de exercício em máquina que parecem semelhantes a modos de exercício livre podem não gerar a mesma resposta cardiorrespiratória ou proporcionar a mesma capacidade de ajudar os clientes a atingir suas metas. Por exemplo, correr na esteira exige diferentes padrões motores e usos musculares que correr em uma pista ou trilha. A propulsão é proporcionada pela esteira em movimento, de modo que correr na esteira não exige o uso dos músculos dos membros inferiores e dos quadris para propelir o cliente à frente. Da mesma forma, andar em uma bicicleta ergométrica utiliza os mesmos músculos que pedalar em uma bicicleta normal, mas não exige que os músculos gerem equilíbrio; tampouco há vento contrário ou atrito entre o chão e os pneus na bicicleta ergométrica. O modo de exercício utilizado deve corresponder às necessidades e aos objetivos do cliente, especialmente se ele estiver treinando para uma prova de corrida ou ciclismo.

As preferências pessoais do cliente sobre o modo de exercício têm grande influência se ele vai ou não aderir bem ao programa.[5,73,76] Selecionar atividades ou exercícios de que os clientes gostem vai ajudá-los a completar o programa de treinamento como ele foi projetado, em vez de pegar atalhos para encurtar a sessão de exercício ou reduzir a intensidade.

O modo de exercício também deve corresponder às capacidades físicas do cliente. Clientes com problemas

**EXEMPLO DE CLIENTE 16.1**

**Nível e metas iniciais dos clientes**

Cliente: Rebeca
*Idade:* 30
*Altura:* 1,65 m
*Peso:* 55 kg
*Meta:* completar corrida de 10 km em menos de 50 minutos
*Nível de treinamento:* intermediário. Corre de 4,8-8,1 km em média, duas vezes por semana, há três anos, em ritmo e velocidade confortável e não extenuante para ela. Seu recorde pessoal de 10 km é 53 minutos.
*Outras atividades:* Trabalha como recepcionista, quase o tempo todo sentada das 8 h às 17 h. Nenhum outro exercício ou atividade estruturados.

Cliente: Floyd
*Idade:* 52
*Altura:* 1,83 m
*Peso:* 105 kg
*Meta:* perder cerca de 14 kg de gordura corporal
*Nível de treinamento:* iniciante (não treinado), ex-jogador de beisebol universitário. Não pratica nenhum programa de exercício regular desde a universidade.
*Outras atividades:* trabalha muitas horas como bancário. Caminha pelo escritório durante o dia, mas não mais do que 12 metros por vez e normalmente fica sentado em sua sala. Dá aulas na faculdade comunitária à noite. Nenhum exercício ou atividade estruturados.

ortopédicos na parte inferior do corpo podem ter limitações na capacidade de realizar certos exercícios em função da tensão por impacto no pé, joelho ou quadril. Esses clientes serão mais beneficiados por uma forma de exercício sem impacto. Clientes com limitações na amplitude de movimento articular precisam de um exercício que atue dentro de suas capacidades. Por exemplo, um cliente com síndrome de colisão do ombro pode não conseguir utilizar um ergômetro para a parte superior do corpo (ergômetro de braço).

O modo de exercício inicial também deve estar dentro da capacidade atual de $\dot{V}O_2$ do cliente. Em muitos casos, os clientes não passaram por um teste de exercício graduado para determinar o $\dot{V}O_2$máx. Sem dados para ajudar a determinar do que o cliente é capaz, é sempre prudente começar com um modo de exercício agradável. Clientes que já caminharam ou andaram de bicicleta podem iniciar um programa de exercício novo retomando essas atividades. Esse método evitará situações em que os clientes forem instruídos a realizar uma atividade inadequada para eles. Por exemplo, se for dado um programa de corrida para um cliente que não tem a capacidade física para completar uma caminhada vigorosa, ele não será capaz de participar de uma sessão de exercício de duração suficiente para gerar qualquer progresso. Em vez disso, é necessário um modo de exercício diferente e menos exigente.

Por fim, o modo de exercício deve corresponder às metas básicas do cliente para que haja especificidade de treinamento. Por exemplo, Rebeca, que deseja completar uma corrida de 10 km, passará bastante tempo correndo em uma pista ou trilha ao ar livre ou em esteira no caso de mau tempo. Em uma abordagem diferente, Floyd, que está interessado em perder gordura corporal, precisará gastar calorias deliberadamente, o que não exige nenhum equipamento ou modo de exercício em particular; portanto, pode utilizar vários modos diferentes de exercício para garantir variedade em seus treinos.

> A decisão sobre qual modo de exercício utilizar depende de vários fatores, incluindo disponibilidade de equipamento, preferência pessoal, capacidade do cliente de realizar o exercício e metas.

## Intensidade do exercício

A **intensidade** das sessões de exercício é o principal determinante, tanto da frequência de exercício como da duração do treinamento. Deve-se averiguar o nível de intensidade necessário para atingir a meta do cliente antes de determinar a frequência e a duração das sessões de exercício.

Regular e monitorar a intensidade do exercício é fundamental para a prescrição do programa correto de treinamento de resistência aeróbia e prevenção do sobretreinamento ou do treinamento insuficiente. Durante a sessão de exercício aeróbio, deve-se atingir determinado nível de $\dot{V}O_2$ ou **frequência cardíaca de reserva** (**$FC_{reserva}$**), que é a diferença entre a frequência cardíaca máxima e a frequência cardíaca de repouso, para que ocorram melhoras no sistema cardiorrespiratório.[38,47,55,70,80,97] Demonstrou-se que o consumo de oxigênio de reserva ($\dot{V}O_2R$ = diferença entre $\dot{V}O_2$máx e $\dot{V}O_2$ em repouso) equivale de maneira relativamente proporcional à $FC_{reserva}$. Como não é comum ter dados de $\dot{V}O_2$máx ou $\dot{V}O_2R$ avaliados em laboratório para clientes de personal training, o uso da $FC_{reserva}$ para determinar a intensidade de treinamento é aceitável.[3,55,67,85]

Fundamentalmente, o limiar de exercício aeróbio necessário depende do nível de condicionamento inicial do cliente, mas, para o adulto aparentemente saudável, ele em geral é tido como cerca de 50 a 85% da $FC_{reserva}$.[4,84,85] Clientes extremamente descondicionados podem precisar começar em uma intensidade de 30% da $FC_{reserva}$.[4] Dependendo do seu nível de condicionamento, há quem ache 50% da $FC_{reserva}$ extenuante, ao passo que clientes mais avançados podem achar 85% da $FC_{reserva}$ insuficiente para gerar melhoras no sistema cardiorrespiratório. Se a intensidade de exercício for alta demais, pode acarretar sobretreinamento e lesão. Se for baixa demais, o estímulo fisiológico para progredir será insuficiente e levará mais tempo para se atingir os objetivos definidos. O segredo para saber como começar está em examinar o histórico médico e de exercício do cliente, bem como os resultados de qualquer teste recente de exercício. É sempre bom começar de maneira moderada e ir aumentando a intensidade conforme necessário, em vez de começar alto demais e correr o risco de sobretreinamento e adesão insatisfatória.

## Frequência cardíaca alvo

A frequência cardíaca e o consumo de oxigênio ($\dot{V}O_2$) estão intimamente relacionados. Durante o exercício, a frequência cardíaca eleva com aumentos em carga de trabalho; e um aumento em carga de trabalho exige incremento no consumo de oxigênio. Portanto, à medida que a frequência cardíaca se aproxima da **frequência cardíaca máxima (FCM)** do cliente, utiliza-se uma porcentagem maior de $\dot{V}O_2$máx. A Tabela 16.1 ilustra uma faixa de $\dot{V}O_2$máx porcentual e a porcentagem de $FC_{reserva}$ e a porcentagem de frequência cardíaca máxima relativas (%FCM). Demonstrou-se que essa relação é sólida em diferentes idades, gêneros, condições de doença arterial coronariana, níveis de condicionamento, níveis de treinamento, grupos musculares exercitados e modos de teste.[29,81,82,98] Em virtude dessa relação, a frequência cardíaca normalmente é um meio rápido e fácil de medir a intensidade do exercício.

A única forma de determinar a FCM real do cliente é realizar um teste de exercício graduado que leve o cliente ao ponto em que a frequência cardíaca não eleve em conjunto com o aumento na carga de trabalho. Nesse ponto, a frequência atingiu sua capacidade de batimento máximo por minuto (batimento/min). Por segurança, pode ser recomendável que um médico esteja presente durante o teste de exercício graduado máximo do cliente.[67] Consulte o Capítulo 9 para uma discussão sobre as condições que exigem a presença de um médico durante o teste de exercício. Em vez de realizar um teste de exercício graduado máximo, na maioria dos casos o personal trainer pode utilizar uma estimativa da FCM do cliente. A mais usada é a equação de **frequência cardíaca máxima prevista por idade (FCMPI)** a seguir:

$$FCMPI = 220 - Idade \tag{16.1}$$

Essa é apenas uma estimativa, com margem de erro de ± 10 a 15 batimentos/min.[42,94] É importante observar essa margem de erro ao calcular as zonas-alvo de treinamento de frequência cardíaca. Por exemplo, um cliente de 20 anos de idade com uma FCMPI de 200 pode, na verdade, ter uma FCM de 185 (200 – 15) ou de 215 (200 + 15) quando se leva em conta a margem de erro. Portanto, a FCMPI será máxima para alguns, inatingível para outros e submáxima para o restante.[56] Todavia, o cliente nunca deve atingir sua FCM durante o treinamento de resistência aeróbia submáximo, de modo que a estimativa prevista por idade oferece uma aproximação quase certeira que é aceitável na elaboração de programas de exercício aeróbio.[94] Existe uma exceção ao uso da FCMPI no caso de clientes que tomam medicamentos como betabloqueadores, que enfraquecem a resposta da frequência cardíaca ao exercício. Nesses clientes, o medicamento previne que a frequência cardíaca se eleve acima de determinado ponto independentemente da intensidade de exercício ou da carga de trabalho. Antes de utilizar a FCMPI para prescrever a intensidade de exercício, o personal trainer deve determinar que o cliente não esteja tomando nenhum medicamento que altere a frequência cardíaca; se estiver, é necessário utilizar prescrições alternativas de intensidade não baseadas na frequência cardíaca. Consulte o Capítulo 20 para uma discussão sobre medicamentos que alteram a frequência cardíaca.

**TABELA 16.1** Relação entre $\dot{V}O_2$máx, $FC_{reserva}$ e FCM

| %$\dot{V}O_2$máx | %$FC_{reserva}$ | %FCM |
|---|---|---|
| 50 | 50 | 66 |
| 55 | 55 | 70 |
| 60 | 60 | 74 |
| 65 | 65 | 77 |
| 70 | 70 | 81 |
| 75 | 75 | 85 |
| 80 | 80 | 88 |
| 85 | 85 | 92 |
| 90 | 90 | 96 |
| 95 | 95 | 98 |
| 100 | 100 | 100 |

%$\dot{V}O_2$máx: porcentagem de consumo máximo de oxigênio; %$FC_{reserva}$: porcentagem de frequência cardíaca de reserva; %FCM: porcentagem de frequência cardíaca máxima.

Se o uso da FCMPI for apropriado e esse valor tiver sido calculado, pode-se determinar uma "zona de treinamento" ou **faixa de frequência cardíaca alvo (FFCA)** de intensidade de exercício adequada por meio de dois cálculos diferentes.

**Porcentagem de frequência cardíaca máxima prevista por idade** Depois de calculada a FCMPI, pode-se utilizar uma faixa de intensidades de exercício com base nas relações conhecidas entre as porcentagens da FCMPI e o $\dot{V}O_2$máx. Para o adulto aparentemente saudável, 55 a 75% do $\dot{V}O_2$máx equivale a 70 a 85% da FCMPI, o que proporciona o estímulo adequado para melhorar a função aeróbia.[97] Outras faixas podem ser calculadas dependendo do histórico médico, de qualquer complicação presente e das recomendações médicas do cliente. Como o nível inicial de condicionamento afeta fortemente o limiar mínimo para aperfeiçoamento cardiorrespiratório, no caso de clientes muito descondicionados, pode ser indicada uma faixa mais baixa de 55 a 65% da FCMPI.[2,49,59,77]

Para determinar a zona de intensidade de treinamento utilizando uma porcentagem de FCMPI para um adulto aparentemente saudável, multiplique a FCMPI do cliente por 70 e 85% (chamado de **método de porcentagem de FCMPI**). Os resultados proporcionam os limites mínimo e máximo de frequência cardíaca necessária para melhorar a função cardiorrespiratória (Tab. 16.2).

$$\text{Frequência cardíaca alvo (FCA)} = \text{FCMPI} \times \text{Intensidade do exercício} \quad (16.2)$$

**Porcentagem de frequência cardíaca de reserva: Fórmula de Karvonen** A **fórmula de Karvonen** é relacionada à fórmula de porcentagem da FCMPI, mas abre espaço para diferenças na **frequência cardíaca de repouso (FCR)**.[47,48] Para utilizar essa fórmula, você vai precisar obter a FCR do cliente. O melhor horário para as pessoas medirem a FCR é logo pela manhã ao acordar, antes de se levantar. Os clientes devem ser ensinados a medir sua frequência cardíaca de repouso utilizando a palpitação de pulso radial (dedos indicador e médio sobre o pulso radial) por 1 minuto. Para obter a $FC_{reserva}$, subtraia a FCR da FCMPI:

$$FC_{reserva} = \text{FCMPI} - \text{FCR} \quad (16.3)$$

A $FC_{reserva}$ é o aumento disponível na frequência cardíaca sobre a FCR, até a FCMPI. Em outras palavras, a $FC_{reserva}$ é o número de batimentos por minuto que a frequência cardíaca pode aumentar do repouso até o máximo. Por exemplo, um cliente de 40 anos tem uma FCMPI de 180; se tiver uma FCR de 70, sua $FC_{reserva}$ é de 110 batimentos/min (uma FCMPI de 180 menos a FCR de 70). Como mencionado anteriormente, é necessário 50 a 85% da $FC_{reserva}$ para melhorar a função cardiorrespiratória. Para determinar a zona de treinamento alvo, multiplique a $FC_{reserva}$ por 50 e 85% e, em seguida, some a FCR em cada resposta para obter os limites mínimo e máximo de frequência cardíaca. Deixar de somar a FCR à resposta resultará em uma zona de treinamento subestimada que não gerará as melhoras desejadas. No caso desse cliente, sua $FC_{reserva}$ de 110 batimentos/min × 0,50 = 55 e × 0,85 = 94. Quando somamos sua FCR de 70 a esses valores, obtemos uma FFCA de 125 a 164.

TABELA 16.2 Frequências cardíacas de exercício para o treinamento de resistência aeróbia

| Idade | FCMPI* (batimentos/min) | Porcentagem pelo método de FCMPI | | Porcentagem pela fórmula de Karvonen** | |
|---|---|---|---|---|---|
| | | 70% | 85% | 50% | 85% |
| 80 | 140 | 98 | 119 | 105 | 130 |
| 75 | 145 | 102 | 123 | 108 | 134 |
| 70 | 150 | 105 | 128 | 110 | 138 |
| 65 | 155 | 109 | 132 | 113 | 142 |
| 60 | 160 | 112 | 136 | 115 | 147 |
| 55 | 165 | 116 | 140 | 118 | 151 |
| 50 | 170 | 119 | 145 | 120 | 155 |
| 45 | 175 | 123 | 149 | 123 | 160 |
| 40 | 180 | 126 | 153 | 125 | 164 |
| 35 | 185 | 130 | 157 | 128 | 168 |
| 30 | 190 | 133 | 162 | 130 | 172 |
| 25 | 195 | 137 | 166 | 133 | 176 |
| 20 | 200 | 140 | 170 | 135 | 181 |
| 15 | 205 | 144 | 174 | 138 | 185 |

* FCMPI: frequência cardíaca máxima prevista por idade.
** Pressupõe uma frequência cardíaca em repouso de 70 batimentos/min.

$$\text{Limite mínimo de FCA} = (FC_{reserva} \times \text{valor de intensidade baixa de exercício}) + FCR$$
$$\text{Limite máximo de FCA} = (FC_{reserva} \times \text{valor de intensidade alta de exercício}) + FCR \quad (16.4)$$

## Cálculos de intensidade de exercício utilizando a frequência cardíaca

### Método de porcentagem de FCMPI

**Fórmula:** frequência cardíaca máxima prevista por idade (FCMPI) = 220 – idade
Frequência cardíaca alvo (FCA) = (FCMPI × intensidade do exercício)
*Faça esse cálculo duas vezes para obter os limites mínimo e máximo a fim de determinar a faixa de frequência cardíaca alvo (FFCA).*
***Exemplo:*** *cliente de 30 anos; 70 a 85% da FCMPI*
FCMPI = 220 – 30 = 190 batimentos/min
FCA (70%) = 190 × 0,70 = 133 batimentos/min
FCA (85% = 190 × 0,85 = 162 batimentos/min
FFCA = 133 a 162 batimentos/min

### Método de Karvonen

**Fórmula:** frequência cardíaca máxima prevista por idade (FCMPI) = 220 – idade
$FC_{reserva}$ = FCMPI – FCR
Frequência cardíaca alvo (FCA) = ($FC_{reserva}$ × intensidade do exercício) + FCR
*Faça esse cálculo duas vezes para obter os limites mínimo e máximo a fim de determinar a faixa de frequência cardíaca alvo (FFCA).*
***Exemplo:*** *cliente de 30 anos; 50 a 85% da $FC_{reserva}$; FCR = 70 batimentos/min*
FCMPI = 220 – 30 = 190 batimentos/min
$FC_{reserva}$ = 190 – 70 = 120 batimentos/min
FCA (50%) = (120 × 0,50) + 70 = 130 batimentos/min
FCA (85%) = (120 × 0,85) + 70 = 172 batimentos/min
FFCA = 130 a 172 batimentos/min

O benefício de se utilizar a $FC_{reserva}$ é que ela é específica ao cliente uma vez que se baseia na FCR basal. À medida que o cliente se torna mais condicionado e a FCR diminui, a $FC_{reserva}$ vai aumentar; isso representa maior "reserva" da qual tirar.

Como mostrado na Tabela 16.2, na maioria das situações, a utilização da fórmula de Karvonen gera faixas de treinamento levemente maiores do que a fórmula de porcentagem de FCMPI.[28,67] Para calcular a faixa de frequência cardíaca do exercício, utilize 70 a 85% da FCMPI ou 50 a 85% da $FC_{reserva}$. Ambas proporcionarão uma faixa de frequência cardíaca que produzirá um estímulo apropriado de exercício para melhorar o condicionamento cardiorrespiratório.[4,47,54] Note que clientes não treinados ou iniciantes provavelmente devem começar com uma FCA baseada na metade inferior da faixa de intensidade de FCMPI (p. ex., 70 a 80% da FCMPI), ao passo que clientes mais treinados normalmente conseguem tolerar intensidades da metade superior da faixa de $FC_{reserva}$ (p. ex., 70 a 85% da $FC_{reserva}$). Ver "Cálculos de intensidade de exercício utilizando a frequência cardíaca" para fórmulas de intensidade de exercício e exemplos de cálculo para os dois métodos.

Para calcular a faixa de frequência cardíaca do exercício, atribua uma intensidade de exercício de 70 a 85% da FCMPI ou 50 a 85% da $FC_{reserva}$.

## Porcentagem da capacidade funcional

Se a **capacidade funcional** do cliente (medida como $\dot{V}O_2$máx) foi determinada por um teste de exercício graduado supervisionado por um médico, a FCM real será conhecida. Nesse caso, é melhor utilizar a FCM do que uma estimativa. Pode-se utilizar tanto a fórmula de Karvonen quanto a de porcentagem de FCMPI (utilizando a FCM real no lugar da FCMPI) para determinar a zona de treinamento de exercício aeróbio.

## Percepção subjetiva de esforço

Outro método, a ser utilizado em conjunto com os métodos de cálculo de frequência cardíaca, é conhecido como escala de **percepção subjetiva de esforço (PSE)**. Uma escala de PSE é elaborada para ajudar os clientes a monitorar suas intensidades de exercício com utilização de um sistema subjetivo que leva em conta todas as respostas do corpo a uma intensidade específica de exercício. O cliente deve ser ensinado a quantificar o estresse da sessão de exercício em termos de fatores fisiológicos e psicológicos, com base em modo de exercício; ambiente (temperatura, umidade etc.); intensidade do esforço; e grau de tensão, desconforto ou fadiga.[27,57,75] A PSE não é apenas uma medida da velocidade em que o coração bate, mas é elaborada para incluir esforço, respiração e reações emocionais ao exercício.

Com frequência, durante o teste de exercício graduado, pede-se aos clientes que deem uma PSE a cada carga de trabalho sucessiva. Essas PSE são aliadas ao $\dot{V}O_2$ daquela carga de trabalho de maneira que, quando o teste é completado, toda carga de trabalho e todo $\dot{V}O_2$ tenham uma PSE conhecida. Como, a partir disso, o personal trainer conhece qual esforço subjetivo corresponde a determinada carga de trabalho, ele pode utilizar a PSE para determinar o $\dot{V}O_2$ aproximado durante o exercício sem que seja preciso medi-lo diretamente. Por exemplo, quando se sabe que determinado $\dot{V}O_2$ gera uma PSE de 7 em uma escala de 1 a 10 durante o teste de bicicleta ergométrica da YMCA (ver Cap. 11), durante a próxima sessão de exercício o personal trainer pode igualar a mesma intensidade $\dot{V}O_2$ com um modo de exercício diferente simplesmente ajustando a intensidade do exercício ao ponto em que o cliente avalie o exercício em uma PSE de 7. A Figura 16.1 mostra um exemplo de escala de PSE.

As avaliações numéricas na escala de PSE são associadas a adjetivos que descrevem o esforço necessário para manter determinado nível de exercício. Essas avaliações variam de "Absolutamente nenhum" a "Esforço máximo". Ensinar o cliente a diferenciar entre os níveis de esforço pode levar algum tempo. O nível mais baixo de cada escala pode ser comparado a ficar deitado sem exercer esforço algum, ao passo que o mais alto de cada escala é a quantidade máxima de esforço que o cliente é capaz de gerar. A dificuldade na utilização da PSE é que pouquíssimos clientes chegam de fato aos níveis mais altos de esforço e, portanto, não conseguem saber qual é a sensação real de um 10. A PSE terá um grau maior de subjetividade em clientes que não tiverem completado um teste de estresse máximo. Para clientes descondicionados, não treinados, o nível de exercício que produz uma frequência cardíaca de 60% de $FC_{reserva}$ pode parecer máxima porque eles não estão acostumados com o exercício e não sabem realmente o que é esforço máximo. Apenas com o treinamento e as mudanças nas intensidades do exercício esses clientes aprenderão o verdadeiro sentido dos adjetivos subjetivos e como relatar sua PSE com precisão.

| Classificação | Descrição |
|---|---|
| 1 | Absolutamente nada (deitado) |
| 2 | Extremamente leve |
| 3 | Muito fácil |
| 4 | Fácil (poderia fazer isso o dia todo) |
| 5 | Moderado |
| 6 | Relativamente intenso (começando a sentir) |
| 7 | Intenso |
| 8 | Muito intenso (fazendo esforço para continuar) |
| 9 | Muitíssimo intenso |
| 10 | Esforço máximo (não consegue mais) |

FIGURA 16.1 Escala de percepção subjetiva de esforço (PSE).

Um ponto negativo do uso de PSE é que elas variam entre clientes e entre modos de exercício para qualquer frequência cardíaca dada.[64] As escalas de percepção subjetiva de esforço devem ser utilizadas em conjunto com medidas da frequência cardíaca de modo que, com o tempo, seja possível definir um padrão de intensidade de exercício para determinado cliente. Combinar FFCA e PSE em uma prescrição de exercício permitirá que o personal trainer determine os diferentes efeitos que um modo de exercício exerce sobre o cliente. Por exemplo, ao andar de bicicleta ergométrica, o cliente pode estar trabalhando em 80% de sua FCA e relatar uma PSE de 7, ao passo que o mesmo cliente, ao correr em esteira a 80% de sua FCA pode relatar uma PSE de 9. As diferenças no modo de exercício muitas vezes incluirão quantidades diferentes de músculos, de uso muscular e de gasto energético, o que vai alterar a %FCA, a PSE ou ambas. Portanto, o personal trainer deve evitar as prescrições gerais de exercício baseadas apenas na PSE, visto que elas não levam em conta diferenças individuais.

O ponto forte das escalas de PSE é que elas permitem mais do que uma simples medida de frequência cardíaca. Essas escalas podem ser utilizadas quando as prescrições de intensidade de frequência cardíaca forem imprecisas em virtude da influência de medicamentos ou doenças. Quando combinada com frequência cardíaca, a PSE possibilita avaliar se a intensidade de exercício está gerando estímulo suficiente para determinado cliente. Por exemplo, se um cliente avançado está se exercitando em 80% da $FC_{reserva}$ e indica uma PSE de 4 em uma escala de 1 a 10, convém aumentar a intensidade de exercício. Por outro lado, se um cliente novo indicar uma percepção de 9, mas tiver uma frequência cardíaca de exercício real equivalente a 70% da $FC_{reserva}$, o personal trainer deve reduzir a intensidade de exercício até o cliente ficar mais bem treinado. O personal trainer deve se lembrar que a PSE é um indicador do esforço geral, não apenas da frequência cardíaca; portanto, o cliente pode estar incluindo sensações de fadiga, esforço respiratório, dor e esforço mental ou estresse, entre outros fatores.

## Equivalentes metabólicos

A intensidade do exercício também pode ser prescrita em termos de **equivalentes metabólicos (MET)**. Um MET é igual a 3,5 $mL.kg^{-1}.min^{-1}$ de consumo de oxigênio e é considerada a quantidade de oxigênio necessária para o corpo funcionar em repouso.[60] Portanto, qualquer dado nível de MET é um indicador do grau de dificuldade de uma atividade em particular em relação ao repouso. Por exemplo, uma atividade que tenha uma classificação de 4 MET é quatro vezes mais difícil do que o repouso, o que significa que exige que o corpo funcione quatro vezes mais intensamente do que em repouso. Para prescrever com precisão uma intensidade de exercício baseada em MET, o personal trainer ou o médico deve realizar um teste de exercício graduado máximo no cliente para obter o nível de MET máximo possível (i. e., $\dot{V}O_2$máx dividido por 3,5). Sem essa informação, não é possível atribuir uma porcentagem de MET máximo.

Existem aproximações de MET publicadas como mostradas na Tabela 16.3. Essas aproximações podem ser utilizadas para a prescrição de uma grande variedade de atividades para o programa total de exercício e para comparar as necessidades energéticas de uma atividade a outra. O Exemplo de cliente 16.2 apresenta informações atualizadas para clientes hipotéticos com exemplos de prescrição de intensidade baseados em diversos métodos.

TABELA 16.3 Equivalentes metabólicos para atividades variadas

| MET | Atividade |
|---|---|
| 1 | Ficar deitado ou sentado tranquilamente, sem fazer nada, ficar deitado acordado na cama, ouvindo música, assistindo a um filme |
| 2 | Caminhada, < 3,2 km/h, em superfície nivelada |
| 2,5 | Alongamento, hataioga |
| 2,5 | Caminhada, 3,2 km/h, superfície nivelada |
| 3 | Treinamento de força (peso livre, tipo Nautilus ou Universal), esforço leve a moderado |
| 3 | Bicicleta ergométrica, 50 watts, esforço muito leve |
| 3 | Caminhada, 4 km/h |
| 3,3 | Caminhada (4,8 km/h), superfície nivelada |
| 3,5 | Exercícios calistênicos em casa, esforço leve a moderado |
| 3,5 | Golfe, usando carrinho elétrico |
| 3,5 | Máquina de remo, 50 watts, esforço leve |
| 3,5 | Subir escada (com degrau de 10 cm de altura), 20 degraus por minuto |
| 3,8 | Caminhada, 5,6 km/h, superfície nivelada |
| 4 | Hidroginástica, calistênicos na água |
| 4,5 | Badminton, recreativo, individual ou em dupla |
| 4,5 | Golfe, caminhando e carregando bastões |
| 4,8 | Subir escada (com degrau de 10 cm de altura), 30 degraus por minuto |
| 4,9 | Subir escada (com degrau de 20 cm de altura), 20 degraus por minuto |
| 5 | Dança aeróbia, baixo impacto |
| 5 | Tênis, duplas |
| 5 | Caminhada, 6,4 km/h, superfície nivelada |
| 5,5 | Bicicleta ergométrica, 100 watts, esforço leve |
| 6 | Basquete, fora de partida |
| 6 | Ciclismo ao ar livre, 16,1 a 19,2 km/h |
| 6 | Treinamento de força (peso livre, tipo Nautilus ou Universal), levantamento de peso básico ou fisiculturismo, esforço vigoroso |
| 6,3 | Subir escada (com degraus de 30 cm de altura) 20 degraus por minuto |
| 6,3 | Caminhada, 7,2 km/h, superfície nivelada |
| 6,9 | Subir escada (com degraus de 20 cm de altura), 30 degraus por minuto |
| 7 | Dança aeróbia, alto impacto |
| 7 | Badminton, competitivo |
| 7 | Esqui cross-country, 4 km/h, lento ou esforço leve, nordic walking |
| 7 | Máquina de remo, 100 watts, esforço moderado |
| 7 | Bicicleta ergométrica, 150 watts, esforço moderado |
| 7 | Voltas de natação, estilo *crawl*, lento, esforço moderado ou leve |
| 8 | Basquete, partida |
| 8 | Exercícios calistênicos (p. ex., flexões de braço, *sit-ups*, barra, polichinelos), esforço vigoroso |
| 8 | Treinamento em circuito, incluindo algumas estações aeróbias, com repouso mínimo |
| 8 | Esqui *cross-country*, 6,4 a 7,9 km/h, velocidade e esforço moderados |
| 8 | Ciclismo ao ar livre, 19,3 a 22,4 km/h |
| 8 | Tênis, individual |
| 8 | Caminhada, 8,4 km/h |
| 8,5 | Máquina de remo, 150 watts, esforço vigoroso |
| 8,5 | Aeróbia de *step* (com *step* de 15 a 20 cm) |
| 9 | Esqui *cross-country*, 8,1 a 12,7 km/h, velocidade rápida, esforço vigoroso |
| 9 | Corrida, 8,4 km/h (7,18 min/km) |
| 9 | Subir escada (com degraus de 30 cm de altura), 30 degraus por minuto |
| 10 | Ciclismo ao ar livre, 22,5 a 25,6 km/h |
| 10 | Corrida, 9,7 km/h (6,25 min/km) |
| 10 | Aeróbia de *step* (com *step* de 25 a 30 cm) |
| 10 | Voltas de natação, estilo livre, rápido, esforço vigoroso |
| 10,5 | Bicicleta ergométrica, 200 watts, esforço vigoroso |
| 11 | Corrida, 10,8 km/h (5,6 min/km) |
| 11,5 | Corrida, 11,3 km/h (5,3 min/km) |
| 12 | Ciclismo ao ar livre, 25,7 a 30 (6 km/h) |
| 12 | Patinação in-line, não competitivo |
| 12 | Máquina de remo, 200 watts, esforço muito vigoroso |
| 12,5 | Corrida, 12,1 km/h (5 min/km) |
| 12,5 | Bicicleta ergométrica, 250 watts, esforço muito vigoroso |
| 13,5 | Corrida, 12,9 km/h (4,7 min/km) |
| 14 | Esqui *cross-country*, > 12,9 km/h, competição |
| 14 | Corrida, 13,7 km/h (4,4 min/km) |
| 15 | Corrida, 14,5 km/h (4 min/km) |
| 16 | Ciclismo ao ar livre, > 32,2 km/h |
| 16 | Corrida, 16,1 km/h (3,7 min/km) |
| 18 | Corrida, 17,5 km/h (3,4 min/km) |

MET: equivalente metabólico.
Adaptado de Ainsworth et al., 2000[1] (consulte essa referência para uma lista abrangente do nível de MET para 605 atividades específicas), e ACSM, 2010.[4]

## Frequência de treinamento

A frequência de treinamento se refere à frequência com que os treinos são praticados (p. ex., o número de sessões de treinamento por semana). A frequência de sessões de treinamento depende das metas do cliente, do seu nível atual de condicionamento, da duração, da intensidade e do tempo de recuperação necessário para o exercício.

Como observado anteriormente, o Surgeon General dos Estados Unidos recomenda que todas as pessoas com mais

## EXEMPLO DE CLIENTE 16.2

### Intensidade do exercício

Para cada cliente é oferecida uma grande variedade de intensidades. O personal trainer pode escolher uma com base no modo de exercício e nas ferramentas de monitoração da intensidade que estiverem disponíveis (p. ex., monitor de frequência cardíaca ou PSE). (Consulte o Cap. 11 para exemplos e instruções de como medir a frequência cardíaca do cliente manualmente.)

**Rebeca**
Idade: 30
FCR: 65
FCMPI: 190 batimentos/min
70 a 85% $FC_{reserva}$ = 153 a 171 batimentos/min
PSE = 5 a 6
MET = 12,5 (ritmo de 5 minutos/km)
Como Rebeca é relativamente treinada, sua FFCA pode ser baseada na metade superior (p. ex., 70 a 85%) de sua $FC_{reserva}$. Seu recorde pessoal atual de 10 km é 53 minutos, que é cerca de 5 minutos por km. Embora os treinos de Rebeca possam variar entre um dia e outro, para atingir sua meta de tempo de menos de 50 minutos, ela precisa aumentar o ritmo de treinamento médio para 5 minutos por km. O personal trainer pode monitorar sua capacidade de tolerar esse aumento na intensidade do exercício por meio de uma PSE ou da frequência cardíaca.

**Floyd**
Idade: 52
FCR: 74
FCMPI: 168 batimentos/min
70 a 80% FCMPI = 118 a 124 batimentos/min
PSE = 3 a 4
MET = 3 a 3,8 (caminhada em 4 a 5,6 km/h); 5,5 (bicicleta ergométrica em 100 watts; consulte o Cap. 11 para converter watts em uma taxa de trabalho de exercício)
Como Floyd não é treinado, sua FFCA pode ser baseada na metade inferior (70 a 80%) de sua FCMPI. As intensidades de MET escolhidas para Floyd permitirão que ele se exercite em um ritmo que consiga manter como um iniciante em exercícios de sustentação de peso e um pouco mais intensas (5,5 MET) em exercícios sem sustentação de peso. Até Floyd se acostumar com o exercício e conseguir dar PSE precisas, o personal trainer deve monitorar a intensidade de exercício medindo regularmente a frequência cardíaca durante a sessão de treinamento.

de 2 anos de idade acrescentem pelo menos 30 minutos de atividade física do tipo aeróbio de intensidade no mínimo moderada na maioria dos dias das semanas – de preferência em todos os dias.[89] Em um posicionamento oficial em 1998, o American College of Sports Medicine afirmou que o exercício aeróbio deve ser praticado de três a cinco dias por semana e que, normalmente, o treinamento por menos de dois dias por semana não é estímulo suficiente para desenvolver e manter o condicionamento.[2] Portanto, a sugestão para as metas de condicionamento geral vai de dois dias a até cinco dias por semana. Alguns clientes avançados podem conseguir tolerar mais de cinco dias por semana se o repouso entre as sessões for suficiente para prevenir lesão por uso excessivo.

Clientes iniciantes (p. ex., sem participação em um programa de exercício aeróbio regular nos últimos seis meses) devem começar com o número mínimo de sessões por semana, espaçadas igualmente (Tab. 16.4). À medida que os níveis de condicionamento melhoram, a frequência de treinamento pode aumentar. Conforme o número de sessões de exercício por semana aumenta, a frequência não deve exceder aquela que o cliente está disposto a adotar e seguir.[3] Por exemplo, apesar dos exemplos comuns mostrados, alguns clientes podem ter apenas os dias da semana (ou apenas os fins de semana) para se exercitar, de modo que o personal trainer vai precisar elaborar uma programação de exercício em torno de quando o cliente está disponível. O mais desejável, porém, é que os dias de repouso do cliente sejam colocados entre dias de exercício para espaçá-los igualmente ao longo da semana.

No caso de Rebeca, como ela já corre duas vezes por semana, sua prescrição de exercício pode começar em três ou quatro dias por semana. Por outro lado, Floyd, que não se exercita, começará com dois dias por semana, embora ele declare ter flexibilidade e vontade de se exercitar de manhã, antes do trabalho, e durante o horário de almoço (mas não nos fins de semana).

No fim das contas, a frequência de exercício deve ser equilibrada com a duração e a intensidade. Em geral, sessões de exercício de duração mais longa ou intensidade mais alta exigem mais tempo de recuperação e, portanto, são realizadas com menos frequência, ao passo que sessões de exercício de duração mais curta ou intensidade menor não exigem tanto tempo de recuperação e podem ser realizadas com mais frequência.[69]

TABELA 16.4 Exemplo de opções de frequência de exercício

| Dia | Iniciante<br>5 dias de repouso<br>2 dias de exercício | 4 dias de repouso<br>3 dias de exercício | Intermediário<br>3 dias de repouso<br>4 dias de exercício | 2 dias de repouso<br>5 dias de exercício | Avançado<br>1 dia de repouso<br>6 dias de exercício |
|---|---|---|---|---|---|
| Domingo | Repouso | Repouso | Repouso | Repouso | Exercício |
| Segunda-feira | Exercício | Exercício | Exercício | Exercício | Exercício |
| Terça-feira | Repouso | Repouso | Exercício | Exercício | Exercício |
| Quarta-feira | Repouso | Exercício | Repouso | Repouso | Repouso |
| Quinta-feira | Exercício | Repouso | Exercício | Exercício | Exercício |
| Sexta-feira | Repouso | Exercício | Exercício | Exercício | Exercício |
| Sábado | Repouso | Repouso | Repouso | Exercício | Exercício |

As sessões de exercício de longa duração e alta intensidade exigem tempos mais longos de recuperação e, portanto, não podem ser realizadas com muita frequência; o exercício de curta duração em baixa intensidade não exige tanto tempo de recuperação e pode ser realizado com mais frequência.

## Duração do exercício

A **duração** do exercício é uma medida de quanto tempo a sessão de exercício dura. Assim como a frequência de treinamento, a duração do exercício depende das metas do cliente, dos níveis atuais de condicionamento e da intensidade do exercício. Quanto maior a intensidade da sessão de exercício aeróbio, maior a necessidade de $\dot{V}O_2$ e menor o tempo que o cliente consegue passar exercitando-se nesse nível.[78]

O National Institutes of Health Consensus Development Panel on Physical Activity and Cardiovascular Health concorda com o relatório do Surgeon General afirmando que a duração do treinamento de resistência aeróbia deve ter pelo menos 30 minutos.[66] A American Heart Association recomenda entre 30 e 60 minutos para os fins de promoção da saúde e prevenção de doença cardiovascular.[24] Por fim, o American College of Sports Medicine recomenda de 20 a 60 minutos de sessões contínuas ou intermitentes acumuladas ao longo do dia.[4]

Se restrições de tempo impedirem um cliente de dedicar um período grande o bastante para atender às exigências de duração do exercício, ou se o cliente for muito descondicionado, sessões mais curtas de **exercício intermitente** podem tomar o lugar. Se a intensidade for moderada a alta, sessões de exercício intermitente de pelo menos 10 minutos cada podem melhorar o condicionamento aeróbio de todos os clientes, com a exceção dos mais avançados.[19,33,65] Demonstrou-se também que sessões intermitentes melhoram a adesão ao exercício em pessoas desacostumadas.[54] Para clientes fortemente descondicionados que não conseguem completar nem mesmo uma sessão de exercício de 10 minutos, várias sessões mais curtas de exercício com períodos de repouso entre elas permitirão que seja acumulada uma sessão contínua.

Além do mínimo recomendado de 30 minutos, o corpo humano é capaz de suportar horas de exercício de resistência aeróbia, como evidenciado em atletas que completam triatlos Ironman, ultramaratonas de 24 horas, ou corridas de bicicleta de 160 km ou até mais. A duração total do programa de um cliente específico é determinada basicamente pelas metas pessoais do cliente, pelo nível de intensidade de determinado treino e pela capacidade do cliente de encaixar a sessão em sua agenda. No caso de Rebeca, ela corre 4,8 a 8,1 km em um ritmo de cerca de 5,3 minutos/km por uma duração de exercício de 25 a 42 minutos. Como seu objetivo de completar uma corrida de 10 km em menos de 50 minutos exige uma sessão de exercício contínuo, o treinamento intermitente ao longo do dia não lhe garantirá a especificidade de treinamento suficiente; portanto, ela deve ajustar sua agenda (p. ex., exercitar-se antes ou depois do trabalho) para permitir sessões de exercício mais longas. Por outro lado, a meta de Floyd de perder peso não exige sessões contínuas de exercício; e, embora ele consiga, no futuro, manter uma sessão de exercício mais longa, ele pode começar com duas sessões de 10 a 15 minutos em cada dia de exercício.

A duração de exercício é inversamente proporcional a sua intensidade

## Progressão

Um dos segredos para elaborar um programa de treinamento de resistência aeróbia adequado é a **progressão** do exercício. Para fins de treinamento da população em geral, os programas de treinamento de resistência aeróbia podem ser divididos em dois tipos distintos: *melhora* e *manutenção*. O tipo de programa que o personal trainer elabora para o cliente depende do nível de condicionamento inicial e do histórico de treinamento deste cliente. O iniciante não treinado sempre começará com um programa de melhora; um cliente que esteja se exercitando, mas que deseje progredir também, utilizará um programa de melhora; ao passo que um cliente que deseje apenas manter o nível atual de resistência aeróbia vai utilizar um programa de manutenção.

O progresso no treinamento de resistência aeróbia pode ser medido como um aumento na capacidade de $\dot{V}O_2$ ou a maior tolerância a durações mais longas ou intensidades mais altas. Seguir um programa de melhora exige aumentos periódicos e progressivos na frequência, duração ou intensidade do exercício. Como regra geral, os aumentos na frequência, na intensidade ou na duração devem ser limitados a 10% e devem ser feitos apenas depois que o corpo tiver se ajustado ao programa novo. As limitações de tempo de treinamento disponível do cliente, somadas ao fato de que há apenas sete dias na semana, normalmente significam que a frequência e a duração atingem seus limites máximos antes da intensidade do exercício, depois dos quais os avanços na capacidade aeróbia terão de resultar de aumentos na intensidade. Em outras palavras, a disponibilidade de tempo do cliente para se exercitar terá um limite, mas ele pode aumentar continuamente (ainda que de forma gradual) a intensidade do exercício. O Exemplo de cliente 16.3 atualiza as informações sobre os clientes de exemplo e elucida opções para a progressão de seus treinos.

O programa de manutenção é reservado para clientes que desejam manter o nível atual de condicionamento ou que avançaram pelo programa de melhora e atingiram os limites máximos de intensidade em que desejam treinar. Manter a capacidade aeróbia exige significativamente menos esforço do que tentar melhorá-la (elevá-la). Em longo prazo, os clientes podem manter as melhoras de um programa de treinamento de resistência aeróbia se reduzirem a frequência do treinamento a não menos do que duas sessões por semana, mas mantiverem a duração e (especialmente) a intensidade durante as sessões de exercício que realizam.[38,39,40] Além disso, para fazer o cliente continuar motivado durante um programa de manutenção e facilitar a continuação da adesão, o personal trainer pode formular um programa que utilize uma grande variedade de tipos de exercício.[5,32] Outro uso do programa de manutenção é para clientes que desejam interromper o treinamento por um tempo (ou precisam fazer isso por causa de uma viagem de férias ou a trabalho); essa pessoa pode reduzir o volume total de exercício aeróbio por algumas semanas em até 70% sem que o $\dot{V}O_2$máx seja afetado negativamente.[61]

> Como regra geral, os aumentos em frequência, intensidade ou duração do exercício devem se limitar a 10%.

## Aquecimento e resfriamento

Seja qual for o programa que o cliente utilize, deve-se integrar procedimentos adequados de aquecimento e resfriamento nas sessões de exercício. O objetivo do aquecimento é aumentar o fluxo sanguíneo para os músculos que serão utilizados durante o treino, aumentar lentamente a frequência cardíaca para minimizar o débito de oxigênio, preparar o sistema nervoso para a ação e aumentar a temperatura interna dos músculos a fim de provocar uma entrega de oxigênio mais completa do sangue para os músculos.[30,79,91] O aquecimento adequado envolve a progressão lenta de movimentos pequenos e simples para movimentos maiores e mais complexos que se assemelhem aos utilizados durante a sessão de exercício.[22,51] Por exemplo, se o cliente for correr, o aquecimento adequado incluirá uma progressão da caminhada normal com os membros superiores ao lado do corpo, para um *jogging* lento com um balanço dos membros superiores levemente flexionados, até a corrida com projeção total dos membros superiores em flexão de 90° nos cotovelos. O cliente deve permitir tempo suficiente em cada atividade para que a frequência cardíaca aumente, a fim de atingir as demandas metabólicas antes de avançar mais.

O resfriamento utiliza a mesma progressão, mas ao contrário. O cliente progride da corrida para o *jogging*, para a caminhada, permitindo que a frequência cardíaca diminua e atinja um estado estável mais baixo antes de ficar mais lenta. Os clientes podem fazer mais alguns exercícios de flexibilidade depois do resfriamento. Ver o Capítulo 12 para mais informações sobre aquecimento, resfriamento e exercícios de flexibilidade.

# Tipos de programas de treinamento de resistência aeróbia

Existem muitas formas de elaborar programas de treinamento de resistência aeróbia, mas todos contêm os componentes discutidos anteriormente. Como já mencionado, o primeiro passo é decidir qual(is) tipo(s) de exercício utilizar. Em alguns casos, convém escolher mais de um tipo de exercício. Por exemplo, corrida, ciclismo e natação ao ar livre dependem do clima. Combinar exercícios livres e em máquina que se assemelhem entre si pode proporcionar um estímulo contínuo quando o clima não é propício para os treinos ao ar livre. Correr ao ar livre ou em uma esteira, andar de bicicleta normal ou ergométrica e nadar em um lago ou uma piscina podem proporcionar o estímulo necessário para avanço se forem feitos ajustes de duração e intensidade. O modo de exercício deve ser um que o cliente goste e consiga realizar sem nenhum problema ou dor, e que proporcione desafio suficiente para estimular o avanço.

**EXEMPLO DE CLIENTE 16.3**

### Progressão de seis semanas

**Rebeca**

Rebeca indicou que pode se exercitar apenas três dias por semana. Como ela corre 4,8 a 8,1 km em um ritmo de cerca de 5,3 minutos/km (25 a 42 minutos) duas vezes por semana, seu programa de seis semanas será concentrado em aumentar gradualmente a distância que ela corre mantendo o ritmo mais rápido de treinamento (5 minutos por km) necessário para prepará-la para correr 10 km em sua meta de tempo.

- Semana 1: três dias (seg, qua, sex): corrida de 4,8 km em 24 minutos
- Semana 2: três dias (dom, ter, qui): corrida de 6,4 km em 32 minutos
- Semana 3: três dias (seg, qua, sex): corrida de 7,2 km em 36 minutos
- Semana 4: três dias (dom, ter, qui): corrida de 8 km em 40 minutos
- Semana 5: três dias (seg, qua, sex): corrida de 8,9 km em 44 minutos
- Semana 6: três dias (dom, ter, qui): corrida de 9,7 km em 48 minutos

**Floyd**

Floyd indicou que pode começar treinando dois dias por semana (embora tenha todos os dias da semana disponíveis), em duas sessões de 15 minutos todo dia de exercício. Seu programa de seis semanas será concentrado em aumentar o número de dias e a duração do exercício, mantendo-o dentro de sua zona de treinamento de FCMPI de 118 a 134 batimentos/min.

- Semana 1: dois dias (seg, qui), duas vezes por dia (de manhã antes do trabalho e durante o horário de almoço) – caminhada em esteira a 4 a 5,6 km/h durante 10 a 15 minutos
- Semana 2: três dias (ter, qui, sáb), duas vezes por dia; de manhã antes do trabalho – bicicleta ergométrica a 100 watts por 10 a 15 minutos; durante o horário de almoço – caminhada em esteira a 4 a 5,6 km/h durante 10 a 15 minutos
- Semana 3: quatro dias (seg, ter, qui, sex), uma vez por dia – bicicleta ergométrica a 100 watts durante 20 a 25 minutos
- Semana 4: quatro dias (seg, ter, qui, sex), uma vez por dia – caminhada em esteira por 4 a 5,6 km/h durante 15 a 20 minutos
- Semana 5: cinco dias (seg, ter, qua, qui, sex), uma vez por dia (Floyd pode decidir o horário) – três vezes por semana (seg, qua, sex), caminhada em esteira a 4 a 5,6 km/h por 20 a 25 minutos; duas vezes por semana (ter, qui) – bicicleta ergométrica a 100 watts durante 25 a 30 minutos
- Semana 6: cinco dias (seg, ter, qua, qui, sex), uma vez por dia (Floyd pode decidir o horário) – caminhada em esteira a 4 a 5,6 km/h durante 25 a 30 minutos

Depois de selecionados os tipos de exercício, pode-se combinar a frequência, a duração e a intensidade de diversas formas, cada qual produzirá um efeito diferente. O programa final pode tomar a forma do treinamento de *long slow distance*, do treinamento de *pace/tempo*, do treinamento intervalado, do treinamento em circuito ou do treinamento cruzado. O fator mais importante de como combinar esses componentes é o objetivo do cliente.

## *Long slow distance*

No treinamento de *long slow distance* (LSD, longa distância lentamente), as sessões de exercício devem ser realizadas em intensidade menor do que a utilizada normalmente, de maneira que a duração do treino possa ser maior. Por exemplo, durante o LSD, um cliente capaz de correr em um ritmo de 3,7 minutos/km pode se exercitar em um ritmo de 5 minutos/km por uma distância mais longa. O cliente que normalmente utiliza a bicicleta ergométrica por 30 minutos a 150 watts pode andar por 1 hora a 100 watts. A premissa básica do LSD é aumentar a duração do exercício em uma intensidade mais baixa que o normal. Um bom indicador da intensidade apropriada além da $FC_{reserva}$ é se o cliente consegue ter uma conversa durante a sessão de exercício. A ideia não é falar o tempo todo, mas ser capaz de falar sem perder o ar. Os objetivos do LSD incluem melhoras no limiar anaeróbio, desenvolvimento de resistência na musculatura de sustentação e utilização da gordura com economia de glicogênio correspondente. As sessões típicas de treinamento duram entre 30 minutos e 2 horas e, para prevenir o sobretreinamento, não devem ocorrer mais de duas vezes por semana.[18,93]

Depois de atingida a intensidade-alvo, o exercício pode continuar pelo tempo que o cliente conseguir manter a frequência cardíaca dentro da zona prescrita e pelo tempo em que houver energia disponível. Quando a frequência cardíaca aumenta além da zona de treinamento, os sistemas anaeróbios começam a fornecer energia à custa dos estoques de carboidrato e glicogênio; depois disso, logo ocorre a fadiga volitiva. Quando a frequência cardíaca do cliente começa a aumentar sem aumento na carga de trabalho, a sessão de exercício está completa. Para o praticante iniciante, isso pode ocorrer após

**EXEMPLO DE CLIENTE 16.4**

Exemplo de treino de *pace/tempo* intermitente para Rebeca

**Parâmetros gerais**
*Intervalos*: 3 a 6 minutos
*Intensidade*: 80 a 85% da $FC_{reserva}$ ou 8 MET
*Repouso entre intervalos*: 60 segundos
*Modo*: máquina elíptica

**Máquina elíptica**
Aquecimento
- Três minutos no nível 8 (em uma máquina com níveis de 1 a 10), 60 segundos de repouso
- Quatro minutos no nível 8, 60 segundos de repouso
- Cinco minutos no nível 8, 60 segundos de repouso
- Seis minutos no nível 8, 60 segundos de repouso
- Cinco minutos no nível 8, 60 segundos de repouso
- Quatro minutos no nível 8, 60 segundos de repouso
- Três minutos no nível 8

Resfriamento
Tempo total completado na meta de ritmo/intensidade: 30 minutos

um período curto (10 a 15 minutos). Com as sessões de exercício subsequentes, o cliente pode aumentar a duração do exercício à medida que as melhoras no sistema cardiorrespiratório passam a permitir melhor perfusão de sangue oxigenado, entrega de substratos energéticos e remoção de resíduos.

Os personal trainers devem notar que nem todos os clientes serão capazes de atingir inicialmente a zona de treinamento de 50 a 85% da $FC_{reserva}$ ou de continuar o exercício por mais do que um período curto. Clientes gravemente descondicionados precisarão de um ponto de partida mais baixo e de um aumento mais lento na intensidade e na duração.

## Treinamento de *pace/tempo*

Para clientes que desejam melhorar a resistência cardiorrespiratória e forem capazes de trabalhar nas porcentagens mais altas de sua faixa de frequência cardíaca, o **treinamento de *pace/tempo*** pode ajudar a melhorar o $\dot{V}O_2$máx. O treinamento de *pace/tempo* permite que o cliente treine por períodos curtos em sua meta de ritmo, que será mais alta do que seu ritmo atual. As sessões de treinamento de *pace/tempo* normalmente duram de 20 a 30 minutos e exigem que os clientes se exercitem em seu limiar de lactato.[16,18] O treino pode ser realizado de forma intermitente ou constante. O *treinamento de* pace/tempo *intermitente* envolve sessões de treino de 3 a 5 minutos com períodos de repouso de 30 a 90 segundos, repetidas até que não se consiga manter o ritmo desejado. Durante o período de repouso, os clientes devem praticar caminhada muito leve (lenta) para impedir que o sangue se acumule nos membros inferiores. O treinamento de *pace/tempo* intermitente é mais adequado para clientes que normalmente não toleram nenhuma intensidade em seu limiar de lactato por períodos longos. Com o tempo, esses clientes aumentarão a tolerância e poderão progredir para o treinamento de *pace/tempo* constante. O *treinamento de* pace/tempo *constante* envolve uma sessão de exercício de 20 a 30 minutos de duração, mantida no ritmo desejado. Como o treinamento de *pace/tempo* exige que se atinja uma intensidade mais alta durante uma sessão de treino, a duração do treino é reduzida. O treinamento de *pace/tempo* deve ser realizado apenas uma ou duas vezes por semana. O Exemplo de cliente 16.4 apresenta um treino de *pace/tempo* intermitente.

## Treinamento intervalado

Os programas de treinamento intervalado levam seu nome dos períodos alternados de exercício de intensidade alta e baixa que eles incluem. O treinamento intervalado pode envolver períodos curtos de exercício em intensidades altas no limiar de lactato e no $\dot{V}O_2$máx ou acima deles, alternados com períodos longos de intensidades menores. O treinamento intervalado também pode envolver exercício de alta intensidade (90 a 100% da $FC_{reserva}$) com períodos de repouso no meio. A vantagem do treinamento intervalado é que, com o espaçamento correto de trabalho e repouso, os clientes podem realizar uma quantidade maior de trabalho em intensidades mais altas, que normalmente não são possíveis com um programa contínuo. Por exemplo, exercitar-se em uma intensidade alta (90 a 100% da $FC_{reserva}$) fará com que o cliente explore os sistemas energéticos anaeróbios e se fatigue rapidamente. Com o treinamento intervalado, a fadiga vai ocorrer; mas a extensão de tempo passado se exercitando é mantida relativamente curta e os períodos de repouso são mais longos para possibilitar uma recuperação mais completa entre os intervalos de exercício. Dessa forma, retarda-se a fadiga completa. Se o cliente tentar manter uma intensidade de 90 a 100% da $FC_{reserva}$ pelo maior tempo possível, a fadiga se instalará em poucos minutos e a intensidade do exercício precisará ser reduzida. No entanto, ao longo de um programa intervalado, o cliente pode treinar na intensidade alta por alguns períodos curtos, com intervalos entre eles, que possibilitam maior quantidade total de tempo passado na intensidade mais alta. Por exemplo, clientes que desejam aumentar a velocidade de corrida ou pedalada podem utilizar intervalos de corrida ou pedalada mais rápidos que forcem os limites de $FC_{reserva}$, alternados com períodos de repouso em que eles continuam a se mover em um ritmo na extremidade mais baixa de sua $FC_{reserva}$. Um cliente que deseja queimar o maior número de calorias em um período definido também pode empregar o treinamento intervalado. Nesse caso, alternar entre intensidades altas e baixas, em vez de utilizar uma intensidade fixa, permite que o cliente queime um maior número de calorias durante o treino.[6,7,13]

Ajustar adequadamente a **relação de trabalho por repouso** é fundamental para permitir que o cliente complete a sessão prescrita de exercício. Os intervalos de alta intensidade devem durar entre 3 e 5 minutos, com um período de repouso de 1:1 a 1:3 dependendo da capacidade do cliente de praticar intervalos sucessivos de alta intensidade. À medida que o cliente se fatiga, o intervalo de repouso pode ser prolongado para permitir maior recuperação entre as sessões de trabalho. Estender o intervalo de repouso acima de 1:3 reduz a quantidade de tempo que pode ser gasto nas sessões de trabalho de alta intensidade durante uma sessão de exercício de duração fixa e, assim, reduz a quantidade total de trabalho realizado e progresso alcançado. As proporções entre trabalho e repouso de 1:1 e 1:3 podem provocar melhoras na resistência cardiorrespiratória, sobretudo por meio da elevação do limiar de lactato e do aperfeiçoamento da capacidade do corpo de liberar o lactato da corrente sanguínea.[20,93]

Os clientes devem utilizar o treinamento intervalado apenas se tiverem estabelecido uma base aeróbia firme e conseguirem manter a intensidade de exercício dentro de sua zona de treinamento de $FC_{reserva}$ por um período mais ou menos equivalente ao tempo total que será passado no treinamento intervalado.[52] Como exemplo, um cliente que consegue manter uma zona de treinamento de $FC_{reserva}$ em estado estável por 60 minutos poderia realizar o treinamento intervalado por até 60 minutos (exercício e repouso combinados).

Quase todo exercício de resistência aeróbia pode ser selecionado para uma sessão de treinamento intervalado. Se a intensidade puder ser ajustada de modo rápido e fácil, as máquinas de treinamento de resistência aeróbia podem ser utilizadas da mesma forma que os exercícios ao ar livre são utilizados para o treinamento aeróbio intervalado. Para ter variedade, as sessões de alta intensidade podem ser realizadas em uma máquina; e as de repouso, com outro exercício. Por exemplo, um programa de treinamento intervalado pode envolver o uso do simulador de escada para o período de trabalho e a esteira para o de repouso. O Exemplo de cliente 16.5 apresenta um exemplo de programa de treinamento com rotinas de LSD, intervaladas e de *pace/tempo*.

> Os programas de *long slow distance*, intervalados e de *pace*/tempo são programas avançados de exercício de resistência aeróbia que devem ser utilizados apenas depois de ter sido completado um programa de resistência aeróbia inicial.

## Treinamento em circuito

O **treinamento em circuito** combina o treinamento de força com o de resistência aeróbia. O cliente pratica intervalos curtos de treinamento de resistência aeróbia entre as séries de treinamento de força. O objetivo é aumentar a frequência cardíaca até a zona de treinamento e mantê-la ao longo de toda a duração da sessão de exercício, induzindo, assim, a melhora simultânea da resistência cardiorrespiratória e da resistência muscular. Infelizmente, mais pesquisas sobre variações do circuito de treinamento demonstraram que, embora a força tenha aumentado, o $\dot{V}O_2$máx não melhorou de maneira significativa em comparação com os valores de participantes em um programa de exercício apenas aeróbio ou de um programa combinado de treinamento em circuito e aeróbio.[31,63,88] Os estudos que mostraram melhoras pequenas no $\dot{V}O_2$máx em função do treinamento em circuito exigiam que os indivíduos treinassem em frequências cardíacas próximas de 90% $FC_{reserva}$.[17] No entanto, embora em muitos casos não se tenha comprovado que o treinamento em circuito aumente o $\dot{V}O_2$ de maneira significativa, não existe evidência de que o $\dot{V}O_2$ diminua durante o programa de treinamento em circuito. Portanto, ele pode ser uma ferramenta útil em um programa de manutenção. O treinamento em circuito também pode ser utilizado com iniciantes como meio de apresentá-los ao treinamento de força e ao de resistência aeróbia quando o tempo disponível para treinar for curto.

## Treinamento cruzado

O **treinamento cruzado** é um método combinatório de vários tipos de exercício para treinamento de resistência aeróbia. Para que o treinamento cruzado seja efetivo em manter ou melhorar o $\dot{V}O_2$máx, a intensidade e a duração de cada exercício deve ter uma quantidade suficiente em relação ao nível de condicionamento do cliente.[95,96]

## EXEMPLO DE CLIENTE 16.5

Exemplos de programas de treinamento com *long slow distance*, intervalado e *pace/tempo*

Como os programas de LSD, intervalado e de *pace/tempo* exigem forte base aeróbia, estes exemplos de programa devem ser vistos como uma progressão a ser utilizada depois de se ter estabelecido certa tolerância ao exercício por meio do treinamento constante e regular de resistência aeróbia.

REBECA (DIAS DE REPOUSO: TERÇA, QUINTA, SEXTA, DOMINGO)

| | Segunda | Quarta | Sábado |
|---|---|---|---|
| Tipo de treinamento | *Long slow distance* | Intervalado | *Pace*/tempo |
| Atividade | Corrida ao ar livre | Esteira | Corrida ao ar livre |
| Distância ou duração | 15 a 20 km | 60 min | 30 min constante |
| Ritmo ou intensidade | Ritmo de 5,6 a 6,2 min/km | Período de trabalho de 5 min em um ritmo de 3,7 min/km (16,1 km/h) alternado com um período de repouso de 5 min em um ritmo de 7,5 min/km (8,1 km/h) | Ritmo de 5 min/km |

FLOYD (DIAS DE REPOUSO: DOMINGO, SÁBADO)

| | Segunda e quinta | Terça e sexta | Quarta |
|---|---|---|---|
| Tipo de treinamento | Intervalado | *Long slow distance* | *Pace/tempo* |
| Atividade | Bicicleta ergométrica | Esteira | Bicicleta ergométrica |
| Distância ou duração | 30 min | 60 min | 20 min intermitentes |
| Ritmo ou intensidade | Período de 5 min de trabalho a 150 watts alternado com um período de repouso de 5 min a 75 watts | 4,8 quilômetros por hora | Quatro períodos de trabalho de 5 min em 80 a 85% da $FC_{reserva}$ alternados com um período de repouso de 1 min |

Para clientes que desejam praticar o treinamento cruzado, o personal trainer deve prescrever a intensidade e a duração de cada modo de exercício individualmente enquanto mantém o volume combinado de exercício dentro das capacidades do cliente. O benefício do treinamento cruzado é que ele distribui o estresse físico do treinamento entre diferentes grupos musculares durante as diversas atividades e aumenta as adaptações dos sistemas cardiorrespiratório e musculoesquelético.[51,68,102]

O resultado do treinamento cruzado é que ele supera as limitações de especificidade do treinamento. Isto é, quando um cliente tem uma meta que não pode ser atingida com a utilização de um exercício em particular, como competir em um triatlo, o treinamento cruzado é uma forma de alcançar essa meta.

O treinamento cruzado de resistência aeróbia pode ser realizado de duas formas distintas: (1) utilizar tipos diferentes de exercício em cada período de treinamento, revezando entre dois ou mais tipos em uma semana; ou (2) utilizar vários tipos diferentes de exercício dentro do mesmo treino. Com a primeira opção, o cliente pode treinar na esteira um dia, andar de bicicleta ao ar livre no dia seguinte e terminar a semana em uma máquina de remo. A segunda opção exige elaborar uma série de tipos de exercício que possam ser completados um atrás do outro. Por exemplo, em vez de fazer 30 minutos na esteira, o cliente pode completar 10 minutos em cada aparelho, a esteira, o treinador elíptico e o ergômetro de braço.

O segredo para tornar o treinamento cruzado efetivo é garantir que os clientes trabalhem dentro da sua zona de treinamento prescrita em cada modo de exercício. Exercícios variados podem gerar frequências cardíacas diferentes para determinada carga de trabalho ou velocidade, de modo que é necessária a individualização do programa para cada modo. O Exemplo de cliente 16.6 apresenta alguns exemplos de treinamento cruzado.

## Exercício de membros superiores

Muitas atividades de resistência aeróbia envolvem, sobretudo, os grandes músculos da parte inferior do corpo. No entanto, os exercícios para os membros superiores estão ficando cada vez mais comuns, costumam ser parte dos programas de reabilitação cardíaca e contribuem

**EXEMPLO DE CLIENTE 16.6**

### Exemplos de sessões de treinamento cruzado

As sessões de treinamento cruzado devem ser elaboradas em torno do volume ou da duração total do exercício que o cliente for capaz de realizar. Os exemplos a seguir são progressões a serem utilizadas depois de se ter estabelecido certa tolerância à duração de exercício por meio do treinamento de resistência aeróbia constante e regular.

**Rebeca**

- Segunda: 60 minutos na esteira
- Quarta: 60 minutos na bicicleta ergométrica
- Sexta: 30 minutos no simulador de escada

**Floyd**

- Segunda: 10 minutos na esteira, 10 minutos na bicicleta ergométrica, 10 minutos no simulador de escada
- Terça: 10 minutos na máquina de remo, 10 minutos no treinador elíptico, 10 minutos na esteira
- Quinta: 30 minutos na bicicleta ergométrica
- Sábado: 20 minutos de caminhada ao ar livre, 15 minutos na máquina de remo

para a potência da natação. Para prescrever uma FFCA baseada em uma porcentagem da FCMPI, o personal trainer deve fazer um ajuste de 10 a 13 batimentos/min para baixo ao calcular a FCMPI, visto que a frequência cardíaca é mais alta durante o exercício de membros superiores do que durante o exercício de membros inferiores em qualquer carga de trabalho.[21,25,26,46,87] Além disso, o $\dot{V}O_2$máx para o exercício de membros superiores é significativamente mais baixo do que o de membros inferiores.[21,46] O resultado é que o limiar de lactato é atingido em intensidades mais baixas do que durante o exercício para membros inferiores.[72]

Os ergômetros para a parte superior do corpo (ergômetros de braço) são o tipo mais comum de equipamento específico para os membros superiores encontrados nos centros de condicionamento. Muitas bicicletas ergométricas, treinadores elípticos e alguns simuladores de escada possuem um acessório que permite que os membros superiores trabalhem em um movimento de empurrar–puxar e pode ser utilizado em um modo apenas para membros superiores para o exercício de resistência aeróbia da parte superior do corpo. Do mesmo modo, a porção dos membros superiores de uma máquina de remo pode ser isolada se os pés forem posicionados no chão de maneira que o corpo não deslize para a frente e para trás.

O exercício para os membros superiores é provavelmente o tipo de exercício de resistência aeróbia mais subutilizado. Para aumentar a variedade, o trabalho de membro superior pode ser adicionado aos programas atuais que utilizem principalmente os exercícios para a parte inferior do corpo. O exercício para o membro superior é útil, em especial, para proporcionar certo grau de exercício de resistência aeróbia para clientes com problemas ortopédicos na parte inferior do corpo, como lesão no pé, joelho ou quadril.

## Treinamento aeróbio e de força combinado

Com muita frequência, os clientes realizam programas de treinamento de força e resistência aeróbia simultaneamente. Embora os benefícios de ambos sejam evidentes e não há dúvida de que os dois devem fazer parte de um programa de treinamento completo, existe um lado negativo de combinar esses dois tipos diferentes de treinamento. Pesquisas mostram que, quando se combinam programas de treinamento de força e resistência aeróbia, o aumento nos ganhos de força é reduzido enquanto o $\dot{V}O_2$ aumenta normalmente. Os clientes perceberão aumentos na resistência aeróbia semelhantes aos que observariam se tivessem praticado apenas a porção do treinamento de resistência aeróbia, mas os ganhos em força da porção do treinamento de força serão menores do que se tivessem praticado apenas o treinamento de resistência.[9,15,34,35,43] Além da redução nos ganhos de força máxima, os programas combinados resultam em reduções na quantidade de ganhos de circunferência muscular e nos desempenhos específicos de velocidade e potência.[17,35,53] Por outro lado, tudo indica que o acréscimo do treinamento de força anaeróbio a um programa de treinamento de resistência aeróbia melhora a resistência aeróbia de baixa intensidade.[37,41,83]

Um cliente relativamente sedentário que esteja apenas começando a se exercitar exibirá melhoras, tanto com o treinamento aeróbio como com o treinamento de força, ao utilizar ambos os programas em um treino total. Entretanto, para clientes mais experientes cujos avanços estejam se nivelando, é improvável que eles atinjam os benefícios totais de ambos os programas ao mesmo tempo, visto que haverá pouco tempo de recuperação (dias de descanso).

Para remediar esse problema, o personal trainer pode elaborar um programa que permita que o cliente complete o programa de treinamento de resistência aeróbia

## Exemplos de programas de treinamento de força e aeróbio combinados

**Meta: aumentar a força muscular, manter a resistência aeróbia**

1. Realizar treinamento de resistência aeróbia inicial por 8 a 10 semanas: três a quatro dias por semana, 50 a 85% da $FC_{reserva}$, 30 a 60 minutos.
2. Reduzir o treinamento de resistência aeróbia a dois dias por semana, 50 a 85% da $FC_{reserva}$, 30 minutos, e começar o treinamento de força.

**Meta: aumentar a resistência aeróbia, manter a força muscular**

1. Realizar 8 a 10 semanas de treinamento de força inicial.
2. Reduzir o treinamento de força a dois dias por semana e começar o treinamento de resistência aeróbia três a quatro vezes por semana, 50 a 85% da $FC_{reserva}$, 30 a 60 minutos.

antes de iniciar o de treinamento de força. Por exemplo, um cliente pode realizar oito semanas apenas de treinamento de resistência aeróbia, sucedidas por oito semanas de treinamento de força com a quantidade mínima de treinamento de resistência aeróbia necessária para a manutenção. Isso possibilitaria que o cliente aumentasse o $\dot{V}O_2$máx e estabelecesse uma base aeróbia primeiro, depois trabalhasse em aumentar o condicionamento muscular (p. ex., força) sem deixar de manter o $\dot{V}O_2$ aumentado.[8,14,36] Depois das 16 semanas iniciais, o cliente pode começar a alternar períodos de treinamento de resistência aeróbia e treinamento de força mínimo para manter a força com períodos de treinamento de força e treinamento de resistência aeróbia mínimo para manter a resistência aeróbia.[38] Esse estilo de programa proporciona aumentos contínuos, tanto em resistência aeróbia como em força muscular, embora em uma taxa reduzida em comparação com o treinamento apenas para uma ou para a outra, mas também possibilita mudanças em variáveis do programa como modo e intensidade para aumentar a variedade. Ver "Exemplos de programas de treinamento de força e aeróbio combinados" para programas de treinamento combinados baseados em diferentes metas de treinamento.

## Conclusão

Elaborar programas de treinamento de resistência aeróbia que atendam às metas do cliente e melhorem a capacidade de trabalho dos sistemas cardiovascular e cardiorrespiratório exige planejamento cuidadoso e cálculos precisos. Em virtude das diferenças individuais em preferência de exercício, metas de longo prazo e nível atual de treinamento, o personal trainer deve tomar cuidado ao manipular os componentes de intensidade, duração e frequência. Quando se alinham adequadamente os componentes do programa, as melhoras no $\dot{V}O_2$máx para o indivíduo são limitadas apenas pela genética. A incorporação de diferentes métodos de treinamento como *long slow distance*, treinamento de *pace/tempo*, treinamento intervalado, treinamento em circuito, treinamento cruzado, exercícios para os membros superiores e a combinação do treinamento aeróbio e de força permitirá que os clientes continuem a fazer progressos na capacidade aeróbia e no condicionamento geral.

## Questões para estudo

1. Um cliente está se preparando para sua primeira meia maratona e deseja completar a distância de 21 km em 2 horas. Qual das alternativas a seguir seria um treino de *long slow distance* apropriado?
   A. Andar de bicicleta por 21 km em um ritmo de 11,3 km/h.
   B. Subir escada por 2 horas.
   C. Correr 24 km em um ritmo de 8 km/h.
   D. Nado *crawl* por 1 hora.

2. O personal trainer está elaborando um programa de exercício aeróbio para um cliente de 43 anos que tem uma frequência cardíaca em repouso de 75 batimentos/min. Utilizando o método de Karvonen, qual das alternativas a seguir é a faixa de frequência cardíaca alvo se o personal trainer atribui uma intensidade de 60 a 70% da $FC_{reserva}$?
   A. 106 a 123 batimentos/min.
   B. 136 a 146 batimentos/min.
   C. 123 a 137 batimentos/min.
   D. 154 a 165 batimentos/min.

3. Qual dos tipos de exercício a seguir seria o mais adequado para uma cliente de 52 anos sem contraindicações médicas ou físicas cuja meta é participar de uma prova de ciclismo de 80 quilômetros?
   A. Caminhada na esteira.
   B. Bicicleta.
   C. Máquina elíptica.
   D. Máquina de remo.

4. Um cliente sedentário de 35 anos tem obesidade mórbida e gostaria de perder peso. O personal trainer escolheu a bicicleta semirrecostada como

modo de exercício. Qual das alternativas a seguir é o programa de exercício apropriado para a primeira sessão de exercício?

A. Três sessões de 5 minutos com repouso entre elas em 50 a 65% da $FC_{reserva}$.
B. 20 minutos contínuos em 75% da $FC_{reserva}$.
C. 25 minutos de intervalos em 90% da $FC_{reserva}$ e 70% da $FC_{reserva}$.
D. 30 minutos de LSD em 65% da $FC_{reserva}$.

## Questão de conhecimento aplicado

Preencha a tabela para descrever os tipos de programas de treinamento de resistência aeróbia.

| Tipo | Intensidade | Duração | Frequência | Metas |
|---|---|---|---|---|
| LSD | | | | |
| *Pace/tempo*: intermitente | | | | |
| *Pace/tempo*: contínuo | | | | |
| Intervalado | | | | |

## Referências bibliográficas


1. Ainsworth, B.E., W.L. Haskell, M.C. Whitt, M.L. Irwin, A.M. Swartz, S.J. Strath, W.L. O'Brien, D.R. Bassett, K.H. Schmitz, P.O. Emplaincourt, D.R. Jacobs, and A.S. Leon. 2000. Compendium of physical activities: An update of activity codes and MET intensities. Medicine and Science in Sports and Exercise 32 (9 Suppl): S498-S516.
2. American College of Sports Medicine. 1998. The recommended quantity and quality of exercise for developing and maintaining cardiorespiratory and muscular fitness, and flexibility in healthy adults. Medicine and Science in Sports and Exercise 30 (6): 975-991.
3. American College of Sports Medicine. 2001. Appropriate intervention strategies for weight loss and prevention of weight regain for adults. Medicine and Science in Sports and Exercise 33 (12): 2145-2156.
4. American College of Sports Medicine (ACSM). 2010. Guidelines for Exercise Testing and Prescription, 8th ed. Philadelphia: Lippincott Williams & Wilkins.
5. Annesi, J.J., and J. Mazas. 1997. Effects of virtual realityenhanced exercise equipment on adherence and exerciseinduced feeling states. Perceptual and Motor Skills 85: 835-844.
6. .strand, I., P.O. .strand, E.H. Christensen, and R. Hedman. 1960. Intermittent muscular work. Acta Physiologica Scandinavica 48: 443.
7. .strand, P.O., and K. Rodahl. 1986. Textbook of Work Physiology. New York: McGraw-Hill.
8. Bell, G.J., S.R. Petersen, J. Wessel, K. Bagnall, and H.A. Quinner. 1991. Adaptations to endurance and low velocity resistance training performed in a sequence. Canadian Journal of Sport Science 16 (3): 186-192.
9. Bell, G.J., S.R. Petersen, J. Wessel, K. Bagnall, and H.A. Quinner. 1991. Physiological adaptations to concurrent endurance training and low velocity resistance training. International Journal of Sports Medicine 12: 384-390.
10. Ben-Ezra, V., C. Lacy, and D. Marshall. 1992. Perceived exertion during graded exercise: Treadmill vs step ergometry. Medicine and Science in Sports and Exercise 24 (5 Suppl): S136.
11. Ben-Ezra, V., and R. Verstraete. 1991. Step ergometry: Is it task-specific training? European Journal of Applied Physiology 63: 261-264.
12. Bressel, E., G.D. Heise, and G. Bachman. 1998. A neuromuscular and metabolic comparison of forward and reverse pedaling. Journal of Applied Biomechanics 14 (4): 401-411.
13. Christensen, E.H., R. Hedman, and B. Saltin. 1960. Intermittent and continuous running. Acta Physiologica Scandinavica 50: 269.
14. Chtara, M., K. Chamari, M. Chaouachi, A. Chaouachi, D. Koubaa, Y. Feki, G.P. Millet, and M. Amri. 2005. Effects of intra-session concurrent endurance and strength training sequence on aerobic performance and capacity. British Journal of Sports Medicine 39 (8): 555-560.
15. Chtara, M., A. Chaouachi, G.T. Levin, M. Chaouachi, K. Chamari, M. Amri, and P.B. Laursen. 2008. Effect of concurrent endurance and circuit resistance training sequence on muscular strength and power development. Journal of Strength and Conditioning Research 22 (4): 1037-1045.
16. Costill, D.L. 1986. Inside Running: Basics of Sports Physiology. Indianapolis: Benchmark Press.
17. Craig, B.W., J. Lucas, R. Pohlman, and H. Stelling. 1991. The effects of running, weightlifting and a combination of both on growth hormone release. Journal of Applied Sport Science Research 5 (4): 198-203.
18. Daniels, J. 1989. Training distance runners—a primer. Gatorade Sports Science Exchange 1: 1-5.
19. Ebisu, T. 1985. Splitting the distance of endurance running: On cardiovascular endurance and blood lipids. Japanese Journal of Physical Education 30: 37-43.
20. Esfarjani, F., and P.B. Laursen. 2007. Manipulating highintensity interval training: Effects on VO2max, the lactate threshold and 3000 m running performance in moderately trained males. Journal of Science and Medicine in Sport 10 (1): 27-35.
21. Eston, R.G., and D.A. Brodie. 1986. Responses to arm and leg ergometry. British Journal of Sports Medicine 20 (1): 4-6.
22. Faigenbaum, A., and J.E. McFarland Jr. 2007. Guidelines for implementing a dynamic warm-up for physical education. Journal of Physical Education, Recreation and Dance 78 (3): 25-28.
23. Fleck, S.J., and W.J. Kraemer. 2004. Designing Resistance Training Programs, 3rd ed. Champaign, IL: Human Kinetics.
24. Fletcher, G.F., G. Balady, S.N. Blair, J. Blumenthal, C. Caspersen, B. Chaitman, S. Epstein, E.S. Sivarajen Froelicher, V.F. Froelicher, I.L. Pina, and M.L. Pollock. 1996. Benefits and recommendations for physical activity programs for all Americans. A statement for health professionals by the Committee on Exercise and Cardiac Rehabilitation of the Council on Clinical Cardiology, American Heart Association. Circulation 94: 857-862.
25. Franklin, B.A. 1983. Aerobic requirements of arm ergometry: Implications for testing and training. Physician and Sportsmedicine 11: 81.
26. Franklin, B.A. 1989. Aerobic exercise training programs for the upper body. Medicine and Science in Sports and Exercise 21: S141.
27. Glass, S.C., R.G. Knowlton, and M.D. Becque. 1994. Perception of effort during high-intensity exercise at low, moderate, and high wet bulb globe temperatures. European Journal of Applied Physiology 68: 519-524.
28. Goldberg, L., D.L. Elliot, and K.S. Kuehl. 1988. Assessment of exercise intensity formulas by use of ventilatory threshold. Chest 94 (1): 95-98.
29. Green, J.H., N.T. Cable, and N. Elms. 1990. Heart rate and oxygen consumption during walking on land and in deep water. Journal of Sports Medicine and Physical Fitness 30: 49-52.
30. Gutin, B., K. Stewart, S. Lewis, and J. Kruper. 1976. Oxygen consumption in the first stages of strenuous work as a function of prior exercise. Journal of Sports Medicine and Physical Fitness 16 (1): 60-65.

31. Haennel, R., K.K. Teo, A. Quinney, and T. Kappagoda. 1989. Effects of hydraulic circuit training on cardiovascular function. Medicine and Science in Sports and Exercise 21 (5): 605-612.
32. Hanson, J.M. 1994. The Relationship Between Personal Incentives for Exercise and the Selection of Activity Among Patrons of Fitness Centers and Recreation Centers. Microform Publications. Eugene, OR: University of Oregon, International Institute for Sport and Human Performance.
33. Hardman, A.E. 2001. Issues of fractionization of exercise (short vs long bouts). Medicine and Science in Sports and Exercise 33 (6 Suppl): S421-S427.
34. Hennessy, L.C., and A.W.S. Watson. 1994. The interference effects of training for strength and endurance simultaneously. Journal of Strength and Conditioning Research 8 (1): 12-19.
35. Hickson, R.C. 1980. Interference of strength development by simultaneous training for strength and endurance. European Journal of Applied Physiology 45: 255-263.
36. Hickson, R.C., B.A. Dvorak, E.M. Gorostiaga, T.T. Kurowski, and C. Foster. 1988. Potential for strength and endurance t raining to ampl i fy endurance performance. Journal of Applied Physiology 65 (5): 2285-2290.
37. Hickson, R.C., B.A. Dvorak, E.M. Gorostiaga, T.T. Kurowski, and C. Foster. 1988. Strength training and performance in endurance-trained subjects. Medicine and Science in Sports and Exercise 20: S86.
38. Hickson, R.C., C. Foster, M.L. Pollock, T.M. Galassi, and S. Rich. 1985. Reduced training intensities and loss of aerobic power, endurance, and cardiac growth. Journal of Applied Physiology 58 (2): 492-499.
39. Hickson, R.C., C. Kanakis Jr., J.R. Davis, A.M. Moore, and S. Rich. 1982. Reduced training duration effects on aerobic power, endurance, and cardiac growth. Journal of Applied Physiology 53: 225-229.
40. Hickson, R.C., and M.A. Rosenkoetter. 1981. Reduced training frequencies and maintenance of increased aerobic power. Medicine and Science in Sports and Exercise 13: 13-16.
41. Hickson, R.C., M.A. Rosenkoetter, and M.M. Brown. 1980. Strength training effects on aerobic power and short-term endurance. Medicine and Science in Sports and Exercise 12 (5): 336-339.
42. Howley, E.T. 2000. You asked for it: Question authority. The equation "220 - age" is used to estimate maximal heart rate, but there is potential error in the estimate. Where did that equation come from, and are better equations available? ACSM's Health & Fitness Journal 4 (4): 6-18.
43. Hunter, G., R. Dement, and D. Miller. 1987. Development of strength and maximum oxygen uptake during simultaneous training for strength and endurance. Journal of Sports Medicine and Physical Fitness 27: 269-275.
44. Hurley, B.F., D.R. Seals, A.A. Ehsani, L.-J. Cartier, G.P. Dalsky, J.M. Hagberg, and J.O. Holloszy. 1984. Effects of high-intensity strength training on cardiovascular function. Medicine and Science in Sports and Exercise 16 (5): 483- 488.
45. Jakicic, J.M., R.R. Wing, B.A. Butler, and R.J. Robertson. 1995. Prescribing exercise in multiple short bouts versus one continuous bout: Effects on adherence, cardiorespiratory fitness, and weight loss in overweight women. International Journal of Obesity 19: 893-901.
46. Kang, J., E.C. Chaloupka, M.A. Mastrangelo, and J. Angelucci. 1999. Physiological responses to upper body exercise on an arm and a modified leg ergometer. Medicine and Science in Sports and Exercise 31 (10): 1453-1459.
47. Karvonen, M., K. Kentala, and O. Mustala. 1957. The effects of training on heart rate: A longitudinal study. Annales Medicinae Experimentalis et Biological Fennial 35: 307- 315.
48. Karvonen, J., and T. Vuorimaa. 1988. Heart rate and exercise intensity during sports activities. Practical application. Sports Medicine 5 (5): 303-311.
49. Kearney, J.T., A.G. Stull, and J.L. Ewing. 1976. Cardiorespiratory responses of sedentary college women as a function of training intensity. Journal of Applied Physiology 41: 822-825.
50. Kohrt, W.M., D.W. Morgan, B. Bates, and J.S. Skinner. 1987. Physiological responses of triathletes to maximal swimming, cycling, and running. Medicine and Science in Sports and Exercise 19: 51-55.
51. Kraemer, J. 2002. Performance benefits of the warm-up. Olympic Coach 12 (4): 8-9.
52. Lamb, D.R. 1995. Basic principles for improving sport performance. Sports Science Exchange 8: 1-5.
53. Levin, G.T., M.R. Mcguigan, and P.B. Laursen. 2009. Effect of concurrent endurance and resistance training on physiologic and performance parameters of well-trained endurance cyclists. Journal of Strength and Conditioning Research 23 (8): 2280-2286.
54. Liang, M.T.C., J.F. Alexander, H.L. Taylor, R.C. Serfass, and A.S. Leon. 1982. Aerobic training threshold: Intensity, duration and frequency of exercise. Scandinavian Journal of Sports Sciences 4 (1): 5-8.
55. Londeree, B.R., and S.A. Ames. 1976. Trend analysis of the %VO2max-HR regression. Medicine and Science in Sports 8: 122-125.
56. Londeree, B.R., and M.L. Moeschberger. 1982. Effect of age and other factors on maximal heart rate. Research Quarterly in Exercise and Sport 53 (4): 297-304.
57. Mahon, A.D., K.O. Stolen, and J.A. Gay. 2001. Differentiated perceived exertion during submaximal exercise in children and adults. Journal of Pediatric Exercise Science 13: 145-153.
58. Marcinik, E.J., J. Potts, G. Schlabach, S. Will, P. Dawson, and B.F. Hurley. 1991. Effects of strength training on lactate threshold and endurance performance. Medicine and Science in Sports and Exercise 23 (6): 739-743.
59. Marigold, E.A. 1974. The effect of training at predetermined heart rate levels for sedentary college women. Medicine and Science in Sports 6: 14-19.
60. McArdle, W.D., F.I. Katch, and V.L. Katch. 2009. In: Exercise Physiology: Energy, Nutrition, and Human Performance, 7th ed. Philadelphia: Lippincott Williams & Wilkins.
61. McConell, G.K., D.L. Costill, J.J. Widrick, M.S. Hickey, H. Tanaka, and P.B. Gastin. 1993. Reduced training volume and intensity maintain aerobic capacity but not performance in distance runners. International Journal of Sports Medicine 14 (1): 33-37.
62. McKenzie, D.C., E.L. Fox, and K. Cohen. 1978. Specificity of metabolic and circulatory responses to arm or leg interval training. European Journal of Applied Physiology 39: 241-248.
63. Monteiro, A.G., D.A. Alveno, M. Prado, G.A. Monteiro, C. Ugrinowitsch, M.S. Aoki, and I.C. Picarro. 2008. Acute physiological responses to different circuit training protocols. Journal of Sports Medicine and Physical Fitness 48 (4): 438-442.
64. Moyna, N.M., R.J. Robertson, C.L. Meckes, J.A. Peoples, N.B. Millich, and P.D. Thompson. 2001. Intermodal comparison of energy expenditure at exercise intensities corresponding to perceptual preference range. Medicine and Science in Sports and Exercise 33: 1404-1410.
65. Murphy, M.H., and A.E. Hardman. 1998. Training effects of short and long bouts of brisk walking in sedentary women. Medicine and Science in Sports and Exercise 30: 152-157.
66. National Institutes of Health: Consensus Development Panel on Physical Activity and Cardiovascular Health. 1996. Physical activity and cardiovascular health. Journal of the American Medical Association 276: 214-246.
67. Nieman, D.C. 2003. Exercise Testing and Prescription, 5th ed. Boston: McGraw-Hill.
68. O'Toole, M.L., P.S. Douglas, and W.D.B. Hiller. 1989. Applied physiology of a triathlon. Sports Medicine 8: 201-225.
69. Potteiger, J.A. 2000. Aerobic endurance exercise training. In: Essentials of Strength Training and Conditioning, 2nd ed., T.R. Baechle and R.W. Earle, eds. Champaign, IL: Human Kinetics. pp. 495-509.
70. Powers, S.K., and E.T. Howley. 2008. Exercise Physiology: Theory and Application to Fitness and Performance, 7th ed. New York: McGraw-Hill.
71. Raasch, C.C., and F.E. Zajac. 1999. Locomotor strategy for pedaling: Muscle groups and biomechanical functions. Journal of Neurophysiology 82 (5): 515-525.
72. Reybrouck, T., G.F. Heigenhauser, and J.A. Faulkner. 1975. Limitations to maximum oxygen uptake in arms, leg, and combined arm-leg ergometry. Journal of Applied Physiology 38 (5): 774-779.
73. Rhodes, R.E., A.D. Martin, J.E. Taunton, E.C. Rhodes, M. Donnelly, and J. Elliot. 1999. Factors associated with exercise adherence among older adults: An individual perspective. Sports Medicine 28 (6): 397-411.
74. Riddle, S., and C. Orringer. 1990. Measurement of oxygen consumption and cardiovascular response during exercise on the Stairmaster 4000PT versus the treadmill. Medicine and Science in Sports and Exercise 22 (2 Suppl): S65.
75. Robertson, R.J., and B.J. Noble. 1997. Perception of physical exertion: Methods, mediators, and applications. Exercise and Sport Sciences Reviews 25: 407-452.
76. Ryan, R.M., C.M. Frederick, D. Lepes, N. Rubio, and K.M. Sheldon. 1997. Intrinsic motivation and exercise adherence. International Journal of Sport Psychology 28 (4): 335-354.
77. Saltin, B., L. Hartley, A. Kilbom, and I. .strand. 1969. Physical training in sedentary middle-aged and older men. Scandinavian Journal of Clinical and Laboratory Investigation 24: 323-334.
78. Sharkey, B.J. 1970. Intensity and duration of training and the development of cardiorespiratory fitness. Medicine and Science in Sports 2: 197-202.
79. Shellock, F.G., and W.E. Prentice. 1985. Warming-up and stretching for improved physical performance and prevention of sports-related injuries. Sports Medicine 2: 267.
80. Shepard, R.J. 1969. Intensity, duration, and frequency of exercise as determinants of the response to a training regime. Internationale Zeitschrift fur Angewandte Physiologie 26: 272-278.
81. Skinner, J.S., S.E. Gaskill, T. Rankinen, A.S. Leon, D.C. Rao, J.H. Wilmore, and C. Bouchard. 2003. Heart rate versus %VO2max: Age, sex, race, initial

fitness, and training response - HERITAGE. Medicine and Science in Sports and Exercise 35 (11): 1908-1913.

82. Springer, C., T.J. Barstow, K. Wasserman, and D.M. Cooper. 1991. Oxygen uptake and heart rate responses during hypoxic exercise in children and adults. Medicine and Science in Sports and Exercise 23: 71-79.
83. Stone, M.H., S.J. Fleck, W.J. Kraemer, and N.T. Triplett. 1991. Health and performance related adaptations to resistive training. Sports Medicine 11 (4): 210-231.
84. Swain, D.P., K.S. Abernathy, C.S. Smith, S.J. Lee, and S.A. Bunn. 1994. Target heart rates for the development of cardiorespiratory fitness. Medicine and Science in Sports and Exercise 26: 112-116.
85. Swain, D.P., and B.C. Leutholtz. 1997. Heart rate reserve is equivalent to VO2 reserve, not % VO2 max. Medicine and Science in Sports and Exercise 29: 837-843.
86. Thomas, T., G. Ziogas, T. Smith, Q. Zhang, and B. Londeree. 1995. Physiological and perceived exertion responses to six modes of submaximal exercise. Research Quarterly in Exercise and Sport 66 (3): 239-246.
87. Tulppo, M.P., T.H. Makikallio, R.T. Laukkanen, and H.V. Huikuri. 1999. Differences in autonomic modulation of heart rate during arm and leg exercise. Clinical Physiology 19 (4): 294-299.
88. Turcotte, L., W. Byrnes, P. Frykman, P. Freedson, and F. Katch. 1984. The effects of hydraulic resistive training on maximal oxygen uptake and anaerobic threshold. Medicine and Science in Sports and Exercise 16: S183.
89. U.S. Department of Health and Human Services. 1996. Physical Activity and Health: A Report of the Surgeon General. Atlanta: U.S. Department of Health and Human Services, Centers for Disease Control and Prevention, National Center for Chronic Disease Prevention and Health Promotion.
90. U.S. Department of Health and Human Services. 2000. Healthy People 2010: Understanding and Improving Health, 2nd ed. Washington, DC: U.S. Government Printing Office. P.26
91. Van de Graff, K.M., and S.J. Fox. 1989. Concepts of Human Anatomy and Physiology, 2nd ed. Dubuque, IA: Brown.
92. Velasquez, K.S., and J.H. Wilmore. 1993. Changes in cardiorespiratory fitness and body composition after a 12-week bench step training program. Medicine and Science in Sports and Exercise 24 (Suppl): S78.
93. Wells, C.L., and R.R. Pate. 1995. Training for performance of prolonged exercise. In: Perspectives in Exercise Science and Sports Medicine, D.R. Lamb and R. Murray, eds. Indianapolis: Benchmark Press. pp. 357-388.
94. Whaley, M.H., L.A. Kaminsky, G.B. Dwyer, L.H. Getchell, and L.A. Norton. 1992. Predictors of over- and underachievement of age-predicted maximal heart rate. Medicine and Science in Sports and Exercise 24 (10): 1173-1179.
95. White, L.J., R.H. Dressendorfer, S.M. Muller, and M.A. Ferguson. 2003. Effectiveness of cycle cross-training between competitive seasons in female distance runners. Journal of Strength and Conditioning Research 17 (2): 319-323.
96. Wilber, R.L., R.J. Moffatt, B.E. Scott, D.T. Lee, and N.A. Cucuzzo. 1996. Influence of water run training on maintenance of aerobic performance. Medicine and Science in Sports and Exercise 28: 1056-1062.
97. Wilmore, J.H., and D.L Costill. 2007. Physiology of Sport and Exercise, 4th ed. Champaign, IL: Human Kinetics.
98. Yamaji, K., M. Greenley, D.R. Northey, and R.L. Houghson. 1990. Oxygen uptake and heart rate responses to treadmill and water running. Canadian Journal of Sport Science 15: 96-98.
99. Zeni, A., M. Hoffman, and P. Clifford. 1996. Energy expenditure with indoor exercise machines. Journal of the American Medical Association 275: 1424-1427.
100. Zeni, A., M. Hoffman, and P. Clifford. 1996. Relationships among heart rate, lactate concentration, and perceived effort for different types of rhythmic exercise in women. Archives of Physical Medicine and Rehabilitation 77: 237-241.
101. Zimmerman, C.L., T.M. Cook, M.S. Bravard, M.M. Hansen, R.T. Honomichl, S.T. Karns, M.A. Lammers, S.A. Steele, L.K. Yunker, and R.M. Zebrowski. 1994. Effects of stair-stepping exercise direction and cadence on EMG activity of selected lower extremity muscle groups. Journal of Occupational and Sports Physical Therapy 19 (3): 173-180.
102. Zupan, M.F., and P.S. Petosa. 1995. Aerobic and resistance cross-training for peak triathlon performance. Strength and Conditioning 17: 7-12.

17

# Treinamentos pliométrico e de velocidade

Vanessa van den Heuvel Yang, MS, Kevin Messey, MS, Stacy Peterson, MA, e Robert Mamula

**Ao término deste capítulo, você será capaz de:**

- Explicar a mecânica e a fisiologia dos exercícios pliométricos e de aumento da velocidade.
- Identificar as fases do ciclo de alongamento–encurtamento.
- Entender os diferentes papéis do treinamento pliométrico e de velocidade.
- Recomendar equipamentos adequados para o uso durante o desempenho de exercícios pliométricos.
- Elaborar programas efetivos de treinamento pliométrico e de velocidade.
- Oferecer instruções sobre a técnica correta de treinamento pliométrico e de velocidade, além de reconhecer erros comuns.

Em busca de melhorar o desempenho esportivo, atletas de todos os níveis querem uma vantagem que lhes permita superar seus oponentes. Os atletas buscam maneiras de se tornar mais velozes e explosivos, maneiras de pular mais alto e correr mais rápido. Os treinamentos pliométrico e de velocidade são duas técnicas que permitem a atletas de todas as idades e capacidades atingir esses objetivos. Embora não costumem receber destaque na elaboração de programas para clientes de personal training, os treinamentos pliométrico e de velocidade são componentes importantes de um plano bem equilibrado para melhorar não apenas o desempenho esportivo, mas também o desempenho profissional e as atividades do dia a dia. É possível afirmar que exercícios projetados para treinar os clientes a pular mais alto e correr mais rápido sejam componentes essenciais dos programas. Além disso, como muitas lesões ocorrem em razão da incapacidade de controlar forças de desaceleração, o uso dos treinamentos pliométrico e de velocidade, com ênfase na produção e no uso eficientes de forças de reação do solo, deve fazer parte de qualquer programa cujo objetivo seja prevenir lesões. Outras vantagens da incorporação de componentes de treinamento pliométrico e de velocidade incluem aumento global de coordenação, agilidade e condicionamento geral e anaeróbio.[69]

O movimento pliométrico é um movimento rápido e potente que consiste em uma ação muscular excêntrica, também conhecida como contramovimento ou pré-alongamento, sucedida por uma ação muscular concêntrica potente e imediata.[115] Velocidade é simplesmente a capacidade de ser rápido. Tanto a pliometria quanto a velocidade se baseiam, em grande parte, no **ciclo de alongamento–encurtamento** (CAE) para gerar o resultado desejado. Como todas as atividades funcionais são compostas de uma série de CAE repetitivos, é essencial incorporar exercícios que fortaleçam os clientes nessas áreas.[30] O objetivo do exercício pliométrico é utilizar o reflexo de alongamento e os componentes elásticos naturais de músculos e tendões para aumentar a potência de movimentos subsequentes e fortalecer os músculos e tendões de maneira funcional.[19,30,69,78,120] Os exercícios do treinamento de velocidade são projetados para utilizar esses mesmos componentes mecânicos e neurofisiológicos, em conjunto com técnica e força muscular, para gerar maiores forças do solo, permitindo assim que os clientes corram mais rapidamente. Este capítulo descreve como utilizar os exercícios de treinamento pliométrico e de velocidade de maneira efetiva como parte de um programa de treinamento geral.

Os autores gostariam de agradecer a contribuição de David H. Potach, que escreveu este capítulo para a primeira edição de *Fundamentos de personal training da NSCA*.

## Mecânica e fisiologia pliométrica

Movimentos eficientes voltados a objetivos – esportivos, profissionais e funcionais – dependem de todas as estruturas musculotendíneas ativas trabalhando de maneira coordenada em velocidades adequadas. O termo utilizado para definir essa relação força–velocidade é *potência* (ver Capítulo 4 para uma definição de potência). Quando utilizado corretamente, o treinamento pliométrico demonstrou confiavelmente a capacidade de melhorar a produção de força e potência musculares.[6,58,69,93,107] Esse aumento na produção de potência muscular é mais bem explicado por dois modelos propostos, como discutido nesta seção – mecânico e neurofisiológico.[116] A função de cada modelo é resumida por uma descrição do CAE.

### Modelo mecânico de exercício pliométrico

No *modelo mecânico*, a energia elástica é armazenada após um alongamento rápido e, em seguida, liberada durante uma ação muscular concêntrica subsequente, aumentando assim a produção total de força.[2,16,59] Um modelo comum apresenta a função da unidade musculotendínea como uma relação entre três componentes mecânicos, os componentes elásticos paralelos e em série e o componente contrátil (CC) (Fig. 17.1, linha 2). Embora o **componente elástico em série (CES)** – um dos principais contribuintes para a produção de força durante os exercícios pliométricos – inclua alguns componentes musculares (actina e miosina), ele é composto sobretudo de tendão.[19] Quando a unidade musculotendínea é alongada, como durante uma ação muscular excêntrica, o CES age como uma mola e é esticado, armazenando assim energia elástica. Se, na sequência, o músculo começar *imediatamente* uma ação muscular concêntrica, a energia armazenada se libera, contribuindo para a produção total de força que traz os músculos e tendões naturalmente de volta à configuração de repouso. Se não ocorrer uma ação muscular concêntrica imediatamente após a ação muscular excêntrica ou se a fase excêntrica for longa demais ou exigir um movimento grande demais em volta de determinada articulação, a energia armazenada se dissipa e se perde na forma de calor. Consequentemente, não ocorre efeito pliométrico.[19,78]

### Modelo neurofisiológico de exercício pliométrico

O *elemento neurofisiológico* envolve uma mudança nas características de força–velocidade dos componentes contráteis do músculo causadas pelo alongamento;[40] a força muscular concêntrica é aumentada com o uso do reflexo miotático (Fig. 17.1, linha 3).[9,10,11,12] O **reflexo miotático** é a reação involuntária do corpo a um estímulo externo que cause um alongamento rápido do músculo. Em resposta a esse alongamento rápido, envia-se um sinal para a medula espinal, que, por sua vez, envia uma mensagem de volta que resulta na contração concêntrica do mesmo músculo alongado em excesso.[78] O reflexo miotático reage na velocidade em que o músculo é alongado.[22,54,76] Um exemplo do reflexo miotático em ação é a reação de movimento brusco e rápido do joelho que ocorre quando o tendão patelar é atingido por um estímulo externo, como um martelo de reflexos. O alongamento rápido do tendão patelar ocorre quando o martelo de reflexos entra em contato com o tendão. Na sequência, o músculo quadríceps sente esse alongamento e reage com uma contração concêntrica involuntária, resultando no movimento brusco do joelho notado pelo observador.[22,78]

Esse componente reflexivo do exercício pliométrico é composto principalmente da atividade do fuso muscular. Os fusos musculares são órgãos localizados dentro do músculo perto da junção musculotendínea. Eles são sensíveis à velocidade e à magnitude de um alongamento; quando se detecta um alongamento rápido, a atividade muscular aumenta por reflexo.[54,76,78] Essa resposta reflexiva aumenta a atividade no músculo agonista, aumentando assim a força que o músculo produz.[9,10,11,12,64] Embora o tempo de resposta do reflexo não seja efetivamente alterado com o treinamento, a força da resposta em termos de contração muscular gerada aumenta, sim, com o treinamento, resultando em ganhos de potência. Quanto mais rapidamente o músculo se estende, maior é a força concêntrica após o alongamento, o que resulta em maior produção de potência.[22] Assim como no caso do modelo mecânico, se não ocorrer uma ação muscular concêntrica imediatamente após o alongamento (p. ex., em virtude de um retardamento excessivo entre o alongamento e a ação concêntrica ou com um movimento que ocorre por uma amplitude excessivamente grande), a **potenciação**, ou intensificação, do reflexo miotático é invalidada.[19,78]

### Ciclo de alongamento–encurtamento

O CAE é um modelo que explica as capacidades de armazenamento de energia do CES e a estimulação do reflexo de alongamento que facilitam o aumento máximo no recrutamento muscular por um período mínimo. O CAE envolve três fases distintas (Tab. 17.1). Embora essas fases destaquem os acontecimentos mecânicos e neurofisiológicos individuais do CAE, é importante lembrar que nem todos os acontecimentos listados ocorrem necessariamente na fase determinada, visto que alguns acontecimentos podem durar mais ou exigir menos tempo do que a fase determinada permite. A fase excêntrica – fase de **desaceleração** – envolve a pré-carga do(s) grupo(s) muscular(es) agonista(s). Durante essa fase, o CES armazena energia elástica e os fusos musculares são estimulados.[7,55] Para visualizar a fase excêntrica, pense no arremesso com

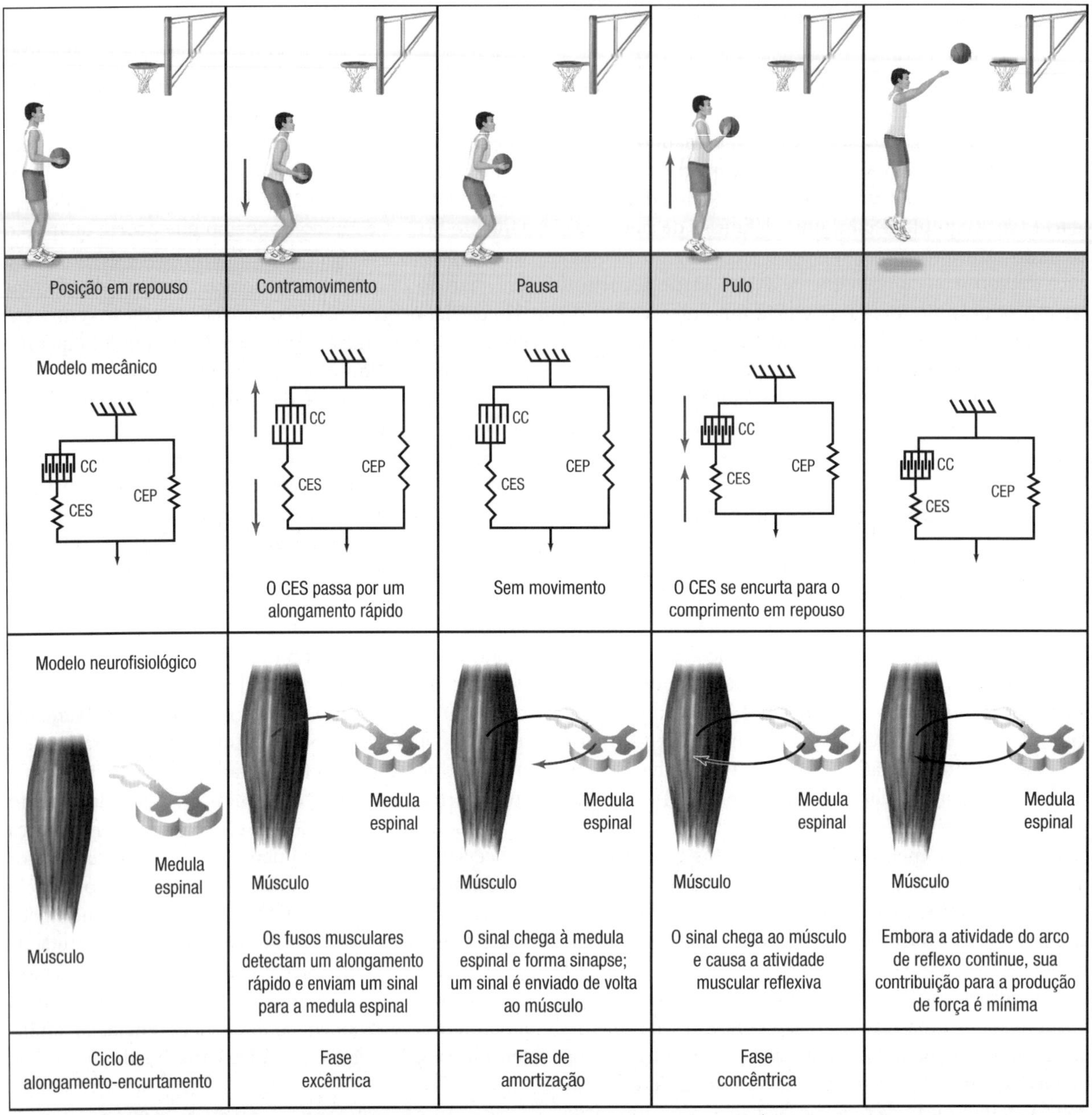


FIGURA 17.1 Ilustração do ciclo de alongamento–encurtamento (CAE) com os acontecimentos do modelo mecânico (linha 2) e neurofisiológico (linha 3) que ocorrem durante cada uma das três fases (linha 4). Por exemplo, durante a fase excêntrica do CAE (coluna 2) – isto é, o contramovimento do cliente –, o componente elástico em série (CES) passa por um alongamento rápido detectado pelos fusos musculares, os quais, por sua vez, enviam um sinal para a medula espinal.
Reproduzido com autorização de Albert, 1995.

salto do basquetebol. A fase excêntrica é o contramovimento, que começa no início do movimento de semiagachamento e continua até a parte baixa do movimento (Fig. 17.1, coluna 2).

A **fase de amortização**, ou transição, é o momento entre as fases excêntrica e concêntrica - o período do fim da fase excêntrica até o início da ação muscular concêntrica. É o momento de virada do pouso para a decolagem e é a parte mais importante do exercício pliométrico, uma vez que é fundamental para o desenvolvimento de potência.[78] Existe um intervalo entre as ações musculares excêntrica e concêntrica durante o qual a medula espinal começa a transmitir sinais para o grupo muscular agonista (alongado). Por um período de milissegundos, ocorre uma contração isométrica enquanto o corpo se prepara para mudar de direção. Essa fase deve ser curta em termos de duração. Se a fase de amortização durar tempo demais, a energia armazenada durante a fase excêntrica será dissipada na forma de calor e o reflexo miotático não aumentará a atividade muscular durante a fase concêntri-

TABELA 17.1 Ciclo de alongamento–encurtamento

| Fase | Ação | Acontecimento fisiológico |
|---|---|---|
| I - Excêntrica | Alongamento do músculo agonista | A energia elástica é armazenada<br>Os fusos musculares são estimulados<br>O sinal é enviado para a medula espinal |
| II - Amortização | Pausa entre as fases I e III | Os nervos formam sinapse (encontram-se) na medula espinal<br>O sinal é enviado para o músculo alongado |
| III - Concêntrica | Encurtamento das fibras do músculo agonista | A energia elástica é liberada do CES<br>O músculo alongado é estimulado pelo nervo |

CES: componente elástico em série.

ca.[14,78] Considere mais uma vez o arremesso com salto do basquetebol. Quando o movimento para baixo de semiagachamento da pessoa termina, começa a fase de amortização. Assim que se inicia o movimento para cima, a fase de amortização termina (Fig. 17.1, coluna 3).

A fase concêntrica é a resposta do corpo aos acontecimentos que ocorrem durante as fases excêntrica e de amortização. Durante essa fase final do CAE, a energia armazenada no CES durante a fase excêntrica é utilizada para aumentar a força do movimento subsequente ou é dissipada na forma de calor. O uso da energia elástica armazenada aumenta a força produzida durante o movimento da fase concêntrica a um nível acima daquele de uma ação muscular concêntrica isolada.[15,107,112] Além disso, o grupo muscular agonista realiza uma ação muscular concêntrica como resultado do reflexo miotático. Mais uma vez, visualize o arremesso com salto. Após o movimento de semiagachamento, assim que o movimento se inicia em um sentido para cima, a fase concêntrica do CAE começa e a fase de amortização termina (Fig. 17.1, coluna 4). Nesse exemplo, um dos músculos agonistas é o quadríceps femoral. Durante o contramovimento, o quadríceps femoral sofre um alongamento rápido (fase excêntrica); existe um intervalo no movimento (fase de amortização); em seguida, o músculo age concentricamente para estender o joelho, permitindo que a pessoa saia do chão (fase concêntrica) (Fig. 17.1, colunas 2, 3 e 4, respectivamente).

> O ciclo de alongamento–encurtamento descreve o reflexo miotático e os aumentos induzidos pela energia elástica armazenada na produção de força concêntrica que sucede uma ação muscular excêntrica rápida.

## Quando utilizar o exercício pliométrico

Deve parecer óbvio que o treinamento pliométrico ofereça benefícios significativos para os clientes esportistas, visto que a maioria dos movimentos esportivos depende de movimentos rápidos e potentes para serem efetivos.[3,78] É menos claro que outras populações possam se beneficiar com a utilização desses tipos de movimentos. Isso faz com que o exercício pliométrico se torne uma modalidade de treinamento ignorada pela população em geral. Contudo, muitos clientes não esportistas podem se beneficiar, sim, com os aumentos na produção de potência muscular que o treinamento pliométrico proporciona. A capacidade do personal trainer de identificar não esportistas que possam se beneficiar com a pliometria, bem como aqueles para quem a pliometria não for necessária, é uma habilidade essencial para elaborar programas de exercício individualizados.

### Treinamento pliométrico e desempenho esportivo

Ao treinar clientes cujos objetivos incluam se tornar mais explosivos em seu esporte, os componentes do regime de treinamento devem incluir exercícios que reproduzam os movimentos que ocorrem naquele esporte. Ser capaz de treinar clientes para produzir maior força (potência) muscular em uma velocidade mais rápida lhes dará a vantagem de desempenho que eles procuram. O aumento na produção de potência muscular é um resultado comprovado da participação em um programa de treinamento pliométrico.[2,16,57,58,59,75,78,86,96,107,117] A capacidade de produzir mais potência muscular foi associada ao aperfeiçoamento do desempenho esportivo (incluindo melhora no desempenho de salto, redução nos tempos de corrida de velocidade e aumento na força).[4,5,33,70,77,106] Portanto, o treinamento pliométrico é um modo de exercício ideal quando a meta é melhorar a produção de potência muscular.[77,78,96] Além disso, o treinamento pliométrico prepara os atletas para as necessidades de desaceleração–aceleração e de mudança de direção da maioria dos esportes, visto que melhora a capacidade de realizar esses tipos de tarefas. Outra vantagem do treinamento pliométrico moderado para corredores de meia distância foi uma maior "economia de corrida" (a distância percorrida por quantidade de oxigênio consumido).[108]

### Treinamento pliométrico e desempenho profissional

Além do desempenho esportivo, a participação em um programa de treinamento pliométrico tem o potencial de melhorar o desempenho no trabalho.[68] Embora isso não tenha sido suficientemente examinado na literatura, uma análise de alguns requisitos de trabalho indica que a produção de potência muscular é um dos segredos para a eficiência do movimento e pode melhorar o desempenho profissional. Por exemplo, policiais, bombeiros ou clientes que estejam se preparando para o treinamento militar devem ser capazes de correr rapidamente, mudar de direção efetivamente e pular sobre objetos (p. ex., cercas) em preparação para as demandas de sua profissão.

### Exercício pliométrico e prevenção de lesão

Reduzir a incidência de lesões, especialmente em populações que correm maior risco de lesão do que outras, é uma consideração importante quando se planeja um programa de treinamento com exercícios. Existe maior interesse na utilidade do treinamento pliométrico para a redução do risco de lesão. Estudos mostram que as taxas de lesão esportiva diminuem após a participação em um programa de treinamento pliométrico.[8,18,57,58,121] Pesquisas também mostram que o treinamento pliométrico adequado melhora o teor mineral ósseo, o recrutamento muscular, a força, o controle corporal e o equilíbrio.[19,82,120] O aumento no desenvolvimento de teor mineral ósseo pode provocar redução no risco de osteoporose mais adiante na vida.

Como o treinamento pliométrico ensina o sistema neuromuscular a realizar um CAE rapidamente ao mesmo tempo que se concentra na técnica e na biomecânica adequadas, o cliente desenvolve a capacidade de controlar todas as articulações na cadeia cinética. Isso resulta em melhor estabilidade do corpo todo.[121] Esses resultados sugerem que o programa pliométrico deve se focar na mecânica adequada de pulo e pouso, o que vai se transmitir para a atividade esportiva ou profissional dos clientes. Quando o cliente praticar as atividades profissionais ou recreativas que incorporem componentes de salto e pouso, ele vai realizá-los de maneira correta, o que diminuirá o risco de lesão. O treinamento pliométrico melhora a estabilidade articular dinâmica[18] e a capacidade de controlar o corpo durante as atividades (p. ex., posicionamento controlado do joelho durante o pouso). Isso pode ajudar a reduzir as chances de lesões do joelho como síndrome de dor patelofemoral e lesões do ligamento cruzado anterior.[18,82,104] Além disso, o aumento na capacidade de controlar o corpo tem o potencial de reduzir o risco de quedas que poderiam resultar em fraturas.[120]

É difícil, porém, extrapolar os resultados desses estudos para populações diferentes. Um componente do treinamento pliométrico é o controle excêntrico do movimento, o que pode reduzir o risco de lesão segundo pesquisas.[101] O treinamento excêntrico pode, portanto, ser um meio-termo para clientes que desejam praticar atividades de prevenção de lesão, mas para quem o treinamento pliométrico não é indicado. O treinamento excêntrico pode consistir no treinamento normal com pesos com foco na fase excêntrica do levantamento. O personal trainer pode guiar os clientes a realizar um levantamento com as fases concêntrica e excêntrica, mas realizar a fase excêntrica mais lentamente. Ainda mais efetivo é fazer o cliente realizar a fase excêntrica sozinho e o personal trainer auxiliar durante a fase concêntrica. Essa técnica permite que os clientes resistam a mais peso do que resistiriam sem assistência. Por exemplo, embora o treinamento pliométrico possa não ser adequado para uma cliente de 75 anos, ela teria benefícios com o treinamento excêntrico para diminuir o risco de queda.

## Considerações de segurança

Não há pesquisas que delineiem populações para quem o treinamento pliométrico seja contraindicado, embora a análise de idade, experiência e nível atual de treinamento do cliente possam ajudar a identificar os que estejam ou não preparados para o treinamento pliométrico. A fim de reduzir o risco de lesão e melhorar o desempenho de exercícios pliométricos, o cliente deve entender a técnica pliométrica adequada e possuir uma base suficiente de força, velocidade e equilíbrio. Além disso, deve ser maduro o bastante dos pontos de vista físico e psicológico para participar de um programa de treinamento pliométrico.

O exercício pliométrico não é inerentemente perigoso; porém, assim como todos os tipos de exercício, o risco de lesão existe. Podem ocorrer lesões após um acidente, mas a ocorrência é mais comum quando se violam os procedimentos de treinamento. O planejamento inapropriado do programa, instruções e supervisão inadequadas ou um ambiente de treinamento impróprio podem contribuir para aumentar o risco de lesão. Com frequência, essas lesões ocorrem quando os músculos estão fatigados, visto que a fadiga afeta a capacidade proprioceptiva do corpo. Distensões de tornozelo e joelho são as lesões mais comuns na pliometria, em razão de desvios da técnica que levam à fadiga muscular.[22] Além disso, sempre que o cliente acrescentar exercícios ou movimentos mais difíceis, ou treinar em um nível de intensidade maior, existe maior risco de lesão até que ele se torne proficiente no exercício.[69] Os personal trainers devem entender e buscar resolver esses e outros fatores de risco para aumentar a segurança do cliente que pratica o exercício pliométrico. Os itens avaliativos a seguir vão ajudar a determinar se essas condições foram atendidas.

### Idade e maturidade

O treinamento pliométrico impõe grande estresse sobre o corpo, de modo que é importante considerar todos os fatores para garantir que a saúde do cliente não seja colocada em risco. A pliometria em determinadas intensidades é segura para a maioria das populações; porém, também devem ser feitas modificações na intensidade e no volume com base na idade.

Pesquisas atuais mostram que a pliometria é segura e benéfica para os jovens.[42] Orientações indicam que, assim que o cliente for maduro o bastante para aceitar e seguir instruções, pode-se integrar a pliometria com segurança em seu programa de treinamento.[42,43] Na realidade, esse é um período ideal para introduzir a pliometria junto com um programa de treinamento abrangente que inclua treinamento de força e flexibilidade, visto que o corpo dos jovens é muito moldável e apto a aprender essas habilidades motoras.[43,66] Além de melhorar a velocidade de corrida e o salto vertical, a pliometria aumenta a massa óssea e reduz a taxa de lesão esportiva[42,66,119] em clientes jovens. O cliente deve tomar cuidado, uma vez que o acréscimo da pliometria de alta intensidade para a parte inferior do corpo pode impor maior risco de lesão óssea, visto que as placas epifisárias (placas de crescimento) dos ossos de pré-adolescentes ainda não se fecharam.[63,72] Portanto, é importante que seja introduzido um programa de pliometria de acordo com as orientações recomendadas.

Ao desenvolver um programa pliométrico para jovens, é importante se concentrar em ensinar a técnica adequada, especialmente técnicas de salto e pouso, descritas mais adiante no capítulo.[42,43,52,66] Os clientes jovens não devem se focar em competir ou superar outras pessoas, mas em melhorar o desempenho pessoal e dominar a técnica. Os exercícios devem ser pliométricos de baixa intensidade realizados no início da sessão, antes que o cliente se fatigue.[69] Isso garante que ele tenha o controle neuromuscular e postural adequado para realizar os exercícios de forma correta. Há maior probabilidade de ocorrência de erros e lesões se o cliente aprender esses exercícios cansado. O ideal é incorporar os exercícios pliométricos em um aquecimento dinâmico. Os exercícios devem tomar a forma de atividades divertidas e criativas que se assemelhem a brincadeiras e jogos estruturados, de maneira que a meta real de treinamento não seja aparente para a criança.[92,98] Exemplos incluem a criança reagir a bolas, correr em pistas de obstáculo, realizar polichinelos, amarelinha ou fingir que está sendo perseguida.[42,43,92]

Para clientes adolescentes, convém incorporar o exercício pliométrico de baixa intensidade no regime de treinamento desde que o cliente tenha atingido todas as condições de segurança descritas mais adiante.[97,98,102,120] O personal trainer também deve enfatizar a técnica adequada, visto que os adolescentes ainda estão desenvolvendo o controle neuromuscular. É seguro realizar pliometria de baixa intensidade em pequenos volumes, incorporando-a em atividades de aquecimento. Depois que esses exercícios de baixa intensidade forem dominados, o cliente pode realizar exercícios de intensidade moderada.[22,104] Os benefícios de se acrescentar exercícios pliométricos ao treino de um cliente adolescente são somente maiores do que a melhora no desempenho. Demonstrou-se também que a pliometria ajuda os adolescentes a desenvolver força óssea, equilíbrio e coordenação.[49,102,120]

Outra população preocupante é a terceira idade. Em virtude da redução na força óssea com o avanço da idade, bem como da possibilidade de doenças articulares degenerativas, talvez a pliometria de alta intensidade precise ser evitada para essa população. Contudo, é muito benéfico que os idosos continuem treinando o CAE[98] por meio da integração de pliométricos de intensidade baixa a moderada no programa de treinamento. O cliente da terceira idade deve começar com exercícios de baixa intensidade e avançar para a pliometria de intensidade moderada apenas quando o personal trainer tiver certeza de que conseguirá realizar os exercícios de maneira segura e correta.[80] Um estudo recente comprovou que o treinamento de força de alta intensidade realizado adequadamente apresenta resultados positivos para pessoas com mais de 60 anos.[34] Esse resultado sugere que o acréscimo de pliometria pode ser benéfico, desde que o cliente tenha autorização médica e tenha atingido todas as condições de segurança listadas na próxima seção.

Para todas as idades, a maturidade física não deve ser o único determinante do grau de preparação para a pliometria. Antes de se iniciar o treinamento pliométrico, são necessárias a maturidade psicológica, bem como a maturidade e a acuidade mental. O cliente deve responder de maneira positiva às instruções do personal trainer para prosseguir com o treinamento pliométrico. Do contrário, deve ser adiado. Caso o cliente não atenda às instruções, os resultados podem incluir lesão, sobretreinamento ou treinamento insuficiente.

## Postura, flexibilidade e estabilidade

Muitas séries pliométricas para a parte inferior do corpo exigem que o cliente realize padrões de movimento não tradicionais (p. ex., saltos em ziguezague com as duas pernas e pulos para trás) ou com apenas um membro inferior (p. ex., pulos e saltos com uma perna só). Esses tipos de série exigem uma base sólida de sustentação a partir da qual o cliente pode praticar os exercícios de maneira segura e correta. Mesmo séries de intensidade mais baixa realizadas por clientes que acabaram de iniciar um programa pliométrico exigem equilíbrio suficiente para prevenir lesões. Como resultado, é essencial que o personal trainer avalie se o cliente consegue atender às demandas do treinamento pliométrico de forma segura. A posição fundamental em que todos os exercícios pliométricos se originam e terminam é a posição de agachamento parcial ou semiagachamento. Portanto, é essencial que o personal trainer comece avaliando a capacidade do cliente de manter essa posição,[104] a fim de determinar seu potencial de pousar adequadamente em cada exercício.

Tanto para a posição de agachamento parcial como para o movimento de agachamento em si, os pés do cliente devem estar aproximadamente na largura dos ombros. O queixo deve ficar ligeiramente contraído. As escápulas devem ficar levemente retraídas. O tronco deve ficar paralelo às tíbias. Os joelhos ficam diretamente acima ou um pouco posteriores aos dedos dos pés, e os calcanhares devem permanecer no solo. O peso corporal do cliente deve ficar centrado sobre uma base estável de sustentação[104] e ele deve manter essa posição na forma adequada.

A partir do momento em que o cliente consegue manter essa posição, ele deve realizar um agachamento com o peso corporal. O personal trainer deve pedir para o cliente ficar em pé com os pés aproximadamente na largura dos ombros. Para iniciar o movimento de agachamento, o cliente deve rodar a pelve anteriormente, depois flexionar os tornozelos, os joelhos e os quadris sem deixar de manter o tronco paralelo às tíbias por toda a amplitude de movimento. Além disso, os joelhos devem permanecer posteriores aos dedos dos pés ou diretamente sobre eles, e os pés devem permanecer planos no solo, se possível evitando o levantamento dos calcanhares. Erros comuns incluem ombros curvados, cabeça para a frente, coluna torácica flexionada, inclinação pélvica posterior e levantamento dos calcanhares.[104]

Assim que os clientes conseguirem manter a posição adequada de agachamento com os dois membros inferiores e realizar um agachamento adequado com o peso corporal, eles podem iniciar os exercícios pliométricos. Ao praticar pliometria iniciante de baixa intensidade, eles devem aprender a manter o alinhamento adequado, proporcionando uma base forte para a ação dinâmica.[104] Desvios no alinhamento não apenas causarão um potencial de lesão como também maior tempo de contato com o solo durante a fase de amortização, o que resulta em força concêntrica abaixo do ideal.[104,121]

Antes que o personal trainer aumente o nível dos exercícios, o cliente deve ser capaz de manter a posição de agachamento com um único membro inferior, como descrita nos testes de equilíbrio apresentados na Tabela 17.2. Eles são divididos em níveis de dificuldade; cada posição de teste deve ser mantida por 30 segundos.[111] Por exemplo, um cliente que pratica treinamento pliométrico com séries dos dois membros inferiores pela primeira vez deve se equilibrar em uma perna só por 30 segundos sem cair. Isso indicará que ele tem força suficiente no membro inferior para realizar séries de duas pernas. Um cliente experiente que inicia o treinamento pliométrico avançado envolvendo séries de uma perna só deve manter um semiagachamento com apenas uma perna por 30 segundos sem cair. A dimensão adicional do semiagachamento indicará que o cliente tem força suficiente no membro inferior para realizar exercícios pliométricos com uma perna só. A superfície sobre a qual o teste de equilíbrio é realizado deve ser a mesma para as séries pliométricas.

## Força

Antes de acrescentar a pliometria ao programa de treino de um cliente, o personal trainer também deve levar em consideração o seu nível de força. Clientes que nunca participaram de um programa de treinamento de força devem ser impedidos de participar de um programa de treinamento pliométrico. O treinamento pliométrico exige força e controle muscular significativos, especialmente durante a fase excêntrica. Por esse motivo, os clientes devem ser incentivados a realizar um programa de treinamento de força que inclua exercícios tradicionais (p. ex., agachamento, supino, levantamento terra) antes de iniciar um programa de treinamento pliométrico.

TABELA 17.2 Testes de equilíbrio

| Nível* | Posição** | Variação de série*** |
|---|---|---|
| Iniciante | Em pé | Duas pernas<br>Uma perna |
| Intermediário | Um quarto de agachamento | Duas pernas<br>Uma perna |
| Avançado | Semiagachamento | Duas pernas<br>Uma perna |

* Cada um desses níveis corresponde a um nível diferente de intensidade de série (p. ex., equilíbrio em nível iniciante corresponde a séries pliométricas de baixa intensidade).
** É preciso que o cliente mantenha cada posição com cada variação por 30 segundos antes de tentar exercícios pliométricos da mesma intensidade e o teste de equilíbrio mais difícil.
*** O tipo de teste de equilíbrio (i. e., quantas pernas são utilizadas) precisa corresponder ao tipo pretendido de série pliométrica (p. ex., o cliente iniciante tem de passar pelo teste de equilíbrio em pé com apenas uma perna a fim de se qualificar para a prática de séries pliométricas com apenas uma perna).

Se o cliente não possuir força muscular suficiente, a pliometria deve ser adiada até determinados critérios – projetados inicialmente para atletas – serem atendidos. Como as pesquisas ainda não definiram um nível básico de força, as recomendações a seguir são as únicas disponíveis em publicações para o uso dos personal trainers ao determinar a prontidão de um cliente para participar de um programa de treinamento pliométrico:

- Para a pliometria da parte inferior do corpo, 1 repetição máxima (1 RM) em agachamento do cliente deve ser de pelo menos 1,5 vez seu peso corporal.[17,38,60,69,84,114]
- Para a pliometria da parte superior do corpo, clientes que pesem mais de 100 quilogramas devem ter 1 RM de supino de pelo menos 1 vez seu peso corporal; pessoas abaixo de 100 quilogramas devem ter 1 RM de supino de pelo menos 1,5 vez seu peso corporal.[60,84,114]
- Uma medida alternativa de força muscular básica da parte superior do corpo é a capacidade de realizar cinco flexões com palma sem interrupção.[84,114]

Essas orientações asseguram que o cliente tenha força suficiente para praticar exercícios pliométricos.

Embora essas orientações sirvam como uma boa regra, não é necessário que os clientes possuam esse grau de força para praticar níveis baixos a moderados de atividade pliométrica, como saltos simples sem sair do lugar, desde que consigam tolerar sobrecarga moderada durante um programa de treinamento de força e tenham a técnica de pouso adequado.[19,78] Ao passar um cliente para níveis mais avançados de exercícios pliométricos, como saltos em profundidade, recomenda-se que o personal trainer siga as orientações de força listadas.[97] No entanto, os personal trainers devem reconhecer que é possível modificar até exercícios pliométricos de intensidade alta para torná-los mais apropriados para o nível de força de um cliente, de maneira que ele possa realizá-los com segurança e ainda obter ganhos semelhantes.

Outro aspecto da força muito importante de se avaliar é a força do *core*.[78,98] A força do *core* é a capacidade do corpo de controlar o centro de massa em resposta a forças sobre o tronco geradas por outras partes do corpo, incluindo membros inferiores e superiores.[83,98,121] Em outras palavras o *core* é responsável pela manutenção do equilíbrio e da estabilidade postural durante todas as atividades.[83,98] A força do *core* afeta diretamente todos os outros aspectos da força. Um *core* forte proporciona uma base sólida a partir da qual todos os outros músculos e articulações trabalham, possibilitando assim que eles atuem de forma ideal. Um *core* fraco vai afetar negativamente a maneira como os músculos e articulações atuam, visto que a base de sustentação é fraca e, portanto, instável. Um efeito direto de um *core* fraco é o maior tempo da fase de amortização, o qual vai comprometer o efeito pliométrico.[78] De modo geral, a forma adequada será comprometida, o desempenho será prejudicado e o risco de lesão vai aumentar com a insuficiência de força de *core*.[121]

## Velocidade

Talvez uma exigência mais específica para os participantes do treinamento pliométrico seja a velocidade de movimento. Como o exercício pliométrico depende de movimentos rápidos, a capacidade de se mover velozmente é essencial para que um cliente inicie um programa pliométrico. Na ausência de pesquisas que especifiquem o nível de velocidade necessário para o exercício pliométrico, os personal trainers podem utilizar as diretrizes a seguir. Para a pliometria da parte inferior do corpo, o cliente deve ser capaz de realizar cinco repetições de agachamento com 60% do peso corporal em 5 segundos ou menos.[84,114] Para satisfazer a exigência de velocidade para a pliometria da parte superior do corpo, o cliente deve ser capaz de realizar cinco repetições de supino com 60% do peso corporal em 5 segundos ou menos. Assim como as orientações de força apresentadas anteriormente, essas exigências de velocidade foram projetadas inicialmente para populações de esportistas. Caso o cliente não tenha a velocidade de movimento descrita, ele pode iniciar um programa de treinamento pliométrico que comece com séries de baixa intensidade que não dependam tanto de velocidade (p. ex., salto de tornozelo com os dois pés, salto em distância em pé, salto vertical com as duas pernas).

## Posição de pouso

Para a pliometria da parte inferior do corpo, é essencial a técnica de pouso adequada, a fim de maximizar a efetividade do exercício e minimizar o risco de lesão. Isso é especialmente verdadeiro no caso de saltos em profundidade. Se o centro de gravidade estiver desviado da base de sustentação, o desempenho será prejudicado e pode ocorrer lesão.[104] Se a avaliação de agachamento prévia revelar postura, flexibilidade e estabilidade adequadas, o personal trainer deve começar a avaliar e treinar a técnica de pouso.

Durante o pouso, os ombros devem estar acima dos joelhos; os joelhos devem ficar acima ou ligeiramente posteriores aos dedos dos pés, com os tornozelos, calcanhares e quadris flexionados, e os pés aproximadamente alinhados aos ombros (Fig. 17.2). Os clientes devem pousar de maneira suave e manter a posição do tornozelo em flexão dorsal com o pé em pleno contato com o solo. Os clientes também devem manter seu peso mais sobre os dedos dos pés do que sobre o calcanhar. Essa posição permite uma mudança de direção mais rápida nos pousos, de modo que o cliente passa o mínimo de tempo possível no chão, alcançando a potência máxima.[22] Introjetar a técnica de pouso adequada também vai ensinar o cliente a controlar o centro de gravidade do corpo dentro da base de sustentação.[104]

Os pousos podem ser ensinados por meio de vários exercícios, incluindo um salto vertical sucedido por uma parada na posição de pouso, a fim de permitir a análise adequada da posição de pouso, um salto para a frente ou para trás seguido de uma parada na posição de pouso ou mesmo um salto lateral seguido de uma parada na posição de pouso. É importante que o personal trainer dê *feedbacks* constantes durante e após cada série ou exercício a fim de orientar a técnica adequada.

Para saltos pliométricos curtos e longos com um ou dois pés, bem como para séries rápidas com os pés, os clientes devem se concentrar em manter os joelhos e os polegares para cima. Isso vai ajudar com o equilíbrio, mantendo a carga de trabalho centrada em torno dos quadris e membros inferiores. Normalmente, quando os joelhos são erguidos rapidamente, como no caso desses exercícios, a tendência é que os ombros caiam para a frente. Para evitar isso, os clientes devem se concentrar em segurar as mãos em uma posição em que os polegares fi-

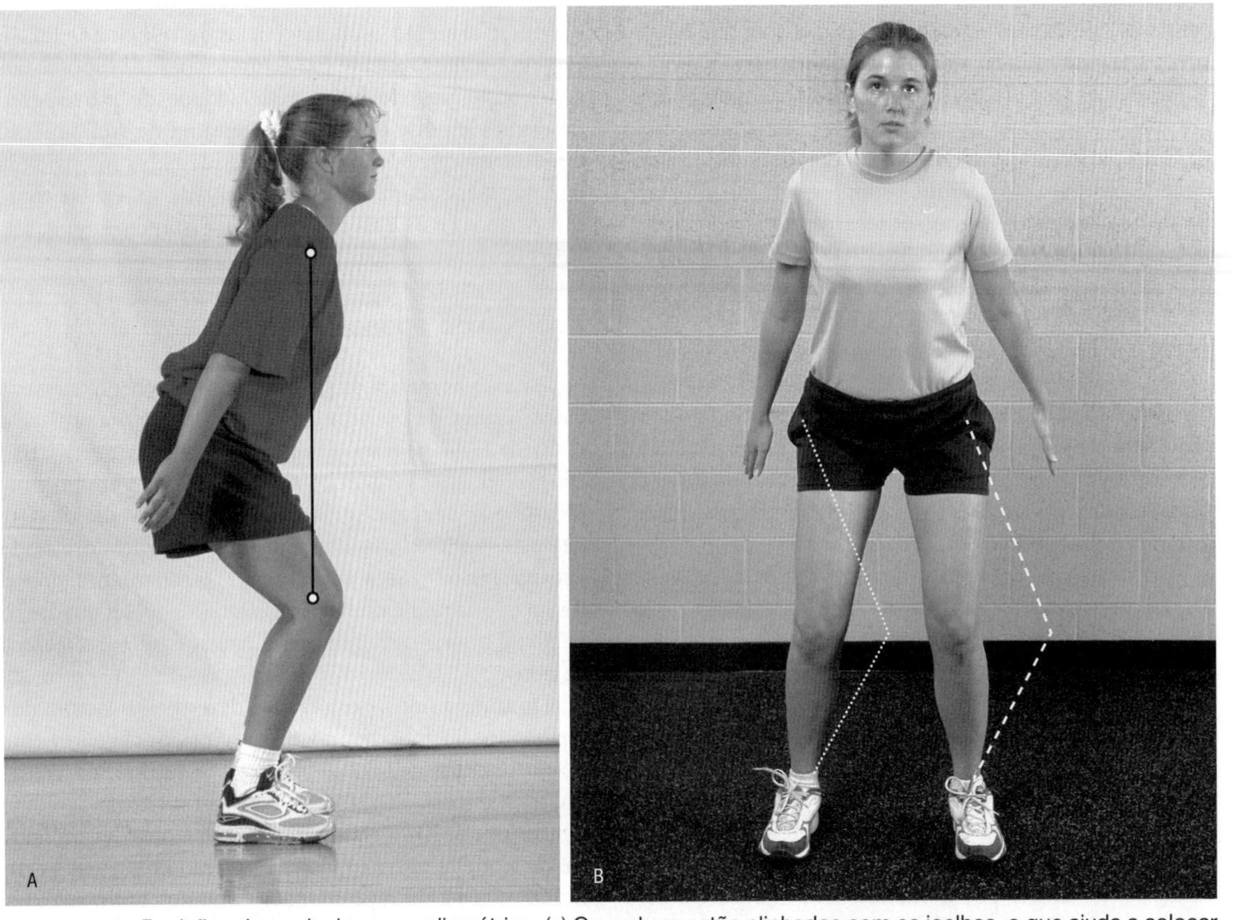


FIGURA 17.2 Posição adequada de pouso pliométrico. (a) Os ombros estão alinhados com os joelhos, o que ajuda a colocar o centro de gravidade sobre a base de sustentação do corpo. (b) Os joelhos estão alinhados aos pés. Não há desvio valgo (linha pontilhada) ou varo (linha tracejada).

quem apontados para o alto, o que obriga o tronco a permanecer em uma posição mais ereta. Isso também ajuda a manter o equilíbrio.[98] Além disso, os membros superiores devem ser levados atrás da linha média do corpo, de maneira que possam se mover rapidamente para a frente e para cima a fim de ajudar a aumentar a força da ação muscular.[22,98]

## Histórico médico

Assim como em outras formas de exercício, devem-se examinar e analisar a estrutura articular, a postura, o tipo físico e as lesões ortopédicas prévias antes de se iniciar um programa de treinamento pliométrico. Lesões anteriores ou anomalias da coluna e dos membros inferiores ou superiores podem aumentar o risco do cliente de sofrer lesão durante a prática do exercício pliométrico. Especificamente, clientes com histórico de distensões musculares, frouxidão ligamentar patológica ou disfunção na coluna (incluindo disfunção de disco vertebral ou lesões por compressão)[48,49] devem exercer cautela ao iniciar o treinamento pliométrico.[60,99] Clientes com um histórico dessas condições devem receber liberação médica antes de iniciar a atividade pliométrica. Qualquer lesão preexistente pode exigir modificações na atividade pliométrica. Por exemplo, um cliente com dor patelofemoral pode não conseguir se agachar sem dor e, por isso, não deve realizar exercícios pliométricos de alta intensidade como saltos em profundidade. Antes de iniciar qualquer treinamento pliométrico, o cliente deve ser capaz de tolerar atividades da vida diária sem dor ou inchaço articular.[19]

Algumas condições médicas, como enfermidades, osteoporose, artrite ou diabetes, podem não responder bem a atividades pliométricas. Por isso, os personal trainers devem exigir autorização médica antes de iniciar um cliente nessas atividades. Eles devem estar bem informados do histórico médico do cliente e garantir que este tenha realizado um exame físico recente com um médico credenciado.[104]

## Características físicas

Uma característica específica que exige cautela é o tamanho do cliente. Clientes que pesam mais de 100 quilogramas podem correr maior risco de lesão ao praticar exercícios pliométricos.[84,104,114] Como o peso maior aumenta as forças compressivas articulares, esses clientes sofrem maior risco de lesionar os membros inferiores. Portanto, clientes que pesam mais de 100 quilogramas devem evitar exercícios pliométricos de volume e intensidade elevados. Pelo mesmo motivo, clientes que pesam mais de 100 quilogramas não devem realizar saltos em profundidade de alturas maiores do que 46 centímetros.[84,104,114] A pliometria de baixa intensidade, como padrões de movimento submáximo dos pés, são uma boa alternativa à pliometria de alta intensidade. Os exercícios pliométricos devem se limitar aos que envolvem pulos com duas pernas e progredir para uma perna só apenas quando o cliente tiver se tornado proficiente nos saltos com duas.

**Requisitos mínimos para participação em um programa de treinamento pliométrico**

- Técnica adequada para cada série
- Mínimo de três meses de experiência em treinamento de força
- Força, velocidade e equilíbrio suficientes para o nível de série utilizado
- Ausência de lesões atuais nos segmentos corporais envolvidos

## Equipamento e instalações

Além do nível de condicionamento e saúde do cliente, a área onde as séries pliométricas são realizadas e o equipamento utilizado podem ter um efeito significativo na segurança.

### Superfície de pouso

Para prevenir lesões, a superfície de pouso utilizada para a pliometria da parte inferior do corpo deve ter propriedades adequadas de absorção de impacto, mas não ser macia a ponto de prolongar significativamente a transição entre as fases excêntrica e concêntrica. Um gramado natural ou artificial, um piso suspenso e colchonetes de borracha são boas opções de superfície.[22,60,78,104] Os clientes podem progredir para superfícies mais duras que estimulem taxas mais altas de retorno energético.[62] Superfícies como concreto, piso e madeira não são recomendadas porque não têm propriedades suficientes de absorção de impacto.[60,78] Realizar exercícios nessas superfícies pode provocar uma grande variedade de lesões nos membros inferiores. Colchonetes de exercício e minitrampolins excessivamente grossos (a partir de 15 cm) podem estender a fase de amortização, impedindo assim o uso eficiente do reflexo miotático.

### Área de treinamento

A quantidade de espaço necessário depende da série. A maioria das séries de salto e corrida exige um mínimo de 30 metros de pista reta, embora algumas possam precisar de uma pista reta de 100 metros. Para a maioria dos saltos em pé, sobre caixa e em profundidade, é necessária área mínima; mas é preciso uma altura adequada – 3 a 4 metros.

### Equipamento

As caixas utilizadas para os saltos de caixa em profundidade devem ser resistentes, ter uma tampa antiderrapante e serem fechadas em todos os lados. As caixas também devem ter poucos ou nenhum canto pontiagudo ou áspero. A altura das caixas deve variar entre 15 e 107 centímetros,[3,26,50,65,73] com superfícies de pouso de pelo menos 46 por 61 centímetros.[22] A caixa deve ser construída de madeira sólida (p. ex., madeira compensada de 1,9 cm) ou metal pesado. Para reduzir ainda mais o risco de lesão, as maneiras de tornar a superfície de pouso não derrapante são (1) acrescentar pisos antiderrapantes, (2) misturar areia à tinta utilizada na caixa ou (3) afixar revestimento emborrachado no topo da caixa.[22]

Podem-se utilizar cones plásticos de alturas variáveis (de 20 a 60 cm) como itens sobre os quais saltar durante os exercícios pliométricos. Como os cones são flexíveis, é menos provável que causem lesão se o cliente cair sobre eles.[22] Escadas, arquibancadas e degraus de estádio também servem como área de treinamento pliométrico. Antes que o cliente inicie as atividades, deve-se garantir que seja seguro pular. Degraus de concreto não são uma superfície recomendada, visto que a superfície de concreto é dura, como mencionado no parágrafo anterior.[22] Bolas medicinais podem ser utilizadas para exercícios pliométricos para os membros superiores, bem como em conjunto com alguns exercícios para a parte inferior do corpo. Elas devem ser fáceis de segurar, duráveis e de pesos variáveis.[22]

### Calçados adequados

A pliometria exige calçados adequados com boa sustentação de arco e tornozelo, boa estabilidade lateral e uma sola larga antiderrapante.[84,114] Calçados com sola estreita e má sustentação superior (p. ex., tênis de corrida) podem provocar problemas de tornozelo, especialmente com movimentos laterais excessivos.

## Supervisão

Além das considerações de segurança já mencionadas, os clientes devem ser monitorados de perto para garantir a técnica adequada. O exercício pliométrico não é perigoso por natureza quando realizado de maneira correta; porém, assim como outras formas de treinamento, a técnica inadequada pode predispor desnecessariamente o cliente a lesões. É de especial importância que os personal trainers monitorem a técnica de salto e pouso do cliente para as séries de membros inferiores. Em particular, os personal trainers devem instruir os clientes a evitar movimentos laterais extremos do joelho (i. e., movimentos valgo e varo; ver Fig. 17.2) e minimizar o tempo passado no solo. Os joelhos devem estar alinhados ao segundo e ao terceiro dedo do pé sem avançar à frente deles (anteriormente) e a fase de amortização deve ser mantida o mais curta possível. Se o cliente desviar dessas normas, a intensidade da série deve ser reduzida para permitir a conclusão eficiente de cada série. Ao final deste capítulo, são apresentados desvios de técnica comuns para cada série.

## Elaboração de programa pliométrico

A prescrição do exercício pliométrico é semelhante às prescrições de exercício aeróbio e de força.[46] Depois de uma avaliação das necessidades do cliente, devem-se incluir modo, intensidade, frequência, duração, recuperação, progressão e um período de aquecimento na elaboração de um programa sólido. Infelizmente, existem poucas pesquisas que demarquem as variáveis ideais para a elaboração de programas de exercício pliométrico. Portanto, além da pesquisa disponível, os personal trainers devem se basear na metodologia utilizada durante a elaboração de programas de treinamento de força e resistência aeróbia, bem como na experiência prática, ao prescrever o exercício pliométrico. Em caso de dúvida sobre volume, frequência ou intensidade, é melhor tender para o lado da cautela.[62] As orientações a seguir são baseadas em parte na obra de Chu[20,21,22,23,25,26] e no posicionamento oficial da National Strenght and Conditioning Association.[84]

### Análise de necessidades

Assim como outras modalidades de treinamento, ao incorporar o exercício pliométrico em um programa de treinamento, o personal trainer deve realizar uma análise de necessidades para avaliar as capacidades atuais do cliente. Especificamente, o personal trainer determina as necessidades do cliente e as exigências das atividades e do estilo de vida. Uma combinação dos fatores a seguir ajuda na análise das necessidades do cliente:

- **Idade** – A idade do cliente o predispõe a lesões e, portanto, impede o treinamento pliométrico?
- **Experiência de treinamento e nível de treinamento atual** – O cliente está treinando força? Se sim, que tipos de exercícios ele realiza? Ele já participou de algum programa de treinamento pliométrico? Se sim, quando?
- **Histórico de lesão** – O cliente está lesionado atualmente? Já sofreu alguma lesão que possa afetar sua capacidade de participar de um programa de treinamento pliométrico?
- **Resultados do teste físico** – Quais são as capacidades atuais do cliente no que diz respeito à produção de potência muscular (p. ex., resultados de salto vertical e em distância em pé)?
- **Metas de treinamento** – O que o cliente deseja melhorar? Um movimento específico (p. ex., arremesso)? Uma habilidade específica (p. ex., cortada no voleibol)? Uma atividade profissional (p. ex., colocar carga em um caminhão)?
- **Incidência de lesão na profissão ou atividade escolhida do cliente** – Qual é o risco de lesão na atividade escolhida do cliente? A atividade é relativamente sedentária (p. ex., estudante ou funcionário de escritório)? Exige mudança constante de direção (p. ex., jogador de raquetebol ou trabalhador de construção civil)? Se a atividade for dinâmica, o cliente está preparado fisicamente para ela?

O Exemplo de cliente 17.1 apresenta um formulário de análise de necessidades pliométricas. Ao fim desta discussão sobre a elaboração de programas, são apresentados exemplos de programas para cada um dos seis tipos de clientes, esclarecendo as formas de elaboração do programa.

### Modo

O *modo* do treinamento pliométrico é determinado pela(s) parte(s) geral(is) do corpo que realiza(m) determinado exercício. Por exemplo, um salto em profundidade é um exercício pliométrico da *parte inferior do corpo*, ao passo que um passe de peito de bola medicinal é um exercício da *parte superior do corpo*.

#### Pliometria da parte inferior do corpo

A pliometria da parte inferior do corpo é adequada para clientes envolvidos em quase qualquer esporte – incluindo futebol, voleibol, basquetebol e beisebol –, bem como em atividades não esportivas ou profissões que exijam produção de potência muscular ou mudanças rápidas de direção. Esses tipos de atividades exigem que os participantes produzam uma quantidade máxima de força em um período mínimo. O futebol e o basquetebol exigem movimentos rápidos e potentes, assim como mudanças de direção em relação aos rivais. Um cliente que joga basquetebol é um exemplo de alguém que se beneficiaria muito com um programa de treinamento pliométrico, visto que os jogadores de basquetebol precisam pular repetidas vezes para os ressaltos.

O treinamento pliométrico para a parte inferior do corpo permite que os músculos do cliente produzam mais força em um período mais curto, possibilitando assim que se pule mais alto. Existe uma grande variedade de séries pliométricas para a parte inferior do corpo com níveis variados de intensidade e movimentos direcionais.

Na Tabela 17.3, são apresentadas descrições de diferentes tipos de séries pliométricas para a parte inferior do corpo e, de modo geral, são listadas das intensidades mais baixas para as mais altas.

### Pliometria da parte superior do corpo

Movimentos rápidos e potentes são requisitos de diversos esportes e atividades, incluindo golfe, beisebol, *softball* e tênis. Por exemplo, um arremessador de beisebol lança rotineiramente uma bola de beisebol a 129 a 161 quilômetros por hora. Para atingir velocidades dessa magnitude, a articulação do ombro do arremessador deve se mover a mais de 6.000° por segundo.[36,44,47,90] O treinamento pliométrico da articulação do ombro não apenas aumentaria a velocidade de arremesso como também preveniria lesão nas articulações do ombro e do cotovelo, embora sejam necessárias mais pesquisas para comprovar o papel da pliometria na prevenção de lesões.

As séries pliométricas para a parte superior do corpo não são utilizadas com tanta frequência quanto as para a parte inferior e foram estudadas de maneira menos aprofundada. No entanto, são essenciais para os atletas que precisam de potência na parte superior do corpo[87] e podem ajudar os clientes que necessitem de níveis maiores de força na parte superior do corpo. A pliometria para a parte superior do corpo inclui arremessos de bolas medicinais, recepções e variações de flexão.

## Intensidade

A *intensidade* da pliometria se refere à quantidade de esforço exercido pelos músculos, tecidos conjuntivos e articulações durante o desempenho de um exercício e é controlada pelo tipo de série e pela distância abrangida (p. ex., altura do pulo) (Tab. 17.4).[19,22,43] A intensidade das séries pliométricas varia de pulos de altura baixa, que impõem pouco estresse às articulações, a saltos em profundidade de altura elevada, que aplicam estresse significativo aos músculos e articulações agonistas (Tab. 17.4). A intensidade deve ser determinada pela capacidade do corpo de sustentar a sobrecarga e pela capacidade do cliente de manter a técnica apropriada enquanto realiza o exercício.[19] Se a técnica for inadequada, o personal trainer deve reduzir a intensidade até o cliente conseguir realizar o exercício mantendo a técnica adequada.

A intensidade deve ser mantida em um nível baixo para aqueles que estiverem iniciando um programa pliométrico. Saltos com duas pernas sem sair do lugar, saltos em pé com as duas pernas e pulos simples são adequados para esses clientes. Crianças e adolescentes devem começar com uma ou duas séries de seis a oito repetições para garantir movimentos de qualidade em cada série.[42,43] Quando estiver em dúvida, é melhor subestimar a capacidade física dos clientes jovens e pedir que realizem menos repetições. Em vez de se concentrar no avanço da intensidade, os esforços devem se focar em garantir a técnica adequada, a fim de prevenir lesão quando o cliente estiver pronto para séries mais avançadas. A intensidade pode ser aumentada elevando-se a altura da plataforma para saltos de caixa ou em profundidade, aumentando a distância dos ressaltos e incorporando exercícios mais avançados, como os que envolvem pulos em uma perna só – e, para o cliente muito avançado, adicionar pesos leves ou coletes com peso (ver Tab. 17.5). É importante lembrar que, caso a intensidade seja excessivamente alta em virtude do excesso de sobrecarga durante a fase excêntrica, o resultado pode ser um aumento na fase de amortização, anulando o benefício pliométrico do exercício.[19,78]

TABELA 17.3 Séries pliométricas para a parte inferior do corpo

| Tipo de salto | Definição | Exemplos |
|---|---|---|
| Salto no lugar | Pular e cair no mesmo lugar, realizado repetidamente, sem intervalo entre os saltos | Agachamento com salto, salto com pernas flexionadas, agachamento dividido com salto |
| Salto em pé | Saltos de esforço máximo envolvendo componentes verticais ou horizontais<br>Necessário recuperação entre as repetições | Salto vertical com as duas pernas, salto em distância em pé, salto em barreira frontal |
| Saltos múltiplos | Séries envolvendo movimentos repetidos<br>Normalmente considerada uma combinação de saltos no lugar e saltos em pé | Salto com as duas pernas, salto em barreira frontal |
| Ressaltos | Séries que envolvem movimentos exagerados com maior velocidade horizontal do que outras séries<br>O volume para o ressalto costuma ser medido por distância; normalmente maior do que 30 m | Salto e ressalto com pernas alternadas, ressalto lateral |
| Série em caixa | Saltos múltiplos utilizando uma caixa sobre ou a partir da qual saltar<br>A altura da caixa depende do tamanho do cliente, da superfície de pouso e das metas do programa | Salto para a caixa, salto da caixa |
| Salto em profundidade | Séries em que o cliente assume uma posição sobre a caixa, desce dela, pousa e imediatamente salta vertical, horizontalmente ou para outra caixa | Salto em profundidade, salto em profundidade para outra caixa |

## EXEMPLO DE CLIENTE 17.1

### Análise de necessidades para o exercício pliométrico

**Cliente de esporte A.** Um homem saudável de 30 anos foi relativamente ativo durante toda a vida e entrou para uma liga de basquetebol. Ele participa atualmente de um programa de treinamento de força e praticou pliometria há dois anos. Mede 1,83 metro de altura, pesa 91 quilogramas, tem um salto vertical de 40 centímetros e 1 RM de agachamento de 82 quilogramas. Ele quer:

A. Aumentar seu salto vertical para melhorar sua capacidade de fazer o ressalto da bola de basquetebol.
B. Correr de um lado para o outro da quadra e mudar de direção mais rapidamente.

**Cliente de esporte B.** Uma jogadora saudável de *fast-pitch softball* de 28 anos joga na primeira base há cinco anos, mas está fazendo a transição para uma posição no campo externo. Ela treina com pesos uma a duas vezes por semana, com um programa de treinamento com pesos em circuito para as partes superior e inferior do corpo. Mede 1,60 metro de altura e pesa 57 quilogramas. Sua sessão de teste revela 1 RM de supino de 27 quilogramas e um salto vertical de 28 centímetros. Ela pede ajuda para melhorar:

A. Sua capacidade de percorrer o campo direito.
B. Sua força de membro superior para ajudar a arremessar a bola para o campo interno.

**Cliente de trabalho A.** Um bombeiro de 35 anos de idade participa de um programa de treinamento de força cinco dias por semana com exercícios para as partes superior e inferior do corpo. Ele estava em um programa de treinamento pliométrico seis meses atrás. Mede 1,88 metro de altura e pesa 102 quilogramas. Tem um tempo de corrida de 5,3 segundos em 37 metros, um agachamento de 102 quilogramas e um salto vertical de 51 centímetros. Além do treinamento cardiovascular necessário, ele pediu ajuda para melhorar:

A. Sua capacidade de levantamento.
B. Sua velocidade ao carregar a mangueira.

**Cliente de trabalho B.** Uma funcionária de um depósito de 40 anos de idade passou os últimos dois meses com dificuldade para colocar caixas em prateleiras acima da altura do ombro. Ela não tem queixas de dor e o médico da empresa descartou qualquer disfunção musculoesquelética. Ela mede 1,78 metro de altura e pesa 68 quilogramas. Sua 1 RM estimada de supino é 32 quilogramas; a 1 RM estimada de agachamento é 61 quilogramas; e o salto vertical é de 33 centímetros. Ela nunca participou de um programa de treinamento de força. Procurou um personal trainer para ajudá-la a melhorar:

A. Sua força de membro superior, especialmente ao colocar caixas em uma prateleira.
B. Sua força de membro inferior, para auxiliar a levantar caixas mais pesadas.

**Cliente de prevenção de lesão A.** Uma jogadora de futebol saudável de 14 anos de idade está se preparando para fazer o teste para o time de futebol do colégio. Ela mede 1,70 metro de altura e pesa 50 quilogramas. Não realizou o teste de 1 RM, mas seu salto vertical é de 30 centímetros. Seus pais têm medo de que ela se machuque jogando com meninas mais velhas. Ela pratica um programa geral de treinamento de força há seis meses, mas nunca participou de um programa de treinamento pliométrico. Os pais pediram para ajudar sua filha a:

A. Reduzir o risco de lesão.
B. "Entrar em forma".

**Cliente de prevenção de lesão B.** Uma jogadora de tênis de 55 anos está voltando a jogar depois de uma pausa de um ano e tem medo de "pisar em falso" e se lesionar. Ela não sofreu nenhuma lesão grave. Mede 1,68 metro de altura e pesa 68 quilogramas. O teste físico revela 1 RM estimada de agachamento de 64 quilogramas, um salto vertical de 25 centímetros e um tempo de 7,0 segundos em 37 metros. Pratica treinamento de força há quatro meses. Ela gostaria de:

A. Melhorar sua velocidade ao chegar à rede.
B. Reduzir seu risco de lesão.

TABELA 17.4 Exercícios pliométricos listados por intensidade

| Intensidade baixa | Intensidade média | Intensidade alta |
|---|---|---|
| Virada de tornozelo | Salto com as pernas flexionadas | Salto em profundidade |
| *Skip* | Salto com as duas pernas | Salto com uma perna |
| Salto em distância em pé | Agachamento dividido com salto | Ressalto lateral |
| Salto vertical com as duas pernas | Ressalto com as pernas alternadas | |
| Passe de peito | Salto em barreira frontal | |
| Salto para caixa | Salto de caixa | |
| | Flexão em profundidade | |
| | Abdominal angulado | |

TABELA 17.5 Fatores que afetam a intensidade de séries de pliometria para a parte inferior do corpo

| Fator | Métodos para aumentar a intensidade da série pliométrica |
|---|---|
| Pontos de contato | Progredir de sustentação de duas para uma perna |
| Velocidade | Aumentar a velocidade de movimento da série |
| Acréscimo de reações múltiplas | Diminuir a fase de amortização passando da pausa no pouso para múltiplas reações no solo |
| Altura da série | Elevar o centro de gravidade do corpo aumentando a altura de uma série (p. ex., salto em profundidade) |
| Peso do participante | Acrescentar peso (na forma de coletes com peso, pesos de tornozelo e de punho) |
| Distância da série | Acrescentar um componente horizontal à série também para aumentar a intensidade |

## Frequência

A *frequência* é o número de sessões de treinamento pliométrico por semana e depende da idade, da capacidade e das metas do cliente.[22] Em geral, frequência e intensidade são inversamente proporcionais.[19] A frequência aumenta conforme a intensidade diminui e vice-versa. É possível realizar um número baixo de repetições de exercícios pliométricos de baixa intensidade múltiplas vezes por semana. Quanto ao treinamento pliométrico de intensidade moderada, as pesquisas atuais mostram que o treinamento duas vezes por semana é melhor e resulta em melhora na capacidade do salto, nos tempos de contato do salto, na força concêntrica e isométrica máxima e no tempo de corrida de velocidade de 20 metros com a maior eficiência de treinamento possível.[19,33] Para crianças e adolescentes, o treinamento pliométrico pode ser realizado até duas vezes por semana em dias não consecutivos.

## Recuperação

Em vez de se concentrar na *frequência*, muitos personal trainers se baseiam mais no *tempo de recuperação* (o tempo entre repetições, séries e treinos) entre as sessões de treinamento pliométrico.[21,22,23,25] Como muitas séries pliométricas envolvem esforços máximos para melhorar a potência anaeróbia, é necessária uma recuperação completa e adequada.[19,84,114] O tempo entre séries é determinado por uma razão adequada de trabalho por repouso (i. e., uma faixa de 1:5 a 1:10)[22,39,104] e é específico ao volume e ao tipo de série realizado. Isto é, quanto mais alta for a intensidade de uma série, de mais repouso o cliente precisará. Por exemplo, o repouso entre séries de um *skip* pliométrico será mais curto do que o repouso entre séries de salto em profundidade.[22] A recuperação para os saltos em profundidade pode variar de 5 a 10 segundos de repouso entre repetições únicas a 2 a 3 minutos entre séries.

Períodos mais curtos de recuperação entre séries não permitem a recuperação máxima e, portanto, vão comprometer os benefícios potenciais. A pliometria é uma atividade anaeróbia projetada especificamente para melhorar as reações neuromusculares, a explosão, a rapidez e a capacidade de gerar forças em determinadas direções.[22,97] Para ser efetiva, toda repetição pliométrica exige um esforço máximo de qualidade.[104] Em termos gerais, faixas de tempos de repouso de 60 a 120 segundos entre séries possibilitam a recuperação total ou quase total.[98] Quarenta e oito a 72 horas entre sessões pliométricas (i. e., tempo de recuperação) é uma diretriz comum quando se prescreve a pliometria.[21,22,23,25,104] Isso é especialmente aplicável para iniciantes, que devem ter pelo menos 48 horas de tempo de repouso.[22] Utilizando esses tempos comuns de recuperação, a maioria dos clientes deve realizar de uma a três sessões pliométricas por semana.

## Volume

O *volume* pliométrico é o trabalho total realizado durante uma única sessão de treino,[19,22] e normalmente é expresso como o número de repetições e séries realizadas durante uma sessão. Com frequência, o volume pliométrico é expresso como o número de contatos (cada vez que um pé, os pés juntos ou a mão entram em contato com a superfície) por treino,[1,19,21,22,23,25] mas também pode ser expresso pela distância, como no ressalto pliométrico. Por exemplo, um cliente iniciante em um programa de treinamento pliométrico pode começar com um ressalto com os dois braços de 30 metros por repetição, mas avançar para 100 metros por repetição para a mesma série.[22] Os volumes pliométricos da parte inferior do corpo variam para clientes com diferentes necessidades (i. e., idade e metas do cliente; experiência com treinamento de força e pliometria); na Tabela 17.6, são apresentados volumes sugeridos. O volume para a pliometria da parte superior do corpo costuma ser expresso como o número de arremessos ou recepções por treino. Quanto ao número de repetições, sugere-se que as séries sejam mantidas em 8 a 12 repetições cada, com menos repetições para exercícios mais intensos e mais repetições para exercícios menos intensos.[98]

A sessão total de exercício pliométrico para iniciantes não deve exceder 30 minutos. Devem ser incluídos aquecimento e resfriamento adequados. Clientes avançados podem praticar treinos mais longos, os quais podem exigir tempos de recuperação mais longos.[22] A efetivida-

TABELA 17.6 Orientações gerais de volume pliométrico com base em idade e experiência

| Idade | Sem experiência em treinamento de força | Mais de 3 meses de experiência em treinamento de força geral | Mais de 3 meses de experiência em treinamento de força, incluindo exercícios de potência | Mais de 1 ano de experiência em treinamento de força geral | Mais de 1 ano de experiência em treinamento de força, incluindo exercícios de potência | Experiência em treinamento de força, mas não em treinamento pliométrico | Treinamento de força e pliométrico há mais de 1 ano | Treinamento de força e pliométrico dentro do último ano |
|---|---|---|---|---|---|---|---|---|
| ≤13 | NR | NR | NR | NR | NR | NR | NR | NR |
| 14-17 | NR | 40-60 | 40-60 | 60-80 | 80-100 | 40-60 | 60-80 | 80-100 |
| 18-30 | NR | 60-80 | 60-80 | 80-100 | 100-120 | 80-100 | 100-120 | 120-140 |
| 31-40 | NR | 40-60 | 60-80 | 60-80 | 80-100 | 60-80 | 80-100 | 100-120 |
| 41-60 | NR | 40-60 | 40-60 | 60-80 | 60-80 | 40-60 | 60-80 | 80-100 |

O volume é expresso como número de contatos do pé (pliometria da parte inferior do corpo) ou arremessos e recepções (pliometria da parte superior do corpo). O volume de treinamento pliométrico iniciante pode se basear em uma grande variedade de fatores. Os volumes incluídos nesta tabela podem ser modificados de acordo com as metas e capacidades do cliente individual.
* NR: não recomendado (i. e., sem treinamento pliométrico para um cliente nessa situação).

de do treino pliométrico não deve ser determinada pelo nível de fadiga que o cliente sente. Usar a fadiga como guia muitas vezes resulta em sobretreinamento, dor e lesões por uso excessivo. É a qualidade do exercício, e não a quantidade, que produz os maiores aumentos em potência.[22,104] O volume da sessão pliométrica deve ser inversamente proporcional à intensidade da série. Se o nível de pliometria for considerado baixo a moderado, o número total de contatos do pé pode ser mais alto. O volume deve aumentar somente se a técnica for mantida sem nenhum efeito adverso, como dor.[19]

Se os exercícios pliométricos estiverem sendo incorporados em um treino, eles devem ser realizados antes de qualquer outro exercício. Para se obter benefícios máximos, eles devem ser realizados com perfeição. O cliente vai se beneficiar apenas com o número de repetições bem realizadas.[22,97] Além disso, músculos e tendões previamente fatigados podem sofrer estresse excessivo pelas altas demandas do treino pliométrico caso ele seja realizado depois de outras atividades. Isso pode provocar sobretreinamento e lesão.[98]

As diretrizes de modo, intensidade, frequência e volume que podem agora ser aplicadas aos clientes estão apresentadas no Exemplo de cliente 17.1. Ver Exemplo de cliente 17.2 para exemplos de programas pliométricos formulados para eles.

## Progressão

O exercício pliométrico é uma forma de treinamento de força e, portanto, deve seguir os princípios de sobrecarga progressiva – o aumento sistemático em frequência, volume e intensidade de treinamento por meio do uso de combinações variadas. Em geral, à medida que a intensidade aumenta, o volume diminui, progredindo do volume baixo a moderado para a pliometria de baixa intensidade e volumes baixos a moderados para a intensidade moderada a alta. A progressão pliométrica deve ocorrer de maneira sistemática, tendo como ponto de partida a posição adequada de pouso. Depois de consolidar a técnica adequada de pouso, pode-se avançar os clientes acrescentando componentes horizontais ou verticais. Eles devem progredir lentamente e se concentrar na forma durante o programa de pliometria de baixa intensidade, a qual pode incluir treinos como *skipping*, saltos sobre cones de 20 centímetros com as duas pernas, agachamentos com salto e saltos divididos.[22,98] Todas as atividades pliométricas devem ser com as duas pernas até o cliente estar completamente acostumado com o estresse do treinamento pliométrico. Clientes considerados de nível intermediário, incluindo clientes de ensino médio que foram expostos ao treinamento com pesos, podem começar exercícios pliométricos de intensidade moderada, como saltos divididos ou ressaltos. Depois que o cliente tiver amadurecido, adquirido proficiência nos exercícios pliométricos de intensidade moderada e tiver uma forte base de treinamento de força, pode-se incorporar ao regime de treino a pliometria de alta intensidade, incluindo pliometria de uma perna, saltos em profundidade, bem como exercícios com resistência externa e componentes verticais ou horizontais.[22]

## Aquecimento

Assim como qualquer programa de treinamento, a sessão de exercício pliométrico deve começar com aquecimentos gerais e específicos (consulte o Capítulo 12 para uma discussão sobre aquecimento). O aquecimento geral pode consistir em *jogging* leve ou no uso de uma bicicleta ergométrica em baixa intensidade, ao passo que um aquecimento específico para o treinamento pliométrico deve consistir em movimentos dinâmicos de baixa intensidade no estilo dos realizados durante os exercícios pliométricos. Consulte a Tabela 17.7 para uma descrição de séries de aquecimento dinâmico adequadas em geral para a maioria dos clientes.

> Os programas pliométricos devem incluir os muitos elementos essenciais para a elaboração de programas de treinamento efetivos. Seguindo-se uma análise de necessidades, as variáveis a serem incluídas na elaboração do programa são modo, intensidade, frequência, recuperação, volume, extensão do programa, progressão e aquecimento.

TABELA 17.7 Séries de aquecimento pliométrico

| Série de aquecimento dinâmico | Descrição |
|---|---|
| Afundo | • Realizado para melhorar a prontidão do cliente de se mover em uma grande variedade de posições<br>• Pode ser realizado em uma grande variedade de direções (p. ex., para a frente, para a diagonal, para trás) |
| *Jogging* nas pontas dos pés | Praticar *jogging* sem permitir que os calcanhares toquem o chão |
| Jogging com a perna reta | Praticar *jogging* mantendo um joelho estendido ou quase estendido |
| *Skip* com tornozelo alto | Praticar *jogging* e permitir que o calcanhar toque as nádegas por meio da flexão do joelho |
| *Skipping* | Modo exagerado de movimentos recíprocos das partes superior e inferior do corpo |
| Movimento dos pés | Uma grande variedade de séries que exijam mudanças de direção (p. ex., *shuffling*, *sliding*, carioca, corrida para trás) |

## EXEMPLO DE CLIENTE 17.2

### Modelos de programas pliométricos para os exemplos de cliente

| Cliente | Modo | Intensidade* | Frequência (sessões por semana)* | Volume* | Séries específicas à atividade** |
|---|---|---|---|---|---|
| Cliente de esporte A | Parte inferior do corpo | Média | 2 | 100 contatos | Salto com as duas pernas flexionadas<br>Salto em distância em pé<br>Salto rápido com as duas pernas<br>Salto para a caixa<br>Salto da caixa |
| Cliente de esporte B | Partes inferior e superior do corpo | Baixa | 1 | 60 contatos<br>20 lançamentos para PSC | Salto em distância em pé<br>Salto rápido com as duas pernas<br>*Skip*<br>Salto para a caixa<br>Passe de peito |
| Cliente de trabalho A | Partes inferior e superior do corpo | Média a alta | 2 | 100 contatos para PIC<br>20 lançamentos para PSC | Agachamento com salto dividido<br>Salto em distância em pé<br>Salto vertical com as duas pernas<br>Salto vertical com uma perna<br>Salto para a caixa<br>Passe de peito<br>Flexão em profundidade |
| Cliente de trabalho B | Embora a cliente possa vir a se beneficiar com a pliometria no futuro, como ela não participou previamente de um programa de treinamento de força, deve começar por este e progredir para o treinamento pliométrico somente após três meses | | | | |
| Cliente de prevenção de lesão A | Parte inferior do corpo | Baixa | 1 | 40 contatos | Agachamento com salto dividido<br>Salto vertical com as duas pernas<br>*Skip* |
| Cliente de prevenção de lesão B | Partes inferior e superior do corpo | Baixa a média | 1 | 40 contatos | Agachamento com salto dividido<br>Salto em distância em pé<br>Salto com uma perna<br>Ressalto lateral |

PIC: parte inferior do corpo; PSC: parte superior do corpo.
* Os valores dessas variáveis representam níveis iniciantes; cada avanço ocorrerá de acordo com a tolerância e o desempenho do cliente. (Ver Exemplo de cliente 17.1 para descrições desses clientes.)
** As séries apresentadas para cada cliente são exemplos de exercícios condizentes com o histórico, as metas e a experiência do cliente. Não se espera que o cliente inclua todas as séries listadas no programa.

## Níveis iniciantes de exercícios pliométricos

Se o cliente for considerado preparado para os exercícios pliométricos, podem-se realizar vários testes para ajudar a determinar o nível em que deve completar saltos verticais, saltos em profundidade, saltos com caixa e arremessos de bola medicinal.[97,98]

Um salto vertical é realizado com o cliente em pé próximo a uma parede com ambos os pés planos no chão. O cliente estende totalmente o braço e toca a parede; esse ponto será usado como medida de base. O cliente deve saltar com ambos os pés e tocar a parede no ponto mais alto do salto. A distância entre a marca de toque inicial e a marca feita no ponto mais alto do salto é a altura de salto vertical do cliente. O cliente deve realizar cinco tentativas, anotando-se os três melhores saltos.[97,98] O resultado será utilizado ao avaliar a altura da caixa usada para o salto em profundidade.

Para realizar um salto em profundidade, o cliente desce de caixas de alturas variáveis para uma superfície firme ou gramado. Os clientes devem começar com uma caixa de 30 centímetros. Depois de descer da caixa e pousar, o cliente imediatamente salta, tentando atingir ou ultrapassar a marca posicionada na parede durante o teste de salto vertical. A altura da caixa deve ir aumentando em 15 centímetros até o cliente não conseguir mais pular até a altura do salto vertical. O repouso entre cada salto deve ser de 1 a 2 minutos. A altura da caixa em que a altura de salto vertical máximo foi obtida é a mesma em que o cliente deve treinar para esse exercício. Se o cliente não conseguir alcançar a altura de salto vertical a partir da caixa de 30 centímetros, a altura da caixa deve ser reduzida ou o cliente deve evitar saltos em profundidade até ter força suficiente.[22,97,98]

O personal trainer pode utilizar um teste de salto com caixa para determinar a altura máxima da caixa para o treinamento pliométrico com caixas. O cliente fica em pé, com os pés planos no chão, de frente para a caixa, a partir de uma distância de cerca de um braço. Então, ele pula em cima da caixa e pousa suavemente. Depois de cada tentativa bem-sucedida, a altura da caixa pode ser aumentada, até o cliente achar muito difícil pular. A maior altura a partir da qual o cliente conseguir pousar deve ser a altura em que ele treinará saltos de caixa. Colchonetes devem ser colocados em volta da caixa e observadores treinados devem estar presentes para segurar o cliente no caso de uma tentativa malsucedida.[97]

Para determinar o peso da bola medicinal para o uso em passes de peito, o personal trainer deve pedir que o cliente se sente em uma cadeira de encosto reto fixado com um peso. O cliente realiza um passe de peito com uma bola medicinal com peso com o máximo de força possível. Se a bola percorrer mais de 3,7 metros, o cliente deve tentar de novo com uma bola mais pesada. Se percorrer menos de 3 metros, o cliente deve utilizar uma bola medicinal mais leve para os passes de peito.[97]

# Mecânica e fisiologia do treinamento de velocidade

A maioria dos esportes precisa de velocidade de execução; por exemplo, se o cliente for um corredor de velocidade, um corredor de *cross-country* ou um nadador, os bons resultados dependem de sua capacidade de realizar determinada tarefa pelo menor tempo possível. O treinamento de velocidade é classicamente considerado uma modalidade utilizada para aperfeiçoar a função esportiva. Com efeito, muitos dos conceitos discutidos nos parágrafos a seguir são difíceis de incorporar em programas de personal training para pessoas não envolvidas em esportes. Por exemplo, a adequação do treinamento para melhorar a velocidade no futebol e no corrimento de bases no beisebol deve parecer óbvia. O treinamento para melhorar a velocidade em um ambiente profissional é mais complicado de visualizar e difícil de defender como modo de exercício cabível para o personal trainer escolher. Os parágrafos a seguir, portanto, utilizam sobretudo ambientes e situações de esporte como exemplos. Contudo, algumas aplicações não esportivas são apresentadas quando conveniente.

## Definições de treinamento de velocidade

A base do treinamento de velocidade, realizado de diversas formas, é a aplicação de força máxima em um período mínimo. Em termos simples, isso significa que, para os clientes se movimentarem mais rapidamente, eles devem *explodir* quando seus pés tocam o chão. **Força-velocidade** é essa aplicação de força máxima em altas velocidades.[109,110] As pessoas melhoram sua força-velocidade basicamente da mesma forma como melhoram sua produção de potência muscular, com a realização de movimentos rápidos com e sem resistência. Exemplos incluem movimentos do tipo de levantamento de peso (p. ex., *power clean*, *hang clean*, arranco) e o exercício pliométrico; todos esses modos de exercícios são realizados de maneira rápida para potencializar a força muscular por meio da liberação da energia elástica armazenada e do reflexo miotático. Portanto, para melhorar a força-velocidade, a prescrição de exercício deve se basear em exercícios potentes e evitar aqueles que exigem movimento lento.[105]

**Resistência-velocidade** é a capacidade de manter a velocidade de corrida por uma *duração extensa* (normalmente mais longa do que 6 segundos).[37] O desenvolvimento de resistência-velocidade ajuda a evitar que o cliente fique mais lento durante um esforço de velocidade máxima. Considere um jogador de futebol pego por trás em uma corrida ou um policial a pé que não consegue acompanhar um suspeito em fuga. Esses exemplos ilustram uma má resistência-velocidade; isto é, eles perderam a velocidade ou não conseguiram acelerar em razão da fadiga.

## Técnica de corrida de velocidade

A avalição da técnica é uma ferramenta importante para ser utilizada ao avaliar a eficiência de movimento e, em última análise, no treinamento para melhorar a velocidade. As técnicas básicas de corrida são apresentadas no Capítulo 14; a corrida de velocidade, ou *sprint*, embora semelhante, é uma forma de treinamento com diferenças consideráveis. Assim como a corrida comum, a corrida de velocidade é uma atividade relativamente natural, embora possa ser realizada de diversas formas. Em razão dessa relativa naturalidade, o treinamento da técnica deve ter como foco inicialmente aperfeiçoar a forma ao máximo e corrigir defeitos;[24] em geral, não é necessário desenvolver padrões de movimentos completamente novos. A forma e os defeitos que tipicamente precisam ser corrigidos se centram na postura, bem como na ação dos membros inferiores e superiores. Maximizar a velocidade de corrida, portanto, depende de uma combinação de postura corporal ideal e ação ideal dos membros inferiores e superiores (Fig. 17.3, *a* e *b*).[35,51,61,74,92,103]

### Postura

Durante a fase de aceleração, o corpo deve se inclinar para a frente em cerca de 45° por 12 a 15 metros. Quando se observa um cliente que está acelerando, o ângulo entre a perna e o pé será muito maior do que quando ele está correndo em velocidade máxima. Depois dos 12 a 15 metros de aceleração, o cliente deve se endireitar rapidamente a uma inclinação de menos de 5° durante a velocidade máxima (com a inclinação vinda do chão para cima, e não da cintura para cima). Com o corpo mantido em uma posição ereta e relaxada, a cabeça, o tronco e os membros inferiores devem ficar alinhados o tempo todo. Embora costume ser considerada como uma sequência de saltos,[13] a corrida de velocidade pode ser descrita mais fielmente como uma série de "passadas balísticas em que o corpo é lançado à frente repetidamente como um projétil".[95] A cabeça deve ficar relaxada e exibir movimento mínimo, ao passo que os olhos devem ficar focados diretamente à frente.

### Ação dos membros inferiores

As duas principais fases da técnica de corrida de velocidade são descritas na literatura: a fase motriz e a fase de recuperação.[28] Durante a fase motriz, ou fase de sustentação, o pé da frente, movido pelos extensores do quadril (glúteos), pousa no aspecto lateral da parte dianteira do pé, logo à frente do centro de gravidade do cliente. Na pisada, os músculos quadríceps devem se contrair para evitar a flexão excessiva dos joelhos, a qual resulta em perda de energia elástica. O tornozelo deve permanecer em flexão dorsal e o dedo hálux estendido. Os glúteos e posteriores da coxa devem então se contrair de maneira que o cliente se impulsione sobre o centro de massa do corpo. O cliente deve começar a realizar a flexão plantar do pé assim que o quadril ultrapassar o pé até a conclusão da saída dos dedos. O tempo de contato com o solo deve

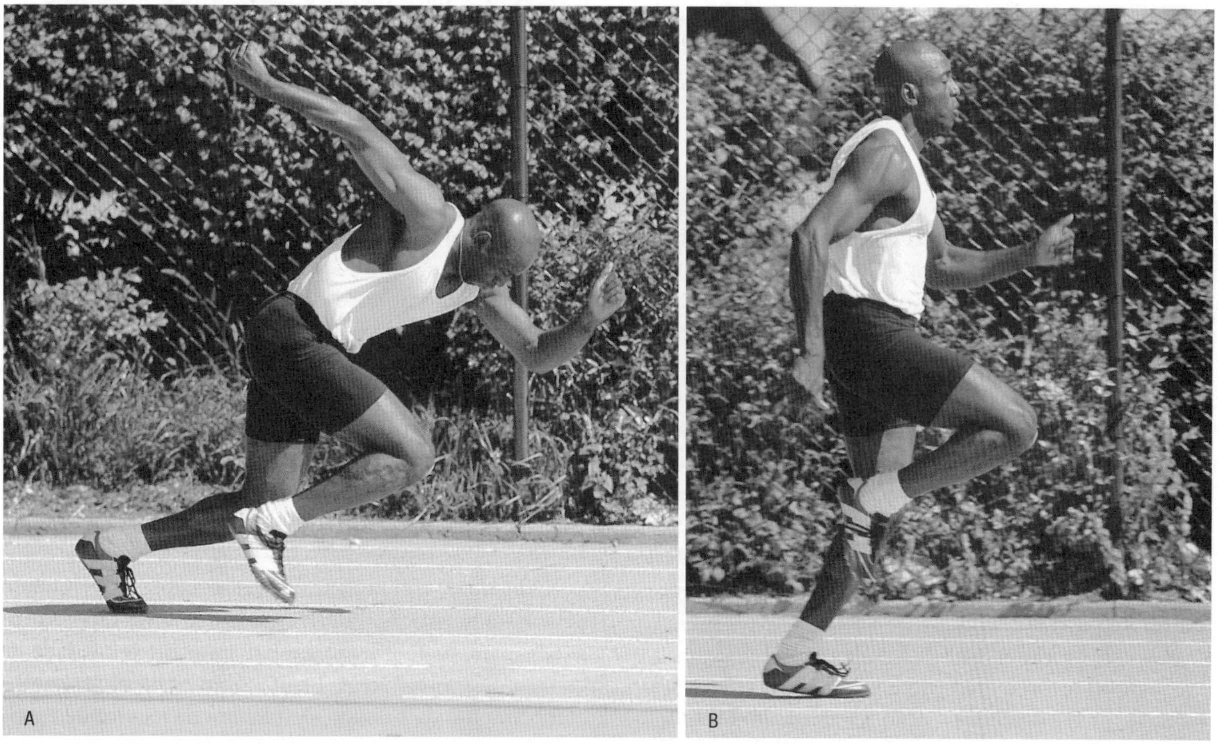

FIGURA 17.3 Técnica adequada de corrida de velocidade. (a) Na aceleração inicial, o corpo deve se inclinar para a frente em cerca de 45° e (b) então se endireitar rapidamente a uma inclinação de menos de 5°.

ser mínimo enquanto permite o movimento explosivo de membro inferior.

A fase de recuperação começa no momento em que o pé do cliente deixa o solo por completo. Assim que o cliente entra na fase de recuperação da corrida de velocidade, ele deve realizar a flexão dorsal imediata do tornozelo e estender o hálux. Isso coloca o membro inferior na posição adequada para que, ao contato com o solo, este possa empurrar de volta contra o pé. O cliente pode, então, utilizar a força reativa do solo para se impulsionar à frente. Deixar o pé no chão por tempo demais faz com que ele absorva um excesso de força do solo que, caso contrário, seria utilizada para ajudar o cliente a se mover de maneira mais eficiente e efetiva.[91] Ele também deve flexionar o joelho, movendo o pé em direção às nádegas. Isso ajuda a encurtar a alavanca, o que permite que o membro inferior balance para a frente de maneira mais rápida.[28,91] Conforme o calcanhar avança na direção das nádegas, o membro inferior balança para a frente como se o cliente estivesse tentando passar por cima do joelho oposto. O joelho então se estende até uma posição de cerca de 90° e, em seguida, fica praticamente reto conforme o pé se move para baixo e para a frente, movido em direção ao solo pelos extensores do quadril. Aumentar a velocidade da corrida de velocidade deve aumentar a altura em que o pé se move em direção às nádegas (o chute de calcanhar).

Correr do calcanhar para os dedos em vez de pousar com o aspecto lateral da parte dianteira do pé é um erro comum. Isso gera problemas de equilíbrio e má absorção de forças de reação do solo pelas estruturas dos membros inferiores, causando lesões aos posteriores da coxa com o tempo.[28] Além disso, clientes sem boa flexibilidade podem ter problemas para levar o calcanhar em direção às nádegas.

### Ação dos membros superiores

Permanecendo relaxado, cada cotovelo deve ser flexionado em cerca de 90°.[28,91] O movimento deve ser uma ação agressiva da frente para trás originando-se do ombro com movimento mínimo do plano frontal. O movimento dos membros superiores deve ser uma ação de martelamento ou soco agressivo da frente para trás que ocorre para auxiliar o equilíbrio e gerar impulso para os membros inferiores.[28,91] Além disso, se o cliente for agressivo ao mover os membros superiores para trás, o reflexo miotático no ombro será ativado e forçará automaticamente os membros superiores para a frente. As mãos devem subir à altura do ombro durante o balanço anterior de membros superiores e ultrapassar as nádegas ao se moverem posteriormente.

Os erros comuns do balanço de membros superiores incluem (a) travar o braço no lugar e mover apenas o antebraço em vez de deixar a ação ser criada no ombro; (b) deixar que o membro superior cruze a linha média do corpo; (c) distância inadequada do balanço de membros superiores e (d) enfatizar um movimento para a frente do balanço de membros superiores em vez de um movimento para trás.[28,91] Se o cliente deixar que o membro superior cruze a linha média do corpo, ocorrerá a rotação da parte superior do corpo, reduzindo a velocidade. Em relação à distância do movimento de membro superior, os clientes tendem a levar a mão para além dos ombros ou não levar a mão suficientemente para trás, detendo-se já nos quadris.

### Aceleração

Em geral, o cliente leva cerca de 12 a 15 metros de aceleração para alcançar a técnica adequada.[27] Durante esses primeiros metros, o cliente se concentra em aumentar a velocidade e o comprimento da passada. Inicialmente, a passada ocorrerá atrás do corpo, em vez de ocorrer na frente ao centro de gravidade, mas isso muda rapidamente ao longo dos 12 a 15 metros. Além disso, o cliente terá maior inclinação corporal e estará mais focado na fase motriz e menos na fase de recuperação da técnica de corrida de velocidade.[27,28] Essa maior inclinação corporal posiciona o cliente de modo que ele consiga dar maior ênfase à mecânica frontal de corrida (i. e., golpe alto do joelho, flexão dorsal) e ênfase mínima na mecânica traseira (i. e., flexão plantar, contato do calcanhar no quadril).

> Durante uma corrida de velocidade, o tempo de sustentação deve ser mantido curto enquanto forças de frenagem no contato com o solo são minimizadas, e a velocidade para trás da perna e do pé na aterrissagem é maximizada. Maximizar a velocidade da corrida de velocidade depende de uma combinação de postura corporal ideal e ação ideal dos membros inferiores e superiores.

## Elaboração do programa de treinamento de velocidade

Assim como no caso da prescrição do exercício pliométrico, são raras as pesquisas sobre elaboração de programa para o treinamento de velocidade e, portanto, a experiência prática deve ser o guia. A prescrição do exercício de treinamento de velocidade utiliza variáveis típicas de elaboração de programa para gerar um plano seguro e efetivo a fim de melhorar a velocidade do cliente.

### Modo

O *modo* do treinamento de velocidade é determinado pelas características de velocidade que uma série é projetada para melhorar. O treinamento de velocidade se concentra em três áreas: forma, frequência de passada e comprimento de passada. A melhora da técnica de corrida de velocidade pode ser realizada de diversas maneiras, incluindo o desempenho de corrida de velocidade, a análise da passada e séries de formas específicas. Ao fim deste capítulo, são apresentadas séries para melhorar a forma. Como as séries de forma são realizadas em velocidade mais lenta, elas não devem substituir o treinamento de corrida de velocidade em si. As séries de forma são excelentes para incluir no aquecimento.[28]

Na análise de velocidade de corrida, a frequência de passada e o comprimento de passada são intimamente relacionados. De modo geral, à medida que a frequência de passada (o número de passadas realizadas em determinado período) e o comprimento de passada (a distância percorrida em uma passada) aumentam, a velocidade de corrida também aumenta. Durante o início, a velocidade é muito dependente do comprimento de passada. Séries de comprimento de passada ajudam a melhorar o ritmo da passada do corredor de velocidade.[29] Primeiramente, o personal trainer deve medir o comprimento do membro inferior do cliente do trocanter maior até o chão, depois multiplicar essa medida por 2,3 a 2,5 para mulheres e 2,5 a 2,7 para homens. Esse é comprimento de passada ideal do cliente. Por exemplo, se um cliente tem um comprimento de passada de 90 centímetros, como 2,5 x 90 equivale a 230 centímetros, o comprimento de passada ideal do cliente é 230 centímetros. As séries devem ser realizadas entre 60 e 105% do comprimento de passada ideal, mas o personal trainer deve marcar as distâncias do comprimento de passada ideal para que o cliente tenha um alvo de posicionamento do pé durante a série.[29] Utilizando o exemplo de comprimento ideal de passada de 230 centímetros, 60% de 230 são 137 centímetros, ao passo que 105% de 230 são 240 centímetros. Portanto, as séries de comprimento de passada devem utilizar entre 137 e 240 centímetros por passada.

Com o aumento da velocidade na corrida de velocidade, a frequência passa a ser uma variável mais importante.[79,88,89,104,119] Dos dois componentes, a frequência de passada é provavelmente a mais treinável, visto que o comprimento depende muito da altura corporal e do comprimento da perna.[79,81] A frequência da passada costuma ser aumentada com o uso de séries rápidas de membro superior, **treinamento assistido de corrida de velocidade** (correr em velocidades maiores do que o cliente é capaz de atingir por conta própria)[31] e corrida de velocidade contra resistência.[29] Com o treinamento assistido de corrida de velocidade, a velocidade supramáxima obriga os clientes a darem mais passos do que estão acostumados durante uma corrida de velocidade típica. Supondo-se que o comprimento de passada permaneça o mesmo que durante a corrida de velocidade normal, aumentar a frequência de passadas vai ajudá-los a correr mais rápido. Os métodos utilizados para realizar o treinamento assistido de corrida de velocidade incluem corrida de velocidade em declive (3° a 7°), reboque em alta velocidade e o uso de uma esteira em alta velocidade. Seja qual for o método utilizado, o treinamento assistido de corrida de velocidade não deve aumentar a velocidade em mais do que 10% da velocidade máxima do cliente.

O treinamento assistido de corrida de velocidade é uma técnica avançada que exige instrução cuidadosa, demonstração do personal trainer e compreensão clara da parte do cliente. O treinamento assistido de corrida de velocidade pode fazer os clientes alterarem sua técnica, o que vai afetar a corrida sem assistência. Além disso, deve-se considerar mandatório um aquecimento adequado para cada sessão.

A **corrida de velocidade contra resistência** é utilizada para ajudar o cliente a aumentar o comprimento de passada, bem como a força–velocidade, aumentando assim a produção de força de reação do solo do cliente durante a fase de sustentação,[32,35,40,51,56,61,67,71,100] o que pode ser considerado o fator mais importante da velocidade.[105] Mantendo, também nesse caso, a forma adequada, os clientes podem utilizar a corrida de velocidade em aclive; correr na areia ou na água; ou praticar a corrida de velocidade contra a resistência de um trenó, faixa elástica, parceiro ou paraquedas.[29,31,80] A corrida de velocidade contra resistência é utilizada em particular para melhorar a aceleração da corrida de velocidade.[32] O reboque contra resistência e a corrida em aclive são dois exercícios que funcionam bem para melhorar a aceleração da corrida de velocidade, ao mesmo tempo que aumentam a inclinação do tronco, a duração da postura e a produção de força horizontal durante a fase propulsiva da postura.[32,53] A corrida de velocidade contra resistência não deve aumentar a resistência externa em mais de 10%.[95] O personal trainer deve utilizar resistências mais pesadas quando a meta for melhorar a fase de aceleração e resistências mais leves quando o objetivo for aumentar a velocidade máxima.[32] O excesso de resistência externa pode alterar a mecânica de corrida (i. e., aumentar o tempo de contato com o solo, reduzir o comprimento de passada ou reduzir a extensão do quadril), comprometendo assim os resultados de desempenho.[29] Outra medida para avaliar a quantidade de resistência é utilizar uma sobrecarga externa equivalente ou menor que 15% da massa corporal do cliente. Mais uma forma de avaliar o nível de resistência é se concentrar no desempenho. Se o desempenho diminuir em mais de 10%, a sobrecarga utilizada é pesada demais e terá efeitos prejudiciais na técnica de corrida de velocidade. A corrida de velocidade contra resistência deve ser realizada por distâncias relativamente curtas, entre 10 e 30 metros.[85]

Assim como outras técnicas de treinamento de velocidade, a corrida de velocidade contra resistência dirige-se a clientes que desejam melhorar a força–velocidade. Acrescentar resistência à marcha de um cliente não esportista, porém, também pode melhorar a função. Por exemplo, fixar uma faixa elástica para oferecer resistência a um cliente de 70 anos durante a caminhada pode melhorar a capacidade de subir aclives ou aumentar a confiança durante a caminhada, reduzindo assim o risco de lesão de uma possível queda. Oferecer resistência a um trabalhador da construção civil pedindo que empurre um acessório pesado ou trenó pode melhorar a capacidade de empurrar um carrinho de mão cheio de cimento.

Embora quase todos os clientes possam realizar séries de forma, os treinamentos de corrida de velocidade assistidos e contra resistência podem ser avançados demais para alguns. Um modo mais geral de treinamento de velocidade que a maioria dos clientes consegue realizar tranquilamente é a corrida de velocidade intervalada. O cliente corre (ou caminha, dependendo de suas capacidades) o mais rapidamente possível por uma distância fixada ou por um período predeterminado, em seguida repousa. Após o período de repouso, o cliente repete a sessão. Ao realizar o treinamento intervalado, os clientes conseguem manter períodos de trabalho de intensidade mais alta (i. e., corrida de velocidade/corrida/caminhada) intercalando-os com períodos de repouso.[45]

### Intensidade

A *intensidade* do treinamento de velocidade se refere ao esforço físico necessário durante a execução de determinada série e é controlada pelo tipo de série realizada e pela distância percorrida. A intensidade do treinamento de velocidade varia de séries de forma de nível baixo a séries de corrida de velocidade assistida e contra resistência que geram estresse significativo ao corpo. A corrida de velocidade deve ser realizada o mais próximo possível da velocidade máxima para garantir a mecânica de corrida de velocidade, o comprimento de passada e a frequência de passada adequados.[29] A distância é determinada segundo as metas do cliente. O treinamento de aceleração exige percorrer distâncias curtas, ao passo que o treinamento de velocidade exige percorrer distâncias mais longas.[29]

### Frequência

A *frequência*, o número de sessões de treinamento de velocidade por semana, depende das metas do cliente. Assim como as outras variáveis do programa, a pesquisa se limita à frequência ideal para as sessões de treinamento de velocidade; também neste caso, os personal trainers devem se basear na experiência prática ao determinar a frequência apropriada. Para clientes atletas que participam de um esporte, são comuns duas a quatro sessões de velocidade por semana; clientes não esportistas podem se beneficiar com uma a duas sessões por semana.

### Recuperação

Como as séries de treinamento de velocidade envolvem esforços máximos para melhorar a velocidade e a potência anaeróbia, é necessária uma *recuperação* (o tempo entre repetições e séries) completa e adequada para assegurar o esforço máximo em cada repetição.[84,114] O tempo entre repetições é determinado pela razão adequada de trabalho por repouso (i. e., uma faixa de 1:5 a 1:10) e é específico ao volume e ao tipo de série. Isto é, quanto mais alta for a intensidade da série, de mais repouso o cliente necessitará. A recuperação para o treinamento de forma deve ser mínima, ao passo que o repouso entre repetições de uma corrida em declive pode durar de 2 a 3 minutos. Embora o ideal para assegurar o esforço máximo a cada repetição seja a recuperação quase total, fazer os clientes treinar em séries de velocidade quando estiverem menos de 100% recuperados pode acabar sendo benéfico também, visto que pode ser mais específico ao tipo de tarefas que eles terão de realizar. Entretanto, o treinamento constante de velocidade em um estado fatigado não gerará resultados ideais.[113] Na realidade, o treinamento constante em um estado fatigado pode reduzir a velocidade do cliente, uma vez que isso ensina o corpo do cliente a correr em velocidades mais baixas. Isso também interfere na coordenação corporal, o que resulta em técnica de velocidade inadequada.[28,29] A recuperação das sessões deve durar de 24 a 48 horas, dependendo da intensidade da sessão de treinamento de corrida de velocidade.

### Volume

O *volume* do treinamento de velocidade normalmente se refere ao número de repetições e séries realizadas durante uma sessão e costuma ser expresso como a distância percorrida. Por exemplo, um cliente que inicia um programa de treinamento de velocidade pode começar com uma corrida de velocidade de 30 metros, mas avançar para 100 metros por repetição para a mesma série. Assim como a intensidade, o volume do treinamento de velocidade varia de acordo com as metas do cliente.

### Progressão

O treinamento de velocidade deve seguir os princípios da sobrecarga progressiva – um aumento sistemático em frequência, volume e intensidade de treinamento por meio de diversas combinações. Em geral, com o aumento da intensidade, o volume diminui. A intensidade do programa deve progredir na seguinte ordem:

1. Volumes baixos a altos de séries de intensidade baixa (p. ex., balanço dos membros superiores fixo).
2. Volumes baixos a altos de intensidade moderada (p. ex., saltos em barreira frontais).
3. Volumes baixos a altos de intensidade moderada a alta (p. ex., corrida em velocidade em declive).

### Aquecimento

Assim como qualquer programa de treinamento, a sessão de treinamento de velocidade deve começar com aquecimentos gerais e específicos (consulte o Capítulo 12 para uma discussão sobre aquecimento). O aquecimento específico para o treinamento de velocidade deve consistir em movimentos dinâmicos de intensidade baixa. Depois de dominadas, muitas das séries de forma apresentadas ao fim deste capítulo podem ser incorporadas em séries de aquecimento.

## Considerações de segurança do treinamento de velocidade

Embora não seja inerentemente perigoso, o treinamento de velocidade – assim como todos os modos de exercício – impõe risco de lesão ao cliente. As lesões durante o treinamento de velocidade normalmente ocorrem em razão de força ou flexibilidade insuficientes, instrução ou supervisão inadequadas, ou de um ambiente de treinamento impróprio.

### Avaliação pré-treinamento

Para reduzir o risco de lesão durante a participação em um programa de treinamento de velocidade, o cliente deve compreender a técnica adequada, bem como possuir uma base suficiente de força e flexibilidade. Além disso, o cliente deve estar suficientemente preparado para participar de um programa de treinamento de velocidade. Os elementos de avaliação a seguir ajudarão a determinar se o cliente atende a essas condições.

#### Características físicas

Assim como outras formas de exercício, é necessário examinar e analisar a estrutura articular, a postura, o tipo corporal e as lesões prévias antes que o cliente inicie um programa de treinamento de velocidade. Lesões ou anomalias prévias da coluna e dos membros inferiores e superiores podem aumentar o risco de lesão do cliente durante a participação em um programa de treinamento de velocidade. Uma área de preocupação são a flexibilidade e a força dos posteriores da coxa; à medida que o membro inferior realiza o balanço – aquele que não está na superfície de treinamento – faz a transição de uma ação muscular excêntrica para uma concêntrica, os posteriores da coxa devem estar preparados para passar por quantidades extremas de alongamento (durante a fase excêntrica do movimento), sucedidas pela ação muscular concêntrica quase imediata. Se esse músculo não tiver sido preparado (com treinamento de força e de flexibilidade), o risco de lesão será alto.

#### Técnica e supervisão

Quando o cliente está praticando séries de treinamento de velocidade, é essencial que o personal trainer demonstre e monitore os padrões de movimento e a técnica de corrida de velocidade adequados – como descritos anteriormente – a fim de maximizar a efetividade da série e minimizar o risco de lesão. A técnica adequada garantirá a corrida mais rápida e eficiente, ao passo que a técnica inadequada não apenas reduzirá a velocidade do cliente como também predispô-lo a lesões causadas pela sobrecarga dos tecidos.[28] A postura e as ações apropriadas de membros superiores e inferiores são características especialmente importantes para o personal trainer observar. Caso o cliente não demonstre a técnica correta, a intensidade deve ser reduzida a fim de garantir a conclusão efetiva de cada série. Ao fim deste capítulo, são listados erros de técnica comuns em cada série.

### Superfície e calçados de exercício

Além de um grau adequado de condicionamento, saúde e técnica do participante, a área em que se realizam as séries de treinamento de velocidade pode afetar significativamente a segurança. Para prevenir lesões, a superfície de pouso utilizada para as séries de treinamento de velocidade deve possuir propriedades adequadas de absorção de impacto, mas não deve ser absorvente a ponto de aumentar de maneira significativa a transição entre as fases excêntrica e concêntrica do CAE. Gramados, pisos suspensos e colchonetes de borracha são boas opções de superfície.[60] Evite colchonetes excessivamente grossos (15 cm ou mais), porque eles podem prolongar a fase de amortização, não permitindo assim o uso eficiente do reflexo miotático. Além disso, são necessários calçados com boa sustentação de tornozelo e arco, bem como uma sola larga e antiderrapante.[84,114]

## Combinação de treinamento pliométrico e velocidade com outras formas de exercício

Os treinamentos pliométrico e de velocidade são apenas partes de um programa geral de treinamento. Muitos esportes e atividades utilizam múltiplos sistemas de energia ou exigem outras formas de exercício para preparar os atletas adequadamente para as competições ou ajudá-los a atingir seus objetivos. Um programa de treinamento bem elaborado deve se voltar para cada sistema energético e cada necessidade de treinamento.

### Treinamentos de força, pliometria e velocidade

Combinar treinamento pliométrico e de velocidade com treinamento de força exige um exame minucioso para tornar a recuperação o melhor possível e maximizar o desempenho. A lista a seguir e a Tabela 17.8 apresentam recomendações para desenvolver um programa que combine esses modos de treinamento diferentes mas complementares:

TABELA 17.8 Exemplo de cronograma para treinamentos de força, pliometria e velocidade

| Dia | Treinamento de força | Treinamento pliométrico | Treinamento de velocidade |
|---|---|---|---|
| Segunda | Parte superior do corpo | Parte inferior do corpo | Repouso |
| Terça | Parte inferior do corpo | Parte superior do corpo | Repouso |
| Quarta | Repouso | Repouso | Séries de técnica e corrida de velocidade assistida |
| Quinta | Parte superior do corpo | Parte inferior do corpo | Repouso |
| Sexta | Parte inferior do corpo | Parte superior do corpo | Repouso |
| Sábado | Repouso | Repouso | Séries de técnica e corrida de velocidade assistida |
| Domingo | Repouso | Repouso | Repouso |

- Em geral, os clientes devem realizar o treinamento pliométrico da parte inferior do corpo *ou* o treinamento de força da parte inferior do corpo em determinado dia, mas não mais do que um desses tipos de treinamento no mesmo dia.
- É adequado combinar o treinamento de força da parte inferior do corpo com a pliometria da parte superior do corpo, e o treinamento de força da parte superior com a pliometria da parte inferior do corpo.
- Em geral, não é recomendável realizar o treinamento de força e pliométrico intenso no mesmo dia.[17,56] Contudo, alguns atletas podem se beneficiar com o **treinamento complexo** – uma combinação de treinamento de força e pliométrico – realizando a pliometria seguida do treinamento de força de alta intensidade. Se o indivíduo estiver praticando esse tipo de treinamento, é essencial a recuperação adequada entre a pliometria e outro treinamento de alta intensidade para a parte inferior do corpo, incluindo o treinamento de velocidade.
- Exercícios tradicionais de treinamento de força podem ser combinados com movimentos pliométricos para aumentar ainda mais os ganhos em potência muscular.[117,118] Por exemplo, realizar um agachamento com salto com cerca de 30% de 1 RM do agachamento do cliente como uma resistência externa melhora ainda mais o desempenho.[117,118] Essa é uma forma avançada de treinamento complexo que deveria ser praticada apenas por atletas com participação prévia em programas de treinamento pliométrico de alta intensidade.

## Exercício pliométrico e aeróbio

Muitos esportes e atividades exigem um componente de potência e um componente aeróbio. É necessário combinar múltiplos tipos de treinamento para mais bem preparar os clientes para esses esportes. Como o exercício aeróbio pode ter um efeito negativo na produção de potência durante determinada sessão de treinamento,[17] aconselha-se a realização do exercício pliométrico antes do treinamento mais longo de resistência aeróbia. As variáveis de elaboração não mudam e devem se complementar umas às outras a fim de treinar o atleta para a competição de maneira mais efetiva ou ajudar o cliente a atingir suas metas. Estudos recentes mostram, na realidade, que a pliometria pode aperfeiçoar o desempenho de corrida em longa distância e reduzir a incidência de lesão;[30,106,115] portanto, adicionar séries do tipo de ressalto de baixa intensidade aos dias sem corrida pode melhorar o desempenho de corrida em longa distância.

> O exercício pliométrico deve ser incorporado em um programa de treinamento geral, incluindo tanto o exercício aeróbio como o de força. O treinamento de velocidade pode ser combinado com a pliometria e o treinamento de força, mas isso exige um planejamento cuidadoso para garantir a recuperação ideal sem deixar de maximizar o desempenho.

## Conclusão

A capacidade de aplicar força rapidamente e proporcionar sobrecarga aos músculos agonistas é o principal objetivo do treinamento pliométrico, um benefício para a maioria das atividades esportivas e para muitas profissões. Além disso, como a capacidade de se mover rapidamente é necessária no esporte, o treinamento de velocidade pode ser outro componente importante a se incluir para clientes ativos em esportes competitivos e recreativos. Durante o desempenho de todas essas formas de exercício, é necessária a aplicação correta de força ao solo em um período mínimo. Se a força utilizada for insuficiente ou demorar demais para ser gerada, perde-se a capacidade de acelerar, mudar de direção ou derrubar um oponente de maneira efetiva.

Além disso, para melhorar o potencial de bons resultados no esporte, o treinamento de velocidade e, em especial, o pliométrico podem melhorar a função no trabalho ou reduzir o risco de lesão. Muitas profissões exigem que os funcionários levantem ou movam objetos grandes, movimentem-se rapidamente ou realizem outras formas de movimento explosivo. A utilização dos princípios dos treinamentos pliométrico e de velocidade descritos neste capítulo é um excelente método de melhorar a qualidade de força–velocidade, importante para muitas atividades. Além disso, a capacidade de desacelerar com eficiência e controle é indispensável para qualquer tentativa de reduzir o risco de lesão do cliente. A prática adequada das séries pliométricas ajuda o cliente a aprender a desacelerar ao pousar de um salto ou mudar de direções. O treinamento pliométrico e o treinamento de velocidade não devem ser considerados fins em si mesmos, mas partes de uma programa geral (junto com os treinamentos de força, flexibilidade e resistência aeróbia, bem como nutrição adequada). Clientes com níveis adequados de força realizam séries de treinamento pliométrico e de velocidade com mais sucesso. Além disso, combinar esses modos de exercício com outros permite que os clientes aperfeiçoem o desempenho, independentemente das necessidades de seu esporte ou atividade.

## Séries pliométricas e de velocidade

### Séries pliométricas para a parte inferior do corpo

Virada de tornozelo
*Skip*
Salto em distância em pé
Salto vertical com duas pernas
Salto para caixa
Saltos rápidos com as duas pernas
Ressalto com pernas alternadas – dois braços
Agachamento com salto dividido
Salto com as duas pernas flexionadas
Saltos rápidos sobre barreira frontal
Salto da caixa
Salto em profundidade
Ressalto lateral

### Séries pliométricas para a parte superior do corpo

Passe de peito
Flexão em profundidade
Abdominal em 45°

### Séries de velocidade de frequência de passada

Balanço dos braços parado
Tornozelada
*Skip* com tornozelo alto
Série de joelho alto
Série de perna rápida
Corrida de velocidade em aclive
Corrida de velocidade contra resistência de um parceiro

### Séries de velocidade de comprimento de passada

Corrida de velocidade em declive
Reboque assistido por parceiro

## Séries pliométricas para a parte inferior do corpo

### Virada de tornozelo

*Nível de intensidade:* baixo.
*Direção do salto:* vertical.
*Posição inicial:* em pé, com os pés alinhados aos ombros. O corpo deve estar ereto.
*Ação dos membros superiores:* simultânea.
*Movimento preparatório:* nenhum.
*Movimento para cima:* impulsionar-se apenas com os tornozelos, saltar sem sair do lugar, realizar a flexão plantar total dos tornozelos a cada salto.
*Movimento para baixo:* cair na posição inicial. Repetir o movimento.

*Erros comuns*

- Acrescentar um contramovimento.
- Não realizar a flexão plantar total dos tornozelos.
- Pousar e pular de maneira assíncrona.

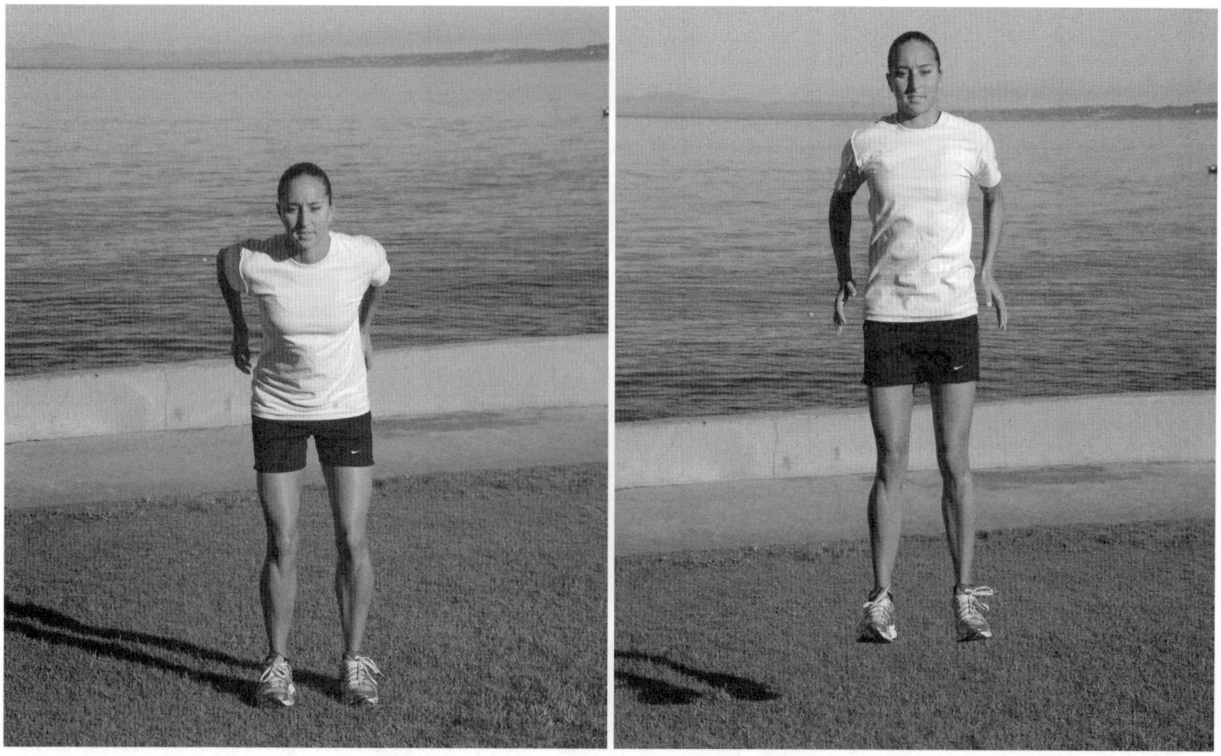

## *Skip*

*Nível de intensidade:* baixo.
*Direção do salto:* horizontal e vertical.
*Posição inicial:* um dos membros inferiores é levantado em 90° de flexão do quadril e do joelho.
*Ação dos membros superiores:* recíproca (quando um membro inferior é levantado, o membro superior oposto é levantado).
*Movimento preparatório:* comece com um contramovimento.
*Movimento para cima:* salte para a frente em um membro inferior. O membro inferior oposto deve permanecer na posição inicial até o pouso. Leve os dedos do pé da frente para cima, o joelho para a frente e para cima, e mantenha o calcanhar embaixo do quadril.
*Movimento para baixo:* pouse na posição inicial com o mesmo membro inferior. Repita o movimento com o outro membro inferior.
*Variação avançada:* esta série também pode ser realizada para trás. Salte para cima e para trás em um membro inferior. Pouse na posição inicial com o mesmo membro. Repita o movimento com o outro membro inferior.

### *Erro comum*

- Descoordenação; isto é, dificuldade de coordenar a transição de um membro inferior para o outro.

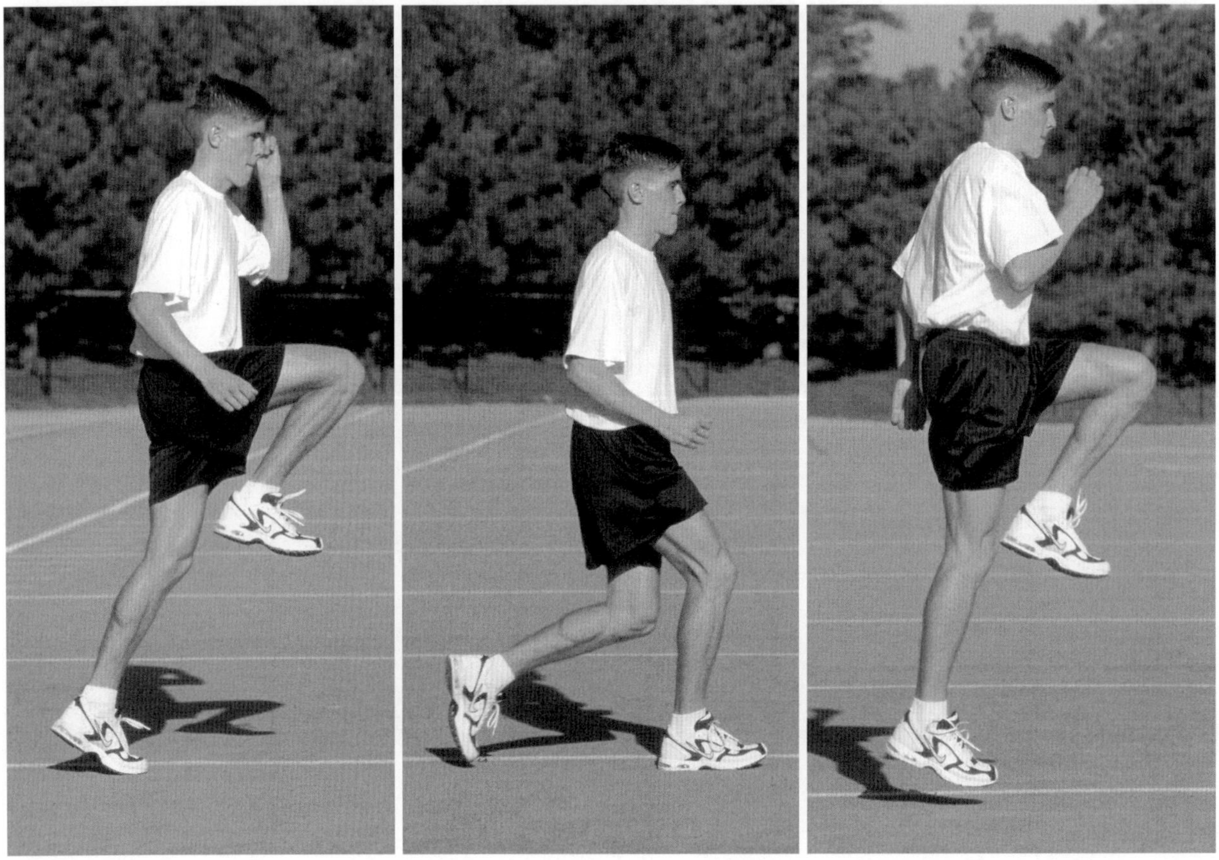

## Salto em distância em pé

*Nível de intensidade:* baixo.
*Direção do salto:* horizontal.
*Posição inicial:* posição de semiagachamento com os pés alinhados aos ombros.
*Ação dos membros superiores:* simultânea.
*Movimento preparatório:* comece com um contramovimento.
*Movimento para cima:* salte explosivamente para a frente o mais longe possível com ambos os pés. Use os membros superiores para auxiliar no salto.
*Movimento para baixo:* pouse na posição inicial e repita o salto. Conceda repouso completo entre as repetições.
*Variação avançada:* progrida para saltos múltiplos sem pausa entre eles. Imediatamente após pousar, salte para a frente novamente. Mantenha o tempo de pouso curto. Use balanços com os dois membros superiores ao realizar as repetições. Isso altera a intensidade para média.

### *Erro comum*

- Os clientes saltam e pousam de maneira assíncrona; isto é, o pé não sai nem entra em contato com o solo ao mesmo tempo.

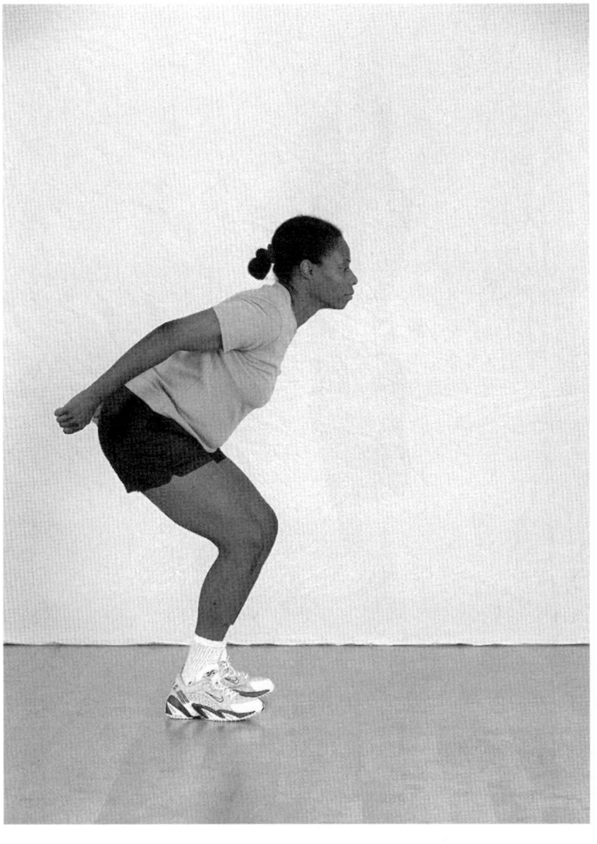

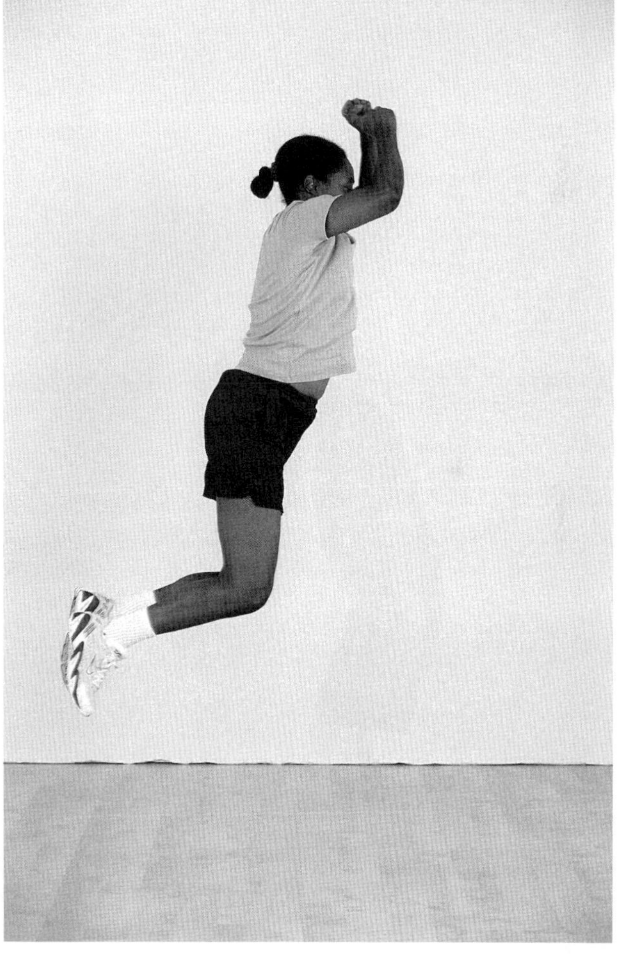

## Salto vertical com as duas pernas

*Nível de intensidade:* baixo.
*Direção do salto:* vertical.
*Posição inicial:* assuma uma postura ereta confortável com os dois pés alinhados aos ombros.
*Ação dos membros superiores:* simultânea.
*Movimento preparatório:* comece com um contramovimento.
*Movimento para cima:* salte explosivamente para cima com ambos os membros inferiores, utilizando ambos os membros superiores para auxiliar e alcançar um alvo.
*Movimento para baixo:* pouse na posição inicial e repita o salto. Conceda recuperação completa entre os saltos.
*Variação avançada:* aumente a intensidade do salto vertical com ambos os membros inferiores realizando os saltos sem repouso entre eles. Imediatamente após pousar, recomece o salto. O tempo de contato com o solo entre os saltos deve ser mínimo. Isso muda a intensidade para média. Pode-se progredir o salto ainda mais utilizando-se apenas um membro inferior. Isso muda a intensidade da série para alta.

### *Erros comuns*

- Os clientes saltam e não pousam no mesmo lugar.
- O contramovimento é profundo demais.
- O contramovimento é raso demais.

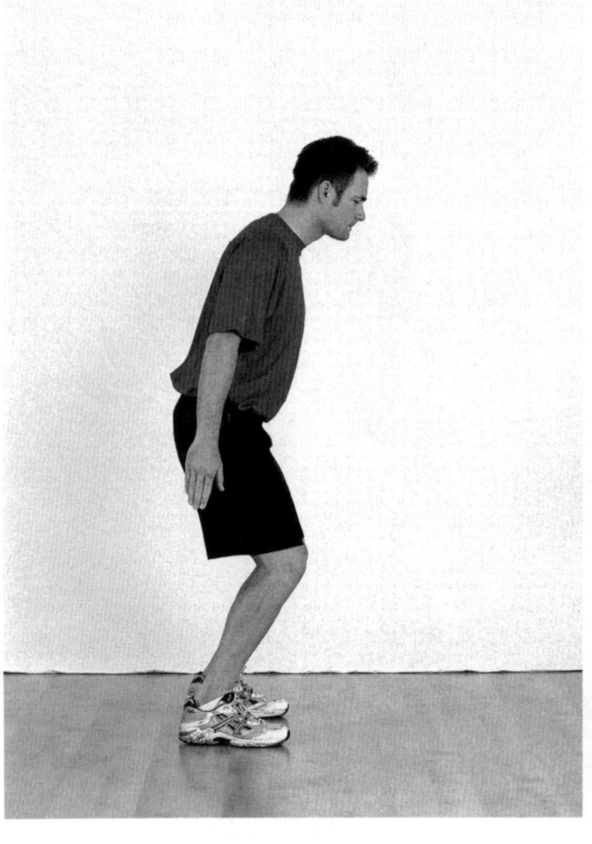

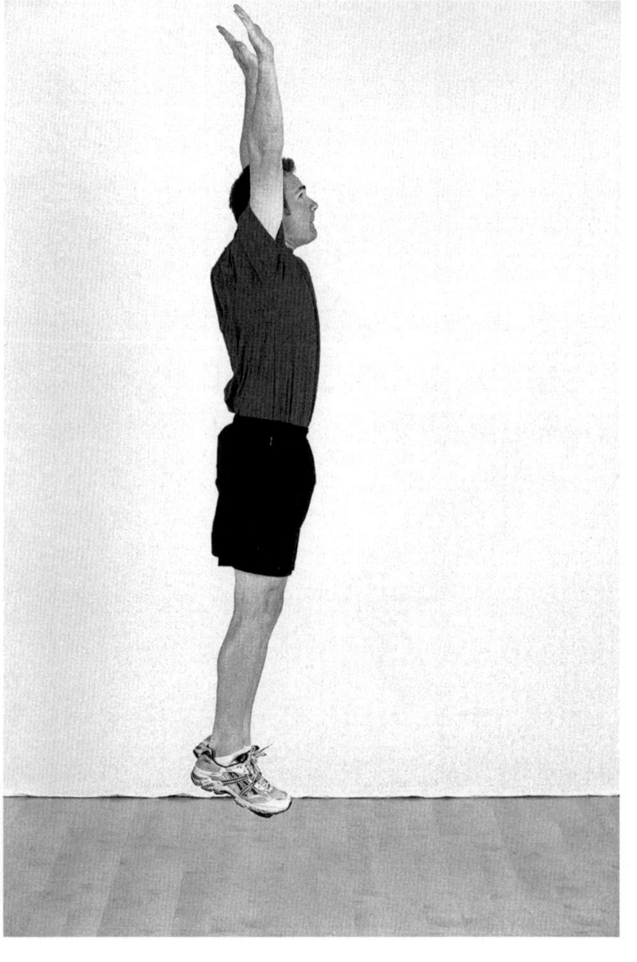

## Salto para caixa

*Nível de intensidade:* baixo.
*Equipamento:* caixa pliométrica de 15 a 107 centímetros de altura.
*Direção do salto:* vertical e um pouco horizontal.
*Posição inicial:* de frente para a caixa pliométrica, assuma uma postura ereta confortável, com os pés alinhados aos ombros.
*Ação dos membros superiores:* simultânea.
*Movimento preparatório:* comece com um contramovimento.
*Movimento para cima:* salte para o topo da caixa utilizando ambos os pés.
*Movimento para baixo:* pouse em ambos os pés em uma posição de semiagachamento; desça da caixa e repita.
*Variação avançada:* aumente a intensidade desse salto prendendo as mãos atrás da cabeça ou aumentando a altura da caixa.

### *Erros comuns*

- Os joelhos e pés se separam na tentativa de vencer a barreira.
- O contramovimento é profundo demais.
- A caixa é alta demais para a altura ou as capacidades do cliente.

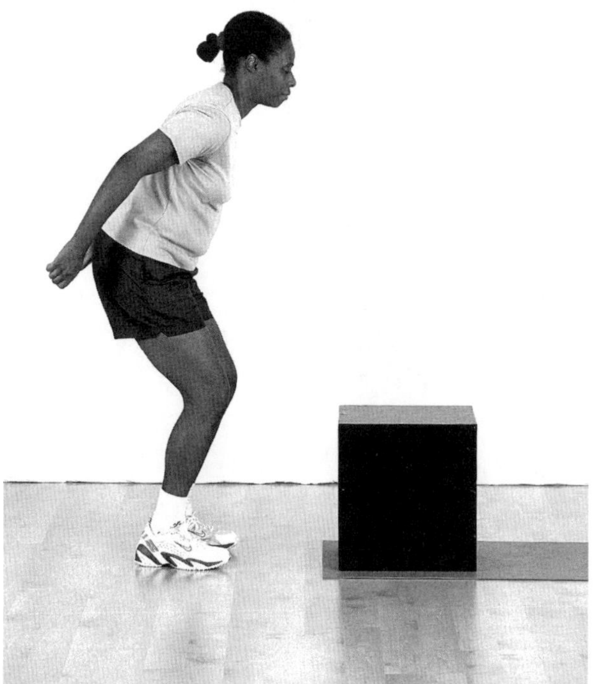

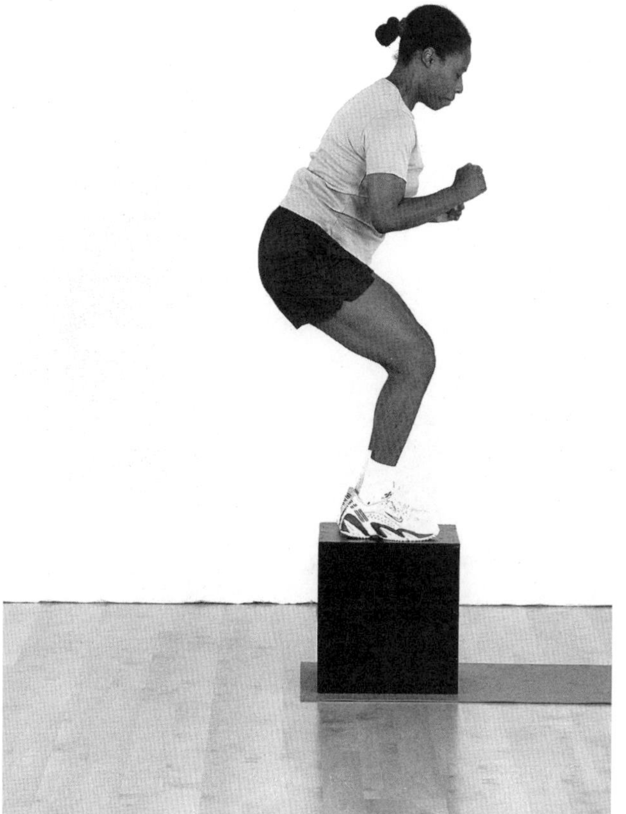

## Saltos rápidos com as duas pernas

*Nível de intensidade:* médio.
*Direção do salto:* horizontal.
*Posição inicial:* assuma uma postura ereta confortável com os pés na largura dos ombros, os joelhos levemente flexionados e os braços na lateral do corpo.
*Ação dos membros superiores:* simultânea.
*Movimento preparatório:* comece com um contramovimento rápido.
*Movimento para cima:* estenda os quadris e curve os dedos dos pés, joelhos e tornozelos assim que atingir a altura vertical. Salte para a frente. Imediatamente após pousar, repita o salto para a frente. O tempo de contato com o solo entre os saltos deve ser mínimo.
*Movimento para baixo:* pouse na posição inicial com os quadris e joelhos levemente flexionados.
*Variação avançada:* progrida para realizar os saltos rápidos com apenas um membro inferior. Isso muda a intensidade da série de média para alta.

### *Erros comuns*

- A fase de amortização (i. e., o tempo no solo) entre os saltos é longa demais.
- Não se mantém a postura adequada.
- Saltar longe demais para a frente de maneira a comprometer a rapidez dos saltos.

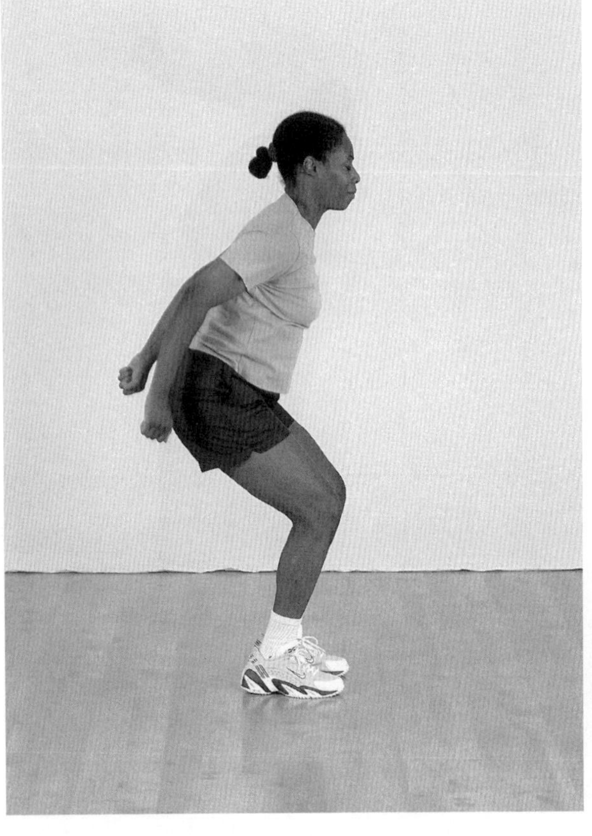

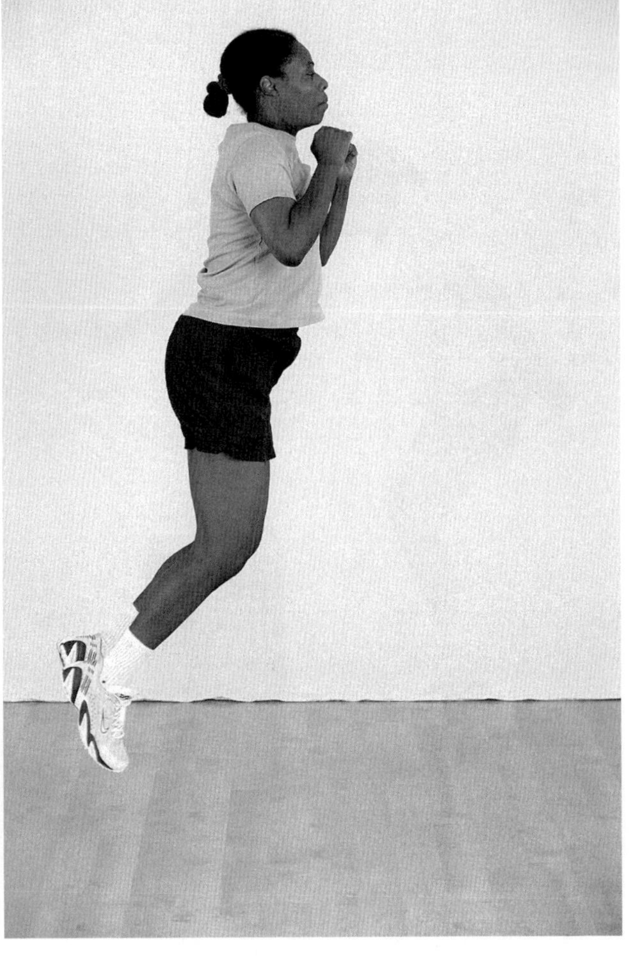

## Ressalto com pernas alternadas – dois braços

*Nível de intensidade:* médio.
*Direção do salto:* horizontal e vertical.
*Posição inicial:* assuma uma postura ereta confortável com os pés na largura dos ombros.
*Ação dos membros superiores:* simultânea.
*Movimento preparatório:* faça um *jogging* em um ritmo confortável; comece a série com o pé esquerdo para a frente.
*Movimento para cima:* salte com o pé esquerdo quando ele entra em contato com o solo. Durante a subida, leve o membro inferior direito para a frente flexionando a coxa em uma posição paralela ao chão e o joelho em 90°. Durante essa fase aérea da série, estenda ambos os membros superiores.
*Movimento para baixo:* pouse sobre o membro inferior direito e repita *imediatamente* a sequência com o membro inferior oposto ao pousar.
*Observação:* o ressalto é um exagero da marcha de corrida; o objetivo é percorrer a maior distância possível durante cada passada.
*Variação alternada:* em vez de estender ambos os membros superiores durante a fase aérea, estenda um único membro superior enquanto o outro membro inferior está na fase aérea.

### Erro comum

- Os clientes não têm equilíbrio adequado entre os componentes horizontal e vertical do ressalto.

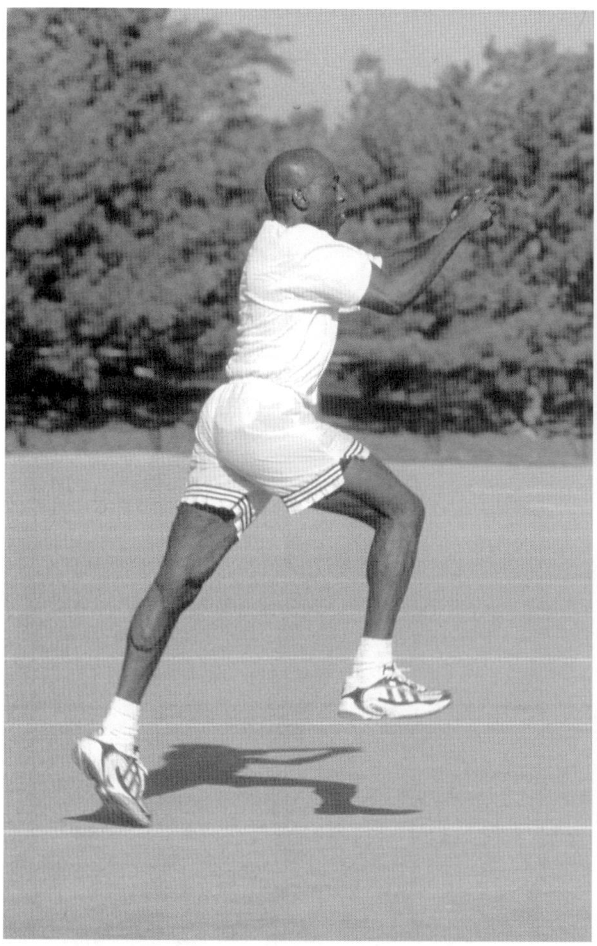

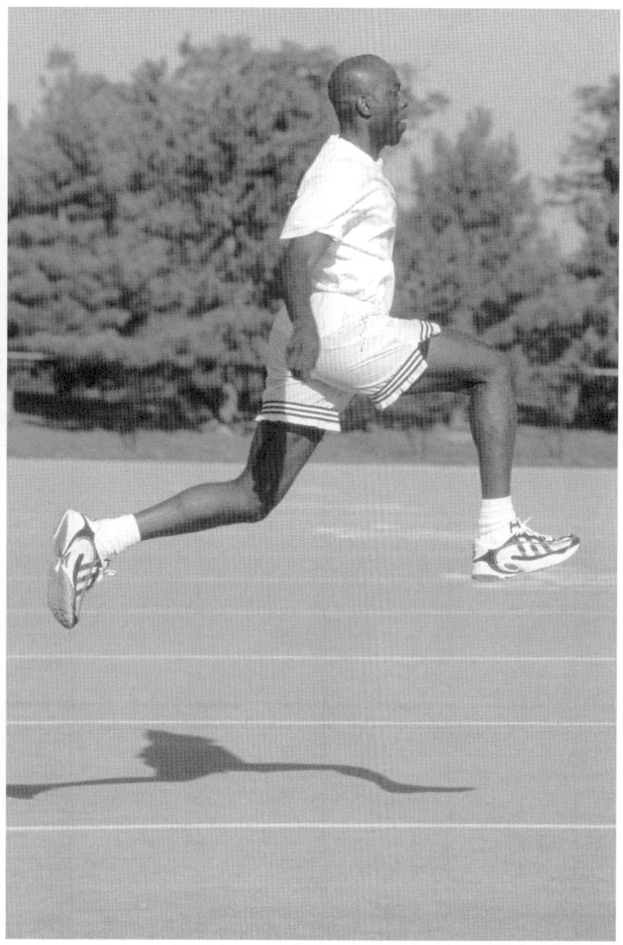

## Agachamento com salto dividido

*Nível de intensidade:* médio.

*Direção do salto:* vertical.

*Posição inicial:* posição de afundo com um membro inferior para a frente (articulações do quadril e do joelho em cerca de 90° de flexão com o joelho diretamente sobre o pé) e o outro atrás da linha média do corpo.

*Ação dos membros superiores:* dois ou nenhum.

*Movimento preparatório:* comece com um contramovimento.

*Movimento para cima:* salte explosivamente para cima, utilizando os membros superiores para auxiliar quando necessário. Deve-se dar destaque à altura e à potência máximas.

*Movimento para baixo:* ao pousar, mantenha a posição de afundo (mesmo membro inferior para a frente) e repita o salto imediatamente.

*Observação:* após completar a série, repouse e então inverta a posição dos membros inferiores posicionados à frente e atrás.

*Variação avançada:* enquanto salta [*ou* antes de pousar], inverta a posição dos membros inferiores, de modo que o membro posicionado à frente passe para trás e o membro posicionado atrás passe para a frente. Ao pousar, mantenha a posição de afundo (membro inferior oposto à frente) e repita o salto imediatamente.

### *Erros comuns*

- A posição de afundo é rasa demais.
- A fase de amortização (i. e., tempo no chão) é longa demais.
- Os clientes não saltam e pousam no mesmo lugar; o movimento lateral e anterior ou posterior é excessivo.
- Os ombros não permanecem para trás alinhados aos quadris, causando estabilidade reduzida.

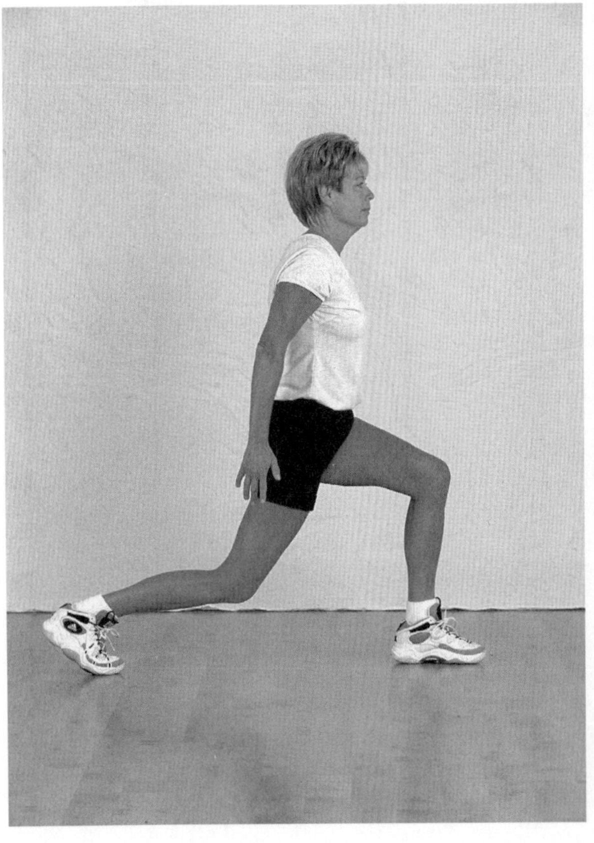

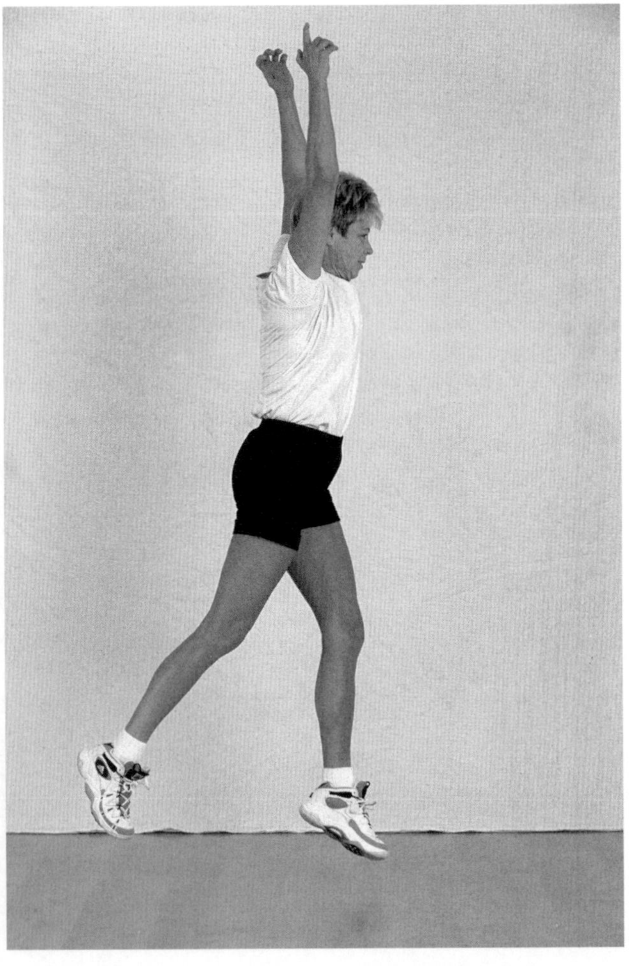

## Salto com as duas pernas flexionadas

*Nível de intensidade:* médio.

*Direção do salto:* vertical.

*Posição inicial:* assuma uma postura ereta confortável com os pés na largura dos ombros, os joelhos levemente flexionados, o peito aberto e os ombros para trás. As mãos devem ficar na altura do peito, com as palmas voltadas para baixo.

*Ação dos membros superiores:* simultânea.

*Movimento preparatório:* comece com um contramovimento rápido.

*Movimento para cima:* salte explosivamente para cima, levando os joelhos até o peito. Puxe os joelhos para o peito e segure-os rapidamente com ambas as mãos, soltando antes de pousar.

*Movimento para baixo:* pouse na posição inicial e repita o salto imediatamente. O tempo de contato com o solo entre os saltos deve ser mínimo.

*Variação avançada:* progrida de saltos simples para saltos múltiplos com pausas entre cada salto, depois para saltos múltiplos sem pausa entre os saltos e, por fim, para saltos com uma perna só (intensidade alta).

### *Erros comuns*

- A fase de amortização (i. e., tempo no chão) é longa demais.
- Os clientes saltam e não pousam no mesmo lugar; o movimento lateral e anterior ou posterior é excessivo.

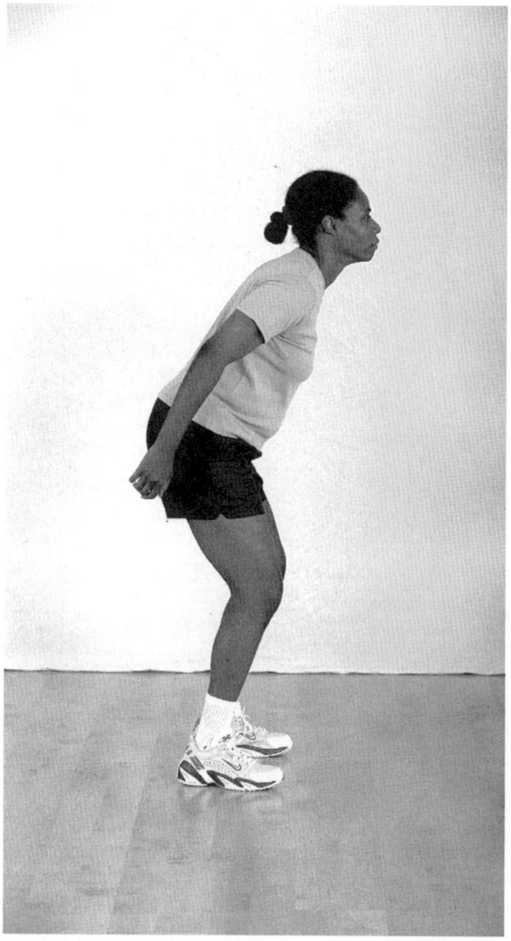

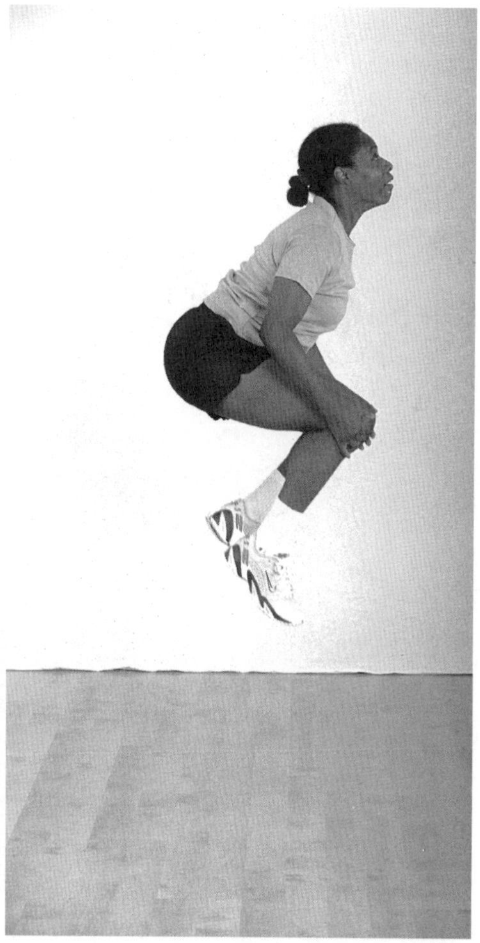

## Saltos rápidos sobre barreira frontal

*Nível de intensidade:* médio.
*Direção do salto:* horizontal e vertical.
*Posição inicial:* assuma uma postura ereta confortável de frente para uma barreira, com os pés na largura dos ombros.
*Ação dos membros superiores:* simultânea.
*Movimento preparatório:* comece com um contramovimento.
*Movimento para cima:* salte sobre uma barreira com ambos os membros inferiores, utilizando sobretudo a flexão do quadril e dos joelhos para ultrapassar a barreira. Mantenha os joelhos e os pés unidos sem desvio lateral.
*Movimento para baixo:* pouse na posição inicial e repita o salto *imediatamente* sobre a próxima barreira.
*Variação alternada:* essa série também pode ser realizada lateralmente. Fique em uma das laterais da barreira; salte sobre a barreira com ambos os membros inferiores. Pouse na posição inicial e imediatamente repita o salto para o lado inicial.
*Variação avançada:* para aumentar a intensidade dos saltos rápidos sobre barreira, aumente progressivamente a altura da barreira (p. ex., de um cone para uma barreira de corrida com barreiras) ou realize os saltos rápidos com apenas um membro inferior. Isso muda a intensidade da série de média para alta.

### Erros comuns

- A fase de amortização (i. e., tempo no chão) entre os saltos rápidos é longa demais.
- Os joelhos e pés se separam na tentativa de ultrapassar a barreira.

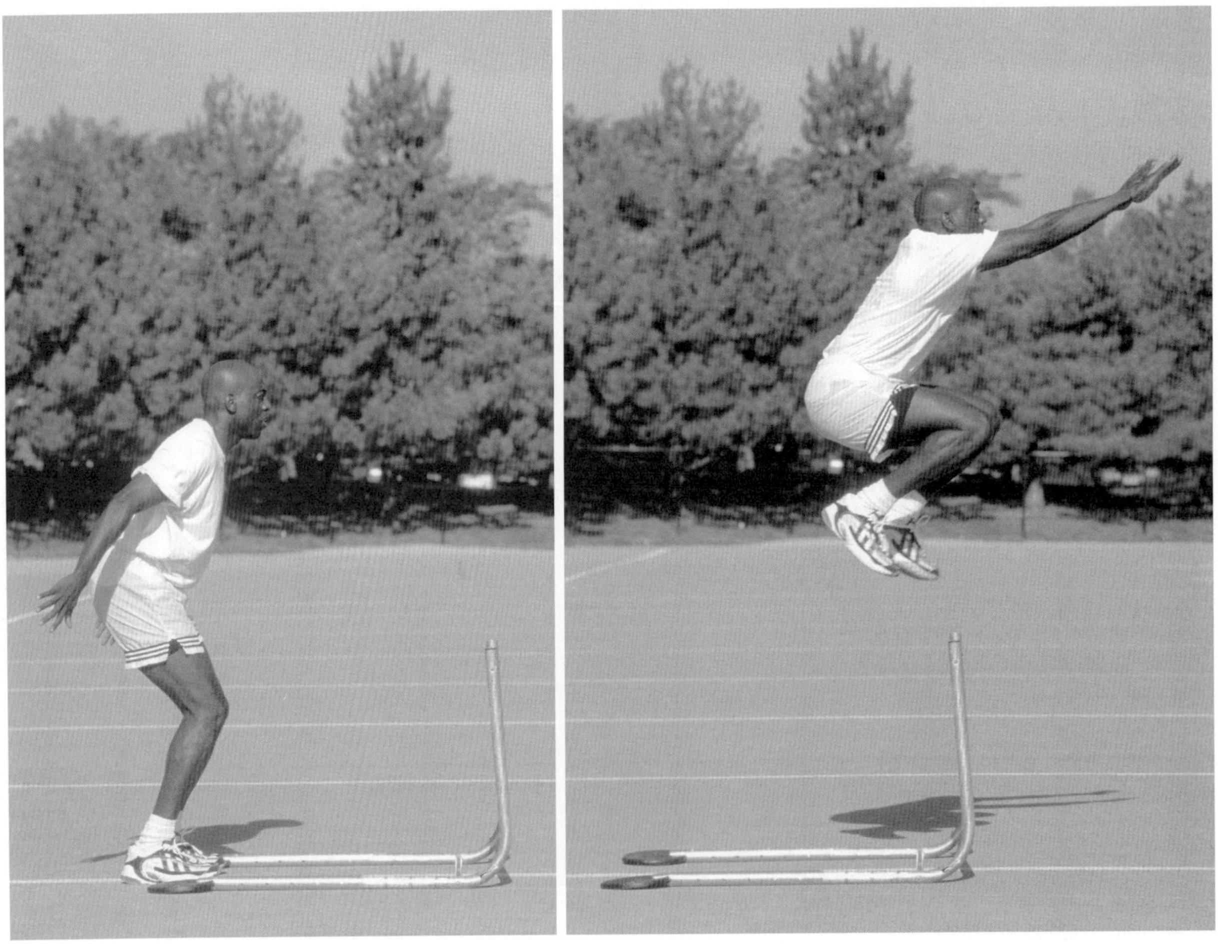

## Salto da caixa

*Nível de intensidade:* médio.
*Equipamento:* caixa pliométrica de 30 a 107 centímetros de altura.
*Direção do salto:* vertical.
*Posição inicial:* assuma uma postura ereta confortável com os pés na largura dos ombros sobre a caixa.
*Ação dos membros superiores:* nenhuma.
*Movimento preparatório:* desça da caixa.
*Movimento para baixo:* pouse no chão com ambos os pés rapidamente absorvendo o impacto do contato com o solo. O aspecto lateral do meio do pé deve pousar primeiro; depois, vire rapidamente sobre a ponta medial da parte anterior do pé. Suba novamente na caixa e repita.

### *Erros comuns*

- Os clientes pousam de maneira assíncrona; isto é, os pés não entram em contato com o solo ao mesmo tempo.
- A caixa é alta demais para a altura ou as capacidades do cliente.

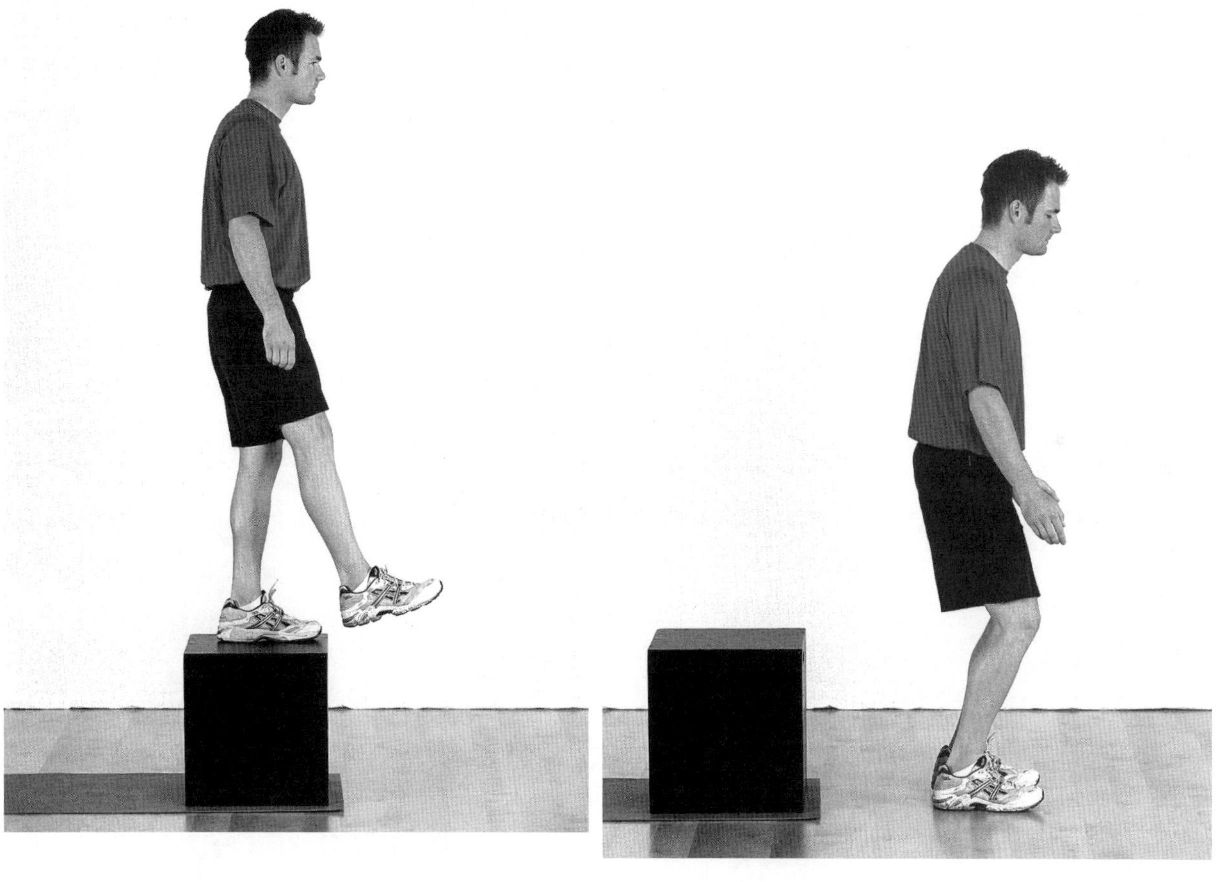

## Salto em profundidade

*Nível de intensidade:* alto.

*Equipamento:* caixa pliométrica de 30 a 107 centímetros.

*Direção do salto:* vertical.

*Posição inicial:* assuma uma postura ereta confortável com os pés na largura da caixa; os dedos devem ficar próximos à beira da caixa.

*Ação dos membros superiores:* simultânea.

*Movimento preparatório:* desça da caixa.

*Movimento para baixo:* pouse no chão com ambos os pés.

*Movimento para cima:* ao pousar, salte *imediatamente* para cima o mais alto possível.

*Observação:* o tempo no solo deve se manter mínimo.

*Observação:* varie a intensidade aumentando a altura da caixa. Comece com 30 centímetros.

### *Erros comuns*

- A fase de amortização (i. e., tempo no chão) é longa demais.
- Os clientes saltam e não pousam no mesmo lugar; há excesso de movimento lateral ou anteroposterior depois da queda.
- A caixa é alta demais para a altura ou as capacidades do cliente.

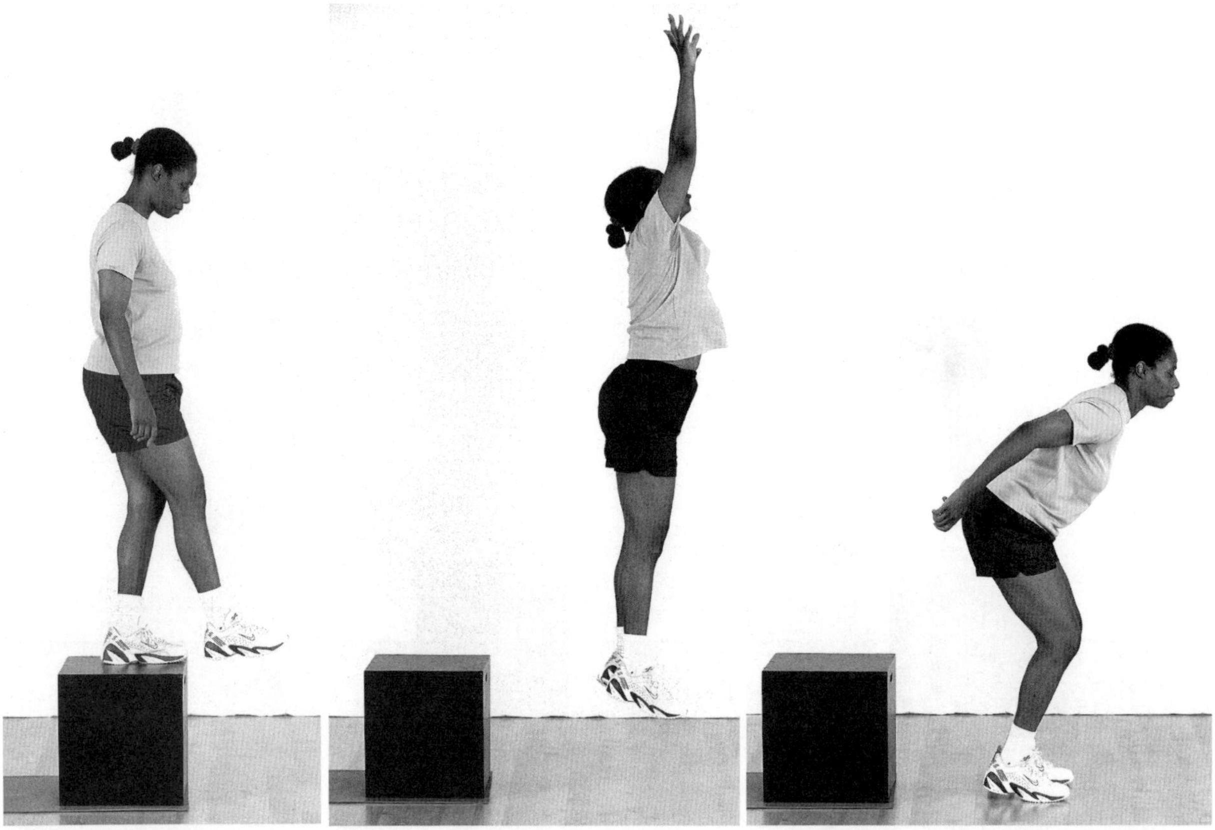

## Ressalto lateral

*Nível de intensidade:* alto.
*Direção do salto:* lateral.
*Posição inicial:* fique em pé em uma perna só.
*Ação dos membros superiores:* simultânea.
*Movimento para cima:* comece levando o membro inferior que não for o de sustentação e os membros superiores no sentido do salto (no sentido do membro inferior que não for o de sustentação). Em seguida, salte com o membro inferior de sustentação o mais lateralmente possível para o lado do membro inferior que não for o de sustentação.
*Movimento para baixo:* pouse no chão no pé oposto do membro inferior inicial. Imediatamente após pousar, salte de volta no sentido oposto ao membro inferior inicial. Repita, com tempo mínimo de repouso entre os ressaltos.

### *Erros comuns*

- Fase de amortização (i. e., tempo no chão) longa demais.
- Saltar para fora do plano de movimento lateral.
- Pouso desequilibrado.

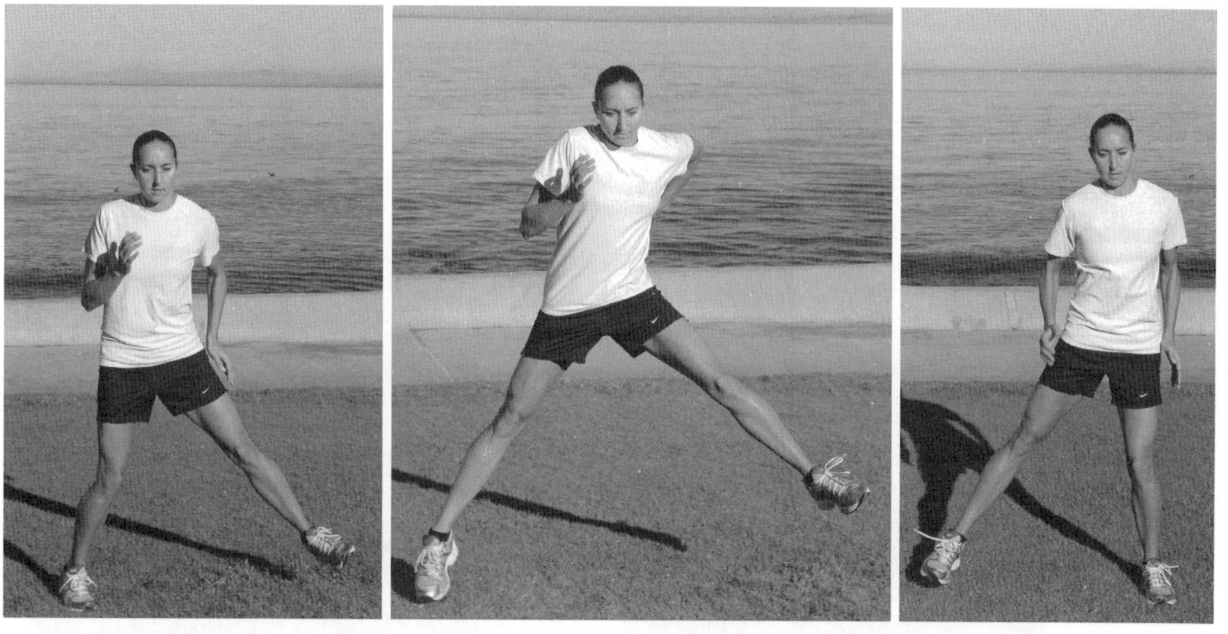

## Séries pliométricas para a parte superior do corpo

### Passe de peito

*Nível de intensidade:* baixo.
*Equipamento:* bola medicinal ou pliométrica (peso de 1 a 3,6 quilogramas).
*Direção do arremesso:* para a frente.
*Posição inicial:* assuma uma postura ereta confortável com os pés na largura dos ombros; fique de frente para o personal trainer ou para um parceiro a cerca de 3 metros de distância. Levante a bola na altura do peito com os ombros flexionados.
*Movimento preparatório:* comece com um contramovimento. (No caso de arremessos pliométricos, o contramovimento exige que o praticante "aproxime" o(s) membro(s) superior(es), isto é, mova os membros superiores um pouco para trás do arremesso em si.)
*Ação dos membros superiores:* usando ambos os membros superiores, arremesse (ou empurre) a bola para o parceiro estendendo os cotovelos. Quando o parceiro devolver a bola, pegue-a, retome a posição inicial e repita o movimento *imediatamente*.
*Observação:* amplie a intensidade aumentando o peso da bola medicinal. Comece com uma bola de 1 quilograma.

#### *Erros comuns*

- A fase de amortização (i. e., tempo em que a bola está nas mãos) é longa demais.
- A bola é pesada demais.

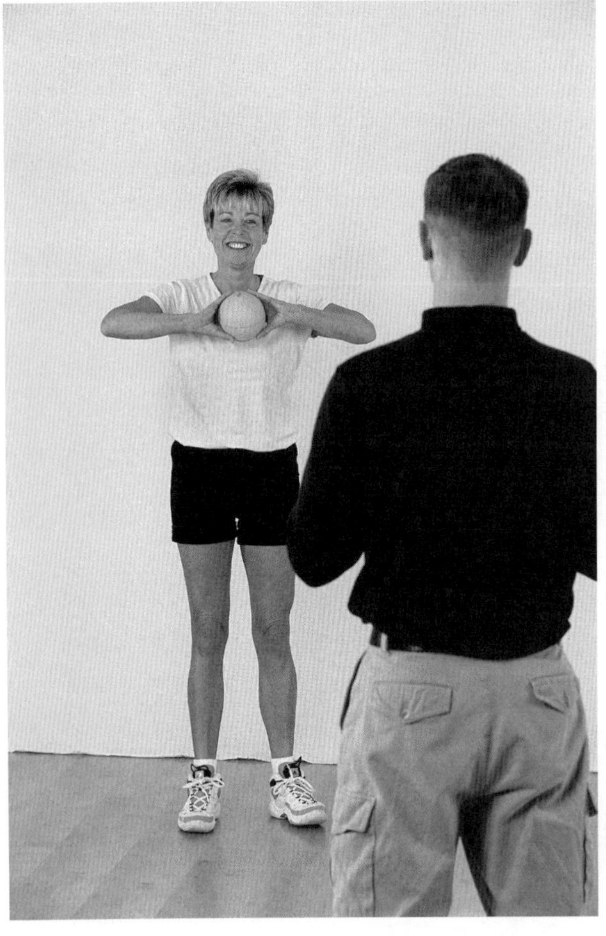

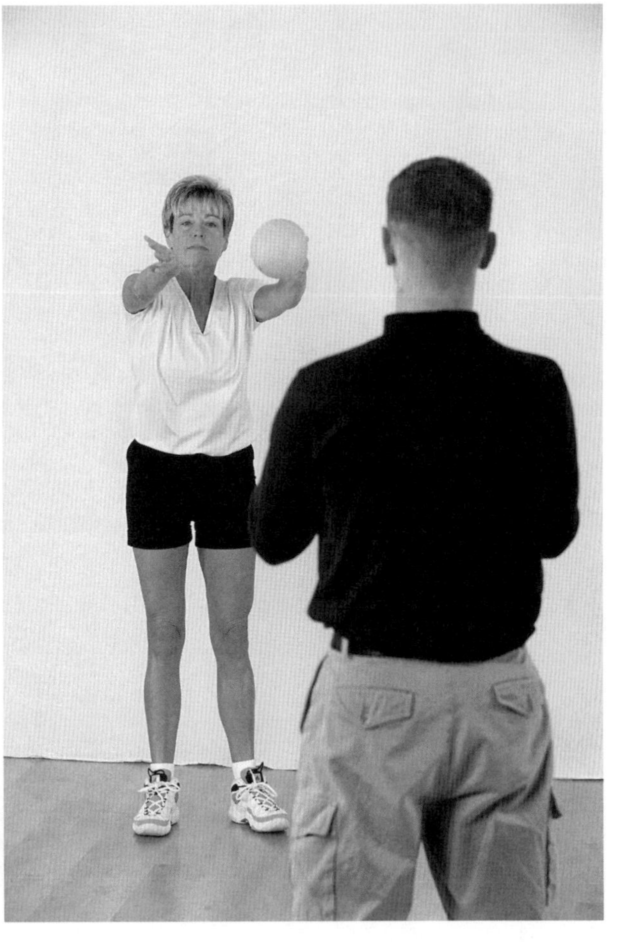

## Flexão em profundidade

*Nível de intensidade:* médio.
*Equipamento:* bola medicinal.
*Direção do movimento:* vertical.
*Posição inicial:* deite-se na posição de flexão, com as mãos sobre a bola medicinal e os cotovelos estendidos.
*Movimento preparatório:* nenhum.
*Movimento para baixo:* remova as mãos da bola medicinal e mergulhe. Entre em contato com o solo com as mãos a uma largura um pouco maior que a dos ombros e os cotovelos levemente flexionados. Permita que o peito quase toque a bola medicinal.
*Movimento para cima:* empurre-se para cima *imediata* e explosivamente, estendendo os cotovelos por completo. Coloque as palmas rapidamente sobre a bola medicinal e repita o exercício.
*Observação:* quando a parte superior do corpo estiver na altura máxima durante o movimento para cima, as mãos devem estar mais altas do que a bola medicinal.
*Observação:* aumente a intensidade aumentando o tamanho da bola medicinal. Comece com uma bola de 2,3 quilogramas.
*Variação avançada:* para aumentar a intensidade desta série, realize-a como descrito com os pés posicionados em uma superfície elevada (p. ex., caixa pliométrica).

### *Erros comuns*

- A fase de amortização (i. e., tempo em que as mãos estão no solo) é longa demais.
- A bola é grande demais, aumentando a distância da posição inicial até a parte mais baixa do movimento para baixo.

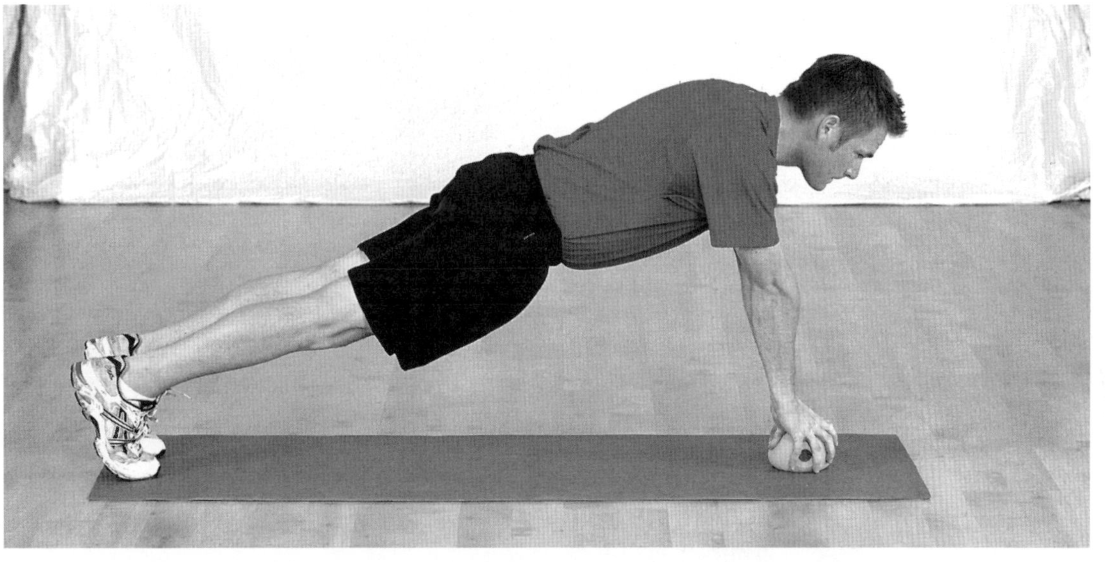

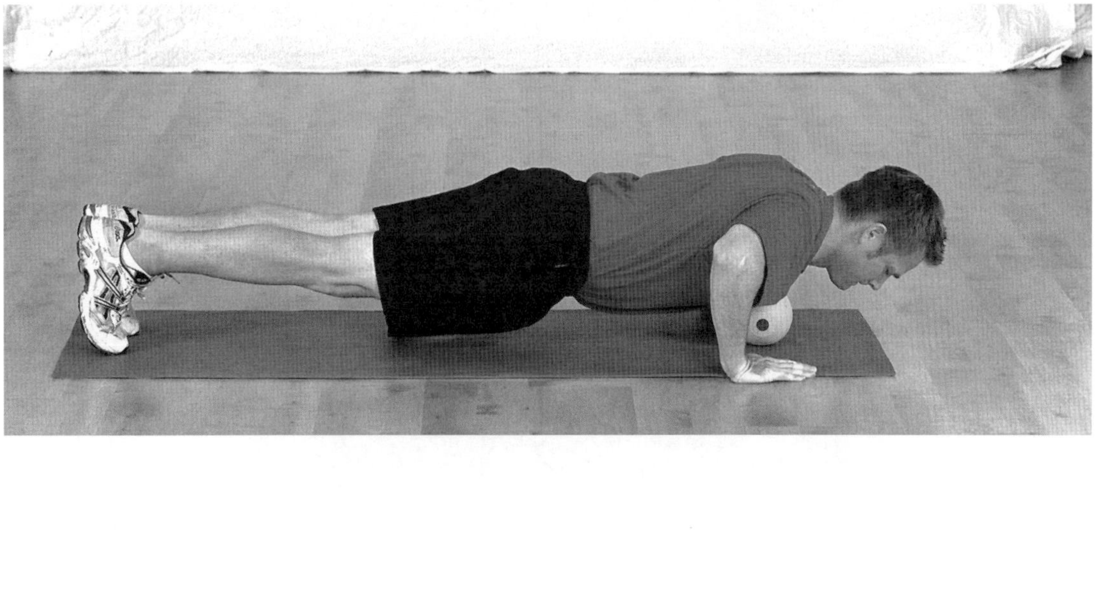

## Abdominal em 45°

*Nível de intensidade:* médio.

*Equipamento:* bola medicinal ou pliométrica.

*Posição inicial:* sente-se no chão com o tronco em um ângulo de cerca de 45° em relação ao chão. O personal trainer ou o parceiro deve ficar em frente com a bola medicinal.

*Movimento preparatório:* o parceiro arremessa a bola com as mãos estendidas.

*Ação para baixo:* quando o parceiro arremessa a bola, pegue-a usando ambos os membros superiores, permita certa extensão do tronco e devolva *imediatamente* a bola para o parceiro.

*Observação:* aumente a intensidade aumentando o peso da bola medicinal. Comece com uma bola de 1 quilograma.

*Observação:* a força utilizada para devolver a bola para o parceiro deve derivar predominantemente dos músculos abdominais.

### *Erros comuns*

- A fase excêntrica (i. e., quantidade de extensão do tronco) é longa demais.
- A bola é pesada demais.

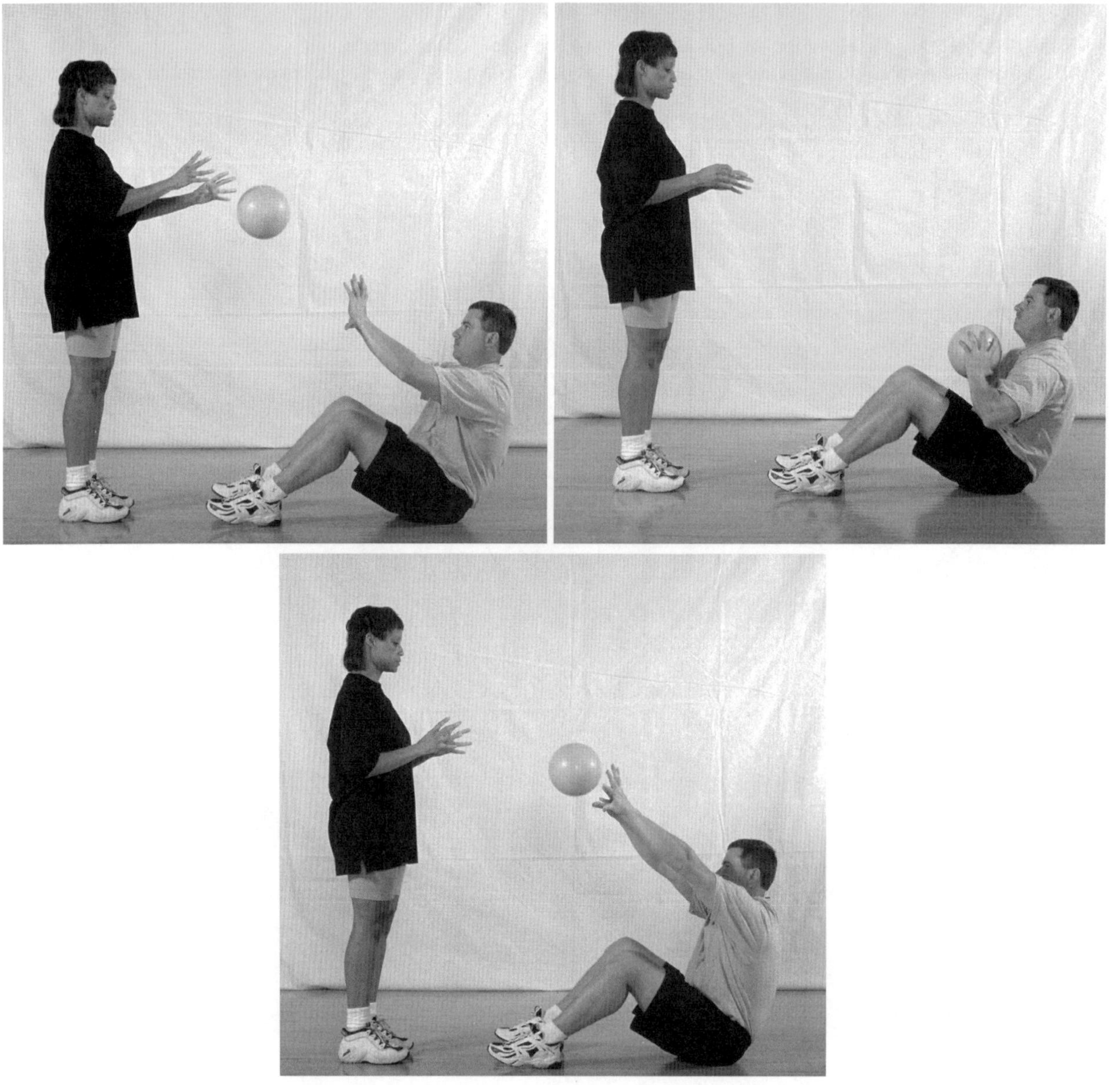

## Séries de velocidade de frequência de passada

### Balanço dos braços parado

*Nível de intensidade:* baixo.
*Equipamento:* nenhum.
*Objetivo:* ensina a técnica correta de balanço dos membros superiores e o controle da parte superior do corpo.
*Posição inicial:* a posição inicial é sentada, progredindo para ajoelhada, em pé, andando e, finalmente, praticando *jogging*. Assuma uma posição sentada, ereta. Os cotovelos devem ficar em cerca de 90° de flexão com a mão direita próxima ao quadril e a esquerda em frente ao ombro esquerdo.
*Movimento:* mantendo os cotovelos em cerca de 90° e as mãos relaxadas, movimente os membros superiores para a frente e para trás em um movimento de corrida de velocidade. O arco de movimento das mãos deve ir da altura do ombro anteriormente para passar um pouco dos quadris posteriormente.
*Variação avançada:* a progressão vai da posição sentada para a ajoelhada, para a em pé, para a caminhada e, por fim, para o *jogging*. Cada progressão desafia condizentemente a capacidade de estabilizar o *core* e controlar o corpo, o que leva à uma boa forma durante o *jogging.*

#### *Erros comuns*

- Os membros superiores cruzam a linha do corpo com frequência; o balanço dos membros superiores deve ser mantido no plano sagital.
- O movimento dos membros superiores não se origina no ombro.
- O balanço dos membros superiores passa alto demais do ombro ou não vai para trás o suficiente até os quadris.
- O balanço dos membros superiores nem sempre é vigoroso; certifique-se de manter um movimento agressivo de soco.

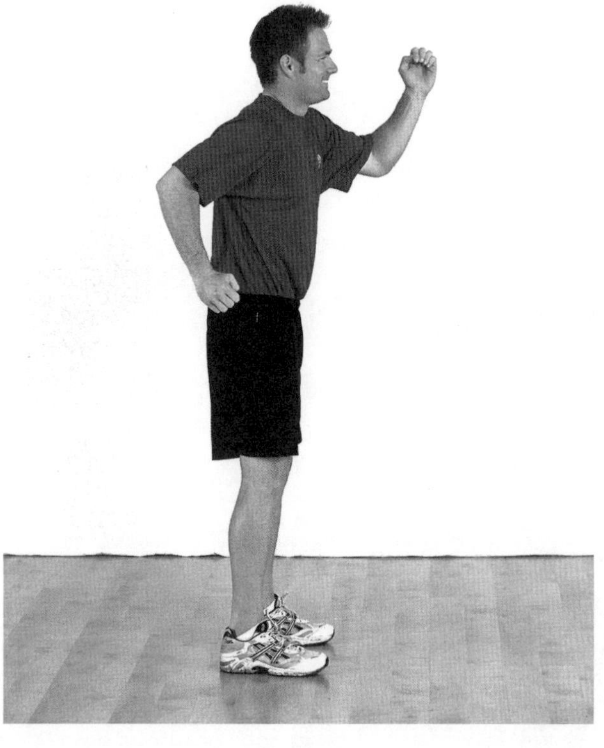

## Tornozelada

*Nível de intensidade:* baixo.
*Equipamento:* nenhum.
*Objetivo:* ensina a levantar os pés do chão e posicioná-los de volta corretamente no chão durante a corrida de velocidade. A posição correta do pé minimiza a quantidade de tempo passada no chão, a potência perdida no solo e as lesões causadas pelo estresse adicional absorvido pelo corpo com o maior tempo no solo.
*Posição inicial:* comece em uma posição neutra e ereta, com os pés alinhados aos quadris. Concentre-se em um membro inferior de cada vez.
*Movimento inicial:* mova-se para a frente até os quadris passarem sobre os pés. Assim que o calcanhar direito começar a sair do chão, realize a flexão dorsal do tornozelo em cerca de 90° e estenda o hálux, tirando o pé do chão. O membro inferior deve se mover um pouco para a frente (cerca de um quarto da extensão do pé) com esse movimento iniciado pelos quadris. Enquanto isso acontece, realize a flexão plantar rápida do pé direito e entre em contato com o solo com o aspecto anterolateral e os dedos do pé, passando o corpo sobre o pé. Repita imediatamente essa ação. Certifique-se de que os membros inferiores permaneçam firmes durante toda a série. Concentre-se no movimento no tornozelo, bem como em tirar o pé do solo o mais rapidamente possível. Repita essa ação de flexão dorsal–plantar apenas com o pé direito em um trajeto de 10 metros, fazendo o máximo possível de contatos com o solo. Os passos não devem ser maiores do que um quarto do comprimento do pé. Troque de membro inferior.
*Variações avançadas:* (1) alternar os pés ao caminhar; (2) ressalto com os membros inferiores retos durante a tornozelada, concentrando-se em um membro inferior de cada vez; (3) ressalto com os membros inferiores retos, alternando os membros inferiores; (4) correr com tornozelada, alternando os membros inferiores.

### *Erros comuns*

- Dificuldade de conseguir 90° de flexão dorsal com extensão do hálux e manter essa posição até o contato do pé.
- Correr sobre os dedos dos pés em vez de pousar no aspecto anterior do pé e fazer o pé puxar o centro de gravidade do corpo.
- Não manter as pernas rígidas.
- Dar passos maiores do que um quarto da extensão do pé.
- Os dedos do pé passam tempo demais no solo entre cada contato.

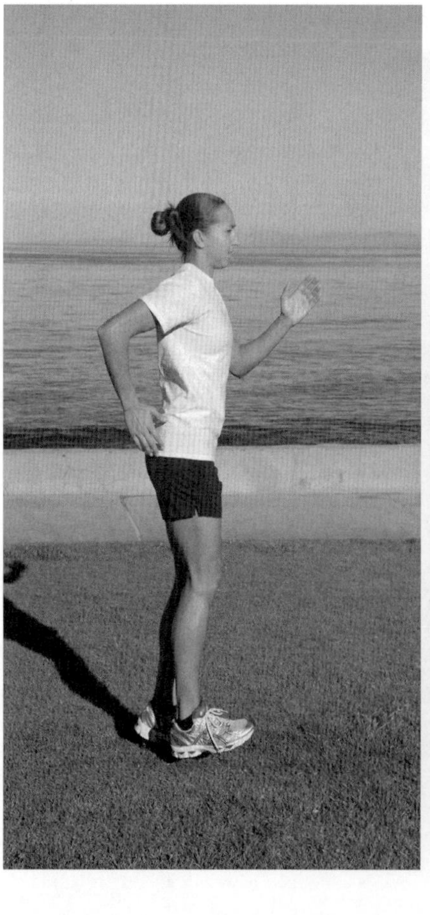

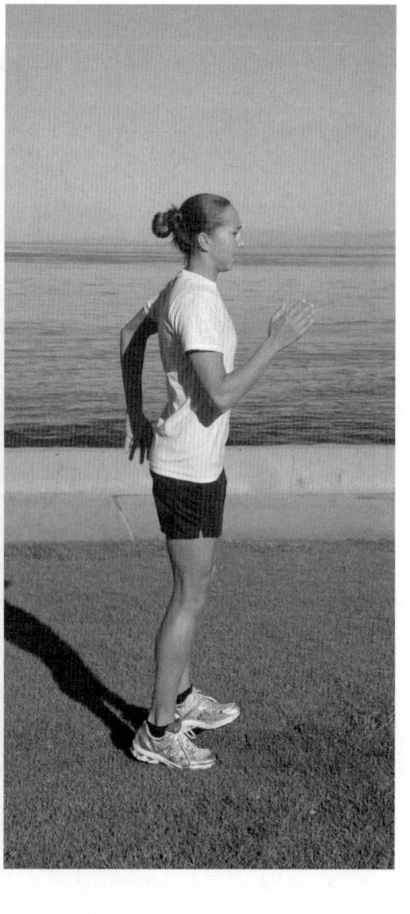

## *Skip* com tornozelo alto

*Nível de intensidade:* baixo.

*Equipamento:* nenhum.

*Objetivo:* desenvolve a série de tornozelada. Ensina a levar o calcanhar às nádegas logo após a flexão plantar do tornozelo durante o movimento de corrida de velocidade.

*Posição inicial:* assuma uma postura ereta confortável, com os pés na largura dos ombros. Comece a fazer *jogging.*

*Movimento:* leve o calcanhar na direção das nádegas contraindo os posteriores da coxa, descendo a perna de volta. Deixe que o calcanhar "quique" nas nádegas.

*Variação avançada:* imagine uma parede logo atrás de você. Realize o *skip* com tornozelo alto, mas, em vez de levar o calcanhar posteriormente aos quadris, leve-o para cima ao longo da parede imaginária para chegar às nádegas, forçando o calcanhar do membro inferior de recuperação a permanecer anterior às nádegas. Essa variação melhora o levantamento do joelho durante a fase aérea da corrida de velocidade. Isso encurta a alavanca, de maneira que a maior parte do membro inferior fica mais próxima do eixo de rotação, permitindo que o membro inferior passe mais rapidamente para a frente ao longo do ciclo durante a corrida de velocidade.

### *Erros comuns*

- Forçar o calcanhar em direção às nádegas; em vez disso, "deixe" que o calcanhar se eleve em direção às nádegas.
- Movimento excessivo da coxa; a coxa não deve se mover demais – concentre-se em realizar o movimento na articulação do joelho, não na do quadril.

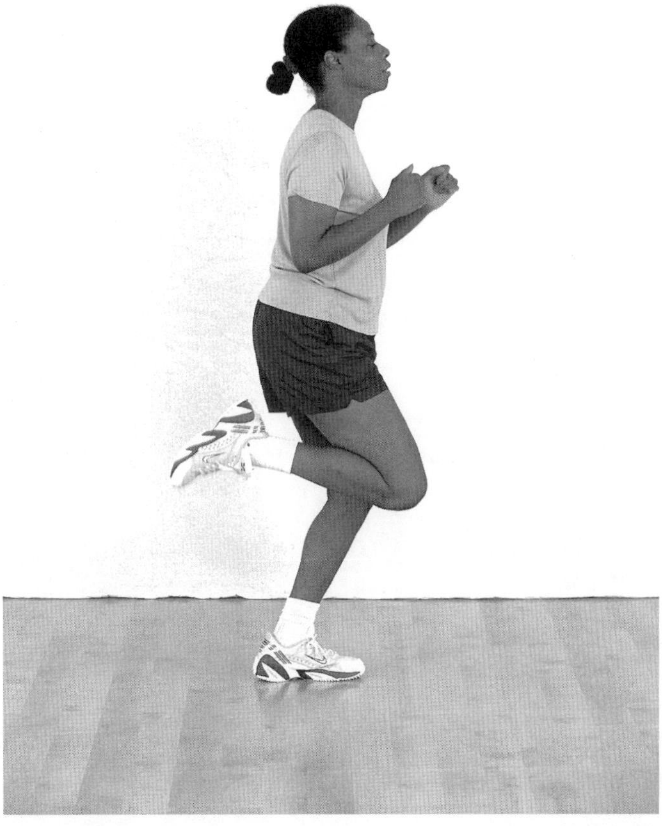

## Série de joelho alto

*Nível de intensidade:* baixo a moderado.

*Equipamento:* nenhum.

*Objetivo:* treina os flexores do quadril e reforça o posicionamento do pé durante a série de tornozelada; reforça a mecânica do lado frontal ao mesmo tempo que reforça a flexão dorsal e condiciona os flexores do quadril.

*Posição inicial:* assuma uma postura ereta e confortável com os pés na largura dos ombros. Comece a caminhar, focando-se em um membro inferior de cada vez.

*Movimento:* o tornozelo direito realiza a flexão plantar enquanto os quadris se movem sobre o pé. Assim que o calcanhar sair do chão, traga-o imediatamente para a posição de flexão dorsal e estenda o dedo hálux como na série de tornozelada. Ao mesmo tempo, flexione o quadril direito até a coxa ficar paralela ao chão. Mantendo o tornozelo em flexão dorsal e o dedo estendido, leve o pé para o chão, utilizando os quadris, posicionando o aspecto lateral da parte anterior do pé ligeiramente à frente dos quadris.

*Variações avançadas:* (1) caminhar, concentrando-se em um membro inferior de cada vez, sem balanço dos membros superiores; (2) repetir, acrescentando balanço dos membros superiores; (3) caminhar, alternando membros inferiores, sem balanço dos membros superiores; (4) repetir, acrescentando balanço dos membros superiores; (5) *skipping*, concentrando-se em um membro inferior, sem balanço dos membros superiores; (6) repetir, acrescentando balanço dos membros superiores; (7) *skipping*, alternando membros inferiores, sem balanço dos membros superiores; (8) repetir, acrescentando balanço dos membros superiores; (9) correr, alternando membros inferiores, sem balanço dos membros superiores; (10) repetir, acrescentando balanço dos membros superiores.

### *Erros comuns*

- Incapacidade de se manter alto durante esta série em virtude de flexores do quadril e *core* fracos; o tronco se flexiona quando o quadril se flexiona.
- Incapacidade de manter o tornozelo em flexão dorsal e o hálux em extensão ao flexionar o quadril.

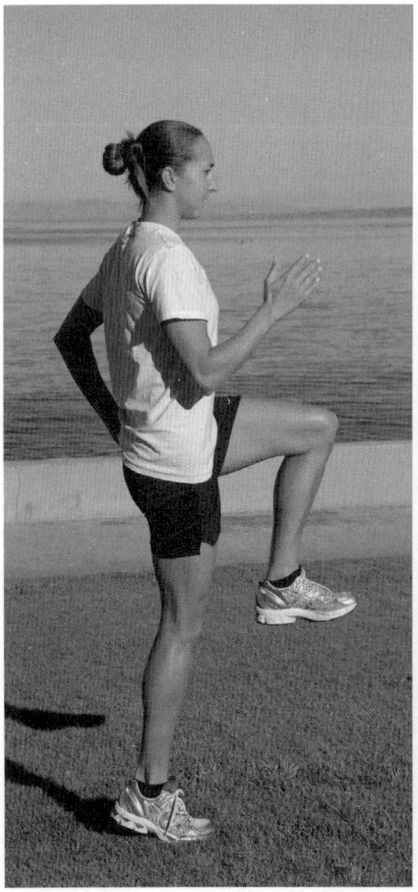
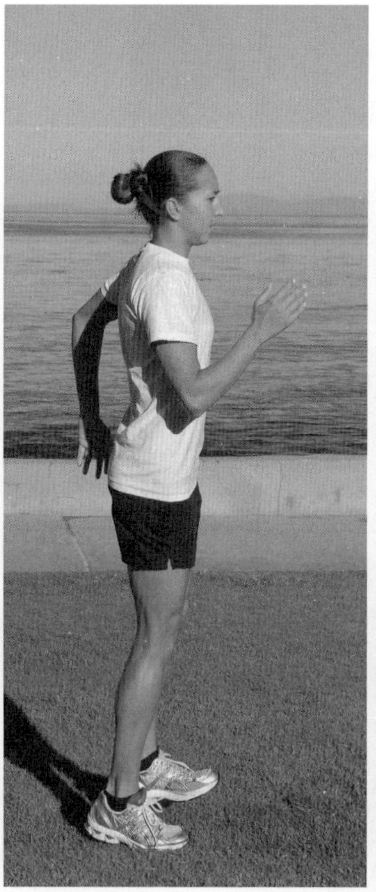
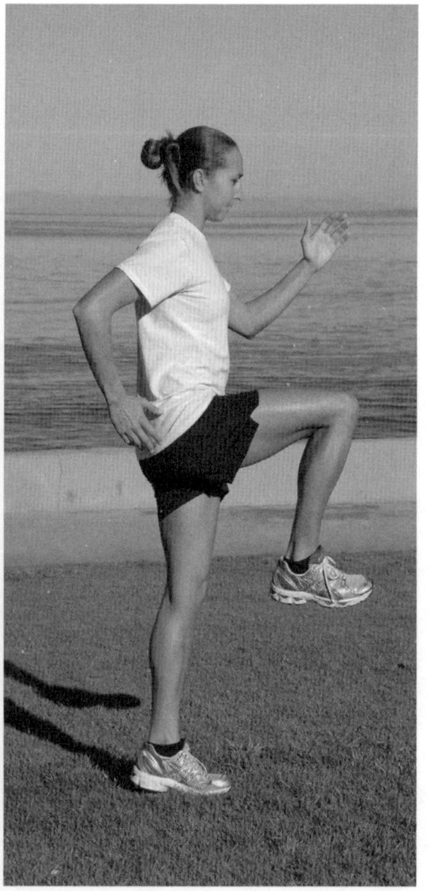

## Série de perna rápida

*Nível de intensidade:* alta.
*Equipamento:* nenhum.
*Objetivo:* mover os membros inferiores em uma velocidade mais rápida do que durante a corrida normal.
*Posição inicial:* realizar em uma caminhada, começando pelo pé direito.
*Movimento:* depois do terceiro passo, realize uma sequência rápida dos seguintes movimentos: calcanhar ao quadril com tornozelo em flexão dorsal e hálux estendido como no *skip* com tornozelo alto; leve o joelho direito para a frente como se passasse por cima do pé oposto; flexione o quadril de forma que a coxa fique paralela ao solo, em seguida desdobre o membro inferior e leve o pé ao chão como na série de joelho alto. Repita a cada três passos.
*Variações avançadas:* (1) tornozelada por três passos, seguida de movimento de perna rápida em um passo, concentrando-se em um membro inferior por vez; (2) tornozelada por três passos, seguida de movimento de perna rápida em um passo, alternando membros inferiores; (3) tornozelada por dois passos, seguida de movimento de perna rápida em um passo; (4) ressalto de perna reta por três passos, seguido de perna rápida em um passo, concentrando-se em um membro inferior de cada vez; (5) ressalto de perna reta por dois passos, seguido de movimento de perna reta por um passo, alternando os membros inferiores; (6) ressalto de perna reta por um passo, seguido de perna reta por um passo, concentrando-se em um membro inferior de cada vez; (7) perna reta contínua a distância.

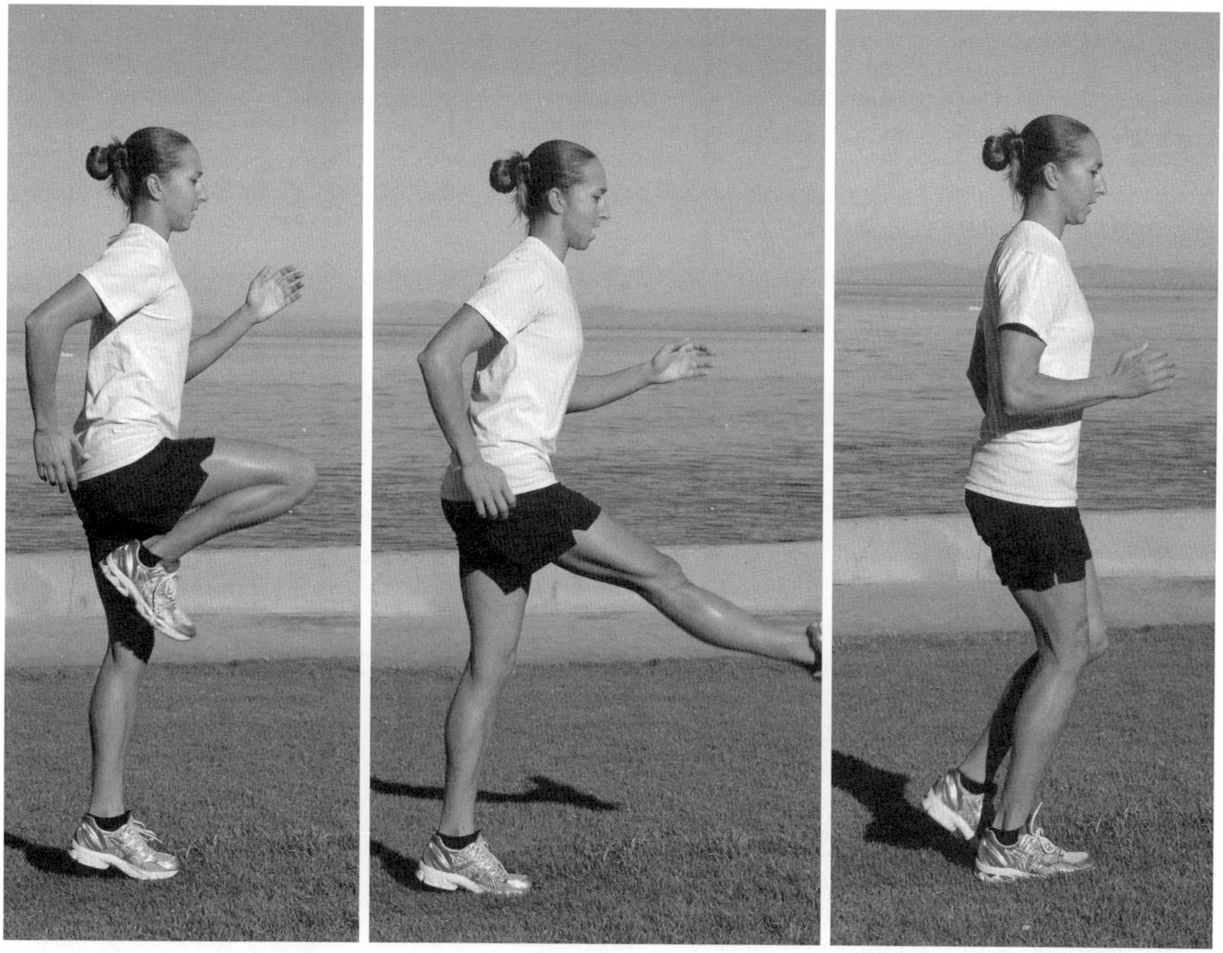

## Corrida de velocidade em aclive

*Nível de intensidade:* alta.

*Equipamento:* superfície de corrida de velocidade em aclive de 3° a 7°.

*Posição inicial:* na parte mais baixa da área do declive, assuma uma postura ereta confortável, com os pés na largura dos ombros.

*Movimento:* mantendo a postura e a técnica corretas, corra em velocidade por 30 a 50 metros de aclive.

### *Erros comuns*

- A velocidade da corrida de velocidade diminui em mais de 10%; não exceda uma inclinação de 7°; diminua a inclinação se a redução da velocidade continuar.
- Não se mantém a forma adequada; diminua a inclinação até a técnica adequada retornar.

## Corrida de velocidade contra a resistência de um parceiro

*Nível de intensidade:* alto.

*Equipamento:* 10 a 20 metros de elástico extensor.

*Objetivo:* atua no aumento do comprimento de passada, atingindo a extensão total do quadril e passando o mínimo de tempo em contato com o solo.

*Posição inicial:* com o cliente na frente, o personal trainer ou um parceiro amarra uma ponta do elástico ou corda no cliente, então segura a outra ponta. O cliente se move cerca de 5 metros à frente enquanto o parceiro mantém a posição inicial.

*Movimento:* com a distância inicial mantida, o cliente começa a correr em velocidade enquanto o parceiro resiste. O parceiro deve resistir apenas o bastante para o cliente diminuir a velocidade em 10%. O cliente deve correr em velocidade por uma distância de apenas 10 a 15 metros.

### *Erros comuns*

- A velocidade da corrida de velocidade diminui em mais de 10%; a resistência deve ser reduzida até a velocidade adequada voltar.
- Não se mantém a forma adequada; a distância deve ser reduzida até a velocidade adequada voltar.

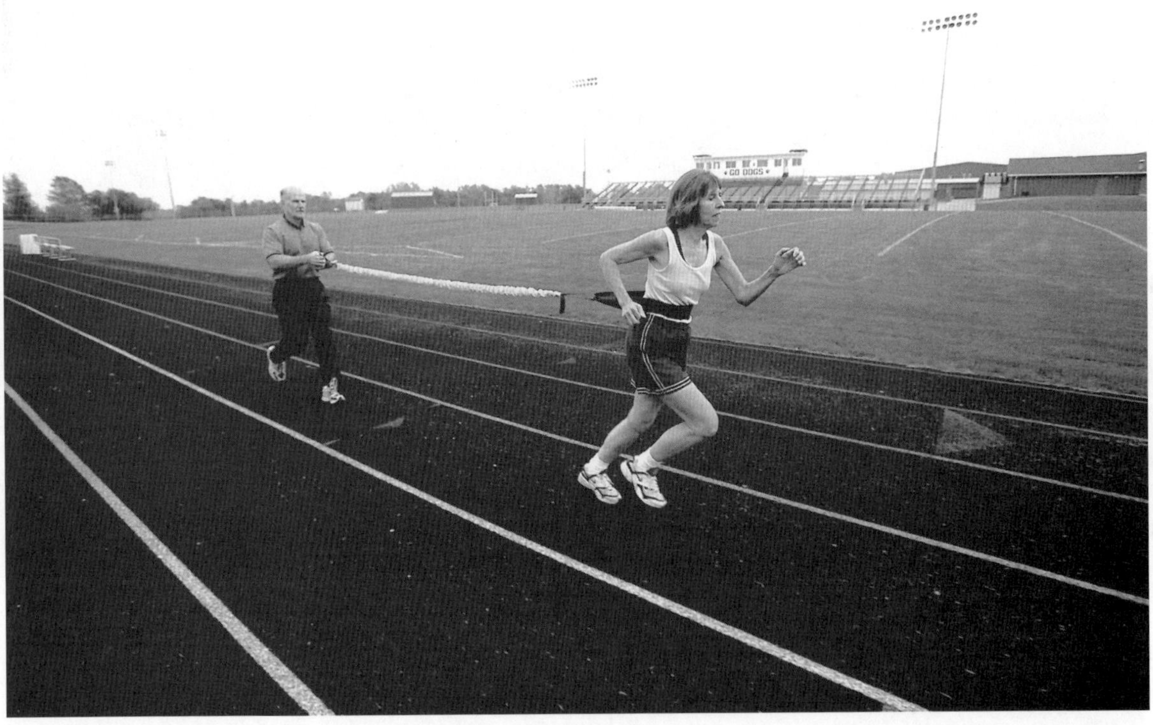

## Séries de velocidade de comprimento de passada

### Corrida de velocidade em declive

*Nível de intensidade:* alto.
*Equipamento:* superfície de corrida de velocidade angulada em declive de 3° a 7°.
*Objetivo:* correr em uma velocidade maior do que normalmente se é capaz. Isso permite que o corpo aprenda a correr em frequências de passada maiores, o que irá se converter na corrida sem resistência ou na corrida de velocidade em terreno plano.
*Posição inicial:* no alto da área de declive, assuma uma postura ereta confortável com os pés na largura dos ombros.
*Movimento:* mantendo a postura e a técnica corretas, corra por 30 a 50 metros do declive. Não corra em velocidades maiores do que 106 a 110% da velocidade máxima.

*Erros comuns*

- Freada ou desaceleração excessivas; não exceda uma inclinação de 7°; reduza a inclinação se a freada continuar.
- Não se mantém a forma adequada; reduza a inclinação até a técnica adequada retornar.

### Reboque assistido por parceiro

*Nível de intensidade:* alto.
*Equipamento:* 10 a 20 metros de faixa ou corda elástica.
*Objetivo:* correr em uma velocidade maior do que normalmente se é capaz. Isso permite que o corpo aprenda a correr em frequências de passada maiores, o que irá se converter na corrida sem resistência ou na corrida de velocidade em terreno plano.
*Posição inicial:* a faixa ou corda é fixada ao cliente e ao personal trainer ou parceiro, com o parceiro à frente. Este se move cerca de 5 metros à frente enquanto o cliente mantém a posição inicial.
*Movimento:* o parceiro inicia a corrida e o cliente começa quase imediatamente em seguida. O cliente deve correr com uma ligeira inclinação numa posição ereta, concentrando-se em dar os passos por cima e sobre o outro joelho, realizar a flexão dorsal do pé no ar, fazer contato com o solo com o metatarso (peito do pé) e manter um bom movimento potente dos membros superiores.

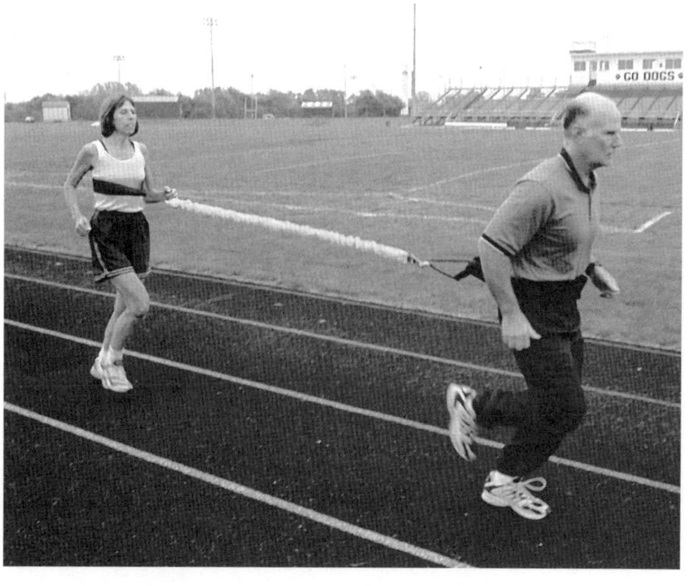


*Erros comuns*

- Assistência insuficiente; o parceiro deve ser pelo menos tão rápido quanto o cliente.
- Não se mantém a forma adequada com o aumento da velocidade. O cliente começa a frear para diminuir a velocidade, o que o leva a se inclinar para trás e fazer contato com o calcanhar em vez do metatarso (peito do pé). Em consequência, o cliente passa tempo demais em contato com o solo, reduzindo o comprimento de passada, ficando mais lento e, com o tempo, predispondo-se a lesões por uso excessivo. O parceiro deve reduzir a velocidade de corrida de velocidade até o retorno da técnica adequada.

1. Qual dos exercícios a seguir mais se beneficia com as vantagens do ciclo de alongamento–encurtamento (CAE)?
   A. *Push press*.
   B. Levantamento terra.
   C. Agachamento tradicional.
   D. Agachamento frontal.
2. Qual das alternativas a seguir é uma exigência para participar de um programa de treinamento pliométrico?
   A. Mínimo de 18 anos de idade.
   B. Mais de um ano praticando exercícios de potência.
   C. Pelo menos três meses de exercícios de treinamento de força gerais.
   D. Menos de 50 anos de idade.
3. Qual dos ajustes a seguir é mais adequado para um cliente com dificuldade na realização correta de um salto em profundidade porque sua fase de amortização é longa demais?
   A. Descontinuar o salto em profundidade.
   B. Pedir para o cliente tentar saltar utilizando apenas um membro inferior.
   C. Concentrar-se na absorção do pouso.
   D. Reduzir a altura da caixa.
4. O personal trainer nota que um cliente dá passos curtos e cortados em sua corrida de velocidade. Qual dos tipos de treinamento a seguir ajudará mais esse cliente a melhorar seu comprimento de passada?
   I. Corrida de velocidade contra resistência.
   II. Corrida de velocidade assistida.
   III. Treinamento de técnica.
   IV. Treinamento pliométrico.

   A. I e III apenas.
   B. II e IV apenas.
   C. I, III e IV apenas.
   D. I, II e III apenas.

## Questão de conhecimento aplicado

Uma mulher saudável de 35 anos de idade que é instrutora de aeróbia em meio período deseja iniciar um programa de treinamento para competir em uma prova de condicionamento aeróbio (aeróbia esportiva). Ela pratica treinamento de força desde a faculdade e está familiarizada com a prática de séries pliométricas. Ela mede 1,65 metro de altura, pesa 59 quilogramas e tem 1 RM de agachamento tradicional de 87 quilogramas. Durante uma de suas aulas semanais, ela realiza saltos em profundidade e flexões de um estepe aeróbio. Preencha o quadro para descrever um exemplo de programa de treinamento pliométrico baseado na descrição e nos objetivos da cliente.

| | |
|---|---|
| Modo | |
| Séries específicas de atividade e sua intensidade | |
| Frequência | |
| Volume (Tabela 17.6) | |

## Referências bibliográficas


1. Allerheiligen, B., and R. Rogers. 1995. Plyometrics program design. Strength and Conditioning 17: 26-31.
2. Asmussen, E., and F. Bonde-Peterson. 1974. Storage of elastic energy in skeletal muscles in man. Acta Physiologica Scandinavica 91: 385-392.
3. Aura, O., and J.T. Vitasalo. 1989. Biomechanical characteristics of jumping. International Journal of Sport Biomechanics 5 (1): 89-97.
4. Berg, K., R.W. Latin, and T.R. Baechle. 1990. Physical and performance characteristics of NCAA division I football players. Research Quarterly for Exercise and Sport 61: 395-401.
5. Berg, K., R.W. Latin, and T.R. Baechle. 1992. Physical fitness of NCAA division I football players. National Strength and Conditioning Association Journal 14: 68-72.
6. Blattner, S., and L. Noble. 1979. Relative effects of isokinetic and plyometric training on vertical jumping performance. Research Quarterly 50 (4): 583-588.
7. Bobbert, M.F., K.G.M. Gerritsen, M.C.A Litjens, and A.J. Van Soest. 1996. Why is countermovement jump height greater than squat jump height? Medicine and Science in Sports and Exercise 28: 1402-1412.
8. Borkowski, J. 1990. Prevention of pre-season muscle soreness: Plyometric exercise (abstract). Athletic Training 25 (2): 122.
9. Bosco, C., A. Ito, P.V. Komi, P. Luhtanen, P. Rahkila, H. Rusko, and J.T. Vitasalo. 1982. Neuromuscular function and mechanical efficiency of human leg extensor muscles during jumping exercises. Acta Physiologica Scandinavica 114: 543-550.
10. Bosco, C., and P.V. Komi. 1979. Potentiation of the mechanical behavior of the human skeletal muscle through prestretching. Acta Physiologica Scandinavica 106: 467-472.

11. Bosco, C., P.V. Komi, and A. Ito. 1981. Pre-stretch potentiation of human skeletal muscle during ballistic movement. Acta Physiologica Scandinavica 111: 135-140.
12. Bosco, C., J.T. Vitasalo, P.V. Komi, and P. Luhtanen. 1982. Combined effect of elastic energy and myoelectrical potentiation during stretch shortening cycle exercise. Acta Physiologica Scandinavica 114: 557-565.
13. Brown, L.E., V.A. Ferrigno, and J.C. Santana. 2000. Training for Speed, Agility, and Quickness. Champaign, IL: Human Kinetics.
14. Cavagna, G.A. 1977. Storage and utilization of elastic energy in skeletal muscle. In: Exercise and Sport Science Reviews, vol. 5, R.S. Hutton, ed. Santa Barbara, CA: Journal Affiliates. pp. 80-129.
15. Cavagna, G.A., B. Dusman, and R. Margaria. 1968. Positive work done by a previously stretched muscle. Journal of Applied Physiology 24: 21-32.
16. Cavagna, G.A., F.P. Saibere, and R. Margaria. 1965. Effect of negative work on the amount of positive work performed by an isolated muscle. Journal of Applied Physiology 20: 157-158.
17. Chambers, C., T.D. Noakes, E.V. Lambert, and M.I. Lambert. 1998. Time course of recovery of vertical jump height and heart rate versus running speed after a 90-km foot race. Journal of Sports Sciences 16: 645-651.
18. Chimera, N.J., K.A. Swanik, C.B. Swanik, and S.J. Straub. 2004. Effects of plyometric training on muscle-activation strategies and performance in female athletes. Journal of Athletic Training 39 (1): 24-31.
19. Chmielewski, T.L., G.D. Myer, D. Kaufman, and S. M. Tillman. 2006. Plyometric exercise in the rehabilitation of athletes: Physiological responses and clinical application. Journal of Orthopaedic and Sports Physical Therapy 36 (5): 308-319.
20. Chu, D. 1983. Plyometrics: The link between strength and speed. National Strength and Conditioning Association Journal 5 (2): 20-21.
21. Chu, D. 1984. Plyometric exercise. National Strength and Conditioning Association Journal 5 (6): 56-59, 61-64.
22. Chu, D. 1998. Jumping Into Plyometrics, 2nd ed. Champaign, IL: Human Kinetics.
23. Chu, D., and F. Costello. 1985. Jumping into plyometrics. National Strength and Conditioning Association Journal 7 (3): 65.
24. Chu, D., and R. Korchemny. 1989. Sprinting stride actions: Analysis and evaluation. National Strength and Conditioning Association Journal 11 (6): 6-8, 82-85.
25. Chu, D., and R. Panariello. 1986. Jumping into plyometrics. National Strength and Conditioning Association Journal 8 (5): 73.
26. Chu, D., and L. Plummer. 1984. Jumping into plyometrics: The language of plyometrics. National Strength and Conditioning Association Journal 6 (5): 30-31.
27. Cissik, J. 2002. Technique and speed development for running. NSCA Performance Training Journal 1(8): 18-21.
28. Cissik, J.M. 2004. Means and methods of speed training: Part I. Strength and Conditioning Journal 26 (4): 24-29.
29. Cissik, J. 2005. Means and methods of speed training: Part II. Strength and Conditioning Journal 27 (1): 18-25.
30. Clark, M.A., and T. Wallace. 2003. Plyometric training with elastic resistance. In: The Scientific and Clinical Application of Elastic Resistance, P. Page and T.S. Ellenbecker, eds. Champaign, IL: Human Kinetics. pp. 119-129.
31. Costello, F. 1985. Training for speed using resisted and assisted methods. National Strength and Conditioning Association Journal 7 (1): 74-75.
32. Cronin, J., and K.T. Hansen. 2006. Resisted sprint training for the acceleration phase of sprinting. Strength and Conditioning Journal 28 (4): 42-51.
33. de Villarreal, E.S.S., J.J. Gonz.lez-Badillo, and M. Izquierdo. 2008. Low and moderate plyometric training frequency produces greater jumping and sprinting gains compared with high frequency. Journal of Strength and Conditioning Research 22 (3): 715-725.
34. de Vos, N.J., N.A. Singh, D.A. Ross, T. M. Stavrinos, R. Orr, and M.A.F. Singh. 2005. Optimal load for increasing muscle power during explosive resistance training in older adults. Journal of Gerontology 60A (5): 638-647.
35. Dick, F.W. 1987. Sprints and Relays. London: British Amateur Athletic Board.
36. Dillman, C.J., G.S. Fleisig, and J.R. Andrews. 1993. Biomechanics of pitching with emphasis upon shoulder kinematics. Journal of Orthopaedic and Sports Physical Therapy 18 (2): 402-408.
37. Dintiman, G.B., R.D. Ward, and T. Tellez. 1998. Sports Speed. Champaign, IL: Human Kinetics.
38. Dursenev, L., and L. Raeysky. 1979. Strength training for jumpers. Soviet Sports Review 14 (2): 53-55.
39. Ebben W., 2007. Practical guidelines for plyometric intensity. NCSA's Performance Training Journal. 6(5): 12-16.
40. Enoka, R.W. 1994. Neuromechanical Basis of Kinesiology. Champaign, IL: Human Kinetics.
41. Faccioni, A. 1994. Assisted and resisted methods for speed development (part II). Modern Athlete Coach 32 (3): 8-11.
42. Faigenbaum A. 2006. Plyometrics for Kids: Facts and Fallacies. NSCA's Performance Training Journal. 5(2): 13 – 16.
43. Faigenbaum A., W. Kraemer, C.J.R. Blimkie, I. Jeffreys, L.J. Micheli, M. Nitka, and T.W. Rowland. 2009. Youth resistance training: Updated position statement paper from the National Strength and Conditioning Association. Journal of Strength and Conditioning Research. Supplement to 23(5): S60-S79.
44. Feltner, M., and J. Dapena. 1986. Dynamics of the shoulder and elbow joints of the throwing arm during a baseball pitch. International Journal of Sport Biomechanics 2: 235.
45. Fleck, S. 1983. Interval training: Physiological basis. National Strength and Conditioning Association Journal 5 (5): 40, 57-63.
46. Fleck, S., and W. Kraemer. 1997. Designing Resistance Training Programs. Champaign, IL: Human Kinetics.
47. Fleisig, G.S., S.W. Barrentine, N. Zheng, R.F. Escamilla, and J.R. Andrews. 1999. Kinematic and kinetic comparison of baseball pitching among various levels of development. Journal of Biomechanics 32 (12): 1371-1375.
48. Fowler, N.E., A. Lees, and T. Reilly. 1994. Spinal shrinkage in unloaded and loaded drop-jumping. Ergonomics 37: 133-139.
49. Fowler, N.E., A. Lees, and T. Reilly. 1997. Changes in stature following plyometric drop-jump and pendulum exercises. Ergonomics 40: 1279-1286.
50. Gambetta, V. 1978. Plyometric training. Track and Field Quarterly Review 80 (4): 56-57.
51. Gambetta, V., G. Winckler, J. Rogers, J. Orognen, L. Seagrave, and S. Jolly. 1989. Sprints and relays. In: TAC Track and Field Coaching Manual, 2nd ed., TAC Development Committees and V. Gambetta, eds. Champaign, IL: Leisure Press. pp. 55-70.
52. Gamble, P. 2008. Approaching physical preparation for youth team-sports players. Strength and Conditioning Journal 30 (1): 29-42.
53. Gottschall, J.S. and Kram, R. 2005. Ground reaction forces during downhill and uphill running. Journal of Biomechanics 38:445-452.
54. Guyton, A.C., and J.E. Hall. 1995. Textbook of Medical Physiology, 9th ed. Philadelphia: Saunders.
55. Harman, E.A., M.T. Rosenstein, P.N. Frykman, and R.M. Rosenstein. 1990. The effects of arms and countermovement on vertical jumping. Medicine and Science in Sports and Exercise 22: 825-833.
56. Harre, D., ed. 1982. Principles of Sports Training. Berlin: Sportverlag.
57. Hewett, T.E., T.N. Lindenfeld, J.V. Riccobene, and F.R. Noyes. 1999. The effect of neuromuscular training on the incidence of knee injury in female athletes. A prospective study. American Journal of Sports Medicine 27: 699-706.
58. Hewett, T.E., A.L. Stroupe, T.A. Nance, and F.R. Noyes. 1996. Plyometric training in female athletes. American Journal of Sports Medicine 24: 765-773.
59. Hill, A.V. 1970. First and Last Experiments in Muscle Mechanics. Cambridge: Cambridge University Press.
60. Holcomb, W.R., D.M. Kleiner, and D.A. Chu. 1998. Plyometrics: Considerations for safe and effective training. Strength and Conditioning 20 (3): 36-39.
61. Jarver, J., ed. 1990. Sprints and Relays: Contemporary Theory, Technique and Training, 3rd ed. Los Altos, CA: Tafnews Press.
62. Judge, L.W. 2007. Developing speed strength: In-season training program for the collegiate thrower. Strength and Conditioning Journal 29 (5): 42-54.
63. Kaeding, C.C., and R. Whitehead. 1998. Musculoskeletal injuries in adolescents. Primary Care 25 (1): 211-23.
64. Kilani, H.A., S.S. Palmer, M.J. Adrian, and J.J. Gapsis. 1989. Block of the stretch reflex of vastus lateralis during vertical jump. Human Movement Science 8: 247-269.
65. Korchemny, R. 1985. Evaluation of sprinters. National Strength and Conditioning Association Journal 7 (4): 38-42.
66. Kotzamanidis, C. 2006. Effect of plyometric training on running performance and vertical jumping on prepubertal boys. Journal of Strength and Conditioning Research 20 (2): 441-445.
67. Kozlov, I., and V. Muravyev. 1992. Muscles and the sprint. Soviet Sports Review 27 (6): 192-195.
68. Kraemer, W.J., S.A. Mazzetti, B.C. Nindl, L.A. Gotshalk, J.S. Volek, J.A. Bush, J.O. Marx, K. Dohi, A.L. Gomez, M. Miles, S.J. Fleck, R.U. Newton, and K. H.kkinen. 2001. Effect of resistance training on women's strength/power and occupational performances. Medicine and Science in Sports and Exercise 33 (6): 1011-1025.
69. LaChance, P. 1995. Plyometric exercise. Strength and Conditioning 17: 16-23.
70. Latin, R.W., K. Berg, and T.R. Baechle. 1994. Physical and performance characteristics of NCAA division I male basketball players. Journal of Strength and Conditioning Research 8: 214-218.

71. Lavrienko, A., J. Kravstev, and Z. Petrova. 1990. New approaches to sprint training. Modern Athlete Coach 28 (3): 3-5.
72. Lipp, E.J. 1998. Athletic epiphyseal injury in children and adolescents. Orthopaedic Nursing 17 (2): 17-22.
73. Luhtanen, P., and P. Komi. 1978. Mechanical factors influencing running speed. In: Biomechanics VI-B, E. Asmussen, ed. Baltimore: University Park Press. pp. 23-29.
74. Mach, G. 1985. The individual sprint events. In: Athletes in Action: The Official International Amateur Athletic Federation Book on Track and Field Techniques. London: Pelham Books. pp. 12-34.
75. Matavulj, D., M. Kukolj, D. Ugarkovic, J. Tihanyi, and S. Jaric. 2001. Effects of plyometric training on jumping performance in junior basketball players. Journal of Sports Medicine and Physical Fitness 41 (2): 159-164.
76. Matthews, P.B.C. 1990. The knee jerk: Still an enigma? Canadian Journal of Physiology and Pharmacology 68: 347-354.
77. McBride, J.M., G.O. McCaulley, and P. Cormie. 2008. Influence of preactivity and eccentric muscle activity on concentric performance during vertical jumping. Journal of Strength and Conditioning Research 22 (3): 750-757.
78. McNeely, E. 2005. Introduction to plyometrics: Converting strength to power. NSCA Performance Training Journal 6 (5): 19-22.
79. Mero, A., P.V. Komi, and R.J. Gregor. 1992. Biomechanics of sprint running: A review. Sports Medicine 13 (6): 376-392.
80. Miller, J.M., S.C. Hilbert, and L.E. Brown. 2001. Speed, quickness, and agility training for senior tennis players. Strength and Conditioning Journal 23 (5): 62-66.
81. Moravec, P., J. Ruzicka, P. Susanka, E. Dostal, M. Kodejs, and M. Nosek. 1988. The 1987 International Athletic Foundation/ IAAF scientific project report: Time analysis of the 100 metres events at the II World Championships in athletics. New Studies Athletics 3 (3): 61-96.
82. Myer, G.D., K.R. Ford, S.G. McLean, and T.E. Hewett. 2006. The effects of plyometric versus dynamic stabilization and balance training on lower extremity biomechanics. American Journal of Sports Medicine 34 (3): 445-455.
83. Myer, G.D., M.V. Paterno, K.R. Ford, and T.E. Hewett. 2008 Neuromuscular training techniques to target deficits before return to sport after anterior cruciate ligament reconstruction. Journal of Strength and Conditioning Research 22 (3): 987-1014.
84. National Strength and Conditioning Association. 1993. Position statement: Explosive/plyometric exercises. National Strength and Conditioning Association Journal 15 (3): 16.
85. Newman, B. 2007. Speed development through resisted sprinting. NSCA Performance Training Journal 6 (3): 12-13.
86. Newton, R.U., W.J. Kraemer, and K. H.kkinen. 1999. Effects of ballistic training on preseason preparation of elite volleyball players. Medicine and Science in Sports and Exercise 31 (2): 323-330.
87. Newton, R.U., A.J. Murphy, B.J. Humphries, G.J. Wilson, W.J. Kraemer, and K. H.kkinen. 1997. Influence of load and stretch shortening cycle on the kinematics, kinetics and muscle activation that occurs during explosive upperbody movements. European Journal of Applied Physiology 75: 333-342.
88. Ozolin, E. 1986. Contemporary sprint technique (part 1). Soviet Sports Review 21 (3): 109-114.
89. Ozolin, E. 1986. Contemporary sprint technique (part 2). Soviet Sports Review 21 (4): 190-195.
90. Pappas, A.M., R.M. Zawacki, and T.J. Sullivan. 1985. Biomechanics of baseball pitching: A preliminary report. American Journal of Sports Medicine 13: 216-222.
91. Phelps, S. 2001 Speed training. Strength and Conditioning Journal 23(2): 57-58.
92. Piper, T., and T. Teichelman. 2003. Organizational and motivational strategies for prepubescent athletes. Strength and Conditioning Journal 25 (4): 54-57.
93. Plattner, S., and L. Noble. 1979. Relative effects of isokinetic and plyometric training on vertical jumping performance. Research Quarterly 50 (4): 583-588.
94. Plisk, S.S. 1995. Theories, concepts and methodology of speed development as they relate to sports performance. Presented at the NSCA Certification Commission's Essential Principles of Strength Training and Conditioning Symposium, Phoenix, June.
95. Plisk, S.S. 2002. Personal communication, March 2002.
96. Potteiger, J.A., R.H. Lockwood, M.D. Haub, B.A. Dolezal, K.S. Almuzaini, J.M. Schroeder, and C.J. Zebas. 1999. Muscle power and fiber characteristics following 8 weeks of plyometric training. Journal of Strength and Conditioning Research 13 (3): 275-279.
97. Radcliffe, J.C., and R.C. Farentinos. 1985. Plyometrics. Champaign, IL: Human Kinetics.
98. Radcliffe, J.C., and R.C. Farentinos. 1999. High-Powered Plyometrics. Champaign, IL: Human Kinetics.
99. Radcliffe, J.C., and L.R. Osternig. 1995. Effects on performance of variable eccentric loads during depth jumps. Journal of Sport Rehabilitation 4: 31-41.
100. Romanova, N. 1990. The sprint: Nontraditional means of training (a review of scientific studies). Soviet Sports Review 25 (2): 99-102.
101. Sandler, R., and S. Robinovitch. 2001. An analysis of the effect of lower extremity strength on impact severity during a backward fall. Journal of Biomechanical Engineering 123 (6): 590-598.
102. Santos, E.J.A.M., and M.A.A.S. Janeira. 2008. Effects of complex training on explosive strength in adolescent male basketball players. Journal of Strength and Conditioning Research 22 (3): 903-909.
103. Schmolinsky, G., ed. 2000. Track and Field: The East German Textbook of Athletics. Toronto: Sport Books.
104. Shiner, J., T. Bishop, and A.J. Cosgarea. 2005. Integrating low-intensity plyometrics into strength and conditioning programs. Strength and Conditioning Journal 27 (6): 10-20.
105. Siff, M.C. 2000. Supertraining, 5th ed. Denver: Supertraining Institute.
106. Sinnett, A.M., K. Berg, R.W. Latin, and J.M. Noble. 2001. The relationship between field tests of anaerobic power and 10-km run performance. Journal of Strength and Conditioning Research 15 (4): 405-412.
107. Svantesson, U., G. Grimby, and R. Thome. 1994. Potentiation of concentric plantar flexion torque following eccentric and isometric muscle actions. Acta Physiologica Scandinavica 152: 287-293.
108. Turner, A.M., M. Owings, and J.A. Schwane. 2003. Improvement in running economy after 6 weeks of plyometric training. Journal of Strength and Conditioning Research 17 (1): 60-67.
109. Verkhoshansky, Y. 1969. Perspectives in the improvement of speed-strength preparation of jumpers. Yessis Review of Soviet Physical Education and Sports 4 (2): 28-29.
110. Verkhoshansky, Y., and V. Tatyan. 1983. Speed-strength preparation of future champions. Soviet Sports Review 18 (4): 166-170.
111. Voight, M.L., P. Draovitch, and S. Tippett. 1995. Plyometrics. In: Eccentric Muscle Training in Sports and Orthopaedics, M. Albert, ed. New York: Churchill Livingstone. pp. 61-88.
112. Walshe, A.D., G.J. Wilson, and G.J.C. Ettema. 1998. Stretchshorten cycle compared with isometric preload: Contributions to enhanced muscular performance. Journal of Applied Physiology 84: 97-106.
113. Warpeha, J.M. 2007. Principles of speed training. NSCA Performance Training Journal 6 (3): 6-8.
114. Wathen, D. 1993. Literature review: Plyometric exercise. National Strength and Conditioning Association Journal 15 (3): 17-19.
115. Wilk, K.E., and M. Voight. 1993. Plyometrics for the overhead athlete. In: The Athletic Shoulder, J.R. Andrews and K.E. Wilk, eds. New York: Churchill Livingstone.
116. Wilk, K.E., M.L. Voight, M.A. Keirns, V. Gambetta, J.R. Andrews, and C.J. Dillman. 1993. Stretch-shortening drills for the upper extremities: Theory and clinical application. Journal of Orthopaedic and Sports Physical Therapy 17: 225-239.
117. Wilson, G.J., A.J. Murphy, and A. Giorgi. 1996. Weight and plyometric training: Effects on eccentric and concentric force production. Canadian Journal of Applied Physiology 21: 301-315.
118. Wilson, G.J., R.U. Newton, A.J. Murphy, and B.J. Humphries. 1993. The optimal training load for the development of dynamic athletic performance. Medicine and Science in Sports and Exercise 25: 1279-1286.
119. Wilt, F. 1968. Training for competitive running. In: Exercise Physiology, H.B. Falls, ed. New York: Academic Press. pp. 395-414.
120. Witzke, K.A., and C.M. Snow. 2000. Effects of plyometric jump training on bone mass in adolescent girls. Medicine and Science in Sports and Exercise 32 (6): 1051-1017.
121. Zazulak, B., J. Cholewicki, and N.P. Reeves. 2008. Neuromuscular control of trunk stability: Clinical implications for sports injury prevention. Journal of the American Academy of Orthopaedic Surgeons 16 (9): 497-505.

# Parte V

# Clientes com necessidades específicas

18

# Clientes pré-adolescentes, idosos ou gestantes

Wayne L. Westcott, PhD, e Avery D. Faigenbaum, EdD

**Ao término deste capítulo, você será capaz de:**

- Descrever programas de atividade física adequados do ponto de vista do desenvolvimento para pré-adolescentes, demonstrando compreensão das necessidades e dos problemas específicos à idade.
- Explicar os benefícios à saúde do exercício na terceira idade e definir orientações para idosos.
- Discutir recomendações e precauções de exercício para gestantes.

O objetivo deste capítulo é apresentar considerações gerais de treinamento e orientações específicas para três grupos de pessoas que normalmente precisam de treinos modificados a fim de maximizar seus benefícios de condicionamento e minimizar o risco de lesão. Jovens pré-adolescentes, idosos e gestantes podem praticar o exercício de resistência aeróbia com segurança para melhorar o condicionamento cardiorrespiratório, bem como o treinamento de força para aumentar o condicionamento musculoesquelético. No entanto, como cada uma dessas populações especiais tem características específicas, os personal trainers devem incorporar diversas recomendações aos programas de exercício desenvolvidos para eles.

## Jovens pré-adolescentes

A **pré-adolescência** se refere ao período antes do desenvolvimento das características sexuais secundárias (p. ex., pelos pubianos e órgãos reprodutivos), e corresponde aproximadamente aos 6 a 11 anos de idade em meninas e 6 a 13 anos de idade em meninos. Os jovens pré-adolescentes (também referidos como crianças neste capítulo) devem ser incentivados a participar regularmente de diversas atividades físicas que aprimorem a resistência, a força, a flexibilidade e as capacidades de condicionamento relativas à habilidade (i. e., agilidade, equilíbrio, coordenação, tempo de reação, velocidade e potência). A participação regular em programas de atividade física pode melhorar os componentes do condicionamento físico relacionados à saúde e à habilidade, e comprovadamente melhora o bem-estar psicossocial de jovens em idade escolar.[139,153,165] Além disso, aumentar as oportunidades para a atividade física regular durante as aulas de educação física e no tempo fora da escola pode favorecer o desempenho acadêmico.[165] Organizações de saúde e condicionamento apoiam e incentivam a participação de crianças em programas de atividade física que sejam condizentes com as necessidades e capacidades dos participantes.[30,45,133,142]

A promoção da atividade física entre os jovens se tornou uma grande preocupação de saúde pública, visto que o sobrepeso e a obesidade infantis continuam crescendo mundialmente, ao passo que o nível de atividade física da maioria dos meninos e meninas é baixo.[28,31,146,179] A porcentagem de meninos e meninas com sobrepeso mais que dobrou durante as duas últimas décadas, e muitas crianças com sobrepeso apresentam um ou mais fatores de risco para doença cardiovascular.[66,135] A quantidade de tempo que as crianças gastam com mídias eletrônicas (p. ex., televisão, *videogames* e computadores) cresceu consideravelmente nos últimos anos e menos de 15% das crianças vão ou voltam a pé da escola.[25,31] Hoje em dia, em razão do acesso sem precedentes à internet e aos celulares, as crianças não precisam sair de casa para se comunicar com seus amigos fora do horário escolar.

As consequências negativas da obesidade infantil e da inatividade física à saúde incluem o surgimento de aterosclerose e diabetes tipo 2 "tardia" em crianças e adolescentes.[92] A incidência crescente de diabetes tipo 2 em jovens é especialmente preocupante, visto que condições relacionadas ao diabetes não controlado, como insuficiência renal, cegueira e amputação de membro, ocorrem logo nessa fase inicial da vida. Esses achados levaram alguns pesquisadores a prever que a expectativa de vida geral observada na era contemporânea pode logo começar a diminuir em virtude da prevalência crescente de comorbidades relacionadas à obesidade, como doença cardíaca, diabetes e câncer.[136]

Como tanto os comportamentos positivos como os negativos durante a infância tendem a ser continuados na vida adulta,[46,95,116] o segredo é valorizar a importância da atividade física, bem como ajudar as crianças a desenvolver hábitos e padrões de comportamento saudáveis desde pequenas. Os personal trainers que modelam e apoiam a participação em atividades físicas adequadas do ponto de vista do desenvolvimento que sejam seguras, divertidas e favorecidas por normas culturais podem ter uma influência poderosa nos hábitos de saúde e atividade física da criança. Sessões bem organizadas de personal training, que dão a meninos e meninas a oportunidade de sentir o simples prazer da atividade física, podem ter efeitos prolongados em sua saúde e seu bem-estar. Portanto, o objetivo de programas de condicionamento na juventude não é apenas fazer com que meninos e meninas pratiquem uma grande variedade de jogos e atividades adequados à idade, mas também conscientizá-los do valor e dos benefícios intrínsecos da atividade física a fim de que se tornem adultos que pratiquem exercícios e esportes regularmente. A atividade física regular para crianças a partir de 6 anos de idade é reconhecida como um dos passos mais importantes que podem ser tomados para melhorar a saúde e o condicionamento delas.[45,139]

## Atividade física na juventude

Como os jovens têm necessidades diferentes das dos adultos e são ativos de maneiras diferentes, não se deve impor às crianças as orientações e filosofias de treinamento dos adultos. Basta observar meninos e meninas em um *playground* para apoiar o argumento de que o padrão de atividade natural das crianças é caracterizado por explosões isoladas de atividade moderada a vigorosa, com breves períodos de atividade de baixa intensidade ou repouso, conforme necessário. Enquanto a maioria dos adultos se exercita dentro de uma zona de frequência cardíaca alvo predeterminada,[5] as crianças são ativas de maneira intermitente e, em geral, preferem se exercitar em um padrão intervalado, marcado por aumentos e reduções aleatórias na intensidade do exercício.[9] Por isso, os personal trainers não devem esperar que os pré-adolescentes se exercitem da mesma forma que os adultos. A suposição de que as crianças são inativas simplesmente porque não praticam atividade física contínua é um equívoco.

Isso não quer dizer que se exercitar continuamente por 30 minutos ou mais dentro de uma faixa de frequência cardíaca alvo predeterminada (p. ex., 70 a 85% da frequência cardíaca máxima prevista) não seja benéfico para as crianças. Em vez disso, significa que esse não é o método mais indicado para treinar pré-adolescentes, visto que a maioria das crianças não vê vantagem em períodos prolongados de treinamento de resistência aeróbia. Além disso, considerando-se que as adaptações cardiorrespiratórias, como o aumento da capacidade aeróbia, são menos notáveis em crianças que em adultos mais velhos,[143] os períodos prolongados de atividade vigorosa podem diminuir em vez de aumentar a motivação para a atividade futura. À medida que entram na adolescência, as crianças podem querer seguir o modelo de frequência cardíaca alvo do adulto, dependendo de suas necessidades, metas e capacidades.

Os personal trainers também precisam estar cientes das diferenças fisiológicas entre crianças e adultos. As crianças têm uma frequência respiratória mais alta e um volume corrente mais baixo que os adultos em todas as intensidades de exercício.[153] Então é normal que crianças saudáveis respirem rapidamente durante exercícios de condicionamento. As crianças também exibem menor volume sistólico e frequência cardíaca mais elevada em todas as intensidades de exercício.[153] As frequências cardíacas máximas não se alteram muito durante a infância, e não é raro a frequência cardíaca de uma criança exceder 200 batimentos/min durante um treino vigoroso de condicionamento. Os médicos também observam que as crianças tendem a ser "generalistas metabólicos" no que concerne ao desempenho do condicionamento.[12] Ao contrário do que se vê em adultos, que costumam se especializar em esportes como halterofilismo ou corrida de fundo, a criança mais forte da turma provavelmente também será a melhor em provas de resistência. Os personal trainers devem entender a falta de especialização metabólica em crianças, e apresentar a meninos e meninas uma grande variedade de esportes e atividades durante esse período de desenvolvimento.

Embora ainda não tenha sido determinado o nível absoluto de atividade física necessário para atingir e manter o condicionamento em jovens, ao longo dos últimos anos, vários comitês e organizações desenvolveram orientações de atividade física para a juventude.[30,45,165] Recomenda-se que as crianças participem diariamente de 60 minutos ou mais de atividade física moderada a vigorosa que seja adequada do ponto de vista do desenvolvimento, divertida e envolva uma grande variedade de atividades.[165] Além da participação em programas estruturados como aulas de educação física, sessões de personal training e esportes em equipe, atividades físicas de estilo de vida, incluindo brincadeiras no *playground*, ir e voltar para a escola a pé ou de bicicleta e tarefas físicas em casa (p. ex., jardinagem), podem contribuir para a quantidade de tempo em que as crianças praticam atividade física. Reduzir a quantidade de tempo que as crianças passam assistindo à televisão, jogando *videogames* ou navegando na internet pode aumentar consideravelmente o tempo disponível para a atividade física.[71]

A maioria das crianças consegue permanecer fisicamente ativa por 30 minutos ou mais, desde que a intensidade do exercício varie ao longo da sessão e que elas tenham a oportunidade de fazer intervalos curtos quando necessário. Mesmo crianças sedentárias podem realizar volumes relativamente grandes de atividade física ao alternar atividade moderada e vigorosa com períodos curtos de repouso e recuperação. Em vez de um treino de *jogging* de 30 minutos, o personal trainer pode criar um circuito de 8 a 12 estações que inclua pular corda, exercícios calistênicos (p. ex., polichinelos, flexões e agachamentos), atividades com bola medicinal, séries de equilíbrio, e corridas de ir e vir. Com a melhora dos níveis de condicionamento, torna-se possível reduzir o período de repouso entre as estações e dificultar as atividades em cada estação. Com instrução qualificada, liderança motivadora e conformidade com as questões de segurança, as crianças podem aprimorar suas capacidades de movimento fundamental de maneira segura, e ficarem mais bem preparadas para a participação efetiva e prazerosa em esportes e atividades recreativas.

> Os jovens devem ser incentivados a participar diariamente de 60 minutos ou mais de atividade física como parte de brincadeiras, jogos, esportes, transportes e atividades escolares.

## Treinamento de força para jovens

Durante muitos anos, os programas de condicionamento para jovens se concentraram predominantemente em atividades aeróbias como *jogging*, natação, dança e brincadeiras de pega-pega. No entanto, um forte conjunto de evidências indica atualmente que o treinamento de força pode ser um método seguro, efetivo e proveitoso de condicionamento para pré-adolescentes desde que sejam seguidas as orientações adequadas.[53,57,63,117] Apesar da ideia tradicional de que o treinamento de força era inadequado ou perigoso para crianças, a aceitação do treinamento de força para jovens certificada por organizações médicas e de condicionamento está se tornando generalizada.[2,5,14,22,55]

A antiga preocupação de que o treinamento de força poderia danificar as placas epifisárias de crianças ou impedir o crescimento em estatura de jovens praticantes de treinamento com pesos fez com que muitas pessoas recomendassem que as crianças não participassem do treinamento de força. Ao longo da última década, porém, relatórios científicos e recomendações de saúde pública se concentraram no aumento do número de crianças que participam regularmente de atividades físicas que aprimorem e mantenham a força muscular.[45,53,175] Por exemplo, o U.S. Department of Health and Human Services dos Estados Unidos recomenda que as crianças participem de atividades de "fortalecimento muscular" e "fortalecimento ósseo" como parte de seus 60 minutos ou mais de atividade física diária.[45]

As observações atuais não indicam evidências de redução em estatura em meninos e meninas pré-adolescentes que treinam força em programas supervisionados e não foram relatadas fraturas de placa epifisária em nenhum estudo prospectivo de treinamento de força juvenil publicado até o momento.[62] Não existem evidências científicas que sugiram que os riscos de programas de treinamento de força bem elaborados para jovens sejam maiores que os de outras atividades recreativas de que as crianças participam regularmente.[57,79,117] Entretanto, as crianças não devem treinar força por conta própria sem a orientação de um profissional qualificado. Relatou-se que as crianças têm maior probabilidade de se ferirem com equipamentos de exercício em casa que grupos etários mais velhos, em parte por causa de comportamento perigoso, falha do equipamento e falta de supervisão adulta.[98,132] Esses achados destacam a importância de se oferecer supervisão atenta e equipamento de treinamento seguro para todos os programas juvenis de treinamento de força.

### Ganhos de força muscular e outros benefícios

Muitos estudos mostraram convincentemente que as crianças podem aumentar a força muscular muito além do crescimento e da maturação associados por participarem de um programa de treinamento de força bem elaborado.[53,63,117] Foram observados ganhos de força de cerca de 30 a 40% em crianças após programas de treinamento de força de curta duração (8 a 12 semanas). Várias combinações de séries e repetições, além de diferentes modalidades de treinamento – incluindo aparelhos com pesos de tamanho infantil, pesos livres (barras e halteres), bolas medicinais, faixas elásticas e exercícios calistênicos – se provaram métodos seguros e efetivos de condicionamento para crianças saudáveis.[32,60,123]

Como as crianças não têm níveis suficientes de andrógenos em circulação para estimular os aumentos em hipertrofia muscular, tudo indica que as adaptações neurais sejam as principais responsáveis pelos ganhos de força induzidos pelo treinamento em pré-adolescentes.[140,149] As adaptações musculares intrínsecas (i. e., mudanças em acoplamento excitação–contração, densidade miofibrilar e composição de fibra muscular), bem como melhoras no desempenho de habilidades motoras e a coordenação dos grupos musculares envolvidos, também podem contribuir para os ganhos de força.[149] Períodos mais longos de treinamento e técnicas de medição mais precisas (p. ex., imagem computadorizada) podem revelar o potencial de hipertrofia muscular induzida pelo treinamento em jovens pré-adolescentes.

Além de aumentar a força muscular, a participação regular em atividades de desenvolvimento de força pode influenciar positivamente diversos índices mensuráveis de saúde e condicionamento.[53] Relatos indicam que a participação regular em programas juvenis de treinamento de força pode aumentar a densidade mineral óssea,[37,130] melhorar o condicionamento cardiorrespiratório,[181] desenvolver habilidades de desempenho motor (p. ex., salto vertical e velocidade de corrida)[114] e reduzir lipídios sanguíneos elevados.[182] Outros notaram melhoras significativas em fatores de humor e autoestima em crianças que participaram de um programa de atividade física que incluía treinamento de força e jogos aeróbios.[6]

Mais recentemente, foi relatado que o jovem com sobrepeso pode se beneficiar da participação em atividades de treinamento de força.[59] Esses jovens parecem apreciar o treinamento de força porque ele se caracteriza por períodos curtos de atividade física intercalados com períodos breves de descanso entre as séries. Embora o treinamento de força possa não resultar em um alto gasto calórico, esse tipo de treinamento comprovadamente é um componente importante dos programas de controle de peso para esses jovens, que em geral carecem de habilidades motoras e confiança para serem fisicamente ativos.[16,157,162,180] Sem dúvida, um primeiro passo importante ao encorajar o jovem com sobrepeso é aumentar sua confiança na própria capacidade de ser fisicamente ativo, o que, em contrapartida, pode levar a um aumento na atividade física e, provavelmente, uma melhoria na composição corporal. Isso é de particular importância para aquele jovem com sobrepeso que normalmente tem uma experiência limitada ao participar de programas de exercício estruturados.

## Redução de lesões esportivas

Como muitos esportes têm um componente significativo de força ou potência, é interessante partir do princípio de que uma criança mais forte e potente terá um desempenho melhor. Embora sejam necessárias pesquisas mais aplicadas sobre os efeitos do treinamento de força na prática de esportes juvenis, há indícios de que jovens atletas que treinam força são mais propensos a terem bons resultados e menos propensos a abandonar o esporte por frustração, vergonha, derrota ou lesão que as que não treinam.[1,75,83]

Em um número crescente de casos, acredita-se que jovens aspirantes a atletas não estão preparados para as demandas da prática e da competição esportivas.[50,127] Com base nas medidas de acelerômetro, achados de pesquisa indicam que apenas 42% das crianças entre 6 e 11 anos alcançam os níveis recomendados de atividade física.[169] Para melhor preparar meninos e meninas para treinamento e competição esportivos, as crianças que estiverem fisicamente inativas nos últimos 2 a 3 meses (p. ex., sem participação regular em esportes ou atividades físicas recreativas) devem ser incentivadas a participar de um programa de condicionamento "pré-temporada" (2-3 vezes por semana) que inclua atividades de desenvolvimento de força; condicionamento aeróbio; exercícios de flexibilidade; e séries que aprimorem agilidade, equilíbrio, coordenação e potência. Em alguns casos, pode ser necessário que os jovens passem menos tempo praticando habilidades específicas do esporte e mais tempo aprimorando capacidades fundamentais de condicionamento a fim de estabelecer uma base de condicionamento sólida antes do treinamento esportivo. À medida que as crianças vão ganhando confiança e competência em suas capacidades físicas e começam a entender profundamente os benefícios potenciais da atividade física à saúde e ao condicionamento, elas podem se tornar mais propensas a participar de esportes mais adiante na vida.[151]

Programas abrangentes de condicionamento que incluam treinamento de força se provaram uma estratégia eficaz para a redução de lesões esportivas em atletas adolescentes, e é possível que efeitos semelhantes tenham sido observados em crianças.[82,84,118] Embora a eliminação total de lesões esportivas juvenis seja uma meta pouco realista, estima-se que 15 a 50% das lesões agudas e por uso excessivo associadas a esportes juvenis poderiam ser prevenidas se fosse dada mais ênfase ao desenvolvimento de capacidades fundamentais de condicionamento (i. e., força, potência, resistência aeróbia e agilidade) que em habilidades esportivas específicas.[127] Essa preocupação pode ser importante sobretudo para atletas mulheres que parecem ser especialmente suscetíveis a lesões de joelho.[150] Embora sejam necessários ensaios clínicos adicionais para determinar o melhor método de redução das lesões esportivas, parece prudente que os personal trainers incentivem jovens inativos a participarem de pelo menos 6 a 8 semanas de condicionamento preparatório antes da participação esportiva.

## Orientações para o treinamento de força juvenil

A ideia de que o treinamento de força seja perigoso ou inapropriado para crianças não condiz com as necessidades delas nem com os benefícios documentados associados a esse tipo de treinamento.[53,57,117] Embora não haja idade mínima para a participação em um programa de treinamento de força juvenil, todos os participantes devem ter maturidade emocional suficiente para acatar e seguir instruções, além de entender os riscos e benefícios associados a esse tipo de treinamento. Em termos gerais, se uma criança está pronta para atividades recreativas ou esportivas (em geral, aos 7 ou 8 anos), ela deve estar pronta para alguma forma de treinamento de força. Embora, no caso de crianças aparentemente saudáveis, não seja mandatório um exame médico antes da participação em um programa de treinamento, ele é recomendado para jovens com sinais ou sintomas indicativos de doença ou com doenças conhecidas.[2]

É importante que os jovens comecem em um nível proporcional a suas capacidades físicas. Na grande maioria das vezes, o volume e a intensidade de treinamento excedem as capacidades da criança e os períodos de repouso prescritos entre os treinos são curtos demais para uma recuperação adequada. Esse esquema pode diminuir o prazer com a experiência do treinamento de força e aumentar o risco de lesão. Ao introduzir os pré-adolescentes em atividades de treinamento de força, é sempre melhor subestimar que superestimar suas capacidades e acabar correndo o risco de uma lesão. Um peso de leve a moderado que possa ser levantado por 10 a 15 repetições parece ser uma resistência de treinamento segura e efetiva para as crianças começarem quando estão participando de um programa de treinamento de força introdutório.[54,61] A seguir estão orientações geralmente aceitas para o treinamento de força juvenil:

- Adultos qualificados devem oferecer supervisão e instrução.
- O ambiente de treinamento deve ser seguro e sem riscos.
- O treinamento de força deve ser precedido por um aquecimento dinâmico de 5 a 10 minutos.
- Devem ser realizadas entre 1 e 3 séries de 6 a 15 repetições em uma grande variedade de exercícios.
- Inclua exercícios para as partes superior, inferior e média do corpo.
- Aumente a resistência gradualmente (p. ex., cerca de 5 a 10%) conforme a força melhora.
- Treine força 2 ou 3 dias não consecutivos por semana.
- As crianças devem resfriar com calistênicos menos intensos e alongamento estático.
- Varie o programa de treinamento de força ao longo do tempo para aperfeiçoar ao máximo os ganhos e evitar a monotonia.

Os personal trainers que atuam com um grupo de crianças devem prescrever cargas de trabalho individualmente e pedir para as crianças fazerem o melhor possível dentro do período designado, em vez de definir uma carga de trabalho para todas as crianças no grupo (p. ex., 10 flexões ou 9 quilogramas no exercício de supino). Os personal trainers e as crianças devem trabalhar juntos para determinar a carga de trabalho mais apropriada para as necessidades e capacidades de cada criança. Embora algumas crianças possam querer ver quanto peso conseguem levantar durante o primeiro treino, sua energia e seu entusiasmo devem ser redirecionados para o desenvolvimento da forma e da técnica adequadas em uma grande variedade de exercícios. Além disso, instruções fundamentais de comportamento na sala de condicionamento, resultados realistas e preocupações de segurança, incluindo observação adequada e armazenamento apropriado de equipamento, devem ser parte de todos os programas juvenis de treinamento de força.

Por maior e mais forte que seja uma criança, não se devem impor orientações e filosofias de treinamento de força do adulto para os jovens clientes de treinamento de força. Pais, professores, treinadores e personal trainers que trabalham com crianças não devem negligenciar a importância da diversão e do desenvolvimento de uma atitude mais positiva em relação ao treinamento de força e a todos os tipos de atividade física. A importância de criar uma experiência de exercício prazerosa para todos os participantes não deve ser negligenciada, uma vez que foi demonstrado que a diversão intermedeia os efeitos de programas juvenis de atividade física.[47] A adesão de longo prazo a qualquer tipo de programa de exercício é mais fácil quando as crianças são motivadas internamente a fazerem seu melhor e se sentem bem em relação a seus desempenhos. Se houver supervisão qualificada e forem seguidas as orientações de treinamento específicas da idade, o treinamento de força pode ser um método seguro, efetivo e prazeroso de condicionamento para meninos e meninas pré-adolescentes.

## Ensino de jovens pré-adolescentes

Embora meninos e meninas devam ser informados dos potenciais benefícios à saúde e ao condicionamento da atividade física regular, liderança animada, programação criativa e estratégias de ensino específicas da idade aumentam a chance de tornar os jovens interessados na atividade física. Os personal trainers precisam respeitar os sentimentos das crianças e entender que a mentalidade delas é diferente da dos adultos. Os personal trainers não devem esquecer da importância da brincadeira, que é uma das maneiras das crianças aprenderem.[24] Se os personal trainers exibirem vitalidade física, relacionarem-se de uma maneira positiva com as crianças, entenderem como elas pensam e participarem das atividades com as crianças, é provável que seus esforços sejam produtivos e duradouros. A lista adiante apresenta recomendações gerais para os personal trainers que trabalham com crianças.

Vale notar que preparar as crianças para um treino de condicionamento não se resume a exercícios aeróbios de intensidade baixa e alongamento estático. Um aquecimento bem elaborado pode dar o tom da sessão de treinamento e definir o ritmo desejado das atividades seguintes. Se o aquecimento for lento e monótono, o desempenho durante as atividades físicas principais que vierem a seguir pode ser abaixo do esperado. Contudo,

## Recomendações para personal trainers que treinam crianças

- Oferecer supervisão atenta e ouvir as preocupações de cada criança.
- Falar com as crianças utilizando palavras que elas entendam.
- Cumprimentar cada criança pelo nome na chegada.
- Elogiar as crianças por fazerem um bom trabalho.
- Saber que as crianças são ativas de maneiras diferentes dos adultos.
- Elaborar atividades que garantam a participação e a diversão.
- Progredir o programa de condicionamento de maneira gradual.
- Dar menos importância à competição e focar no aprimoramento de habilidades, nos sucessos pessoais e na diversão.
- Lembrar as crianças de que é preciso tempo para aprender uma habilidade nova e entrar em forma.
- Oferecer uma grande variedade de atividades e evitar a uniformização.
- Destacar a importância da hidratação adequada.
- Informar aos pais sobre os benefícios da atividade física regular.

se o aquecimento for animado, interessante e variado, é provável que o desempenho durante as aulas de condicionamento atendam ou superem as expectativas. Além disso, as atividades de aquecimento dinâmico que forem ativas, envolventes e desafiadoras, e que ofereçam uma oportunidade para as crianças adquirirem confiança em suas capacidades de praticar habilidades de movimento fundamentais, são mais agradáveis que as atividades tradicionais de "alongar e manter".[56] Uma boa sugestão é realizar atividades dinâmicas durante o aquecimento e alongamento estático durante o resfriamento.

Como um dos principais objetivos dos programas juvenis de condicionamento é que a atividade física se torne parte habitual da vida das crianças, os personal trainers devem tentar aumentar a autoeficácia e a autoconfiança em relação às habilidades físicas delas. Para atingir esse objetivo, os personal trainers devem oferecer instruções e demonstrações claras para que os participantes possam aprender exercícios novos, ter bons resultados e desenvolver uma sensação de domínio das habilidades específicas. Portanto, o foco das sessões de personal training deve ser nas experiências positivas em vez de competições estressantes em que a maioria das crianças perde. É improvável que as crianças continuem em um programa de condicionamento se não entenderem as instruções ou não conseguirem realizar os exercícios. O desenvolvimento de programas juvenis efetivos exige a preparação, a coordenação e o reconhecimento das diferenças individuais em termos de tolerância ao estresse.

Quando as crianças se divertem, fazem amigos e têm bons resultados, elas ficam mais propensas a praticar atividades físicas como uma opção de estilo de vida.

# Idosos

Homens e mulheres a partir de 50 anos de idade, normalmente referidos como *idosos* ou *terceira idade*, podem começar programas de condicionamento fundamentados, incluindo treinamento de resistência aeróbia para a melhora do condicionamento cardiorrespiratório e treinamento de força para o aumento do condicionamento muscular.[3,5] No entanto, diversas condições médicas comuns entre os mais velhos exigem aprovação médica e modificações adequadas para os protocolos de exercício. Elas incluem doença cardiovascular, câncer, diabetes, osteoporose, dor lombar, artrite, depressão, obesidade e fragilidade geral.

## Benefícios do treinamento aeróbio

Talvez nenhum grupo etário possa obter tantos benefícios à saúde com o exercício quanto as pessoas acima de 50 anos.[144,189] Como os inúmeros benefícios à saúde relacionados com a atividade aeróbia são mais conhecidos, esta seção resume essas relações e, na sequência, apresenta informações mais detalhadas sobre os importantes benefícios à saúde associados ao treinamento de força.

Comprovou-se que o exercício de resistência aeróbia, como caminhada, *jogging* e ciclismo, é efetivo no aumento da utilização de calorias e na melhora do condicionamento cardiorrespiratório.[3,5,52] Uma excelente revisão da pesquisa cardiorrespiratória revelou que seis meses de exercício de resistência tradicional podem ser suficientes para aumentar a capacidade aeróbia dos idosos ($\dot{V}O_2$máx) em cerca de 17%.[158] Treinar em níveis de intensidade mais altos (70 a 80% do $\dot{V}O_2$pico) por três meses aumenta o $\dot{V}O_2$máx em cerca de 25%. Além disso, o exercício de resistência aeróbia é uma excelente maneira de aumentar a utilização de calorias, e o peso corporal reduzido pode diminuir o risco de pressão arterial elevada, diabetes tipo 2 e obesidade.[3,5] Outros benefícios do condicionamento aeróbio incluem redução do risco de doença cardiovascular, acidente vascular cerebral, osteoporose, certos tipos de câncer e estresse psicológico, bem como melhora do sono, digestão e eliminação.[144,189] Pesquisadores descobriram recentemente que a atividade aeróbia regular aumenta o volume de massa cinzenta e massa branca em diversas regiões do cérebro após seis meses de treinamento.[35]

## Benefícios do treinamento de força

Embora menos conhecido, os benefícios à saúde do exercício de força são igualmente impressionantes, especialmente para homens e mulheres mais velhos. Esta seção considera alguns estudos da pesquisa recente que mostram que o treinamento de força pode reduzir o risco de muitas doenças e condições debilitantes de que muitos idosos padecem.

## Doença cardiovascular

A doença arterial coronariana, o principal problema médico nos Estados Unidos, é particularmente prevalente entre homens e mulheres idosos. Para a maioria dos pacientes pós-coronarianos, o treinamento de força parece ser um meio seguro e produtivo para melhorar o condicionamento muscular e o desempenho físico, bem como para manter o peso corporal desejável e a autoestima positiva. Diversos estudos apoiam o treinamento de força para pacientes pós-coronarianos.[26,58,68,77,86,101,120,163,173] No que concerne à prevenção, demonstrou-se que o exercício de força reduz o risco de doença cardiovascular,[21] além de diminuir a probabilidade de mortalidade prematura por todas as causas.[91,154]

São quatro as maneiras como o treinamento de força reduz o risco de doença cardiovascular. Mais notável entre elas, o exercício de força regular reduz a gordura corporal,[27,88,121,147,183] o que pode ser um grande fator preventivo de diabetes tipo 2 e doença cardiovascular. Em decorrência do impacto positivo na taxa metabólica em repouso, o exercício de força pode ter um efeito maior na perda de gordura que a atividade aeróbia.[27,76,88,144,147]

Em segundo lugar, o treinamento de força diminui a pressão arterial em repouso (sistólica, diastólica ou ambas).[39,80,89,102,103] As reduções na pressão arterial diastólica giram em torno de 4% após algumas semanas de exercício de força regular. As reduções na pressão arterial sistólica giram em torno de 3% ao longo de um período de treinamento semelhante,[102] e dois meses de treinamento de força em circuito podem reduzir a pressão arterial sistólica em até 7 mmHg (milímetros de mercúrio).[185] Inclusive, alguns estudos chegam até a demonstrar que o treinamento de força em circuito pode ser tão efetivo quanto o exercício aeróbio na redução da pressão arterial em repouso.[18,160]

A terceira maneira como o treinamento de força beneficia a saúde cardiovascular é pela melhora dos perfis lipídicos no sangue. Embora alguns estudos não tenham demonstrado mudanças significativas em níveis de lipídio sanguíneo,[109,110,160] outros revelaram redução considerável de colesterol lipoproteína de baixa densidade (colesterol LDL) em homens de 40 a 55 anos.[90] Vários pesquisadores relataram melhora nos perfis lipídicos no sangue seguindo diversos programas de treinamento de força,[20,104,164,170,172] enquanto outros pesquisadores verificaram que o treinamento de força produz efeitos nos lipídios no sangue semelhantes aos vistos com o exercício aeróbio.[17,96,160]

Em quarto lugar, o exercício de força melhora a condição vascular,[137] o que facilita a circulação e o fluxo sanguíneo arterial. Embora os mecanismos subjacentes não tenham sido completamente entendidos, demonstrou-se que o treinamento de força melhora a função endotelial e a dilatação de pico mediada pelo fluxo na artéria braquial, que representa uma importante adaptação cardiovascular. Juntas, as adaptações cardiovasculares benéficas associadas ao exercício de força adequado oferecem redução significativa de riscos para síndrome metabólica[99,188] e doença cardiovascular.[21]

> Pesquisas revelam que os idosos podem melhorar significativamente sua saúde cardiorrespiratória com a prática regular do exercício de força.

## Câncer de cólon

Como uma velocidade lenta de trânsito gastrintestinal parece estar associada a um maior risco de câncer de cólon,[89] mover o alimento mais rapidamente pelo intestino deve diminuir o risco dessa doença. Comprovou-se que a corrida[38] e o treinamento de força[108] aceleram o trânsito gastrintestinal. Portanto, o treinamento de força pode ser um meio efetivo de tratar distúrbios de modalidade gastrintestinal relacionados à idade, além de reduzir o risco de câncer de cólon.

## Diabete tipo 2

À medida que nossa sociedade se torna mais sedentária, o diabete tipo 2 passa a ser mais prevalente entre homens e mulheres de todas as idades. O exercício promove a utilização da glicose e a atividade aeróbia é tradicionalmente recomendada para aperfeiçoar a captação desse carboidrato.[40] No entanto, pesquisas sobre treinamento de força sugerem que esse tipo de exercício pode ser igualmente efetivo para reforçar a utilização de glicose.[48,86,129] Demonstrou-se que o treinamento de força melhora a resposta de insulina,[42,128,155] aprimora o controle glicêmico[10,29,51] e aumenta a utilização de glicose[64,90] em homens idosos. Além de estimular a maior captação de glicose,[115] o treinamento de força pode ser benéfico para preservar a massa corporal magra[11] e tratar a miopatia muscular,[49] diminuindo assim a gravidade e até reduzindo o risco de diabete tipo 2.[70]

## Osteoporose

A osteoporose é uma doença degenerativa do sistema esquelético que resulta em perda progressiva de proteínas e minerais ósseos. Diversos estudos mostraram que o treinamento de força é efetivo para manter um sistema musculoesquelético forte e funcional que resista à deterioração e à osteoporose.[15,36,112,156,161] De fato, pesquisas com homens mais velhos[126] e mulheres na pós-menopausa[134,167] indicam que a perda óssea pode ser convertida em ganho ósseo por meio do treinamento de força regular.

## Dor lombar

Embora não seja fatal, a dor lombar é o problema médico mais prevalente nos Estados Unidos, afetando quatro entre cinco adultos durante a vida. Pesquisas[97] demonstram uma forte relação positiva entre músculos lombares fracos e dor lombar. Fortalecer os músculos lombares (extensores do tronco) pode aliviar ou até mesmo eliminar a dor lombar em alguns pacientes.[152] Em relação à prevenção, músculos lombares fortes proporcionam melhor função musculoesquelética, sustentação, controle e absorção de impacto, o que deve reduzir o risco de lesão lombar e degeneração estrutural.[72,131]

## Artrite

Estudos[119,148] indicam que músculos fortes podem melhorar a função articular e reduzir o desconforto artrítico. Com efeito, pesquisadores verificaram que pacientes com osteoartrite de joelho avançada podem vivenciar ganhos substanciais em força,[107] e que o treinamento de força alivia efetivamente as dores da osteoartrite e da artrite reumatoide.[94,111,171]

## Depressão

A depressão em idosos pode ser associada à redução da funcionalidade. Em um estudo,[159] indivíduos idosos sentiram reduções significativas na depressão após 10 semanas de treinamento de força. Embora sejam necessárias mais pesquisas nessa área, o treinamento de força parece ser benéfico para aumentar a autoconfiança e combater a depressão em idosos.[7,8]

## Perda muscular e redução da taxa metabólica

Além de reduzir o risco de várias doenças degenerativas, o treinamento de força oferece vantagens ainda maiores para os idosos em relação à substituição de tecido muscular e ao recarregamento de seu metabolismo. É provável que esses sejam os problemas mais básicos que afetam homens e mulheres com o avanço da idade. Os adultos perdem cerca de 0,22 quilograma de músculo por ano quando estão nas casas dos 30 e 40 anos de idade; esse processo de perda muscular é conhecido como *sarcopenia*.[52,73] Ainda mais preocupante, existem evidências de que a taxa de perda muscular pode duplicar para 0,45 quilograma por ano em pessoas acima de 50 anos de idade.[134] A Figura 18.1 ilustra esse processo insidioso, mas-

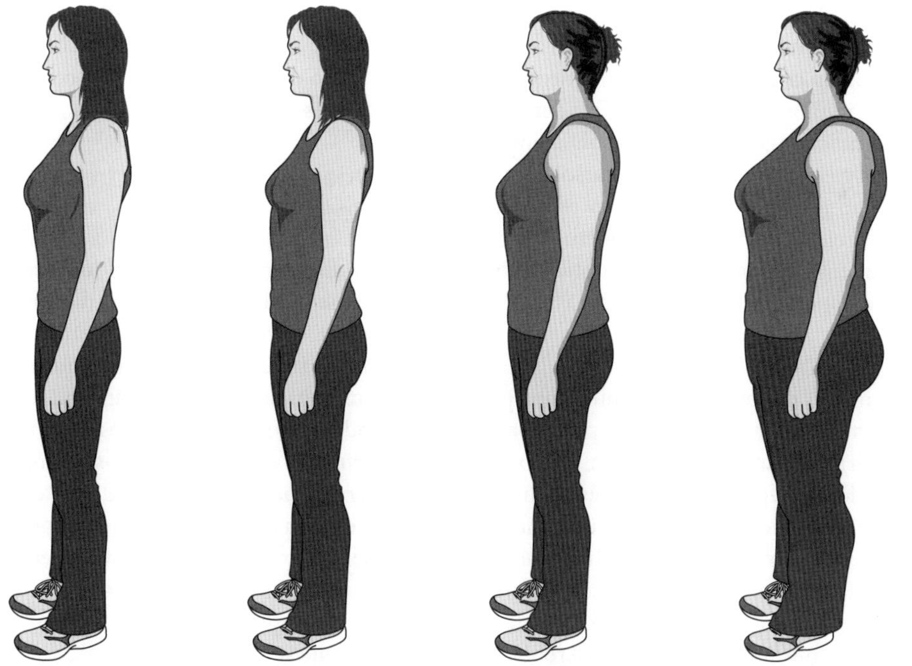

| Idade | 20 | 30 | 40 | 50 |
|---|---|---|---|---|
| PC | 57 | 62 | 66 | 71 |
| PM | 20 | 18 | 16 | 14 |
| PG | 13 | 20 | 27 | 34 |
| %gordura | 23 | 32 | 40 | 47 |

PC: peso corporal; PG: peso de gordura; PM: peso muscular; %gordura: porcentagem de gordura.

**FIGURA 18.1** O peso e a composição corporal se alteram ao longo da vida adulta.
Reproduzido com autorização de Westcott, 2003.

carado na maioria dos adultos por seu aumento gradual de peso corporal em virtude do acúmulo cada vez maior de gordura.

Embora o norte-americano médio ganhe cerca de 4,5 quilogramas de peso corporal a cada década de vida adulta, isso na verdade representa cerca de 2 a 4,5 quilogramas a menos de músculo e 7 a 9 quilogramas a mais de gordura. Além disso, a perda de músculo pode ser parcialmente responsável pelo ganho em gordura. Pesquisadores[52,106] encontraram uma redução de 2 a 4% por década na taxa metabólica em repouso, atribuída à redução nas quantidades de tecido muscular. Um metabolismo mais lento significa que algumas calorias antes utilizadas pelo tecido muscular de alta energia não são mais necessárias e, portanto, passam a ser armazenadas como gordura.

Naturalmente, seria muito desejável que as pessoas realizassem alguns exercícios de força básicos para prevenir a perda muscular e a desaceleração metabólica. O treinamento de força pode ajudar a manter o tecido muscular que torna possível a atividade física e aprimora a utilização de energia no decorrer da terceira idade. De fato, o treinamento de força é o único tipo de exercício capaz de manter o músculo e o metabolismo com o envelhecimento das pessoas e deve, portanto, ser um componente essencial de todo programa de condicionamento para a terceira idade. Diversos estudos[65,67,74,78,85,93,122,168,177,183,186] demonstraram aumentos significativos em massa muscular após algumas semanas de treinamento de força tradicional, e muitos estudos[23,27,88,113,147,174] demonstraram elevações significativas na taxa metabólica em repouso. Aumentos no gasto energético em repouso giram em torno de 7% e, ao que tudo indica, fazem efeito logo após os primeiros treinos.[27,76,88,124,147,174] Também se comprovou que o treinamento de força aumenta a utilização de gordura durante e após a sessão de exercício.[138]

### Função mitocondrial

O treinamento de força em circuito é um protocolo eficaz em termos de tempo; nele, os participantes realizam uma série de exercícios para um grupo muscular (p. ex., quadríceps) seguida (com repouso mínimo) por uma série de exercícios para outro grupo muscular (p. ex., posteriores da coxa) e assim por diante ao longo de 8 a 12 exercícios que, cumulativamente, contemplem os principais grupos musculares. Embora cada série de exercício represente uma atividade anaeróbia, o breve repouso entre exercícios sucessivos confere um componente aeróbio à sessão de treinamento em circuito (normalmente completada em 20 a 30 minutos). Pesquisas recentes demonstraram que o treinamento de força em circuito pode aumentar o teor mitocondrial e a capacidade oxidativa do tecido muscular treinado.[141,144,166] As mitocôndrias servem como unidade de produção de energia de cada célula muscular. O envelhecimento é associado a mudanças genéticas que causam graus variados de dano mitocondrial com relação à produção de energia e ao desempenho muscular. Um estudo demonstrou uma reversão na disfunção mitocondrial após seis meses de exercício de força progressivo.[125] Os idosos desse estudo (com idade média de 68 anos) sofreram reversão da expressão genética em 179 genes associados à idade e ao exercício, resultando em características mitocondriais semelhantes às de adultos jovens moderadamente ativos (com idade média de 24 anos). Ao que parece, esse é um motivo contundente para que homens e mulheres idosos pratiquem o treinamento em circuito, bem como o exercício de força tradicional.

> Demonstrou-se que o treinamento de força reduz o risco de diversos problemas degenerativos comuns em idosos, incluindo sarcopenia, osteopenia, pressão arterial elevada, perfis lipídicos no sangue negativos, insensibilidade à insulina, retardo no trânsito gastrintestinal, dor lombar e síndrome metabólica.

### Capacidades funcionais

Muitos idosos sofrem uma redução nas capacidades funcionais que afeta negativamente suas atividades da vida diária. Diversos estudos demonstraram que o treinamento de força pode efetivamente reverter disfunções físicas associadas ao envelhecimento sedentário pelo aumento dos fatores de força, potência e desempenho musculares.[13,21,87,88,100,178]

## Orientações para o treinamento de força de idosos

Em termos gerais, os idosos devem praticar o treinamento de força de 2 a 3 dias não consecutivos por semana. Com a utilização de movimentos uniarticulares e multiarticulares, os idosos podem realizar séries simples ou múltiplas por uma grande variedade de exercícios voltados pelo menos para os seguintes grupos musculares principais: quadríceps, posteriores da coxa, glúteos, peitoral maior, latíssimo do dorso, deltoides, bíceps, tríceps, eretor da espinha e reto do abdome. Os personal trainers devem levar os idosos a utilizarem velocidades de exercício controladas (em média, 4 a 6 segundos por repetição) e amplitudes de movimento totais (excluindo-se posições em que se sinta desconforto).

Os idosos podem treinar por uma ampla faixa de repetições, dependendo de sua experiência e condição física. Os idosos iniciantes e menos condicionados podem começar com sobrecargas de peso relativamente leves que permitam muitas repetições, ao passo que idosos mais avançados podem praticar menos repetições com maior resistência.[5] Como mostrado na Figura 18.2, uma faixa de resistência aceitável pode variar de 60 a 90% da resistência máxima. Geralmente, idosos podem realizar cerca de 16 repetições

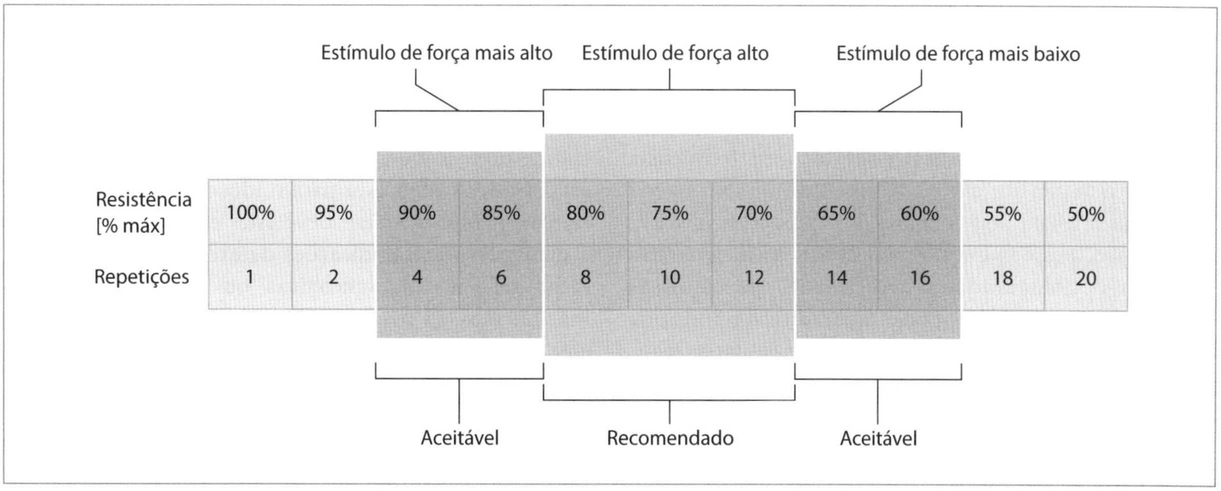


FIGURA 18.2 Relações entre resistência e repetições para protocolos recomendados de treinamento de força para idosos.
Reproduzida com autorização de Westcott e Baechle, 2010.

com 60% da resistência máxima e, em média, quatro repetições com 90% da resistência máxima.[184] Aconselha-se que os mais velhos comecem seu programa de treinamento de força com uma resistência de exercício que permita 10 a 15 repetições, o que corresponde a cerca de 75 a 60% da resistência máxima. Quando for possível completar 15 repetições, a resistência deve ser aumentada em 5%.[5]

O segredo para a experiência segura e efetiva de treinamento de força para a terceira idade é a instrução competente e a supervisão atenta. No que concerne ao ensino da técnica, recomendamos o modelo de instrução mostrado adiante.

## Orientações de treinamento de resistência aeróbia para idosos

Recomenda-se a adultos de todas as idades que pratiquem exercício de resistência aeróbia para a saúde e o condicionamento cardiorrespiratório.[5] A frequência de treinamento recomendada é de 2 a 5 dias por semana, e a duração de exercício recomendada vai de 20 a 60 minutos por sessão. Uma intensidade de exercício de 60 a 90% da frequência cardíaca máxima é aceitável, mas normalmente se prescreve o treinamento em cerca de 75% da frequência cardíaca máxima.[5] Como a frequência cardíaca máxima diminui à medida que as pessoas envelhecem (cerca de 10 batimentos cardíacos por década), a intensidade de exercício relativa deve ser basicamente a mesma para adultos jovens, de meia-idade e idosos. Naturalmente, idosos com um condicionamento cardiorrespiratório limitado devem começar com uma duração de exercício mais curta e uma intensidade de treinamento mais baixa. Para alguns idosos, isso pode ser apenas 5 a 10 minutos de atividade física em cerca de 40% da frequência cardíaca máxima.

As recomendações recentemente revisadas do American College of Sports Medicine e da American Heart Association[81] apresentam dois protocolos de atividade aeróbia que podem ser realizados de maneira exclusiva ou alternada em dias diferentes de treinamento. O primeiro aconselha 30 minutos de exercício de resistência de intensidade moderada (p. ex., caminhada) cinco dias por semana. O segundo recomenda 20 minutos de exercício de resistência de intensidade vigorosa (p. ex., *jogging*) três dias por semana. Recomendamos que os idosos que estão iniciando um programa de exercício pratiquem atividades aeróbias de esforço mais baixo por uma duração mais longa (p. ex., 30 minutos de atividade de intensidade moderada) antes de progredir para atividades aeróbias de esforço mais alto (p. ex., 20 minutos de atividade de intensidade vigorosa). Aconselha-se também combinar esses protocolos de treinamento, realizando, por exemplo, sessões de exercício de intensidade vigorosa nas segundas e sextas, e sessões de exercício de intensidade moderada nas quartas e nos sábados.

### Modelo de instrução para ensinar idosos

Uma estratégia pedagógica e motivacional bem-sucedida para praticantes de exercício da terceira idade deve incluir:

- Objetivos de desempenho compreensíveis.
- Instrução concisa com demonstração rigorosa.
- Supervisão atenta.
- Assistência adequada.
- Realização de uma tarefa por vez.
- Progressão gradual em termos de complexidade.
- Reforço positivo após desempenhos corretos.
- Feedback específico.
- Questionamento minucioso.
- Diálogo antes e depois do exercício (que sempre deve envolver palavras-chave como Oi, Tchau, Obrigado e o nome do cliente).

Reproduzido com autorização de Westcott e Baechle, 2010.

Embora o protocolo de treinamento baseado na porcentagem de frequência cardíaca máxima seja fácil de monitorar e em geral seja apropriado para idosos, esse método tem certas limitações. Por exemplo, um idoso com função cardíaca normal pode ter uma frequência cardíaca máxima de até 30 batimentos/min acima ou abaixo da prevista pela fórmula de 220 menos idade.[187] Além disso, pessoas que tomam certos medicamentos, como os betabloqueadores, têm frequências cardíacas máximas mais baixas em razão da bradicardia induzida pelo medicamento. Por isso, aconselha-se avaliar a intensidade do exercício em idosos tanto por meio da resposta de frequência cardíaca como pelo nível de esforço pessoal. Este último pode ser mais bem avaliado com o uso da escala de Borg de percepção de esforço, que propicia uma avaliação subjetiva para complementar o monitoramento da frequência cardíaca.[19] O ideal é que o idoso saudável que se exercita em cerca de 75% da frequência cardíaca máxima relate uma percepção subjetiva de esforço em cerca de 13 (faixa de 12 a 14 na escala de percepção subjetiva de esforço [PSE]). Contudo, um praticante idoso saudável cuja frequência cardíaca esteja *acima de 75%* do máximo previsto para a idade, mas que relate um *nível baixo* de percepção de esforço (p. ex., 10-11, "relativamente fácil"), não deve ser aconselhado a reduzir a intensidade de treinamento. Por outro lado, um praticante idoso cuja frequência cardíaca esteja *abaixo de 75%* do máximo previsto para a idade, mas que relate um *nível alto* de percepção de esforço (p. ex., 15-16, "cansativo"), definitivamente deve ser aconselhado a reduzir a intensidade de treinamento. (Consulte o Cap. 16 para mais informações sobre escalas de PSE.)

Outra forma de monitorar o esforço de exercício para a terceira idade é o teste de conversa. Os idosos que conseguirem conversar com sentenças de duração curta a média enquanto se exercitam provavelmente estão praticando sua atividade aeróbia no nível de intensidade adequado. Se tiverem dificuldade de manter uma conversa simples durante a atividade, é mais provável que estejam se exercitando com mais intensidade que o necessário.

### Rastreio e elaboração de programa para idosos

O treinamento de força é uma atividade física imprescindível para idosos. Além de aumentar a massa muscular, a força muscular e o metabolismo em repouso, o exercício de força oferece benefícios para os sistemas musculoesquelético, cardiorrespiratório, gastrintestinal e endócrino. O treinamento de resistência aeróbia é igualmente importante para homens e mulheres da terceira idade por aumentar a saúde cardíaca e ajudar com o controle do peso. Infelizmente, alguns indivíduos maduros podem já ter sofrido de doenças físicas ou mentais que dificultem sua participação em programas tradicionais de exercício aeróbio e de força. O primeiro passo em todos os casos é confirmar com o médico pessoal do cliente se há orientações de exercício e modificações de treinamento específicas. Com essas informações em mãos, o personal trainer pode elaborar um programa individualizado que seja seguro e adequado para o idoso. Ao treinar idosos, claro, o personal trainer deve estar especialmente atento a quaisquer contraindicações de exercício, bem como a respostas musculoesqueléticas ou cardiorrespiratórias inadequadas. O personal trainer deve manter registros atentos e detalhados das sessões de exercício dos clientes idosos. Essas informações proporcionam um importante material educacional para a elaboração de programas futuros e servem como uma forte ferramenta motivacional para clientes mais velhos.

#### Ordem de exercício

Se os idosos praticam tanto o treinamento de força como o aeróbio, eles devem começar com a atividade aeróbia (incluindo as fases de aquecimento e resfriamento), depois realizar o treinamento de força e concluir com alongamentos estáticos. Se eles praticam apenas o treinamento de força, devem começar praticando 5 a 10 minutos de atividade aeróbia leve antes dos exercícios de força. Em ambas as sequências de exercício, a atividade aeróbia menos extenuante proporciona um aquecimento para o exercício de força mais cansativo. Exercícios de flexibilidade devem ser realizados após os exercícios de força, a fim de proporcionar uma conclusão relaxante à sessão de treinamento.

#### Segurança e conforto

Algumas condições comuns aos idosos podem afetar o conforto e a segurança do exercício. A Tabela 18.1 lista algumas dessas condições e os ajustes que os clientes ou personal trainers podem fazer para promover uma experiência de exercício segura.

## Gestantes

Mulheres gestantes podem procurar programas de exercício por inúmeras razões. Elas podem se sentir inseguras com a mudança em seu corpo, estar preocupadas com a saúde do bebê, querer se manter em forma durante a gravidez, querer dar conta das dificuldades físicas do trabalho de parto ou precisar de mais interações sociais e apoio durante essa nova fase da vida. Gestantes saudáveis sem complicações que se exercitam com regularidade podem continuar a participar de sessões de exercício ajustadas adequadamente, mantendo assim o condicionamento cardiovascular e muscular durante toda a gestação e o pós-parto.[4,5]

Mulheres previamente sedentárias também podem se beneficiar com o exercício regular durante a gestação,

TABELA 18.1 Condições comuns em idosos e sugestões de adaptação

| Condição | Adaptações |
|---|---|
| Pele seca | Os clientes podem aplicar loção nos cotovelos, joelhos e pontos de contato antes de se exercitarem. |
| Equilíbrio precário | Os clientes devem começar com exercícios em máquina com sustentação de peso antes de progredirem para os exercícios de peso livre com apoio de peso e para o treinamento funcional. |
| | Os clientes devem começar com exercícios de resistência aeróbia com sustentação de peso, como bicicleta ergométrica, antes de progredirem para alternativas com apoio de peso, como esteira e simulador de escada. |
| | Os clientes devem evitar exercícios de difícil controle, como afundos ou *step*. |
| | Os clientes podem realizar exercícios em posição sentada ou deitada em vez de realizá-los em pé. |
| Propensão a lesões | Os clientes devem treinar apenas em lugares organizados. |
| | Os clientes devem utilizar velocidades de movimento controladas. |
| | Os clientes devem enfatizar a postura e o posicionamento de exercício adequados. |
| Suscetibilidade a resfriados e gripe | Os clientes devem ingerir muitos líquidos. |
| | Os clientes devem ter amplo repouso e sono (pelo menos 8 horas por noite). |
| | Os clientes devem tomar banho ou lavar o rosto e as mãos após a sessão de exercício. |
| Flexibilidade reduzida | Os clientes devem se aquecer por 5 a 10 min antes do exercício. |
| | Os clientes devem realizar exercícios de alongamento adequados ao fim da sessão de treinamento. |
| | Os clientes devem evitar exercícios que exijam amplitudes de movimento extremas, como afundos. |
| Tolerância reduzida ao calor e à umidade | Sempre que possível, os clientes devem treinar em locais com clima controlado. |
| | Os clientes devem agendar as sessões de treinamento no início do dia. |
| | Os clientes devem ingerir muitos líquidos, especialmente água. |
| | Os clientes devem usar roupas de exercício leves e de cores claras. |
| Dificuldades de visão e audição | Os personal trainers devem falar de maneira clara e concisa, em volume suficiente. |
| | Os personal trainers devem utilizar materiais e cartões de treino com letras grandes. |
| | Os personal trainers devem dar demonstrações de exercício precisas e assistência manual quando necessário. |
| | Os personal trainers devem perguntar frequentemente aos clientes se eles entendem as instruções e os procedimentos de desempenho do exercício. |

embora um programa condizente com suas capacidades físicas deva envolver orientação profissional, motivação e um aumento gradual na atividade física. Vale observar que algumas gestantes preferem começar a se exercitar durante o segundo trimestre, após o período de náusea, vômito e fadiga do primeiro trimestre se apaziguar.[105] Em todo caso, as gestantes devem se consultar com seu profissional de saúde antes de iniciar um programa de exercício ou modificar o programa atual. Na presença de complicações obstétricas ou médicas, pode ser necessário alterar o programa de treinamento conforme determinado pelo obstetra da cliente.

## Benefícios do exercício durante a gravidez

A maioria das mulheres grávidas que seguem as recomendações de seu médico conseguem atingir os benefícios à saúde e ao condicionamento materno submetendo o feto em desenvolvimento a risco mínimo.[5] A seguir estão alguns dos benefícios para gestantes que praticam programas de exercício pré-natal elaborados de maneira adequada.[5,145]

- Melhora de condicionamento cardiorrespiratório e muscular.
- Facilitação da recuperação pós-parto.
- Retorno mais rápido aos níveis de peso, força e flexibilidade pré-gestação.
- Redução da barriga pós-parto.
- Mais reserva de energia.
- Menos intervenções obstétricas.
- Fase ativa de parto mais curta e com menos dor.
- Menos ganho de peso.
- Melhora do humor e da autoestima.
- Redução de sentimentos de estresse, ansiedade e depressão.
- Aumento da probabilidade de adoção permanente de hábitos saudáveis de estilo de vida.

A participação em um programa de exercício também pode reduzir o risco de desenvolvimento de condições associadas à gravidez, incluindo **pré-eclampsia** (hipertensão induzida pela gravidez) e diabete melito gestacional (uma forma de diabete diagnosticada pela primeira vez durante a gestação).[44,145] Ao que tudo indica, os benefícios fisiológicos e psicológicos associados à atividade física regular podem representar um papel na redução do risco de pré-eclampsia.[145] Além disso, os efeitos favoráveis da atividade física regular na secreção de insulina, na sensibilidade à insulina e no metabolismo de glicose podem aumentar a tolerância à glicose e, assim, reduzir o risco de a mulher desenvolver diabete melito gestacional. O treinamento com exercícios também pode ser benéfico na prevenção ou no tratamento de outras condições, incluindo dor lombar, disfunção muscular do assoalho pélvico, incontinência urinária relacionada à gravidez e condições musculoesqueléticas crônicas.[145] Na ausência de complicações médicas ou obstétricas, tudo indica que o exercício durante a gestação está associado a muitos dos benefícios à saúde física e psicossocial observados com frequência em mulheres não gestantes.

Gestantes saudáveis devem ser incentivadas a participar de atividade física diária no decorrer da gravidez.

## Resposta fetal ao exercício

Algumas pesquisas revelam peso de nascimento reduzido em bebês cujas mães praticaram exercício de alta intensidade ao longo de toda a gravidez.[33] A redução do peso ao nascer foi de cerca de 300 a 350 g e, aparentemente, resultou de uma quantidade reduzida de gordura subcutânea no recém-nascido. Portanto, podem ser aconselháveis mais sessões de exercício moderado para as mulheres gestantes.

O exercício vigoroso durante a gestação é associado a um aumento de 5 a 15 batimentos/minuto na frequência cardíaca fetal, mas não existem efeitos fetais adversos relacionados às mudanças na frequência cardíaca fetal induzidas pelo exercício.[4] Em relação ao parto prematuro, a American College of Obstetricians and Gynecologists afirma que, para a maioria das gestantes saudáveis sem fatores de risco adicionais para parto prematuro, o exercício não aumenta a atividade uterina padrão nem a incidência de trabalho de parto prematuro.[4]

## Adaptação a mudanças mecânicas e fisiológicas durante a gestação

Organizações médicas e de condicionamento oferecem as seguintes recomendações para a adaptação às mudanças cardiovasculares, respiratórias, mecânicas, metabólicas e termorregulatórias sofridas durante a gestação normal.[4,5]

### Resposta cardiovascular

Embora a gestação altere a relação entre frequência cardíaca e consumo de oxigênio, foram desenvolvidas faixas gerais de frequência cardíaca que correspondem ao exercício de intensidade moderada para gestantes.[43] Por exemplo, recomendam-se faixas de frequência cardíaca de 135 a 150 batimentos/min e 130 a 145 batimentos/min para mulheres entre 20 e 29 anos e entre 30 e 39 anos, respectivamente.[5,43] Os personal trainers também podem utilizar a escala de PSE para prescrever a intensidade de exercício aeróbio.[19] Em geral, uma classificação de PSE na escala original entre 12 e 14 ("ligeiramente cansativo") parece adequada para o condicionamento aeróbio durante a gestação.[5] Nessa intensidade, as gestantes devem conseguir manter uma conversa enquanto se exercitam. Obviamente, os programas de exercício devem ser prescritos de maneira individual, e as mulheres podem precisar ajustar a intensidade e/ou a duração de exercício em qualquer dia, dependendo de como se sentem.

Depois do primeiro trimestre de gravidez, a posição deitada de costas (decúbito dorsal) resulta em restrição no retorno venoso do sangue para o coração por causa do útero cada vez maior. Essa posição reduz o débito cardíaco e pode causar síndrome de hipotensão supina. Consequentemente, os exercícios realizados de costas devem ser removidos gradualmente do programa de treinamento da cliente antes do início do segundo trimestre. Eles incluem abdominais supra, supinos, exercícios em decúbito dorsal na bola de estabilidade e exercícios de alongamento com as costas no chão.

Como alternativa, as mulheres podem fazer *curl-downs* segurando o abdome para fins de segurança e sustentação (ver Fig. 18.3). Além disso, podem realizar exercícios abdominais na posição em quatro apoios ou em decúbito lateral (ver Figs. 18.4 e 18.5), e exercícios de treinamento de força das partes superior e inferior do corpo na posição sentada. Por exemplo, em vez de realizar o exercício de supino com barra para aprimorar a força da parte superior do corpo, as gestantes podem utilizar a máquina de supino vertical, realizar flexões na parede ou um exercício de corda elástica na posição sentada para fortalecer os mesmos grupos musculares.

Em virtude das mudanças no centro de gravidade na fase final da gravidez, também pode ser aconselhável para algumas gestantes o uso de máquinas de peso, que proporcionam mais estabilidade e sustentação que os exercícios correspondentes com pesos livres (p. ex., rosca bíceps na máquina em vez da rosca com halteres em pé). Essa recomendação pode ser útil sobretudo para mulheres previamente sedentárias que desejam treinar força.

### Resposta respiratória

As gestantes podem aumentar sua ventilação-minuto em quase 50%, o que resulta em 10 a 20% de mais utilização de oxigênio em repouso.[4] Consequentemente, menos oxigênio fica disponível para a atividade aeróbia. Além disso, com o avanço da gravidez, o útero mais largo interfere no movimento do diafragma, aumentando o esforço

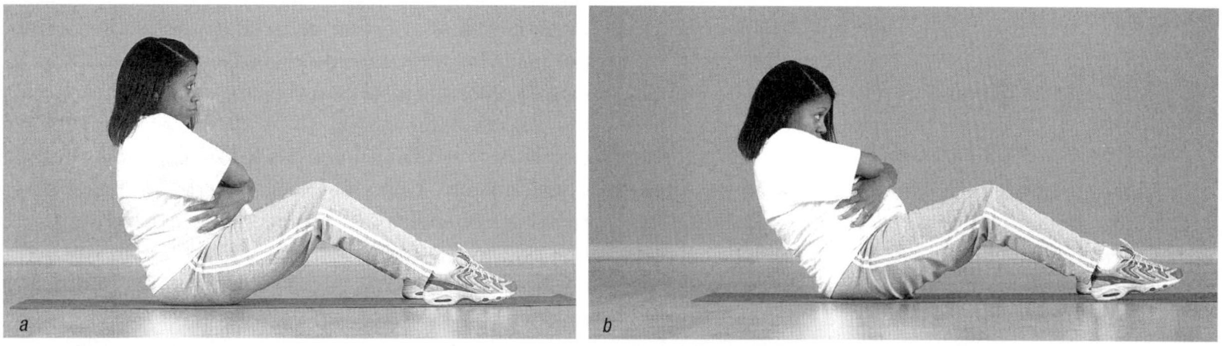

FIGURA 18.3 Exercício de *curl-down* com o abdome segurado: (a) posição inicial e (b) posição final.

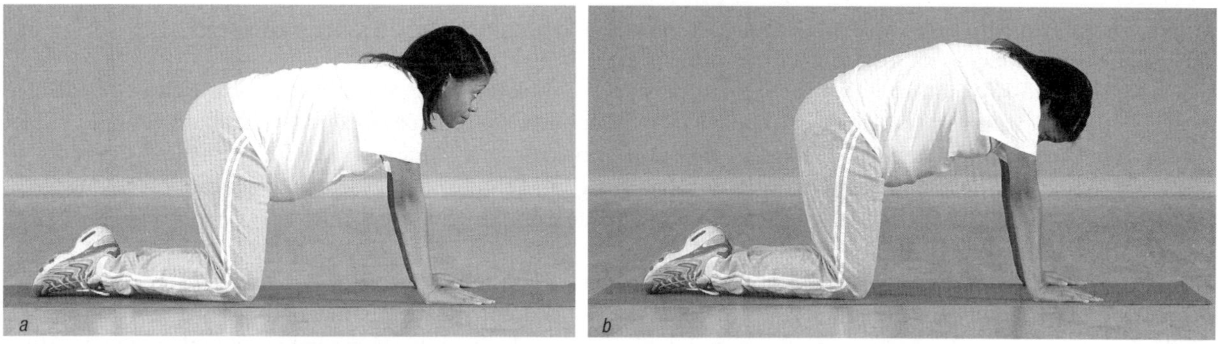

FIGURA 18.4 Exercício abdominal realizado em quatro apoios: (a) posição inicial e (b) posição final.

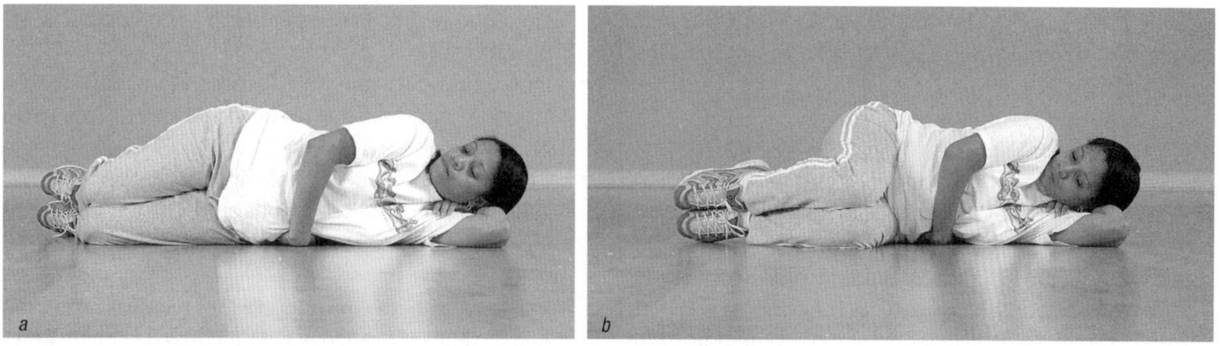

FIGURA 18.5 Exercício abdominal realizado em decúbito lateral: (a) posição inicial e (b) posição final.

da respiração e reduzindo a carga de trabalho subjetiva e o desempenho máximo de exercício. Os personal trainers devem ajustar adequadamente o programa de exercício de gestantes para evitar o treinamento em altos níveis de fadiga ou chegar à exaustão física. As gestantes também devem ser advertidas a evitar a manobra de Valsalva, visto que segurar a respiração durante o esforço impõe pressão excessiva no conteúdo abdominal e no assoalho pélvico. Uma recomendação geral de treinamento de força é expirar durante o esforço ou fase de "levantamento" de cada repetição do exercício. (Ver Cap. 13 para mais instruções sobre respiração.)

### Resposta mecânica

Com o crescimento do útero e dos seios durante a gravidez, o centro de massa da mulher se altera. Isso pode afetar negativamente seu equilíbrio, controle corporal e mecânica de movimento em algumas atividades físicas. Consequentemente, os exercícios que exigem equilíbrio e agilidade devem ser prescritos de maneira cautelosa, com especial atenção à seleção de atividade durante o terceiro trimestre de gravidez.

Embora se deva evitar qualquer atividade que apresente potencial de queda ou mesmo trauma abdominal moderado, algumas atividades projetadas para aprimorar o equilíbrio físico podem ser benéficas para as gestantes. Por exemplo, os personal trainers podem incluir atividades de "centralização", como equilíbrio físico, respiração abdominal profunda e foco mental, que podem ajudar as mulheres a atingir o equilíbrio físico durante a gravidez e ajudá-las a se tornar mais conscientes dos movimentos corporais durante o exercício.[41] Em razão da frouxidão ligamentar durante a gravidez, os exercícios devem ser realizados de maneira lenta e controlada para evitar dano às articulações. Além disso, as gestantes devem evitar participar de atividades que apresentem alto risco de queda ou trauma abdominal. Elas também devem evitar mergulho submarino por causa do risco de doença de descompressão ao feto.[4]

Embora seja importante fortalecer todos os grandes grupos musculares, os personal trainers devem dar ênfase à força abdominal e do assoalho pélvico, visto que esses músculos servem de base para a sustentação postural e preparam a mulher para o parto.[41] Por exemplo, fortalecer o transverso do abdome, que é o músculo abdominal mais profundo, localizado sob o reto do abdome e os oblíquos, ajuda a sustentar a coluna lombar e prepara a mulher para o período expulsivo do parto. As mulheres podem fortalecer o transverso do abdome soprando ar pela boca enquanto comprimem o abdome. Uma boa imagem dessa atividade é a aproximação da distância entre o umbigo e a coluna "sugando-se" o abdome. Esse exercício pode ser realizado na posição sentada ou em quatro apoios.

Os exercícios de assoalho pélvico (**Kegels**) são outro elemento importante do treinamento de força durante a gestação. Esses exercícios envolvem a contração e o relaxamento dos grupos musculares na região pélvica. Com o treinamento adequado, a mulher pode aprender não apenas a contrair esses músculos, mas também a relaxá-los de maneira que o parto possa ser realizado com mais facilidade.[41] Orientações específicas para a realização de exercícios de Kegel estão além do escopo deste capítulo, mas estão presentes na grande maioria dos livros sobre gravidez.

### Resposta metabólica

A necessidade de mais oxigênio durante a gravidez é acompanhada pela necessidade de mais substrato energético. As gestantes normalmente utilizam 300 quilocalorias a mais por dia para atender ao aumento das necessidades metabólicas de homeostase de suas funções vitais expandidas. Durante o exercício, as gestantes também utilizam carboidratos em uma taxa mais elevada que as mulheres que não estão grávidas.[34] A indicação óbvia é que clientes gestantes atinjam uma ingestão adequada de alimentos ricos em nutrientes e permaneçam bem hidratadas com um programa nutricional balanceado, mas expandido. Vale notar que as gestantes devem se certificar de ingerir quantidades suficientes de cálcio, vitamina D, ferro e ácido fólico para ter um desfecho de gravidez saudável.[176] Como os efeitos negativos da má nutrição materna podem ser devastadores, todas as gestantes devem receber aconselhamento nutricional de um profissional qualificado para desenvolver hábitos saudáveis que possam ser continuados após o parto.

### Resposta termorregulatória

A gravidez aumenta a taxa metabólica basal e a produção de calor, que podem ser elevadas ainda mais pelo exercício. Os aumentos na temperatura corporal associados ao exercício tendem a acontecer mais durante o primeiro trimestre de gestação. Durante esse período, as clientes gestantes devem se assegurar de facilitar a dissipação de calor por meio da hidratação adequada, da vestimenta apropriada e do ambiente ideal. Se a cliente se sentir sobreaquecida ou fatigada durante uma sessão de exercício, o personal trainer deve reduzir a intensidade do exercício e começar o resfriamento. Dores de cabeça severas, tontura e desorientação são indícios de condições potencialmente graves que exigem encaminhamento a um profissional de saúde da cliente. Obviamente, as gestantes devem ser informadas de orientações de exercício seguro e devem saber quando reduzir a intensidade do exercício ou interrompê-lo.

## Contraindicações ao exercício

Mulheres sem complicações obstétricas ou médicas podem continuar a se exercitar durante a gestação e obter benefícios à saúde e ao condicionamento.[4] Contudo, algumas condições apresentam contraindicações absolutas ao exercício. Elas incluem:

- Hipertensão induzida por gravidez (pré-eclampsia).
- Ruptura de membranas.
- Trabalho de parto prematuro durante a gravidez atual.
- Sangramento persistente após 12 semanas.
- Colo que se dilata antes do prazo (incompetência istmocervical).
- Doença cardíaca grave ou doença pulmonar restritiva.
- Gravidez múltipla, que cria risco de trabalho de parto prematuro.
- Placenta que bloqueia o colo após 26 semanas.

Adaptado de American College of Obstetricians and Gynecologists, 2002.[4]

Existem também contraindicações relativas ao exercício que devem ser avaliadas pelo médico da cliente antes da participação no exercício:

- Diabete tipo 1 mal controlada, convulsões, hipertensão ou hipertireoidismo.
- Obesidade mórbida extrema.
- Peso corporal extremamente baixo (índice de massa corporal < 12 kg/m$^2$).
- Histórico de estilo de vida muito sedentário.
- Disritmia cardíaca maternal não avaliada.
- Restrição de crescimento intrauterino na gestação atual.
- Anemia grave.
- Tabagismo inveterado.
- Bronquite crônica.
- Limitações ortopédicas.

Adaptado de American College of Obstetricians and Gynecologists, 2002.[4]

Além dessas, qualquer uma das situações a seguir é motivo para descontinuar o exercício e procurar aconselhamento médico durante a gestação:[5]

- Quaisquer sinais de secreção sanguínea da vagina.
- Dispneia antes do exercício.
- Dores de cabeça ou tontura sem explicação.
- Dor no peito.
- Fraqueza muscular.
- Dor ou inchaço na panturrilha.
- Trabalho de parto prematuro.
- Redução do movimento fetal.
- Vazamento de líquido amniótico.

### Orientações de exercício

As orientações gerais de exercício para a segurança de gestantes são destacadas na lista adiante. Embora sejam necessários outros ensaios clínicos para examinar mais detalhadamente os efeitos de diferentes tipos, frequências e intensidades de exercício no conjunto materno–fetal, as orientações de exercício a seguir se aplicam a gestantes saudáveis sem contraindicações ao exercício:[4,5]

- Realizar pelo menos 15 minutos de atividade física de intensidade moderada por dia e aumentar gradualmente para 30 minutos por dia de atividade física acumulada em pelo menos três dias da semana, se não em todos.
- O treinamento de força para os grandes grupos musculares pode ser realizado desde que se utilize uma resistência que permita repetições múltiplas (p. ex., 12 a 15) e sejam evitadas contrações isométricas.
- Evitar o exercício em decúbito dorsal após o primeiro trimestre.
- O exercício não deve ser continuado além do ponto de fadiga e nunca deve atingir níveis exaustivos.
- Atividades físicas dinâmicas e rítmicas como bicicleta ergométrica ou caminhada têm preferência por reduzirem o risco de lesão e manterem a continuidade do programa de exercício ao longo de toda a gestação.

#### Orientações gerais de segurança para o exercício de gestantes

- Confirme com seu profissional de saúde antes de começar a se exercitar.
- Exercite-se em um nível confortável em que consiga manter uma conversa.
- Não se exercite se estiver com febre.
- Consulte seu profissional de saúde se ocorrer sangramento, uma grande quantidade de secreção ou inchaço no rosto e nas mãos.
- Evite deitar-se de costas após o terceiro mês.
- Evite o esforço ou o alongamento até o ponto de desconforto.
- Use calçados adequados e vista-se em camadas.
- Utilize equipamentos em boas condições.
- Beba 8 copos (2 L) de água por dia e evite se exercitar em condições quentes e úmidas.
- Evite a fadiga e o sobretreinamento.

Adaptado de Cowlin.[41]

- Devem-se evitar esportes e atividades que apresentam um potencial ainda que mínimo de trauma abdominal ou perda de equilíbrio. Exemplos de esportes e atividades a se evitar incluem futebol, basquete, cavalgada, mergulho submarino, patinação *in-line*, ciclismo ao ar livre e treinamento pliométrico.
- Grandes aumentos na temperatura corporal devem ser minimizados pela hidratação adequada, vestimenta apropriada e condições ambientais ideais durante o exercício.
- Como muitas das mudanças fisiológicas e morfológicas da gravidez persistem de 4 a 6 semanas após o parto, as mulheres podem retomar o programa de atividade física gradualmente durante o período pós-parto inicial até que sejam atingidos os níveis de condicionamento pré-gravidez.

## Conclusão

Jovens pré-adolescentes, idosos e gestantes devem ser incentivados a participar regularmente de programas de atividade física que aprimorem e mantenham o condicionamento cardiorrespiratório e musculoesquelético. Embora os princípios fundamentais do treinamento com exercícios sejam semelhantes para indivíduos de todas as idades e capacidades, existem considerações particulares específicas a cada população. Os personal trainers devem entender e respeitar as necessidades e preocupações individuais dos clientes para que possam desenvolver programas de atividade física seguros, efetivos e prazerosos que sejam condizentes com as necessidades, capacidades e interesses dos jovens pré-adolescentes, idosos e gestantes.

### Questões para estudo

1. Após oito semanas de treinamento de força regular, um menino de 10 anos de idade teve ganhos significativos no desenvolvimento de supino e *leg press*. Qual das alternativas a seguir é a principal responsável pelos ganhos induzidos pelo treinamento em força muscular?
   A. Hipertrofia muscular.
   B. Hiperplasia muscular.
   C. Adaptações neurológicas.
   D. Aprimoramento da composição corporal.

2. Quais das adaptações de treinamento de força a seguir reduzirão o risco de doença cardiovascular em um cliente de 70 anos de idade?
   I. Redução da gordura corporal.
   II. Diminuição da pressão arterial sistólica.
   III. Aprimoramento da função endotelial.
   IV. Redução do colesterol lipoproteína de alta densidade.
   A. I, II e III apenas.
   B. I, II e IV apenas.

C. I, III e IV apenas.
D. II, III e IV apenas.

3. Qual dos protocolos de treinamento a seguir é a meta mais adequada para idosos previamente inativos?
   A. Apenas exercício aeróbio, cinco dias por semana.
   B. Apenas exercício de força, quatro dias por semana.
   C. Exercício de força quatro dias por semana e exercício de resistência aeróbia dois dias por semana.
   D. Exercício de força dois dias por semana e exercício de resistência aeróbia três dias por semana.

4. Quais das recomendações de exercício a seguir são apropriadas para uma cliente gestante saudável?
   A. Expandir gradualmente para 30 minutos por dia de atividade física moderada em pelo menos três dias por semana.
   B. Pode-se realizar o treinamento de força para os principais grupos musculares desde que se utilize uma resistência que permita múltiplas repetições (p. ex., 12 a 15).
   C. Atividades como equitação, patinação *in-line* e ciclismo ao ar livre podem ser realizadas desde que a intensidade de exercício seja moderada.
   D. Evitar exercícios em decúbito dorsal após o segundo trimestre.

   A. I e IV apenas.
   B. I e II apenas.
   C. II e III apenas.
   D. III e IV apenas.

5. Qual dos exercícios de peitoral a seguir seria mais adequado para mulheres em seu segundo trimestre de gravidez?
   A. Supinos com halteres.
   B. *Crossover* com cabo em pé.
   C. Crucifixo com halteres.
   D. Supinos com barra.

## Questão de conhecimento aplicado

Descreva as orientações de exercício de força gerais, questões de segurança e estratégias de adesão ao exercício para uma menina de 8 anos, um senhor de 65 anos e uma gestante saudável que são membros do seu centro de condicionamento.

# Referências bibliográficas

1. Abernethy, L., and C. Bleakley. 2007. Strategies to prevent injury in adolescent sport: A systematic review. British Journal of Sports Medicine 41: 627-638.
2. American Academy of Pediatrics. 2008. Strength training by children and adolescents. Pediatrics 121: 835-840.
3. American Association of Cardiovascular and Pulmonary Rehabilitation. 2006. AACVPR Cardiac Rehabilitation Resource Manual. Champaign, IL: Human Kinetics.
4. American College of Obstetricians and Gynecologists. 2002. Exercise during pregnancy and the postpartum period. International Journal of Gynecology and Obstetrics 77: 79-81.
5. American College of Sports Medicine. 2010. ACSM's Guidelines for Exercise Testing and Prescription, 8th ed. Philadelphia: Lippincott Williams & Wilkins.
6. Annesi, J., A. Faigenbaum, W. Westcott, A. Smith, J. Unruh, and G. Franklin. 2007. Effects of the Youth Fit For Life protocol on physiological, mood, self-appraisal, and voluntary physical activity changes in African American preadolescents: Contrasting after-school care and physical education formats. International Journal of Clinical and Health Psychology 7: 641-659.
7. Annesi, J., and W. Westcott. 2007. Relations of physical selfconcept and muscular strength with resistance exerciseinduced feeling state scores in older women. Perceptual and Motor Skills 104: 183-190.
8. Annesi, J., W. Westcott, and S. Gann. 2004. Preliminary evaluation of a 10-week resistance and cardiovascular exercise protocol on physiological and psychological measures for a sample of older women. Perceptual and Motor Skills 98: 163-170.
9. Bailey, R., J. Olsen, S. Pepper, J. Porszasz, T. Barstow, and D. Cooper. 1995. The level and tempo of children's physical activities: An observational study. Medicine and Science in Sports and Exercise 27: 1033-1041.
10. Baldi, J., and N. Snowling. 2003. Resistance training improves glycemic control in obese type 2 diabetic men. International Journal of Sports Medicine 24: 419-423.
11. Ballor, D., V. Katch, M. Becque, and C. Marks. 1988. Resistance weight training during caloric restriction enhances lean body weight maintenance. American Journal of Clinical Nutrition 47: 19-25.
12. Bar-Or, O. 1983. Sports Medicine for the Practitioner. New York: Springer-Verlag.
13. Barry, B., and R. Carson. 2004. The consequences of resistance training for movement control in older adults. Journals of Gerontology Series A: Biological Sciences and Medical Sciences 59: 730-754.
14. Behm, D., A. Faigenbaum, B. Falk, and P. Klentrou. 2008. Canadian Society for Exercise Physiology position paper: Resistance training in children and adolescents. Appl Physiol Nutr Metab 33: 547-561.
15. Bell, N., R. Godsen, and D. Henry. 1988. The effects of muscle-building exercise on vitamin D and mineral metabolism. Journal of Bone and Mineral Research 3: 369-373.
16. Benson, A., M. Torade, and M. Fiatarone Singh. 2008. The effect of high-intensity progressive resistance training on adiposity in children: A randomized controlled trial. International Journal of Obesity 32:1016-1027.
17. Blessing, D., M. Stone, and R. Byrd. 1987. Blood lipid and hormonal changes from jogging and weight training of middle-aged men. Journal of Applied Sport Science Research 1: 25-29.
18. Blumenthal, J., W. Siegel, and M. Appelbaum. 1991. Failure of exercise to reduce blood pressure in patients with mild hypertension. Journal of the American Medical Association 266: 2098-2101.
19. Borg, G. 1998. Borg's Perceived Exertion and Pain Scales. Champaign, IL: Human Kinetics.
20. Boyden, T., R. Pamenter, S. Going, T. Lohman, M. Hall, L. Houtkooper, J. Bunt, C. Ritenbaugh, and M. Aickin. 1993. Resistance exercise training is associated with decreases in serum low-density lipoprotein cholesterol levels in premenopausal women. Archives of Internal Medicine 153: 97-100.
21. Braith, R., and K. Stewart. 2006. Resistance exercise training: Its role in the prevention of cardiovascular disease. Circulation 113: 2642-2650.
22. British Association of Exercise and Sport Sciences. 2004. BASES position statement on guidelines for resistance exercise in young people. Journal of Sports Sciences 22: 383-390.
23. Broeder, C., K. Burrhus, L. Svanevik, and J. Wilmore. 1992. The effects of either high-intensity resistance or endurance training on resting metabolic rate. American Journal of Clinical Nutrition 55: 802-810.
24. Burdette, H., and R. Whitaker. 2005. Resurrecting free play in young children. Archives of Pediatric and Adolescence Medicine 159: 46-50.
25. Bureau of Transportation Statistics. 2003. National household travel survey. www.bts.gov/programs/national_household_ travel_survey. Accessed December 8, 2009.
26. Butler, R., W. Baierwalter, and F. Rogers. 1987. The cardiovascular response to circuit weight training in patients with cardiac disease. Journal of Cardiopulmonary Rehabilitation 7: 402-409.
27. Campbell, W., M. Crim, V. Young, and W. Evans. 1994. Increased energy requirements and changes in body composition with resistance training in older adults. American Journal of Clinical Nutrition 60: 167-175.
28. Carnethon, M., M. Gulati, and P. Greenland. Prevalence and cardiovascular disease correlates of low cardiorespiratory fitness in adolescents and adults. Journal of the American Medical Association 294: 2981-2988.

29. Castaneda, C., J. Layne, L. Munoz-Orians, P. Gordon, J. Walsmith, M. Foldvari, R. Roubenoff, K. Tucker, and M. Nelson. 2002. A randomized controlled trial of resistance exercise training to improve glycemic control in older adults with type 2 diabetes. Diabetes Care 25: 2335-2341.
30. Cavil, N., S. Biddle, and J. Sallis. 2001, Health enhancing physical activity for young people. Statement of the United Kingdom Expert Consensus Conference. Pediatric Exercise Science 13: 12-25.
31. Centers for Disease Control and Prevention. 2005. Participation in high school physical education – United States, 1991-2003. Journal of School Health 75: 47-49.
32. Chu, D., A. Faigenbaum, and J. Falkel. 2006. Progressive Plyometrics for Kids. Monterey, CA: Healthy Learning.
33. Clapp, J., and E. Capeless. 1990. Neonatal morphometrics after endurance exercise during pregnancy. American Journal of Obstetrics and Gynecology 163: 1805-1811.
34. Clapp, J., B. Seaward, R. Sleamaker, and J. Hiser. 1988. Maternal physiologic adaptations to early human pregnancy. American Journal of Obstetrics and Gynecology 159: 1456-1460.
35. Colcombe, S., K. Erickson, P. Scalf, J. Kim, R. Prakash, E. McAuley, S. Elavsky, D. Marquez, L. Hu, and A. Kramer. 2006. Aerobic exercise training increases brain volume in aging humans. Journals of Gerontology Series A: Biological Sciences and Medical Science 61: 1166-1170.
36. Colletti, L., J. Edwards, L. Gordon, J. Shary, and N. Bell. 1989. The effects of muscle-building exercise on bone mineral density of the radius, spine and hip in young men. Calcified Tissue International 45: 12-14.
37. Conroy, B., W. Kraemer, C. Maresh, S. Fleck, M. Stone, A. Fry, P. Miller, and G. Dalsky. 1993. Bone mineral density in elite junior Olympic weightlifters. Medicine and Science in Sports and Exercise 25: 1103-1109.
38. Cordain, L., R. Latin, and J. Behnke. 1986. The effects of an aerobic running program on bowel transit time. Journal of Sports Medicine 26: 101-104.
39. Cornelissen, V., and R. Fagard. 2005. Effect of resistance training on resting blood pressure: A meta-analysis of randomized controlled trials. Journal of Hypertension 23: 251-259.
40. Council on Exercise of the American Diabetes Association. 1990. Technical review: Exercise and NIDDM. Diabetes Care 13: 785-789.
41. Cowlin, A.F. 2002. Women's Fitness Program Development. Champaign, IL: Human Kinetics.
42. Craig, B., J. Everhart, and R. Brown. 1989. The influence of high-resistance training on glucose tolerance in young and elderly subjects. Mechanisms of Ageing and Development 49: 147-157.
43. Davies, G.L., M. Wolfe, F. Mottola, and C. MacKinnon. 2003. Society of Obstetricians and Gynecologists of Canada, SOGC Clinical Practice Obstetrics Committee. Joint SOGC/ CSEP clinical practice guideline. Exercise in pregnancy in the postpartum period. Canadian Journal of Applied Physiology 28: 330-341.
44. Dempsey, J., C. Butler, and M. Williams. 2005. No need for a pregnant pause: Physical activity may reduce the occurrence of gestational diabetes and preeclampsia. Exercise and Sport Sciences Reviews 33: 141-149.
45. Department of Health and Human Services. 2008. Physical Activity Guidelines for Americans. Washington, DC: Author.
46. Dietz, W. Overweight in childhood and adolescence. 2004. New England Journal of Medicine 350: 855-857.
47. Dishman, R., R. Motl, R. Saunders, G. Felton, D. Ward, M. Dowda, and R. Pate. 2005. Enjoyment mediates effects of a school-based physical-activity intervention. Medicine and Science in Sports and Exercise 37: 478-487.
48. Durak, E. 1989. Exercise for specific populations: Diabetes mellitus. Sports Training, Medicine and Rehabilitation 1: 175-180.
49. Durak, E., L. Jovanovis-Peterson, and C. Peterson. 1990. Randomized crossover study of effect of resistance training on glycemic control, muscular strength, and cholesterol in Type I diabetic men. Diabetes Care 13: 1039-1042.
50. Emery, C., W. Meeuwisse, and J. McAllister. 2006. Survey of sports participation and sport injury risk in Calgary and area high schools. Clinical Journal of Sports Medicine 16: 20-26.
51. Eriksson, J., S. Taimela, K. Eriksson, S. Parvoinen, J. Peltonen, and U. Kujala. 1997. Resistance training in the treatment of non-insulin dependent diabetes mellitus. International Journal of Sports Medicine 18: 242-246.
52. Evans, W., and I. Rosenberg. 1992. Biomarkers. New York: Simon and Schuster.
53. Faigenbaum, A. 2007. Resistance training for children and adolescents: Are there health outcomes? American Journal of Lifestyle Medicine 1: 190-200.
54. Faigenbaum, A., R. Loud, J. O'Connell, S. Glover, J. O'Connell, and W. Westcott. 2001. Effects of different resistance training protocols on upper body strength and endurance development in children. Journal of Strength and Conditioning Research 15: 459-465.
55. Faigenbaum, A., W. Kraemer, C. Blimkie, I. Jeffreys, L. Micheli, M. Nitka, and T. Rowland. 2009. Youth resistance training: Updated position statement paper from the National Strength and Conditioning Association. Journal of Strength and Conditioning Research 23 (Suppl 5): S60-S79.
56. Faigenbaum, A., and J. McFarland. 2007. Guidelines for implementing a dynamic warm-up for physical education. Journal of Physical Education, Recreation and Dance 78: 25-28.
57. Faigenbaum, A., and G. Myer. 2010. Resistance training among young athletes: Safety, efficacy and injury prevention effects. British Journal of Sports Medicine 44: 56-63.
58. Faigenbaum, A., G. Skrinar, W. Cesare, W. Kraemer, and H. Thomas. 1990. Physiologic and symptomatic responses of cardiac patients to resistance exercise. Archives of Physical Medicine and Rehabilitation 70: 395-398.
59. Faigenbaum, A., and W. Westcott. 2007. Resistance training for obese children and adolescents. President's Council on Physical Fitness and Sports Research Digest 8: 1-8.
60. Faigenbaum, A., and W. Westcott. 2009. Youth Strength Training. Champaign, IL: Human Kinetics.
61. Faigenbaum, A., W. Westcott, R. Loud, and C. Long. 1999. The effects of different resistance training protocols on muscular strength and endurance development in children. Pediatrics 104: e5.
62. Falk, B., and A. Eliakim. 2003. Resistance training, skeletal muscle and growth. Pediatric Endocrinology Reviews 1: 120-127.
63. Falk, B., and G. Tenenbaum. 1996. The effectiveness of resistance training in children: A meta-analysis. Sports Medicine 22: 176-186.
64. Ferrara, C., A. Goldberg, H. Ortmeyer, and A. Ryan. 2006. Effects of aerobic and resistive exercise training on glucose disposal and skeletal muscle metabolism in older men. Journals of Gerontology Series A: Biological Sciences and Medical Sciences 61: 480-487.
65. Fiatarone, M., E. Marks, N. Ryan, C. Meredith, L. Lipsitz, and W. Evans. 1990. High-intensity strength training in nonagenarians. Journal of the American Medical Association 263: 3029-3034.
66. Freedman, D., W. Dietz, S. Srinivasan, and G. Berenson. 1999. The relationship of overweight to cardiovascular risk factors among children and adolescents: The Bogalusa heart study. Pediatrics 103: 1175-1182.
67. Frontera, W., C. Meredith, K. O'Reilly, H. Knuttgen, and W. Evans. 1988. Strength conditioning in older men: Skeletal muscle hypertrophy and improved function. Journal of Applied Physiology 64: 1038-1044.
68. Ghilarducci, L., R. Holly, and E. Amsterdam. 1989. Effects of high resistance training in coronary heart disease. American Journal of Cardiology 64: 866-870.
69. Goldberg, L., L. Elliot, R. Schultz, and F. Kloste. 1984. Changes in lipid and lipoprotein levels after weight training. Journal of the American Medical Association 252: 504-506.
70. Gordon, B., A. Benson, S. Bird, and S. Fraser. 2009. Resistance training improves metabolic health in type 2 diabetes: A systematic review. Diabetes Research and Clinical Practice 83: 157-175.
71. Gortmaker, S., A. Must, A. Sobol, K. Peterson, G. Colditz, and W. Dietz. 1996. Television viewing as a cause of increasing obesity among children in the United States, 1986-1990. Archives of Pediatric and Adolescent Medicine 150: 356-362.
72. Graves, J., M. Pollock, and D. Foster. 1990. Effects of training frequency and specificity on isometric lumbar extension strength. Spine 15: 504-509.
73. Greenlund, L., and K. Nair. 2003. Sarcopenia-consequences, mechanisms, and potential therapies. Mechanisms of Ageing and Development 124: 287-299.
74. Grimby, G., A. Aniansson, M. Hedberg, G. Henning, U. Granguard, and H. Kvist. 1992. Training can improve muscle strength and endurance in 78 to 84 year old men. Journal of Applied Physiology 73: 2517-2523.
75. Grimmer, K., D. Jones, and J. Williams. 2000. Prevalence of adolescence injury from recreational exercise: An Australian perspective. Journal of Adolescent Health 27: 266-272.
76. Hackney, K., H. Engels, and R. Gretebeck. 2008. Resting energy expenditure and delayed-onset muscle soreness after full-body resistance training with an eccentric concentration. Journal of Strength and Conditioning Research 22: 1602-1609.
77. Haennel, R., H. Quinney, and C. Kappogoda. 1991. Effects of hydraulic circuit training following coronary artery bypass surgery. Medicine and Science in Sports and Exercise 23: 158-165.
78. Hagerman, F., S. Walsh, R. Staron, R. Hikida, R. Gilders, T. Murray, K. Toma, and K. Ragg. 2000. Effects of highintensity resistance training on untrained older men. I. Strength, cardiovascular, and metabolic responses. Journals of Gerontology Series A: Biological Sciences and Medical Sciences 55: B336-346.

79. Hamill, B. 1994. Relative safety of weight lifting and weight training. Journal of Strength and Conditioning Research 8: 53-57.

80. Harris, K., and R. Holly. 1987. Physiological response to circuit weight train ing in borderline hypertensive subjects. Medicine and Science in Sports and Exercise 10: 246-252.

81. Haskel, W., I. Lee, R. Pate, K. Powell, S. Blair, B. Franklin, C. Macera, G. Heath, P. Thompson, and A. Bauman. 2007. Physical activity and public health: Updated recommendation for adults from the American College of Sports Medicine and the American Heart Association. Circulation 116: 1081-1093.

82. Heidt, R., L. Sweeterman, R. Carlonas, J. Traub, and F. Tekulve. 2000. Avoidance of soccer injuries with preseason conditioning. American Journal of Sports Medicine 28: 659-662.

83. Hewett, T., G. Myer, and K. Ford. 2005. Reducing knee and anterior cruciate ligament injuries among female athletes. Journal of Knee Surgery 18: 82-88.

84. Hewett, T., A. Stroupe, T. Nance, and F. Noyes. 1996. Plyometric training in female athletes. American Journal of Sports Medicine 24: 765-773.

85. Hikida, R., R. Staron, F. Hagerman, S. Walsh, E. Kaiser, S. Shell, and S. Hervey. 2000. Effects of high-intensity resistance training on untrained older men. II. Muscle fiber characteristics and nucleo-cytoplasmic relationships. Journals of Gerontology Series A: Biological Sciences and Medical Sciences 55: B347-354.

86. Holten, M., M. Zacho, M. Gaster, C. Juel, J. Wojaszewskil, and F. Dela. 2004. Strength training increases insulin-mediated glucose uptake, GLUT4 content, and insulin signaling in skeletal muscle in patients with type 2 diabetes. Diabetes 53: 294-305.

87. Hunter, G., J. McCarthy, and M. Bamman. 2004. Effects of resistance training on older adults. Sports Medicine 34: 329-348.

88. Hunter, G., C. Wetzstein, D. Fields, A. Brown, and M. Bamman. 2000. Resistance training increases total energy expenditure and free-living physical activity in older adults. Journal of Applied Physiology 89: 977-984.

89. Hurley, B. 1994. Does strength training improve health status? Strength and Conditioning 16: 7-13.

90. Hurley, B., J. Hagberg, A. Goldberg, D. Seals, A. Ehsani, R. Brennan, and J. Holloszy. 1988. Resistance training can reduce coronary risk factors without altering VO2 max or percent body fat. Medicine and Science in Sports and Exercise 20: 150-154.

91. Hurley, B., and S. Roth. 2000. Strength training in the elderly: Effects on risk factors for age-related diseases. Sports Medicine 30: 249-268.

92. Institute of Medicine of the National Academies. 2005. Preventing Childhood Obesity. Health in the Balance. Washington, DC: National Academies Press. pp. 21-53.

93. Ivey, F., S. Roth, R. Ferrell, B. Tracy, J. Lemmer, D. Hurlbut, G. Martel, E. Siegel, J. Fozard, E. Metter, J. Fleg, and B. Hurley. 2000. Effects of age, gender, and myostatin genotype on the hypertrophic responses to heavy resistance strength training. Journals of Gerontology Series A: Biological Sciences and Medical Sciences 55: M641-648.

94. Jan, M., J. Lin, J. Liau, Y. Lin, and D. Lin. 2008. Investigation of clinical effects of high- and low-resistance training for patients with knee osteoarthritis: A randomized controlled trial. Physical Therapy 88: 427-436.

95. Janz, K., J. Dawson, and L. Mahoney. 2000. Tracking physical fitness and physical activity from childhood to adolescence: The Muscatine study. Medicine and Science in Sports and Exercise 32: 1250-1257.

96. Johnson, C., M. Stone, S. Lopez, J. Hebert, L. Kilgoe, and R. Byrd. 1982. Diet and exercise in middle-aged men. Journal of the Dietetic Association 81: 695-701.

97. Jones, A., M. Pollock, J. Graves, M. Fulton, W. Jones, M. MacMillan, D. Baldwin, and J. Cirulli. 1988. Safe, Specific Testing and Rehabilitative Exercise for Muscles of the Lumbar Spine. Santa Barbara, CA: Sequoia Communications.

98. Jones, C., C. Christensen, and M. Young. 2000. Weight training injury trends. Physician and Sportsmedicine 28: 61-72.

99. Jurca, R., M. LaMonte, T. Church, C. Earnest, S. Fitzgerald, C. Barlow, A. Jordan, J. Dampert, and S. Blaire. 2004. Associations with muscle strength and aerobic fitness with metabolic syndrome in men. Medicine and Science in Sports and Exercise 36: 1301-1307.

100. Kalapotharakos, V., M. Michalopoulos, S. Tokmakisis, G. Godolias, and V. Gourgoulis. 2005. Effects of heavy and moderate resistance training on functional performance in older adults. Journal of Strength and Conditioning Research 19: 652-657.

101. Kelemen, M., K. Stewart, R. Gillilan, C. Ewart, S. Valenti, J. Manley, and M. Kelemen. 1986. Circuit weight training in cardiac patients. Journal of the American College of Cardiology 7: 38-42.

102. Kelley, G. 1997. Dynamic resistance exercise and resting blood pressure in healthy adults: A meta-analysis. Journal of Applied Physiology 82: 1559-1565.

103. Kelley, G., and K. Kelley. 2000. Progressive resistance exercise and resting blood pressure: A meta-analysis of randomized controlled trials. Hypertension 35: 838-843.

104. Kelley, G., and K. Kelley. 2009. Impact of progressive resistance training on lipids and lipoproteins in adults: A meta-analysis of randomized controlled trials. Preventive Medicine 48: 9-19.

105. Kelly, A. 2005. Practical exercise advice during pregnancy. Physician and Sportsmedicine 33: 24-31.

106. Keys, A., H. Taylor, and F. Grande. 1973. Basal metabolism and age of adult man. Metabolism 22: 579-587.

107. King, L., T. Birmingham, C. Kean, I. Jones, D. Bryant, and J. Giffin. 2008. Resistance training for medial compartment knee osteoarthritis and malalignment. Medicine and Science in Sports and Exercise 40: 1376-1384.

108. Koffler, K., A. Menkes, R. Redmond, W. Whitehead, R. Pratley, and B. Hurley. 1992. Strength training accelerates gastrointestinal transit in middle-aged and older men. Medicine and Science in Sports and Exercise 24: 415-419.

109. Kokkinos, P., B. Hurley, M. Smutok, C. Farmer, C. Reece, R. Shulman, C. Charabogos, J. Patterson, S. Will, J. DeVane-Bell, and A. Goldberg. 1991. Strength training does not improve lipoprotein lipid profiles in men at risk for CHD. Medicine and Science in Sports and Exercise 23: 1134-1139.

110. Kokkinos, P., B. Hurley, P. Vaccaro, J. Patterson, L. Gardner, S. Ostrove, and A. Goldberg. 1998. Effects of low and high repetition resistive training on lipoprotein-lipid profiles. Medicine and Science in Sports and Exercise 20: 50-54.

111. Lange, A., B. Vanwanseele, and M. Fiatarone Singh. 2008. Strength training for treatment of osteoarthritis of the knee: A systematic review. Arthritis and Rheumatism 59: 1488-1494.

112. Layne, J., and M. Nelson. 1999. The effects of progressive resistance training on bone density: A review. Medicine and Science in Sports and Exercise 31: 25-30.

113. Lemmer, J., F. Ivey, A. Ryan, G. Martel, D. Hurlbut, J. Metter, J. Fozard, J. Fleg, and B. Hurley. 2001. Effect of strength training on resting metabolic rate and physical activity. Medicine and Science in Sports and Exercise 33: 532-541.

114. Lillegard, W., E. Brown, D. Wilson, R. Henderson, and E. Lewis. 1997. Efficacy of strength training in prepubescent to early postpubescent males and females: Effects of gender and maturity. Pediatric Rehabilitation 1: 147-157.

115. Lohmann, D., and F. Liebold. 1978. Diminished insulin response in highly trained athletes. Metabolism 27: 521-523.

116. Malina, R. 2001. Tracking of physical activity across the lifespan. President's Council on Physical Fitness and Sports Research Digest 3: 1-8.

117. Malina, R. 2006. Weight training in youth-growth, maturation and safety: An evidenced based review. Clinical Journal of Sport Medicine 16: 478-487.

118. Mandelbaum, B., H. Silvers, D. Watanabe, J. Knarr, S. Thomas, L. Griffin, D. Kirkendall, and W. Garrett. 2005. Effectiveness of a neuromuscular and proprioceptive training program in preventing anterior cruciate ligament injuries in female athletes. American Journal of Sports Medicine 33: 1003-1010.

119. Marks, R. 1993. The effects of isometric quadriceps strength training in midrange for osteoarthritis of the knee. Arthritis Care Research 6: 52-56.

120. Marzolini, S., P. Oh, S. Thomas, and J. Goodman. 2008. Aerobic and resistance training in coronary disease: Single versus multiple sets. Medicine and Science in Sports and Exercise 40: 1557-1564.

121. Mason, C., S. Brien, C. Craig, L. Gauvin, and P. Katzmarzyk. 2007. Musculoskeletal fitness and weight gain. Medicine and Science in Sports and Exercise 39: 38-43.

122. McCartney, N., A. Hicks, J. Martin, and C. Webber. 1996. A longitudinal trial of weight training in the elderly—continued improvements in year two. Journals of Gerontology Series A: Biological Sciences and Medical Sciences 51: B425-B433.

123. Mediate, P., and A. Faigenbaum. 2007. Medicine Ball for All Kids. Monterey, CA: Healthy Learning.

124. Melby, C., C. Scholl, G. Edwards, and R. Bullough. 1993. Effect of acute resistance exercise on postexercise energy expenditure and resting metabolic rate. Journal of Applied Physiology 75: 1847-1853.

125. Melov, S., M. Tarnopolsky, K. Beckman, K. Felkey, and A. Hubbard. 2007. Resistance exercise reverses aging in human skeletal muscle. PLoS ONE 2: e465.

126. Menkes, A., S. Mazel, R. Redmond, K. Koffler, C. Libanati, C. Gunberg, T. Zizic, J. Hagberg, R. Pratley, and B. Hurley. 1993. Strength training increases regional bone mineral density and bone remodeling in middle-aged and older men. Journal of Applied Physiology 74: 2478-2484.

127. Micheli L. 2006. Preventing injuries in sports: What the team physician needs to know. In: F.I.M.S. Team Physician Manual, 2nd ed., K. Chan, L. Micheli, A. Smith, C. Rolf, N. Bachl, W. Frontera, and T. Alenabi, eds. Hong Kong: CD Concept. pp. 555-572.

128. Miller, J., R. Pratley, A. Goldberg, P. Gordon, M. Rubin, M. Treuth, A. Ryan, and B. Hurley. 1994. Strength training increases insulin action in healthy 50 to 65 year-old men. Journal of Applied Physiology 77: 1122-1127.

129. Miller, W., W. Sherman, and J. Ivy. 1984. Effect of strength training on glucose tolerance and post glucose insulin response. Medicine and Science in Sports and Exercise 16: 539-543.
130. Morris, F., G. Naughton, J. Gibbs, J. Carlson, and J. Wark. 1997. Prospective ten-month exercise intervention in premenarcheal girls: Positive effects on bone and lean mass. Journal of Bone and Mineral Research 12: 1453-1462.
131. Morrow, J. 1997. Relationship of low back pain to exercise habits. Paper presented at ACSM conference, Denver, May 31.
132. Myer G., C. Quatman, J. Khoury, E. Wall, and T. Hewett. 2009. Youth vs. adult "weightlifting" injuries presented to United States emergency rooms: Accidental vs. nonaccidental mechanisms. Journal of Strength and Conditioning Research 23: 2054-2060.
133. National Association for Sport and Physical Education. 2005. Physical Education for Lifelong Fitness, 2nd ed. Champaign, IL: Human Kinetics.
134. Nelson, M., M. Fiatarone, C. Morganti, I. Trice, R. Greenberg, and W. Evans. 1994. Effects of high-intensity strength training on multiple risk factors for osteoporotic fractures. Journal of the American Medical Association 272: 1909-1914.
135. Ogden, C., M. Carroll, and K. Flegal. 2008. High body mass index for age among US children and adolescents, 2003-2006. Journal of the American Medical Association 299: 2401-2405.
136. Olshansky, S., D. Passaro, R. Hershow, J. Layden, B. Carnes, J. Brody, L. Hayflick, R. Butler, D. Allison, and D. Ludwig. 2005. A potential decline in life expectancy in the United States in the 21st century. New England Journal of Medicine 352: 1138-1145.
137. Olson, T., D. Dengel, A. Leon, and K. Schmitz. 2006. Moderate resistance training and vascular health in overweight women. Medicine and Science in Sports and Exercise 38: 1558-1564.
138. Ormsbee, M., J. Thyfault, E. Johnson, R. Kraus, M. Choi, and R. Hickner. 2007. Fat metabolism and acute resistance exercise in trained men. Journal of Applied Physiology 102: 1767-1772.
139. Ortega, F., J. Ruiz, M. Castillo, and M. Sjostrom. 2008. Physical fitness in childhood and adolescence: A powerful marker of health. International Journal of Obesity 32: 1-11.
140. Ozmun, J., A. Mikesky, and P. Surburg. 1994. Neuromuscular adaptations following prepubescent strength training. Medicine and Science in Sports and Exercise 26: 510-514.
141. Parise, G., A. Brose, and M. Tarnopolsky. 2005. Resistance exercise training decreases oxidative damage to DNA and increases cytochrome oxidase activity in older adults. Experimental Gerontology 40: 173-180.
142. Pate, R., M. Davis., T. Robinson, E. Stone, T. McKenzie, and J. Young. 2006. Promoting physical activity in children and youth. Circulation 114: 1214-1224.
143. Payne, G., and J. Morrow. 1993. Exercise and VO2 max in children: A meta-analysis. Research Quarterly for Exercise and Sport 64: 305-313.
144. Phillips, S. 2007. Resistance exercise: Good for more than just Grandma and Grandpa's muscles. Applied Physiology, Nutrition, and Metabolism 32: 1198-1205.
145. Pivarnik, J., H. Chambliss, J. Clapp, S. Dugan, M. Hatch, C. Lovelady, M. Mottola, and M. Williams. 2006. Impact of physical activity during pregnancy and postpartum on chronic disease risk. Medicine and Science in Sports and Exercise 38: 989-1006.
146. Powell, K., A. Roberts, J. Ross, M. Phillips, D. Ujamma, and M. Zhou. 2009. Low physical fitness among fifth- and seventh-grade students, Georgia, 2006. American Journal of Preventive Medicine 36: 304-310.
147. Pratley, R., B. Nicklas, M. Rubin, J. Miller, A. Smith, M. Smith, B. Hurley, and A. Goldberg. 1994. Strength training increases resting metabolic rate and norepinephrine levels in healthy 50 to 65 year old men. Journal of Applied Physiology 76: 133-137.
148. Quirk, A., R. Newman, and K. Newman. 1985. An evaluation of interferential therapy, shortwave diathermy and exercise in the treatment of osteoarthritis of the knee. Physiotherapy 71: 55-57.
149. Ramsay, J., C. Blimkie, K. Smith, S. Garner, J. Macdougall, and D. Sale. 1990. Strength training effects in prepubescent boys. Medicine and Science in Sports and Exercise 22: 605-614.
150. Renstrom P., A. Ljungqvist, E. Arendt, B. Beynnon, T. Fukubayashi, W. Garrett, T. Georgoulis, T. Hewett, R. Johnson, T. Krosshaug, B. Mandelbaum, L. Micheli, G. Myklebust, E. Roos, H. Roos, P. Schamasch, S. Shultz, S. Werner, E. Wojtys, and L. Engebretsen. 2008. Non-contact ACL injuries in female athletes: An International Olympic Committee current concepts statement. British Journal of Sports Medicine 42: 394-424.
151. Reynolds, K., J. Killen, S. Bryson, D. Maron, C. Taylor, N. Maccoby, and J. Farquhar. 1990. Psychosocial predictors of physical activity in adolescents. Preventive Medicine 19: 541-551.
152. Risch, S., N. Norvell, M. Polock, E. Risch, H. Langer, M. Fulton, M. Graves, and S. Leggett. 1993. Lumbar strengthening in chronic low back pain patients. Spine 18: 232-238.
153. Rowland, T. 2005. Children's Exercise Physiology, 2nd ed. Champaign, IL: Human Kinetics. pp. 181-195.
154. Ruiz, J., X. Sui, F. Lobelo, J. Morrow, A. Jackson, M. Sjostrom, and S. Blair. 2008. Association between muscular strength and mortality in men: Prospective cohort study. British Medical Journal 337: a439.
155. Ryan, A., D. Hurlbut, M. Lott, F. Ivey, J. Fleg, B. Hurley, and A. Goldberg. 2001. Insulin action after resistance training in insulin resistant older men and women. Journal of the American Geriatric Society 49: 247-253.
156. Ryan, A., M. Treuth, M. Rubin, J. Miller, B. Nicklas, D. Landis, R. Pratley, C. Libanati, C. Grundberg, and B. Hurley. 1994. Effects of strength training on bone mineral density: Hormonal and bone turnover relationships. Journal of Applied Physiology 77: 1678-1684.
157. Shaibi, G., M. Cruz, G. Ball, M. Weigensberg, G. Salem, N. Crespo, and M. Goran. 2006. Effects of resistance training on insulin sensitivity in overweight Latino Adolescent males. Medicine and Science in Sports and Exercise 38: 1208-1215.
158. Shephard, R. 2009. Maximal oxygen intake and independence in old age, British Journal of Sports Medicine, 43: 342-346.
159. Singh, N., K. Clements, and M. Fiatarone. 1997. A randomized controlled trial of progressive resistance training in depressed elders. Journal of Gerontology 52A: M27-M35.
160. Smutok, M., C. Reece, P. Kokkinos, C. Farmer, P. Dawson, R. Shulman, J. De Vane-Bell, J. Patterson, C. Charabogos, A. Goldley, and B. Hurley. 1993. Aerobic vs. strength training for risk factor intervention in middle-aged men at high risk for coronary heart disease. Metabolism 42: 177-184.
161. Snow-Harter, C., M. Bouxsein, B. Lewis, D. Carter, and R. Marcus. 1992. Effects of resistance and endurance exercise on bone mineral status of young women. A randomized exercise intervention trial. Journal of Bone and Mineral Research 7: 761-769.
162. Sothern, M., M. Loftin, J. Udall, R. Suskind, T. Ewing, S. Tang, and U. Blecker. 1999. Inclusion of resistance exercise in a multidisciplinary outpatient treatment program for preadolescent obese children. Southern Medical Journal 92: 585-592.
163. Stewart, K., M. Mason, and M. Kelemen. 1988. Three-year participation in circuit weight training improves muscular strength and self-efficacy in cardiac patients. Journal of Cardiopulmonary Rehabilitation 8: 292-296.
164. Stone, M., D. Blessing, R. Byrd, J. Tew, and D. Boatwright. 1982. Physiological effects of a short term resistance training program on middle-aged untrained men. National Strength Coaches Association Journal 4: 16-20.
165. Strong, W., R. Malina, C. Blimkie, S. Daniels, R. Dishman, B. Gutin, A. Hergenroeder, A. Must, P. Nixon, J. Pivarnik, T. Rowland, S. Trost, and F. Trudeau. 2005. Evidence based physical activity for school-age youth. Journal of Pediatrics 146: 732-737.
166. Tang, J., J. Hartman, and S. Phillips. 2006. Increased muscle oxidative potential following resistance training induced fiber hypertrophy in young men. Applied Physiology, Nutrition, and Metabolism 31: 495-501.
167. Taunton, J., A. Martin, E. Rhodes, L. Wolski, M. Donnelly, and J. Elliot. 1997. Exercise for older women: Choosing the right prescription. British Journal of Sports Medicine 31: 5-10.
168. Trappe, S., D. Williamson, M. Godard, and P. Gallagher. 2001. Maintenance of whole muscle strength and size following resistance training in older men. Medicine and Science in Sports and Exercise 33: S147.
169. Troiano, R., D. Berrigan, K. Dodd, L. Masse, T. Tilert, and M. McDowell. 2008. Physical activity in the United States measured by accelerometer. Medicine and Science in Sports and Exercise 40: 181-188.
170. Tucker, L., and L. Silvester. 1996. Strength training and hypercholesterolemia: An epidemiologic study of 8499 employed men. American Journal of Health Promotion 11: 35-41.
171. Tufts University Diet and Nutrition Letter. 1994. Never too late to build up your muscle. 12 (September): 6-7.
172. Ulrich, I., C. Reid, and R. Yeater. 1987. Increased HDLcholesterol levels with a weight training program. Southern Medical Journal 80: 328-331.
173. Vander, L., B. Franklin, D. Wrisley, and M. Rubenfire. 1986. Acute cardiovascular responses in cardiac patients: Implications for exercise training. Annals of Sports Medicine 2: 165-169.
174. Van Etten, L., K. Westerterp, F. Verstappen, B. Boon, and W Saris. 1997. Effect of an 18-week weight-training program on energy expenditure and physical activity. Journal of Applied Physiology 82 (1): 298-304.
175. Vaughn, J., and L. Micheli. 2008. Strength training recommendations for the young athlete. Physical Medicine and Rehabilitation Clinics of North America 19: 235-245.

176. Vause, T., P. Martz, F. Ricjard, and L. Gramlich. 2006. Nutrition for healthy pregnancy outcomes. Applied Physiology, Nutrition, and Metabolism 31: 12-20.
177. Verdijk, L., B. Gleeson, R. Jonkers, K. Meijer, H. Savelberg, P. Dendale, and L. van Loon. 2009. Skeletal muscle hypertrophy following resistance training is accompanied by a fiber type-specific increase in satellite cell content in elderly men. Journals of Gerontology Series A: Biological Sciences and Medical Sciences 64: 332-339.
178. Vincent, K., R. Braith, R. Feldman, P. Magyari, R. Cutler, S. Persin, S. Lennon, A. Gabr, and D. Lowenthal. 2002. Resistance exercise and physical performance in adults aged 60 to 83. Journal of the American Geriatric Society 50: 1100-1107.
179. Wang, Y., and T. Lobstein. 2006. Worldwide trends in childhood overweight and obesity. International Journal of Pediatric Obesity 1: 11-25.
180. Watts, K., P. Beye, A. Siafarikas, E. Davis, T. Jones, G. O'Driscoll, and D. Green. 2004. Exercise training normalizes vascular dysfunction and improves central adiposity in obese adolescents. Journal of the American College of Cardiology 43: 1823-1827.
181. Weltman, A., C. Janney, C. Rians, K. Strand, B. Berg, S. Tippit, J. Wise, B. Cahill, and F. Katch. 1986. The effects of hydraulic resistance strength training in pre-pubertal males. Medicine and Science in Sports and Exercise 18: 629-638.
182. Weltman, A., C. Janney, C. Rians, K. Strand, and F. Katch. 1987. Effects of hydraulic-resistance strength training on serum lipid levels in prepubertal boys. American Journal of Diseases in Children 141: 777-780.
183. Westcott, W. 2009. ACSM strength training guidelines: Role in body composition and health enhancement. ACSM's Health & Fitness Journal 13: 14-22.
184. Westcott, W., and T. Baechle. 1999. Strength Training for Seniors. Champaign, IL: Human Kinetics. Updated as Baechle, T. and W. Westcott. The Fitness Professional's Guide to Strength Training Older Adults, 2nd ed. Champaign, IL: Human Kinetics.
185. Westcott, W., F. Dolan, and T. Cavicchi. 1996. Golf and strength training are compatible activities. Strength and Conditioning 18: 54-56.
186. Westcott, W., and J. Guy. 1996. A physical evolution: Sedentary adults see marked improvements in as little as two days a week. IDEA Today 14: 58-65.
187. Whaley, M., L. Kaminsky, G. Dwyer, L. Getchell, and J. Norton. 1992. Predictors of over- and underachievement of age-predicted maximal heart rate. Medicine and Science in Sports and Exercise 24: 1173-1179.
188. Wijndaele, K., N. Duvigneaud, L. Matton, W. Duquet, M. Thomis, G. Beunen, J. Lefevre, and R. Phillippaerts. 2007. Muscular strength, aerobic fitness, and metabolic syndrome risk in Flemish adults. Medicine and Science in Sports and Exercise 39: 233-240.
189. Wolfe, R. 2006. The underappreciated role of muscle in health and disease. American Journal of Clinical Nutrition 84: 475-482.

# 19

# Clientes com problemas nutricionais e metabólicos

Douglas B. Smith, PhD, e Ryan Fiddler, MS

**Ao término deste capítulo, você será capaz de:**

- Delinear o campo de prática do personal trainer que trabalha com pessoas com problemas nutricionais e metabólicos.
- Discutir a prescrição de exercícios e a elaboração de programas adequados para indivíduos obesos, com sobrepeso ou hiperlipidemia, transtornos alimentares ou diabete.
- Descrever orientações gerais para indivíduos com esses problemas nutricionais e metabólicos.
- Discutir estratégias de mudança de estilo de vida (dieta, exercício e mudanças comportamentais) que melhorem a condição de saúde de pessoas com esses problemas nutricionais e metabólicos.

Avanços em tecnologia, industrialização e automação reduziram a necessidade de trabalho físico rigoroso, permitiram maior tempo de lazer e aumentaram consideravelmente a disponibilidade de alimentos. Esses avanços, que são positivos em alguns aspectos, afetaram negativamente a saúde da população. Somados a outros fatores, essas mudanças sociais causaram aumento na prevalência de obesidade, hiperlipidemia e diabete, bem como a tendência à alimentação desordenada e a transtornos alimentares. É provável que os personal trainers se deparem com clientes com uma ou mais dessas condições nutricionais. É preciso que eles se atentem aos sinais que possam indicá-las, como descrito no Capítulo 9, e obtenham autorização médica quando necessário.[25] Os clientes com as condições discutidas neste capítulo devem ser encaminhados ao médico para o tratamento e a um nutricionista para a terapia nutricional, visto que o papel do personal trainer se limita à elaboração e à execução do programa de exercícios, além do apoio à mudança no estilo de vida. Os personal trainers não devem diagnosticar ou prescrever tratamento para seus clientes nem aceitar ou treinar clientes com condições médicas que excedam seu nível de conhecimento e experiência. Em vez disso, esses clientes devem ser encaminhados ao profissional de saúde adequado.[25]

> Os personal trainers não devem diagnosticar, prescrever tratamento ou treinar clientes com condições médicas que ultrapassem seu conhecimento e experiência; eles devem encaminhá-los ao profissional de saúde adequado.

## Obesidade e sobrepeso

A obesidade e o sobrepeso, tanto em crianças como em adultos, tornou-se uma "epidemia global".[62] Pesquisas recentes em países industrializados e em alguns países em desenvolvimento mostram proporção crescente de crianças e adultos com sobrepeso ou obesas.[62] Enquanto a prevalência de obesidade vai de 10 a 25% na maioria dos países da Europa Ocidental, 20 a 25% em alguns países das Américas e mais de 50% em alguns países insulares do Pacífico Ocidental, a abrangência do problema é ainda mais alarmante quando se considera também a porcentagem de adultos com sobrepeso (e não apenas obesidade).[62] A mais recente U.S. National Health and Nutrition Examination Survey (NHANES 2007-2008) mostrou que 32,2% dos homens norte-americanos e 35,5% das mulheres eram obesos (IMC $\geq$ 30). O NHANES 2007-2008 mostrou que 68% da população adulta (a partir de 20

---

Os autores gostariam de agradecer as contribuições de Christine L. Vega e Carlos E. Jiménez, que escreveram este capítulo para a primeira edição de *Fundamentos de personal training da NSCA*.

anos de idade) tinha sobrepeso (IMC ≥ 25) ou obesidade (IMC ≥ 30).[46]

Esses números podem aumentar ainda mais no futuro: pesquisas nacionais nos Estados Unidos mostraram que a prevalência de obesidade na infância e na adolescência mais do que quadruplicou entre crianças de 6 a 11 anos e mais do que triplicou entre adolescentes de 12 a 19 anos nas últimas quatro décadas.[37] O Office of the Surgeon General[61] relatou vários achados importantes: (1) os fatores de risco para doença cardíaca, como colesterol e pressão arterial elevados, ocorrem com maior frequência em crianças e adolescentes com sobrepeso do que em pessoas saudáveis da mesma idade; (2) o diabete tipo 2, antes considerado uma doença adulta, aumentou drasticamente em crianças e adolescentes; (3) adolescentes com sobrepeso têm chance de 70% de se tornarem adultos com sobrepeso ou obesidade, e essa chance sobe para 80% se um ou os dois pais tiver sobrepeso ou obesidade; e (4) a consequência mais imediata do sobrepeso, como notado pelas próprias crianças, é a discriminação social. O sobrepeso e a obesidade são problemas de saúde pública de grande importância, visto que a condição de sobrepeso ou obesidade aumenta o risco de morbidade por hipertensão; hiperlipidemia; diabete tipo 2; doença arterial coronariana (DAC); acidente vascular cerebral (AVC); doença da vesícula biliar; osteoartrite; apneia do sono e problemas respiratórios; bem como cânceres endometrial, de mama, próstata e cólon.[41,62] Além disso, pesos corporais mais elevados também estão associados a aumentos em mortalidade por todas as causas. Sobrepeso e obesidade foram designados como a segunda maior causa de morte evitável nos Estados Unidos.[41,42]

## Definições de sobrepeso e obesidade e diferenças importantes

O sobrepeso é definido como um índice de massa corporal (IMC) de 25 a 29,9 kg/m², e a obesidade como um IMC ≥ 30 kg/m².[41] O IMC descreve o peso relativo à altura e tem correlação significativa com o teor de gordura corporal total. O uso do IMC tem limitações com indivíduos muito musculosos (superestima a gordura corporal) ou com idade avançada que perderam muita massa muscular (subestima a gordura corporal).[42] O IMC deve ser utilizado para avaliar o sobrepeso e a obesidade além de monitorar mudanças no peso corporal.[41,42,62]

O IMC é calculado como o peso (kg) dividido pela altura ao quadrado (m²). Veja a Tabela 19.1 para as classificações de peso por IMC definidas pelo National Heart, Lung, and Blood Institute (NHLBI). Consulte "Cálculo do IMC" para exemplos de como calcular o IMC utilizando unidades métricas.

Para selecionar estratégias adequadas de prevenção e elaborar programas de exercício efetivos, o personal trainer deve entender as importantes e complexas diferenças entre sobrepeso e obesidade:[16]

- Pessoas obesas têm um excesso expressivamente maior de peso, em particular de massa de tecido adiposo, do que pessoas com sobrepeso. Além disso, a porcentagem de tecido adiposo em relação ao tecido magro é maior em pessoas obesas. Isso significa que pessoas obesas aumentaram consideravelmente seus

### Conversão métrica

Para calcular o IMC com unidades métricas, utilize a seguinte fórmula:

Peso (quilogramas) ÷ altura ao quadrado (m²) **(19.1)**

Por exemplo, uma pessoa com 78,93 quilogramas e 177 centímetros (1,77 m) tem um IMC de 25:

$(78{,}93 \div 1{,}77^2) = 25$

TABELA 19.1 Classificação de sobrepeso e obesidade por índice de massa corporal (IMC), circunferência de cintura e risco de doença associado

| | IMC (kg/m²) | Classe de obesidade | Risco de doença* relativo ao peso e à circunferência de cintura normais | |
|---|---|---|---|---|
| | | | Homens ≤ 102 cm, mulheres ≤ 88 cm | Homens > 102 cm, mulheres > 88 cm |
| Abaixo do normal | < 18,5 | | – | – |
| Normal** | 18,5-24,9 | | – | – |
| Sobrepeso | 25,0-29,9 | | Aumentado | Alto |
| Obesidade | 30,0-34,9 | I | Alto | Muito alto |
| | 35,0-39,9 | II | Muito alto | Muito alto |
| Obesidade extrema | > 40,0 | III | Extremamente alto | Extremamente alto |

* Risco de doença para diabete tipo 2, hipertensão e doença arterial coronariana.

** Circunferência de cintura aumentada também pode ser um indício de maior risco mesmo em pessoas com peso normal.

Reproduzido de NIH e NHLBI, 1998.[40]

estoques de gordura sem o aumento concomitante de massa muscular.[14]

- Em geral, pessoas obesas são mais propensas a ter um maior balanço de energia positivo por período mais longo do que pessoas com sobrepeso. A contribuição para o balanço de energia positivo não se deve apenas à redução na atividade física, mas também ao maior consumo de alimentos.[14] Ocorre balanço de energia neutro quando um indivíduo consome tantas calorias quanto gasta, resultando em nenhuma mudança no peso corporal. Um balanço de energia positivo, ou um consumo de calorias maior do que o gasto, resultará no aumento no peso corporal; um balanço de energia negativo, ou um consumo de calorias menor do que o gasto, resultará em redução do peso corporal.
- Em média, uma pessoa obesa tem uma taxa metabólica em repouso mais elevada e gasta mais energia em atividades do que aquelas com sobrepeso ou peso normal. O motivo é que mover uma massa pesada de um lado para o outro exige mais energia.[14]

Ao que parece, uma revisão dessas diferenças e suas implicações indicaria que um estilo de vida sedentário ou um nível baixo de atividade habitual parece ser o mecanismo para uma grande proporção de casos de sobrepeso adulto.[13,14] Em outras palavras, é possível que um indivíduo adquira sobrepeso simplesmente por reduzir seu nível de atividade, sem que consuma mais alimentos por dia.

É para essa população com sobrepeso que é importante a intervenção precoce com um programa de exercícios e aumento na atividade física. Espera-se que indivíduos com sobrepeso possam ser incentivados e convencidos a começar a treinar com um personal trainer antes de se tornarem obesos. O retorno aos níveis prévios de atividade física ou a sua superação no mínimo preveniria a progressão para a obesidade e, possivelmente, levaria à perda significativa de peso, dando a esses indivíduos a possibilidade de retornar à classificação de peso normal sem que fosse necessário recorrer à restrição calórica moderada ou severa.

Por outro lado, indivíduos com obesidade grave (i. e., IMC a partir de 35) provavelmente mantiveram balanço de energia positivo por longos períodos, ou seja, pelo menos alguns anos. Na maioria dos casos, essa condição é atingida com o aumento no consumo de energia (maior consumo de alimento) e a redução no gasto energético (atividade física).[14] Portanto, ao que parece, no caso de pessoas gravemente obesas, a inatividade é um fator importante, mas também está aliada ao maior consumo. Consequentemente, pessoas obesas devem se concentrar em cortar o consumo calórico e também aumentar a atividade.

> Clientes com sobrepeso podem se beneficiar simplesmente pelo aumento da atividade física e de mudanças pequenas na dieta. Pessoas obesas devem se concentrar tanto na redução do consumo de calorias como no aumento da atividade física.

## Causas e correlativos do sobrepeso e da obesidade

Nenhuma teoria responde completamente à pergunta de como e por que ocorre a obesidade. Embora o balanço de energia positivo devido à maior disponibilidade de alimentos ricos em calorias aliado a um estilo de vida sedentário seja o principal fator do aumento mundial na obesidade, existem também outros fatores a considerar.[62] O *Overweight and Obesity: Health Consequences*, do Surgeon General, relatou que "o peso corporal é uma combinação de influências genéticas, metabólicas, comportamentais, ambientais, culturais e socioeconômicas", e que os fatores comportamentais e ambientais contribuem em grande medida para o sobrepeso e a obesidade. Esses dois fatores também podem "proporcionar a maior oportunidade para ações e intervenções projetadas para a prevenção e o tratamento".[57]

Os fatores ambientais podem incluir a disponibilidade de alimento, o nível socioeconômico e a falta de acesso a locais de exercício como academia ou pista de corrida. Os fatores comportamentais incluem hábitos alimentares determinados pelas preferências individuais e pela origem étnica, incluindo alimentação excessiva ou compulsiva e hábitos de exercício. Fatores genéticos e metabólicos podem incluir diferenças na taxa metabólica em repouso, nos níveis de lipoproteína lipase e outras enzimas, na atividade do sistema nervoso simpático e na termogênese induzida pela dieta. Algumas dessas variáveis servem como indicadores reais do ganho de gordura corporal, permitindo que sejam consideradas como fatores de risco. Em outros casos, os pesquisadores não sabem se a relação é causal ou se o correlativo é secundário à obesidade. Em muitos casos, as associações são, na verdade, secundárias e resultantes da obesidade.[14]

Steffen et al.[57] examinaram recentemente a associação entre sobrepeso em crianças e adolescentes por um lado, e tempo de televisão e peso dos pais pelo outro. Os resultados foram de acordo com a pesquisa prévia,[16,19,23,31,33,50,58] mostrando que o tempo diante da TV tem relação direta com o sobrepeso infantil. Além disso, os autores relataram que "1 hora a mais de tempo de TV ou tempo total de telas por dia aumentou o risco de sobrepeso em 20 a 30% nessa população" e que a obesidade é familiar.[56] Outro estudo recente, por Yen et al. – incluindo também o uso de internet –, apresentou resultados semelhantes, mostrando que longos períodos de TV e uso de internet tinham relação com o aumento de IMC em adolescentes.[63]

## Distribuição de gordura

É importante não apenas notar se um cliente se enquadra na categoria de sobrepeso ou obesidade, mas também discernir o padrão de distribuição de gordura. Existem dois tipos de distribuição, obesidade androide e ginoide. A obesidade ginoide (corpo em forma de pera) denota a condição em que altas quantidades de gordura corporal foram depositadas nas áreas do quadril e das coxas. A obesidade androide (corpo em forma de maçã) é caracterizada por altas quantidades de gordura corporal nas áreas do tronco e do abdome. Essa presença de gordura excessiva no abdome, desproporcional à gordura corporal total, age como um indicador independente do risco de doença de diabete tipo 2, hipertensão e doença cardiovascular (DCV).[41,42]

### Medição da gordura abdominal

Pesquisadores sugerem que a obesidade abdominal impõe risco significativamente maior de DCV do que a obesidade total, e que a circunferência de cintura e a razão cintura/quadril podem ser indicadores melhores de aterosclerose e risco de DCV do que o IMC.[38] Além disso, existe uma correlação positiva entre o teor de gordura abdominal e a medição da circunferência de cintura.[41,42,63] O personal trainer pode utilizar essa medição aceita clinicamente para avaliar o teor de gordura abdominal antes e durante um programa de perda de peso.[41,42] A medição adequada da circunferência de cintura é explicada no Capítulo 11. Para clientes adultos com IMC entre 25 e 34,9 kg/m$^2$, os homens cuja circunferência de cintura exceda 102 centímetros e as mulheres cuja circunferência de cintura exceda 88 centímetros têm maior risco de desenvolver diabete tipo 2, dislipidemia, hipertensão e DCV.[41,42] Note que esses limites de circunferência de cintura não são úteis em termos de predição de risco suplementar em clientes com IMC $\geq$ 35 kg/m$^2$, visto que esses indivíduos automaticamente excedem os pontos de corte em razão do peso elevado. O quadro a seguir inclui recomendações práticas para conduzir medições da gordura corporal em clientes com sobrepeso ou obesidade.

A medição de dobras cutâneas de pessoas obesas é muito difícil; o posicionamento correto de pinças exige considerável experiência. Além disso, o processo pode ser vergonhoso para o cliente obeso, por causa do tamanho da dobra. Em razão da alta aceitabilidade das medições de IMC e circunferência de cintura, aconselha-se que os personal trainers utilizem essas medições para a avaliação inicial e as medições de acompanhamento. Fato é que a demonstração da perda de centímetros pode ser mais significativa para o cliente. As medições de circunferência também podem ser feitas em outras partes do corpo, como quadris, membros superiores e coxas, para acompanhar o progresso em termos de perda de peso. O uso da absorciometria por dupla emissão de raios X (DXA) foi pesquisado recentemente como um possível método para avaliar a condição óssea e a composição de tecido mole em indivíduos com sobrepeso.[15] Gately et al.[27] sugeriram que o deslocamento de ar e a DXA podem ser os métodos mais promissores para a avaliação de gordura corporal em crianças com sobrepeso e obesidade. Contudo, parecem ser necessárias mais pesquisas nessa área para se considerarem todas as limitações com essa população. Além disso, em relação ao uso de DXA nessa população, Brownbill e Ilich[15] mencionam que o equipamento de DXA tradicional pode não ser capaz de acomodar indivíduos com sobrepeso ou obesidade em razão da área insuficiente de escaneamento.

#### Avaliação de gordura abdominal em clientes com sobrepeso ou obesidade

- No lugar das medidas de obra cutânea, ou para complementá-las, utilize medidas de circunferência de cintura e IMC.
- Conduza uma avaliação em um ambiente privado e assegure ao cliente de que ninguém verá os resultados.
- Conduza a avaliação de uma maneira prática, porém sensível. Evite piadas constrangedoras.
- Se o cliente estiver envergonhado demais para deixar alguém medir sua cintura, deixe que ele conduza a medição após dadas as instruções.
- Peça ao cliente de antemão para usar roupas finas e permita que ele fique de roupa durante a medição se não se sentir à vontade para tirá-las. Embora a medição não seja precisa, servirá como um ponto inicial e evitará constrangimento.
- Os limites a seguir indicam maior risco de diabete tipo 2, dislipidemia, hipertensão e DCV em indivíduos com IMC entre 25 e 34,9 kg/m$^2$:[19,20]

  Homens: > 102 centímetros
  Mulheres: > 88 centímetros

### Controle de fatores de risco cardiovascular

A Tabela 19.1 adiciona o risco de doença de gordura abdominal ao risco de doença de IMC.[41,42] Como é evidente, a maior distribuição de gordura abdominal passa o indivíduo da categoria de sobrepeso ou obesidade classe I para uma categoria de risco de doença ainda maior. As categorias na tabela indicam *risco relativo, não risco absoluto*.[41,42] Em outras palavras, a comparação de risco é feita em relação a um peso normal. Isso é diferente do cálculo de risco absoluto de doença, determinado pela soma dos fatores de risco.[41,42]

Os personal trainers que trabalham com clientes com sobrepeso devem dar tanta ênfase ao controle dos fatores de risco cardiovascular quanto dão à perda de peso nos programas gerais de seus clientes.[42] Em outras palavras, o cliente deve entender que aumento de atividade física somado à descontinuação do tabagismo e ao consumo de uma dieta saudável para o coração, com ou sem perda de peso, vai melhorar significativamente sua condição de saúde. De fato, mesmo se os clientes não alterarem nenhum dos outros hábitos de saúde, mas melhorarem o condicionamento para um nível moderado a alto, eles terão menores taxas de morte prematura por DCV e de mortalidade por todas as causas.[12] Isso possibilita medir o sucesso do programa de um cliente não apenas em termos de perda de peso, mas também em mudanças comportamentais positivas.

## Benefícios do exercício em um programa de redução de peso

A inclusão da atividade física em um programa de redução de peso proporciona benefícios fisiológicos e psicológicos. Embora o mecanismo exato pelo qual a atividade física afete a perda de peso e o grau em que afeta ainda não sejam completamente entendidos, deve-se incluir o exercício em um programa de perda de peso para garantir uma chance melhor de sucesso. Uma revisão da literatura mostrou que adultos com obesidade que participaram de atividade física alcançaram perda de peso moderada e redução dos fatores de risco para DCV.[41]

Ao que parece, alguns dos benefícios fisiológicos do exercício podem não se converter tanto em perda de peso como se pensava anteriormente. Por exemplo, uma pessoa com obesidade que esteja fora de forma não costuma ser capaz de praticar um exercício de duração ou intensidade suficientes para gastar calorias o bastante para atender ao déficit calórico diário. Portanto, embora a sessão de exercício seja importante, a redução nas calorias consumidas teria efeito ainda maior na perda de peso. Contudo, o programa de exercício é importante pelos efeitos positivos na redução dos fatores de risco de DCV, além dos benefícios fisiológicos e psicológicos listados a seguir.

Embora a área dos benefícios psicológicos e emocionais do exercício e seus efeitos no aumento em motivação, comprometimento e recursos psicológicos mereça mais pesquisas, a combinação dos estudos recentes e dos dados experimentais indica que esses benefícios de fato ocorrem. Os possíveis resultados psicológicos de um programa de exercício que promova esses aumentos em motivação e comprometimento são o ganho de bem-estar e humor, a melhora da imagem corporal, o desenvolvimento da autoestima e da autoeficácia, e o aprimoramento de capacidades de enfrentamento.[10] Por exemplo, a melhora do bem-estar e o reforço da autoestima produzidos pela atividade física podem se generalizar para outras áreas da vida e provocar melhor adesão à dieta. Em outras palavras, o cliente se sente mais produtivo e mais no controle de sua vida, tornando-se, assim, mais apto e disposto a fazer as escolhas adequadas de alimentos e tamanhos de porção. A Figura 19.1[10] apresenta uma visão geral do mecanismo proposto e das vias potenciais que associam o exercício ao sucesso em controle de peso.

Embora os resultados de pesquisas que apoiam o benefício da atividade física durante a fase de perda de peso de um programa de controle de peso sejam controversos, fortes evidências apoiam o papel da atividade física como um fator necessário para a manutenção do peso em longo prazo.[55] A atividade física regular não apenas ajuda a aperfeiçoar a perda de peso e o condicionamento físico durante a fase de perda em um programa de controle de peso, mas também é necessária para garantir que o cliente mantenha o peso-alvo ao longo do tempo. Uma das principais metas do personal trainer deve ser ajudar os clientes a criarem o hábito do exercício frequente.

### Benefícios do exercício em um programa de perda de peso

- Aumenta o gasto energético.
- Reduz o risco de doença cardíaca em um grau maior do que a perda de peso sozinha é capaz.
- Pode ajudar a reduzir a gordura corporal e prevenir o aumento de massa muscular que ocorre com frequência durante a perda de peso.
- Pode reduzir a gordura corporal.
- Diminui a resistência à insulina.
- Pode contribuir com o cumprimento da dieta, incluindo a redução na ingestão calórica.
- Embora possa não evitar a redução na taxa metabólica em repouso associada a uma dieta de baixas calorias, pode minimizá-la.
- Melhora o humor e o bem-estar geral.
- Melhora a imagem corporal.
- Aumenta a autoestima e a autoeficácia.
- Serve como estratégia de enfrentamento.

Baseado em NIH e NHLBI, 2000;[42] Baker e Brownwell, 2000.[10]

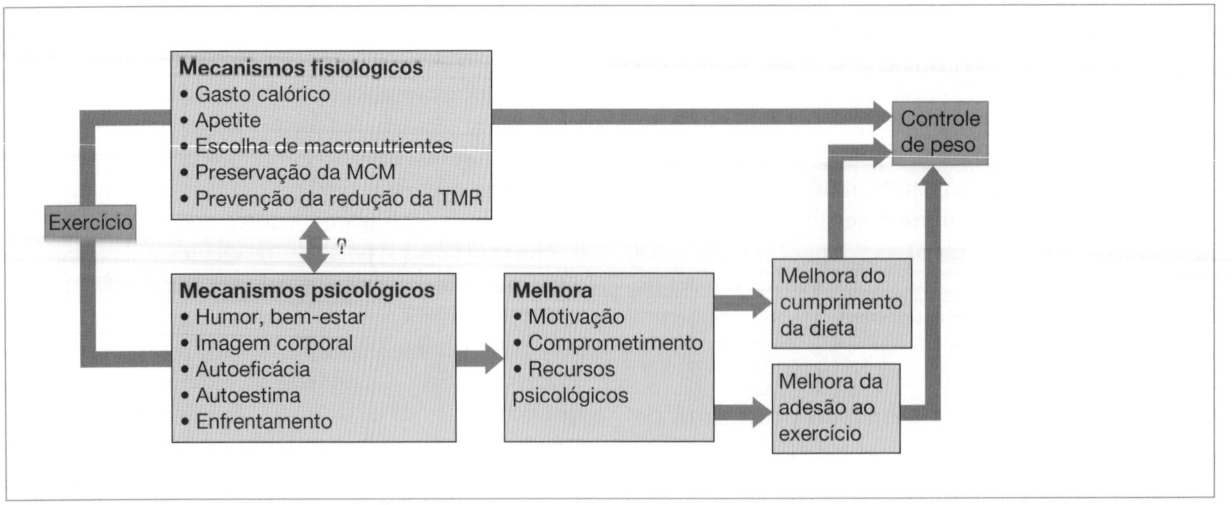


FIGURA 19.1 Mecanismos propostos associando-se o exercício ao controle de peso.
MCM: massa corporal magra; TMR: taxa metabólica em repouso.
Reproduzido com autorização de Baker e Brownwell, 2000.

> Embora a atividade física possa não ajudar o cliente a perder peso, ela reduz muitos dos fatores de risco relacionados à obesidade e é fundamental para a manutenção de peso em longo prazo.

## Programa de mudança de estilo de vida para obesidade

Em geral, programas efetivos de controle de peso consistem na combinação de modificações de dieta, aumento da atividade física e mudança do estilo de vida.[41,42] Os personal trainers trabalham com seus clientes não apenas para aumentar o níveis de atividade física, mas também para dar suporte à mudança de estilo de vida.

### Modificação da dieta e dieta de baixas calorias

A maioria dos clientes com sobrepeso ou obesos precisa fazer ajustes nas dietas para atingir um déficit calórico que resulte em perda de peso. Os personal trainers devem encaminhar esses clientes a um nutricionista. O nutricionista muito provavelmente avaliará a dieta do cliente para elaborar uma dieta apropriada de calorias reduzidas, mas rica em nutrientes, oferecer acompanhamento para ajustá-lo, responder perguntas e dúvidas e solucionar quaisquer problemas. O encaminhamento para um nutricionista é altamente recomendável para obesos ou com níveis elevados de colesterol, e é necessário para clientes com diabete (o diabete é controlado por um médico, normalmente em conjunto com um nutricionista).

Para ser efetiva, a dieta deve ser projetada de acordo com a origem cultural e étnica do cliente, incluir preferências alimentares, levar em conta a disponibilidade e o custo do alimento na dieta, conter uma seleção de alimentos que reduza o risco de outros fatores de risco cardiovascular relacionados à nutrição, como hiperlipidemia e pressão arterial elevada, e se adequar ao estilo de vida particular do cliente.[42] Além disso, a dieta deve garantir que todas as ingestões diárias recomendadas sejam atendidas, o que pode exigir o uso de um suplemento alimentar ou vitamínico para aqueles que estiverem se alimentando nas faixas calóricas mais baixas.[42] Depois que a dieta for individualizada para as necessidades e preferências do cliente, o personal trainer pode ser de grande ajuda oferecendo apoio e motivação para o cliente segui-la.

A maior parte da perda de peso em pessoas obesas ocorre principalmente em função do consumo reduzido de calorias. As orientações do NHLBI recomendam o planejamento individual de uma dieta para ajudar a criar um déficit de 500 a 1.000 calorias por dia para facilitar a perda de peso de 0,45 a 0,9 quilograma por semana. Recomenda-se essa redução moderada em calorias para se atingir uma perda de peso lenta, mas progressiva. Com esse nível de ingestão calórica, o excesso de peso diminuirá gradualmente (a quantidade-alvo também depende da quantidade de exercício que o cliente pratica diariamente. Em outras palavras, se ele gasta 250 calorias por dia em uma sessão de exercício, a dieta pode ter que ser reduzida em apenas 250 a 750 calorias por dia, o que a tornará mais fácil de cumprir).

A carga calórica exata para cada indivíduo é determinada pelo uso das fórmulas de cálculo do Capítulo 7 e por ajustes de tentativa e erro. Recomenda-se que a ingestão calórica seja reduzida apenas o necessário para manter o peso em um nível desejado.

Em geral, as mulheres devem consumir dietas que contenham no mínimo 1.000 a 1.200 quilocalorias (kcal)/dia e os homens devem consumir uma dieta de no mínimo 1.200 a 1.600 kcal/dia.[42] A ingestão mais elevada de 1.200 a 1.600 kcal/dia também pode ser apropriada para mulheres que pesem a partir 75 quilogramas ou que se exercitem regularmente.[42] Se um cliente consumir uma dieta de 1.600 kcal/dia e não estiver perdendo peso, pode ser aconselhável tentar a dieta de 1.200 kcal/dia. Por outro lado, se o cliente sentir fome na dieta de calorias mais baixas ou estiver sem energia suficiente para seguir o dia ou praticar atividade física, ele pode precisar consumir 100 a 200 kcal/dia adicionais.[42]

Além disso, o cliente poupará mais tecido magro se consumir uma **dieta baixa em calorias (DBC)** em comparação com as grandes perdas que ocorrem com dietas muito baixas em calorias (DMBC), que consistem em menos de 800 kcal/dia. O uso da DMBC deve ser orientado somente por médicos com treinamento especializado e experiência, visto que a dieta exige monitoramento e suplementação especiais, e deve ser usada apenas em circunstâncias limitadas para indivíduos específicos.[44] Na realidade, ensaios clínicos demonstraram que as DBC têm as mesmas taxas de sucesso que DMBC na promoção de perda de peso após um ano.[61]

Consulte a Tabela 19.2 para as orientações gerais de dieta para uma DBC como delineado na dieta baixa em calorias Passo I, recomendada pelo NHLBI. Essa dieta também contém a composição de nutrientes que reduzirá outros fatores de risco de DCV, como níveis elevados de colesterol no sangue e hipertensão.

Uma meta inicial e sensata de um programa de perda de peso é a redução de 10% no peso corporal. Um tempo razoável para se atingir essa meta são seis meses.[42] Depois de seis meses, o personal trainer, em conjunto com o nutricionista e o médico, pode vir a definir novas metas. Mesmo se o cliente apenas atingir essa redução inicial de 10% e a mantiver, ele terá atingido uma redução significativa na gravidade dos fatores de risco associados à obesidade.[41,42] De fato, a literatura mostrou que basta a redução de apenas 3% a 5% do peso corporal para se atingir uma redução do risco à saúde.[6]

Reduzir o peso corporal em 10% ao longo de seis meses é uma meta inicial adequada; a partir desse momento, novas metas podem ser definidas. É muito melhor perder uma quantidade moderada de peso de modo relativamente lento do que perder uma grande quantidade rapidamente e recuperar a maior parte depois.

Muitos clientes podem achar difícil perder peso depois dos primeiros seis meses, por causa da redução nas taxas metabólicas basais e do aumento, ao longo do tempo, do desafio de continuar com a dieta e o regime de exercício. Além disso, suas necessidades de energia diminuem quando o peso diminui (menos massa para

TABELA 19.2 Dieta baixa em calorias Passo I

| Nutriente | Ingestão diária recomendada |
|---|---|
| Calorias[1] | Redução de cerca de 500 a 1.000 kcal da ingestão habitual |
| Gordura total[2] | 30% ou menos das calorias totais |
| Ácidos graxos saturados[3] | 8 a 10% das calorias totais |
| Ácidos graxos monoinsaturados | Até 15% das calorias totais |
| Ácidos graxos poli-insaturados | Até 10% das calorias totais |
| Colesterol[3] | < 300 mg |
| Proteína[4] | Cerca de 15% das calorias totais |
| Carboidrato[5] | 55% ou mais das calorias totais |
| Sódio | Não mais do que 100 mmol (cerca de 2,4 g de sódio ou cerca de 6 g de cloreto de sódio) |
| Cálcio[6] | 1.000 a 1.500 mg |
| Fibra[5] | 20 a 30 g |

[1] A redução em calorias de 500 a 1.000 kcal/dia ajudará a atingir uma perda de peso de 0,45 a 0,9 quilograma/semana. O álcool fornece calorias desnecessárias e substitui alimentos mais nutritivos. O consumo de álcool não apenas aumenta o número de calorias em uma dieta como também foi associado à obesidade em estudos epidemiológicos e experimentais. O impacto das calorias do álcool na ingestão calórica geral de uma pessoa precisa ser avaliado e controlado adequadamente.
[2] Alimentos com gordura modificada podem oferecer uma estratégia útil para a redução das gorduras totais, mas serão efetivos apenas se também forem baixos em calorias e se não houver compensação em calorias derivadas de outros alimentos.
[3] Pacientes com altos níveis de colesterol no sangue podem precisar utilizar a dieta Passo II para conseguir mais reduções nos níveis de colesterol LDL; nela, as gorduras saturadas são reduzidas a menos de 7% das calorias totais e os níveis de colesterol a menos de 200 mg/dia. Todos os demais nutrientes são os mesmos que no Passo I.
[4] A proteína deve ter origens vegetais e origens magras de proteína animal.
[5] Os carboidratos complexos de diferentes verduras, legumes, frutas e grãos integrais são boas fontes de vitaminas, minerais e fibras. Uma dieta rica em fibra solúvel, incluindo farelo de aveia, legumes, cevada, e a maioria de frutas e verduras, pode ser efetiva na redução dos níveis de colesterol. Uma dieta rica em todos os tipos de fibra também pode auxiliar no controle do peso, promovendo a saciedade em níveis mais baixos de consumo de caloria e gordura. Alguns especialistas recomendam 20 a 30 g de fibra por dia, com um limite máximo de 35 g.
[6] Durante a perda de peso, deve-se atentar à manutenção de uma ingestão adequada de vitaminas e minerais. Manter a ingestão recomendada de cálcio de 1.000 a 1.500 mg/dia é especialmente importante para mulheres que possam estar em risco de osteoporose.
Reproduzido de NIH e NHLBI, 2000.[42]

carregar significa menos carga de trabalho). Portanto, é necessário um aumento ainda maior nas metas dietéticas (maior redução em calorias) e metas de atividade física (maior aumento em níveis de atividade) para se criar um déficit de energia no peso mais baixo.[42]

Depois de se atingir a meta de peso inicial de redução de 10% em peso corporal, o personal trainer e o cliente podem estabelecer novas metas de perda de peso, caso seja apropriado. Os benefícios de se atingir uma perda de peso moderada no decorrer de um período longo superam em alto grau os benefícios de se perder muito peso rapidamente apenas para recuperar a maior parte dele depois. Essa situação de recuperação de peso, ainda mais quando repetida diversas vezes, enfraquece os benefícios de se participar de um programa de perda de peso em termos de tempo gasto, custos financeiros, fatores de saúde e, especialmente, uma possível redução na autoestima.[42]

Embora não faça parte do campo de prática dos personal trainers oferecer prescrições e aconselhamentos dietéticos para seus clientes, esses profissionais podem apoiar o esforço de seus clientes oferecendo instruções ou orientações nutricionais. Os tópicos podem incluir opções de alimentos baixos em calorias, técnicas de preparação de alimentos de baixas caloria, leitura do rótulo de alimentos, estratégias de alimentação em festas, a importância da hidratação adequada, maneiras de incluir mais frutas, verduras e legumes na dieta, e assim por diante.

> A prescrição ou o aconselhamento dietético está além do campo de prática do personal trainer; em vez disso, ele pode oferecer instruções nutricionais.

## Atividade física

Recomendam-se níveis moderados de atividade física por pelo menos 30 minutos, na maioria dos dias da semana, para clientes com sobrepeso ou obesos e que estejam iniciando um programa de exercícios.[45,46] Um nível moderado de atividade física é definido como a quantidade de atividade que utilize cerca de 150 kcal/dia, com um total de cerca de 1.000 kcal/semana.[41,42] De fato, os Centros de Controle e Prevenção de Doenças, o American College of Sports Medicine, o Surgeon General e os National Institutes of Health (NIH)/NHLBI fazem as seguintes recomendações, segundo expressas no NHLBI *Practical Guide*: "Todos os adultos devem definir uma meta de longo prazo para acumular pelo menos 30 minutos ou mais de atividade física de intensidade moderada na maioria dos dias da semana, de preferência em todos".[42,48,55] Uma revisão da literatura mais atual sobre esse tema reforça essas diretrizes. A 8ª edição de *Guidelines for Exercise Testing and Prescription* da ACSM de 2010 recomenda um mínimo de 150 a 250 minutos por semana de intensidade moderada (40 a 60% $\dot{V}O_2R$ ou $FC_{reserva}$) a vigorosa/intensa (50 a 75% $\dot{V}O_2R$ ou $FC_{reserva}$) de atividade física para *evitar o ganho de peso* de maneira efetiva para indivíduos que estejam com sobrepeso ou obesos. Além disso, as orientações sugerem que clientes obesos ou com sobrepeso progridam para um nível de atividade física de 250 a 300 minutos por semana ou 50 a 60 minutos por dia, cinco dias por semana para reforçar a *manutenção da perda de peso no longo prazo*. Para fins de *perda de peso*, alguns indivíduos podem progredir para 60 a 90 minutos por dia de atividade física de intensidade moderada a vigorosa. Exemplos de quantidades moderadas de atividade física são apresentados na Tabela 19.3.

É importante considerar os conceitos de progressão ao elaborar um programa de atividade física para um

TABELA 19.3 Exemplos de quantidades moderadas de atividade física

| Atividades comuns | Atividades esportivas | Menos vigorosa, mais tempo* |
|---|---|---|
| Lavar ou passar cera em um carro por 45 a 60 min | Jogar voleibol por 45 a 60 min | ↑ |
| Lavar janelas ou pisos por 45 a 60 min | Jogar *touch football* por 45 min | |
| Jardinar por 30 a 45 min | Caminhar 2,8 km em 35 min | |
| Andar de cadeira de rodas por 30 a 40 min | Praticar arremessos a cestas no basquetebol por 30 min | |
| Empurrar um carrinho de criança por 2,4 km em 30 min | Andar de bicicleta por 8 km em 30 min | |
| Varrer folhas por 30 min | Dançar rápido (socialmente) por 30 min | |
| Tirar neve por 15 min | Dar voltas nadando em uma piscina por 20 min | |
| Subir/descer escadas por 15 min | Jogar uma partida de basquetebol por 15 a 20 min | ↓ |
| | Pular corda por 15 min | Mais vigorosa, menos tempo |
| | Correr 2,4 km em 15 min | |

*Nota:* uma quantidade moderada de atividade física equivale aproximadamente à atividade física que utilize cerca de 150 calorias de energia por dia ou 1.000 calorias por semana.

* Algumas atividades podem ser realizadas em intensidades variadas; as durações sugeridas correspondem à intensidade esperada do esforço.

Reproduzido de NIH e NHLBI, 2000.[42]

cliente. Muitos clientes obesos podem não conseguir começar com um programa de atividade de nível moderado. Para esses clientes, as atividades iniciais podem precisar ter intensidade baixa ou ser uma simples questão de se concentrar no aumento das tarefas do cotidiano. Por exemplo, os clientes podem:

- Fazer uma caminhada após o almoço.
- Caminhar até a mesa ou a sala de um colega em vez de utilizar o telefone.
- Usar as escadas em vez de elevador ou escada rolante.
- Caminhar para buscar o almoço em vez de pedir entrega.
- Sair do ônibus ou do metrô pelo menos uma parada antes e caminhar o restante do caminho.
- No estacionamento do shopping, parar o carro em uma vaga que esteja mais distante da porta de entrada e que exija caminhada.
- Caminhar até o mercado da vizinhança para buscar leite em vez de dirigir por um ou dois quarteirões.
- Levar o cachorro para passear.
- Jardinar.
- Brincar vigorosamente com filhos ou netos.

Um programa progressivo bem elaborado evita a incidência de lesão, além de tornar as sessões de exercício iniciantes confortáveis e toleráveis. Muitas pessoas com obesidade, por causa de seus estilos de vida sedentários, têm capacidades funcionais muito baixas. O que pode parecer uma intensidade ou quantidade moderada de atividade física para um personal trainer talvez represente uma grande dificuldade para um indivíduo obeso. Um programa de exercício excessivamente exigente pode causar dor em clientes não acostumados. Essas sensações desconfortáveis podem provocar perda de motivação, desestimulando o cliente a continuar com o programa.

À medida que o cliente perde peso e aumenta sua capacidade funcional, pode-se programar o exercício de maior intensidade e duração. Embora sessões mais longas de atividades de intensidade moderada (como caminhada de condicionamento) possam envolver a mesma quantidade de atividade e gasto calórico que sessões mais curtas de exercícios de intensidade mais elevada (como corrida), é melhor priorizar exercícios de duração mais longa e intensidade mais baixa (pelo menos no início do programa) para evitar lesão e promover a adesão ao programa. Exemplos de exercícios apropriados incluem caminhada de condicionamento, natação de condicionamento, aulas de hidroginástica, bicicleta ergométrica e ciclismo ao ar livre, remo, trilha, dança de salão e dança aeróbia, além do treinamento de força e flexibilidade.

Um gasto adicional de 100 a 200 kcal/dia em tarefas e atividades recreativas comuns promoverá um déficit calórico ainda maior com aumento concomitante de perda de gordura, capacidade funcional e massa corporal magra.[42] Todo esse acréscimo na atividade, somado a sessões de exercício programado, vai se somar e contribuir para o déficit calórico necessário para garantir a perda de peso e a manutenção de peso subsequente.

> Sessões mais longas de intensidade moderada podem envolver a mesma quantidade de atividade e gasto calórico que sessões mais curtas de intensidade mais elevada; porém, aconselham-se durações mais longas e intensidades mais baixas, pelo menos no começo, para evitar lesão e promover a adesão.

## Apoio à mudança no estilo de vida

O apoio à mudança no estilo de vida consiste em várias estratégias que podem ajudar os clientes a seguir seus programas de atividade física e dieta. O apoio a mudanças no estilo de vida ajuda os clientes a identificar os obstáculos que os impedem de seguir o programa e, na sequência, utiliza um método de resolução de problemas para elaborar e implantar estratégias para vencer esses obstáculos. Não é fácil para ninguém mudar comportamentos profundamente arraigados e vencer os obstáculos para essas mudanças. Em específico, técnicas de automonitoramento, recompensas, definição de metas, controle de estímulo e comportamento dietético podem ajudar os clientes a ver como continuar com seu programa atual de perda ou manutenção de peso e permitirão que realizem mudanças realistas e prolongadas de estilo de vida.[46]

**Automonitoramento** A prática dos clientes de tomar nota da atividade e dos comportamentos de dieta e registrá-los é conhecida como *automonitoramento*. Registrar o alimento e o consumo de calorias, sessões de exercício e atividade física, humores quando come, onde o alimento foi consumido, peso perdido ou ganho e assim por diante pode oferecer informações valiosas para o personal trainer e o cliente. Além disso, em alguns casos, o simples automonitoramento pode desencadear mudanças positivas, uma vez que o cliente ganha plena consciência do que faz e pode realizar mudanças imediatas.[42] O personal trainer pode oferecer formulários específicos de automonitoramento, como o "Diário de atividade e dieta 'Pequenos passos, grandes mudanças'". O automonitoramento pode ajudar o cliente e o personal trainer a:

- Identificar comportamentos que coloquem o sucesso do programa em risco.
- Identificar obstáculos à prática de atividade física ou à alimentação saudável.
- Traçar a evolução para motivar o cliente e servir de base para um sistema de recompensas.

Como exemplo de identificação de comportamentos de risco, um formulário de histórico de dieta em que anotar o alimento consumido, a hora do consumo, o local do consumo e até o humor no cliente no momento pode revelar o fato de que o cliente tende a comer lanches com alto teor de calorias, em quantidades relativamente grandes, quando está sentado na frente da televisão. O cliente pode ser aconselhado a preparar uma tigela de legumes frescos cortados ou uma quantidade controlada de pipoca sem manteiga para consumir durante um programa. Ou os clientes podem detectar em seu formulário que, ao chegar em casa do trabalho, vão diretamente para a geladeira para comer o que quer que esteja fácil. Eles podem solucionar esse problema comendo uma fruta no caminho para casa e, então, esperando até que o jantar planejado seja preparado e esteja servido.

O automonitoramento dos comportamentos de exercício também ajuda a identificar obstáculos à prática da quantidade prescrita de atividade física. Por exemplo, o cliente e o personal trainer podem ter concordado que se encontrariam duas vezes por semana para uma sessão de treinamento de força e que o cliente praticaria uma caminhada de 30 a 45 minutos em dias alternados. A inspeção do formulário de automonitoramento de exercício pode revelar que o cliente se exercitou nos dias planejados para uma caminhada matinal antes do trabalho. Por outro lado, quando o cliente planejou caminhar à tarde, não chegou a concretizar o plano em razão de problemas no trabalho e, por fim, estava casado demais ao chegar em casa. Esse cliente precisaria planejar suas sessões de exercício de manhã.

**Recompensas** Recompensas podem ser utilizadas para incentivar e reconhecer a realização das metas comportamentais ou os resultados específicos do cliente. Uma recompensa efetiva é algo desejável para o cliente, concedido regularmente e dependente da concretização da meta.[42]

As recompensas podem ser grandes ou pequenas, tangíveis ou intangíveis, concedidas pela família do cliente ou pelo próprio cliente, ou dada ao cliente pelo personal trainer. As recompensas tangíveis incluem itens como uma blusa nova, uma roupa de exercício ou um livro. As recompensas intangíveis normalmente incluem algo agradável, como o uso do tempo para uma excursão de pesca, uma tarde no shopping, um tempo tranquilo para ler um livro ou uma viagem de fim de semana para uma pousada no interior. Normalmente, recompensas pequenas são dadas pela concretização de passos dentro da meta ou de uma meta de curto prazo, enquanto recompensas maiores são concedidas por se atingir uma meta de longo prazo, como a redução-alvo de 10% do peso corporal dentro de um período de seis meses.

**Definição de metas** A definição de metas é abordada no Capítulo 8. Quando se está trabalhando com clientes com sobrepeso ou obesos, é especialmente importante definir metas realistas e estabelecer metas de curto prazo dentro das metas de longo prazo. Por exemplo, um cliente pode ter a meta de perder 9 quilogramas ao longo de um período de seis meses. Dividir isso em 1,3 a 1,8 quilograma por

Diário de dieta e atividade "Pequenos passos, grandes mudanças"

Nome: | Dia e data:

| Horário | Alimento consumido ou atividade realizada | Tempo passado comendo ou realizando a atividade | Local | Pensamentos e sentimentos |
|---|---|---|---|---|
| | | | | |
| | | | | |
| | | | | |
| | | | | |
| | | | | |
| | | | | |
| | | | | |
| | | | | |

**Alimento**

1. Registre o horário em que comeu o lanche ou a refeição. Registre também a quantidade de tempo que passou comendo.
2. Liste os alimentos que comeu e a quantidade.
3. Registre onde estava quando comeu e se teve algum sentimento ou pensamento (positivo, negativo ou neutro).

**Exercício e atividade**

1. Registre qualquer exercício formal de que tenha participado (i. e., caminhada, aula de aeróbica, bicicleta, treinamento de força, hidroginástica etc.).
2. Registre também a hora do dia, o tempo que passou exercitando-se e todos os sentimentos e pensamentos associados (positivos, negativos ou neutros).
3. Registre todas as outras atividades que praticou junto com o horário realizado e o tempo gasto (i. e., subir escadas, varrer, esfregar o chão, jardinar, lavar janelas).

De NSCA, 2012, *NSCA's essentials of personal training*, 2ª ed., J. Coburn e M. Malek (eds.), (Champaign, IL: Human Kinetics). ©2003 Christine L. Vega, MPH, RD, CSCS.

mês possibilita que ele comemore a realização de cada meta. Felizmente, se o cliente não atingir a meta de peso total nos primeiros seis meses, mas tiver alcançado algumas das metas menores, será mais provável que continue se sentindo motivado a dar sequência ao programa.[59]

No entanto, focar-se apenas nas metas de perda de peso em vez da mudança comportamental pode engendrar o fracasso do cliente. O uso de metas de mudança comportamental além das metas de perda de peso ajudará os clientes a entender o valor de continuar com o programa, mesmo quando a perda de peso se estabilizar. Por exemplo, uma meta pode ser caminhar 40 minutos por no mínimo quatro vezes por semana. Se o cliente atingir essa meta, ele terá sucesso, independentemente da quantidade de peso perdido.

A definição de metas deve ser usada em conjunto com o automonitoramento e as recompensas. Além disso, o cliente pode se comprometer com um autocontrato. Em um autocontrato, o cliente normalmente esboça uma meta ou um comportamento desejado (p. ex., perder 0,2 quilograma por semana em um total de 0,9 quilograma por mês; caminhar 30 minutos pelo menos quatro dias da semana). O cliente também decidirá a recompensa para o alcance dessa meta. O Contrato de atividade e exercício é um exemplo de autocontrato.

**Controle de estímulo** O controle de estímulo consiste em identificar os indicadores sociais ou ambientais que, aparentemente, desencadeiam comportamentos alimentares indesejados ou a não participação na atividade física e, em seguida, modificar esses indicadores.[5] Às vezes, o termo "fator ambiental" é usado no lugar de "estímulo". Algo no ambiente desencadeia um comportamento alimentar indesejado que o cliente começa a praticar. Por exemplo, um cliente pode descobrir que sempre come pipoca e bebe refrigerante em um filme mesmo sem fome; come em excesso no self-service; come demais enquanto trabalha em sua mesa ou tende a comer sobremesas gordurosas quando sai com um amigo em particular.

Usando a estratégia de automonitoramento, reflexão ou ambas, o cliente pode ser capaz de identificar esses indicadores no ambiente e encontrar resoluções para controlar a situação. Por exemplo, clientes que comem pipoca no cinema mesmo quando não tem fome poderiam, em vez disso, comer uma refeição pequena antes de ir ao cinema ou uma salada e então ir ao cinema. Se um cliente come grandes quantidades no self-service, uma solução poderia ser frequentar apenas restaurantes em que o alimento é servido à la carte. Clientes que, sem perceber, comem demais enquanto trabalham em suas mesas podem ser aconselhados a estabelecer a regra de somente lanchar longe da mesa. Clientes que tender a comer ou beber demais quando saem com um amigo específico podem precisar decidir encontrar o amigo para uma atividade não alimentar, como fazer compras ou ir ao cinema. O passo de resolução de problemas busca eli-

### Contrato de atividade e exercício

Eu, ____________________________________________, vou incorporar as seguintes atividades ou exercícios em minha programação diária pela semana de ______________________.

Atividades físicas extras* que vou incorporar na minha rotina:

| Atividade | Onde | Quando | Número de vezes realizada | Duração |
|---|---|---|---|---|
| | | | | |
| | | | | |
| | | | | |
| | | | | |

Sessões de exercício formal** de que participarei:

| Nome do programa de exercício | Onde | Quando | Duração | Vezes por semana |
|---|---|---|---|---|
| | | | | |
| | | | | |
| | | | | |

* Exemplos incluem subir a escada no trabalho e fazer uma caminhada de 10 minutos no horário de almoço.

** Exemplos incluem uma sessão com o personal trainer, uma caminhada de 30 minutos, uma aula de aeróbica ou uma volta de natação.

Se cumprir esse contrato semanal, vou me recompensar da seguinte forma:

_______________________________________________

_______________________________________________

_______________________________________________

Assinatura:______________________________ Data: ________________

De NSCA, 2012, *NSCA's essentials of personal training*, 2ª ed., J. Coburn e M. Malek (eds.), (Champaign, IL: Human Kinetics).

minar o indicador ou controlá-lo de maneira a evitar a alimentação excessiva.

**Mudanças comportamentais de consumo de alimento**
As mudanças comportamentais de consumo de alimento também podem ajudar o cliente a comer menos sem se sentir privado.[42] Alguns clientes devem ser incentivados a reduzir a velocidade com que comem. Comer rápido demais não dá tempo para o corpo identificar os sinais de saciedade que se desenvolvem antes do fim da refeição. Os clientes também podem usar pratos menores, para que os tamanhos de porção pareçam maiores. O uso de pratos menores também é recomendado em self-services, para evitar colocar quantidades excessivamente grandes de comida no prato. Alguns clientes se dão melhor comendo apenas três refeições por dia para evitar comer lanches demais, enquanto outros se dão melhor com quatro a seis pequenas refeições, visto que eles tendem a comer demais em uma refeição quando se alimentam apenas três vezes ao dia. Clientes que costumam pular ou adiar refeições e comem em excesso depois porque estão com fome demais devem considerar manter horários rígidos de refeições para evitar esse tipo de problema. Como cada cliente é único, não há receita para padrões alimentares que funcionem bem para todos. Por tentativa e erro, o personal trainer e o cliente encontrarão o que funciona melhor.

## Problemas relacionados ao exercício para clientes com sobrepeso ou obesidade

Existem várias questões fisiológicas e biomecânicas a se considerar no trabalho com indivíduos com sobrepeso ou obesos. As questões a seguir podem afetar a elaboração do programa, a seleção de exercícios e a instrução do cliente:[54] intolerância ao calor, restrição de movimento e mobilidade limitada, estresse de sustentação de peso, problemas posturais e dor lombar, problemas de equilíbrio e hiperpneia e dispneia.

### Intolerância ao calor

A intolerância ao calor é resultado do isolamento adicional do excesso de gordura. Em comparação com pessoas de peso normal, é mais difícil para indivíduos com obesidade se termorregularem, especialmente sob condições quentes e úmidas.[53] O personal trainer deve incentivar os clientes a vestir roupas de algodão, de preferência shorts e camiseta, em temperaturas moderadas e quentes (vestir shorts pode ser constrangedor para alguns clientes, mas eles podem cobrir com uma camiseta longa usada sobre calças de bicicleta ou shorts de comprimento de basquetebol. Se o cliente não quiser usar shorts, o personal trainer deve incentivar o uso de calças leves e largas de algodão). Em dias especialmente quentes ou úmidos, devem-se considerar todas as modificações a seguir: reduzir a intensidade do treino para evitar desconforto e uma possível emergência de calor; treinar em um ambiente de temperatura controlada; nadar ou praticar hidroginástica para o componente de treinamento cardiovascular do treino; conduzir o treinamento de força na piscina; e caminhar e praticar *jogging* na piscina. Os personal trainers devem assegurar que o cliente beba bastante água antes, durante e depois da sessão de exercício (consulte as recomendações no Capítulo 7).

### Restrição de movimento e mobilidade limitada

Em pessoas obesas, a restrição de movimento ou a mobilidade limitada causadas pelo excesso de massa adiposa podem exigir a modificação de vários exercícios.[7] Por exemplo, o excesso de gordura na coxa e na panturrilha pode dificultar a realização de um alongamento de quadríceps com o membro inferior segurado atrás e o pé encostado na nádega. Para um alongamento de quadríceps mais adequado, pode-se pedir que o cliente abaixe o joelho de trás e avance o quadríceps a partir de um alongamento da panturrilha. Como alternativa, o cliente pode realizar um alongamento ativo do quadríceps usando os músculos posteriores da coxa para dobrar o joelho para trás o máximo que a massa de gordura permite, enquanto realiza uma inclinação pélvica para colocar o quadril em extensão (ver Fig. 19.2). Embora essas modificações não permitam um alongamento total do quadríceps, elas proporcionam certo benefício de treinamento de flexibilidade.

Como outro exemplo, um cliente pode ser incapaz de alcançar seu membro inferior (por causa da restrição imposta pela massa de gordura abdominal) para aproximá-lo do peito durante um alongamento de posteriores da coxa deitado de costas. Nesse caso, pode-se dar uma toalha para o cliente colocar em volta da coxa a fim de realizar o alongamento passivo assistido (ver Fig. 19.3) ou simplesmente ser instruído a realizar um alongamento ativo dos posteriores da coxa usando os flexores do quadril para colocar o membro inferior na posição alongada. O personal trainer precisa observar o cliente realizando vários alongamentos e exercícios para fazer as modificações específicas às suas limitações (ver Fig. 19.4).

### Estresse de sustentação de peso

O estresse de sustentação de peso nas articulações é definitivamente um problema para pessoas com sobrepeso ou obesidade, em particular aqueles que sofrem de osteoartrite ou lesões musculoesqueléticas.[53] Atividades de baixo impacto, não necessariamente de baixa intensidade, evitarão parte desse estresse. Por exemplo, a caminhada de condicionamento gera menos estresse às articulações do que o *jogging* ou a corrida. Outras atividades de baixo impacto incluem bicicleta ergométrica e ciclismo ao ar livre; natação; hidroginástica; caminhada, *jogging* e aeróbica em água rasa; corrida em água profunda; trilha; e remo (não aconselhado se o cliente apresentar restrição de movimento devida à massa adiposa). As atividades que exigem sustentação contínua em um único membro (ficar em um único membro inferior por um período extenso enquanto realiza exercícios com o outro membro inferior) também podem impor um estresse de sustentação de peso excessivo sobre as articulações envolvidas, especialmente sobre os quadris. Muitas aulas de aeróbica tradicional e atividades de equilíbrio incluem esse movimentos de membro inferior em pé. Uma maneira de evitar essa situação é alternar o membro inferior de sustentação com bastante frequência na realização desses exercícios.

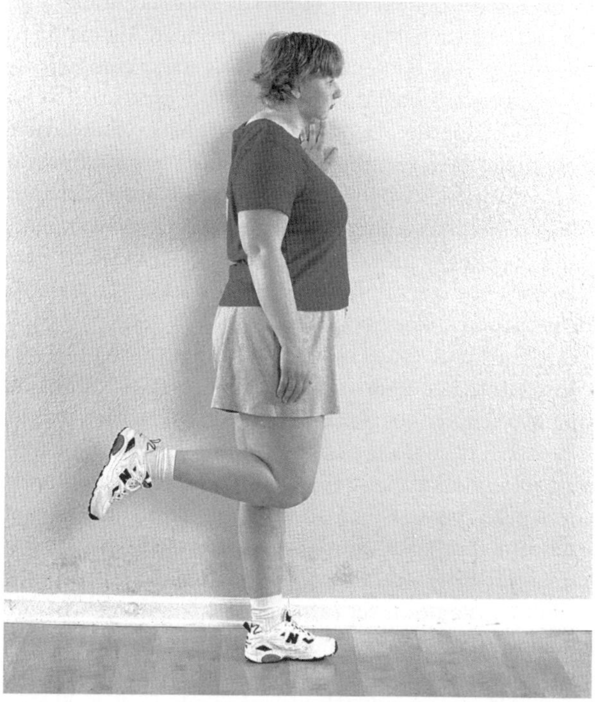

FIGURA 19.2 No alongamento modificado de quadríceps, o cliente realiza um alongamento ativo flexionando o joelho direito o máximo possível e "balançando" ou pressionando o quadril direito para a frente enquanto mantém uma postura ereta.

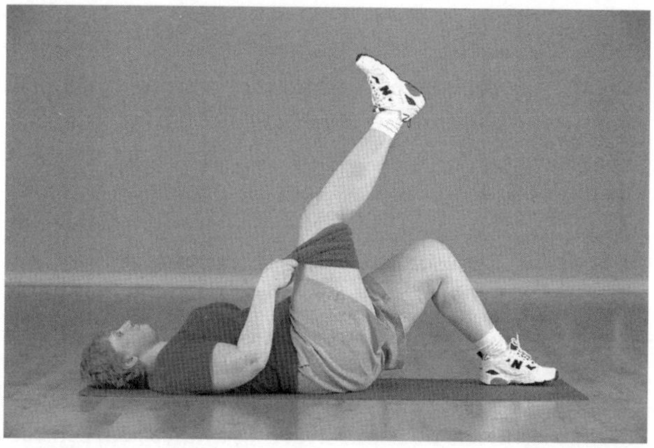

FIGURA 19.3 No alongamento modificado de posteriores da coxa, o cliente puxa o membro inferior direito em direção ao peito com a ajuda de uma toalha enquanto tenta estender (não hiperestender) o joelho.

## Problemas de postura e dor lombar

Em razão do estresse da massa de gordura abdominal sobre a coluna e, muitas vezes, da força inadequada dos músculos da parede abdominal, problemas posturais e dor lombar são comuns em pessoas obesas. Essa situação pode causar lordose da coluna lombar, com ou sem uma cifose correspondente da coluna cervical, junto com outras possíveis mudanças posturais. Além disso, os flexores do quadril em pessoas com obesidade podem ser muito fortes em virtude da sobrecarga repetida de transportar uma grande massa; isso contribui ainda mais para o desequilíbrio muscular provocado por músculos abdominais enfraquecidos. Portanto, o personal trainer deve incluir uma grande variedade de exercícios para fortalecer os músculos abdominais junto com exercícios de flexibilidade para os flexores do quadril (p. ex., iliopsoas) no programa de treinamento. Em razão da maior massa de gordura e dos músculos abdominais mais fracos, alguns dos exercícios abdominais podem ter que ser modificados. Além disso, deve-se dar atenção a exercícios para fortalecer os músculos da coluna cervical e aumentar a flexibilidade dos músculos peitorais. Clientes com dor lombar significativa ou crônica devem ser encaminhados a um ortopedista para uma avaliação. O médico pode

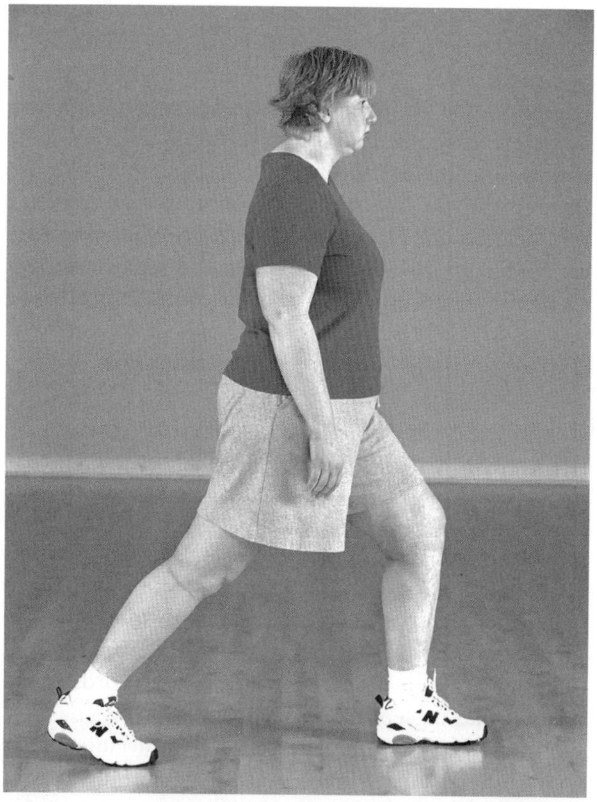

FIGURA 19.4 No alongamento modificado de flexores do quadril, o cliente assume uma postura de afundo com o metatarso (peito do pé) do pé direito (de trás) no chão. O cliente então "balança" ou pressiona o quadril direito para a frente a fim de alongar ativamente os flexores do quadril. O joelho direito pode ter um grau de flexão leve ou significativo.

encaminhar o cliente a um fisioterapeuta para educação postural e um programa de reabilitação, além das sessões de personal training.

### Problemas de equilíbrio

Clientes obesos podem ter pouca experiência em movimentos e esportes, e podem não ter tido a chance de desenvolver um bom equilíbrio. Infelizmente, quando os clientes começam a cair por causa de falta de equilíbrio em um movimento, o peso excessivo, a falta de experiência em ajustes proprioceptivos e a falta de força adequada podem contribuir para uma dificuldade maior em se endireitar. Portanto, o personal trainer deve incluir o treinamento de equilíbrio, mas em uma base progressiva, e precisa observar, corrigir e auxiliar o cliente durante os vários exercícios que exijam bom equilíbrio.

### Hiperpneia e dispneia

A hiperpneia e a dispneia durante o exercício podem ser desconfortáveis e um motivo de ansiedade para clientes obesos.[53] Embora se espere certo grau de hiperpneia (aumento da frequência respiratória) ou dispneia (respiração dificultosa) durante uma sessão de exercício, pessoas com obesidade podem sofrer mais, em virtude de sua baixa capacidade funcional. Essa condição pode ser inquietante e desconfortável a ponto de fazer com que desistam do treinamento de exercícios por medo. O personal trainer pode evitar problemas nessa área assegurando-se de que os clientes se exercitem na intensidade de exercício adequada, com o uso de uma escala de percepção subjetiva de esforço (ver Capítulo 16). O uso do treinamento intervalado modificado, especialmente no início de um programa de exercício, é altamente recomendado, visto que os intervalos de repouso (ativos ou inativos) permitirão que o cliente controle melhor sua respiração. Com o tempo, os intervalos de trabalho podem ser aumentados e os de repouso reduzidos.

## Prescrição de exercício e elaboração de programa para clientes com sobrepeso ou obesos

Os componentes de um programa de exercícios completo para pessoas obesas ou com sobrepeso incluem condicionamento aeróbio, treinamento de força e treinamento de flexibilidade (Tabela 19.4). O personal trainer e o cliente devem primeiro chegar a um acordo sobre quantos dias da semana marcarão e o conteúdo das sessões de treino. Por exemplo, eles podem decidir que as sessões de personal trainer consistirão de todos os três dos componentes ou de apenas um aquecimento seguido por um programa de treinamento de força e flexibilidade. Isso significa que o cliente deve realizar o condicionamento aeróbio em dias alternados aos dias da sessão de personal training, antes destas, ou ambos. As sessões iniciais devem incluir a fase de condicionamento aeróbio para que o personal trainer possa supervisionar, instruir, motivar e garantir que o cliente esteja trabalhando de maneira correta e eficiente no programa de treinamento cardiovascular. Se o cliente tiver alguma dificuldade em seguir o programa cardiovascular, esse componente deve continuar dentro da sessão de personal training.

### Condicionamento aeróbio

Uma prescrição de exercícios típica para uma pessoa com sobrepeso ou obesa pede cinco dias de participação em um programa de condicionamento para garantir que o cliente gaste o máximo possível de calorias durante a semana e crie um hábito de atividade regular. Alguns clientes podem não conseguir começar com o componente cardiovascular total do programa de exercício. Nesse caso, as sessões iniciais devem ser de baixa intensidade; além disso, deve-se aconselhar o cliente a tentar aumentar as atividades do cotidiano, como descrito anteriormente. Mesmo quando os clientes atingem um treino completo, é importante incentivar os níveis de atividade diária para que gastem mais calorias, de modo a aumentar a perda de peso.

Alguns indivíduos estarão tão fora de forma que não conseguirão dar uma volta em uma pista ou menos do que isso sem ter que parar para repousar. Nessa situação, o personal trainer deve considerar um programa de treinamento intervalado. Por exemplo, o cliente caminharia meia pista, pararia para realizar um calistênico ou um exercício com faixa, caminharia outra meia pista, pararia para realizar outro exercício por 10 a 20 repetições, e assim por diante até ter caminhado 1,6 quilômetro. Com o tempo, o cliente aumentará a duração dos intervalos de caminhada, até conseguir caminhar 800 metros sem parar para fazer metade dos exercícios de força e, depois, completará os 800 metros seguintes antes de realizar a segunda parte dos exercícios de força. No futuro, o cliente será capaz de caminhar 1,6 a 3,2 quilômetros sem parar, para somente depois praticar os exercícios.

### Treinamento de força

Um posicionamento atualizado recentemente pelo American College of Sports Medicine[5] afirma que "embora os efeitos do treinamento de força sobre o peso e a composição corporais possam ser pequenos, o treinamento de força foi associado a melhoras em fatores de risco de DCV mesmo na ausência de perda de peso significativa". Além disso, o posicionamento citou pesquisas a favor dos seguintes benefícios do treinamento de força: melhoras em colesterol lipoproteína de alta densidade (HDL),[36] colesterol lipoproteína de baixa densidade (LDL)[28,32] e níveis de triglicerídeos;[27] avanços em sensibilidade à insulina;[22,36] redução em concentrações de insulina plasmática estimulada pela glicose;[32] e reduções em pressões arteriais sistólica e diastólica.[34,45] A elaboração

TABELA 19.4 Prescrição de exercícios para clientes obesos

| Modo | Frequência, intensidade, duração | Orientações e problemas |
|---|---|---|
| Condicionamento aeróbio | • Recomendação mínima = 30 min na maioria dos dias da semana (150 min/semana)<br>• ≥ 5 dias/semana para maximizar o gasto calórico<br>• Meta futura = 300 min/semana<br>• Intensidade moderada (40 a 60% $\dot{V}O_2R$ ou $FC_{reserva}$) a vigorosa (50 a 75% $\dot{V}O_2R$ ou $FC_{reserva}$)<br>• O exercício intermitente de pelo menos 10 min de duração é uma alternativa efetiva ao exercício contínuo | • Use atividades de baixo impacto<br>• Tome precauções adequadas em função do maior risco de lesão ortopédica, doença cardiovascular e hipertermia<br>• Inicialmente, prefira aumentar a duração a aumentar a intensidade para elevar o gasto calórico ao máximo<br>• Modifique equipamentos quando necessário (p. ex., assentos mais largos em bicicletas ergométricas e máquinas de remo) |
| Treinamento de força | • 2 a 3 dias/semana em dias não consecutivos<br>• 1 ou mais séries inicialmente, progredindo para 2 a 4 séries, 10 a 15 reps por série<br>• Treinamento de todos os grandes grupos musculares (peito, ombros, coluna cervical e lombar, abdome, quadris e membros inferiores)<br>• Aumentos graduais de sobrecarga | • Pode começar com exercícios calistênicos<br>• Pode intercalar com exercício aeróbio<br>• Modificar equipamento quando necessário (p. ex., máquinas de estrutura maior)<br>• Pode complementar o condicionamento aeróbio (i. e., para manter ou ganhar peso corporal magro) |
| Treinamento de flexibilidade | • 2 a 3 dias/semana<br>• ≥ 4 reps por grupo muscular<br>• Manter alongamentos estáticos por 15 a 60 segundos | |

Adaptado de ACSM, 2010.[2]

do programa de treinamento de força vai depender do equipamento disponível, bem como das capacidades e das limitações do cliente. Recomenda-se que o personal trainer verifique se o cliente possui algum problema ortopédico, como lesões de quadril, costas ou joelho, e modifique o programa e os exercícios específicos de acordo com essas informações. Os clientes podem começar com exercícios de peso corporal (ver Fig. 19.5 para exemplo) e avançar para máquinas ou pesos livres leves. O personal trainer deve ter em mente que o cliente já possui uma carga de trabalho: o excesso de peso corporal.

Muitas pessoas obesas são bastante fortes na parte inferior do corpo, em virtude das adaptações que o corpo faz ao transportar o peso corporal excessivo. Por isso, também se deve dar bastante atenção à força corporal da parte superior do corpo. No entanto, como os principais objetivos da sessão de treinamento de força são gastar calorias e aumentar a massa muscular, deve-se dar ênfase aos exercícios de *core*, e o cliente não deve gastar muito tempo nos grupos musculares menores. Em geral, devem-se seguir as orientações para o treinamento de força apresentadas nos Capítulos 13 e 15.

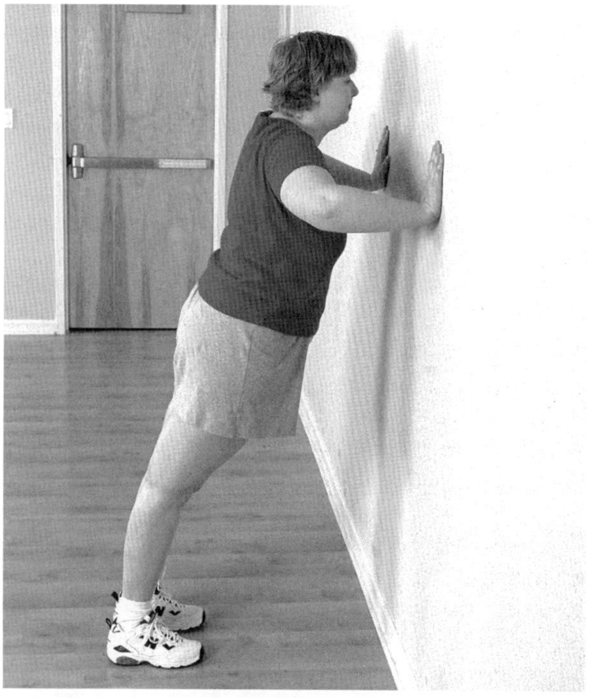

FIGURA 19.5 A flexão na parede por ser utilizada para clientes que não conseguem realizar a flexão tradicional (i. e., no chão).

## Treinamento de flexibilidade

Embora os exercícios de flexibilidade normalmente não resultem em grandes gastos de energia, eles são importantes para prevenir lesão e manter a amplitude de movimento em torno das articulações. O alongamento leve pode ser incluído no aquecimento, embora alongamentos mais intensos devam ser incluídos ao final da sessão de exercício ou depois de vários exercícios de treinamento de força, a fim de desenvolver flexibilidade. Essa sequência garante que os músculos estejam bem aquecidos e, portanto, sejam mais flexíveis. Devem-se realizar alongamentos para todos os grandes grupos musculares.

Os alongamentos devem ser modificados de acordo com as limitações estruturais e fisiológicas dos clientes. O personal trainer deve estar ciente da amplitude de movimento limitada dos clientes com sobrepeso ou obesidade. Por exemplo, ao se propor um toque nos dedos dos pés sentado, o cliente pode conseguir alcançar apenas os joelhos. O objetivo não deve ser realmente alcançar os dedos dos pés, mas alongar-se até que seja sentida uma leve tensão.

## Transtornos alimentares

Existe uma enorme pressão em nossa sociedade para ser magro. A magreza está na moda, e muitas de nossas meninas e mulheres – e até mesmo alguns meninos e homens – estão comprometendo a saúde para atingir esse padrão de beleza.

Cerca de 1 a 5% de mulheres adolescentes e jovens adultas sofrem de transtornos alimentares.[40] Embora tenham sido relatados casos em todos os grupos sociais e raciais, esses transtornos parecem afetar predominantemente mulheres brancas de classe média ou alta. Amostras clínicas mostram que apenas 5 a 10% dos indivíduos com transtornos alimentares são homens.[40] Considerando-se o ambiente social e cultural da atualidade, esse número pode vir a crescer no futuro.

Os personal trainers não apenas têm a responsabilidade de instruir os clientes sobre os riscos de se praticar a alimentação desordenada, como também devem tomar cuidado para não promover comportamentos desnecessários ou perigosos para a perda peso, nem definir metas pouco realistas que possam forçar o cliente a hábitos alimentares desordenados. Embora o personal trainer não seja a única causa do transtorno alimentar do cliente (o cliente teria de já ser suscetível), um comentário ou meta inapropriado pode servir como gatilho para que se adotem práticas alimentares desordenadas e, talvez, gerar um transtorno alimentar.

Os personal trainers precisam orientar seus clientes em relação às diferenças determinadas geneticamente em tipos corporais e às diferenças em composição corporal entre homens e mulheres. Os personal trainers precisam se assegurar de ajudar cada cliente a definir uma meta realista que esteja de acordo com a composição genética do cliente, a qual tem um efeito significativo no metabolismo e no tipo corporal do cliente. Segundo a dra. Carol Otis, "seu peso corporal ideal é a faixa em que você se sente saudável e condicionado, não tem sinais de transtorno alimentar para manter esse peso e tem os sistemas imunológico e reprodutivo saudáveis e funcionais".[47]

> É responsabilidade do personal trainer instruir os clientes sobre os riscos da alimentação desordenada e evitar a promoção de comportamentos perigosos de perda de peso ou a definição de metas fora da realidade.

### Alimentação desordenada

O desenvolvimento de um transtorno alimentar normalmente passa pelos estágios de dieta, alimentação desordenada e, por fim, um transtorno alimentar completamente desenvolvido. Os clientes podem começar fazendo dieta para perder peso e se frustrarem quando a perda de peso não parece suficientemente rápida ou significativa. Essa frustração, que pode gerar desespero, faz com que restrinjam sua dieta ainda mais. Quando, em seu ponto de vista, isso não funciona, começam a experimentar práticas alimentares desordenadas ainda mais perigosas, como uso de diuréticos (um medicamento que aumenta a taxa de urinação e, portanto, aumenta a perda de líquido), comprimidos para emagrecer, vômito autoinduzido, modismo alimentar (comer apenas um ou alguns alimentos específicos ou seguir dietas da moda, como a dieta do abacaxi ou a da toranja), jejum, uso de saunas para suar, cuspir o alimento mastigado e a utilização de laxantes ou até mesmo enemas.[47] Infelizmente, essas práticas não funcionam. Embora possa haver uma perda de peso segundo a balança, os quilos perdidos podem ser atribuídos à perda de água e, provavelmente, de tecido magro, e não de gordura.

Existe uma grande variedade na frequência de práticas alimentares desordenadas. Algumas pessoas podem praticar raras vezes uma das técnicas mencionadas, enquanto outras podem realizá-las várias vezes ao dia. A realização dessas práticas alimentares desordenadas é o primeiro passo para o desenvolvimento dos transtornos alimentares de anorexia e bulimia nervosas.

O segredo para prevenir o desenvolvimento de um transtorno alimentar é que o personal trainer, o cliente ou ambos reconheçam essa condição comum e complexa. O personal trainer pode ser capaz de identificar algumas das práticas alimentares desordenadas em uma simples conversa com o cliente sobre sua dieta ou pedindo que preencha um formulário de automonitoramento durante alguns dias até uma semana. Embora muitas das práticas alimentares desordenadas possam não ser identificáveis no formulário de monitoramento, no mínimo é possível notar o tipo dos alimentos consumidos. A questão central é que, se o personal trainer oferecer boas instruções, uma definição de metas apropriadas e apoio, talvez o cliente possa se convencer a retornar à alimentação saudável antes do desenvolvimento completo de um transtorno alimentar.

O problema é que indivíduos com práticas alimentares desordenadas podem sofrer as condições médicas e psicológicas de curto e longo prazos características de pessoas tanto com anorexia como bulimia. Essas complicações incluem depressão, baixa autoestima, problemas estomacais e digestivos, irregularidades menstruais e problemas cardíacos, e podem até resultar em morte por insuficiência cardíaca ou suicídio.[47] Quanto antes o indivíduo procurar ajuda, melhores são as chances de prevenir e tratar o transtorno alimentar.

### Anorexia nervosa

A anorexia nervosa é caracterizada por perda de peso extrema; recusa em manter o peso corporal; medo intenso de ganhar peso ou se tornar gordo, embora o indivíduo esteja abaixo do peso; imagem corporal distorcida; e **amenorreia** (perda de menstruação por pelo menos três ciclos menstruais consecutivos).[8] A perda de peso normalmente é facilitada pela restrição da ingestão alimentar em conjunto com o exercício excessivo e pode incluir as práticas alimentares mencionadas anteriormente. Os problemas psicológicos e emocionais associados à anorexia podem incluir baixa autoestima e imagem corporal distorcida, entre outros. Além disso, a condição de qualquer pessoa extremamente malnutrida pode provocar sintomas de apatia, confusão, isolamento social e desinteresse.[40]

Os dois tipos específicos de anorexia são o *tipo restritivo* e o *tipo de compulsão alimentar e purgação*.[40] Um indivíduo com o tipo restritivo de anorexia não pratica regularmente os comportamentos de alimentação compulsiva ou purgação, como vômito autoinduzido ou o uso inadequado de laxantes, diuréticos ou enemas durante um episódio, embora restrinja fortemente a ingestão alimentar em termos de tipo e quantidade de alimento consumido.[40] Esse é o tipo mais comum de anorexia. Por outro lado, indivíduos com o tipo de compulsão alimentar e purgação de anorexia nervosa praticam regularmente a alimentação compulsiva seguida de comportamentos de purgação.[40]

Se um personal trainer observar os sinais listados em "Sinais de alerta para anorexia" em um cliente, torna-se importante encaminhá-lo a um médico para um plano de tratamento abrangente, que normalmente inclui aconselhamento médico, dietético e psicológico ou espiritual de uma equipe de profissionais (médico, nutricionista, psicólogo ou conselheiro religioso ou espiritual). Pode ser difícil para os indivíduos com anorexia reconhecer que têm um problema. Portanto, o personal trainer deve compartilhar essa lista com o cliente na esperança de fazer com que ele busque ajuda.

### Sinais de alerta para anorexia

- Perda drástica de peso (até 15% ou mais abaixo da faixa de peso esperada).
- Negação; sentir-se gordo apesar de ser magro; obsessão com peso, dieta e aparência.
- Uso de rituais alimentares ou evitar situações sociais que envolvam comida.
- Obsessão por exercício; hiperatividade.
- Sensibilidade ao frio.
- Uso de camadas de roupas largas para disfarçar a perda de peso.
- Fadiga (em estágios avançados).
- Declínio no desempenho profissional, escolar ou esportivo.
- Crescimento de pelos finos de bebê no rosto e no corpo (lanugo).
- Tom amarelo na pele, nas palmas das mãos e nas solas dos pés (em decorrência dos altos níveis de caroteno).
- Perda de cabelo, cabelo e pele secos, unhas quebradiças.
- Perda de massa e tônus muscular.
- Ausência de períodos menstruais (amenorreia).
- Pulso lento em repouso, tontura ao se levantar rapidamente.
- Constipação intestinal.

Reproduzido com autorização de Otis e Goldingay, 2000.

## Bulimia nervosa

A bulimia é um transtorno complexo que consiste em episódios recorrentes de compulsão alimentar seguidos de comportamentos de purgação. Durante a fase compulsiva, a pessoa ingere grandes quantidades de alimento por um período curto. Os comportamentos de purgação podem incluir vômito autoinduzido; tomar laxantes, diuréticos ou enemas; e exercitar-se de maneira excessiva e obsessiva para queimar calorias.[40,47] Enquanto o indivíduo com anorexia exibe um controle rígido da ingestão alimentar, o indivíduo com bulimia sente perda de controle.[40,47]

O diagnóstico de bulimia surge quando os comportamentos de alimentação compulsiva e purgação ocorrem na média de pelo menos duas vezes por semana durante um mínimo de três meses. A fase compulsiva consiste em comer grandes quantidades de alimento dentro de um período de duas horas e uma sensação de falta de controle para parar de comer, falta de controle sobre a quantidade que se come ou ambos. Outros critérios para o diagnóstico de bulimia incluem o uso de um ou mais métodos de purgação ou comportamentos compensatórios, como exercício excessivo ou jejum, além de uma preocupação excessiva com a forma ou o peso corporal.[8] Mesmo se os comportamentos compulsivos e de purgação estiverem ocorrendo com menos frequência do que o descrito, deve-se dar destaque à prevenção e à quebra do ciclo. O diagnóstico precoce e a ajuda nessa condição para quebrar o ciclo impedirão danos adicionais ou permanentes ao corpo, mente e espírito.

Não é fácil reconhecer a bulimia. A verdade é que ela muitas vezes passa despercebida. É comum indivíduos com bulimia tentarem esconder a condição da família e dos amigos. Pessoas com bulimia podem ter um peso normal ou serem ligeiramente acima do peso, terem origens sociais diversas e praticarem muitos tipos de hábitos alimentares. Elas costumam ter flutuações de peso maiores que 4,5 quilogramas, uma vez que alternam compulsão e jejum.[40] É importante que os personal trainers conheçam os sinais, efeitos e comportamentos associados à bulimia para que consigam identificar a condição no cliente e encaminhá-lo para ajuda (ver "Sinais de alerta para bulimia").

**Sinais de alerta para bulimia**

- Vômito autoinduzido (pelo menos duas vezes por semana durante um mínimo de três meses).
- Uso de laxantes, diuréticos ou enema.
- Exercício excessivo.
- Preocupação exagerada com a forma física.
- Flutuações de peso de mais de 4,5 quilogramas.
- Vestígios de odor de vômito na respiração.
- Crostas ou cicatrizes nos dedos.
- Rosto e bochechas persistentemente inchados.
- Rompimento de vasos sanguíneos no rosto e nos olhos.
- Dor de garganta e problemas dentais.
- Sintomas abdominais.
- Mudanças de peso rápidas de 0,9 a 2,5 quilogramas da noite para o dia.
- Desempenho irregular no trabalho, esporte ou escola.
- Períodos menstruais irregulares ou ausentes.
- Lacerações da cavidade oral.
- Diarreia.
- Constipação intestinal.
- Fadiga.
- Distúrbios eletrolíticos.
- Irregularidades cardíacas.
- Rupturas no estômago.

Reproduzido com autorização de Otis e Goldingay, 2000.

## Tríade da mulher atleta

Os transtornos alimentares podem resultar na tríade da mulher atleta, composta dos seguintes transtornos inter-relacionados:[4]

- Alimentação desordenada.
- Amenorreia.
- Osteoporose.

A denominação inclui a palavra atleta porque essa condição foi descoberta inicialmente em jovens atletas. Na realidade, porém, a condição afeta uma grande variedade de mulheres com diferentes níveis de atividade, e não apenas atletas.[5] Não é a participação no exercício ou no esporte que causa a tríade, mas a meta mal orientada de meninas e mulheres de se tornarem magras em um grau fora da realidade, em razão da mentalidade de que isso vai melhorar seu desempenho esportivo ou sua aparência física.[47]

As mulheres começam com práticas alimentares desordenadas e, em consequência, colocam o corpo em um déficit de energia, o que resulta em amenorreia ao longo do tempo. A amenorreia (perda de fluxo menstrual) é um problema médico grave, visto que a mulher está deficiente nos hormônios necessários para o acúmulo de densidade óssea, o que normalmente ocorre do nascimento até os 30 anos de idade. Infelizmente, essa condição provoca falta de formação óssea normal e a perda irreversível de massa óssea, resultando em osteoporose e suas complicações subsequentes.[4,49] Os personal trainers devem ficar atentos às mulheres que exibem sinais da tríade da mulher atleta e encaminhá-las a um profissional de saúde para avaliação.

A tríade da mulher atleta costuma começar com a alimentação desordenada, que leva à amenorreia, a qual, por sua vez, provoca osteoporose. Ela ocorre em uma grande variedade de mulheres, não apenas atletas.

## Prescrição de exercício e elaboração de programa para clientes em fase de recuperação de um transtorno alimentar

Clientes com um transtorno alimentar diagnosticado devem receber autorização médica antes de retomar um programa de exercício. O programa de exercício pode ser benéfico, tanto física quanto emocionalmente, mas deve ser elaborado de modo seguro para que não induza ao retorno ao uso do exercício como técnica de purgação. O médico deve determinar se e quando é medicamente seguro para o cliente começar a se exercitar.

Ao retomar o programa de exercício, o personal trainer precisa reavaliar o cliente. Alguns podem ter fraturas de estresse devidas à osteoporose e terão que encontrar formas de exercício alternativas até que ocorra a cicatrização, como natação e hidroginástica em água profunda, nas quais não há impacto. Também se podem considerar aulas de ioga e pilates. Clientes que sofrem complicações do transtorno alimentar (eletrólitos anormais, batimento cardíaco irregular, desmaio) não poderão se exercitar até o problema ser corrigido ou aliviado. Depois que uma cliente com a tríade retoma o exercício, é importante monitorar a frequência cardíaca e a pressão arterial.

O programa de exercício deve tirar a ênfase da perda de peso e colocá-la em uma demanda de baixa energia.[2] O retorno ao exercício de alto gasto calórico deve ser adiado até que o cliente receba autorização médica. O exercício de força deve ser incluído para preservar a massa corporal magra, embora sua efetividade seja fortemente comprometida se o cliente não consumir calorias e nutrientes adequados.

O personal trainer pode encontrar um indivíduo que tenha um transtorno alimentar e se recuse a consultar um médico. Embora o personal trainer, como uma das poucas pessoas que pode estar em contato com o cliente, possa se sentir tentado a continuar treinando-o, deve-se exigir uma autorização médica para isso. Caso o cliente se recuse a consultar um médico, o personal trainer não pode treiná-lo.

### Elaboração de programa para clientes em fase de recuperação de um transtorno alimentar

- Exija que o cliente que está se recuperando de um transtorno alimentar procure um profissional de saúde para um exame médico completo antes de retornar ou continuar com um programa de exercícios.
- Não prescreva um programa de exercícios vigoroso.
- Ajude o cliente a praticar um programa completo de condicionamento aeróbio, treinamento de força e exercício de flexibilidade.
- Certifique-se da hidratação e da reidratação adequadas.
- Incentive o cliente a ingerir um consumo alimentar adequado.
- Incentive o cliente a consumir de 200 a 400 kcal de carboidratos complexos durante os primeiros 30 a 90 minutos após uma sessão de exercício.
- Agende sessões de exercício para que o cliente não se exercite todos os dias, tirando dois a três dias de folga por semana.
- Verifique a pressão arterial e o pulso do cliente.
- Não permita exercício de impacto se o cliente tiver uma fratura por estresse.
- Mantenha a comunicação regular com o médico, nutricionista e outros profissionais de saúde do cliente.
- Se o cliente sofrer algum dos sinais ou sintomas a seguir, ele deve pedir autorização médica para dar prosseguimento ao programa de exercícios: tontura, batimento cardíaco irregular, náusea, lesões, níveis anormais de pressão arterial ou pulso.

## Hiperlipidemia

A doença cardiovascular é a principal causa de morte nas nações industrializadas e é responsável por mais de 1 milhão de mortes por ano nos Estados Unidos. Os transtornos de lipídios sanguíneos são fatores de risco que representam um papel significativo no processo de arteriosclerose, resultando nas síndromes clínicas de doença arterial coronariana, angina peitoral, infarto do miocárdio, morte súbita e insuficiência cardíaca crônica.

Os transtornos de lipídios no sangue incluem hiperlipidemia e dislipidemia. A **hiperlipidemia** é um termo geral para concentrações elevadas de qualquer um ou todos os lipídios (gorduras) no sangue, como colesterol, **triglicerídeos** e lipoproteínas. Esse termo normalmente indica altos níveis de **lipoproteínas de baixa intensidade** (**LDL**) e **lipoproteínas de densidade muito baixa** (**VLDL**). O termo **dislipidemia** se refere a níveis de lipídios (gorduras) no sangue e/ou composição de lipoproteína anormais.

Em 2001, os NIH publicaram as orientações National Cholesterol Education Program Adult Treatment Panel III (ATP III) para a detecção, a avaliação e o tratamento de colesterol.[43] As orientações definem metas mais baixas de LDL, metas mais elevadas de **lipoproteína de alta densidade** (**HDL**), bem como a redução dos pontos de corte de classificação de triglicerídeos. Consulte esses dados na Tabela 19.5.

Essas orientações também recomendam a **mudança terapêutica de estilo de vida** ou **TLC** [do inglês, *therapeutic lifestyle change*] como a melhor terapia para a maioria dos transtornos. A mudança terapêutica de estilo de vida inclui dieta, atividade física e perda de peso. A farmacoterapia pode ser necessária para indivíduos de risco mais alto ou pessoas que não respondem bem à TLC. Os personal trainers devem se familiarizar com essas e as futuras orientações dos NIH para conseguir elaborar um programa de atividade física efetivo e promover outras mudanças de estilo de vida necessárias prescritas pelo médico do cliente a fim de melhorar o perfil lipídico e os demais fatores de risco de DCV.

### Possíveis causas de hiperlipidemia

Um volume significativo de pesquisas demonstra que o nível elevado de LDL é a principal causa de doença arterial coronariana (DAC).[43] Além disso, ensaios clínicos propiciam fortes evidências de que a terapia de redução de LDL reduz o risco de DAC. Portanto, as orientações do ATP III identificam LDL elevados como o principal alvo da terapia de redução de colesterol.[43] A meta da maioria dos adultos sem diabete ou DCV é < 130 mg/dL, enquanto a meta para aqueles com diabete ou DCV é < 100 mg/dL.

TABELA 19.5 Classificação do ATP III de LDL, HDL, colesterol total e triglicerídeos (mg/dL)

| Colesterol LDL | |
|---|---|
| < 100 | Ideal |
| 100-129 | Quase ideal |
| 130-159 | Limítrofe |
| 160-189 | Alto |
| ≥ 190 | Muito alto |
| **Colesterol total** | |
| < 200 | Desejável |
| 200-239 | Limítrofe |
| ≥ 240 | Alto |
| **Colesterol HDL** | |
| < 40 | Baixo |
| ≥ 60 | Alto |
| **Níveis de triglicerídeo sérico** | |
| < 150 | Normal |
| 150-199 | Limítrofe |
| 200-499 | Alto |
| ≥ 500 | Muito alto |

Reproduzido de NIH e NHLBI, 2001.[43]

O ATP III também designou LDL baixos, definidos como um nível < 40 mg/dL, como um forte prognosticador independente de DAC. As possíveis causas de níveis baixos de HDL, que também são correlacionados à resistência à insulina, incluem triglicerídeos elevados, sobrepeso e obesidade, inatividade física e diabete tipo 2. Outras causas incluem tabagismo, altas ingestões de carboidratos (especialmente açúcares simples) e alguns medicamentos (p. ex., betabloqueadores, esteroides anabolizantes, agentes progestacionais). A terapia para o aumento dos níveis de HDL é dupla. O objetivo é se concentrar na redução dos níveis de LDL com a dieta, a farmacoterapia ou ambos e aumentar a atividade física e a perda de peso para aqueles com síndrome metabólica (diagnosticada por um médico quando o cliente tem três ou mais dos fatores de risco listados adiante, junto com o risco elevado de DCV e diabete).[43]

Triglicerídeos elevados são mais um problema, visto que se provaram um fator de risco de DAC independente.[43] Fatores que podem aumentar os triglicerídeos a níveis acima do normal na população geral incluem obesidade e sobrepeso, falta de atividade física, tabagismo, consumo excessivo de álcool e dietas com alto teor de carboidratos, bem como algumas doenças (diabete tipo 2, insuficiência renal crônica e síndrome nefrítica crônica, além de certos medicamentos) e transtornos genéticos (o personal trainer que conhece algumas dessas causas pode incentivar os clientes a realizar mudanças nos hábitos, como consumir menos álcool, comer menos doces e alimentos com alto teor de carboidrato e parar de fumar, além de seguir o programa geral de TLC).

A Tabela 19.6 oferece uma revisão das possíveis causas e do tratamento para níveis desfavoráveis de LDL, HDL e triglicerídeos.

Como a dieta e a perda de peso representam um grande papel na redução dos níveis de LDL e triglicerídeos, clientes com hiperlipidemia devem consultar um nutricionista registrado, além de consultar seu médico regularmente. O nutricionista vai proporcionar ao cliente a *terapia nutricional médica*, o termo para a intervenção e a orientação nutricionais realizadas por um profissional registrado. A terapia nutricional médica para transtornos de lipídios no sangue é um processo que inclui avaliar a dieta atual do cliente, utilizando-se as orientações do ATP

TABELA 19.6 Possíveis causas e estratégias de tratamento de níveis desfavoráveis de lipídios

| Lipídio | Etiologia possível (possíveis causas) | Possíveis estratégias de tratamento* |
|---|---|---|
| Níveis altos de LDL | • Obesidade abdominal<br>• Estilo de vida sedentário<br>• Sobrepeso e obesidade<br>• Dieta aterogênica**<br>• Resistência à insulina<br>• Intolerância à glicose<br>• Predisposição genética<br>• Transtornos genéticos<br>• Outras doenças, como hipotireoidismo, doença hepática obstrutiva, insuficiência renal crônica<br>• Determinados medicamentos (p. ex., progestinas, esteroides anabolizantes, corticosteroides) | • Redução de peso<br>• Dieta de TLC incluindo controle de gordura saturada e ingestão de colesterol<br>• Redução do consumo de calorias quando apropriado<br>• Aumento do consumo de fibra (solúvel) de 10 a 25 g/dia)<br>• Aumento da atividade física<br>• Farmacoterapia<br>• Controle de outros fatores de risco (como tabagismo, hipertensão) |
| Níveis baixos de HDL | • Sobrepeso e obesidade<br>• Estilo de vida sedentário<br>• Triglicerídeos elevados<br>• Resistência à insulina<br>• Diabete tipo 2<br>• Tabagismo<br>• Alto consumo de carboidrato (> 60% das quilocalorias)<br>• Determinados medicamentos (p. ex., betabloqueadores, esteroides anabolizantes, agentes progestacionais) | • Controle do nível de LDL<br>• Redução de peso<br>• Atividade física<br>• Cessação do tabagismo<br>• Dieta de TLC, incluindo controle de ingestão calórica e de carboidrato<br>• Farmacoterapia |
| Triglicerídeos | • Sobrepeso e obesidade<br>• Estilo de vida sedentário<br>• Tabagismo<br>• Consumo excessivo de álcool<br>• Alto consumo de carboidratos (> 60% de quilocalorias)<br>• Resistência à insulina<br>• Outras doenças, como diabete tipo 2, insuficiência renal crônica e síndrome nefrítica<br>• Determinados medicamentos (p. ex., corticosteroides, estrogênios, retinoides, altas doses de agentes bloqueadores beta-adrenérgicos)<br>• Transtornos genéticos | • Controle do nível de LDL<br>• Atividade física<br>• Redução de peso<br>• Dieta de TLC incluindo controle de consumo de calorias e carboidratos<br>• Restrição do consumo excessivo de álcool<br>• Farmacoterapia<br>• Dietas muito baixas em gordura para clientes com níveis muito altos de triglicerídeos (≥ 500 mg/dL) |

* O médico vai decidir sobre a estratégia de tratamento específica de acordo com a condição particular do cliente e sua gravidade.

** Uma dieta aterogênica é alta em gordura; alta em gorduras saturadas; alta em colesterol; alta em ácidos graxos trans; alta em calorias; ou baixa em frutas, verduras e legumes; ou qualquer combinação dessas.

Dados de NIH e NHLBI, 2001.[43]

III para elaborar uma dieta a fim de reduzir os níveis de LDL e triglicerídeos, além de controlar o peso e oferecer estratégias de modificação para assegurar que o cliente possa seguir a dieta à risca. Sessões de acompanhamento são um fator contribuinte importante para o sucesso do programa de dieta.

O personal trainer pode representar um papel efetivo na introdução e no sucesso de um programa de TLC. Como já mencionado, a abordagem multifacetada consiste em dieta, aumento da atividade física e perda de peso. O personal trainer facilitará o programa de exercício com efeitos positivos no aumento de HDL, na redução de triglicerídeos e na promoção da perda de peso. Além disso, o personal trainer pode fornecer um papel de apoio para motivar o cliente a seguir a dieta de TLC prescrita pelo médico junto com o aconselhamento nutricional subsequente de um profissional registrado.

TABELA 19.7 Composição de nutriente da dieta de TLC

| Nutriente | Ingestão recomendada |
|---|---|
| Gordura saturada* | < 7% das calorias totais |
| Gordura poli-insaturada | Até 10% das calorias totais |
| Gordura monoinsaturada | Até 20% das calorias totais |
| Gordura total | 25 a 35% das calorias totais |
| Carboidrato** | 50 a 60% das calorias totais |
| Fibra | 20 a 30 g/dia |
| Proteína | Cerca de 15% das calorias totais |
| Colesterol | < 200 mg/dia |
| Calorias totais | Equilibre o consumo e o gasto de energia para manter o peso corporal desejado e evitar o ganho de peso*** |

* Ácidos graxos trans são outra gordura que aumenta o LDL e deve ser mantida com baixa ingestão.

** Os carboidratos devem ser derivados sobretudo de alimentos ricos em carboidratos complexos, incluindo grãos (especialmente integrais), frutas, verduras e legumes.

*** O gasto energético diário deve incluir atividade física no mínimo moderada (contribuindo em cerca de 200 kcal/dia).

Reproduzido de NIH e NHLBI, 2001.[43]

## Dieta de mudança terapêutica de estilo de vida

A *principal ênfase e mais importante* fase da TLC para níveis altos de LDL é o consumo de uma dieta antiaterogênica.[43] A dieta antiaterogênica é conhecida como uma "dieta saudável para o coração" na literatura leiga, visto que tende a reduzir os níveis de colesterol, especialmente se combinada com a atividade física e a perda de peso.

O pilar fundamental da dieta de TLC é a ingestão limitada de gorduras saturadas (< 7% das calorias totais) e colesterol (< 200 mg/dia). A Tabela 19.7 mostra a composição geral da dieta.

Em termos práticos, as recomendações na Tabela 19.7 se traduzem no consumo de uma dieta baixa em ingestão de gordura geral e gordura saturada; baixa em colesterol; adequada em nutrientes; e alta em frutas, verduras, legumes e grãos integrais.

## Atividade física de TLC: prescrição de exercício e elaboração de programa para clientes com hiperlipidemia

A inatividade física é abrangida pela terapia segundo as orientações do ATP III como um dos principais riscos subjacentes de DAC. A atividade física regular diminui o risco reduzindo os níveis de VLDL com a redução subsequente em triglicerídeos; aumento de HDL; e, em alguns indivíduos, redução dos níveis de LDL.[41] Outros fatores de risco de DAC também são mitigados pela atividade física, visto que ela também pode representar um papel significativo na redução da pressão arterial, na redução da resistência à insulina e na melhora da função cardiovascular. É por esses motivos que o ATP III recomenda a atividade física regular como um componente de rotina no controle do colesterol sérico elevado.[41,48]

Embora uma única sessão de exercício aeróbio produza mudanças benéficas em lipoproteína, é necessário participar de um programa de exercícios regular e prolongado de pelo menos um ano e continuar depois disso para obter e manter resultados duradouros.[11,32] Além disso, os programas devem envolver uma frequência relativamente alta de sessões de exercício por semana, visto que se demonstrou que o exercício agudo melhora tanto a ação de insulina como os perfis lipídicos em até 48 a 72 horas após cada sessão de exercício.[21] As orientações de meta de exercícios para melhorar os níveis de lipídio estão listadas na Tabela 19.8.

Embora as evidências não sejam conclusivas, o treinamento de força pode ter um efeito positivo no perfil lipídico e outros fatores de risco concomitantes de DAC, como diabete melito, obesidade e sobrepeso.[18,49] O programa de treinamento de força deve seguir as recomendações no Capítulo 15. Considerando-se esses benefícios, é prudente que o personal trainer ofereça aos clientes um

TABELA 19.8 Prescrição de exercícios para clientes com hiperlipidemia

| Modo | Frequência, intensidade, duração | Orientações e problemas |
|---|---|---|
| Condicionamento aeróbio | • ≥ 5 dias/semana para maximizar o gasto calórico<br>• 30 a 60 min/dia<br>• Meta futura: 50 a 60 min/dia para promover ou manter a perda de peso<br>• 40 a 75% do $\dot{V}O_2R$ ou da $FC_{reserva}$ | • A obesidade pode limitar o tipo de exercício<br>• Inicialmente, dê preferência a aumentar a duração em vez de aumentar a intensidade para elevar o gasto calórico ao máximo |

Adaptado de ACSM, 2010.[2]

programa de exercício completo, que inclua componentes de treinamento aeróbio, força e flexibilidade.

### Perda de peso de TLC

A perda de peso em conjunto com um programa de exercício e dieta pode provocar reduções ainda maiores em LDL, aumentar HDL e reduzir o colesterol total.[47] O personal trainer deve instruir os clientes sobre a importância do controle da hiperlipidemia pela perda de peso. No começo deste capítulo, são incluídas informações sobre a perda de peso com segurança.

## Síndrome metabólica

Magkos et al.[39] descreveram a **síndrome metabólica** como "uma entidade clínica caracterizada por uma constelação de anormalidades metabólicas e fatores de risco cardiovascular, incluindo obesidade, resistência à insulina/intolerância à glicose, dislipidemia e hipertensão". Contudo, existe certo grau de controvérsia em relação à definição exata de síndrome metabólica. A maioria das definições inclui obesidade abdominal, hipertrigliceridemia, baixo colesterol HDL, hipertensão e concentrações de glicose em jejum elevadas.[41] Essa síndrome também já foi chamada *síndrome X, hipertensão dislipidêmica* e *síndrome de resistência à insulina.* Pessoas com síndrome metabólica têm maior risco de desenvolvimento de diabete melito e DCV, bem como aumento de mortalidade por DCV e outras doenças. O *Third report of the expert panel on detection, evaluation, and treatment of high blood cholesterol in adults (adult treatment panel III) executive summary*[47] apresentou uma definição consensual dessa síndrome. Pessoas com três ou mais dos seguintes critérios foram definidas como portadoras de síndrome metabólica:[26]

1. Obesidade abdominal: circunferência de cintura > 102 centímetros em homens e > 88 centímetros em mulheres.
2. Hipertrigliceridemia: ≥ 150 mg/dL (1,69 mmol/L).
3. Colesterol HDL reduzido: < 40 mg/dL (1,04 mmol/L) em homens e < 50 mg/dL (1,29 mmol/L) em mulheres.
4. Pressão arterial elevada: ≥ 130 x 85 mmHg.
5. Glicose em jejum elevada: ≥ 110 mg/dL (≥ 6,1 mmol/L).

A prevalência geral da síndrome metabólica é de cerca de 27% na população norte-americana adulta.[38] A síndrome metabólica é associada a aumento de duas a quatro vezes em morbidade cardiovascular e AVC.[38] Sua prevalência cresceu nas últimas décadas paralelamente ao crescimento de obesidade e diabete tipo 2,[7] e acredita-se atualmente que essas condições estejam interligadas por mecanismos fisiopatológicos subjacentes.[35] A má regulação da glicose sanguínea, devida à resistência à insulina, foi proposta como causa subjacente dessa síndrome. A insulina é um hormônio importante que estimula as células do corpo a capturar a glicose do sangue. A insulina faz isso ligando-se a locais receptores específicos nas superfícies celulares. Pessoas com síndrome metabólica normalmente têm **hiperinsulinemia**, isto é, altos níveis de insulina no sangue. Os níveis de insulina parecem altos por causa da resistência à insulina, o que significa que as células não estão respondendo adequadamente à insulina. Os receptores de insulina se tornam menos numerosos e menos sensíveis à insulina, de modo que ela fica no sangue em vez de se ligar às células. Enquanto isso, os níveis de glicemia também permanecem altos, visto que os receptores não estão deixando a insulina ajudar a glicose a entrar nas células.

Pessoas com síndrome metabólica costumam ter tipos corporais "em forma de maçã" ou androides, o que é caracterizado por altos níveis de gordura no tronco e no abdome. Pesquisadores encontraram que as células adiposas abdominais depositam altas quantidades de triglicerídeos na corrente sanguínea. O fígado, que fica próximo, absorve essa gordura e produz moléculas de VLDL, que transportam os triglicerídeos para as células do corpo. Com a perda dos triglicerídeos, os VLDL se convertem em LDL. É a molécula de LDL que transporta grandes quantidades de colesterol e deposita o colesterol ao longo do corpo. Portanto, altos níveis de LDL são associados a maior risco de doença arterial coronariana e AVC em virtude da progressão da aterosclerose. Acredita-se que a elevação em triglicerídeos também obstrui a regulação glicêmica. O aumento resultante nos níveis de insulina pode, por sua vez, estimular a regulação do sistema nervoso simpático, o que aumenta a pressão arterial. A combinação dessas condições resulta no "pacote completo" nada saudável a seguir, denominado *síndrome metabólica*: glicemia elevada, lipídios sanguíneos elevados, hipertensão e obesidade abdominal.

Assim como a doença arterial coronariana, a síndrome metabólica normalmente se desenvolve devagar e até mesmo ao longo de vários anos até o indivíduo afetado atender aos critérios de intervenção médica. Infelizmente, pessoas com níveis anormais de glicose, pressão arterial, gordura e lipídios sanguíneos correm alto risco de desenvolver doença cardíaca e AVC. Pessoas com obesidade abdominal ou histórico familiar de diabete devem ficar especialmente atentas aos primeiros sinais do desenvolvimento de síndrome metabólica.

A síndrome metabólica tem tanto um componente genético quanto comportamental. O histórico familiar aumenta o risco de a pessoa desenvolver a síndrome, assim como tabagismo, estilo de vida sedentário, consumo de álcool, má alimentação e estresse. Uma intervenção precoce que inclua perda de peso por meio de modificação dietética e aumento da atividade física pode adiar significativamente ou prevenir o desenvolvimento dessa síndrome.

O exercício é a linha de frente do tratamento da síndrome metabólica, visto que influencia todos os componentes desse transtorno. A atividade física regular ajuda a reduzir o excesso de gordura corporal. Ela também aprimora a sensibilidade das células à insulina, normalizando assim os níveis de insulina no sangue e reduzindo os níveis de glicemia. Ajuda a reduzir a pressão arterial, além de aumentar os níveis de colesterol HDL. Ross e Despres[51] relataram recentemente que as principais organizações de pesquisa promovem atualmente o uso da atividade física como estratégia terapêutica para o controle da síndrome metabólica. Os personal trainers devem procurar trabalhar em conjunto com o médico do cliente e um nutricionista registrado para garantir o sucesso no tratamento das várias condições da síndrome metabólica.[1,22,29,30]

> A intervenção precoce que efetue perda de peso por meio de mudanças dietéticas e do aumento na atividade física pode adiar significativamente ou prevenir o início da síndrome metabólica.

## Diabete melito

O diabete melito é um grupo de doenças metabólicas caracterizado pelo nível de glicemia excessivamente alto (ou descontrolado). Alguns dos sinais e sintomas de diabete incluem:

- Aumento da frequência de urinação.
- Aumento da sede.
- Aumento do apetite.
- Fraqueza geral.

O diagnóstico de diabete melito é baseado em dois níveis de glicose em jejum iguais ou maiores que 126 mg/dL. Outras opções para o diagnóstico incluem medições de glicose plasmática 2 horas pós-prandiais (i. e., após a refeição) de 200 mg/dL ou mais após uma carga de glicose de 75 g ou duas leituras de glicose casuais de 200 mg/dL. O diabete descontrolado crônico é associado a danos em longo prazo de diversos órgãos corporais, incluindo olhos, rins, nervos, coração e vasos sanguíneos. O diabete é a principal causa de cegueira, insuficiência renal e amputações de membro inferior.

### Tipos de diabete

Os principais tipos de diabete melito são o tipo 1, o tipo 2 e o gestacional. O **diabete melito tipo 1**, antigamente conhecido como *diabete melito insulinodependente* (DMID), é associado à destruição das células beta do pâncreas por um processo autoimune, normalmente provocando a deficiência absoluta de insulina. Cerca de 10% dos pacientes com diabete têm o tipo 1 e a maioria deles desenvolve a doença antes dos 25 anos de idade. Para a sobrevivência, é necessária a insulina exógena, por meio de injeção ou bomba. Pessoas com diabete tipo 1 descontrolado ou recém-diagnosticado são propensas a desenvolver cetoacidose diabética. A cetoacidose diabética é uma acidose metabólica causada pelo acúmulo de cetonas devido a níveis de insulina fortemente reduzidos. Os sintomas iniciais são urinação frequente, náusea, vômito, dor abdominal e letargia. Indivíduos não tratados podem evoluir para o coma.

O **diabete melito tipo 2** era conhecido anteriormente como *diabete melito não insulinodependente* (DMNID) e é caracterizado pela resistência à insulina em tecidos periféricos e pelo déficit secretório de insulina das células beta do pâncreas. Essa é a forma mais comum de diabete (compondo cerca de 90% dos casos) e é altamente associada ao histórico familiar de diabete, idade avançada, obesidade e falta de exercício. O tratamento do diabete tipo 2 normalmente inclui a modificação da dieta, o controle de peso, o exercício regular e agentes hipoglicêmicos orais.

O **diabete melito gestacional** é uma condição em que o nível de glicose é elevado e outros sintomas diabéticos surgem durante a gestação em mulheres que não foram diagnosticadas previamente com diabete. O diabete gestacional não é causado pela falta de insulina, mas pela resistência à insulina. Normalmente, todos os sintomas diabéticos desaparecem após o parto, mas as mães afetadas correm um risco maior de desenvolver diabete melito tipo 2 em uma fase posterior da vida. Cerca de 2 a 5% de todas as gestantes nos Estados Unidos são diagnosticadas com diabete gestacional. O tratamento do diabete gestacional inclui dieta especial, exercício e injeções de insulina.

### Prescrição de exercício e elaboração de programa para clientes com diabete melito

O exercício é um componente essencial do controle do diabete. Em ambos os tipos de diabete melito, o exercício pode aumentar a sensibilidade à insulina e a utilização de glicose, reduzindo assim os níveis de glicemia. Além disso, a atividade física regular reduz outros fatores de risco relacionados a DCV, como hipertensão, dislipidemia e obesidade. Embora o exercício seja altamente benéfico para diabéticos, existem algumas complicações potenciais, como **hipoglicemia** (nível de glicemia de 65 mg/dL ou menos), que o personal trainer precisa ter em mente ao elaborar e supervisionar o programa de treinamento.[17]

Antes de começar um programa de exercícios, os diabéticos devem passar por uma avaliação médica para determinar o controle glicêmico e rastrear quaisquer complicações que possam ser exacerbadas pelo exercício. O teste de esforço realizado por um profissional médico também costuma ser recomendado para todos os diabéticos que planejam praticar exercícios de intensidade moderada e forem considerados em risco de doença cardíaca. Esse grupo inclui clientes com mais de 35 anos, com diabete tipo 2 há mais de 10 anos, diabete tipo 1 há mais de 15 anos ou evidências de doença microvascular (retinopatia ou nefropatia).[17]

Indivíduos que exibem danificação de órgãos por diabete de longa data precisam tomar cuidado e se abster de certas atividades físicas exacerbantes. Por exemplo, indivíduos com neuropatia periférica correm um risco elevado de ulceração e infecção dos pés devido à falta de sensação e à menor reação de cicatrização. Portanto, nessa condição, os exercícios de baixo impacto, como natação e ciclismo, podem ser preferíveis à caminhada e ao *jogging*. Além disso, o uso de calçados adequados – tênis confortáveis e no número correto – é essencial para prevenir bolhas e outras lesões nos pés. Qualquer tontura, fraqueza ou falta de ar deve alertar o personal trainer da possibilidade de doença cardíaca e da necessidade de avaliação médica. As contraindicações ao exercício para pessoas com diabete são listadas a seguir.

## Contraindicações ao exercício para clientes com diabete

- Glicemia > 250 mg/dL e cetonas na urina no caso de diabete 1[7]
- Glicemia > 300 mg/dL sem cetonas no caso de diabete tipo 1[7]
- Clientes com diabete tipo 2 podem participar de exercício desde que estejam se sentindo bem e hidratados
- Retinopatia proliferativa – clientes com essa condição devem evitar atividades extenuantes de alta intensidade
- Doença renal grave
- Perda da sensação protetora nos pés (neuropatia periférica) – clientes com essa condição devem evitar a caminhada e o *jogging* ao ar livre (recomenda-se natação ou ciclismo)
- Doença aguda, infecção ou febre
- Evidências de DCV subjacente que não tenha sido avaliada por médico

### Controle glicêmico

O principal risco de exercício entre os portadores de diabete é a hipoglicemia (nível de glicemia abaixo de 65 mg/dL). Isso é mais importante para pacientes com diabete tipo 1 do que para aqueles com diabete tipo 2.

Os fatores que predispõem à hipoglicemia durante o exercício incluem:

- Aumento da intensidade do exercício.
- Maior tempo de exercício.
- Ingestão calórica inadequada antes do exercício.
- Dose de insulina excessiva.
- Injeção de insulina no músculo exercitado.
- Temperaturas ambientais mais frias.

O mecanismo para a hipoglicemia induzida por exercício está relacionado ao fato de que o exercício intensifica a absorção de insulina exógena, aumenta a captação muscular de glicose e enfraquece a mobilização de glicose no sangue. Os sinais de hipoglicemia incluem perda de concentração aparente, tremores ou calafrios, suor, taquicardia e perda de consciência. Consulte o quadro a seguir para uma lista abrangente de sinais e sintomas de hipoglicemia. Os personal trainers que atuam com portadores de diabete devem saber reconhecer os sinais de hipoglicemia e ser capazes de controlar os casos com alimentos e bebidas de glicose ou frutose quando os indivíduos afetados não tiverem capacidade de tratar a si mesmos. Veja a seguir a reação recomendada à hipoglicemia. Clientes com diabete devem sempre utilizar um bracelete de identificação de alerta médico facilmente visível para o caso de reação hipoglicêmica.[24]

## Hipoglicemia

### Sinais e sintomas de hipoglicemia

- Suor
- Fome
- Palpitações
- Dor de cabeça
- Taquicardia
- Ansiedade
- Tremor
- Tontura
- Visão turva
- Confusão
- Convulsão
- Síncope
- Coma

### Como ajudar um cliente com hipoglicemia

1. Considere chamar uma ambulância.
2. O tratamento imediato com carboidrato é essencial.
3. Meça o nível de glicemia com um equipamento de monitoramento de glicose (caso houver).
4. Se o nível de glicemia for abaixo de 70 mg/dL ou se souber que o cliente tem diabete e tiver sinais ou sintomas de hipoglicemia, ofereça 15 g de carboidrato, que equivalem a qualquer uma das seguintes opções:
   - Cerca de 3 ou 4 tabletes de glicose.
   - 1/2 copo de refrigerante comum ou suco de fruta.
   - Cerca de seis biscoitos salgados.
   - 1 colher de sopa de açúcar ou mel.
5. Espere cerca de 15 minutos e volte a medir o nível de glicose. Se o nível continuar abaixo de 70 mg/dL, ofereça mais 15 g de carboidrato. Repita o teste e ofereça alimento ou tabletes até o nível de glicemia subir acima de 70 mg/dL.

Medições de glicemia utilizando monitores de glicose portáteis são parte essencial da prescrição de exercício. Os clientes devem monitorar seu açúcar no sangue antes e depois do exercício, e também a cada 30 minutos durante o exercício prolongado. Segundo a Associação Norte-Americana de Diabete, pessoas com diabete tipo 1 não devem se exercitar se o nível de glicose for maior do que 300 mg/dL ou maior do que 250 mg/dL com cetonas urinárias.[7] O American College of Sports Medicine recomenda que os indivíduos com diabete tipo 2 podem participar de exercícios desde que se sintam bem e estejam adequadamente hidratados, mas devem fazer uso de cautela se os níveis de glicemia excederem 300 mg/dL sem cetonas.[6] Exercitar-se nesses níveis pode agravar a hiperglicemia e promover cetose e acidose. Por outro lado, indivíduos com níveis de glicose pré-exercício abaixo de 100 mg/dL correm risco de desenvolver hipoglicemia durante ou após o exercício; portanto, devem consumir um lanche de carboidrato antes do exercício.

O ajuste da dosagem de medicação – insulina ou medicamentos hipoglicêmicos –, bem como o planejamento temporal adequado das refeições, é o segredo para manter um bom controle glicêmico durante a atividade física. O exercício geralmente deve ser programado 1 a 2 horas após a refeição ou quando o medicamento hipoglicêmico não estiver no ápice de atividade. Após o exercício, os estoques de carboidrato devem ser repostos de acordo com a duração e a intensidade da atividade. O médico do cliente vai direcionar o uso de insulina pelo paciente. Isso normalmente é feito em conjunto com um nutricionista, para garantir que não ocorra um evento hipoglicêmico. Não cabe ao personal trainer aconselhar o cliente sobre a utilização de insulina ou a programação das refeições. Caso o cliente sofra episódios regulares de falta de controle glicêmico, ele deve ser encaminhado de volta ao médico para tratamento.

Por fim, cada cliente com diabete tem sua própria resposta metabólica ao exercício. Nenhuma orientação geral pode assumir o lugar da auto-observação ponderada ou do monitoramento regular da glicose no desenvolvimento de um plano individualizado para facilitar o exercício seguro e prazeroso. As orientações para o condicionamento aeróbio e o exercício de força são apresentadas na Tabela 19.9.

## Condicionamento aeróbio

A prescrição de exercício para clientes com diabete melito deve incluir a atividade física aeróbia com uma frequência de três a sete dias por semana, durante 20 a 60 minutos por dia em 50 a 80% do $\dot{V}O_2$ reserva ($\dot{V}O_2R$) ou da $FC_{reserva}$.[2,3] O $\dot{V}O_2R$ é a diferença entre o $\dot{V}O_2$ em repouso e o $\dot{V}O_2$ máximo.[2,3] Pessoas não condicionadas podem praticar o exercício em um nível de intensidade mais baixo por uma duração mais longa, pelo menos até atingirem um nível mais alto de condicionamento. As sessões de exercício devem começar com o aquecimento e o alongamento de baixa intensidade do músculo a ser exercitado e acabar com um período de resfriamento. Essas atividades facilitam a transição cardiovascular entre repouso e exercício, e ajudam a prevenir lesões musculares e articulares. Balducci et al.[9] informaram recentemente os efeitos do exercício aeróbio regular em pacientes com diabete tipo 2; o exercício aeróbio regular melhorou o controle glicêmico, o controle de lipoproteínas e lipídios, o controle do peso corporal e o aumento da sensibilidade à insulina. Os autores também relataram que se exercitar em um nível vigoroso pode ter um benefício mais alto do que se exercitar em níveis baixos a moderados. Os clientes também devem ser instruídos a se exercitar até a fadiga voluntária, e não até a exaustão.

## Treinamento de força

A recomendação para o treinamento de força é de dois a três dias por semana, com sessões que incluam pelo me-

TABELA 19.9 Prescrição de exercício para clientes diabéticos

| Modo | Frequência, intensidade, duração | Orientações e problemas |
|---|---|---|
| Condicionamento aeróbio | • 3 a 7 dias/semana<br>• 20 a 60 min/dia (150 min/semana)<br>• Meta futura: 300 min/semana<br>• 50 a 80% do $\dot{V}O_2R$ ou da $FC_{reserva}$ (PSE correspondente de 12 a 16 numa escala de 6 a 20) | • Pode ser necessário um lanche antes do exercício<br>• Monitore a glicemia antes e depois do exercício<br>• Inclua um período de aquecimento e resfriamento de 5 a 10 min<br>• Monitorar a intensidade por meio de RPE (*rate of perceived exertion* ou taxa de esforço percebido), especialmente se o cliente está sob medicação que altere a frequência cardíaca. |
| Treinamento de força | • 2 a 3 dias não consecutivos/semana<br>• 2 ou 3 séries, 8 a 12 repetições por série (60 a 80% de 1 RM)<br>• Até 8 a 10 exercícios multiarticulares para todos os grandes grupos musculares na mesma sessão (corpo inteiro) ou sessões divididas em grupos musculares selecionados | • Pode começar com exercícios calistênicos e progredir para pesos livres e máquinas com resistência<br>• Clientes com diabete bem controlado podem progredir para o treinamento de força muscular (i. e., sobrecargas mais altas, menos repetições) |
| Treinamento de flexibilidade | • > 2 ou 3 dias/semana*<br>• ≥ 4 repetições por grupo muscular | |

* Mantenha o alongamento estático por 15 a 60 segundos.
Adaptado de ACSM, 2010.[2]

nos uma série de cada exercício, sendo oito a dez exercícios diferentes que utilizem os principais grupos musculares. Cada série deve consistir em 8 a 12 repetições, cujo peso aumenta quando o indivíduo conseguir completar 12 ou mais repetições. Para diabéticos acima dos 50 anos ou que tenham outras doenças, como hipertensão, pode ser mais adequado realizar mais repetições (12 a 15) com um peso menor.[2,48] Balducci et al.[9] relataram que a participação em um programa de treinamento de força regular oferece os mesmos benefícios (melhor controle glicêmico, maior sensibilidade à insulina, maior massa corporal magra e maior funcionalidade geral) que a participação em um programa de exercício aeróbio regular. Além disso, relataram que a participação em um programa combinado de treinamento de força e treinamento aeróbio pode oferecer o benefício ideal para melhorar o controle do índice glicêmico em comparação com qualquer um deles sozinho.

## Conclusão

Os personal trainers representam um papel importante em ajudar clientes com obesidade, transtornos alimentares, hiperlipidemia e diabete a atingir metas de condicionamento e saúde, pela adesão a uma dieta saudável e a um programa de exercício bem elaborado. Os personal trainers devem considerar seriamente a importância de atuar em conjunto com o médico do cliente e com um nutricionista para garantir o sucesso. Dessa forma, eles podem representar um papel significativo na equipe de saúde do cliente.

### Questões para estudo

1. Com base no cálculo de seu IMC, qual das alternativas a seguir é o risco de doença de um cliente do sexo masculino com 1,75 metro de altura, 90 quilogramas de peso e uma circunferência de cintura de 104 centímetros?
   A. Sem risco.
   B. Aumentado.
   C. Alto.
   D. Muito alto.
2. Todas as alternativas a seguir são metas dietéticas que podem ser aplicadas a todos os clientes com sobrepeso, EXCETO:
   A. Definir uma meta de perda de peso de 10% do peso corporal ao longo dos primeiros seis meses.
   B. Mudar as escolhas de alimento para reduzir a ingestão de calorias e gorduras.
   C. Ter como meta a perda de 0,45 a 0,9 quilograma de peso por semana.
   D. Seguir um plano alimentar de 1.200 kcal/dia.
3. Quais das alternativas a seguir são níveis indesejados de lipídios no sangue?
   I. Colesterol total: 250 mg/dL.
   II. Triglicerídeos: 200 mg/dL.
   III. LDL: 100 mg/dL.
   IV. HDL: 50 mg/dL.

   A. I e IV apenas.
   B. I e II apenas.
   C. II e III apenas.
   D. III e IV apenas.
4. Qual das alternativas a seguir descreve uma diferença entre diabete tipo 1 e tipo 2?
   A. Apenas clientes com diabete tipo 1 podem ter diabete gestacional.
   B. Clientes com diabete tipo 1 são mais prevalentes.
   C. Clientes com diabete tipo 2 conseguem produzir insulina.
   D. Apenas clientes com diabete tipo 2 podem receber insulina exógena.

### Questão de conhecimento aplicado

Apresente modificações dietéticas, orientações de programa de exercício e sugestões de apoio à mudança de estilo de vida para um cliente obeso.

## Referências bibliográficas


1. Alberti, K.G., P. Zimmet, and J. Shaw. 2006. Metabolic syndrome—a new world-wide definition. A consensus statement from the international diabetes federation. Diabetic Medicine 23: 469-480.
2. American College of Sports Medicine. 2010. ACSM's Guidelines for Exercise Testing and Prescription. 8th ed. Philadelphia: Lippincott Williams & Wilkin.
3. American College of Sports Medicine. 2010. ACSM's Resource Manual for Guidelines for Exercise Testing and Prescription. 8th ed. Philadelphia: Lippincott Williams & Wilkins.
4. American College of Sports Medicine. 2007. Position stand: The female athlete triad. Medicine and Science in Sports and Exercise 39 (10): 1867-1882.
5. American College of Sports Medicine. 2009. Position stand: Appropriate physical activity intervention strategies for weight loss and prevention of weight regain for adults. Medicine and Science in Sports and Exercise 41 (2): 459-471.
6. American College of Sports Medicine and American Diabetics Association. 2010. Position stand: Exercise and type 2 diabetes. Medicine and Science in Sports and Exercise 42 (12): 2282-2303.
7. American Diabetes Association. 2002. Position statement: Diabetes mellitus and exercise. Diabetes Care 25 (Suppl 1): S64.
8. American Psychiatric Association. 1994. Diagnostic and Statistical Manual of Mental Disorders (DSMV IV), 4th ed. Washington, DC: APA.
9. Balducci, S., S. Zanuso, F. Fernando, S. Falluccaa, F. Fallucca, and G. Pugliese. 2009. Physical activity/exercise training in type 2 diabetes. The role of the Italian diabetes and exercise study. Diabetes Metabolism Research and Reviews 25: S29-S33.
10. Baker, C., and K.D. Brownwell. 2000. Physical activity and maintenance of weight loss: Physiological and psychological mechanisms. In: Physical Activity and Obesity, C. Bouchard, ed. Champaign, IL: Human Kinetics. pp. 311-328.
11. Berg, A., I. Frey, M.W. Baumstark, H. Halle, and J. Keul. 1994. Physical activity and lipoprotein lipid disorders. Sports Medicine 17 (1): 6-21.
12. Blair, S.N., J.B. Kampert, H.W. Kohl, C.E. Barlow, C.A. Macera, R.S. Paffenbarger, and L.W. Gibbons. 1996. Influences of cardiorespiratory fitness and other precursors on cardiovascular disease and all-cause mortality in men and women. Journal of the American Medical Association 276 (3): 205-210.

13. Blair, S., and M.Z. Nichaman. 2002. The public health problem of increasing prevalence rates of obesity and what should be done about it. Mayo Clinic Proceedings 77: 109-113.
14. Bouchard, C. 2000. Introduction. In: Physical Activity and Obesity, C. Bouchard, ed. Champaign, IL: Human Kinetics. pp. 3-19.
15. Brownbill, R.A., and J.Z. Ilich. 2005. Measuring body composition in overweight individuals by dual energy x-ray absorptiometry. BMC Medical Imaging 5: 1.
16. Caballero, B. 2004. Obesity prevention in children: Opportunities and challenges. International Journal of Obesity and Related Metabolic Disorders 28 (3S): S90-95.
17. Colberg, S.R., and D.P. Swain. 2000. Exercise and diabetic control. Physician and Sportsmedicine 28 (4): 63-81.
18. Conley, M.S., and R. Rozenek. 2001. National Strength and Conditioning Association position statement: Health aspects of resistance exercise and training. Strength and Conditioning Journal 23 (6): 9-23.
19. Delva, J., L.D. Johnston, and P.M. O'Malley. 2007. The epidemiology of overweight and related lifestyle behaviors: Racial/ethnic and socioeconomic status differences among American youth. American Journal of Preventative Medicine 33 (4S): S178-S186.
20. De Pietro, L., J. Dziura, C.W. Yeckel, and P.D. Neufer. 2006. Exercise and improved insulin sensitivity in older women: Evidence of the enduring benefits of higher intensity training. Journal of Applied Physiology 100: 142-149.
21. Despres, J.P., and B. Lamarche. 2000. Physical activity and the metabolic complications of obesity. In: Physical Activity and Obesity, C. Bouchard, ed. Champaign, IL: Human Kinetics. pp. 329-354.
22. Despres, J.P., I. Lemieux, and D. Prud'homme. 2001. Treatment of obesity: Need to focus on high risk abdominally obese patients. British Medical Journal 322: 716-720.
23. Dietz, W.H. Jr., and S.L. Gortmaker. 1995. Do we fatten our children at the television set? Obesity and television viewing in children and adolescents. Pediatrics 75: 807-812.
24. Drazin, M.B. 2002. Type 1 diabetes and sports participation. Physician and Sportsmedicine 28 (12): 49-66.
25. Eickhoff-Shemek, J. 2002. Scope of practice. ACSM's Health and Fitness Journal 6 (5): 28-31.
26. Ford, E.S., W.H. Giles, and W.H. Dietz. 2002. Prevalence of the metabolic syndrome among US adults: Findings from the Third National Health and Nutrition Examination Survey. Journal of the American Medical Association 287: 356-359.
27. Gately, P.J., D. Radley, C.B. Cooke, S. Carroll, B. Oldroyd, J.G. Truscott, W.A. Coward, and A. Wright. 2003. Comparison of body composition methods in overweight and obese children. Journal of Applied Physiology 95: 2039-2046.
28. Goldberg, L., D.L. Elliott, R.W. Schutz, and F.E. Kloster. 1984. Changes in lipid and lipoprotein levels after weight training. Journal of the American Medical Association 252: 504-506.
29. Grundy, S.M., H.B. Brewer Jr., J.I. Cleeman, S.C. Smith Jr., and C. Lenfant. 2004. Definition of metabolic syndrome: Report of the National Heart, Lung, and Blood Institute/ American Heart Association conference on scientific issues related to definition. Circulation 109: 433-438.
30. Grundy, S.M., B. Hansen, S.C. Smith Jr., J.I. Cleeman, and R.A. Kahn. 2004. Clinical management of metabolic syndrome: Report of the American Heart Association/ National Heart, Lung, and Blood Institute/American Diabetes Association conference on scientific issues related to management. Circulation 109: 551-556.
31. Hancox, R.J., and R. Poulton. 2006. Watching television is associated with childhood obesity: But is it clinically important? International Journal of Obesity 30: 171-175.
32. Hurley, B.F., J.M. Hagberg, A.P. Goldberg, et al. 2005. Resistive training can reduce coronary risk factors without altering VO2max or percent body fat. Medicine and Science in Sports and Exercise 20 (2): 150-154.
33. Ibanez, J., M. Izquierdo, I. Arguelles, et al. 2005. Twiceweekly progressive resistance training decreases abdominal fat and improves insulin sensitivity in older men with type 2 diabetes. Diabetes Care 28: 662-667.
34. Kelley, G. 1997. Dynamic resistance exercise and resting blood pressure in adults: A meta-analysis. Journal of Applied Physiology 82 (5): 1559-1565.
35. Klem, M.L., R.R. Wing, M.T. McGuire, H.M. Seagle, and J.O. Hill. 1997. A descriptive study of individuals successful at long-term maintenance of substantial weight loss. American Journal of Clinical Nutrition 66: 239-246.
36. Kokkinos, P.F., and B. Fernhall. 1999. Physical activity and high density lipoprotein cholesterol levels. Sports Medicine 28: 307-314.
37. Koplan J.P., C.T. Liverman, and V.I. Kraak. 2005. Preventing childhood obesity: Health in the balance: Executive summary. Journal of the American Dietetic Association 105 (1): 131-138.
38. Lavie, C.J., R.V. Milani, S.M. Artham, D.A. Patel, and H.O. Ventura. 2009. The obesity paradox, weight loss, and coronary disease. American Journal of Medicine 122 (12): 1106-1114.
39. Magkos, F., M. Yannakoulia, J.L. Chan, and C.S. Mantzoros. 2009. Management of the metabolic syndrome and type 2 diabetes through lifestyle modification. Annual Review of Nutrition 29: 223-256.
40. Magrann, S., and S. Radford Keagy. 2001. Weight Control and Eating Disorders. Eureka, CA: Nutrition Dimension.
41. National Institutes of Health and National Heart, Lung, and Blood Institute. 1998. Clinical Guidelines on the Identification, Evaluation, and Treatment of Overweight and Obesity in Adults. NIH Pub. No. 98-4083. www.nhlbi.nih.gov/guidelines/obesity/ob_gdlns.pdf. Accessed January 13, 2003.
42. National Institutes of Health and National Heart, Lung, and Blood Institute. 2000. The Practical Guide: Identification, Evaluation, and Treatment of Overweight and Obesity in Adults. NIH Pub. No. 00-4084. www.nhlbi.nih.gov/guidelines/ obesity/prctgd_c.pdf. Accessed November 21, 2002.
43. National Institutes of Health and National Heart, Lung, and Blood Institute. 2001. Third Report of the National Cholesterol Education Program (NCEP) Expert Panel on Detection, Evaluation, and Treatment of High Blood Cholesterol in Adults (Adult Treatment Panel III) Executive Summary. NIH Pub. No. 01-3670. www.nhlbi.nih.gov/ guidelines/cholesterol/atp3xsum.pdf. Accessed November 21, 2002.
44. National Task Force on the Prevention and Treatment of Obesity, National Institutes of Health. 1993. Very lowcalorie diets. Journal of the American Medical Association 270: 967-974.
45. Norris, R., D. Carroll, and R. Cochrane. 1990. The effect of aerobic and anaerobic training on fitness, blood pressure, and psychological stress and well-being. Journal of Psychosomatic Research 34: 367-375.
46. Ogden, C.L., M.D. Carroll, M.A. McDowell, and M.K. Flegal. 2007. Obesity among adults in the United States--no statistically significant change since 2003-2004. NCHS Data Brief (1): 1-8.
47. Otis, C., and R. Goldingay. 2000. The Athletic Woman's Survival Guide. Champaign, IL: Human Kinetics.
48. Pate, R.R., M. Pratt, S.N. Blair, W.L. Haskell, C.A. Macera, C. Bouchard, D. Buchner, W. Ettinger, G.W. Heath, and A.C. King. 1995. Physical activity and public health: A recommendation from the Centers for Disease Control and Prevention and the American College of Sports Medicine. Journal of the American Medical Association 273: 402-407.
49. Pollock, M.L., B.A. Franklin, G.J. Balady, B.L. Chaitman, J.L. Fleg, B. Fletcher, M. Limacher, I. Pi-a, R.A. Stein, M. Williams, and T. Bazzarre. 2000. AHA Science Advisory. Resistance exercise in individuals with and without cardiovascular disease: Benefits, rationale, safety, and prescription. Circulation 101 (7): 828-833.
50. Proctor, M.H., L.L. Moore, D. Gao, et al. 2003. Television viewing and change in body fat from preschool to early adolescents: The Framingham Children's Study. International Journal of Obesity and Related Metabolic Disorders 27: 827-833.
51. Pronk, N.P., and R.R. Wing. 1994. Physical activity and long-term maintenance of weight loss. Obesity Research 2: 587-599.
52. Ross, R., and F.P. Despres. 2009. Abdominal obesity, insulin resistance, and the metabolic syndrome: Contribution of physical activity/exercise. Obesity 17: S1-S2.
53. Steffen, L.M., , S. Dai, J.E. Fulton, and D.R. Labarthe. 2009. Overweight in children and adolescents associated with TV viewing and parental weight. American Journal of Preventative Medicine 37: S50-S55.
54. Storlie, J., and H.A. Jordan, eds. 1984. Behavioral Management of Obesity. Champaign, IL: Human Kinetics.
55. U.S. Department of Health and Human Services. 1996. Historical background, terminology, evolution of recommendations, and measurement, Appendix B, NIH consensus conference statement. In: Physical Activity and Health: A Report of the Surgeon General. Atlanta: U.S. Department of Health and Human Services, Centers for Disease Control and Prevention, National Center for Chronic Disease Prevention and Health Promotion. p. 47.
56. U.S. Department of Health and Human Services. 2007. Overweight and Obesity: At a Glance: The Surgeon General's Call to Action to Prevent and Decrease Overweight and Obesity. Washington, DC: U.S. Department of Health and Human Services, Office of Surgeon General.
57. U.S. Department of Health and Human Services. 2007. Overweight and Obesity: Health Consequences: The Surgeon General's Call to Action to Prevent and Decrease Overweight and Obesity. Washington, DC: U.S. Department of Health and Human Services, Office of Surgeon General.
58. Vanderwater, E.A., and X. Haung. 2006. Parental weight status as a moderator of the relationship between television viewing and childhood overweight. Archives of Pediatrics and Adolescent Medicine 160: 622-627.

59. Vega, C.L. 1991. Taking small steps . . . to big changes. IDEA Today 2: 20-22.
60. Vega, C.L. 2001. Nutrition. In Aquatic Fitness Instructor Fitness Manual. Nokomis, FL: Aquatic Exercise Association.
61. Wadden, T.A., G.D. Forester, and K.A. Letizia. 1994. Oneyear behavioral treatment of obesity: Comparison of moderate and severe caloric restriction and the effects of weight maintenance therapy. Journal of Consulting and Clinical Psychology 621: 165-171.
62. World Health Organization. 1998. Obesity: Preventing and Managing the Global Epidemic. Report of a WHO Consultation on Obesity. Geneva: WHO.
63. Yen, C.F., R.C. Hsiao, C.H. Ko, J.Y. Yen, C.F. Huang, S.C. Liu, and S.Y. Wang. 2010. The relationships between body mass index and television viewing, internet use and cellular phone use: The moderating effects of socio-demographic characteristics and exercise. International Journal of Eating Disorders 43 (6): 565-571.

20

# Clientes com doenças cardiovasculares e respiratórias

Moh H. Malek, PhD

**Ao término deste capítulo, você será capaz de:**

- Entender a fisiopatologia e os fatores de risco para hipertensão, infarto agudo do miocárdio, acidente vascular cerebral, doença vascular periférica e asma, incluindo asma induzida por exercício.
- Entender os estágios das várias doenças e como o exercício pode ser utilizado para melhorar a qualidade de vida.
- Saber quando convém encaminhar um cliente para um profissional médico.

As doenças cardiovasculares e respiratórias apresentam um grande problema não apenas para o profissional de saúde tradicional, mas também para o personal trainer. Embora, nos Estados Unidos, as mortes relacionadas a doenças cardiovasculares e cerebrovasculares estejam em declínio, as mortes relativas à doença pulmonar, incluindo doença pulmonar obstrutiva crônica (DPOC), estão em alta (ver Figura 20.1).[33] A hipertensão é um grande fator de risco para doença cardiovascular, e os infartos do miocárdio (ataques cardíacos) e acidentes vasculares cerebrais (AVC, também conhecidos como derrames) são as doenças cardiovasculares mais comuns com que os personal trainers vão se deparar. Este capítulo, além de oferecer informações acerca dessas doenças, comuns, inclui informações sobre como treinar clientes com doença vascular periférica, uma vez que eles podem obter grandes benefícios com o condicionamento aeróbio de intensidade leve.

A doença respiratória em detalhes é um tema que ultrapassa o escopo deste capítulo. No entanto, trataremos aqui da asma, incluindo a asma induzida por exercício, muito comum entre os clientes de personal training. Os programas de reabilitação e treinamento de pacientes com doenças pulmonares crônicas devem ser supervisionados por um especialista em reabilitação respiratória, cujo nível de treinamento está além do de um personal trainer.

Para guiar, instruir e treinar adequadamente os pacientes com problemas cardiovasculares e respiratórios, o personal trainer deve entender a fisiopatologia da doença e ser capaz de reconhecer os primeiros sinais de circulação sanguínea inadequada e dificuldade de respiração durante o treinamento. Dito isso, os personal trainers podem ter um forte impacto positivo na qualidade de vida de seus clientes desde que prestem cuidadosa atenção a eles. Além disso, é importante que o personal trainer trate o regime de exercícios como parte de uma equipe, na qual o médico é o líder. Qualquer cliente que tenha uma condição ou doença médica deve receber autorização do seu profissional de saúde antes de iniciar a prática de atividade física. Obviamente, exonerações de responsabilidade devem ser assinadas por todas as partes a fim de garantir o máximo de proteção possível caso venham a surgir questões de responsabilização (ver Capítulo 25).

## Rastreio de saúde e estratificação de risco

O processo de rastreio de saúde é um componente crítico antes do início de qualquer avaliação de condicionamento ou treinamento. Além disso, o personal trai-

O autor gostaria de agradecer às contribuições de Robert Watine, que escreveu este capítulo para a primeira edição de *Fundamentos do personal training da NSCA*.

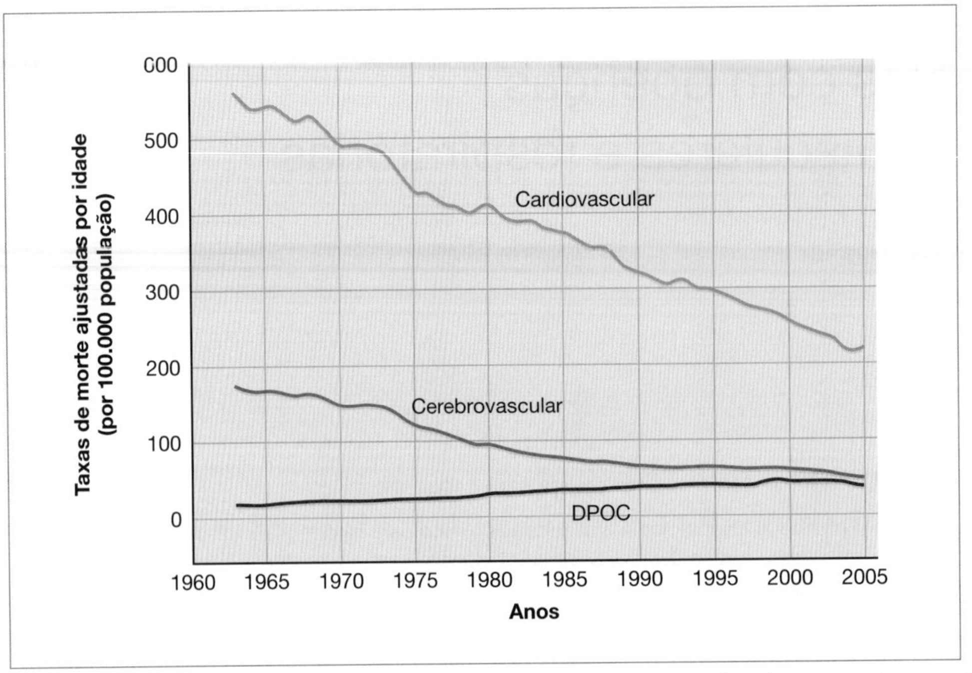


FIGURA 20.1 Taxas de morte ajustadas por idade decorrentes de doença cardiovascular, doença cerebrovascular e doença pulmonar obstrutiva crônica (DPOC).
Baseado nos dados de U.S. National Center for Health Statistics, 2006.[33]

ner *precisa* ter autorização de um profissional de saúde antes de treinar clientes com condições médicas. Como discutido no Capítulo 9, os clientes devem completar o Questionário de Prontidão para a Atividade Física (*Physical Activity Readiness Questionnaire* – PAR-Q); além disso, o personal trainer deve documentar e completar um histórico de saúde detalhado. Com base no questionário do histórico de saúde, o cliente deve então ser estratificado em um grupo de risco baixo, moderado ou alto. É importante observar que os personal trainers que pretendem treinar pacientes clínicos devem receber treinamento adicional em relação ao mecanismo da doença bem como aos sinais e sintomas comumente associados a ela. Por exemplo, os personal trainers que trabalham com pacientes com câncer devem ter uma forte compreensão dos efeitos colaterais de diversas terapias (i. e., quimioterapia ou radioterapia) em funções fisiológicas como a função cardiovascular, a respiratória e a musculoesquelética. Este capítulo concentra-se em clientes com doenças cardiovasculares ou respiratórias.

## Hipertensão

Hipertensão é uma doença não apenas de idosos, mas também de jovens.[26-28] Mais de 50 milhões de norte-americanos a partir de 6 anos têm essa doença, definida como uma leitura sistólica de mais de 140 mmHg (milímetros de mercúrio), uma leitura diastólica de mais de 90 mmHg ou ambas.[2] A hipertensão é uma doença idiopática, o que significa que ocorre sem etiologia (causa) conhecida. É por isso que a hipertensão é considerada o "assassino silencioso". Ninguém, nem mesmo um médico, consegue olhar para dez pessoas numa sala e identificar quem tem e quem não tem a doença. Noventa por cento dos casos são idiopáticos. Os outros 10% são curáveis porque se devem a causas secundárias, isto é, outras doenças.

Essas causas secundárias incluem hipertireoidismo, feocromocitoma, hipercortisolismo, hiperaldosteronismo e estenose arterial renal. Cada uma dessas doenças tem subclassificações tangenciais a esta discussão. Contudo, o ponto importante é duplo: (1) qualquer pessoa com menos de 35 anos com hipertensão precisa ser avaliada agressivamente para um desses diagnósticos (a ser realizado por um médico); e (2) qualquer cliente que se note hipertenso deve ser encaminhado a um médico para avaliação e tratamento avançado. Verificou-se que pessoas com menos de 35 anos com hipertensão têm maior incidência das causas secundárias.

A pressão arterial elevada coloca o indivíduo em risco de ataque cardíaco, AVC ou ambos. A pressão arterial elevada moderadamente (ao longo do tempo) pode provocar doença renal e doença vascular generalizada. As pessoas não têm como determinar se sua pressão arterial está alta com base em como se sentem. Se o sujeito realmente sente que sua pressão arterial está alta, é muito provável que esteja na faixa de uma crise hipertensa com dores no peito, visão turva, déficits neurológicos ou alguma combinação desses sintomas.

A estratificação de risco de pressão arterial é explicada na Tabela 20.1. Os estágios são estratificados em normal, pré-hipertensão e hipertensão de estágios 1 e 2.

Essas estratificações se baseiam na presença de fatores de risco significativos (p. ex., tabagismo, dislipidemia, diabete melito, idade acima de 60, sexo masculino ou feminino pós-menopausa e histórico familiar), bem como lesão de órgão-alvo (LOA) e doença cardiovascular clínica (DCC). Nenhum cliente com leituras a partir do estágio 1 deve iniciar o exercício antes de ter sua pressão controlada por um médico e ser autorizado para a prática de atividades físicas.[4,6]

A lesão de órgão-alvo inclui doenças cardíacas, cerebrais, renais, vasculares periféricas e retinais. A doença cardíaca de órgão-alvo refere-se ao espessamento ou à hipertrofia do ventrículo esquerdo em decorrência da hipertensão não tratada ou tratada inadequadamente, um histórico de dor no peito causada por esforço ou angina, histórico de ataque cardíaco e de cirurgia de reperfusão (i. e., revascularização, *stent* ou angioplastia com balão) e disfunção cardíaca geral (insuficiência). O AVC e a doença vascular periférica têm fisiopatologias semelhantes à da doença arterial coronariana. A doença renal resulta em disfunção glomerular, provocando a incapacidade de os rins purificarem o sangue, além disso afeta o fluxo sanguíneo que entra e sai do rim, o que também pode causar hipertensão. A doença da retina é causada pelas hemorragias decorrentes da pressão arterial elevada, as quais, por sua vez, afetam a visão com o potencial de desenvolvimento de perda.

Um cliente com leituras normais elevadas (sem fatores de risco significativos; sem LOA ou DCC) é tratado com a modificação do estilo de vida. O mesmo se aplica à pré-hipertensão (pelo menos um fator de risco significativo, sem incluir diabete; sem LOA ou DCC). Os estágios 1 e 2 apresentam LOA/DCC, diabete ou ambos, com ou sem outros fatores de risco, exigindo assim intervenção médica para o tratamento e a liberação.

Clientes com leituras de estágio 1 ou mais elevadas (≥ 140 / ≥ 90) não devem ser treinados até sua pressão arterial ser controlada e o médico os ter liberado para se exercitar.

## Controle da hipertensão

A modificação de estilo de vida para clientes com hipertensão inclui intervenções não farmacológicas, como exercício adequado, perda de peso e mudanças dietéticas. As mudanças gerais no estilo de vida incluem quantidade adequada de sono, redução no consumo diário de sódio a 1 colher de chá (aproximadamente 2.300 mg) de sal por dia, consumo adequado de potássio, perda de peso se necessário, limitação do consumo de álcool, aumento da atividade aeróbia para 30 a 45 minutos, quatro dias por semana ou mais, redução da gordura saturada e do colesterol dietético e cessação do tabagismo.

A dieta DASH (*Dietary Approches to Stop Hypertension*) recebeu muita publicidade positiva por reduzir a pressão arterial. Ela requer a redução de gorduras saturadas, do colesterol e da ingestão de gorduras totais. A ênfase é no consumo de mais frutas, verduras, legumes e laticínios com baixo teor de gordura; mais produtos à base de cereais integrais, peixe, frango e nozes; redução de carne vermelha, doces e bebidas açucaradas; e aumento do consumo de alimentos ricos em magnésio, potássio, cálcio, proteínas e fibras.

TABELA 20.1 Classificação e controle da pressão arterial para adultos*

| Classificação de PA | PAS* mmHg | PAD* mmHg | Modificação de estilo de vida | Farmacoterapia inicial<br>Sem indício contundente | Com indício contundente** |
|---|---|---|---|---|---|
| Normal | < 120 | e < 80 | Incentivar | Sem indicação de medicamento anti-hipertensivo | Medicamento(s) para os indícios contundentes‡ |
| Pré-hipertensão | 120 - 139 | ou 80 - 99 | Sim | | |
| Hipertensão de estágio 1 | 140 - 159 | ou 90 - 99 | Sim | Diuréticos tiazídicos para a maioria; é possível considerar IECA, ARA, BB, BCC ou uma combinação | Medicamento(s) para os indícios contundentes<br>Outros medicamentos anti-hipertensivos (diuréticos, IECA, ARA, BB, BCC) conforme necessário |
| Hipertensão de estágio 2 | ≥ 160 | ou ≥ 100 | Sim | Combinação de dois medicamentos para a maioria† (normalmente diuréticos tiazídicos aliados a IECA, ARA, BB ou BCC) | |

PAD: pressão arterial diastólica; PAS: pressão arterial sistólica.
Abreviações de medicamentos: IECA: inibidor da enzima de conversão da angiotensina; ARA: antagonista do receptor da angiotensina II; BB: betabloqueador; BCC: bloqueador dos canais de cálcio.
* Tratamento determinado pela categoria mais alta de PA.
** Indícios contundentes incluem prevenção de insuficiência cardíaca, pós-infarto agudo do miocárdio ou síndrome de Dressler, alto risco de doença coronariana, diabete, doença renal crônica e AVC recorrente.
† A terapia combinada inicial deve ser utilizada com cautela em pessoas com risco de hipotensão ortostática.
‡ Trate pacientes com doença renal crônica ou diabete até uma meta de PA de < 130/80 mmHg.
Adaptado de NIH e NHLBI, 2003.[22]

Clientes com hipertensão devem tomar um ou mais medicamentos dentre uma variedade deles. As classes de medicamentos incluem **betabloqueadores, bloqueadores dos canais de cálcio**, inibidores da enzima de conversão da angiotensina (IECA), antagonistas do receptor da angiotensina (ARA), diuréticos e **alfabloqueadores**. Os mecanismos exatos de ação desses medicamentos vão além do escopo deste capítulo, exceto pelo fato de todos reduzirem a pressão arterial. Os diuréticos causam depleção de volume. Contudo, o personal trainer nunca deve restringir o consumo de líquidos pelo cliente ou se importar com o uso de soluções eletrolíticas. Bloqueadores alfa, beta e dos canais de cálcio causam vasodilatação com o potencial de coagulação sanguínea. Os IECA e os ARA exercem seus efeitos na vasculatura dos rins. Esses medicamentos podem causar coagulação sanguínea, o que exige um período mais longo de resfriamento, especialmente após caminhada na esteira, *jogging* e treinamento com pesos em circuito. Além disso, os betabloqueadores não apenas reduzem a frequência cardíaca como também impedem que ela se eleve como resposta normal ao exercício. Isso dificulta o uso da frequência cardíaca como medida da intensidade e exige o uso da escala de percepção subjetiva de esforço (PSE).

## Considerações de segurança para clientes com hipertensão

O que é mais promissor para o cliente e estimulante para o personal trainer é que o cliente com hipertensão *controlada* pode se exercitar com poucas restrições. Precauções simples precisam ser mantidas para possibilitar a aplicação de todas as modalidades. São diversos os benefícios do exercício para o corpo, mas o exercício pode ser especialmente benéfico para clientes com hipertensão. Vários estudos mostram reduções significativas na pressão arterial em repouso depois do exercício no longo prazo. Uma revisão da literatura por metanálise revelou reduções aproximadas nas pressões sistólica e diastólica de 4,5/3,8 mmHg e 4,7/3,1 mmHg, respectivamente, em virtude do treinamento aeróbio e de força prolongado.[7,9,12-18] As questões a serem levantadas agora são as seguintes:

1. Em que nível de intensidade um cliente pode ser colocado para provocar a resposta desejada?
2. Algum exercício é contraindicado?
3. Quais exercícios podem ser oferecidos ao cliente?

> Clientes com hipertensão controlada podem se exercitar com poucas restrições.

### Intensidade

Como se demonstrou que as pessoas podem atingir uma adaptação de treinamento ao exercício, isto é, pressão arterial em repouso reduzida, treinando em intensidades de 40 a 50% do consumo máximo de oxigênio,[5,25] o personal trainer pode elaborar um programa que provoque adaptações sem aumentar o risco para o cliente. Segundo as pesquisas, o exercício de baixa intensidade parece ser um estímulo mais efetivo do que o exercício de intensidade moderada na redução da pressão arterial em repouso e das respostas de pressão arterial ao estresse.

Isso é importante porque, muitas vezes, o cliente vem com uma autorização médica para o exercício, mas o personal trainer acredita que ele não esteja em "condições" de embarcar em um programa extenuante. Nesse caso, o personal trainer pode se sentir mais seguro começando com um programa de baixa intensidade com o cliente, visto que treinar em um nível baixo não estressará indevidamente a fisiologia nem causará maior risco de evento cardíaco ou neurológico agudo.[5]

### Contraindicações

Em relação aos exercícios contraindicados, eles incluem qualquer tipo de atividade que aumente a pressão intratorácica, reduzindo assim o retorno do fluxo sanguíneo para o coração, com uma diminuição correspondente no débito cardíaco. Essencialmente, isso significa qualquer exercício com uma manobra de Valsalva prolongada (maior que 1 ou 2 segundos) associada. Cabe ao *personal trainer* garantir não apenas que o cliente realize o exercício de maneira tecnicamente correta, mas também que respire adequadamente (ver Capítulo 13 para mais orientações sobre respiração).

### Exercícios seguros

Clientes com hipertensão controlada podem participar de diversos tipos de treinamento, incluindo o uso de pesos livres, máquinas com pesos, calistênicos ou faixas elásticas; exercício aeróbio (caminhada, *jogging*, natação); e treinamento com pesos em circuito, entre outros. Basicamente, todos os exercícios podem ser permitidos.[3] Se um cliente com hipertensão tiver uma condição comórbida, porém, a escolha do exercício pode ser alterada ou restringida.[32]

As condições comórbidas incluem:

1. Condições ou doenças musculoesqueléticas: doenças articulares degenerativas, doenças reumáticas.
2. Transtornos neurológicos: AVC, miastenia grave, distrofia muscular.
3. Doenças vasculares: doença arterial carotídea, cardiopatias, aneurismas.

## Orientações de exercício para clientes com hipertensão

Se a pressão arterial estiver no estágio 1 ou acima, é imperativo cancelar a sessão de exercício e aconselhar o cliente a conversar com seu médico. Se o cliente usualmente for **normotenso**, deve-se reagendar a sessão e voltar a verificar a pressão arterial antes da sessão de exercício seguinte como discutido anteriormente.

### Condicionamento aeróbio

Os objetivos de um programa de condicionamento aeróbio são aumentar o $\dot{V}O_2$máx, bem como o limiar ventilatório (que vai aumentar o tempo até que se sinta "falta de ar").[29] Além disso, o cliente vai sentir aumento tanto nos níveis máximos de carga de trabalho como nos de resistência. O gasto calórico será maior e isso facilitará a redução de peso maior (se necessária). Ademais, comprovou-se que programas de exercícios de intensidade baixa a moderada diminuem a pressão arterial.[21] Aconselha-se que o nível de intensidade comece em 40 a 50% do $\dot{V}O_2$máx, chegando futuramente a 50 a 85% do $\dot{V}O_2$máx.[2] A PSE deve girar inicialmente entre 8 e 10 (na escala de 6 a 20), com uma faixa-alvo de 11 a 13 (na escala de 6 a 20). Cada sessão deve durar entre 15 e 30 minutos com um eventual alvo de 30 a 60 minutos, e a frequência deve ser de 3 a 7 dias por semana. O gasto calórico semanal será entre 700 e 2.000 quilocalorias. O tempo necessário para atingir essas metas é de 4 a 6 meses. No entanto, assim como em todos os casos, cada programa deve ser individualizado.

### Treinamento de força

Quanto ao restante do programa, é preciso incluir alguma forma de exercício de força.[19] Para manter a consistência, os clientes devem iniciar com uma faixa de repetição de 16 a 20 por série. Isso geraria cerca de 50 a 60% de 1 RM (uma repetição máxima), mantendo, assim, o cliente dentro das mesmas orientações para a intensidade aeróbia.[2]

**Metas para clientes com hipertensão**

- Aumentar o $\dot{V}O_2$máx e o limiar ventilatório.
- Aumentar o trabalho e a resistência máximos.
- Aumentar o gasto calórico.
- Controlar a pressão arterial.
- Aumentar a resistência muscular.

O intervalo de repouso deve ser inicialmente de 2 a 3 minutos (ou mais) para permitir a recuperação completa entre as séries. Isso possibilitará uma compensação fisiológica do exercício, que é especialmente necessária por causa do potencial de uso de medicamentos sob prescrição para o controle da hipertensão.[20] O cliente pode fazer apenas uma série por exercício, até no máximo três por exercício, no início do programa. Quanto aos tipos de exercícios, os movimentos multiarticulares de músculos grandes são a opção mais segura no início.

Com o tempo (i. e., 4 a 6 meses), o número de repetições pode diminuir para uma faixa de 8 a 12 repetições. A frequência de exercício deve ser de 2 a 3 vezes por semana, com duração entre 30 e 60 minutos por sessão.

## Infarto agudo do miocárdio, acidente vascular cerebral e doença vascular periférica

O infarto agudo do miocárdio (IAM), o AVC e a doença vascular periférica têm ramificações muito graves para a fisiologia do cliente bem como para sua psicologia.[23,24] Fisiologicamente, há a presença conhecida da doença e, portanto, também de deficiências ou déficits reais no corpo. Além do efeito fisiológico, existem problemas psicológicos reais sobre os quais o cliente pode ou não estar consciente. Eles podem se manifestar de diversas formas – desde medo do exercício (i. e., medo da precipitação de outro evento agudo) à extremidade oposta do espectro de destemor do cliente. Quando se trabalha com esses clientes, deve-se tomar cuidado com a atitude de "Vou mostrar para você que consigo superar isso; vou só me forçar a ultrapassar as barreiras". Portanto, o personal trainer deve ouvir ativamente seus clientes e prestar atenção às mensagens transmitidas por reações não verbais e insinuações.

### Fisiopatologia

A fisiopatologia é basicamente a mesma para todas as três doenças, visto que elas representam o resultado final de doenças oclusivas vasculares em vários pontos do corpo, ou seja, o coração, o cérebro ou o sistema vascular generalizado.[11] Uma placa de ateroma (lipídio-colesterol) forma-se dentro do lúmen de um vaso sanguíneo. A inflamação local ocorre em torno da área da placa, o que provoca instabilidade. Com o tempo, uma capa de colágeno se desenvolve para estabilizar a região, com uma cobertura subsequente de células de músculo liso (o revestimento interno normal do vaso sanguíneo) (Figura 20.2). Dependendo do ponto no tempo, os resultados podem ser muito diferentes.

Se a capa de colágeno e os músculos lisos crescerem até o ponto de estabilidade, o diâmetro do vaso sanguíneo será reduzido drasticamente. Isso culmina na redução do fluxo sanguíneo com o potencial de desenvolvimento de correntes parasitas, bem como aglutinação da circulação e desenvolvimento de um trombo que pode ocluir o lúmen ou se separar e descer pela corrente para ocluir um local mais distal. Enquanto a capa de colágeno ainda estiver macia e instável, ela poderá se romper (Figura 20.3) e, em seguida, liberar todo o material de dentro dela para fluir pela corrente e causar uma doença oclusiva súbita.

A situação da capa de colágeno "madura", como descrita no parágrafo anterior, a torna ainda mais difícil de romper e, portanto, é mais estável, o que permite ao corpo dissolver o trombo e, consequentemente, prevenir que ele atinja uma massa crítica. Um mecanismo homeostático com antitrombina III oferece essa proteção. A ruptura da capa de colágeno é mais perigosa, visto que a liberação súbita do material interno da capa enviado distalmente pode causar um evento súbito de IAM ou AVC. Os problemas associados à capa de colágeno estável normalmente afetam a circulação periférica, mas também podem ser vistos nas artérias coronárias, como no caso de **angina** (dor no peito).

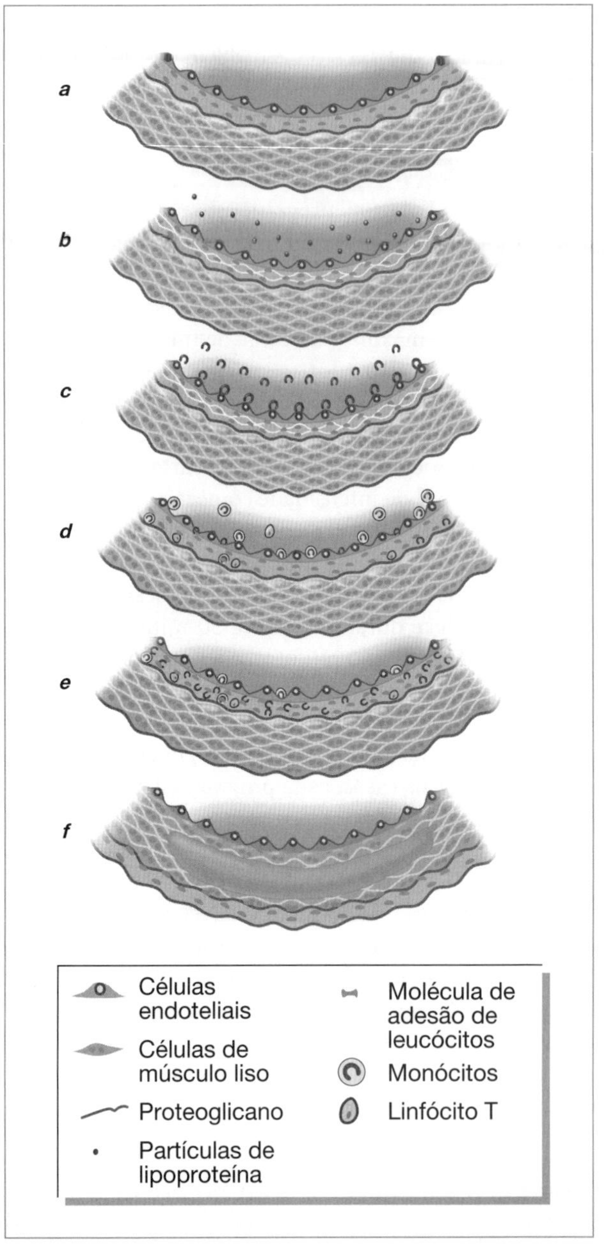


FIGURA 20.2 Desenvolvimento de uma capa de colágeno. Uma artéria normal (a) com a camada interna de células endoteliais. À medida que a placa (moléculas de lipoproteína) se acumula (b-e), uma capa ou camada de colágeno vai sendo criada e coberta por uma camada de células (fibras) de músculo liso (f).
Reproduzido com autorização de Fauci et al., 1998.

## Fatores de risco

Os fatores de risco incluem hipertensão, hipercolesterolemia, diabete, tabagismo, obesidade e histórico familiar. A pressão arterial elevada aumenta a resistência vascular sistêmica, que eleva a pressão intracardíaca dentro do ventrículo esquerdo para possibilitar a ocorrência da sístole. Durante a sístole, acontece compressão dos vasos cardíacos que alimentam o coração. Quando a pressão excede certo limiar, há redução ou ausência do fluxo para o interior do coração e, assim, surge a dor no peito. Obviamente, com a formação correspondente de colesterol elevado e formação de capa, pode ocorrer uma ruptura, causando o mesmo resultado final. Isso também pode se dar nas artérias coronárias.

O diabete exerce um efeito de aceleração sobre o processo da doença vascular e, portanto, tem efeito independente sobre a fisiopatologia dos ataques cardíacos. A nicotina (i. e., o tabagismo) aumenta a resistência vascular sistêmica, ou seja, a pressão arterial, provocando efeito semelhante ao descrito na seção anterior. Pessoas obesas necessitam de mais vasos sanguíneos para alimentar o tecido adiposo. Isso aumenta efetivamente a carga de trabalho cardíaco, interferindo na eficiência circulatória da ação de bombeamento do coração. Com o tempo, isso pode causar o desenvolvimento de um dos vários tipos de cardiomiopatia e insuficiência cardíaca. Quanto ao histórico familiar, qualquer pessoa que tenha um parente em primeiro grau (um dos pais ou irmãos) com doença cardíaca conhecida antes dos 55 anos (parente homem) ou 65 (parente mulher) tem risco elevado.[1]

## Infarto agudo do miocárdio

Quando ocorre IAM, o músculo cardíaco tem potencial de morrer. Os médicos intervêm para tentar salvar parte do tecido danificado ou até mesmo reverter todo o processo. O personal trainer, porém, vai trabalhar com o cliente que sofreu um ataque cardíaco, passou pela reabilitação cardíaca e recebeu alta do médico para continuar um programa de exercício. Isso coloca o personal trainer em uma posição bastante oportuna para conseguir os dados de exames mais recentes do novo cliente – resultados de teste de esforço com exercício e eletrocardiograma, além de uma carta de autorização e recomendações do cardiologista.

Essas informações oferecem ao personal trainer os dados necessários acerca de onde o médico parou e, portanto, a partir de onde o personal trainer pode começar (i. e., nível de intensidade, entre outros parâmetros). O

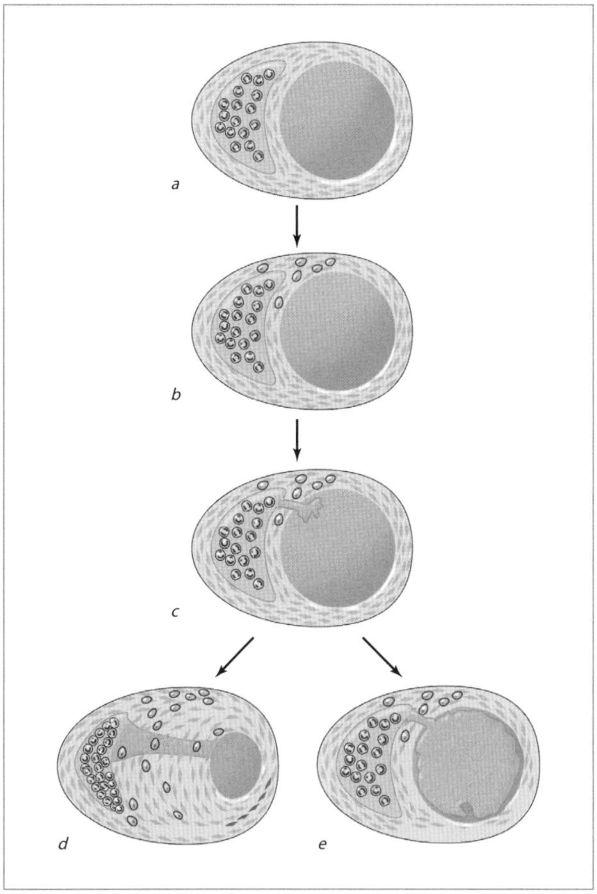


FIGURA 20.3 Ruptura de capa de colágeno imatura. Se uma artéria normal (a) começa a desenvolver uma capa de colágeno (b) que se rompe (c), a artéria pode ficar parcial (d) ou totalmente (e) ocluída.
Reproduzido com autorização de Fauci et al., 1998.

teste de esforço oferece o consumo máximo de oxigênio, o qual possibilita determinar o nível de intensidade. Ele também passa a ser importante para reconhecer que uma subpopulação de clientes tem doença arterial coronariana subjacente sem dor no peito associada durante a atividade. Esses indivíduos correm risco de morte súbita, uma vez que se exercitarão até o ponto de espasmo arterial coronariano, ataque cardíaco agudo, com uma interrupção do batimento do coração. Também nesse caso, o teste de esforço pode revelar se o indivíduo se encontra nessa subclasse. O personal trainer não pode treinar esses clientes, que devem se exercitar em um ambiente monitorado por um médico.

> Os personal trainers não devem treinar clientes pós-infarto agudo do miocárdio (pós-IAM) que tenham doença arterial coronariana sem dor no peito associada. Esses clientes devem ser monitorados por um médico durante o exercício.

## Orientações de exercício para clientes pós-infarto agudo do miocárdio

Clientes pós-IAM só devem ser treinados após terem recebido autorização do cardiologista, do cirurgião cardiovascular ou de ambos.[10] Nesse ponto, o médico deve informar o nível de intensidade e a faixa de treinamento em que o personal trainer pode trabalhar. O médico deve oferecer um nível de equivalente metabólico (MET) ou $VO_2$máx para o personal trainer utilizar como base na elaboração do programa. Este, por sua vez, também deve ser enviado para aprovação médica ou, pelo menos, colocado no prontuário médico do cliente.

O ponto mais importante de que o personal trainer deve estar ciente é quanto à monitoração de sinais e sintomas anormais. Alguns desses sinais e sintomas incluem dor no peito, palpitações, falta de ar, diaforese, náusea, dor no pescoço, dor no braço (esquerdo ou direito), dor lombar e uma sensação de fatalidade iminente.

Um alerta é que muitos clientes pós-IAM têm doenças comórbidas, como diabete e doença vascular periférica (DVP). A DVP é discutida mais adiante neste capítulo, ao passo que a elaboração de programas para clientes com diabete é abordada no Capítulo 19.

## Componentes de programa de exercício para clientes pós-infarto do miocárdio

Depois de o cliente ser autorizado pelo(s) médico(s), as metas incluem aumentar o $\dot{V}O_2$máx, diminuir a pressão arterial e reduzir o risco de outros eventos de doença arterial coronariana. A intensidade do treinamento para o condicionamento aeróbio normalmente começa em 40% do $\dot{V}O_2$máx ou uma PSE de 9 a 11 (na escala de 6 a 20). As sessões duram cerca de 15 a 40 minutos e acontecem 3 a 4 vezes por semana. Um tempo adicional é dedicado a períodos de aquecimento e resfriamento. Não existe um limite de tempo definido para atingir a meta, visto que o objetivo é prevenir outros eventos, bem como fortalecer o músculo cardíaco. Testes de esforço de acompanhamento realizados por um cardiologista oferecem a documentação necessária em relação a essas metas.

### Metas para clientes que sofreram infarto agudo do miocárdio

- Aumentar a capacidade aeróbia.
- Diminuir a pressão arterial.
- Reduzir o risco de doença arterial coronariana.
- Aumentar a capacidade de realizar atividades recreativas, profissionais e do dia a dia.

Como muitos pacientes pós-IAM ficam com medo de atividades simples do cotidiano, as metas são reconstruir sua confiança para realizar essas tarefas. Exemplos incluem erguer uma caixa de leite, servir uma garrafa de suco de laranja, segurar uma sacola ou até mesmo empurrar um carrinho de compras.

Ao realizar exercícios de força, o cliente pode receber *feedback* imediato sobre suas capacidades de força. Esse reforço é mais psicológico do que um reflexo do aumento de força real. Os programas devem começar com 20 repetições, de 1 a 3 séries, 2 a 3 vezes por semana. O personal trainer e o médico precisam discutir as metas concretas. O cliente é instruído a nunca realizar a manobra de Valsalva.

> Clientes que sofreram um infarto agudo do miocárdio nunca devem realizar a manobra de Valsalva.

## Acidente vascular cerebral

Clientes que sofreram um acidente vascular cerebral (AVC) têm outras considerações além da natureza oclusiva da doença. Esses clientes normalmente apresentam déficits neurológicos, e o tratamento costuma ser mais adequado em um ambiente monitorado por profissionais de saúde. No entanto, se um cliente sem déficit neurológico for liberado por seu médico para se exercitar em um ambiente não monitorado, o personal trainer pode seguir as orientações de elaboração do programa apresentadas aqui e ajudar o cliente a atingir progressos.

### Orientações de exercício para clientes pós-acidente vascular cerebral

Clientes pós-AVC enfrentam muitas dificuldades diferentes, todas dependendo de qual área do cérebro foi afetada. Muitos indivíduos após o AVC apresentam dificuldades com tarefas simples do cotidiano em razão de uma perda da função motora, frequentemente nos membros superiores, inferiores, rosto ou boca. Outros adquirem problemas de audição, fala ou compreensão de disposições espaciais – ou podem até mesmo não sentir um lado inteiro do corpo. A discussão aqui se limita ao cliente que sofreu um AVC no hemisfério esquerdo do cérebro, resultando em déficits motores nos membros superior e/ou inferior direitos.

Não há dúvida de que um programa de exercício instituído de forma adequada possa melhorar significativamente a vida de pessoas que sofreram AVC. O programa, porém, deve começar onde a reabilitação pós-AVC parou. Portanto, o personal trainer precisa manter contato próximo com a equipe de reabilitação para determinar o direcionamento do treinamento pós-reabilitação e a definição de metas.

> O exercício pode melhorar significativamente a vida de um indivíduo que sofreu um AVC. Os personal trainers podem treinar clientes pós-AVC que não tiveram déficit neurológico e são liberados por seus médicos para se exercitarem em um ambiente não monitorado.

### Componentes do programa de exercício para clientes pós-acidente vascular cerebral

Os ergômetros devem ser o suporte principal do condicionamento aeróbio para o cliente pós-AVC. Esse caso difere da situação do cliente pós-IAM, que tem a possibilidade de utilizar a esteira. Com a função dos membros comprometida, obviamente não apenas a força é afetada, mas o equilíbrio também sofre. A intensidade do exercício pode começar baixa, em 30% do $\dot{V}O_2$pico, pois esses clientes se descondicionam rapidamente depois do AVC. Isso acontece por que o $\dot{V}O_2$máx é indefinido em pacientes após um AVC. Eles ficam tão descondicionados que se torna impossível determinar o $\dot{V}O_2$máx, dando origem ao termo *$\dot{V}O_2$pico*. Os clientes pós-AVC podem, depois de um tempo, se exercitar em 40 a 70% do $\dot{V}O_2$pico. Enquanto isso, qualquer atividade vai melhorar sua capacidade. As sessões podem durar entre 5 e 60 minutos, dependendo do indivíduo; já a frequência é normalmente de pelo menos 3 vezes por semana.

O treinamento de força não só ajudará a melhorar a sensação geral de bem-estar como também auxiliará no desenvolvimento de novas vias neurológicas aos membros afetados por meio do recrutamento de canais adormecidos. Além disso, o treinamento de força do membro saudável terá um efeito cruzado sobre o membro comprometido. Em relação à carga a ser utilizada, não há como determinar qual corresponde a 1 RM. Portanto, a avaliação lenta e criteriosa do cliente para sobrecargas iniciais é responsabilidade do personal trainer. Mesmo assim, o personal trainer deve incentivar o cliente a, com o tempo, passar a realizar de 8 a 12 repetições, 2 ou 3 dias por semana. O objetivo do treinamento de flexibilidade deve ser óbvio para clientes neste grupo. Esse tipo de atividade ajudará a manter a mobilidade nos membros saudáveis e, com sorte, também melhorará a amplitude de movimento do membro afetado. Muitas vezes, pacientes pós-AVC sofrem contraturas articulares como resultado da falta de movimento em torno da

**Metas para clientes após acidente vascular cerebral (AVC)**

- Aumentar as atividades físicas diárias.
- Aumentar a força tanto do membro comprometido como do não comprometido.
- Aumentar a amplitude de movimento do lado comprometido.
- Prevenir contraturas articulares.

articulação. A articulação pode ser considerada paralisada; com o tempo, ocorrerá o remodelamento ósseo feito pelos osteoclastos e osteoblastos até a articulação se tornar calcificada. O treinamento precoce de amplitude de movimento pode impedir que isso aconteça. Devem ser realizados exercícios de amplitude de movimento antes e depois de cada sessão de treinamento (por no mínimo 5 minutos), bem como em dias sem treinamento.

Também podem ser incluídos no programa exercícios de coordenação e equilíbrio. Atividades em um pé só, de levar o dedo ao nariz e de levar o dedo a um alvo móvel são alguns exemplos. É aí que o personal trainer pode abusar da criatividade na elaboração de um programa verdadeiramente individualizado.

## Doença vascular periférica (DVP)

Um cliente com DVP apresenta um desafio real; porém os clientes neste grupo têm o potencial de obter ganhos muito impressionantes em suas capacidades. Essencialmente, pessoas com DVP sentem dor ao caminhar. Em geral, não conseguem andar mais de 2 a 5 minutos sem precisar parar e descansar em razão da dor lancinante nas panturrilhas. O objetivo é aumentar a extensão da atividade para melhorar a qualidade de vida e, se possível, evitar a necessidade de intervenção cirúrgica. A Tabela 20.2 apresenta mais detalhes sobre os sintomas de DVP.

Considerações farmacológicas para a DVP são basicamente as mesmas para pessoas com hipertensão. A única adição notável é o uso de nitratos prescritos por um médico, isto é, nitroglicerina para dor no peito. Comprimidos ou *spray* de nitroglicerina são aplicados sob a língua. Se o medicamento estiver agindo corretamente, o cliente sentirá um sabor amargo e uma dor de cabeça quase imediata. Se ele estiver sentindo algo que sugira comprometimento cardíaco (i. e., dor no peito, dor contínua, falta de ar etc.), deve parar imediatamente, sentar-se ou até mesmo se deitar, e usar a nitroglicerina conforme prescrição enquanto alguém chama os serviços de emergência. O ideal é que haja outra pessoa à disposição para fazer a ligação ou ficar com o cliente; caso não haja, o personal trainer deve ligar para a emergência antes de oferecer auxílio.

**Metas para clientes com doença vascular periférica**

- Melhorar a resposta à dor; ser ativo por períodos progressivamente mais longos.
- Reduzir o risco de doença arterial coronariana.
- Melhorar a marcha.
- Aumentar as atividades da vida diária.
- Aumentar o potencial de trabalho.
- Melhorar a qualidade de vida.

### Orientações de exercício para clientes com doença vascular periférica

Como a fisiopatologia de DVP está presente em todo o corpo, o personal trainer deve estar ciente de que o exercício para um cliente com DVP pode causar um evento cardíaco. Portanto, é preferível que o cliente com DVP antes de embarcar em um programa de treinamento, receba autorização médica após a realização de um teste de esforço cardíaco. Pelos mesmos motivos que nos casos de pacientes cardíacos e de AVC, devem ocorrer mudanças agressivas no estilo de vida, além de controle de hiperlipidemia.

Em geral, quando o paciente começa a se exercitar, ocorre aumento na demanda de oxigênio para o músculo ativo. Dessa forma, a percepção de dor do paciente pode aumentar; porém, deve-se observar que cada paciente pode responder de forma diferente dependendo de seu nível de tolerância à dor. No entanto, o instrutor de condicionamento de saúde precisa trabalhar em conformidade com o médico do paciente.

### Componentes do programa de exercício para clientes com doença vascular periférica

O motivo por que o cliente necessita de condicionamento aeróbio é simples: conseguir andar maiores distâncias sem dor. A claudicação ou a dor na panturrilha com a caminhada é o fator que limita a velocidade. A dor é inca-

TABELA 20.2 Classificação de doença vascular periférica

| Escala Fontaine | | Escala Rutherford | | |
|---|---|---|---|---|
| Estágio | Descrição | Grau | Categoria | Descrição |
| I | Assintomática | 0 | 0 | Assintomática |
| IIa | Dor leve ao caminhar | I | 1 | Dor leve ao caminhar |
| IIb | Dor moderada a forte ao caminhar | I | 2 | Dor moderada ao caminhar |
| | | I | 3 | Dor forte ao caminhar |
| III | Dor em repouso | II | 4 | Dor em repouso |
| IV | Perda de tecido | III | 5 | Perda de tecido pequena |
| | | IV | 6 | Perda de tecido moderada |

Adaptado de TASC, 2000.[31]

pacitante. O cliente não dirá que dói um pouco; a dor será forte. Os clientes não serão capazes de "aguentar" a dor; em vez disso, precisarão parar, sentar e descansar. Alguns podem conseguir caminhar por apenas um minuto antes de precisar parar. Dessa forma, a elaboração do programa passa a ser simples – caminhar até começar a doer, parar, depois caminhar de novo e assim por diante. A caminhada deve durar entre 10 e 30 minutos. A meta é estender o tempo caminhando e encurtar o intervalo de repouso até o exercício se tornar uma longa atividade contínua.

Quanto ao treinamento de força, incluindo faixas de repetição, séries e períodos de repouso, as mesmas recomendações para clientes hipertensos se aplicam a clientes com DVP.

Por fim, neste capítulo, omitiu-se intencionalmente qualquer discussão sobre clientes com angina pectoris, visto que se acredita que clientes nesse grupo corram risco alto demais para o personal trainer que trabalha no ambiente típico de academia particular ou domiciliar. Esses clientes devem ser treinados e, portanto, monitorados em um centro médico por uma equipe devidamente treinada com os sistemas necessários de assistência e apoio de emergência.

## Doença pulmonar obstrutiva crônica

O termo *doença pulmonar obstrutiva crônica (DPOC)* é usado para descrever a doença pulmonar que se agrava progressivamente e não é completamente reversível.[8] Deve-se observar que o termo *limitação crônica do fluxo aéreo* também é utilizado em vez de DPOC. Doença pulmonar obstrutiva crônica, portanto, é um termo geral que abrange diversas doenças que obstruem o fluxo aéreo, como asma, enfisema e bronquite crônica. Trata-se da quarta maior causa de morte nos Estados Unidos e há projeções de que venha a se tornar a terceira maior causa de morte, tanto de homens como de mulheres até 2020. Assim, a DPOC é a única grande doença que continua a crescer em vez de diminuir. Uma característica distintiva da DPOC é a disfunção do músculo esquelético que resulta em redução do nível de atividade de pacientes com DPOC e, consequentemente, baixa qualidade de vida. Biópsias musculares do vasto lateral de pacientes com DPOC indicam que essa população têm perda de fibras musculares do tipo I e reduções em enzimas oxidativas como succinato sintase.

Tradicionalmente, indivíduos com DPOC são indicados para a reabilitação pulmonar, a qual inclui diversos exercícios aeróbios. Mais recentemente, porém, estudos têm demonstrado que o treinamento de força também é um componente importante da reabilitação pulmonar. Além disso, comprovou-se que programas de exercício domiciliar que combinam exercício aeróbio e treinamento de força fortalecem os músculos motores e respiratórios e, consequentemente, melhoram a qualidade de vida.

> Pacientes com DPOC devem se exercitar em um centro de reabilitação pulmonar e respiratória, e não sob a direção de um *personal trainer*.

## Asma

Por definição, asma é uma doença reversível das vias aéreas com hiper-reatividade associada, caracterizada pela facilidade de desenvolvimento de broncoespasmo, constrição ou ambos. Uma subcategoria muito comum é a asma induzida por exercício (AIE).[30] Em comparação com a variedade mais comum de asma, este tipo costuma ser autolimitado; raramente resulta em hospitalização; começa 15 a 20 minutos (ou até mesmo 5 minutos em alguns casos) após o início da sessão de exercício e tem tosse e/ou chiado associados. Além disso, se não for tratado, o cliente vai se recuperar e ficar assintomático em 10 a 30 minutos após o fim do exercício. Clientes adultos, em comparação com crianças, notam o início dos sintomas mais para o fim da sessão de exercício, os quais duram por mais tempo.

Os dois tipos de clientes asmáticos sofrem sintomatologias semelhantes. A diferença está no fato de que o cliente com asma típica tem sintomas durante períodos de repouso ou sem exercício. É importante saber que há formas mais graves de asma que exigem o uso de medicamentos além dos broncodilatadores inalatórios. Esses medicamentos podem incluir esteroides inalatórios ou orais. Algumas pessoas com asma sofrem emergências em função de tamponamento mucoso agudo das vias aéreas (i. e., estado asmático); contudo, esses indivíduos devem ficar sob o cuidado de um pneumologista que supervisione o programa de reabilitação.

Tanto na asma como na AIE, o broncoespasmo tem uma fase inicial e uma final. A fase inicial é o resultado da broncoconstrição, que reage favoravelmente a broncodilatadores inalatórios. Pode-se realizar a prevenção por meio do uso de um broncodilatador de 15 a 20 minutos antes do início do exercício. A fase final tem seu surgimento retardado em 1 a 6 horas e deve-se ao edema das vias aéreas. Ele é mais bem controlado com esteroides inalatórios. Clientes com esse componente de fase final são mais bem tratados 2 a 3 horas depois do exercício.

### Orientações de exercício para clientes com asma

Ao trabalhar com clientes com asma, a melhor maneira de monitorar a intensidade é por meio da PSE e da sensação de falta de ar. Isso é necessário porque muitos clientes não conseguem atingir uma frequência cardíaca "de treinamento", mas exibirão obviamente ganhos fisiológicos. Clientes que estão tomando glicocorticoides sistêmicos (esteroides) podem ter doenças dos músculos respiratórios, que podem dificultar a respiração sob esforço.

Clientes asmáticos se dão melhor com sessões de exercício do meio ao fim da manhã por causa da liberação diurna natural de cortisol das glândulas adrenais. Eles devem evitar extremos de temperatura, visto que o ambiente ou o ar inalado podem precipitar broncoespasmos. A alta umidade pode ter um efeito semelhante. É importante lembrar que a falta de ar associada ao cliente asmático pode provocar ansiedade e depressão muito significativas, além de medo do exercício.

No cliente com asma, a intensidade de exercício deve ser monitorada com percepções subjetivas de esforço e com a sensação de falta de ar. Muitos clientes com asma não conseguem atingir uma frequência cardíaca de treinamento, mas, ainda assim, exibirão melhoras fisiológicas.

### Componentes do programa de exercício para clientes com asma

A atividade aeróbia de músculos grandes (i. e., caminhada, ciclismo e natação) ajuda a melhorar o $VO_2$máx e, consequentemente, a capacidade e a resistência aeróbias. Haverá aumento associado em limiares de lactato e ventilatórios, além da dessensibilização à dispneia (falta de ar). Aliada à redução da falta de ar, também pode ocorrer aumento nas atividades do dia a dia.

É necessário manter uma PSE de 11 a 13 (na escala de 6 a 20), com o monitoramento contínuo da dispneia. As sessões devem ocorrer 1 a 2 vezes ao dia, de 3 a 7 dias por semana. Cada sessão deve durar 30 minutos, embora, no começo, os clientes possam conseguir praticar por apenas 5 a 10 minutos. A ênfase é na progressão da duração, e não da intensidade, para dessensibilizar o cliente à dispneia.

Recomenda-se um programa de treinamento de força geral. Os objetivos incluem aumentar o número máximo de repetições (para dessensibilizar à falta de ar), aumentar a quantidade do volume de treinamento e aumentar a massa muscular magra. O programa inicial deve utilizar sobrecargas mais leves por mais repetições ($\leq$ 16), de 2 a 3 dias por semana.

Clientes com asma devem seguir um programa generalizado de flexibilidade.

## Conclusão

Trabalhar com clientes com doenças cardiovasculares e respiratórias apresenta dificuldades específicas. As orientações neste capítulo foram apresentadas com a ideia de simplificar tópicos que podem ser muito complexos. Durante a elaboração do programa, o personal trainer deve ter como prioridade a necessidade de meticulosidade e individualização genuína do programa. O melhor sempre é tender para o lado da moderação. Caso esteja em dúvida, comece o programa em uma intensidade mais baixa do que foi indicada. Dessa forma, o cliente (que pode já ter medo do exercício) tem muito espaço para melhorar sem o risco de lesão ou exacerbação da doença estrutural. Por serem metas fáceis de atingir, alcançá-las ajudará os clientes psicologicamente a querer continuar a treinar ao mesmo tempo em que o risco de efeitos adversos for limitado.

## Questões para estudo

1. Um homem de 44 anos com histórico de pressão arterial elevada (144/92) nunca se exercitou antes, mas gostaria de iniciar um programa de exercícios. Seu médico o liberou para participar. Qual das alternativas a seguir é um exemplo da intensidade de exercício inicial para esse cliente?
   A. Caminhada em esteira em uma PSE de 14.
   B. Agachamento livre tradicional com 75% de 1 RM por 10 repetições.
   C. Elíptico em 65% do $\dot{V}O_2$máx.
   D. Supino com halteres em 50% de 1 RM por 16 repetições.

2. Um cliente de 52 anos sofreu um ataque cardíaco há três meses e foi liberado recentemente por seu médico para iniciar um programa de exercícios de baixa intensidade. Qual das combinações de exercício, intensidade e duração a seguir são as mais apropriadas para esse cliente?

| Modo | Intensidade | Duração |
|---|---|---|
| A. Bicicleta ergométrica, | PSE de 12, | 15 minutos |
| B. Caminhada em esteira, | 40% do $\dot{V}O_2$máx, | 20 minutos |
| C. Simulador de escada, | 70% da FCmáx, | 25 minutos |
| D. Treinador elíptico, | PSE de 8, | 10 minutos |

3. Uma cliente de 63 anos com doença vascular periférica descreve dor significativa ao caminhar por 5 minutos ou mais. Qual dos programas a seguir a ajudaria de melhor maneira a aumentar o tempo que ela conseguiria caminhar sem dor?

A. Pedir para a cliente "aguentar" a dor por 2 minutos depois que esta comece.
B. Diminuir a duraçao para 2 minutos na mesma intensidade.
C. Pedir para o cliente fazer um intervalo de repouso curto quando a dor começar e, em seguida, continuar a caminhar até a dor retornar.
D. Descontinuar a caminhada como forma de exercício por ser excessivamente dolorosa.

4. Um cliente com asma induzida por exercício realizou majoritariamente exercícios de treinamento de força no último ano. Ele agora pede ajuda para melhorar sua "resistência". Quais dos métodos de monitoramento de intensidade aeróbia a seguir devem ser utilizados para esse cliente?

I. Frequência cardíaca em repouso
II. Sensação de dispneia
III. METs
IV. PSE

A. I e III apenas.
B. II e IV apenas.
C. I, II e III apenas.
D. II, III e IV apenas.

## Questão de conhecimento aplicado

Preencha o quadro para descrever recomendações para um programa de exercício iniciante e quaisquer problemas de exercício a que o personal trainer deve atentar com clientes com essas condições.

| | Programa de exercício iniciante | | | | Problemas de exercício |
|---|---|---|---|---|---|
| | Modo | Intensidade | Frequência | Duração | |
| Hipertensão | | | | | |
| IAM | | | | | |
| AVC | | | | | |
| DVP | | | | | |
| Asma | | | | | |

# Referências bibliográficas


1. American College of Sports Medicine. 2010. ACSM's Guidelines for Exercise Testing and Prescription, 8th ed. Philadelphia: Lippincott Williams & Williams.
2. American College of Sports Medicine. 2003. Exercise Management for Persons With Chronic Diseases and Disabilities, 3rd ed. Champaign, IL: Human Kinetics.
3. American Heart Association. 2001. Exercise standards for testing and training: A statement for healthcare professionals from the American Heart Association. Circulation 104 (14): 1694-1740.
4. Arakawa, K. 1996. Effect of exercise on hypertension and associated complications. Hypertension Research 19 (Suppl 1): S87-S91.
5. Arakawa, K. 1999. Exercise, a measure to lower blood pressure and reduce other risks. Clinical and Experimental Hypertension 21 (5-6): 797-803.
6. Blumenthal, J.A., E.T. Thyrum, E.D. Gullette, A. Sherwood, and R. Waugh. 1995. Do exercise and weight loss reduce blood pressure in patients with mild hypertension? North Carolina Medical Journal 56 (2): 92-95.
7. Borhani, N.O. 1996. Significance of physical activity for prevention and control of hypertension. Journal of Human Hypertension 10 (Suppl 2): S7-S11.
8. CIBA-GEIGY Corporation. 1991. Hazards of Smoking: A Patient Guide to COPD and Lung Cancer. Peapack, NJ: Tim Peters and Company.
9. Conley, M., and R. Rozeneck. 2001. Health aspects of resistance exercise and training: NSCA position statement. Strength and Conditioning Journal 23 (6): 9-23.
10. Engstrom, G., B. Hedblad, and L. Janzon. 1999. Hypertensive men who exercise regularly have lower rate of cardiovascular mortality. Journal of Hypertension 17 (6): 737-742.
11. Fauci, A.S., E. Braunwald, K.J. Isselbacher, et al., eds. 1998. Disorders of the cardiovascular system. In: Harrison's Principles of Internal Medicine, 14th ed. New York: McGraw-Hill. pp. 1345-1352.
12. Hagberg, J.M., A.A. Ehsoni, and D. Goldring. 1984. Effect of weight training on blood pressure and haemodynamics in hypertensive adolescents. Journal of Pediatrics 104: 147-151.
13. Hagberg, J.M., J.J. Park, and M.D. Brown. 2000. The role of exercise training in the treatment of hypertension: An update. Sports Medicine 30 (3): 193-206.
14. Halbert, J.A., C.A. Silagy, R.T. Withers, P.A. Hamdorf, and G.R. Andrews. 1997. The effectiveness of exercise in lowering blood pressure: A meta-analysis of randomized controlled trials of 4 weeks or longer. Journal of Human Hypertension 11 (10): 641-649.
15. Harris, K.A., and R.G. Holly. 1987. Physiological responses to circuit weight training in borderline hypertensive subjects. Medicine and Science in Sports and Exercise 19: 246-252.
16. Kelley, G. 1997. Dynamic resistance exercise and resting blood pressure in adults: A meta-analysis. Journal of Applied Physiology 82 (5): 1559-1565.
17. Kelley, G.A., and K.A. Kelley. 2000. Progressive resistance exercise and resting blood pressure: A meta-analysis of randomized controlled trials. Hypertension 35 (3): 838-843.
18. Kokkinos, P.F., and V. Papademetriou. 2000. Exercise and hypertension. Coronary Artery Disease 11 (2): 99-102.
19. Majahalme, S., V. Turjanmaa, M. Tuomisto, H. Kautiainen, and A. Uusitalo. 1997. Intra-arterial blood pressure during exercise and left ventricular indices in normotension and borderline and mild hypertension. Blood Pressure 6 (1): 5-12.
20. Manolas, J. 1997. Patterns of diastolic abnormalities during isometric stress in patients with systemic hypertension. Cardiology 88 (1): 36-47.
21. Mughal, M.A., I.A. Alvi, I.A. Akhund, and A.K. Ansari. 2001. The effect of aerobic exercise training on resting blood pressure in hypertensive patients. Journal of the Pakistan Medical Association 51 (6): 222-226.
22. National High Blood Pressure Education Program. 2003 JNC 7 Express: The Seventh Report of the Joint National Committee on Prevention, Detection, Evaluation, and Treatment of High Blood Pressure (JNC 7). NIH Publication No .03-5233.

23. Papademetriou, V., and P.F. Kokkinos. 1996. The role of exercise in the control of hypertension and cardiovascular risk. Current Opinion in Nephrology and Hypertension 5 (5): 459-462.
24. Roberts, S. 1992. Resistance training: Guidelines for individuals with heart disease. Conditioning Instructor 2 (3): 4-6.
25. Rogers, M.W., M.M. Probst, J.J. Gruber, R. Berger, and J.B. Boone. 1996. Differential effects of exercise training intensity on blood pressure and cardiovascular responses to stress in borderline hypertensive humans. Journal of Hypertension 14 (11): 1369-1375.
26. Roos, R.J. 1997. The Surgeon General's report: A prime source for exercise advocates. Physician and Sportsmedicine 25 (4): 122-131.
27. Sallis, R.E., ed. 1997. Essentials of Sports Medicine. St. Louis: Mosby Year Book.
28. Sallis, R.E., M. Allen, and F. Massimino, eds. 1997. Sports Medicine Review. St. Louis: Mosby Year Book.
29. Seals, D.R., H.G. Silverman, M.J. Reiling, and K.P. Davy. 1997. Effect of regular aerobic exercise on elevated blood pressure in postmenopausal women. American Journal of Cardiology 80 (1): 49-55.
30. Storms, W., and D.M. Joyner. 1997. Update on exerciseinduced asthma. Physician and Sportsmedicine 25 (3): 45-55.
31. TransAtlantic Inter-Society Consensus (TASC). 2000. Management of peripheral arterial disease (PAD). J Vasc Surg 31 (1): 1.
32. Tulio, S., S. Egle, and G. Greily. 1995. Blood pressure response to exercise of obese and lean hypertensive and normotensive male adolescents. Journal of Human Hypertension 9 (12): 953-958.
33. U.S. National Center for Health Statistics. 2006. National Vital Statistics Reports (June 28) 54 (19).

# 21

# Clientes com problemas de ortopedia, lesão e reabilitação

Kyle T. Ebersole, PhD, LAT, e David T. Beine, MS, LAT

**Ao término deste capítulo, você será capaz de:**

- Reconhecer tipos comuns de problemas de ortopedia e lesão.
- Entender o impacto da lesão na função física.
- Descrever as metas de cada fase da cicatrização de tecido.
- Descrever o papel do personal trainer em relação a problemas específicos de ortopedia, lesão e reabilitação.

A maior aceitação da profissão do personal trainer e as limitações da cobertura do seguro de saúde criaram uma oportunidade de prática inédita para os personal trainers com indivíduos que estão se recuperando de uma lesão ortopédica. Em muitas situações, o tempo necessário para a restauração total da função e do movimento, e para o retorno às metas de atividade do cliente após uma lesão ortopédica excede os limites de reembolso da seguradora de saúde. Assim, muitas pessoas passam a depender da habilidade de um personal trainer para elaborar programas individualizados, seguros e efetivos a fim de permitir a recuperação total e facilitar o retorno à atividade. Para gerenciar bem as necessidades dessa clientela, o personal trainer deve entender os vários tipos de lesão ortopédica, os prazos da cicatrização de tecido, os fatores psicofisiológicos que contribuem para a recuperação da lesão e as considerações sobre como a lesão pode afetar o movimento e a função. Não reconhecer o conjunto de circunstâncias do processo de cicatrização vai refrear desnecessariamente o cronograma de cicatrização e, em última instância, interferir na restauração total da função do cliente.

Este capítulo não pretende apresentar protocolos detalhados de reabilitação para lesões específicas, tampouco se destina a substituir a orientação médica garantida por profissionais de saúde qualificados. Em vez disso, a intenção é proporcionar ao personal trainer uma estrutura geral para guiar a prestação de serviços de personal training de modo a atender às necessidades específicas de clientes com lesões ou deficiências ortopédicas. As informações aqui contidas devem, futuramente, ser acrescidas pela comunicação colaborativa e por contribuições de profissionais de saúde, a fim de maximizar a função e os resultados do cliente.

## Classificação das lesões

As lesões musculoesqueléticas são caracterizadas e classificadas com base em uma grande variedade de fatores, incluindo o surgimento e o tipo de tecido danificado. Macrotrauma e microtrauma são termos baseados no mecanismo utilizado para classificar o surgimento da lesão. *Macrotrauma* refere-se a uma lesão com um episódio súbito e distinto de sobrecarga de tecido e dano subsequente. O caráter agudo do macrotrauma difere do início insidioso e da natureza muitas vezes crônica das lesões microtraumáticas.[67] A ausência de trauma evidente sugere que o microtrauma resulta do acúmulo de dano tecidual ao longo do tempo; por isso, o microtrauma é muitas vezes chamado de "lesão por uso excessivo". Mas é importante notar que, ao contrário de "uso excessivo", o *microtrauma* não implica que a lesão se deva à atividade física repetitiva.[30] Portanto, nem todas as lesões por microtrauma se recuperam apenas com repouso. Por exemplo, lesões por "uso excessivo" podem se dever a erros de treinamento (p. ex., má elaboração de programa, progressão excessivamente precoce), superfícies de treinamento aquém do ideal (p. ex., duras ou irregulares demais), biomecânica ou técnica falha durante o desempenho, controle motor insuficiente, redução de flexibilidade ou desalinhamento esquelético.[29]

O tipo de lesão (p. ex., distensão, **entorse**, fratura) é determinado pelo tecido envolvido (p. ex., músculo, tendão, articulação, osso). Uma compreensão das classificações de lesões ortopédicas comuns propiciará uma compreensão do tempo de cicatrização do tecido e servirá de base para as decisões sobre a elaboração e a progressão do programa de exercícios. A Tabela 21.1 descreve lesões musculoesqueléticas comuns.

## Impacto da lesão sobre a função

A lesão costuma resultar em diversos danos, incluindo limitações em amplitude de movimento (ADM), força, equilíbrio e padrões de movimento funcional coordenado. Além disso, é importante reconhecer os possíveis efeitos psicológicos da lesão no indivíduo, bem como o processo e o tempo de recuperação subsequente.

A amplitude de movimento pode ser especialmente afetada, visto que a lesão cria mudanças em todos os tecidos. Depois do trauma, são depositados os subprodutos da lesão (i. e., exsudação) e as ligações de colágeno (i. e., tecido cicatricial). A substância fundamental (material gelatinoso) diminui, resultando em fibrose (uma condição em que o tecido se torna menos maleável e mais denso, duro e contraído), o que limita a flexibilidade do tecido conjuntivo. As limitações em ADM podem ser ainda mais complicadas caso um período de imobilização suceda o início da lesão ou se a circulação estiver prejudicada em razão da idade ou de alguma condição médica.

A progressão de exercícios de ADM ou de alongamento pode depender do tipo de tecido, da gravidade da lesão, do estágio de cicatrização e da motivação da pessoa. Se a lesão não for muito grave e for permitido movimento logo após o início, o movimento ativo ou ADM é utilizado de forma majoritária e é preferível, visto que não utiliza assistência externa. Se houver um período de atividade reduzida ou imobilização após a lesão, então a formação de ligações cruzadas de colágeno pode ser mais significativa e exigir alongamentos prolongados para recuperar e manter a ADM, mesmo depois de se atingir o movimento total. Se o colágeno depositado for novo, ele ainda assim deve ser maleável e responderá razoavelmente bem a alongamentos ativos ou passivos de curta duração. Caso tenham se passado alguns ou muitos meses depois da lesão, o tecido pode ser menos maleável e exigir alongamentos prolongados se a ADM ainda estiver deficiente.

A magnitude do efeito da lesão sobre a expressão de força dependerá da extensão da lesão, da área ou do tipo de tecido lesionado, do período que a pessoa ficou imobilizada ou incapacitada pela lesão ou da combinação de alguns desses fatores. Pode haver dano ao próprio músculo ou a dor e o inchaço podem contribuir para a inibição de um músculo ou grupo de músculos.[43,47] Após a lesão, a taxa de perda muscular é maior que a taxa de ganho; portanto, a força parece ser um dos parâmetros mais buscados depois que ocorre uma lesão.[49,56,67]

Os déficits relativos à lesão no controle e na propriocepção neuromusculares se devem ao dano neural microscópico no tecido mole, chamado de *desaferentação*, e à ruptura nas vias de *feedback* utilizadas para a estabilização articular e a coordenação neuromuscular.[67,68,90] Em termos mais simples, isso pode afetar a capacidade de a pessoa interpretar normalmente as sensações periféricas e responder com a ação muscular coordenada adequada para proteger a área lesionada. Dessa forma, o tecido lesionado e as estruturas associadas (i. e., articulação) são mais propensas a se lesionarem novamente, além de desenvolverem padrões incorretos de substituição.

Muito semelhantes aos déficits no controle neuromuscular após a lesão são as adaptações em equilíbrio e controle postural. Embora o equilíbrio possa ser visto como uma tarefa simples, a fraqueza muscular, os déficits proprioceptivos e os déficits de ADM podem alterar a capacidade de a pessoa sentir adequadamente o centro de gravidade sobre a base de sustentação e resultar em perda de equilíbrio.[67] A lesão causa dano no tecido mole e em seu tecido neural, resultando em prejuízos ao *feedback* neural adequado no membro lesionado e contribuindo para a redução nos mecanismos proprioceptivos para manter o equilíbrio.[3,25,32]

Embora a lesão costume ser associada à função e aos danos fisiológicos, os efeitos psicológicos não devem ser negligenciados. As reações e adaptações psicológicas podem depender da extensão da lesão e da reabilitação.[67] Lesões e reabilitações de curta duração podem não passar de um leve inconveniente para a pessoa, que pode exibir respostas de ansiedade e até otimismo quanto ao retorno à atividade; porém, lesões e reabilitações de duração mais longa podem criar reações de raiva, frustração, medo e até isolamento, para citar algumas. Os comportamentos resultantes podem incluir perda de vigor, antipatia, pensamentos irracionais, apreensão e até independência ou dependência do terapeuta. Tudo isso é influenciado pelas habilidades pessoais de enfrentamento do indivíduo, pelo apoio social, por sua experiência com lesões anteriores e por seus traços de personalidade. Dito isso, cada pessoa reage de maneira diferente à lesão e todo programa de treinamento ou recuperação deve ser gerido individualmente.[72] Além disso, estabelecer uma boa relação com a pessoa e formar uma relação autêntica pode servir como um catalisador para a recuperação ideal.[86]

TABELA 21.1 Lesões musculoesqueléticas comuns

| Lesão | Descrição |
|---|---|
| Contusão muscular | Conhecida simplesmente como *contusão*, ocorre em decorrência de uma pancada súbita e vigorosa contra o corpo. O resultado é a formação de um hematoma (tumor sanguíneo) em tecidos ao redor do músculo lesionado. A velocidade de cicatrização depende da extensão do dano e do sangramento interno. As contusões podem limitar gravemente o movimento do músculo lesionado. |
| Distensão muscular | Normalmente resulta de uma ação muscular anormal que provoca o estiramento ou rompimento das fibras musculares. As distensões são definidas em graus (primeiro, segundo, terceiro) para indicar a gravidade da lesão. Uma distensão de primeiro ou segundo grau é um rompimento parcial, ao passo que uma de terceiro grau reflete um rompimento completo do tecido muscular. A dor, as limitações de força e as restrições de movimento aumentam com o aumento do grau. |
| Tendinopatia | Esse termo foi aceito mais recentemente para descrever os efeitos coletivos da tendinite e da tendinose. |
| Tendinite | Inflamação de um tendão. Essa lesão microtraumática costuma ser associada ao inchamento óbvio e à dor em volta do tendão lesionado. Se não for corrigida ou se não for permitida cicatrização total do tecido, pode provocar tendinose. |
| Tendinose | Trata-se da definição histológica de tendinite e envolve a decomposição adicional e a degeneração da estrutura do tendão lesionado. |
| Entorse ligamentar | Trauma nos tecidos que unem os ossos e contribuem para a estabilidade articular. As entorses ligamentares ocorrem quando uma força excessiva (i. e., causada por uma mudança na direção de movimento) resulta no movimento da articulação além de seus limites anatômicos e no estiramento do ligamento. As entorses ligamentares são definidas em graus (1, 2, 3) para indicar a gravidade da lesão. Um aumento no grau é associado a maior dor e sensibilidade, inchaço, instabilidade articular e perda de função. |
| Deslocamento articular | O deslocamento articular ocorre quando uma articulação sinovial se move além de seus limites anatômicos normais. Os deslocamentos são divididos em duas categorias: subluxação e luxação. A subluxação é um deslocamento ou separação parcial entre duas superfícies ósseas articuladas. A luxação é um deslocamento completo que resulta na desunião total entre duas superfícies ósseas articuladas. |
| Osteocondrose | A *osteocondrose* se refere a mudanças degenerativas nas epífises dos ossos, particularmente durante períodos de crescimento significativo em crianças. As causas exatas da osteocondrose não são completamente entendidas. Os termos normalmente utilizados para descrever as variações de osteocondrose são *osteocondrite dissecante* e *apofisite*. |
| Osteoartrite | Degeneração da cartilagem articular ou hialina em uma articulação. Pode ocorrer em qualquer articulação, mas é mais comum em articulações sustentadoras de peso, como quadril, joelho e tornozelo. |
| Bursite | As bolsas são pequenos sacos de membrana sinovial cheios de líquido destinados a reduzir o atrito entre tecidos como tendão e osso. Quando irritadas, a bolsa começa a inflamar, resultando em bursite. A bursite normalmente ocorre no quadril, joelho, cotovelo e ombro e, em geral, é acompanhada por inchaço, dor e perda parcial de função. |
| Fratura óssea | Ruptura parcial ou completa de um osso provocada por um golpe direto. |
| Fratura óssea por estresse | Lesão microtraumática que pode resultar de uma ação muscular anormal, erro relacionado à fadiga na distribuição do estresse pelo osso, mudança drástica na superfície de exercício ou treinamento (p. ex., da madeira para a grama), volume de treinamento excessivo ou ambos. A literatura recente também sugere que a nutrição pode representar um papel significativo nas fraturas por estresse. |

## Cicatrização de tecido após a lesão

Apesar do volume significativo de literatura e informações disponíveis, ainda restam muitas perguntas a serem respondidas sobre os aspectos específicos do processo de cicatrização de tecido. É consenso, porém, que todos os tecidos seguem um padrão de cicatrização que inclui três fases: inflamação, proliferação e remodelamento. Embora cada fase seja associada a resultados conhecidos, a cicatrização de tecido ocorre em um contínuo de sobreposição considerável sem pontos temporais definidos no início ou fim. É imperativo entender o processo de cicatrização de tecido, pois a introdução de uma tarefa ou um exercício antes que os tecidos lesionados estejam prontos para tolerar a sobrecarga ou o estresse pode impedir a cicatrização total ou causar outra lesão (ou ambas). A Figura 21.1 resume e retrata o caráter sobreposto das fases de cicatrização.

### Fase de inflamação

A inflamação é a reação inicial à lesão e é necessária para que ocorra a cicatrização normal. Durante a fase inflamatória, vários eventos contribuem para a cicatrização óssea e para uma redução inicial na função. Depois de os tecidos terem se danificado, são liberados vários mediadores químicos, incluindo histamina e bradicinina. Essas substâncias aumentam o fluxo sanguíneo e a permeabilidade capilar, causando edema (o escape de líquido para os tecidos circundantes), que inibe a função contrátil do tecido e limita significativamente o nível de atividade do cliente lesionado. Além disso, as substâncias inflamatórias podem estimular nocivamente as fibras nervosas sensoriais, causando dor, o que pode contribuir para a redução na função. Após uma lesão aguda, essa fase normalmente dura de 2 a 3 dias, mas pode chegar a 5 ou 7 dias na presença de comprometimento do suprimento sanguíneo e de dano estrutural mais grave, bem como após a lesão.[67] Embora a fase inflamatória seja fundamental para a cicatrização do tecido, se ela não terminar dentro de um período razoável, pode não ocorrer cicatrização adicional, prolongando, assim, o processo de reabilitação.

O objetivo durante a fase inflamatória é preparar para a nova formação de tecido que ocorre durante as fases subsequentes de cicatrização tecidual.[66] Um ambiente saudável para a nova regeneração e formação de tecido é essencial para impedir a inflamação prolongada e a interrupção da produção de novos vasos sanguíneos e de colágeno. Para atingir essas metas, repouso relativo e modalidades passivas, incluindo gelo, compressão e elevação, são as principais opções de tratamento. Embora seja importante um retorno rápido à atividade pré-lesão, o tecido danificado requer repouso para fins de proteção contra lesões adicionais. Portanto, o tratamento ativo para a área lesionada, incluindo o exercício, não é recomendado durante esse período.

> O repouso maximiza os processos fisiológicos naturais da fase inflamatória e apoia a cicatrização de tecido adequada.

## Fase de reparo

Embora a fase inflamatória possa continuar, o reparo de tecido começa dentro de 3 a 5 dias após a lesão ou, potencialmente, até sete dias em casos graves, e pode durar desde algumas semanas até dois meses. É importante notar que não há fim específico da fase inflamatória ou início claro da fase de reparo; em vez disso, trata-se de um fluxo transicional. A fase de reparo da cicatrização possibilita a substituição de tecidos que não estão funcionais após lesão ou cirurgia.[67] Na tentativa de melhorar a integridade do tecido, o tecido danificado é regenerado (i. e., o tecido cicatricial é formado). Novos capilares e tecidos conjuntivos se formam na região, e fibras de colágeno (o componente estrutural do tecido novo) são dispostas aleatoriamente para servir como estrutura sobre a qual ocorre o reparo.[27] As fibras de colágeno são mais fortes quando estão paralelas e longitudinais à linha principal de estresse, mas muitas das fibras novas se dispõem transversalmente. Esse alinhamento aleatório não garante a força ideal do tecido novo e, portanto, limita sua capacidade de transmitir e receber força.

As metas durante a fase de reparo são prevenir o excesso de atrofia muscular e a degeneração articular da área lesionada, promover a síntese de colágeno e evitar a ruptura das fibras de colágeno recém-formadas.[67] Essas precauções devem ser balanceadas com a introdução gradual de estresses de baixa carga para promover maior síntese de colágeno e prevenir a perda de movimento articular. Para proteger as fibras de colágeno novas e relativamente fracas, é preciso evitar exercícios resistivos que afetem o tecido danificado. Exercícios específicos durante a fase de reparo só devem ser utilizados depois da consulta com o médico, treinador esportivo, fisioterapeuta do cliente ou mais de um dentre esses profissionais. Podem-se praticar exercícios isométricos submáximos, desde que sem dor e que não sejam contraindicados. O exercício isométrico submáximo possibilita a ocorrência de ganhos de força, mas a intensidade é tão baixa que as fibras de colágeno recém-formadas não são rompidas.

## Fase de remodelamento

O tecido enfraquecido produzido durante o reparo é fortalecido durante a fase de remodelamento da cicatrização. Assim como a transição prévia entre as fases de inflamação e reparo, essa mudança da fase de reparo para a de remodelamento é uma transição ativa e gradual sem fim ou começo definido. Na fase de remodelamento, a pro-

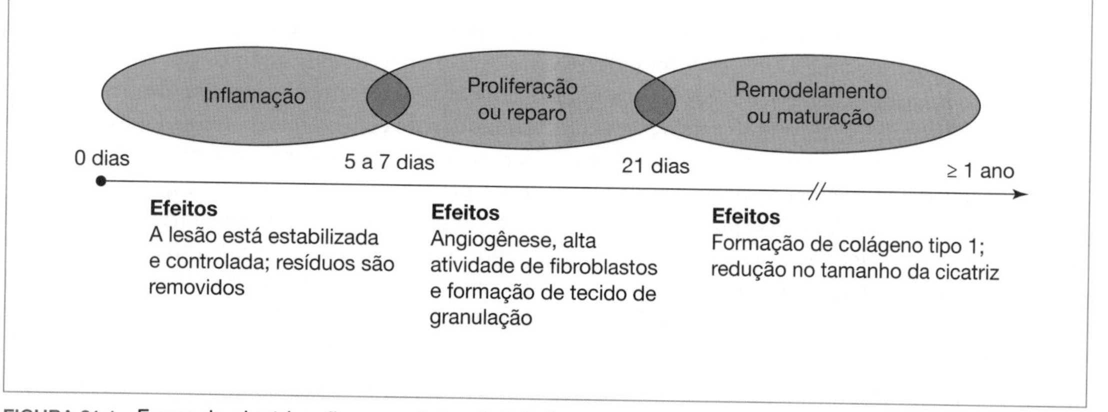


FIGURA 21.1 Fases de cicatrização com efeitos fisiológicos.

dução de fibras de colágeno diminuiu significativamente, dando ao tecido cicatricial recém-formado a oportunidade de melhorar sua estrutura, sua força e sua função. Com o aumento da sobrecarga, as fibras de colágeno do tecido cicatricial recém-formado começam a se hipertrofiar (sofrer alargamento ou crescimento) e se alinhar ao longo das linhas de estresse, aumentando a força do tecido cicatricial recém-formado e possibilitando o retorno do cliente lesionado à função. Embora a força das fibras de colágeno melhore de maneira significativa, o tecido novo provavelmente nunca chegará a ser tão forte quanto o tecido que ele substituiu.[1,14,27] O remodelamento de tecido pode durar de 2 a 4 meses ou até passar de um ano após a lesão, dependendo da gravidade, do tipo e do local do tecido lesionado, de lesões prévias, cirurgias realizadas, complicações, idade do cliente e assim por diante.[48]

Aperfeiçoar a função do tecido ao máximo é o principal objetivo durante essa última fase da cicatrização. Os clientes melhoram sua função dando continuidade aos exercícios realizados durante a fase de reparo e acrescentando exercícios mais avançados específicos à atividade que permitam a aplicação de estresses progressivos ao tecido lesionado. A sobrecarga progressiva do tecido permite um melhor alinhamento das fibras de colágeno e uma melhor hipertrofia de fibra, aperfeiçoando a força tensiva da cicatriz. Por fim, os exercícios de reabilitação e recondicionamento devem ser funcionais para facilitar um retorno à atividade. O fortalecimento deve fazer a transição de exercícios gerais para exercícios específicos à atividade destinados a replicar movimentos comuns em determinados esportes e atividades.

> A restauração plena da função tecidual após a lesão pode ser aperfeiçoada ao máximo alinhando-se as atividades atentamente à fase fisiológica de cicatrização tecidual.

## Problemas ortopédicos e o personal trainer

Não é raro o personal trainer ter um cliente com histórico de lesão. Portanto, esse profissional deve ter um conhecimento básico acerca das lesões e dos problemas ortopédicos comuns. Contudo, é importante que o personal trainer entenda suas limitações e seu campo de prática, visto que não cabe a ele determinar as restrições de movimento ou exercício. Em vez disso, esse profissional deve poder determinar as estratégias de exercício apropriadas com base em quaisquer restrições ou limitações de movimento normalmente associadas à lesão ou averiguadas em conversa com a equipe de saúde do cliente, incluindo médico, treinador esportivo ou fisioterapeuta. Em muitas situações, a equipe de saúde pode incluir nutricionista ou psicólogo esportivo. O personal trainer deve estabelecer uma comunicação efetiva com toda a equipe de saúde e efetuar consultas frequentes com os membros da equipe antes de realizar avanços significativos nas atividades de exercício de um cliente com lesão ortopédica.

Pode ser relativamente difícil determinar os exercícios e a progressão apropriada para um cliente com um problema de lesão. A seleção de exercícios e atividades para um indivíduo que está se recuperando de lesão deve ser determinada pelo cronograma da lesão, bem como pela monitoração dos sinais e sintomas que sugiram complicações persistentes da lesão. Os principais sinais e sintomas mais facilmente observáveis são dor, inchaço, calor e coloração, perda de ADM e flexibilidade e redução de força e função. A presença de qualquer um desses sinais e sintomas clássicos pode ser uma resposta ao exercício inadequado ou à progressão excessivamente rápida do cliente. É uma prática correta aumentar apenas um parâmetro de cada vez para tornar mais fácil determinar o que pode ter desencadeado a resposta negativa, caso ela ocorra. A Tabela 21.2 permite aos leitores uma compreensão do uso da fisiologia de cura para guiar a seleção de exercícios.

A patofisiologia subjacente para cada tipo de lesão ortopédica, procedimento cirúrgico ou processo de doença será associada com exercícios específicos e orientações de movimentos baseadas em indicações, contraindicações e precauções. Uma **indicação** é uma atividade que vai beneficiar o cliente lesionado.[66] Por exemplo, um cliente que passou recentemente por uma substituição de joelho deve manter a função do membro superior; para tanto, o personal trainer pode elaborar um programa que permita que o cliente continue a praticar exercícios de treinamento de força para a parte superior do corpo durante a reabilitação do joelho. Uma **contraindicação** é uma atividade ou prática desaconselhável ou vedada em virtude da lesão em questão.[66] Por exemplo, durante a reabilitação da reconstrução do ligamento cruzado anterior do joelho, um cliente deve proteger o enxerto do ligamento cruzado anterior, o que significa que se deve dar preferência a atividades de cadeia fechada, enquanto as atividades de cadeia aberta são contraindicadas durante certo período da cicatrização. Dessa forma, os últimos 30° do exercício de extensão da perna são contraindicados, visto que podem colocar o enxerto em uma posição comprometida. Esse também é um exemplo excelente de situação em que a comunicação com o médico, treinador esportivo ou fisioterapeuta do cliente é essencial para o desfecho da lesão. Uma **precaução** é uma atividade que pode ser realizada sob a supervisão de um personal trainer qualificado e segundo as limitações e a reprodução de sintomas do cliente.[66] Por exemplo, embora não costume ser aconselhável, clientes com instabilidade anterior do ombro podem realizar o supino, desde que evitem o excesso de abdução horizontal do ombro (i. e., os braços devem ficar paralelos ao corpo) e utilizem progressões de peso adequadas.

TABELA 21.2 Integração das metas de reabilitação ao longo da linha do tempo da cicatrização

| Metas de reabilitação | Fase de inflamação | Fase de proliferação | Fase de remodelamento |
|---|---|---|---|
| Controle da dor e da inflamação (PRICE) | X | | |
| ADM, flexibilidade | | X | Manter |
| Equilíbrio, propriocepção, controle neuromuscular | | X | X |
| Fortalecimento | | X | X |
| Fortalecimento funcional | | | X |
| Retorno à atividade | | | X |

Em razão dos diversos procedimentos cirúrgicos diferentes utilizados atualmente, elaborar programas de exercício para clientes pós-cirurgia pode ser um grande desafio. Em geral, esses clientes passaram por algum tipo de reabilitação formal ou foram instruídos a praticar um programa de exercício domiciliar após o procedimento cirúrgico. Infelizmente, a maioria dos programas de exercício de reabilitação não permite o retorno do cliente à função total, seja por limitações da cobertura do seguro, seja pela falta de adesão do cliente. Isso coloca o personal trainer em uma posição ideal para melhorar a função com a utilização de programas mistos de exercícios tradicionais e não tradicionais. Antes de elaborar esses programas, porém, é importante que o personal trainer não apenas tenha uma compreensão geral do procedimento cirúrgico, mas que também entenda e respeite as contraindicações e precauções causadas pela cirurgia.

Está além do escopo deste capítulo dar uma descrição aprofundada de todas as lesões, os procedimentos cirúrgicos e os processos de doença. Da mesma forma, é difícil apresentar todas as orientações de exercícios e movimentos possíveis específicas a cada lesão. As seções a seguir apresentam descrições gerais para lesões e condições ortopédicas comuns, além de orientações para usar quando estiver elaborando programas de exercício para esses clientes. As informações nas seções restantes deste capítulo não devem ser consideradas um substituto para protocolos pós-cirúrgicos ou de lesão. Tampouco devem tomar o lugar das orientações de outros profissionais de saúde. Em vez disso, é apresentada aqui uma breve discussão de lesões ou outras condições ortopédicas específicas com a intenção de aumentar a base de conhecimento do personal trainer, enriquecendo a comunicação com os profissionais de saúde e, em última instância, apoiando a recuperação da função do cliente de forma segura e eficiente. É imperativo que o personal trainer entre em contato com o médico, o treinador esportivo ou o fisioterapeuta do cliente para uma descrição da lesão ou da cirurgia e obtenha uma lista de orientações de movimentos e exercícios aceitáveis antes de iniciar um programa de exercícios.

> A compreensão da fisiologia da cicatrização possibilitará a escolha apropriada de exercícios e ajudará na recuperação plena do cliente.

## Lombar

Como uma das principais causas de dor e incapacidade,[5] a dor lombar se tornou uma preocupação significativa não apenas para profissionais de saúde, mas também para personal trainers contratados por clientes com esse diagnóstico. A "dor lombar" é um termo genérico que inclui diversos diagnósticos, mas não se limita a eles, como discopatia degenerativa, distensão muscular, estenose espinal lombar (i. e., o estreitamento dos espaços na espinha resultando em compressão tecidual) e espondilolistese. Cada um desses diagnósticos se apresenta de maneira diferente e exige uma abordagem distinta de tratamento; todos eles, porém, podem ser tratados de maneira lógica por meio da promoção e do reforço de posturas que reduzem a dor e os movimentos, bem como evitando quaisquer movimentos que façam com que a dor lombar aumente, se irradie ou se espalhe para uma área maior. Por exemplo, se uma pessoa tiver dor ao se curvar para a frente, é recomendável que evite esse movimento e talvez até realize exercícios de extensão desde que não causem dor. Indivíduos com hérnia de disco normalmente respondem melhor a exercícios que envolvem extensão lombossacral, enquanto os diagnosticados com estenose espinal lombar tendem a preferir flexão.[64] O objetivo desta seção, portanto, é informar o personal trainer sobre os movimentos e exercícios adequados e inadequados para clientes com determinados diagnósticos. A Figura 21.2 mostra a anatomia básica da espinha lombossacral, à qual são feitas referências durante toda a seção.

### Dor lombar

A dor lombar pode ser aguda ou crônica e pode ser causada por distensão, entorse, músculos ou pontos-gatilho tensos, hipomobilidade, hipermobilidade ou disfunção sacroilíaca, para citar apenas algumas das causas. Em todo caso, os fatores contribuintes associados à dor lombar costumam ser muito parecidos. A dor lombar pode causar um círculo vicioso de dor, redução na função e perda de sustentação muscular que, sem recuperação adequada, pode reaparecer com frequência. A dor na lombar causa inibição muscular, particularmente nos multífidos, no eretor da espinha lombar, no psoas e no transverso do abdome, todos normalmente sob controle

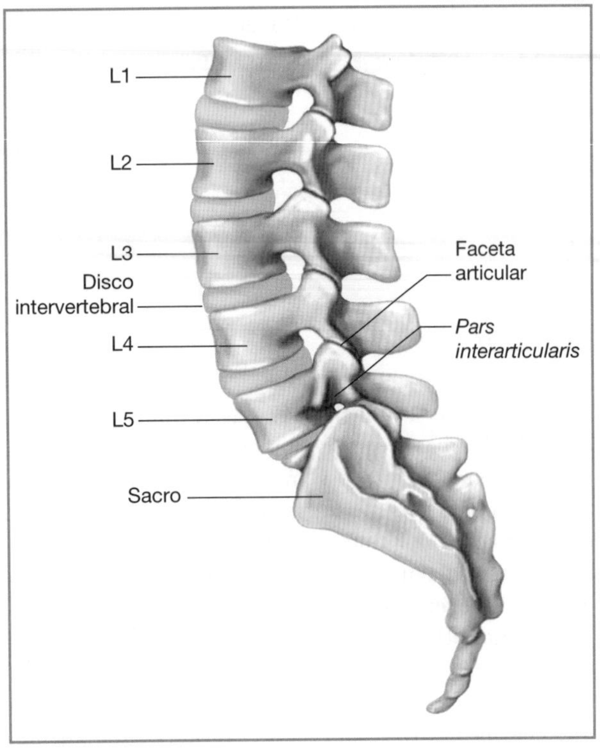


FIGURA 21.2 Anatomia da coluna lombar.

automático e fundamentais para garantir o controle segmental e a estabilização da coluna.[71] Depois que ocorre a inibição, os músculos ficam fracos e funcionam de forma inadequada. Se a dor diminuir, esses músculos podem continuar fracos, visto que seu retorno à função não é automático depois que a dor cessa; e isso pode levar a episódios futuros e repetidos de dor lombar e disfunção.[39]

## Orientações de movimentos e exercícios

A lombar, ou tronco, tem uma anatomia muscular funcional, conhecida normalmente como *core*, importante para o desempenho. Do mesmo modo, a musculatura próxima pode exercer uma forte influência sobre a função lombar. Portanto, não é raro possuir hipomobilidade em um segmento e hipermobilidade em um segmento adjacente da lombar. Por exemplo, os músculos isquiotibiais, ainda que possam ser considerados um grupo muscular do membro inferior, podem causar flexão excessiva para a frente da área lombar em virtude da tração sobre a pelve, especialmente durante o movimento, o que pode resultar em dor lombar. Nesse caso, a recomendação pode ser simplesmente realizar alongamentos ou exercícios prescritos para aumentar o comprimento dos posteriores da coxa.

A dor lombar responde bem ao exercício de estabilização espinal, correção(ões) de postura e exercícios de flexibilidade. É essencial a avaliação adequada de tensão ou fraqueza da musculatura associada, e os culpados mais comuns se localizam no quadril: flexores do quadril, rotadores laterais do quadril (glúteos) e posteriores da coxa.[67] Os músculos extensores da lombar e abdominais são essenciais para proporcionar estabilidade e sustentação; por isso, é necessário fortalecer essas áreas. Além disso, pessoas sem dor lombar tendem a estabilizar os quadris e a lombar ou utilizá-los como ponto de sustentação para manter uma postura ereta em tarefas de equilíbrio, aumentando, assim, as dificuldades de controlar a oscilação postural e o equilíbrio ou tornando-os mais propensos a essas dificuldades.[60] Por esse motivo, pessoas com dor lombar, especialmente aquelas com problemas de hipermobilidade ou instabilidade, devem incorporar o treino de equilíbrio em seus programas.[62]

Em geral, deve-se conduzir uma avaliação adequada da flexibilidade ou da ADM e dos déficits associados. Exercícios de flexibilidade para melhorar áreas com ADM insuficiente podem ser praticados com frequência e não devem provocar dor, e podem até precisar ser promovidos no sentido oposto ao dos movimentos dolorosos. Garantir exercícios e mecânica corporal sem dor lombar e com estabilização neutra da pelve deve ser a primeira meta de fortalecimento, progredindo na sequência para exercícios de fortalecimento do tronco e, mais adiante, para exercícios dinâmicos e de estabilidade avançados.[67] Caso o cliente tenha um histórico considerável de dor ou lesão lombar ou sinta um agravamento dos sintomas, ou se o personal trainer não tiver certeza sobre a condição ou situação, indica-se uma consulta com os profissionais médicos (p. ex., treinador esportivo, fisioterapeuta ou médico).

## Lesão de disco lombar

Em todas as partes da coluna vertebral, os corpos de cada vértebra são interligados entre si por discos intervertebrais (Figura 21.3). Esses discos têm a função de absorver o impacto e estabilizar a coluna vertebral, prevenindo o cisalhamento excessivo. Cada disco tem basicamente duas camadas: o anel fibroso é a camada externa resistente que cerca o núcleo pulposo, que é a camada interna gelatinosa.[65] Na região lombar das costas, o anel fibroso é reforçado anteriormente pelo forte ligamento longitudinal anterior; como esse ligamento se estreita na região lombar, a sustentação que ele é capaz de garantir aos aspectos posteriores dos discos intervertebrais é limitada. Essa sustentação posterior é uma das causas da hérnia de disco posterolateral – o tipo mais comum.

Quando um disco intervertebral desenvolve hérnia, parte do núcleo pulposo atravessa o anel fibroso externo, resultando em inflamação; em seguida, essa inflamação irrita as raízes nervosas espinais.[73] A irritação pode se manifestar de diversas formas: o cliente pode sentir dor nas costas ou podem ocorrer mudanças nos membros inferiores, incluindo dor, sensação anormal e fraqueza. Além das restrições mecânicas posteriores à hérnia de disco, a posição é um fator significativo para a disfunção e a lesão de disco lombar. A flexão excessiva (i. e., inclinação frontal) tende a forçar o material nuclear do disco posteriormente, incentivando-o a se mover além de suas limitações normais na direção do canal espinal e das raízes nervosas. Quando o cliente tem uma hérnia de disco, ele pode procurar tratamento médico, cujo plano pode incluir exercício terapêutico.

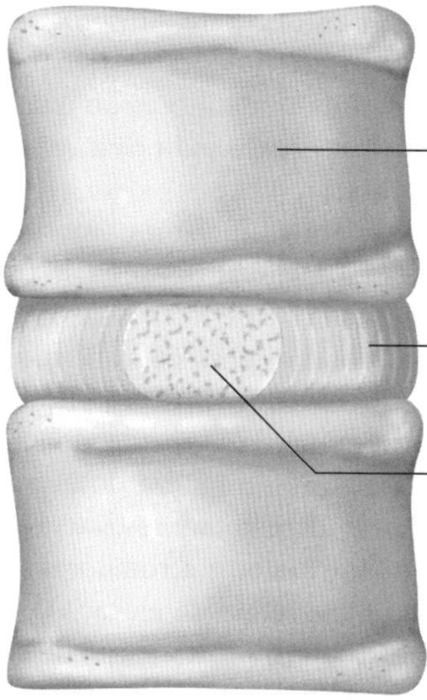


FIGURA 21.3 Os componentes do disco intervertebral.
Reproduzido com autorização de Watkins, 2010.

### Orientações de movimentos e exercícios

Pelos motivos que acabaram de ser descritos, recomenda-se que clientes com hérnias de discos lombares evitem a flexão lombar e prefiram a extensão para prevenir a protusão do material do disco.[89] Portanto, eles devem evitar exercícios que envolvam flexão lombar significativa e realizar atividades de fortalecimento e estabilização com a pelve neutra. As contraindicações do treinamento de força podem incluir *sit-ups* completos, embora as precauções possam incluir agachamento, todos os movimentos de remada (p. ex., remada sentada, remada curvada) e o levantamento terra. As precauções de exercício aeróbio podem incluir ciclismo (em razão do possível aumento da flexão com inclinação para a frente), o uso do ergômetro de remo e movimentos de flexão da dança aeróbia. Para clientes com hérnia de disco a flexibilidade é importante, porém os exercícios de alongamento que envolvam flexão devem ser praticados com cautela; exercícios de flexibilidade contraindicados incluem alongamentos dos posteriores da coxa que enfatizem a flexão lombar (p. ex., ficar na ponta dos pés) e outros alongamentos que exijam movimentos semelhantes na coluna lombar. As precauções podem incluir alongamentos de glúteos, adutores do quadril e coluna cervical.

## Distensão muscular

Como discutido anteriormente, as distensões musculares consistem em rompimentos das fibras musculares. As distensões dos músculos da coluna lombossacral são muito comuns e podem ser provocadas por inúmeras causas, incluindo trauma direto e uso excessivo. As distensões musculares traumáticas exigem a conclusão das várias fases de cicatrização de tecido no(s) músculo(s) afetado(s) com a orientação dos profissionais de saúde do cliente. Uma lesão por uso excessivo, por outro lado, exige que o cliente corrija qualquer postura ou padrão de movimento inadequado. Retreinar os músculos a funcionarem como deveriam possibilitará que eles trabalhem de forma mais eficiente, reduzindo os estresses anormais que os músculos afetados sentem.

### Orientações de movimentos e exercícios

A restrição de movimentos e exercícios após a distensão muscular depende muito do músculo distendido. Depois que o profissional de saúde tiver determinado qual músculo foi distendido, os exercícios e movimentos que dependem desse músculo devem ser evitados. Por exemplo, se os músculos eretores da espinha tiverem sido distendidos, os exercícios de extensão lombar (p. ex., hiperextensão) e os exercícios que exijam manutenção estática da lordose lombar normal (p. ex., remada curvada com barra, uso do treinador elíptico) devem ser evitados durante as fases iniciais da cicatrização do tecido; esses e outros exercícios semelhantes podem ser incluídos na programação de exercício durante a fase de remodelamento depois que a dor diminuir nas ações primárias do músculo lesionado.

## Espondilólise e espondilolistese

A espondilólise é um defeito ou fratura da região da *pars interarticularis* de uma vértebra lombar (uma área arqueada da vértebra que une as facetas articulares superior e inferior - ver Figura 21.2).[37,40] A espondilolistese é a possível progressão da espondilólise, um deslizamento para a frente de um ou outro corpo vertebral.[48,80] Embora as causas variem, a espondilólise e a espondilolistese costumam acontecer após lesões de extensão lombar ou em praticantes de atividades que exigem extensão lombar (p. ex., mergulhadores e atacantes de futebol americano). Clientes com espondilólise e espondilolistese normalmente descrevem dor lombar e possível dor radicular no membro inferior, parestesia ou fraqueza muscular. A maioria das queixas aumenta com a extensão lombar e melhora com a flexão.

### Orientações de movimentos e exercícios

Assim como os clientes com estenose espinal lombar, os clientes com espondilólise ou espondilolistese devem se focar no fortalecimento dos músculos em volta da espinha e evitar exercícios que envolvam extensão lombar. A maioria dos exercícios abdominais são aconselháveis, especialmente abdominais supras, e exercícios para os oblíquos e transversos do abdome, assim como exercícios de estabilização, como os realizados em bolas de estabilidade (desde que não envolvam extensão lombar). Ao contrário do caso da estenose espinal, caminhada e outras formas de exercício cardiovascular em pé não devem ser consideradas contraindicações para clientes com espondilólise ou espondilolistese. Em vez disso, é aconselhável incentivar esses modos de exercício, ainda que possam exigir modificações para que se adaptem às necessidades de cada cliente. Por exemplo, se o cliente não conseguir se exercitar em um simulador de escada por mais de 10 minutos por causa de aumento da dor lombar, a duração de exercício deve ser mantida abaixo desse nível e, mais adiante, gradualmente aumentada à medida que for tolerável. Além disso, mudanças ou aumentos rápidos nos parâmetros de atividade (i. e., frequência, intensidade, duração, tipo de atividade, superfície etc.) podem produzir sintomas, mesmo em atletas aparentemente treinados. A Tabela 21.3 apresenta um guia de movimentos para clientes com dor lombar.

> A avaliação efetiva de debilitações de postura e movimento é essencial para garantir uma lombar livre de dor, a estabilização neutra da pelve e exercícios de flexibilidade.

## Ombro

Em razão da mobilidade inerente do ombro e da necessidade de estabilidade muscular dinâmica para a função adequada, o ombro é uma região em que exercícios específicos após lesão e cirurgia podem ter uma influência enorme na função geral do cliente. A anatomia do ombro possibilita grande mobilidade da articulação, mas isso também pode torná-lo mais suscetível a lesões, quer elas sejam agudas, traumáticas ou atraumáticas, quer sejam crônicas ou por uso excessivo. No ombro, é necessário considerar a postura, o equilíbrio muscular, o controle escapulotorácico, a ADM e até a relação com o tronco e o quadril para que a articulação funcione como um complexo altamente sincronizado e equilibrado.

O tronco e os quadris são fundamentais para a função do ombro. Os membros inferiores e o tronco fornecem 51 a 55% da energia cinética total e da força total para atividades acima da cabeça.[44] Por conseguinte, um programa para o ombro deve incluir exercícios de fortalecimento para os rotadores do quadril, os abdutores do quadril e os extensores do quadril, bem como para os músculos abdominais e estabilizadores da lombar.

Outro aspecto essencial para a função do ombro é a postura correta, e toda pessoa que realiza exercício para o ombro ou que tenha um histórico de lesão deve passar por uma avaliação de postura. Posturas como a cabeça para a frente ou os ombros curvados (**postura cifótica**) são defeitos comuns que causam rotação medial do úmero e protração do ombro, além de fraqueza do aspecto posterior (retratores da escápula e rotadores laterais) e tensão do aspecto anterior (protratores e rotadores mediais).[67] Isso pode evitar o movimento de elevação total do úmero e contribuir para a síndrome de colisão do ombro, bem como para tendinite e rompimentos do manguito rotador.

Desequilíbrios musculares podem contribuir para lesões de ombro por afetarem os pares de forças dentro da articulação. Na articulação glenoumeral, os rotadores externos formam um par de forças com os rotadores internos, enquanto o manguito rotador forma com o deltoide. Esse equilíbrio muscular é especialmente importante porque o manguito rotador auxilia não apenas na geração de movimento do ombro, mas também na compressão da cabeça do úmero dentro da fossa glenoidal, promovendo estabilidade e movimento articular adequado. Na região escapulotorácica, a parte superior do trapézio e o levantador da escápula elevam a escápula; a porção média do trapézio e os romboides aduzem a escápula; a porção in-

TABELA 21.3 Orientações de movimentos e exercícios para dor lombar

| Diagnóstico | Movimentos contraindicados | Exercícios contraindicados | Exercícios indicados |
|---|---|---|---|
| Lesão de disco | Flexão lombar<br>Rotação lombar | *Sit-up*<br>Alongamento do joelho ao peito<br>Rotação da coluna | Alongamentos passivos de extensão lombar<br>Fortalecimento isométrico dos abdominais e dos extensores, progredindo para programa de estabilização lombar |
| Distensão muscular | Flexão lombar passiva (durante a fase inflamatória)<br>Extensão lombar ativa (durante a fase inflamatória) | Alongamento do joelho ao peito | Nenhuma durante a fase inflamatória, progredindo para alongamento de flexão leve, seguido por fortalecimento de extensão |
| Espondilólise e espondilolistese | Extensão lombar | Agachamento<br>Desenvolvimento<br>*Push press* | Alongamento do joelho ao peito<br>Abdominal supra<br>Estabilizações neutras da pelve |

ferior do trapézio aduz e deprime a escápula; o serrátil anterior abduz a escápula e a roda para cima; e o peitoral menor deprime a escápula. Os músculos glenoumerais e escapulotorácicos agem coletivamente para proporcionar uma relação sincrônica e consistente, a fim de produzir movimento do ombro.[66] Desequilíbrios musculares comuns podem ser uma razão de força reduzida de rotação externa por rotação interna, além de um aumento na atividade da parte superior do trapézio e do deltoide, redução da atividade da parte inferior do trapézio e dos romboides, e inibição do serrátil anterior.[67,76] Ao considerar essas questões, é importante notar que o fortalecimento do manguito rotador deve ser realizado com sobrecargas de resistência menores. Sobrecargas elevadas geram a ativação do deltoide, o que pode ser contraproducente para o fortalecimento do manguito rotador e criar translação superior indesejada da cabeça do úmero, neutralizando assim os exercícios de manguito rotador e tornando a área mais suscetível à colisão.[12] Além disso, observou-se que a fadiga dos músculos escapulares pode afetar o desempenho do ombro; por isso, devem-se incluir atividades de resistência, especialmente as de cadeia fechada que promovam maior estabilidade escapular.[67] Também nesse caso, se houver qualquer dúvida em relação aos exercícios e às progressões adequadas, deve-se realizar uma consulta com a equipe de cuidados médicos.

As seções a seguir apresentam uma visão geral de cada lesão ou procedimento cirúrgico, seguida por indicações e contraindicações específicas de exercício. São incluídas estimativas dos cronogramas gerais durante os quais os exercícios podem ser utilizados de forma mais adequada. Assim como ocorre com todas as condições descritas neste capítulo, o personal trainer deve se consultar com a equipe de saúde do cliente, incluindo o médico, o treinador esportivo ou o fisioterapeuta antes de aconselhar o cliente sobre qualquer exercício.

## Síndrome de colisão do ombro

A síndrome de colisão do ombro é uma "compressão" do supraespinal, da cabeça longa do tendão do bíceps ou da bolsa subacromial sob o arco acromial (Figura 21.4). A colisão tem muitos fatores contribuintes; alguns são alteráveis com tratamento conservador, ao passo que outros exigem intervenção cirúrgica (p. ex., descompressão subacromial). Os fatores etiológicos que podem exigir cirurgia incluem anormalidades anatômicas ou ósseas (p. ex., acrômio "enganchado", que comprime as estruturas subacromiais). Os fatores alteráveis englobam desequilíbrios musculares, má postura e controle escapular, bem como técnica de exercício inadequada ou uso excessivo do ombro, geralmente acima da cabeça (p. ex., arremessadores de beisebol, nadadores).

Muitos treinadores esportivos e fisioterapeutas, depois de reduzir a inflamação, se concentram em exercícios para melhorar o desequilíbrio muscular e a resistência, a ADM (se limitada), o controle escapular e a postura. Após o fim da reabilitação formal, o personal trainer tem a importante responsabilidade de continuar com os exercícios realizados durante a reabilitação. Depois que a força do manguito rotador e a estabilidade escapular tiverem retornado, o que normalmente é observado pelo cliente como redução ou ausência de dor no ombro, o personal trainer deve acrescentar gradualmente exercícios de treinamento de força tradicionais.

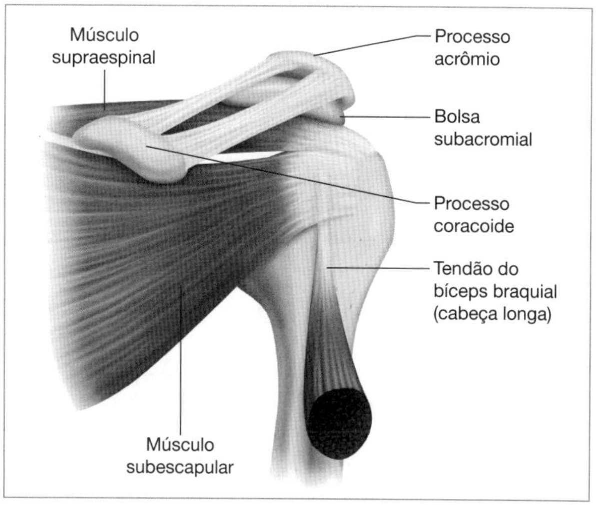


FIGURA 21.4 Aspecto anterior do ombro.

Os músculos do manguito rotador atuam para posicionar a cabeça do úmero na rasa cavidade glenoidal, resistindo assim à migração para cima da cabeça do úmero em direção ao acrômio. Além disso, os músculos inseridos na escápula - sobretudo o trapézio superior e inferior, o serrátil anterior e o músculo levantador da escápula — devem atuar adequadamente para rodar a escápula durante movimentos acima da cabeça. Quando algum desses músculos enfraquece ou não funciona adequadamente, pode ocorrer colisão.

### Orientações de movimentos e exercícios

As Figuras 21.5 a 21.9 representam uma série de exercícios do manguito rotador que provocam altos níveis de ativação do manguito rotador e, ao mesmo tempo, minimizam a compensação de outros grupos musculares.[6,67] Esses exercícios são a base de programas de reabilitação do ombro não operativos e pós-operativos,[18] e são indicados em programas de treinamento pós-reabilitação para dar continuidade ao fortalecimento do manguito rotador e manter o equilíbrio muscular adequado. Como os músculos do manguito rotador atuam principalmente em uma função de resistência, esses exercícios normalmente são realizados com pesos leves (em geral, não mais que 1,8 kg) e altas repetições (séries de 15 a 20 repetições). Os exercícios são escolhidos por suas características de ativação muscular, bem como pelo posicionamento do

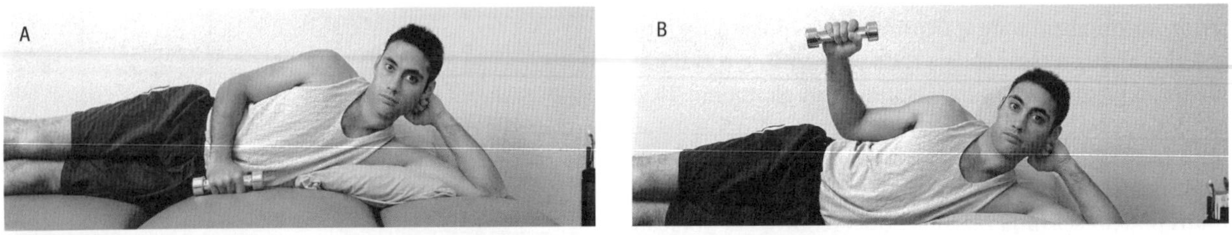


FIGURA 21.5 Rotação externa em decúbito lateral: (a) posição inicial; (b) posição final.

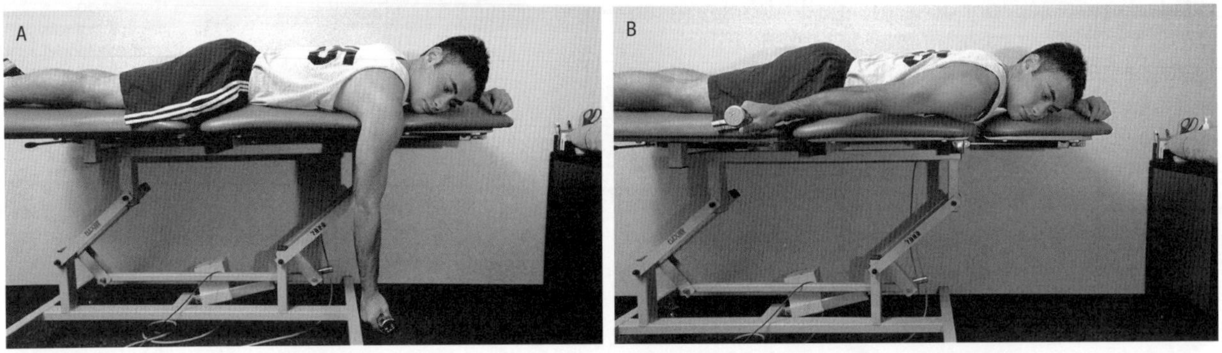


FIGURA 21.6 Extensão do ombro em decúbito ventral: (a) posição inicial; (b) posição final.

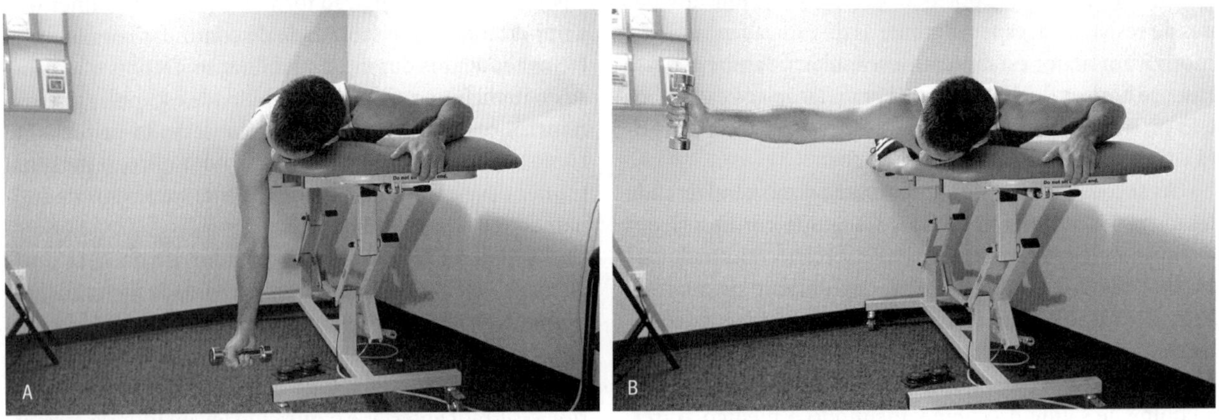


FIGURA 21.7 Abdução horizontal em decúbito ventral: (a) posição inicial; (b) posição final.

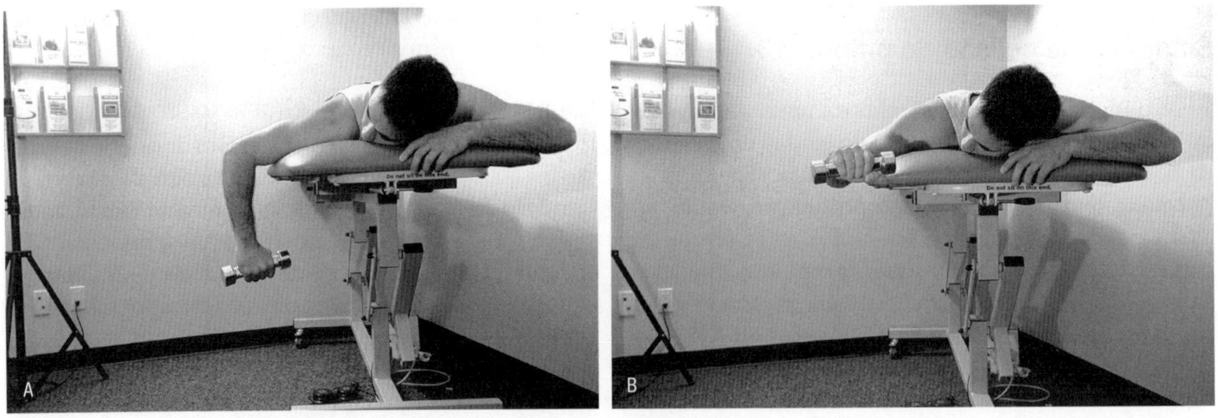


FIGURA 21.8 Rotação externa 90°/90°: (a) posição inicial; (b) posição final.

ombro em ambientes seguros e neutros com menos de 90° de elevação e com o membro superior em uma posição para a frente em relação ao corpo (anterior ao plano frontal). Essas posições minimizam a colisão do manguito rotador e permitem exercícios sem dor para a maioria dos indivíduos.

Clientes que sofreram síndrome de colisão do ombro devem se concentrar em continuar com exercícios es-

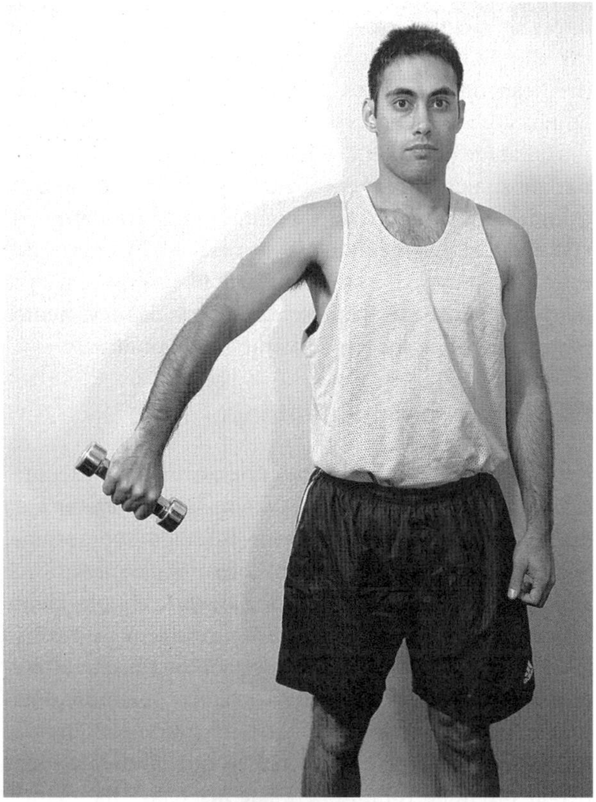

FIGURA 21.9 Exercício de lata vazia em pé.

capulares e do manguito rotador. Recomendam-se tipos variados de exercício de remada visando aos romboides e ao trapézio médio e inferior. Exercícios de empurrar acima da cabeça (p. ex., desenvolvimento) e todas as formas de exercícios de supino devem ser utilizados com cautela; o supino inclinado é o que menos estressa essa região e pode, portanto, ser uma opção de exercício viável na reintrodução do supino. A remada ereta também deve ser utilizada com cautela, visto que a remada excessivamente alta (com os cotovelos em posição excessivamente alta) pode agravar a dor de colisão. É seguro aplicar exercícios como a puxada na polia alta pedindo que o cliente puxe a barra na frente do peito e se concentre em ativar o latíssimo do dorso para deprimir a cabeça do úmero, em vez de puxar atrás do pescoço.

Alguns exercícios cardiovasculares também podem impor problemas para o cliente que se recupera da colisão do ombro. O uso de uma VersaClimber é contraindicado, visto que coloca o ombro em uma posição ideal para a colisão (i. e., acima da cabeça), ainda mais se a força dos músculos do manguito rotador e estabilizadores da escápula ainda não tiver retornado. Deve-se ter cautela com esportes de raquete; vale repetir que colocar o membro superior acima da cabeça, como em um saque de tênis ou cortada de raquetebol, aumenta a probabilidade de colidir estruturas dentro do ombro.

## Instabilidade anterior

Na instabilidade anterior da articulação do ombro, a cabeça do úmero se move excessivamente para a frente, resultando em possível lesão ou luxação.[31] O tratamento de indivíduos com essa condição é um dos maiores desafios enfrentados pelos profissionais da área de medicina esportiva ortopédica atualmente. Como a instabilidade posterior ocorre com menos frequência, a discussão aqui se limita ao tratamento da instabilidade anterior, mas as orientações para todas as direções de instabilidade estão listadas na Tabela 21.4.

Pesquisas mostram que, após uma luxação anterior do ombro, a redução pode ocorrer em até 90% dos indivíduos jovens e ativos, mas apenas 30 a 50% dos indivíduos de meia-idade reduzem a luxação do ombro. Nos últimos anos, enormes avanços foram realizados na metodologia reabilitativa e cirúrgica para tratar pessoas com instabilidade do ombro. O tratamento cirúrgico da instabilidade do ombro avançou a ponto de incluir procedimentos que uti-

TABELA 21.4 Orientações de movimentos e exercícios do ombro

| Diagnóstico | Movimentos contraindicados* | Exercícios contraindicados | Exercícios indicados |
|---|---|---|---|
| Síndrome de colisão do ombro | Movimentos acima da cabeça com rotação interna do ombro ou movimentos dolorosos | • Desenvolvimento<br>• Elevação lateral com halteres com rotação interna do ombro<br>• Remada ereta acima da altura do ombro<br>• Supino inclinado | • Exercícios de fortalecimento do manguito rotador<br>• Exercícios sem dor |
| Instabilidade | • Anterior: rotação externa combinada com > 90° de abdução; abdução horizontal<br>• Posterior: rotação interna combinada, adução horizontal e flexão<br>• Inferior: elevação total, membro superior dependente | • Supino**<br>• *Pec deck***<br>• Flexão**<br>• Puxada na polia alta atrás do pescoço e desenvolvimento | • Exercícios de fortalecimento do manguito rotador<br>• Fortalecimento escapular<br>• Estabilização: estática a dinâmica |
| Patologia do manguito rotador | Movimentos acima da cabeça contra resistência | Exercícios dolorosos e ações excêntricas rápidas e precoces | Exercícios de fortalecimento do manguito rotador (começando dentro de 4 a 6 semanas após cirurgia)* |

* Consulte um profissional médico para determinar quando ou se esses movimentos deixam de ser contraindicados para um cliente específico.
** Utilize a posição de mão de pegada fechada, com as mãos não muito mais abertas que a largura dos ombros, e evite os últimos 10° a 20° de extensão do ombro.

lizam sobretudo artroscopia, além de instrumentos de alta tecnologia que literalmente encolhem a cápsula articular (encolhimento térmico capsular) para auxiliar na estabilização da cabeça do úmero dentro da cavidade glenoidal.

### Orientações de movimentos e exercícios

Os exercícios indicados para instabilidade (i. e., fortalecimento escapular e do manguito rotador) são semelhantes aos de colisão do ombro, visto que, essencialmente, o manguito rotador é o principal estabilizador da articulação do ombro. As Figuras 21.5 a 21.9, bem como as contraindicações listadas na Tabela 21.4, apresentam orientações para a prática segura de exercícios. Movimentos que envolvam mais de 90° de elevação, posicionando as mãos e os membros superiores atrás do plano do ombro (i. e., em cerca de 90° em relação ao plano frontal), são perigosos visto que podem colocar o ombro em uma posição instável. Esses critérios para exercícios de ombro levaram ao uso de uma zona segura, a qual descreve a posição abaixo de 90° de elevação do ombro e dos membros superiores anteriormente ao plano frontal do corpo (Figura 21.10).[19]

Clientes com ombros instáveis podem escolher uma abordagem conservadora baseada em exercícios ou a cirurgia como solução para a instabilidade. Com frequência, indivíduos com ombros instáveis – tratados de maneira tanto conservadora como cirúrgica – desejam retornar às atividades tradicionais de treinamento de força ou condicionamento aeróbio, quando não os dois. É imperativo incorporar modificações de exercício para proteger as estruturas reparadas durante os procedimentos cirúrgicos. Seguir essas modificações de exercício pode se provar uma parte permanente do programa de levantamento do indivíduo para assegurar que a estabilidade do ombro não seja comprometida (Figura 21.11).[31]

Depois que o cliente tiver completado o tratamento para o ombro instável, a realização da maioria das atividades de treinamento aeróbio costuma ser segura, com exceção de alguns passos de dança aeróbia, natação (especificamente os nados *crawl*, costas e borboleta) e algumas atividades esportivas com raquete. Exercícios de flexibilidade que coloquem o ombro em uma posição fora da zona segura mencionada anteriormente são contraindicados (p. ex., o alongamento com as mãos atrás das costas e o alongamento atrás do pescoço) em razao dos estresses adversos impostos na articulação do ombro já instável. A Tabela 21.4 apresenta um guia de movimentos para clientes que sofrem de disfunção do ombro.

## Reparo do manguito rotador

O reparo do manguito rotador costuma ser executado quando o dano os tendões do manguito rotador – na maioria das vezes, o tendão do músculo supraespinal – inclui um rompimento por "toda a espessura", o que significa que o manguito rotador não está simplesmente desgastado, mas sofreu um rompimento que atravessa toda a sua extensão. Esses rompimentos causam alterações significativas na mecânica articular[63] e, tradicionalmente, são reparados com o uso de suturas ou âncoras de sutura (mecanismos de fixação que ajudam a reconectar o tendão rompido em sua inserção), na maioria das vezes envolvendo uma incisão aberta, além de artroscopia.

Em razão da incisão aberta adicional e da maior extensão de dano aos tendões do manguito rotador, utilizam-se maiores períodos de imobilização em uma tipoia após o reparo do manguito rotador. O período exato passado com a tipoia sem movimento (normalmente de dois dias a seis semanas) é determinado pelo cirurgião e definido segundo fatores como a idade do indivíduo, a qualidade do tecido e a presença de outras lesões encontradas no momento da cirurgia.

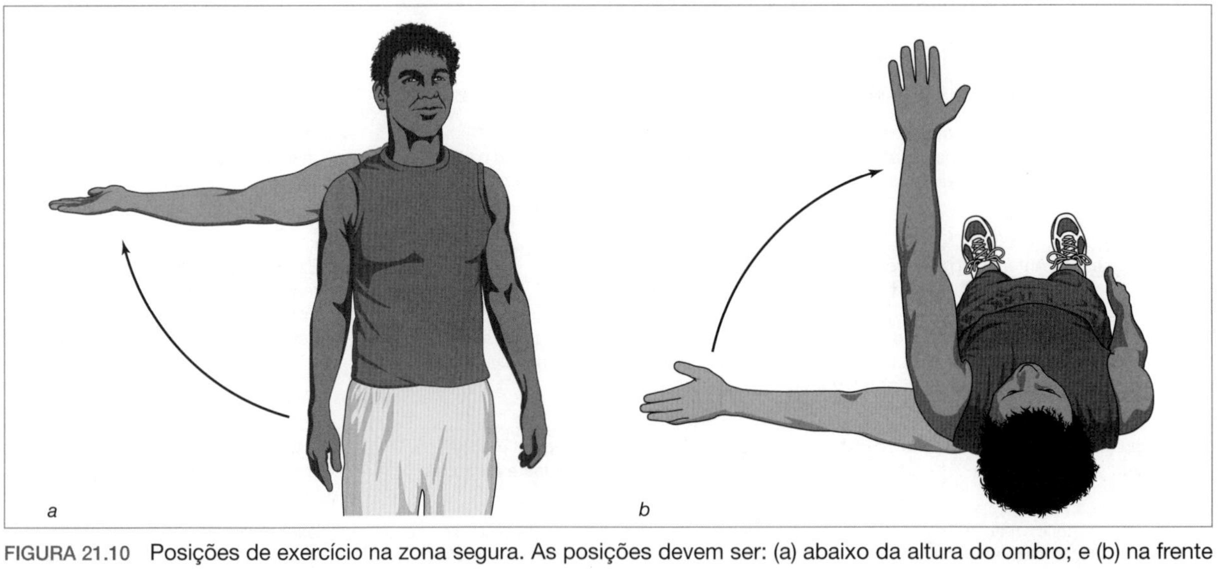


FIGURA 21.10 Posições de exercício na zona segura. As posições devem ser: (a) abaixo da altura do ombro; e (b) na frente do plano frontal do corpo.

## Orientações de movimentos e exercícios

O excesso de atividades da parte do cliente e a introdução de exercícios inadequados podem provocar o insucesso do reparo do manguito rotador e resultados desastrosos.[9] Os exercícios para os músculos escapulares e o manguito rotador (Figuras 21.5 a 21.9) também são utilizados com esses clientes, mas, normalmente, apenas 4 a 6 semanas depois da cirurgia. Em geral, as pessoas recebem alta da reabilitação formal dentro de 3 a 4 meses após o reparo do manguito rotador. Os exercícios mostrados nas Figuras 21.5 a 21.9 devem receber ênfase contínua na programação pós-reabilitação para garantir a ativação ininterrupta da musculatura do manguito rotador.

Os exercícios contraindicados para esses clientes também são listados na Tabela 21.4. O levantamento acima da cabeça e exercícios como flexões e supinos colocam o ombro em uma posição de estresse e podem resultar em sobrecarga ao manguito rotador. As atividades de resistência aeróbia que causem desconforto ou dor (p. ex., natação, VersaClimber) devem ser limitadas. Em geral, o treinamento de resistência aeróbia que utilize exercícios para a parte inferior do corpo, como caminhar, correr e subir escadas, é bem tolerado e seguro para ser incluído durante a reabilitação do ombro. Além disso, uma complicação após a cirurgia do manguito rotador é a perda de ADM, cujo grau depende do tempo de imobilização utilizado após a cirurgia. A perda de ADM normalmente inclui os movimentos de rotação externa, rotação interna e abdução. Esse achado complica ainda mais o desempenho de exercícios tradicionais, como os que colocam o ombro e o membro superior posteriormente à cabeça (atrás da cabeça).

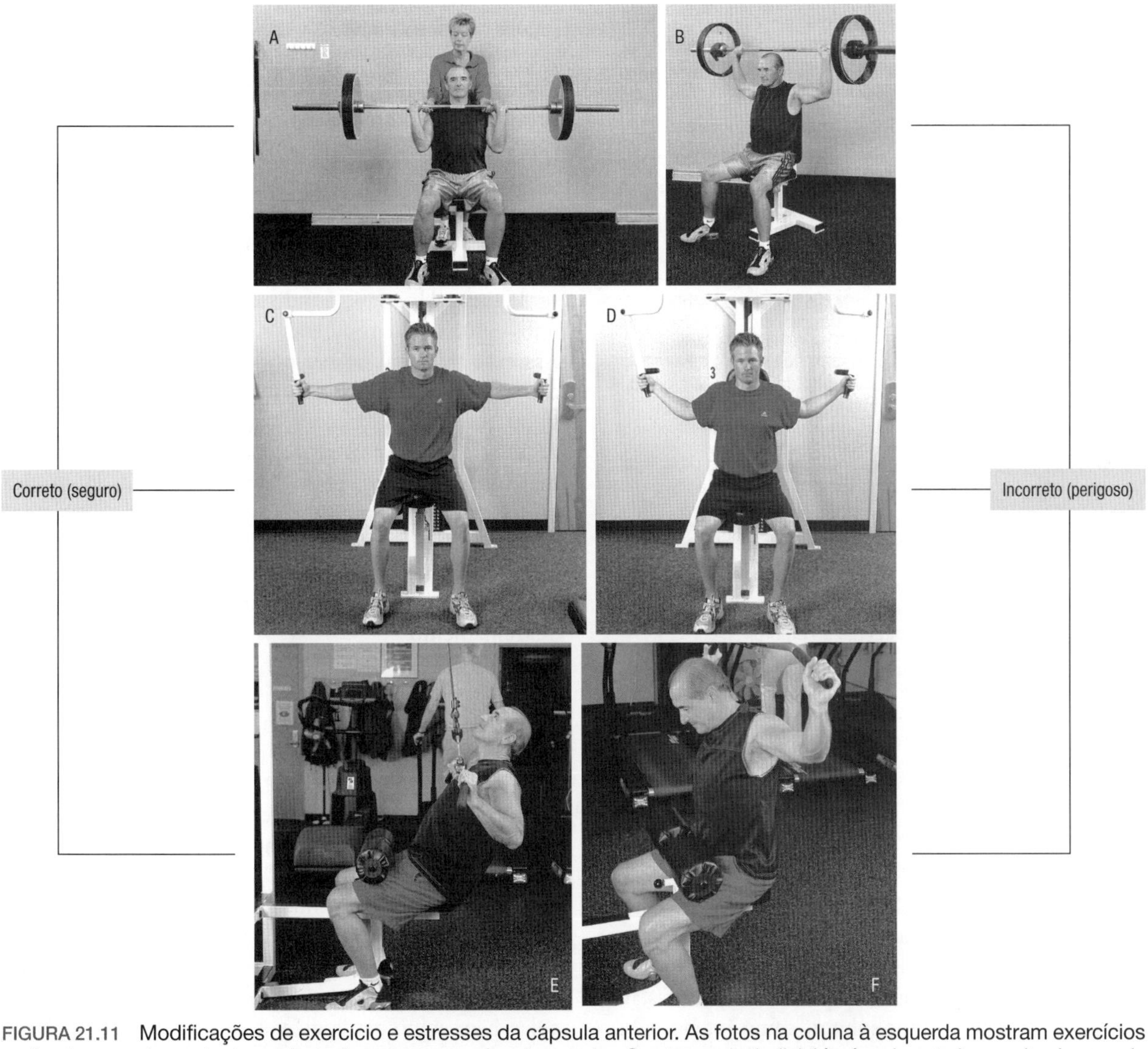


FIGURA 21.11 Modificações de exercício e estresses da cápsula anterior. As fotos na coluna à esquerda mostram exercícios realizados corretamente de modo a não estressar a cápsula anterior. O estresse prejudicial à cápsula anterior resulta de quando esses exercícios são realizados incorretamente, como mostrado na coluna à direita. (a) Técnica correta: desenvolvimento na frente do rosto. (b) Técnica incorreta: desenvolvimento atrás do pescoço. (c) Técnica correta: *pec deck*. (d) Técnica incorreta: excesso de abdução horizontal no *pec deck*. (e) Técnica correta: puxada na polia alta na frente do rosto. (f) Técnica incorreta: puxada na polia alta atrás do pescoço.

Vários dos tipos de condições do ombro discutidos nesta seção impedem a realização de exercícios tradicionais de treinamento de força dos membros superiores. A intervenção responsável do personal trainer deve incluir o rastreio de indivíduos que possam correr risco na prática desses exercícios. A Tabela 21.5 descreve modificações adequadas que podem ser realizadas em exercícios e movimentos comuns para reduzir o estresse indesejado sobre a articulação do ombro. Recomenda-se a aplicação de exercícios escapulares e do manguito rotador como aspecto "central" de qualquer programa de treinamento de membros superiores por causa do importante papel que esses músculos representam na geração de movimento e estabilização do complexo do ombro.

Os exercícios de ombro devem ser respaldados pelo uso de uma abordagem que garanta a estabilidade da articulação durante atividades funcionais por meio do envolvimento dos músculos escapulares e do manguito rotador.

TABELA 21.5 Modificações de exercícios de ombro

| Exercício | Modificação |
|---|---|
| Desenvolvimento | Ao abaixar a barra, deixar que ela passe na frente da cabeça do cliente a fim de minimizar o estresse anterior ao ombro. |
| Supino | Ao abaixar a barra, os clientes com disfunção do ombro não devem deixar que a barra toque o peito no ponto mais baixo, a fim de minimizar o estresse anterior ao ombro. |
| | Manter os braços junto ao corpo para limitar a abdução horizontal e reduzir o estresse no ombro. |
| *Pec deck* | Durante a fase excêntrica, os clientes com disfunção do ombro não devem deixar que os encostos passem atrás do corpo na posição mais posterior, a fim de minimizar o estresse anterior ao ombro. |
| Puxada na polia alta | Ao abaixar a barra, deixar que ela passe na frente do rosto do cliente a fim de minimizar o estresse anterior ao ombro.<br>Usar uma pegada inversa (supinada) para reduzir o estresse à articulação do ombro. |

### Condições que exigem modificações de exercício de ombro

O exercício para clientes com as seguintes condições não é contraindicado. Cada condição, porém, exige modificações específicas para permitir a participação no exercício:

- Reparo do manguito rotador
- Tendinite do manguito rotador
- Instabilidade da articulação do ombro (luxação ou subluxação prévia)
- Lesão (separação) da articulação acromioclavicular
- Osteoartrite da articulação do ombro

## Tornozelo

A entorse de tornozelo é uma das lesões esportivas mais comuns, representando de 10 a 28% de todas as lesões esportivas.[41,73,74] As entorses de tornozelo normalmente são associadas a esportes que exigem paradas, mudanças de direção e saltos súbitos, como futebol e basquetebol. A entorse de inversão que resulta em dano nos ligamentos laterais é o tipo mais relatado de entorse de tornozelo. O aspecto lateral do tornozelo é estabilizado sobretudo por três ligamentos: talofibular anterior, talofibular posterior e calcaneofibular (Figura 21.12).[41,73,74] A maioria das entorses laterais de tornozelo envolve o ligamento talofibular anterior em razão de sua relativa fraqueza e suscetibilidade a não suportar a força imposta ao tornozelo em uma posição de inversão, flexão plantar e rotação interna. Embora os ligamentos talofibular posterior e calcaneofibular corram risco de dano, é consenso que são necessários níveis mais altos de inversão para provocar a entorse desses ligamentos. Portanto, é provável que uma entorse que envolva esses ligamentos seja bem grave. Talvez em virtude da prevalência da entorse de tornozelo, muitos indivíduos decidem tratar sozinhos entorses que resultem em perda mínima de função. Assim, o personal trainer pode trabalhar com o cliente que está tratando sozinho uma entorse leve de tornozelo ou que acabou de receber alta da reabilitação formal de uma entorse mais grave. Uma entorse de tornozelo mal tratada, porém, pode causar instabilidade crônica do tornozelo. Para minimizar o potencial de problemas crônicos com o tornozelo, é importante que o personal trainer reconheça a necessidade de incentivar o cliente a buscar uma avaliação médica antes de definir um plano de treinamento.

### Orientações de movimentos e exercícios

Em geral, o exercício vigoroso é desaconselhável na fase inicial da reabilitação do tornozelo, visto que o foco deve ser controlar a dor e a inflamação, além de proteger a articulação para possibilitar a cicatrização do ligamento.[43] O grau permitido de sustentação de peso dependerá da gravidade da lesão. Em geral, aconselha-se a ambulação na fase inicial, ainda que mínima, visto que se sugeriu que uma pequena quantidade de estresse promove a cicatrização de tecido mais completa. Durante essa fase inicial de recuperação, o cliente continuará a sentir atrofia muscular, bem como perda de equilíbrio e da capacidade de controle postural. Assim como no caso de outras lesões musculoesqueléticas, a magnitude dos déficits funcionais dependerá da gravidade da lesão. Depois que o inchaço e a dor tiverem diminuído, os exercícios e as atividades

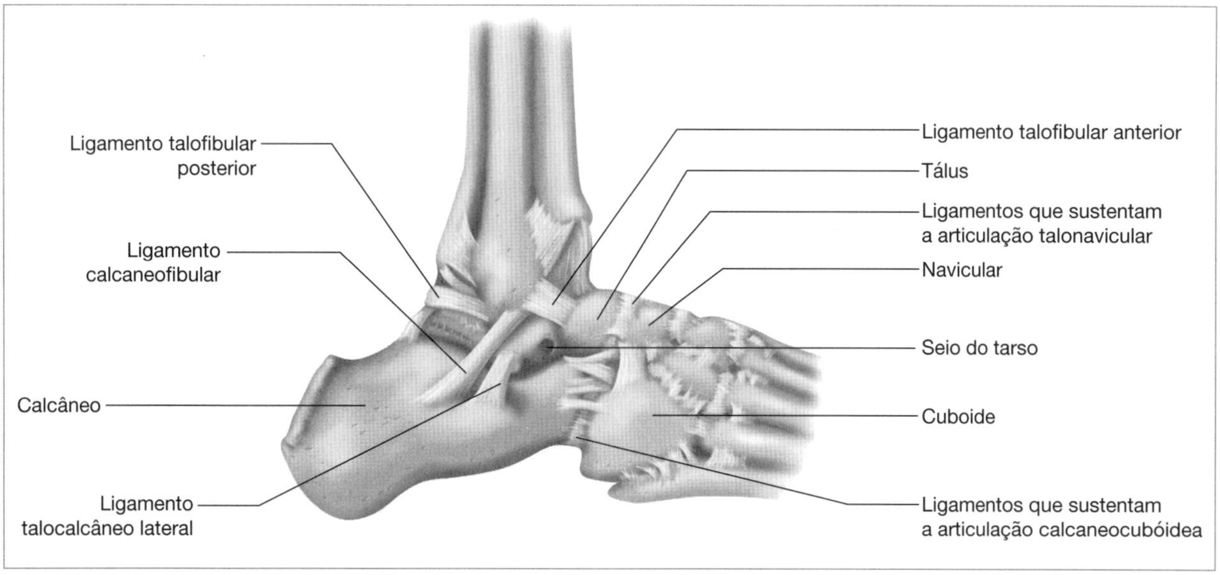


FIGURA 21.12 Ligamentos laterais do tornozelo.
Reproduzido com autorização de Watkins, 2010.

podem se tornar mais agressivos. Além de manter a resistência cardiorrespiratória (p. ex., bicicleta ergométrica), deve-se dar ênfase à restauração da ADM, da força e da propriocepção e progredir para tarefas mais funcionais (tanto simples como complexas).[43,82]

Evidências recentes identificaram que a incorporação de um programa de treinamento de equilíbrio planejado pode reduzir o risco de entorses de tornozelo.[52,84] Programas de equilíbrio, assim como outros paradigmas de treinamento, devem ter uma estrutura progressiva, e ir incorporando gradualmente uma grande variedade de tarefas mais difíceis e complexas. No caso de atletas, o programa de equilíbrio deve, mais adiante, fazer a transição para uma fase de temporada que reflita volume e frequência menores.[84] Muitas das tarefas posturais e de equilíbrio usadas como parte de protocolos de exercício para outras lesões e condições de membro inferior também se aplicam ao tornozelo. Por exemplo, o equilíbrio em apenas uma perna sobre uma superfície estável e avançando, mais adiante, para uma superfície instável (p. ex., bloco de espuma, bola Bosu) com e sem os olhos abertos, tarefas pliométricas de salto e agilidade e progressões de corrida (p. ex., avançando de corrida em linha reta para mudanças súbitas de direção) podem ser efetivos na restauração da função do tornozelo.[13,43,69,73,74,82] A Tabela 21.6 apresenta orientações de movimentos para uma entorse lateral de tornozelo.

Progredir gradualmente um tornozelo lesionado de atividades sem sustentação de peso para atividades com sustentação de peso e, na sequência, incorporar atividades de força, ADM e equilíbrio vai preparar adequadamente a articulação para atividades mais funcionais.

## Joelho

Assim como o ombro, existe uma grande variedade de lesões e procedimentos cirúrgicos para a articulação do joelho. Aqui, discutiremos três condições comuns do joelho: dor na região anterior do joelho, lesão do ligamento cruzado anterior e artroplastia total do joelho. Também aqui não será descrita detalhadamente a patofisiologia da lesão nem dos procedimentos cirúrgicos. Em vez disso, apresentaremos uma visão geral desses procedimentos, discutiremos a reabilitação geral e resumiremos considerações de exercício (indicações e contraindicações) depois da alta da reabilitação formal. A Figura 21.13 ilustra os ligamentos dos joelhos.

TABELA 21.6 Orientações de movimentos e exercícios para o tornozelo

| Diagnóstico | Movimentos contraindicados | Exercícios contraindicados | Exercícios indicados |
|---|---|---|---|
| Entorse por inversão* | Inversão com sustentação de peso | Atividades que exijam sustentação de peso total ou sobrecarregada | Atividades de ADM e de força de cadeia aberta até a sustentação de peso ser permitida |

* As informações apresentadas baseiam-se em uma entorse de tornozelo por inversão aguda e dão destaque às fases iniciais da recuperação. A gravidade da lesão vai determinar o nível de atividade permitida. Depois que a sustentação de peso passar a ser permitida, podem-se incorporar atividades mais funcionais e de cadeia fechada.

## Dor na região anterior do joelho

A dor na região anterior do joelho, também conhecida como "joelho de corredor", clinicamente é chamada de *síndrome de dor patelofemoral* (SDPF) e é um diagnóstico comum em jovens adultos, associado à dor geral na região anterior ou retropatelar do joelho na ausência de outra patologia aparente.[17,67,88] A síndrome de dor patelofemoral é uma condição multifatorial cujas etiologias sugeridas são associadas a fatores intrínsecos, como mal alinhamento do membro inferior, fraqueza do quadríceps ou ineficiências musculares da musculatura da coxa (ou alguma combinação desses fatores).[17,42,88] A dor na região anterior do joelho, um mal comum entre os clientes de personal training, pode ser associada a uma grande variedade de diagnósticos (p. ex., condromalácia, síndrome de atrito do trato iliotibial, plica irritada, tendinite patelar). Clientes com dor na região anterior do joelho costumam descrever dor ao ficarem sentados por períodos prolongados e ao subirem e descerem escadas. Contudo, falta consenso na literatura sobre a causa e o tratamento para a dor na região anterior do joelho. Muito provavelmente, essa falta de consenso se deve ao caráter etiológico multifatorial dessa condição; as causas propostas incluem uso excessivo (especialmente pela corrida), sobrecarga, defeitos biomecânicos e desequilíbrio muscular. Embora o diagnóstico da dor na região anterior do joelho seja comum, o tratamento demanda uma estratégia individualizada com base nos fatores precipitantes subjacentes e nas lesões coexistentes, os quais são específicos a cada cliente. Dito isso, todos os diagnósticos têm convergências de tratamento, e a reabilitação normalmente se concentra em reduzir a dor e a inflamação, corrigir defeitos biomecânicos e aperfeiçoar ao máximo a função do tecido.

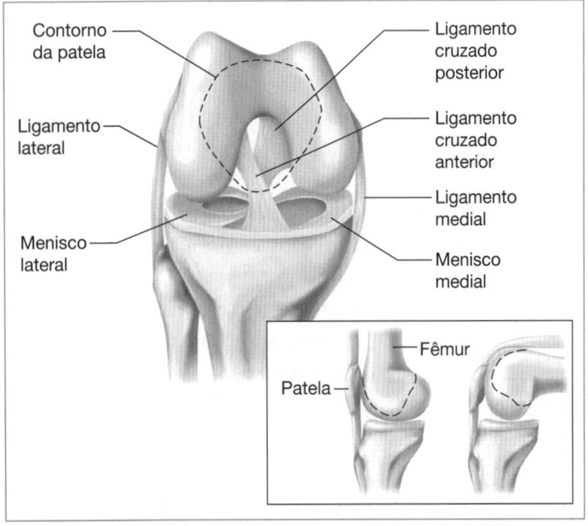


FIGURA 21.13 Ligamentos da articulação do joelho. Aspecto anterior do joelho direito, flexionado em 90°, com a patela removida para mostrar os ligamentos cruzados intracapsulares e os côndilos femorais levemente elevados para evidenciar os meniscos. Os ligamentos colaterais localizam-se no centro da articulação, mas ficam fora da cavidade articular.
Reproduzido com autorização de Watkins, 2010.

### Orientações de movimentos e exercícios

A dor na região anterior do joelho é conhecida também como "síndrome do mal alinhamento" e sua causa é descrita como uma combinação de fatores incluindo anteversão femoral, mal alinhamento patelar, maior ângulo de quadríceps (ângulo Q) e rotação externa da tíbia.[17] O uso excessivo e o treinamento em superfícies inadequadas são fatores comuns de dor na região anterior do joelho e são muito habituais em atividades de corrida, salto e ciclismo. Coletivamente, esses fatores alteram a localização da patela na fossa intercondilar do fêmur, em virtude da tensão dos tecidos circundantes (p. ex., retináculo lateral, trato iliotibial), desequilíbrio nas forças que agem sobre a patela e, possivelmente, mudança na biomecânica do pé (p. ex., pronação ou supinação excessiva ou inadequada).[17,51] Por isso, ao tratar o uso excessivo, é muito importante dar instruções sobre superfícies adequadas de corrida (concreto, asfalto ou esteira), o calçado correto e as vantagens do treinamento cruzado.

Desequilíbrios musculares envolvendo a dor na região anterior do joelho normalmente têm a ver com a relação entre o vasto lateral e uma porção do vasto medial, o vasto medial oblíquo (VMO). A ideia mais comum é que o vasto lateral domina o VMO e distende excessivamente a patela, fazendo com que ela se mova lateralmente quando os músculos quadríceps estão ativos. Embora seja possível haver esse desequilíbrio, seu tratamento é bastante controverso. Pode parecer lógico fortalecer o VMO para melhorar esse equilíbrio, mas ainda faltam pesquisas para demonstrar que o recrutamento preferencial do VMO é possível. Pesquisas mais recentes sugeriram que, além da força e da função dos quadríceps, a fraqueza de músculos proximais (p. ex., glúteo médio) pode ser um fator contribuinte para a dor na região anterior do joelho. Especificamente, a fraqueza no glúteo médio permite que a pelve contralateral caia, forçando o membro de apoio a ficar em uma posição de rotação interna femoral e tibial.[17,42] Essa mudança no alinhamento da pelve, do fêmur e da tíbia também pode facilitar a hiperpronação do pé e exacerbar o padrão de alinhamento já precário.[17]

Como os músculos quadríceps ajudam os clientes a subir escadas, e também auxiliam na desaceleração do corpo durante a caminhada em superfícies niveladas e na descida de escadas, o fortalecimento geral do quadríceps melhora a função femoropatelar e reduz a dor na região anterior do joelho. No entanto, a fraqueza dos músculos proximais reduzirá a capacidade geral do indivíduo de estabilizar o membro inferior, especialmente durante movimentos dinâmicos. Assim, exercícios específicos que destaquem as tarefas de equilíbrio unilateral e sejam voltados à força do quadril são reconhecidos como um componente essencial do tratamento e da prevenção da dor na região anterior do joelho. Porém, deve-se tomar o cuidado de utilizar exercícios que não estressem desfavoravelmente a articulação patelofemoral. Nenhum exercício é explicitamente contraindicado para clientes que sofrem de dor na região anterior do quadril, mas alguns exigem cautela. Agachamentos profundos e outros exercícios de cadeia cinética fechada que exijam flexão do joelho de mais de 90° devem ser prescritos com cautela, visto que aumentam a compressão entre a patela e o fêmur. Além disso, a maioria dos exercícios de cadeia cinética aberta, como extensão de joelho, aumenta a sobrecarga à articulação patelofemoral nos últimos 30° e deve ser evitada. Atividades de resistência aeróbia, como dança aeróbia de alto impacto ou aeróbia de estepe, bem como o treinamento de resistência aeróbia que coloque o joelho em posições como as de afundo ou agachamento, são contraindicadas. Em geral, recomendam-se o ciclismo (desde que a altura do assento seja apropriada) e as atividades de treinamento aeróbio aquático para minimizar o impacto e o trauma à articulação do joelho e para manter a condição aeróbia do indivíduo durante o treinamento. Também é comum que os clientes com dor na região anterior do joelho usem alguma forma de faixa (p. ex., McConnel), suporte ou órtese para auxiliar na estabilização da patela e apoiar o alinhamento mecânico adequado. A Tabela 21.7 apresenta orientações de movimentos para a dor anterior e outros problemas de joelho.

## Reconstrução do ligamento cruzado anterior

O ligamento cruzado anterior (LCA) é a principal estrutura estabilizadora do joelho. A lesão do LCA pode provocar instabilidade articular durante tarefas de pouso e giro.[7,16,50] O LCA limita sobretudo a translação e a rotação tibiais anteriores em relação ao fêmur.[7,16,50] Em virtude dessas importantes funções, a reconstrução é uma escolha de tratamento comum para a frouxidão ligamentar e a possível instabilidade funcional, especialmente com pessoas ativas e competitivas e aquelas com profissões de alta demanda (p. ex., combate a incêndios, construção civil).

Avanços na técnica cirúrgica e em programas de reabilitação pós-operatória acelerada possibilitam que os indivíduos retomem as atividades funcionais em menos tempo e com menos complicações que no passado.[78] As técnicas de reconstrução do ligamento cruzado anterior normalmente utilizam ou o terço central do tendão da patela como origem do enxerto ou um enxerto de posteriores da coxa (músculos semitendíneo e grácil). Há evidências conflitantes quanto à força relativa de cada enxerto,[2,4,24] e cada um tem sua própria série de vantagens e desvantagens. Em todo caso, os exercícios após a reconstrução do LCA são uma parte extremamente importante do retorno da pessoa à função e da prevenção de lesão do LCA.

### Orientações de movimentos e exercícios

Em sua maioria, as contraindicações e precauções de reabilitação e pós-reabilitação são as mesmas para os dois tipos de enxerto. A principal diferença entre os enxertos é a capacidade de utilizar os músculos posteriores da coxa; os enxertos de semitendíneo e grácil impossibilitam exercícios de flexão de joelho ativa ou contra resistência no pós-operatório imediato (seja qual for o tipo de enxerto de posteriores da coxa utilizado). Tanto para

TABELA 21.7 Movimento de joelho e orientações de exercício

| Diagnóstico | Movimentos contraindicados | Exercícios contraindicados | Exercícios indicados |
|---|---|---|---|
| Dor na região anterior do joelho* | Movimentos de joelho de cadeia fechada com > 90° de flexão do joelho | Agachamento completo; afundo completo | 1/4 a 1/2 agachamento e *leg press* |
| | Movimentos de joelho de cadeia aberta com 0° a 30° de flexão do joelho | Amplitude final da extensão de perna | Afundo parcial; flexão de perna |
| | | Simulador de escada com degraus maiores | Simulador de escada com degraus curtos e rápidos |
| Reconstrução do ligamento cruzado anterior | Movimentos de joelho de cadeia aberta com < 45° de flexão do joelho | Amplitude final da extensão de perna | 3/4 de agachamento e *leg press*<br>*Step*<br>*Stiff*<br>Treinador elíptico |
| Artroplastia total do joelho | Movimentos de joelho de cadeia fechada com > 100° de flexão do joelho<br>Ajoelhar-se | Agachamento completo<br>Afundo completo | 1/4 a 1/2 agachamento e *leg press*<br>Afundo parcial<br>Extensão de perna e flexão de perna<br>Bicicleta ergométrica<br>Hidroginástica, natação |

* Embora seja comum utilizar essas contraindicações de movimentos e exercícios, deve-se lembrar que cada cliente reage de maneira diferente à dor na região anterior do joelho. Portanto, no caso de clientes com esse diagnóstico geral, as amplitudes de movimento e os exercícios apresentados devem ser considerados relativos. Os exercícios e os movimentos que causam dor na região anterior do joelho se tornam contraindicações absolutas e devem ser eliminados do programa de exercícios do cliente.

o enxerto de tendão da patela como para o de posteriores da coxa, a alta da reabilitação formal atualmente pode ser de apenas 3 a 4 meses após a cirurgia. O ideal é que, no momento da alta, os indivíduos tenham recuperado a ADM total, a força total do membro inferior (em especial da musculatura em volta do quadril e do joelho), e tenham reestabelecido a capacidade de equilíbrio estático e dinâmico.[38]

Durante a reabilitação, tanto os exercícios de cadeia cinética aberta quanto os de cadeia fechada são partes importantes do programa geral. Os exercícios de **cadeia cinética aberta** (Figura 21.14) são aqueles em que o aspecto distal do membro termina livre no espaço.[13,20] Exemplos de exercícios de cadeia cinética aberta incluem: elevação de pernas retas; flexão de perna; e flexão, extensão, abdução e adução de quadril. A extensão de perna de cadeia cinética aberta deve ser utilizada com cautela. Pesquisas mostram que a maior quantidade de translação anterior da tíbia - consequentemente, o maior estresse sobre o enxerto do LCA - ocorre nos últimos 30° da extensão de perna realizada em uma cadeia cinética aberta.[87] Portanto, os exercícios de extensão de perna de cadeia cinética aberta devem ser realizados utilizando-se uma ADM de 90° de flexão do joelho a apenas 45° de extensão do joelho, a fim de reduzir os estresses impostos ao enxerto de LCA. Os clientes devem seguir essa importante modificação, no mínimo, pelos primeiros seis meses a um ano após a cirurgia para proteger o enxerto em maturação e minimizar a aplicação de estresse nocivo.

Os **exercícios de cadeia cinética fechada** (Figura 21.15) são aqueles que ocorrem com a parte distal do membro fixada a um objeto fixo ou móvel.[13,20] Os exercícios de cadeia cinética fechada incluem *leg press*, agachamento, afundos multidirecionais, estepes e atividades de postura unilateral. A translação da tíbia em relação ao fêmur é minimizada por causa da sustentação de peso e da cocontração muscular (músculos quadríceps e posteriores da coxa) durante os exercícios de cadeia cinética fechada; além disso, esses exercícios permitem que várias articulações e grupos musculares sejam treinados simultaneamente. Pesquisas recentes[58] mostraram que pessoas com reconstrução de LCA que praticam exercícios de cadeia cinética fechada bilaterais protegem o membro lesionado de sustentação de peso por até um ano após a cirurgia, impondo uma porcentagem maior de sustentação de peso no membro não envolvido ou não lesionado. Eles fazem isso inconscientemente e sem intenção. Portanto, a dependência exclusiva de atividades de exercícios bilaterais de cadeia cinética fechada para indivíduos após a reconstrução do LCA pode resultar em estímulo inadequado de treinamento ao membro lesionado e paradigmas de sobrecarga abaixo do ideal. O uso de padrões de postura e exercício unilaterais, como agachamentos em uma perna só e *steps*, ajuda a garantir que essa compensação de treinamento não ocorra.[13]

A incorporação do treinamento pliométrico geralmente é aceitável, visto que o desenvolvimento de potência explosiva e a capacidade de mudar rapidamente de direção são habilidades necessárias para a maioria dos atletas em fase de recuperação de uma cirurgia de LCA.[38,69,70] No entanto, é importante que o personal trainer entenda e garanta a mecânica de pouso adequada antes de iniciar ou avançar o cliente para os exercícios pliométricos.

O personal trainer deve considerar um aquecimento dinâmico para preparar esses clientes para uma sessão de exercício.[70] A incorporação de um aquecimento dinâmico promove postura, equilíbrio, estabilidade e flexibilidade em diversos planos de movimento,[70] todos os quais são essenciais para apoiar as necessidades de um cliente pós-cirurgia de LCA. O aquecimento dinâmico pode ser adaptado para atender às capacidades e níveis de condicionamento individuais do cliente, mas deve incluir atividades dinâmicas que enfatizem a ADM total por todas as principais articulações e exijam habilidades motoras específicas ao esporte. Por exemplo, Gambetta[28] descreveu diversos exercícios de caminhada com faixa que direcionam o aquecimento à função do quadril, um componente significativo de qualquer programa de reabilitação e prevenção de LCA.

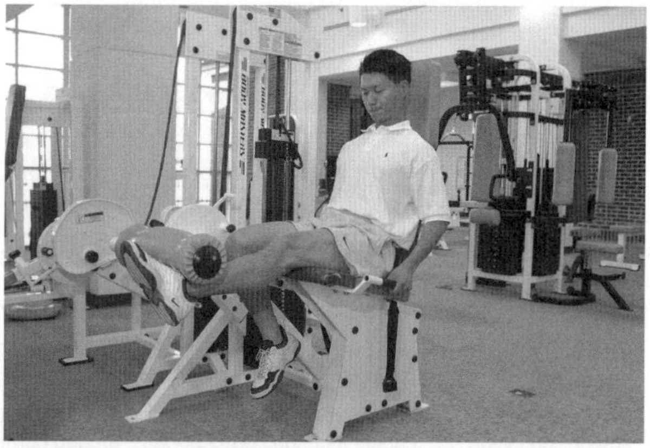

FIGURA 21.14 Exemplo de exercício de cadeia cinética aberta para extensão e flexão de perna.

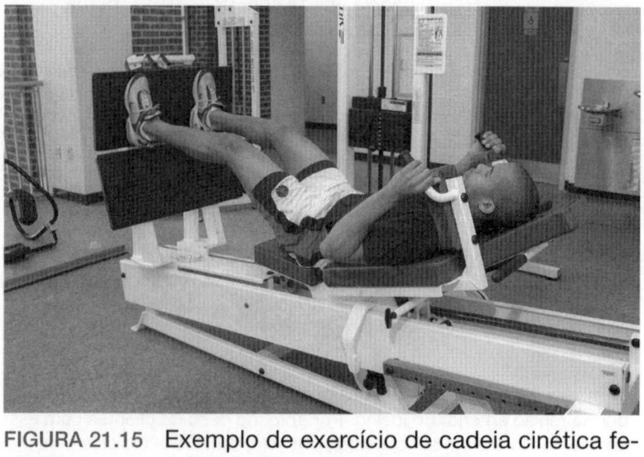

FIGURA 21.15 Exemplo de exercício de cadeia cinética fechada para os músculos quadríceps e glúteos.

Resumindo as informações apresentadas até aqui, as contraindicações específicas de exercício após a reconstrução do LCA incluem o exercício de extensão de perna de cadeia cinética aberta pela ADM completa, bem como o exercício de cadeia cinética fechada utilizando mais de 90° de flexão de joelho. No caso de reconstruções de LCA que utilizem enxerto de semitendíneo ou de grácil, o exercício ativo ou resistido dos posteriores da coxa é contraindicado pelas primeiras 4 a 6 semanas; ele se torna uma precaução para o personal trainer durante o treinamento de força pós-reabilitação. Além disso, como tanto a patela quanto o tendão patelar ficaram enfraquecidos com o enxerto do tendão patelar, recomenda-se cuidado com atividades que dependam de uso significativo dos quadríceps (p. ex., agachamentos e afundos completos, simulador de escadas que utilizem movimentos de degraus altos). Bicicletas, treinadores elípticos, simuladores de escadas com degraus baixos e natação são apropriados após a reconstrução do LCA, seja qual for o tipo de enxerto utilizado. A Tabela 21.7 apresenta orientações de movimentos para a lesão do LCA.

Um programa abrangente de prevenção para o LCA dará destaque à mecânica apropriada e incluirá exercícios de força, equilíbrio e pliometria voltados para o desenvolvimento de controle neuromuscular durante todas as atividades dinâmicas.

### Artroplastia total do joelho

Anos de sobrecarga repetitiva ao joelho humano podem resultar em degeneração e degradação das superfícies articulares do fêmur distal e da tíbia proximal. Na maioria das vezes, a degeneração é localizada especificamente na face medial ou lateral da articulação do joelho, dependendo dos padrões de desgaste e, mais especificamente, do alinhamento do membro inferior do indivíduo. Pessoas com a perna excessivamente arqueada (genuvaro), com os joelhos muito aproximados (genuvalgo) ou que sofreram lesão grave no joelho (como fraturas extensas na articulação, patologias dos meniscos ou instabilidade do joelho devida ao não reparo ou ao reparo inadequado de estruturas ligamentares) costumam ser candidatas à substituição total do joelho.

A artroplastia total do joelho (ATJ) exige a vasta exposição do joelho com uma grande incisão central. Os componentes protéticos são selecionados e inseridos para cobrir as áreas desgastadas nas pontas do fêmur e da tíbia. A reabilitação começa imediatamente com um foco em ADM. Os indivíduos praticam exercícios de cadeia cinética aberta e fechada inicialmente no hospital e em casa antes da reabilitação ambulatorial formal.

#### Orientações de movimentos e exercícios

Após a alta da reabilitação formal, os clientes normalmente têm de 100° a 120° de flexão de joelho e uma extensão de joelho praticamente completa. As indicações de exercício incluem ciclismo, natação e atividades de resistência que minimizem a sobrecarga de impacto articular e melhorem a função muscular e cardiovascular, bem como os níveis de condicionamento. Recomendam-se exercícios específicos como *leg press*, fortalecimento de quadril multidirecional, elevações de panturrilha e exercícios de flexão e extensão de joelho utilizando um formato de baixa resistência e alta repetição. Como exemplo, afundos sobre uma bola Bosu (Figura 21.16) não só são uma estratégia de fortalecimento, mas também melhoram o equilíbrio e a propriocepção de toda a cadeia cinética.

Vale repetir que os exercícios de cadeia cinética fechada que posicionam o joelho em mais de 100° de flexão são perigosos e impõem estresses extraordinários ao joelho. Além disso, considerando que ajoelhar costuma ser contraindicado durante as primeiras semanas após a ATJ, é necessário que os clientes evitem exercícios que exijam essa posição (p. ex., puxada na polia alta de joelhos, remada inclinada com halteres usando um banco) ou exercícios que possam fazer com que se ajoelhem inadvertidamente (p. ex., afundos realizados muito profundamente). São recomendados exercícios que utilizem posturas de menos de 90° de flexão do joelho em cadeias cinéticas tanto abertas como fechadas. A Tabela 21.7 apresenta orientações de movimentos para clientes que sentem dor no joelho.

Cada uma das estruturas da articulação do joelho exige um tipo específico de exercício para trazer o cliente de volta à função total após a lesão ou a cirurgia; por exemplo, no caso da dor na região anterior do joelho, o foco é reduzir a inflamação e a dor, ao passo que, após a ATJ, a ênfase é na ADM. O fortalecimento do quadríceps e do quadril é um objetivo comum em quase toda reabilitação de lesão do joelho e é fundamental para recuperar uma função mais normal após a lesão.

## Quadril

Embora ocorra disfunção do quadril, os personal trainers vão encontrar relativamente poucas lesões do quadril em comparação com lesões do joelho; embora seja o mesmo tipo de articulação que o ombro, o quadril tem um acetábulo que garante uma articulação muito mais estável. Essa estabilidade impede muitos dos padrões de desgaste anormais e elimina grande parte dos traumas que outras articulações sofrem, resultando em menos procedimentos cirúrgicos. Apesar de seu encaixe normalmente bom, porém, a articulação do quadril pode sofrer lesão e ficar mal alinhada, tendo osteoartrite e dor como resultados.

## Artroscopia do quadril

A evolução recente da artroscopia do quadril revolucionou o tratamento de lesões do quadril, em particular das lesões esportivas de quadril. A artroscopia de quadril é minimamente invasiva e facilita um retorno rápido à atividade.[10,21] Essa técnica cirúrgica é realizada com frequência para remover corpos soltos intra-articulares ou reparar um lábio do acetábulo rompido.[10] Embora ainda sejam considerados em desenvolvimento, os procedimentos artroscópicos atuais foram criados com base no conhecimento ampliado sobre a patologia da articulação e as patomecânicas relacionadas. O desenvolvimento da técnica cirúrgica ocorreu muito mais rapidamente que a literatura relacionada às diretrizes de reabilitação. No entanto, a estratégia geral de reabilitação após a artroscopia do quadril ainda coincide com aquelas para outras reabilitações pós-cirúrgicas, uma vez que é muito importante e deve se focar na restauração da ADM, da força e da marcha.[21,79] Além disso, os protocolos de reabilitação para atletas destacam o desenvolvimento de potência, velocidade e agilidade ao longo de um contínuo cada vez mais estimulante e difícil.[15]

### Orientações de movimentos e exercícios

Embora uma vantagem da artroscopia de quadril seja o retorno relativamente rápido à atividade, deve-se continuar seguindo os prazos de cicatrização de tecido para minimizar o estresse excessivo e prejudicial ao tecido e à articulação reparados.[10,21,79] Costuma-se relatar que o tempo total para o retorno à atividade é de cerca de 16 a 32 semanas, mas isso é determinado pela extensão do procedimento cirúrgico (i. e., corpos soltos, rompimento labial, osteoplastia, microfratura) e pelas demandas da atividade.[10,21,79] Contudo, em casos de um procedimento cirúrgico sem complicações em um indivíduo motivado, esse prazo pode ser muito menor. Por exemplo, a alta da reabilitação supervisionada por volta da 10ª a 12ª semana não é rara e provavelmente coincidirá com o início do treinamento específico ao esporte. Assim como no caso de outras lesões já discutidas, o personal trainer pode representar um papel significativo, contribuindo para o retorno completo à atividade de clientes pós-artroscopia de quadril. No entanto, parte-se do princípio de que o personal trainer trabalhará com o cliente após a alta da reabilitação. Desse modo, é mais provável que o cliente se apresente com a ADM total e a capacidade de realizar exercícios de força progressivos com sustentação de peso. A fase de treinamento específica ao esporte da recuperação pós-operatória deve envolver atividades funcionais e de equilíbrio unilateral e bilateral que continuem a restabelecer a estabilidade rotacional dinâmica, se concentrem na ativação e na força do glúteo médio, e enfatizem habilidades específicas ao esporte e progressivamente mais difíceis que desafiem o cliente em todos os planos de movimento.[15,21,79] Exemplos de atividade podem constar de afundos multidirecionais, tarefas de agilidade lateral, progressões de corrida para incluir movimentos diagonais e de corte, cariocas e atividades em superfícies instáveis. A Tabela 21.8 apresenta as orientações de movimentos para a artroscopia de quadril.

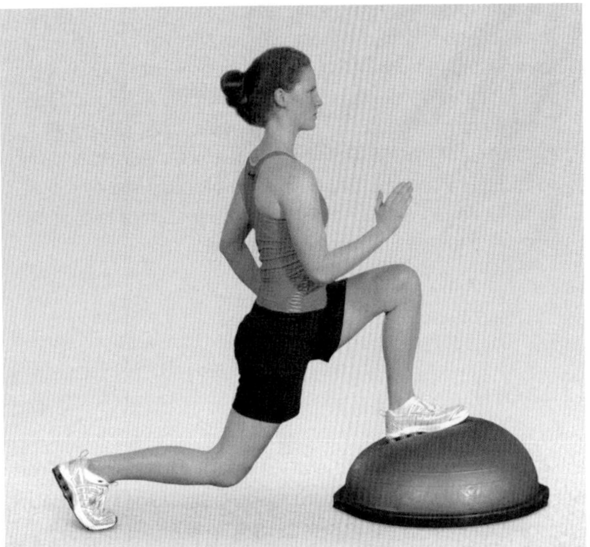

FIGURA 21.16 O afundo realizado em uma bola Bosu com a superfície plana para baixo resulta em um maior desafio para a cadeia cinética distal. Um método alternativo é posicionar a face arredondada da Bosu para baixo, culminando em um desafio maior para a cadeia cinética proximal.

> À medida que a cicatrização do tecido avança, a reabilitação artroscópica do quadril deve atender progressivamente a força, o equilíbrio e o treinamento específico ao esporte de todo o membro inferior.

## Artroplastia total do quadril

Chamada normalmente de *substituição do quadril*, a artroplastia total do quadril (ATQ) é o tratamento cirúrgico de escolha se a intervenção não cirúrgica (p. ex., farmacoterapia e fisioterapia) para a osteoartrite de quadril não obtiver resultados. Mais de 100.000 quadris protéticos são implantados anualmente, sobretudo para aliviar a dor osteoartrítica; o alívio da dor dura mais de 15 anos. Existem duas próteses principais: cimentada e não cimentada. Uma grande variedade de técnicas (p. ex., posterior, anterolateral e transtrocantérica) é utilizada durante a ATQ. Cada uma tem indicações e contraindicações específicas de movimentos e exercícios.

TABELA 21.8 Orientações de movimentos e exercícios para a artroscopia de quadril

| Diagnóstico | Movimentos contraindicados | Exercícios contraindicados | Exercícios indicados |
|---|---|---|---|
| Artroscopia de quadril* | Flexão vigorosa de quadril<br>Abdução e rotação de quadril (fase inicial de reabilitação) | Alongamento balístico ou forçado | Hidrocaminhada |

* As contraindicações e as indicações variam de acordo com o procedimento artroscópico específico realizado (i. e., reparo labial, microfratura etc.).

Próteses cimentadas envolvem a afixação dos componentes femoral e acetabular com cimento ósseo, ao passo que as próteses não cimentadas permitem a inserção direta dos componentes protéticos no osso. Cada tipo de prótese tem suas vantagens e desvantagens; uma das principais diferenças, porém, é a restrição de sustentação de peso após a cirurgia. As próteses cimentadas permitem a sustentação de peso no pós-operatório imediato, enquanto as próteses não cimentadas exigem restrições de sustentação de peso dentro de 6 a 12 semanas.

Assim como as opções de próteses, cada modelo cirúrgico tem vantagens e desvantagens distintas. As mais importantes para o personal trainer são as restrições de movimento após a cirurgia segundo cada método. Cada técnica aborda a articulação do quadril de um ângulo diferente, reduzindo assim a força da cápsula da articulação do quadril no ponto de entrada. Por exemplo, o modelo anterior – o mais comum nos Estados Unidos – enfraquece o aspecto anterior da cápsula articular, deixando o quadril em maior risco de luxação. Os indivíduos normalmente seguem as restrições por um mínimo de seis semanas, embora isso dependa dos protocolos do cirurgião.

Embora variem muito dependendo dos procedimentos cirúrgicos de artroplastia total do quadril, as restrições de movimento comuns durante as primeiras seis semanas ou quando as atividades funcionais são introduzidas incluem:

- Ausência de flexão do quadril a mais de 90°.
- Ausência de adução no quadril além da neutra.
- Ausência de rotação interna do quadril.

A reabilitação formal após a ATQ não é prescrita com tanta frequência quanto nos procedimentos cirúrgicos discutidos anteriormente. No pós-operatório, os indivíduos devem progredir para os exercícios de fortalecimento do membro inferior (segundo o protocolo do cirurgião) e devem se concentrar em melhorar seus padrões de marcha. Um exemplo de programa pode começar com a hidroterapia para o treinamento de marcha e, na sequência, progredir para atividades de sustentação de peso em terra depois que a incisão tiver cicatrizado totalmente. Essa sequência vai reduzir a sobrecarga articular, o medo de quedas e o espasmo muscular.

### Orientações de movimentos e exercícios

Ao trabalhar com clientes que passaram por ATQ, o personal trainer deve entrar em contato com o cirurgião que realizou o procedimento para discutir quaisquer restrições de movimento continuadas. Ao prescrever o exercício, devem-se evitar atividades de alto impacto (p. ex., corrida, aeróbica de *step*, pliometria). Atividades de menos impacto (p. ex., natação, caminhada, subir escadas, uso do treinador elíptico) são indicadas após a cirurgia para melhorar as funções depois da ATQ. O treinamento com pesos não é contraindicado depois da ATQ, mas alguns exercícios específicos devem ser modificados de acordo com as capacidades físicas e as limitações do cliente. A consulta com o cirurgião deve ser considerada mandatória em caso de dúvida sobre as opções de movimentos e exercícios. A Tabela 21.9 apresenta uma lista de indicações e contraindicações de exercício após ATQ.

## Artrite

*Artrite* é um termo geral que abrange várias doenças diferentes. As duas categorias principais de artrite são a osteoartrite e a artrite reumatoide. Embora ambas estejam relacionadas à articulação, são duas doenças muito diferentes. A osteoartrite (OA), também conhecida como *artrose* e *osteoartrose*, é a destruição progressiva da cartilagem articular – a cartilagem que cobre a superfície da articulação. A artrite reumatoide (AR), por outro lado, é uma doença inflamatória sistêmica que afeta não apenas a superfície articular, mas também o tecido conjuntivo (p. ex., cápsulas e ligamentos articulares). Nos parágrafos a seguir, apresentaremos uma discussão limitada de cada forma de artrite e as opções de exercício apropriadas.

### Osteoartrite

A osteoartrite é uma doença articular degenerativa caracterizada pela deterioração das superfícies cartilaginosas de sustentação de peso das articulações, por mudanças no osso subcondral e pela proliferação de osso novo nas margens das articulações.[11,22,23,53,54] A proliferação do osso novo, que muitas vezes se manifesta como formações de osteófitos, pode interferir na função articular normal e causar dor e limitação da ADM. A osteoartrite está presente em 15% das mulheres e 11% dos homens, e alguma forma de OA está presente na maioria da população a partir dos 55 anos de idade.[8,22,53,54]

A patofisiologia proposta da OA inclui estresses mecânicos que resultam em microfraturas. Essas microfraturas levam à alteração do metabolismo dos condrócitos,

TABELA 21.9 Orientações de movimentos e exercícios para artroplastia do quadril

| Modelo cirúrgico | Condição de sustentação de peso | Limitações de ADM | Precauções de movimento funcional |
|---|---|---|---|
| Posterolateral | Sustentação de peso total imediata | Flexão > 90°, abdução, rotação medial | Movimento ao sentar e levantar de uma cadeira, flexão do quadril (calçar sapatos) |
| Anterolateral | Restrição de sustentação de peso por ≥ 6 semanas | Extensão, adução, rotação lateral | Virar-se a partir do quadril cirúrgico |
| Transtrocantérica | Restrição de sustentação de peso por ≥ 6 semanas | Extensão, adução, rotação lateral | Virar-se a partir do quadril cirúrgico |

que, por sua vez, provocam perda de cartilagem, alteração da estrutura articular e produção de osteófito.[11] A perda de cartilagem na articulação leva ao contato de osso com osso, causando inflamação.

O uso de suplementos alimentares para melhorar a função articular é atualmente recomendado por médicos para quase todas as formas de OA. Os suplementos orais comuns de venda livre, como condroitina sulfato, glucosamina e ácido hiaulurônico, são recomendados para o tratamento de OA em articulações que sustentam o peso.[11] É preciso realizar mais pesquisas para aumentar a compreensão do mecanismo e do estágio em que esses suplementos são mais benéficos para indivíduos com OA.

### Orientações de movimentos e exercícios

Os exercícios indicados para indivíduos com OA incluem programas de baixa resistência e alta repetição que minimizem a sobrecarga das superfícies articulares. Uma aplicação especialmente útil em clientes com OA é a hidroginástica. As propriedades naturais de impulsão da água permitem que os indivíduos se exercitem com sobrecarga articular significativamente menor que outras formas de atividade.[81,83] Outras indicações de exercício são a inclusão de atividade de treinamento cardiovascular com sustentação de peso limitada, como ciclismo, uso do treinador elíptico e natação para proteger as superfícies articulares e minimizar a sobrecarga de impacto. O controle do peso, bem como a resistência muscular adquirida com o exercício cardiovascular, é muito benéfico para o cliente com OA (Tabela 21.10).

TABELA 21.10 Orientações de movimentos e exercícios para osteoartrite

| Movimentos contraindicados | Exercícios contraindicados | Exercícios indicados |
|---|---|---|
| Atividades de alto impacto | • Corrida<br>• Esqui na neve<br>• *Jogging* | • Bicicleta<br>• Simulador de escada<br>• Treinador elíptico<br>• Hidroginástica, natação |

Para o membro superior, recomendam-se programas de exercício de força que utilizem sobretudo exercícios de cadeia cinética aberta. Os exercícios de cadeia cinética fechada, como flexões, são contraindicados em virtude da natureza compressiva do exercício na articulação do ombro. No membro inferior, geralmente se indicam exercícios de cadeia cinética aberta, com a exceção da extensão de perna por toda a ADM para o indivíduo com OA femoropatelar. Como discutido anteriormente, as modificações nesse exercício de extensão de perna de cadeia cinética aberta incluiriam arcos de ADM parciais de 90° a 45° ou de 0° a 30° de movimento do joelho, nos quais as forças compressivas femoropatelares são menos prejudiciais.[51]

Os clientes podem realizar exercícios de cadeia cinética fechada com pesos leves para os membros inferiores com base na presença de dor e na tolerância geral do indivíduo. A inclusão do treinamento de equilíbrio para aprimorar a propriocepção e o controle muscular para o cliente com OA é outra recomendação. Isso é particularmente efetivo para treinar idosos, que, com muita frequência, sofrem problemas de equilíbrio.

## Artrite reumatoide

A artrite reumatoide é uma doença inflamatória e autoimune que afeta muitas articulações e, não raro, vários sistemas corporais. Embora ela possa ser causada por um precipitante bacteriano ou viral, a etiologia da AR ainda é desconhecida. A causa mais provável é a regulação anômala de células T à inflamação e à destruição de articulações.[8,22,23,61]

A artrite reumatoide envolve a inflamação e a proliferação de um alinhamento sinovial de uma articulação. Essa proliferação, ou espessamento, aumenta a pressão articular e, em conjunto com o *pannus* reumatoide (um tecido que dissolve colágeno), provoca má nutrição articular, inchamento articular e inibição muscular. O processo inflamatório, o inchaço e a falta de nutrição enfraquecem a cápsula articular e suas restrições ligamentares; além disso, as superfícies articulares (i. e., a cartilagem articular) se deterioram pelas mesmas causas. Tudo isso pode resultar em uma articulação hipermóvel – ou frouxa – e potencialmente instável. Um personal trainer que suspeite que um cliente tem uma articulação instável deve encaminhá-lo a seu principal profissional de saúde para avaliação e programação de exercício. Essas mudanças são dolorosas e, normalmente, fazem a pessoa com AR limitar os movimentos para evitar dor, resultando em atrofia por desuso.[77,85] A imobilidade contribui para a degeneração contínua da cartilagem, aumentando a dor e enfraquecendo ainda mais a estrutura da superfície articular.[33,34] Portanto, a partir da deterioração articular primária, os danos secundários da AR incluem redução de força, de resistência aeróbia e de flexibilidade.[54]

A apresentação da AR é variável, com ciclos de exacerbação (surtos de maior dor, inchaço e rigidez) e remissão (períodos de relativo conforto sem sinais externos de inflamação). Durante a exacerbação da AR, os clientes normalmente descrevem articulações inchadas e rigidez matinal. Além desses ciclos maiores, a AR é considerada progressiva. As manifestações podem incluir osteoporose, atrofia muscular, nódulos periarticulares, deformidade articular e eventual ancilose articular.

Áreas comumente afetadas pela AR incluem pescoço, ombros, punhos e mãos. As regiões superior e cervical média do pescoço são locais comuns de inflamação, resultando na degeneração de tecido supramencionada.[45,55] A degeneração ou ruptura dos ligamentos que sustentam as duas principais vértebras cervicais podem resultar em uma situação de risco à vida. Por isso, os exercícios específicos do pescoço devem ser considerados contraindicados ou ser utilizados apenas sob a supervisão de um profissional de saúde.

Além das articulações, a AR afeta músculos e bolsas. A degeneração das articulações e estruturas associadas do ombro (p. ex., músculos e tendões do manguito rotador) pode causar frouxidão ligamentar, resultando em padrões de movimento anormais, podendo causar instabilidade da articulação do ombro. O manguito rotador se rompe em 30 a 40% das pessoas com AR.[26,57] A degeneração ligamentar e capsular pode resultar em instabilidade das articulações do punho; além disso, as articulações dos dedos normalmente incham, fazendo o cliente perder a força de preensão.

### Orientações de movimentos e exercícios

Assim como no caso da OA, a patologia da AR não pode ser prevenida depois de iniciada. No entanto, pode ser possível desacelerar os efeitos debilitantes dos males secundários da AR (i. e., redução de força, resistência aeróbia e flexibilidade). As metas de exercício para clientes com AR focam em aperfeiçoar a função durante as atividades do dia a dia, melhorando a saúde geral, e proporcionar proteção às articulações afetadas. Manter a força muscular, a resistência aeróbia, a flexibilidade articular e musculotendínea, o equilíbrio funcional e a composição corporal atende esses objetivos; e essas são áreas que os personal trainers estão bem preparados para cuidar.

Programas de exercício bem elaborados que busquem cumprir essas metas não aumentam a dor e podem, na verdade, reduzir a dor do cliente.[53,81] O treinamento de força é indicado para clientes com AR. Tanto o modo de treinamento de força isométrico como o dinâmico são aceitáveis,[33-35,59,85] sendo o treinamento de força isométrico aconselhável em períodos de exacerbação.[77] Além disso, e talvez supreendentemente, o exercício de resistência aeróbia vigoroso não é contraindicado. Pelo contrário: clientes com AR não apenas toleram o exercício de alta intensidade como esse tipo de exercício pode, na verdade, ser anti-inflamatório e aliviar a dor.[22,23,36,53,85] Clientes que sofrem de inflamação articular, contudo, devem evitar o exercício de resistência aeróbia vigoroso. O treinamento de flexibilidade é outra forma de exercício adequada para clientes com AR.[53] Embora o personal trainer deva dar ênfase a não alongar excessivamente articulações frouxas ou instáveis, os clientes com AR devem realizar exercícios de treinamento de flexibilidade para manter o movimento articular adequado.[53,90] Eles devem realizar o alongamento todos os dias e podem fazer isso em uma amplitude sem dor durante os surtos.

As áreas comumente afetadas (i. e., coluna cervical, ombros e punhos) exigem modificação da programação de exercício. Exercícios que envolvem a coluna cervical devem ser evitados (p. ex., exercícios de alongamento e fortalecimento de pescoço resistidos manualmente), assim como exercícios que coloquem o ombro em uma posição pronada de colisão (p. ex., remada ereta) ou em uma posição fora da zona de segurança mostrada na Figura 21.10 (p. ex., desenvolvimento atrás do pescoço). Uma última orientação é para exercícios que envolvem os punhos e as mãos; como as mãos e os punhos são afetados, os clientes com AR podem precisar aumentar o diâmetro da barra, haltere ou alça em uma tentativa de compensar sua preensão enfraquecida. Por exemplo, se o cliente tiver dificuldade para realizar uma rosca bíceps com halteres, pode-se aplicar fita ou acolchoamento ao cabo do haltere para "aumentar" o diâmetro da pegada, melhorando a capacidade de o cliente manter sua preensão no haltere.

Em razão dos períodos de dor e prejuízo funcional variáveis, a seleção de exercícios e a intensidade para clientes com AR deve levar em conta as tolerâncias individuais. Os clientes devem estar cientes da ocorrência de períodos de exacerbação e devem ajustar as atividades e exercícios de acordo com elas; em específico, se uma articulação estiver inflamada, recomenda-se repouso.[53,54] A Tabela 21.11 apresenta uma lista de exercícios apropriados e inapropriados para clientes diagnosticados com AR.

> Clientes com OA e AR têm muito a ganhar com a prática de exercícios aeróbios e de fortalecimento. A diferença entre os dois é a resposta do corpo à atividade. O exercício não deve aumentar a dor articular para nenhum dos grupos. Deve-se ter um cuidado especial com o cliente com AR durante períodos de exacerbação.

TABELA 21.11 Orientações de movimentos e exercícios para artrite reumatoide

| Movimentos contraindicados | Exercícios contraindicados | Exercícios indicados |
|---|---|---|
| • Exercício cardiovascular de alto impacto<br>• Flexibilidade ou fortalecimento do pescoço em clientes com histórico de instabilidade nessa área<br>• Movimentos fora da zona de segurança | • Corrida ou *jogging*<br>• Alongamento da região superior do trapézio<br>• Fortalecimento do pescoço resistido manualmente<br>• Desenvolvimento atrás da cabeça | • Exercício de resistência aeróbia (p. ex., bicicleta ergométrica, treinador elíptico, simulador de escada) de intensidade moderada (60 a 80% da frequência cardíaca máxima)<br>• Exercícios de amplitude de movimento e flexibilidade<br>• Exercícios isométricos (para a articulação instável)<br>• Hidroaeróbica<br>• Bicicleta ergométrica |

## Conclusão

O personal trainer trabalha com uma grande variedade de clientes, muitos dos quais sofreram lesão ou passaram por cirurgia e precisam de um sistema diferenciado de prescrição de exercício. Ao elaborar programas de exercício para essa população, é importante entender os tipos básicos de lesão e os estágios de cicatrização que todos os tecidos musculoesqueléticos seguem. Em conjunto com a comunicação entre o personal trainer e os profissionais de saúde, o conhecimento desses estágios de cicatrização e da lesão individual e dos procedimentos cirúrgicos e processos de doença ajuda o personal trainer a introduzir programas adequados e seguros de exercício para seus clientes.

### Questões para estudo

1. Exercícios de flexão abdominal e lombar para a frente são contraindicados para alguém com histórico de qual das seguintes opções?
   A. Espondilolistese.
   B. Distensão do extensor da lombar.
   C. Hérnia de disco posterior.
   D. Espondilólise.

2. Uma cliente que pratica *softball* recreativamente indicou que deslocou o ombro no passado. Qual dos exercícios a seguir é mais indicado para essa cliente?
   A. Fortalecimento do manguito rotador.
   B. Flexão.
   C. Puxada na polia alta atrás do pescoço.
   *D. Overhead press.*

3. Um cliente que joga basquetebol tem uma entorse lateral de tornozelo. Supondo que ele esteja pronto para iniciar atividades funcionais, todas as progressões a seguir são adequadas, EXCETO:
   A. Equilibrar-se no chão com os olhos fechados, avançando para se equilibrar com os olhos abertos sobre uma almofada de ar.
   B. Caixas de salto de 30 centímetros avançando para caixas de salto de 45 centímetros.
   C. Séries de corrida diagonal e lateral avançando para séries de *jogging* em linha reta.
   D. Afundos para a frente no chão avançando para afundos laterais sobre um acessório abaulado.

4. Uma cliente de 30 anos que é corredora está se queixando de dor periódica no joelho. O personal trainer nota que seu joelho se move de maneira levemente medial quando ela corre. Qual dos exercícios a seguir seria indicado, considerando-se que o alinhamento entre o joelho e o pé seja mantido?
   A. Afundos completos.
   B. Estepes de 15 centímetros para a frente.
   C. Extensões de perna (joelho) de cadeia cinética aberta por toda a ADM.
   D. Corrida em escada.

5. Um homem de 59 anos se reabilitou muito bem de uma artroplastia total de quadril. Ele está interessado em praticar exercícios cardiovasculares. Todas as opções a seguir são apropriadas, EXCETO:
   A. Natação.
   *B. Step* em escada.
   C. Aeróbica de *step*.
   D. Bicicleta ergométrica.

## Questões de conhecimento aplicado

1. Um bombeiro está se recuperando de uma entorse no tornozelo. Ele foi autorizado a voltar a trabalhar, mas relata se sentir instável ao subir escadas de mão. Descreva que exercícios e atividades você vai introduzir para melhorar a força e o equilíbrio dele enquanto sobe escadas e carrega equipamentos pesados.
2. Uma jogadora de futebol completou recentemente um programa de reabilitação de nove meses após uma cirurgia do LCA. Ela está se preparando para a próxima temporada e pediu sugestões de exercícios que ela poderia praticar como parte de um programa de prevenção de lesão do LCA. Que tipo de exercícios você sugeriria para desenvolver controle neuromuscular no membro inferior?

## Referências bibliográficas


1. Amadio, P.C. 1992. Tendon and ligament. In: Wound Healing: Biochemical and Clinical Aspects, I.K. Cohen, R.F. Diegelmann, and W.J. Lindblad, eds. Philadelphia: Saunders. p. 384.
2. Anderson, A.F., R.B. Snyder, and A.B. Lipscomb Jr. 2001. Anterior cruciate ligament reconstruction. A prospective randomized study of three surgical methods. American Journal of Sports Medicine 29 (3): 272-279.
3. Barrett, D. 1991. Proprioception and function after anterior cruciate reconstruction. Journal of Bone and Joint Surgery (British) 73: 833-837.
4. Barrett, G.R., F.K. Noojin, C.W. Hartzog, and C.R. Nash. 2002. Reconstruction of the anterior cruciate ligament in females: A comparison of hamstring versus patellar tendon autograft. Arthroscopy 18 (1): 46-54.
5. Berkowitz, M., and C. Greene. 1989. Disability expenditures. American Rehabilitation 15 (1): 7.
6. Blackburn, T.A., W.E. McLeod, B. White, and L. Wofford. 1990. EMG analysis of posterior rotator cuff exercises. Athletic Training 25: 40-45.
7. Boden, B.P., G.S. Dean, J.A. Feagin, and W.E. Garrett. 2000. Mechanisms of anterior cruciate ligament injury. Orthopedics 23 (6): 573-578.
8. Breedveld, F.C. 1998. New insights in the pathogenesis of rheumatoid arthritis. Journal of Rheumatology (Suppl) 53: 3-7.
9. Burkhart, S.S., D.L. Diaz Pagan, M.A. Wirth, and K.A. Athanasiou. 1997. Cyclic loading of anchor-based rotator cuff repairs. Arthroscopy 13 (2): 720-724.
10. Byrd, J.W.T. 2006. The role of hip arthroscopy in the athletic hip. Clinics in Sports Medicine 25: 255-278.
11. Carfagno, D., and T.S. Ellenbecker. 2002. Osteoarthritis of the glenohumeral joint: Nonsurgical treatment options. Physician and Sportsmedicine 30 (4, April): 19-32.
12. Clisby, E.F., N.L. Bitter, M.J. Sandow, M.A. Jones, M.E. Magarey, and S. Jaberzadeh. 2008. Relative contributions of infraspinatus and deltoid during external rotation with symptomatic subacromial impingement. Journal of Shoulder and Elbow Surgery 17 (1 Suppl): 87S-92S.
13. Cook, G. 2003. Athletic Body in Balance. Champaign, IL: Human Kinetics.
14. Curwin, S., and W. Stanish. 1984. Tendinitis: Its Etiology and Treatment. Lexington, MA: Collamore Press.
15. DePalma, B. 2001. Rehabilitation of the groin, hip, and thigh. In: Techniques in Musculoskeletal Rehabilitation, 1st ed., W.E. Prentice and M.L. Voight, eds. New York: McGraw-Hill.
16. Dodds, J.A., and S.P. Arnoczky. 1994. Anatomy of the anterior cruciate ligament: A blueprint for repair and reconstruction. Arthroscopy 10 (2): 132-139.
17. Earl, J.E., and C.S. Vetter. 2007. Patellofemoral pain. Physical Medicine and Rehabilitation Clinics of North America 18: 439-458.
18. Ellenbecker, T.S. 1995. Rehabilitation of shoulder and elbow injuries in tennis players. Clinics in Sports Medicine 14 (1): 87-110.
19. Ellenbecker, T.S. 2000. Postrehabilitation: Shoulder conditioning for tennis. IDEA Personal Trainer (March): 18-27.
20. Ellenbecker, T.S., and G.J. Davies. 2001. Closed Kinetic Chain Rehabilitation. Champaign, IL: Human Kinetics.
21. Enseki, K.R., R.L. Martin, P. Draovitch, B.T. Kelly, M.J. Philippon, and M.L. Schenker. 2006. The hip joint: Arthroscopic procedures and postoperative rehabilitation. Journal of Orthopaedic and Sports Physical Therapy 36 (7): 516-525.
22. Feldmann, M., F.M. Brennan, and R.N. Maini. 1996. Rheumatoid arthritis. Cell 85 (3): 307-310.
23. Feldmann, S.V. 1996. Exercise for the Person with Rheumatoid Arthritis. Rehabilitation of Persons with Rheumatoid Arthritis. Gaithersburg, MD: Aspen.
24. Feller, J.A., K.E. Webster, and B. Gavin. 2001. Early postoperative morbidity following anterior cruciate ligament reconstruction: Patellar tendon versus hamstring graft. Knee Surgery, Sports Traumatology, Arthroscopy 9 (5, September): 260-266.
25. Freeman, M., M. Dean, and I. Hanham. 1965 The etiology and prevention of functional instability of the foot. Journal of Bone and Joint Surgery 47B: 669-677.
26. Friedman, R.J. 1990. Total shoulder arthroplasty in rheumatoid arthritis. In: Shoulder Reconstruction. Philadelphia: Saunders. p. 158.
27. Galin, J.I., I.M. Goldstein, and R. Snyderman. 1988. Inflammation: Basic Principles and Clinical Correlates. New York: Raven Press.
28. Gambetta, V. 2007. Athletic Development: The Art and Science of Functional Sports Conditioning. Champaign, IL: Human Kinetics.
29. Giladi, M., C. Milgrom, A. Simkin, and Y. Danon. 1991. Stress fractures: Identifiable risk factors. American Journal of Sports Medicine 19 (6): 647-652.
30. Gregory, P.L. 2002. "Overuse" – an overused term. British Journal of Sports Medicine 36: 83-84.
31. Gross, M.L., S.L. Brenner, I. Esformes, and J.J. Sonzogni. 1993. Anterior shoulder instability in weight lifters. American Journal of Sports Medicine 21 (4): 599-603.
32. Guskiewicz, K.M., and D.H. Perrin. 1996. Effect of orthotics on postural sway following inversion ankle sprain. Journal of Orthopaedic and Sports Physical Therapy 23 (5): 326-331.
33. H.kkinen, A., K. H.kkinen, and P. Hannonen. 1994. Effects of strength training on neuromuscular function and disease activity in patients with recent-onset inflammatory arthritis. Scandinavian Journal of Rheumatology 23 (5): 237-242.
34. H.kkinen, A., T. Sokka, A. Kotaniemi, H. Kautiainen, I. Jappinen, L. Laitinen, and P. Hannonen. 1999. Dynamic strength training in patients with early rheumatoid arthritis increases muscle strength but not bone density. Journal of Rheumatology 26: 1257-1263.
35. Harkcom, T.M., R.M. Lampman, B.F. Banwell, and C.W. Castor. 1985. Therapeutic value of graded aerobic exercise training in rheumatoid arthritis. Arthritis and Rheumatism 28 (1): 32-39.
36. Hazes, J.M., and C.H.M. van den Ende. 1996. How vigorously should we exercise our rheumatoid arthritis patients? Annals of Rheumatic Diseases 55: 861-862.
37. Hensinger, R.N. 1989. Spondylolysis and spondylolisthesis in children and adolescents. Journal of Bone and Joint Surgery 71A: 1098-1107.
38. Hewett, T.E. 2007. Understanding and Preventing Noncontact ACL Injuries, T. Hewett, S. Shultz, and L. Griffin, eds. Champaign, IL: Human Kinetics.
39. Hides, J.A., C.A. Richardson, and G.A. Jeull. 1996. Multifidus muscle recovery is not automatic after resolution of acute, first-episode low back pain. Spine 21 (23): 2763-2769.
40. Hoshina, H. 1980. Spondylolysis in athletes. Physician and Sportsmedicine 8 (9): 75-79.
41. Hunter, S., and W.E. Prentice. 2001. Rehabilitation of the ankle and foot. In: Techniques in Musculoskeletal Rehabilitation, 1st ed., W.E. Prentice and M.L. Voight, eds. New York: McGraw-Hill.
42. Ireland, M.L., J.D. Willson, B.T. Ballantyne, and I.M. Davis. 2003. Hip strength in females with and without patellofemoral pain. Journal of Orthopaedic and Sports Physical Therapy 33 (11): 671-676.
43. Johansson, H., P. Sjolander, and P. Soljka. 1991. A sensory role for the cruciate ligaments. Clinical Orthopedics and Related Research 268: 161-178.
44. Kibler, W.B. 1995. Biomechanical analysis of the shoulder during tennis activities. Clinics in Sports Medicine 14: 79-85.
45. Kramer, J., F. Jolesz, and J. Kleefield. 1991. Rheumatoid arthritis of the cervical spine. Rheumatic Diseases Clinics of North America 17: 757.

46. Kraus, D.R., and D. Shapiro. 1989. The symptomatic lumbar spine in the athlete. Clinics in Sports Medicine 8: 59-69.
47. Kuland, D.N. 1983. The injured athletes' pain. Current Concepts in Pain 1: 3-10.
48. Leadbetter, W.B. 1992. Cell-matrix response in tendon injury. Clinics in Sports Medicine 11 (3): 533-578.
49. MacDougall, J.D., G.C.B. Elder, D.G. Sale, J.R. Moroz, and J.R. Sutton. 1980. Effect of strength training and immobilization on human muscle fibers. European Journal of Applied Physiology 43: 25-34.
50. Mandelbaum, B.R., H.J. Silvers, D.S. Watanabe, J.F. Knarr, S.D. Thomas, L.Y. Griffin, D.T. Kirkendall, and W. Garrett Jr. 2005. Effectiveness of a neuromuscular and proprioceptive training program in preventing anterior cruciate ligament injuries in female athletes: 2-year follow-up. American Journal of Sports Medicine 33 (7): 1003-1010.
51. McConnell, J. 2000. Patellofemoral joint complications and considerations. In: Knee Ligament Rehabilitation, 2nd ed., T.S. Ellenbecker, ed. Philadelphia: Churchill Livingstone.
52. McGuine, T.A., and J.S. Keene. 2006. The effect of a balance training program on the risk of ankle sprains in high school athletes. American Journal of Sports Medicine 34 (7): 1103-1111.
53. Minor, M.A., J.E. Hewett, R.R. Webel, S.K. Anderson, and D.R. Kay. 1989. Efficacy of physical conditioning exercises in patients with rheumatoid arthritis and osteoarthritis. Arthritis and Rheumatism 32: 1396-1405.
54. Minor, M.A., and D.R. Kay. 2003. Arthritis. In: ACSM's Exercise Management for Persons with Chronic Diseases and Disabilities, 2nd ed., J.L. Durstine and G.E. Moore, eds. Champaign, IL: Human Kinetics.
55. Moncur, D., and H.J. Williams. 1988. Cervical spine management in patients with rheumatoid arthritis. Physical Therapy 68: 509.
56. Muller, E.A. 1970. Influence of training and of inactivity on muscle strength. Archives in Physical Medicine and Rehabilitation 51: 449-462.
57. Neer, C.S., K.C. Weston, and F.J. Stanton. 1982. Recent experience in total shoulder replacement. Journal of Bone and Joint Surgery 64A: 319.
58. Neitzel, J.A., T. Kernozek, and G.J. Davies. 2002. Loading response following ACL reconstruction during parallel squat exercise. Clinical Biomechanics 17: 551-554.
59. Nieman, D.C. 2000. Exercise soothes arthritis joint effects. ACSM's Health and Fitness Journal 4: 20-27.
60. Nies-Byl, N., and P.L. Sinnott. 1991. Variations in balance and body sway in middle-aged adults: Subjects with healthy backs compared with subjects with low-back dysfunction. Spine 16: 325-330.
61. Panayi, G.S. 1997. T-cell-dependent pathways in rheumatoid arthritis. Current Opinion in Rheumatology 9 (3): 236-240.
62. Panjabi, M.M. 1992. The stabilizing system of the spine. Part I. Function, dysfunction, adaptation, and enhancement. Journal of Spinal Disorders 5: 383-389.
63. Parsons, I.M., M. Apreleva, F.H. Fu, and S.L. Woo. 2002. The effect of rotator cuff tears on reaction forces at the glenohumeral joint. Journal of Orthopaedic Research 20: 439-446.
64. Petersen, T., P. Kryger, C. Ekdahl, S. Olsen, and S. Jacobsen. 2002. The effect of McKenzie therapy as compared with that of intensive strengthening training for the treatment of patients with subacute or chronic low back pain: A randomized controlled trial. Spine 27 (16, August 15): 1702-1709.
65. Porterfield, J.A., and C. DeRosa. 1998. Mechanical low back pain. In: Perspectives in Functional Anatomy, 2nd ed. Philadelphia: Saunders.
66. Potach, D.H., and R. Borden. 2000. Rehabilitation and reconditioning. In: Essentials of Strength Training and Conditioning, 2nd ed., T.R. Baechle and R.W. Earle, eds. Champaign, IL: Human Kinetics.
67. Prentice, W.E. 2006. Arnheim's Principles of Athletic Training, 12th ed. New York: McGraw-Hill.
68. Rack, P.M.H., and D.R. Westbury. 1974. The short range stiffness of active mammalian muscle and its effect on mechanical properties. Journal of Physiology 240: 331-350.
69. Radcliffe, J.C. 1999. High-Powered Plyometrics. Champaign, IL: Human Kinetics.
70. Radcliffe, J.C. 2007. Functional Training for Athletes at All Levels. Berkeley, CA: Ulysses Press.
71. Richardson, C.A., C.J. Snijders, J.A. Hides, L. Damen, M.S. Pas, and J. Storm. 2002. The relationship between the transversus abdominis muscles, sacroiliac joint mechanics, and low back pain. Spine 27 (4): 399-405.
72. Rotella, R.J. 1985. Psychological care of the injured athlete. In: The Injured Athlete, 2nd ed., D. Kuland, ed. Philadelphia: Lippincott.
73. Saal, J. 1995. The role of inflammation in lumbar pain. Spine 20: 1821-1827.
74. Safran, M.R., R.S. Bendetti, A.R. Bartolozzi, et al. 1999. Lateral ankle sprains: A comprehensive review part 1: Etiology, pathoanatomy, histopathogenesis, and diagnosis. Medicine and Science in Sports and Exercise 31: S429-437.
75. Safran, M.R., R.S. Bendetti, A.R. Bartolozzi, et al. 1999. Lateral ankle sprains: A comprehensive review part 2: Treatment and rehabilitation with emphasis on the athlete. Medicine and Science in Sports and Exercise 31: S438-447.
76. Scovazzo, M.L., A. Browne, M. Pink, F.W. Jobe, and J. Kerrigan. 1991. The painful shoulder during freestyle swimming. An electromyographic cinematographic analysis of twelve muscles. American Journal of Sports Medicine 19 (6): 577-582.
77. Semble, E.L., R.F. Loeser, and C.M. Wise. 1990. Therapeutic exercise for rheumatoid arthritis and osteoarthritis. Seminars in Arthritis and Rheumatism 20: 32-40.
78. Shelbourne, K.D., and R.V. Trumper. 2000. Anterior cruciate ligament reconstruction: Evolution of rehabilitation. In: Knee Ligament Rehabilitation, 2nd ed., T.S. Ellenbecker, ed. Philadelphia: Churchill Livingstone.
79. Stalzer, S., M. Wahoff, and M. Scanlan. 2006. Rehabilitation following hip arthroscopy. Clinics in Sports Medicine 25: 337-357.
80. Standaert, C.J. 2002. Spondylolysis in the adolescent athlete. Clinical Journal of Sport Medicine 12 (2, March): 119-122.
81. Stenstrom, C. 1994. Therapeutic exercise in rheumatoid arthritis. Arthritis Care Research 7: 190-197.
82. Thacker, S.B., D.F. Stroup, C.M. Branche, J. Gilchrist, R.A. Goodman, and E.A. Weitman. 1999. The prevention of ankle sprains in sports. American Journal of Sports Medicine 27 (6): 753-760.
83. Thein, J.M., and L. Thein-Brody. 2000. Aquatic therapy. In: Knee Ligament Rehabilitation, 2nd ed., T.S. Ellenbecker, ed. Philadelphia: Churchill Livingstone.
84. Valovich-McLeod, T.C. 2008. The effectiveness of balance training programs on reducing the incidence of ankle sprains in adolescent athletes. Journal of Sport Rehabilitation 17: 1-8.
85. van den Ende, C.H.M., J.M.W. Hazes, S. le Cessie, W.J. Mulder, D.G. Belfor, F.C. Breedveld, and B.A. Dijkmans. 1996. Comparison of high and low intensity training in well controlled rheumatoid arthritis. Results of a randomized clinical trial. Annals of Rheumatic Diseases 55: 798-805.
86. Warner, M.J., and H.K. Amato. 1997. The mind: An essential healing tool for rehabilitation. Athletic Therapy Today (May): 37-41.
87. Wilk, K.E., and J.R. Andrews. 1990. The effects of pad placement and angular velocity on tibial displacement during isokinetic exercise. Journal of Orthopaedic and Sports Physical Therapy 17 (1): 24-30.
88. Wilk, K.E., G.J. Davies, and R.E. Mangine. 1998. Patellofemoral disorders: A classification system and clinical guidelines for non operative rehabilitation. Journal of Orthopaedic and Sports Physical Therapy 28: 307-322.
89. Williams, M.M., J.A. Hawley, R.A. McKenzie, and P.M. van Wijmen. 1991. A comparison of the effects of two sitting postures on back and referred pain. Spine 16 (10, October): 1185-1191.
90. Young, A., M. Stokes and J.F. Iles. 1987. Effects of joint pathology on muscle. Clinical Orthopedics and Related Research 47: 678-685.

# 22

# Clientes com lesão na medula espinal, esclerose múltipla, epilepsia e paralisia cerebral

Paul Sorace, MS, Peter Ronai, MS, e Tom LaFontaine, PhD

**Ao término deste capítulo, você será capaz de:**

- Entender a etiologia e a epidemiologia básicas da lesão de medula espinal, da esclerose múltipla, da epilepsia e da paralisia cerebral.
- Reconhecer os prejuízos fisiológicos, funcionais e à saúde causados ou exacerbados pela lesão de medula espinal, pela esclerose múltipla, pela epilepsia e pela paralisia cerebral.
- Entender as respostas fisiológicas básicas ao exercício entre clientes com esses transtornos em comparação com outros.
- Reconhecer respostas fisiológicas anormais ao exercício em clientes com esses transtornos.
- Tomar precauções necessárias ao planejar e introduzir programas de exercício e atividade física para clientes com esses transtornos.
- Entender os benefícios potenciais do exercício regular à função e à saúde de clientes com esses transtornos.

Os muitos benefícios do exercício regular foram bem definidos em populações aparentemente saudáveis. Nos últimos anos, estudos demonstraram que pessoas com várias doenças e deficiências crônicas também obtêm benefícios significativos à saúde e ao condicionamento com um programa de exercícios regular e sistemático. Este capítulo apresenta informações sobre quatro transtornos neuromusculares crônicos: lesão na medula espinal, esclerose múltipla, epilepsia e paralisia cerebral. O capítulo aborda a epidemiologia e a fisiologia dessas doenças e deficiências, bem como as respostas a exercícios, os benefícios documentados à saúde, os testes de exercício e as orientações de treinamento nessas populações.

## Lesão de medula espinal

A lesão de medula espinal (LME) resulta em debilitação ou perda de função motora, função sensorial ou ambas no tronco ou membros em decorrência de um dano irreversível nos tecidos neurais dentro do canal espinal.[32] Os vários graus de LME podem ser classificados como completo ou incompleto. Na forma completa de paralisia, se a lesão ocorrer entre os segmentos mais altos da coluna torácica (T1) e cervical (C1), ocorre debilitação dos membros superiores, tronco, membros inferiores e órgãos pélvicos (**quadriplegia**, também chamada **tetraplegia**). A lesão dos segmentos torácicos T2 a T12 causa debilitação no tronco, nos membros inferiores ou nos órgãos pélvicos, ou em mais de uma dessas partes do corpo (**paraplegia**). A paraplegia também resulta de LME irreversível dos segmentos lombossacrais (cauda equina) da coluna.

Em geral, quanto maior for o nível da lesão, mais extensos são os déficits resultantes. Se a LME for incompleta, a lesão da medula espinal é apenas parcial. Em comparação com a pessoa com LME completa, a pessoa com LME incompleta pode ter algumas sensações e funções motoras ao menos parcialmente intactas abaixo da altura da lesão. Nesses casos, é melhor pedir uma avaliação médica a respeito de que músculos e funções sensoriais o indivíduo mantém.

Os autores gostariam de agradecer às contribuições de Tom LaFontaine, que escreveu este capítulo para a primeira edição de *Personal training – Guia completo*.

## Manifestações clínicas

As manifestações clínicas da fase aguda da LME são muitas e variadas. A incidência de eventos tromboembólicos e disritmias é maior.[73] O distúrbio do sistema nervoso autônomo provoca redução do tônus vascular e hiperatividade desequilibrada do sistema vagal. Indivíduos com lesões altas, T3/T4 e acima delas, são propensos a **bradicardia** (baixa frequência cardíaca) sintomática, parada cardíaca primária e sérios distúrbios de condução cardíaca.

Mais relevantes para o personal trainer são as manifestações clínicas associadas ao estágio crônico da LME. De especial importância são os problemas e eventos cardiovasculares potenciais. Os seguintes problemas cardiovasculares comuns são observados em pessoas com LME crônica.

- Hipotensão ortostática (i. e., insuficiência barorreceptora).
- Disreflexia autonômica.
- Transmissão debilitada de dor cardiogênica (lesão T4 e acima).
- Perda do reflexo de aceleração cardíaca (T1 a T4 e acima).
- Atrofia cardíaca quadriplégica (perda da massa ventricular esquerda).
- Fibrilação atrial e outros transtornos de condução cardíaca.
- Insuficiência cardíaca congestiva.
- Pseudoinfarto do miocárdio (mudanças anormais de onda ST).
- Morte súbita em decorrência de assistolia.
- Aterosclerose e suas manifestações de angina pectoris e infarto do miocárdio.

Uma manifestação relativamente comum de LME da qual o personal trainer precisa estar ciente é a **disreflexia autonômica** (DA). A lesão da medula espinal obstrui a regulação neural normal da pressão arterial, particularmente em pessoas com tetraplegia e lesões acima do nível T6.[73] A disreflexia autonômica resulta de estímulos nocivos como distensão na bexiga ou no intestino, roupas apertadas e infecções que causem elevação da atividade do sistema nervoso simpático, o que resulta no surgimento súbito de hipertensão. O quadro na página 567 lista manifestações clínicas e precipitadores de DA.[73]

A DA pode ser uma condição fatal. Para preveni-la, o personal trainer deve perguntar aos clientes com LME, a cada sessão, se eles têm sintomas como dor de cabeça, visão turva, calafrios e ansiedade. Verifique a pressão arterial antes e depois da sessão; e certifique-se de que os clientes tenham esvaziado o intestino e a bexiga antes do início da sessão. Deve-se ficar atento à pressão arterial em repouso elevada ou pressão arterial elevada continuada durante a recuperação do exercício. A pressão arterial diastólica deve voltar para o nível inicial em 15 minutos. Em atletas, um aumento na pressão arterial sistólica usual de 20 a 40 mmHg (milímetros de mercúrio) ou mais pode sugerir "*boosting*" (aumento voluntário da DA durante eventos de corrida à distância para melhorar o desempenho).

O personal trainer precisa ficar alerta a aumentos súbitos na pressão arterial que possam refletir DA. Além disso, alguns clientes esportistas com LME tentam tirar vantagem desse fenômeno, induzindo-o (praticando "*boosting*") antes da competição. Essa prática tem consequências potencialmente perigosas e deve ser inibida. Clientes com LME normalmente demonstram frequências cardíacas mais elevadas e pressões arteriais mais baixas em comparação com outras pessoas. Para "turbinar" ou maximizar a circulação durante o desempenho, alguns clientes esportistas com LME tentam aumentar a pressão arterial valendo-se da DA, por meio de táticas como segurar a urina para distender a bexiga ou beliscar-se com força suficiente para causar uma resposta reflexiva. Um estudo demonstrou que essa prática pode aumentar o desempenho em provas de corrida de cadeira de rodas e natação em 9,7%.[69]

## Prevenção de lesões em clientes com lesão da medula espinal

As lesões mais comuns induzidas por exercício entre pessoas com LME ocorrem nos ombros, punhos e cotovelos e, na maioria, são lesões por uso excessivo. Entre atletas da National Wheelchair Athletic Association, 57% das lesões relatadas foram nos ombros e cotovelos.[27] A síndrome do túnel do carpo (STC) também é comum entre atletas de cadeira de rodas, dos quais 23% relataram STC em um estudo.[9] Uma excelente revisão sobre as questões médicas e de lesão em atletas deficientes[82] destaca que, embora esses tipos de lesão estejam dentro do esperado, muitas são evitáveis com técnicas adequadas de condicionamento e treinamento, com o equipamento protetor apropriado e com uma excelente comunicação entre cliente e personal trainer. Por exemplo, alongar a musculatura anterior do ombro e fortalecer a musculatura posterior podem reduzir significativamente a lesão e a dor no ombro.[15]

Os personal trainers que atuam com pessoas com LME precisam estar cientes dessas e de outras lesões em potencial. Seguir a técnica de exercício adequada e os princípios de fisiologia de exercício referentes à intensidade, duração, frequência, equilíbrio nas escolhas de exercício, e progressão, repouso e recuperação em particular é fundamental para a prevenção de lesões e para a adaptação fisiológica ideal nessa população.

### Disreflexia autonômica

A disreflexia autonômica pode ser fatal. O personal trainer deve ficar atento a sinais de pressão arterial elevada ou *boosting*.

**Sinais e sintomas de disreflexia autonômica**

- Aumento súbito da pressão arterial sistólica de > 20 a 40 mmHg.
- Dor de cabeça latejante.
- Transpiração profusa e rubor da pele acima da altura da lesão, particularmente na cabeça, no pescoço e nos ombros.
- Piloereção ("calafrios").
- Visão turva com manchas nos campos visuais.
- Congestão nasal.
- Sensações de ansiedade.
- Disritmias cardíacas – fibrilação atrial, despolarizações ventriculares prematuras, anormalidades de condução.

**Precipitantes comuns de disreflexia autonômica**

- Distensão da bexiga, infecção do trato urinário, cálculos na bexiga ou no rim.
- Epididimite ou compressão escrotal.
- Distensão ou impactação do intestino.
- Cálculos biliares.
- Úlceras gástricas, gastrites, irritação gástrica ou do cólon, apendicite.
- Menstruação, vaginite, gestação.
- Intercurso ou ejaculação.
- Trombose de veia profunda e êmbolos pulmonares.
- Flutuações de temperatura.
- Úlceras de pressão, unha encravada, queimadura de sol, queimadura, pústulas, picadas de inseto.
- Roupas, sapatos e acessórios apertados.
- Dor, fratura, outros traumas.
- Qualquer dor ou estímulo irritante abaixo da altura da lesão.

As lesões de ombro, punho e cotovelo por uso excessivo são comuns em pessoas com LME. Essas lesões podem ser prevenidas com um programa de exercício elaborado para alongar o grupo muscular anterior e fortalecer o grupo muscular posterior do cíngulo do membro superior.

## Questões de exercício na população com lesão de medula espinal

Além da frequência cardíaca mais elevada e da pressão arterial mais baixa em comparação com outras pessoas, várias questões precisam ser tratadas na população com LME que se exercita, incluindo regulação de temperatura e retorno venoso. O personal trainer precisa estar alerta para as potenciais consequências adversas do exercício em clientes com LME.

### Regulação de temperatura

Podem-se esperar transtornos de regulação de temperatura em pessoas com LME, em particular naquelas com lesões na T6 ou acima desta. Em ambientes de extremo calor ou frio, clientes com LME com lesões na T6 ou acima desta são incapazes de se termorregularem adequadamente por meio de transpiração ou calafrios.[95] As adaptações que podem ser necessárias para clientes que competem nesses ambientes termicamente hostis incluem usar traje úmido em uma piscina fria ou ser respingado com água fria durante a corrida atlética em ambientes quentes e úmidos. Piscinas quentes e ambientes de temperatura extrema semelhantes devem ser evitados. É importante ficar atento à queimadura de frio causada por bolsas de gelo ou queimaduras com bolsas de calor.

É crucial que pessoas com LME que se exercitam mantenham a hidratação adequada e se adaptem gradualmente às mudanças ambientais. A desidratação contribui em grande medida para o risco de hiper ou hipotermia. O personal trainer precisa prestar atenção especial para garantir práticas adequadas de nutrição e ingestão de líquido entre esses clientes. Medidas que o personal trainer pode tomar para aprimorar o conforto do exercício incluem manter o ambiente de exercício o mais constante possível; pedir que os clientes se vistam com materiais largos, leves e respiráveis (Capilene, polipropileno, etc.); e garantir o acesso à água ou a bebidas esportivas em temperatura refrescante.

Pessoas com LME, em particular aquelas com lesões altas, são incapazes de aumentar o fluxo sanguíneo da pele em áreas paralisadas; isso prejudica a capacidade de dissipar calor metabólico e aumenta seu risco de lesões relativas ao calor. Esse fenômeno também aumenta o risco de lesões relativas ao frio.

### Retorno venoso

Pessoas com LME têm retorno venoso fraco, em particular nas posturas sentada ou ereta, em razão do acúmulo venoso nos membros inferiores por conta da falta de tônus simpático e da ausência do "bombeamento muscular" venoso. Isso não apenas limita o grau de treinabilidade cardiovascular, mas também pode resultar em hipotensão (baixa pressão arterial) durante o exercício, com sintomas de tontura, desmaio e incapacidade de manter o volume sistólico e o débito cardíaco. Estudos apontam que treinar pessoas com LME em decúbito dorsal pode minimizar esse problema e melhorar a efetividade do exercício de membro superior.[33,54] O uso de meias de compressão graduada também pode ser útil para prevenir o inchaço nos membros inferiores. Recomenda-se monitorar a pressão arterial durante o exercício.

## Questões de saúde geral de pessoas com lesão da medula espinal

Pessoas com LME correm risco de vários problemas metabólicos. Como consequência da relativa inatividade, da redução da massa muscular e do aumento de adiposidade, uma alta porcentagem de pessoas com LME têm anormalidades no processamento de carboidratos orais resultando em resistência à insulina e hiperinsulinemia.[4] Pessoas com LME também têm frequências de dislipidemia, hipertensão e doença cardiovascular (DCV) ligeiramente maiores do que a população sem LME.[73]

Uma consequência comum da tetraplegia é a atrofia do músculo cardíaco. Ela pode resultar em disfunção cardíaca, além de prejudicar a tolerância ao exercício e aumentar o risco de insuficiência cardíaca congestiva. Ao que tudo indica, essa atrofia é relacionada à disfunção neuromuscular e à inatividade, as quais podem ser reduzidas por estimulação elétrica dos músculos paralisados do membro inferior e por exercícios de membro superior.[61]

Embora a pessoa com LME possa não sentir dor cardíaca isquêmica, outros sinais e sintomas podem ocorrer, como falta de ar fora do comum, transpiração excessiva, fadiga, tontura ou sensação de desmaio e palpitações. A sessão de exercício não deve ser iniciada ou deve ser interrompida se algum desses sintomas estiver presente e o acompanhamento médico deve ocorrer assim que possível. Em clientes com suspeita ou diagnóstico de doença arterial coronariana, deve-se realizar um teste de exercício diagnóstico clínico supervisionado por um médico antes que o cliente inicie um programa de exercício vigoroso.

## Teste e treinamento de exercícios de clientes com lesão da medula espinal

Pessoas com LME podem responder ao treinamento com exercícios como qualquer outra. Todavia, problemas relacionados ao uso de cadeira de rodas, como acessibilidade, equipamentos, calçadas, pistas e assim por diante, costumam dificultar o seu exercício regular. O personal trainer precisa estar ciente desse tipo de problemas. Além disso, uma boa compreensão básica das respostas agudas e crônicas ao exercício nesta população é fundamental para se introduzir um programa de exercício seguro e efetivo.

Os principais problemas fisiopatológicos que limitam a capacidade de pessoas com LME de praticar e se adaptar ao treinamento com exercícios são a paralisia musculoesquelética abrangente[3,4] e o dano ao sistema nervoso autônomo. Essas debilitações na função reduzem a capacidade de manter altas taxas de frequência respiratória, frequência cardíaca, débito cardíaco e metabolismo. Esses fatores, combinados com o estilo de vida relativamente sedentário imposto pelo transtorno neuromuscular, resultam na redução significativa do condicionamento cardiorrespiratório e musculoesquelético residual.

Segundo o "modelo de estilo de vida sedentário–perda de condicionamento" proposto para pessoas com LME, a função debilitada do sistema nervoso autônomo e a restrição da atividade física causam o descondicionamento físico, bem como a perda de condicionamento musculoesquelético e cardiorrespiratório.[20] A maioria das pessoas com LME tem um condicionamento físico significativamente reduzido em comparação com pessoas da mesma idade e sexo aparentemente saudáveis. O modelo de estilo de vida sedentário–perda de condicionamento é útil para entender a origem desse fenômeno e proporcionar um reconhecimento claro da necessidade de se introduzirem programas de exercício em clientes com LME.

### Teste de exercício

O modo mais comum de teste de exercício para pessoas com LME é o ergômetro de braço. Em razão do alto risco de debilitação cardiovascular nesse grupo, o teste de exercício máximo deve ser administrado *apenas* em ambientes com suporte médico. Contudo, com o rastreio adequado e autorização médica, o personal trainer competente pode administrar o teste de condicionamento cardiorrespiratório submáximo com segurança. Embora ultrapassem o escopo desta discussão, foram desenvolvidos protocolos e normas para o teste padronizado com ergometria de braço em pessoas com LME.[19,46]

Foi desenvolvido um teste de campo em que o $\dot{V}O_2$pico de uma pessoa com paraplegia pode ser previsto a partir de um teste de distância de propulsão em cadeira de rodas de 12 minutos.[35] No entanto, esse teste exige habilidade, motivação e um nível básico de condicionamento da parte do cadeirante. Ocorre também um alto grau de variabilidade interindividual. Além disso, esses testes normalmente exigem um esforço máximo que ultrapassa o campo de prática do personal trainer. Ergômetros de cadeiras de rodas também foram desenvolvidos para o teste de exercício de pessoas com LME, mas a disponibilidade e a praticidade desses instrumentos são muito limitadas.

O teste de exercício máximo de clientes com LME deve ser administrado apenas em ambientes médicos com supervisão profissional e médica adequada.

## Níveis de atividade física e condicionamento de pessoas com lesão da medula espinal

A redução no condicionamento físico em pessoas com LME se deve, em parte, ao estilo de vida sedentário imposto pela condição,[20] mas também pode estar relacionada à altura da lesão e ao grau de debilitação neuromuscular. Vários estudos nos anos 1980 mostraram que há poucas diferenças no desempenho físico, no condicionamento cardiorrespiratório ou na força muscular entre pessoas com LME que sofreram lesões abaixo da T6 quando classificadas pelo local específico (T7, T8, L1 etc.) da LME.[46,47,93] Entretanto, pessoas com lesões acima da T6 (pessoas com tetraplegia) têm um condicionamento cardiorrespiratório significativamente reduzido (conforme medido pelo $\dot{V}O_2$pico e pela força muscular) em comparação com pessoas com lesões abaixo da T6.[42]

Outros pesquisadores, porém, sugeriram que uma proporção significativa da variação no condicionamento físico pode ser atribuída à debilitação neuromuscular conforme definida pela altura da lesão.[8] Um grupo relatou que 46% da variação no $\dot{V}O_2$pico pode ser explicada pela altura da lesão, sugerindo uma relação de moderada a forte entre disfunção neurológica e condicionamento cardiorrespiratório.[8]

Assim como em outras populações, existe forte relação entre níveis de atividade física por um lado, e $\dot{V}O_2$pico e resistência e força muscular da parte superior do corpo por outro, em pessoas com LME; quanto maior o nível de atividade física diária, maiores serão o $\dot{V}O_2$pico, a resistência e a força muscular.[23,25] Evidências de pesquisa também demonstram que pessoas fisicamente ativas com LME têm débitos cardíacos e volumes sistólicos máximos de 13 a 23% e de 16 a 22%, respectivamente, maiores do que suas contrapartes sedentárias.[21,22] Portanto, embora haja certa controvérsia em relação às causas do condicionamento cardiorrespiratório e musculoesquelético reduzido em pessoas com LME, parece haver forte relação positiva entre níveis de atividade física habitual e $\dot{V}O_2$pico, força muscular e outras medidas de condicionamento físico.

Particularmente com pessoas com tetraplegia, é difícil envolver massa muscular suficiente para estressar adequadamente a circulação central ou o coração. Por exemplo, a maioria dos avanços cardiorrespiratórios com o treinamento de ergometria de braço visto em pessoas com tetraplegia é periférica (aumento na densidade mitocondrial, nas enzimas aeróbias, na mioglobina e na densidade capilar).[30] Em pessoas descondicionadas com tetraplegia, porém, o estímulo do exercício aeróbio da parte superior do corpo pode bastar para melhorar modestamente o débito cardíaco e o volume sistólico máximos.[29]

A tetraplegia apresenta problemas específicos para o treinamento cardiorrespiratório. Particularmente na postura ereta, as respostas hemodinâmicas à ergometria de braço são fortemente reduzidas. A frequência cardíaca de pico costuma ficar abaixo de 120 a 130 batimentos/min; e o débito cardíaco, o volume sistólico e a pressão arterial são aquém do normal para níveis determinados de consumo de oxigênio.[32] Pessoas com LME, em particular aquelas com tetraplegia, têm acúmulo venoso excessivo nos membros inferiores e no tronco durante o exercício em razão da debilitação autônoma e da falta de bombeamento venoso muscular nos membros inferiores e no tronco. Além disso, a vasodilatação periférica da parte superior do corpo durante o exercício não é compensada adequadamente pela vasoconstrição concomitante do membro inferior.[30] Isso reduz o volume circulatório central e, consequentemente, limita as respostas hemodinâmicas ao exercício. Essa síndrome disfuncional é conhecida como "circulação hipocinética".[24,37,38]

A **capacidade vital forçada** (volume total de ar expirado forçosamente) é reduzida em 50% em pessoas com tetraplegia alta.[51] Um estudo recente demonstrou que o treinamento muscular inspiratório resistido (TMIR) pode melhorar a função pulmonar de pessoas com tetraplegia.[50] Assim, a TMIR pode ser útil e deve ser considerada pelo personal trainer que está planejando um programa de treinamento de exercício para esses clientes (os leitores podem consultar Liaw et al.[50] para mais informações sobre o TMIR).

## Prescrição de exercício

Em geral, os princípios de frequência, intensidade, tempo e tipo são igualmente aplicáveis em pessoas com LME como são em outras. A princípio, para o treinamento cardiorrespiratório, recomendam-se uma intensidade de 40 a 60% do consumo máximo de oxigênio, a duração de 10 a 20 minutos e a frequência de três dias por semana ou dia sim, dia não. Para o treinamento de força, um programa inicial adequado é de 8 a 12 exercícios em 40 a 70% de 1 repetição máxima (1 RM), realizados por duas a três séries. O programa deve seguir os mesmos princípios de progressão gradual, especificidade e sobrecarga de pessoas de outros grupos. Ver Capítulos 12 a 16 para a técnica e a prescrição de exercício geral.

Pessoas com LME devem, mais adiante, buscar atingir um mínimo de 30 minutos ou mais de atividade física na maioria ou, de preferência, em todos os dias da semana. As metas para pessoas com LME não são diferentes das metas de outros: aumentar a capacidade funcional, melhorar os fatores de risco à saúde, fortalecer a autoimagem e a confiança, e assim por diante. Clientes com LME são propensos à **espasticidade** (tônus e reflexos musculares exagerados), o que pode prejudicar a capacidade de se exercitar. Um aquecimento gradual com aumento progressivo e sistêmico na intensidade e ações musculares lentas durante o treinamento de força podem, por exemplo, limitar a espasticidade. A espasticidade excessiva e frequente é motivo de acompanhamento médico para possível ajuste na terapia medicamentosa.

Para concluir, está claro que pessoas com LME podem se beneficiar com um programa de exercício abrangente, sistemático e progressivo. Várias publicações apresentam mais informações sobre o exercício para pessoas com LME.[5,7,49,53,94]

## Orientações de exercício para clientes com lesão na medula espinal

Aqui estão algumas diretrizes que os personal trainers devem ter em mente ao planejar o exercício aeróbio, de flexibilidade e força para clientes com LME:

- Incorpore exercícios que restaurem ou melhorem o equilíbrio em torno das articulações funcionais; em particular, fortaleça os grupos musculares das áreas cervical e posterior do ombro, e alongue os músculos das áreas peitoral e anterior do ombro.
- Recomenda-se um programa de treinamento de força convencional de três séries de 8 a 12 repetições realizado para todos os grupos musculares funcionais, de dois a três dias por semana. Contudo, os clientes também podem se beneficiar com um programa de uma série única até a fadiga de 8 a 12 repetições utilizando 8 a 12 exercícios, duas a três vezes por semana.
- Assim como todos os programas de exercício de força, devem-se enfatizar a amplitude de movimento total, a técnica de exercício apropriada, o movimento controlado e evitar segurar a respiração.
- Em razão do risco de lesões pelo uso excessivo de ombros, cotovelos e punhos, é preciso cautela na escolha, na intensidade e no volume de exercícios.
- Pessoas com LME sofrem comumente de espasticidade e podem precisar evitar o treinamento de força se a espasticidade for grave (pode ser necessário encaminhamento à equipe médica).[31]
- Qualquer exercício que provoque tônus muscular anormal deve ser interrompido e evitado.[31]
- Em crianças e adolescentes com LME, as precauções do treinamento de força incluem não sobrecarregar ossos em crescimento, bem como possivelmente limitar o treinamento de força, e dar destaque ao treinamento aeróbio e de flexibilidade durante períodos de crescimento rápido.[31]
- Aplicam-se as orientações gerais para o treinamento de flexibilidade, dando especial atenção a ombros, punhos, membros superiores, tronco e membros inferiores (ver Cap. 12 sobre o treinamento de flexibilidade).
- O exercício aeróbio deve se iniciar em um nível moderado e progredir gradualmente em duração, frequência e intensidade, com uma meta de 30 minutos quatro dias por semana ou mais.
- Os tipos de treinamento cardiorrespiratório podem incluir ergometria de braço; ergometria de cadeira de rodas; propulsão em cadeira de rodas numa esteira (em clientes altamente habilidosos em cadeira de rodas) ou em calçadas acessíveis, pistas internas ou externas, ou superfícies de trilha; natação; esportes como basquetebol em cadeira de rodas; deambulação com muletas e cintas; ciclismo movido pelos braços; e estimulação elétrica funcional ou caminhada em esteira com sustentação facilitada (geralmente em ambientes de pesquisa e reabilitação).
- O monitoramento da intensidade do exercício aeróbio pela frequência cardíaca na população com LME pode ser problemático por diversos motivos (p. ex., quantidade variável de massa muscular ativa, controle autônomo da frequência cardíaca).[34] A percepção subjetiva de esforço (PSE) é um método alternativo adequado para medir a intensidade do exercício aeróbio.
- Pessoas com LME devem ser supervisionadas durante o exercício e é provável que precisem de assistência com ajustes de equipamento, transferências e assim por diante.
- A maioria das pessoas com LME tem seu próprio cronograma de bexiga-intestino e deve esvaziar ambos antes do exercício.
- A pressão arterial deve ser monitorada regularmente em repouso e com frequência durante o exercício para evitar a hipotensão induzida por exercício, especialmente em exercícios na postura ereta.
- Pode-se dar preferência à ergometria de braço em decúbito dorsal em clientes com tetraplegia se o equipamento puder ser modificado para esse fim.
- Evite exercícios de 2 a 3 horas depois das refeições. A digestão pode prejudicar a capacidade de desviar o sangue para os músculos ativos durante o exercício, criando competição entre um débito cardíaco limitado e o fluxo sanguíneo, o que pode resultar em perturbações gastrointestinais durante o exercício.
- Em virtude da perda de função muscular, da perda de controle e equilíbrio do tronco, e da perda da sensação nas áreas paralisadas, podem ser necessários equipamentos especiais como acolchoamento adicional no equipamento, luvas, faixas elásticas, cintos de segurança e correias de Velcro.
- O cliente deve evitar permanecer sentado por longos períodos bem como abrasões, em particular das áreas de sustentação de peso do quadril, do ísquio, do sacro e do cóccix, em virtude do risco de úlceras por pressão, que não cicatrizam facilmente.

- O cliente deve evitar o exercício em condições como resfriado, gripe, infecção urinária, constipação intestinal e febre e deve limitar o treinamento aeróbio e de força durante períodos de maior espasticidade (o alongamento moderado pode reduzir a espasticidade, mas somente deve ser introduzido pelo personal trainer com a orientação e a instrução do médico pessoal do cliente).
- As transferências da cadeira de rodas para o equipamento de exercício devem ser mínimas para reduzir o risco de lesões por esforço repetitivo.[89]
- Fique a par dos medicamentos regulares do cliente e seus efeitos colaterais. Consulte a Tabela 22.1 para medicamentos comuns utilizados para LME.
- Os fatores termorregulatórios sempre devem ser levados em consideração;[1] roupas leves e largas, hidratação adequada, ambientes de exercício frescos e climatizadores por evaporação podem melhorar a tolerância ao calor.
- O personal trainer precisa proporcionar motivação e apoio ao cliente com LME para promover a adesão ao exercício e incentivar a atividade física diária, e pedir que os clientes relatem suas atividades com regularidade.

## Esclerose múltipla

A **esclerose múltipla (EM)** é uma doença imunomediada (autoimune) que ocorre em pessoas suscetíveis geneticamente. Embora a etiologia da EM seja incerta, evidências recentes sugerem uma origem viral como o vírus Epstein-Barr.[3] A esclerose múltipla é caracterizada pela inflamação e pela degeneração progressiva da camada de mielina que envolve predominantemente os nervos dos olhos, do cérebro, da matéria cinzenta periventricular, do cerebelo, do tronco encefálico e da medula espinal.[65]

Acredita-se que os primeiros sintomas de EM (perturbações sensoriais, fadiga e fraqueza, neurite óptica, ataxia de marcha, neurogenia de intestino e bexiga, e parestesia de tronco e membro evocada pela flexão do pescoço) sejam resultado da desmielinização que provoca o refreamento ou bloqueio da condução nervosa.[65] A esclerose múltipla normalmente se inicia no começo da vida adulta (entre 20 e 40 anos) e tem evolução clínica e prognósticos variáveis. Oitenta por cento dos indivíduos têm o tipo recidivante remitente de EM, ao passo que 20% têm EM (primária) progressiva crônica.[65] O tipo recidivante remitente pode ser subclassificado em benigno, recidivante remitente clássico e recidivante crônico. A Tabela 22.2 descreve as classificações clínicas de EM.[41]

A esclerose múltipla é devastadora e pode ser uma doença debilitante. Embora não haja cura conhecida, o diagnóstico precoce e o tratamento incluindo reabilitação, terapia medicamentosa e exercício possam melhorar a qualidade de vida, o estado funcional e os resultados em longo prazo em muitas pessoas com EM.[16,45,52,64,71,76,77,84]

### Tratamento médico da esclerose múltipla

Basicamente, existem quatro aspectos do tratamento da EM. O primeiro envolve a instrução do indivíduo e da

TABELA 22.1 Medicamentos comuns utilizados por indivíduos com lesão da medula espinal

| Tipo de medicamento | Medicamentos | Finalidade ou ação | Efeitos colaterais potenciais |
|---|---|---|---|
| Espasmolíticos | Baclofeno, tizanidina, diazepam, clonidina, dantrolene | Reduzir espasticidade | Fraqueza muscular, fadiga em doses mais elevadas, hipotensão, bradicardia, tontura, sedação |
| Espasmolíticos | Cloridrato de oxibutinina, fenoxibenzamina | Melhorar o preenchimento e o esvaziamento da bexiga vesical; prevenir a disreflexia autônoma | Taquicardia, hipotensão |
| Antitrombóticos, anticoagulantes | Varfarina, heparina sódica | Prevenir e controlar coágulos sanguíneos | Hematoma, hemorragia |
| Antibióticos | Sulfametoxazol e trimetoprima | Prevenir e tratar infecções (p. ex., trato urinário) | Nenhum |

TABELA 22.2 Principais classificações e características clínicas da esclerose múltipla

| Classificação | Características |
|---|---|
| Esclerose múltipla recidivante remitente (EMRR) | A EMRR é caracterizada por recidivas (ataques de acentuação de sintomas) seguidos por remissões (períodos de recuperação). Os sintomas podem variar de leves a graves, e os relapsos e remissões podem durar dias ou meses. Mais de 80% das pessoas com EM começam com ciclos recidivantes remitentes. |
| EM secundária progressiva (EMSP) | A EMSP normalmente se desenvolve em pessoas com EM recidivante remitente. Na EMSP, ocorrem os relapsos e recuperações parciais, mas a doença não passa entre os ciclos. Em vez disso, agrava-se progressivamente até uma progressão constante de deficiência substituir os ciclos de ataques. |
| EM primária progressiva (EMPP) | A EMPP progride lenta e constantemente desde seu início. Não ocorrem períodos de remissão, e a intensidade dos sintomas geralmente não diminui. Cerca de 15% das pessoas com EM têm EMPP. |
| EM primária recidivante (EMPR) | Neste tipo relativamente raro de EM, as pessoas sentem tanto o agravamento constante dos sintomas como ataques durante períodos de remissão. |

Reproduzido de MayoClinic.org (www.maoclinic.org/multiple-sclerosis/types.html).
Para mais informações, consulte Jackson e Mulchare, 2009.[41]

família sobre o processo da doença, sua progressão, seu prognóstico e as formas como a doença pode ser controlada. Esse aspecto é responsabilidade predominantemente do médico e da equipe de saúde do cliente. Contudo, um personal trainer bem informado pode reforçar as informações e recomendações.

O segundo aspecto do tratamento da EM envolve o controle de sintomas e complicações secundárias como **espasmos distônicos** (posicionamento breve, recorrente e doloroso de um ou mais membros) espasticidade geral, ataxia, descoordenação, depressão, outros distúrbios emocionais, disfunção de bexiga e intestino, e sintomas relacionados à dor.

O terceiro aspecto do tratamento se refere ao controle do processo da doença. Pessoas com EM estarão sob medicamentos para controlar a inflamação associada ao processo da doença e modificá-lo.[3,4] O tratamento médico para a EM é muito complexo e a maioria das pessoas fica sob os cuidados de um neurologista para esse fim. O personal trainer precisa conhecer os medicamentos que a pessoa com EM pode estar tomando e deve procurar o auxílio da equipe médica do cliente e recursos como o *Physician's Desk Reference* (PDR) de modo a garantir a segurança e a eficácia da terapia com exercícios. A Tabela 22.3 apresenta medicamentos comuns utilizados para controlar os sintomas de EM e potenciais efeitos colaterais.

O quarto aspecto da terapia de EM envolve o exercício. Pessoas com EM costumam ser sedentárias, normalmente por causa das dificuldades de movimento, bem como da fadiga e da fraqueza associadas. De acordo com um estudo, um programa de treinamento de resistência aeróbia pode aumentar o condicionamento cardiorrespiratório em até 22%.[70] Outra pesquisa demonstrou que o treinamento de resistência aeróbia em pessoas com EM pode resultar em aumento da capacidade aeróbia de 30%, mas destacou que a resposta individual ao mesmo programa ao longo de várias semanas ou meses pode variar em 2 a 54%.[74] A terapia comportamental e de exercícios foi recomendada como estratégia de tratamento para pessoas com EM que sofrem de fadiga persistente.[12] O alongamento regular é essencial para manter a amplitude de movimento articular e a elasticidade tecidual. O treinamento de força pode aumentar a força muscular e a resistência[16,77,92] e prevenir a atrofia muscular. Modalidades de exercício como *tai chi chuan* e ioga também podem ser benéficas.

## Teste de exercício e treinamento de clientes com esclerose múltipla

As vantagens do exercício aeróbio para clientes com EM parecem claras. O treinamento de resistência aeróbia em pessoas com EM pode melhorar o $\dot{V}O_2$pico, a forças das partes superior e inferior do corpo, a composição corporal e os fatores de risco de DCV.[16,41,56,78,84,85] Após 15 semanas de treinamento de resistência aeróbia, um grupo de pessoas com EM exibiu níveis significativamente reduzidos de raiva, depressão e fadiga (segundo o Perfil de Estados de Humor) e uma melhora na pontuação total no Perfil de Impacto da Doença, bem como em diversos componentes (escala de dimensões físicas, interação social,

TABELA 22.3 Medicamentos comuns utilizados para controlar os sintomas de esclerose múltipla

| Tipo de medicamento | Medicamentos | Finalidade ou ação | Efeitos colaterais |
|---|---|---|---|
| Corticosteroides | Prednisona, metilprednisolona | Reduzir o número, a duração e a gravidade dos ataques de EM | Acne, ganho de peso, hipertensão, osteoporose, diabete, aumento das infecções |
| Interferon-beta | Betaseron, Avonex, Rebif | Reduzir o número e a gravidade de ataques e refrear a progressão da doença | Febre, calafrios, suor, dores musculares, fadiga, depressão |
| Agentes imunossupressivos | Mitoxantrona, metotrexato | | Aumento das infecções bacterianas e virais |
| Aminopiridina (fampridina) | Aminopiridina (fampridina) | Fortalecer a condução do impulso nervoso, melhorar a coordenação e a capacidade de andar | |
| Proteína básica mielina sintética | Copolímero 1 (Copaxona) | Reduzir a taxa de recidiva dos sintomas de EM | Poucos efeitos colaterais |
| Espasmolíticos | Bacofleno, tizanidina, diazepam, clonazepam, dantroleno | Tratar a espasticidade | Fraqueza muscular, fadiga em doses mais elevadas, hipotensão, tontura |
| Antidepressivos | Amantadina, pemolina, amitriptilina | Tratar a fadiga | Risco potencial de convulsões |
| Analgésicos | Acetaminofeno | Aliviar a dor | |
| Anti-inflamatórios | Ácido acetilsalicílico | | |
| | Codeína | | |

Dados de National Institute of Neurological Disorders and Stroke, 2009;[62] Jackson e Mulcare, 2009.[41]

comportamento emocional e atividades recreativas).[70] Além disso, o treinamento com exercícios pode melhorar o bem-estar geral ao mesmo tempo em que compensa algumas das dificuldades psicológicas como fadiga, estresse e depressão, que são comuns em pessoas com EM.[84]

Muitas pessoas com EM sofrem de sensibilidade ao calor, que muitas vezes vem associada ao aumento transitório em sinais e sintomas clínicos. Isso pode dissuadir ou impedir a pessoa com EM de participar dos programas de exercício regular em que o calor metabólico aumente. Vários estudos deram resultados positivos nessa área, embora, como é o caso de muitos estudos em pessoas com EM, pouquíssimos tenham incluído indivíduos com mais de 55 anos de idade. Aplicar um procedimento de pré-resfriamento (banho frio, toalhas úmidas e frias em volta do pescoço ou colares de resfriamento, ou sprays de água fresca antes e durante o exercício) para pessoas termossensíveis com EM antes do exercício podem resultar em temperatura retal, frequência cardíaca e percepção de esforço mais baixas do que em praticantes que não tenham recebido o tratamento de resfriamento.[91]

> Pessoas com EM são propensas à intolerância ao calor. Métodos para pré-resfriar o cliente e garantir um ambiente fresco e agradável para o exercício podem aumentar os benefícios fisiológicos e manter o equilíbrio de temperatura durante o exercício em pessoas com EM.

## Teste de exercício

O teste de exercício de pessoas com EM deve ser administrado com extrema cautela. Pessoas com EM que correram ou correm risco de DCV devem ser rastreadas e receber um teste de exercício clínico com supervisão profissional e médica para descartar isquemia e doença arterial coronariana antes de iniciar um programa de exercício. No entanto, com a autorização médica apropriada, o personal trainer pode administrar com segurança um teste de exercício aeróbio submáximo de modo a criar uma base para comparações futuras. Em virtude da descoordenação e da possível espasticidade, a ergometria de pernas ou braços é a modalidade de preferência. Testes de flexibilidade como o de sentar e alcançar podem ser administrados com segurança e atenção cuidadosa à técnica. Pouco se sabe sobre a segurança ou a eficácia da 1 RM máxima ou outras formas de teste de resistência ou força muscular isotônica para pessoas com EM. A recomendação é usar de cautela ao administrar testes de resistência muscular ou força máxima até a fadiga, mas os dados que comprovem os riscos desses procedimentos, bem como sua segurança ou eficácia, são limitados.

## Treinamento de força

Embora sejam relativamente poucos os estudos sobre treinamento de força, evidências mais recentes indicam que se trata de uma forma segura e efetiva de exercício para pessoas com EM e pessoas com deficiência leve e moderada.[52,77,92] Depois de praticar um programa de treinamento de força que conta com uma série de 10 a 15 repetições com 70% de contrações voluntárias máximas (CVM), os indivíduos melhoraram a extensão do joelho, a flexão plantar e o desempenho em estepe em 7,4, 52 e 8,7%, respectivamente.[92] Depois de participar de um programa de exercício controlado randomizado de seis meses com uma sessão de condicionamento aeróbio e três de treinamento de força por semana, os participantes exibiram melhoras significativas na velocidade de caminhada, na força de flexão do joelho e na resistência muscular do membro superior.[77] Em um estudo-piloto recente, participantes que praticaram um programa de fortalecimento domiciliar e em grupo combinado de três meses exibiram melhoras significativas na capacidade de exercício, na qualidade de vida e nas pontuações de fadiga em inventários de teste padronizados.[52] A experiência de campo sugere que as orientações do programa de treinamento de força geral para pessoas com EM devem ser semelhantes àquelas para pessoas não treinadas sem EM.[16,41] Um programa de treinamento de força progressivo tradicional de 8 a 10 exercícios, realizado em 60 a 80% da sobrecarga de 1 RM por uma a três séries de 8 a 15 repetições (para todos os grandes grupos musculares), gera resultados benéficos em pessoas com EM com pouco ou nenhum risco. As metas de um programa de treinamento de força para pessoas com EM são aumentar a força muscular geral, melhorar o tônus muscular, equalizar a força muscular agonista–antagonista e reduzir a espasticidade.[41] A progressão pode precisar ocorrer em cerca de 50% da velocidade para pessoas sem o transtorno (i. e., aumentar as sobrecargas a cada três a quatro semanas em vez de uma a duas). Além disso, deve ser feito o alongamento diário para aumentar a amplitude de movimento articular, contrabalançar a espasticidade e melhorar o equilíbrio.[16,41]

## Condicionamento aeróbio

No passado, o treinamento com exercícios não era recomendado para pessoas com EM porque se acreditava que o exercício aumentava a fadiga associada à EM. Os programas de exercício para pessoas com EM devem ser projetados cuidadosamente para estimular adequadamente a função cardiorrespiratória e musculoesquelética de acordo com os princípios de sobrecarga e resistência progressiva. No entanto, a sobrecarga deve ser apresentada gradualmente para não causar ou exacerbar a fadiga, o bloqueio de condução nervosa ou ambos.

A resposta de pessoas com EM ao exercício aeróbio submáximo parece variar dependendo do estágio e da gravidade do processo da doença. Em dois estudos, a frequência cardíaca, a ventilação e o consumo de oxigênio foram mais altos e o gasto energético líquido foi de duas a três vezes maior durante a caminhada em esteira submáxima em pessoas com EM do que em outras pessoas da mesma idade e sexo.[67,68] No entanto, um estudo mais recente em pessoas moderadamente debilitadas com EM não demonstrou nenhuma diferença significativa no gasto energético líquido em cargas de trabalho submáximas semelhantes.[86] Outros estudos indicaram que os exercícios aeróbios melhoram o condicionamento físico,[6] a mobilidade,[45,81] a velocidade e a capacidade de caminhada[77] e a tolerância ao exercício,[76] além reduzir a fadiga[52] e diminuir a incapacidade.[45,76] Essas pesquisas ilustram a necessidade da prescrição cautelosa da intensidade de exercício aeróbio para garantir uma carga de trabalho leve a moderada. A intensidade aeróbia recomendada é de 60 a 80% da frequência cardíaca de pico ou 50 a 70% do $\dot{V}O_2$pico.[16,41] Uma alternativa é utilizar faixas de intensidade entre 40 e 60% da frequência cardíaca reserva ($FC_{reserva}$) ou do $\dot{V}O_2$reserva. Recomenda-se uma duração de exercício inicial de 10 a 40 minutos dependendo do nível de deficiência do indivíduo.[16] Durante os primeiros meses, a progressão deve ser realizada aumentando-se o volume de treinamento, seja pelo aumento do tempo de treinamento seja pelo acréscimo de mais um dia de treinamento.[16] Na maioria das pessoas com EM, aconselha-se iniciar o exercício em 40 a 50% do $\dot{V}O_2$máx ou da $FC_{reserva}$, com a progressão ao longo de três a seis meses para 50 a 70% à medida que o cliente se adapta. As metas de um programa de condicionamento aeróbio para pessoas com EM são melhorar a função cardiovascular, reduzir os riscos de DCV assim como a fadiga induzida pela atividade.

Clientes com EM são propensos à fadiga, o que pode ser incapacitante. Devem ser tomadas precauções para proporcionar um programa sistemático que comece na extremidade mais baixa das recomendações tradicionais e progrida em uma frequência 50% mais lenta do que a de adultos aparentemente saudáveis. Para mais informações, os leitores podem consultar as recomendações publicadas para atividade física em pessoas com EM.[71]

Por fim, embora pessoas com EM tenham tendência à intolerância ao calor, com as precauções adequadas, a hidroterapia com água quente pode beneficiar alguns pacientes sem agravar a fadiga ou aumentar o risco de problemas relacionados ao calor.[41,62,72]

> O exercício à exaustão para clientes com EM deve ser evitado. A fadiga persistente que dure mais de 2 dias deve ser um sinal de alerta de que o programa de exercícios está excessivo.

## Orientações de teste de exercício e treinamento para clientes com esclerose múltipla

Algumas precauções e orientações para o teste e o treinamento de exercícios de clientes com EM são apresentadas a seguir:

- Exercícios complexos voltados à habilidade devem ser evitados na maioria das pessoas com EM, em partes por causa da perda de propriocepção, ou capacidade de sentir a posição do músculo e da articulação no espaço.
- O custo energético de caminhar pode ser duas a três vezes mais alto que o normal para pessoas com EM, em particular naquelas com doenças avançadas; por isso, são necessários ajustes em cargas de trabalho para manter uma frequência cardíaca máxima de 60 a 75%.
- Pessoas com EM são termossensíveis e, portanto, correm maior risco de lesões relacionadas ao calor e ao frio; isso destaca a necessidade de garantir hidratação adequada e fazer com que pessoas com EM se exercitem em ambientes termoneutros. Além disso, a desidratação durante o exercício pode ser exacerbada em pessoas com EM que sofrem de disfunção vesical (incontinência, sensação urgente de urinar ou ambos) e, em alguns casos, acabam por limitar a ingestão de líquidos.
- É importante ter cautela com o exercício de grandes músculos do membro inferior, visto que a espasticidade muscular pode ser especialmente preponderante nos abdutores e adutores do quadril.
- A perda sensorial pode impedir certos exercícios como os com pesos livres, em razão da incapacidade do cliente de pegar as barras com efetividade, e podem ser necessárias modificações em outras formas de exercício.
- Pode ser preciso o uso de cintas se houver espasticidade mais grave.
- Algumas evidências sugerem que a manhã, quando a temperatura corporal circadiana está mais baixa, pode ser o período ideal para se exercitar.
- Bicicletas recostadas ou horizontais podem ser preferíveis a bicicletas em pé ou estacionárias tradicionais para clientes com problemas de equilíbrio.
- Desequilíbrios entre músculos agonistas e antagonistas são comuns.
- A fraqueza muscular tende a ser maior nos músculos dos membros inferiores e do tronco.
- Problemas neuromusculares como pé caído podem estar presentes em casos mais avançados.
- Alguns clientes podem ter déficits cognitivos e propensos à depressão; aconselha-se cautela na instrução desses indivíduos, em geral, é necessário reforço constante para melhorar a adesão em clientes com EM.
- A natureza variável dos sintomas de EM e da progressão exige que o personal trainer ajuste o programa de exercícios diariamente.
- Aconselha-se monitorar a frequência cardíaca antes, durante e depois do exercício aeróbio para garantir a intensidade e o estímulo metabólico apropriados.
- Acompanhamentos regulares para monitorar o progresso são altamente recomendáveis com pessoas que sofrem de EM a fim de facilitar a adesão e ajustar adequadamente a prescrição de exercícios.

- No caso de uma exacerbação, o exercício deve ser descontinuado até a remissão completa.
- Como alguns indivíduos com EM têm déficits cognitivos, pode ser necessário oferecer informações e instruções, tanto no formato escrito como em diagramas. Podem ser necessários lembretes frequentes de exercícios, técnica e o uso apropriado de equipamentos.
- Se o cliente sofrer de descoordenação nos membros superiores ou inferiores, o uso de um ergômetro de perna e braço sincronizado pode melhorar o desempenho e possibilitar que os membros superiores ou inferiores auxiliem os membros mais fracos.
- O treinamento de força deve ser realizado em dias sem treinamento de resistência para evitar fadiga.
- O treinamento de força deve ser praticado na posição sentada inicialmente se o equilíbrio estiver prejudicado.
- Os exercícios de flexibilidade devem ser realizados em uma posição sentada ou deitada.[16,41,56]

As orientações gerais de programação da sessão de exercício estão listadas na Tabela 22.4.

## Epilepsia

A **epilepsia** é definida medicamente como duas ou mais convulsões não provocadas e recorrentes.[43] Uma **convulsão** é uma descarga elétrica descontrolada e paroxismal dentro de qualquer parte do cérebro que cause sintomas físicos ou mentais. As convulsões resultam em alteração involuntária em movimento, sensação, percepção, comportamento cognitivo ou perda da consciência (PDC), ou alguma combinação desses sintomas. A Tabela 22.5 define as classificações de convulsão com sinais e sintomas característicos.[13,14] A epilepsia é tão comum quanto o câncer de mama nos Estados Unidos e, embora costume ser uma doença perigosa mal compreendida, chega a 200 mil o número de cidadãos norte-americanos diagnosticados com convulsões ou epilepsia (quando não ambos) por ano (www.epilepsyfoundation.org). Portanto, ela está longe de ser uma doença benigna.

O **estado epiléptico** é definido como uma convulsão que dure mais de 30 minutos ou uma série de convulsões que ocorra com tanta frequência que a consciência não é restaurada.[43] O estado epiléptico é uma emergência médica que exige a ativação de protocolos de emergência, incluindo chamar uma ambulância e transportar a pessoa a um pronto-atendimento.

É importante que o personal trainer entenda e reconheça os precipitantes comuns (causas ou gatilhos) em clientes com convulsões idiopáticas ou secundárias. A Tabela 22.6 resume alguns dos precipitantes mais conhecidos e as recomendações para a modificação da sessão de exercício.

Relatos informais sugeriram que a atividade física possa ser um precipitante de convulsão.[48,66,79] Todavia,

TABELA 22.4 Orientações gerais de programação de sessão de exercício para clientes com esclerose múltipla

| Componente de exercício | Orientações |
|---|---|
| **TREINAMENTO AERÓBIO** | |
| Tipo(s) | Bicicleta ergométrica, bicicleta recostada, estepe recostado (NuStep), hidroaeróbica, ergometria da parte superior do corpo, caminhada. |
| Intensidade | 60 a 80% da frequência cardíaca de pico, 40 a 60% da frequência cardíaca reserva, 50 a 70% do $\dot{V}O_2$pico, ou 40 a 60% do $\dot{V}O_2$ reserva. |
| Duração | 30 min/sessão, os quais, no início, podem precisar ser acumulados em três sessões de 10 min por dia. |
| Frequência | 2 a 3 dias por semana nos dias sem treinamento de força. |
| **TREINAMENTO DE FORÇA** | |
| Tipo(s) | Máquinas, pesos livres, faixas e cordas de resistência, polias, Pilates. |
| Grupos musculares | 8 a 10 exercícios que destaquem todos os principais grupos musculares e busquem estabelecer um equilíbrio nos músculos agonistas–antagonistas. |
| Intensidade | 8 a 15 repetições com 60 a 80% de 1 RM. |
| Séries | Uma ou mais séries por grupo muscular conforme tolerado. |
| Períodos de repouso | Mínimo de 1 min de repouso entre séries e exercícios. |
| **TREINAMENTO DE FLEXIBILIDADE** | |
| Tipo(s) | Amplitude de movimento ativa, amplitude de movimento passiva, ioga, *tai chi chuan*. |
| Duração | Manter alongamentos entre 30 e 60 s. Os alongamentos devem ser mantidos com tensão leve a moderada por uma duração sem desconforto. |
| Frequência | Realizar alongamentos suaves uma a duas vezes ao dia. |
| Grupos musculares | Alongar todos os grandes grupos musculares. É necessário priorizar os flexores do quadril, os posteriores da coxa, os adutores do quadril, os flexores plantares e os músculos anteriores do cíngulo do membro superior. |

Dados de Dalgas, Stenager e Tingermann-Hansen, 2008;[16] Jackson e Mulcare, 2009.[41]

estudos sistemáticos demonstraram que a atividade física e o esporte não têm efeitos adversos na ocorrência de convulsões na maioria dos clientes com epilepsia e, na realidade, podem contribuir para melhor controlá-las.[58,59] Adverte-se, porém, aos personal trainers com clientes acometidos de epilepsia que tais estudos sugerem que o exercício possa ser um precipitante de convulsão em cerca de 10% desses indivíduos. Isso é especialmente aparente em clientes com convulsões causadas por traumas, infecções ou AVC.

Muitas pessoas com epilepsia evitam desnecessariamente a atividade física e o esporte por medo de indução de convulsão, lesão relacionada a convulsões ou ambos. Em geral, estudos sugerem que as pessoas com epilepsia são menos ativas do que a população em geral, mas os resultados são equivocados. Um grupo de pesquisa norueguês, por exemplo, não encontrou diferença nos níveis de atividade física entre pessoas com epilepsia e a população em geral.[59] O consenso dos especialistas é que o exercício e a participação em esportes de pessoas com epilepsia não apenas *não* devem ser limitados como também devem ser encorajados.[36,83] O personal trainer precisa estar ciente dessas questões e incentivar gentilmente os clientes com epilepsia a aumentar seus níveis de atividade física.

> Em muitas pessoas com epilepsia, o exercício aeróbio regular pode contribuir para melhorar o controle de convulsão. No entanto, em 10% dos indivíduos, o exercício vigoroso pode ser um precipitante de convulsão.

## Tratamento médico de convulsões

O tratamento médico de convulsões é completamente efetivo em cerca de 67 a 75% dos casos.[44] A escolha entre medicamentos é determinada pelo médico do cliente com base no tipo de convulsão e na tolerância do cliente aos efeitos colaterais. Nos 25 a 33% dos casos de epilepsia refratários ao controle médico, opções cirúrgicas são efetivas.[44] Está além do escopo deste capítulo expandir esses procedimentos, e o leitor deve consultar o site da Epilepsy

TABELA 22.5 Classificação, sinais e sintomas comuns de transtornos de convulsão e porcentagem aproximada de casos

| Tipo de convulsão | Sinais e sintomas |
|---|---|
| CONVULSÕES PARCIAIS – A ÁREA AFETADA DO CÉREBRO É EM UM LADO | |
| Simples | Essas convulsões não resultam em perda da consciência. Elas podem alterar as emoções ou causar mudanças em visão, olfato, tato, paladar ou audição. Também podem resultar em movimentos bruscos e involuntários de uma parte do corpo, como membro superior ou inferior, e sintomas sensoriais espontâneos, como formigamento, vertigem e luzes intermitentes. |
| Complexa | Essas convulsões alteram e prejudicam a consciência. Convulsões parciais complexas costumam resultar em olhar perdido e movimentos involuntários — como esfregar as mãos, tremores, mastigar, engolir saliva ou andar em círculos. |
| CONVULSÕES GENERALIZADAS – OCORREM EM AMBOS OS LADOS DO CÉREBRO | |
| Ausência (pequeno mal) | Essas convulsões são caracterizadas pelo olhar vazio e pelo movimento corporal sutil e podem causar perda de consciência breve (2 a 15 s). |
| Mioclônica | Essas convulsões normalmente surgem como contrações e movimentos súbitos e ultracurtos dos membros superiores e inferiores. |
| Tônico-clônica (grande mal) | As mais intensas de todos os tipos de convulsão, elas são caracterizadas por perda de consciência, enrijecimento e tremor corporal e perda de controle da bexiga. |
| Atônica | Essas convulsões breves (< 15 s) podem fazer com que os clientes percam o tônus muscular normal e desmaiem ou caiam subitamente. |

Adaptado de MayoClinic.com (www.mayoclinic.com/health/epilepsy).

TABELA 22.6 Precipitantes de convulsões e modificações de exercício

| Precipitantes comuns de convulsões | Modificações sugeridas de exercício |
|---|---|
| Estresse emocional | Modificar intensidade para nível mais baixo. |
| Hiperventilação | Ensinar técnicas de respiração e controle. |
| Menstruação | Modificar intensidade para nível mais baixo. |
| Privação de sono | Evitar exercício. |
| Febre | Evitar exercício. |
| Fotoestimulação (luz estroboscópica, TV etc.) | Evitar situações durante o exercício. |
| Excesso ou abstinência de álcool | Modificar intensidade para nível mais baixo. |

Foundation (www.epilepsyfoundation.org) para mais informações. O quadro descreve brevemente dois desses procedimentos. O personal trainer precisa conhecer os medicamentos que o cliente pode estar tomando e consultar uma referência como o PDR para descrições dos medicamentos e seus efeitos colaterais. O personal trainer deve se comunicar com o médico pessoal do cliente sobre quaisquer precauções ou contraindicações de exercício, ou possíveis interações negativas de procedimentos cirúrgicos com o treinamento de exercícios. É preciso destacar que a discussão do treinamento de exercício em pessoas com epilepsia nesta seção é claramente aplicável apenas a talvez 80% daqueles que são bem controlados médica ou cirurgicamente, ou com uma terapia combinada. A Tabela 22.7 apresenta uma lista dos medicamentos mais comuns utilizados para tratar a epilepsia e seus efeitos colaterais comuns.

## Teste e treinamento de exercício em clientes com epilepsia

Infelizmente, a maioria das pessoas com epilepsia leva vidas sedentárias e, portanto, costuma ter baixo condicionamento físico. Isso parece ser o caso ainda que, na maioria das vezes, o exercício físico e outras atividades de lazer não sejam precipitantes de convulsão e não aumentem o risco de lesões relacionadas a convulsões.[55,60] Na realidade, no estudo norueguês já mencionado, 36% das pessoas com epilepsia indicaram que o exercício regular contribuía para um melhor controle de convulsão.[59]

TABELA 22.7 Medicamentos mais frequentes utilizados para tratar epilepsia e seus efeitos colaterais comuns

| Medicamento | Finalidade | Efeitos colaterais comuns |
|---|---|---|
| Tegretol ou carbatrol | Primeira opção para convulsões parciais, tônico-clônicas generalizadas e mistas | Fadiga, mudanças de visão, náusea, tontura, exantema |
| Zarontin | Usado para tratar convulsões de ausência | Náusea, vômito, redução de apetite, perda de peso |
| Felbatol | Convulsões parciais e algumas generalizadas | Redução de apetite, perda de peso, incapacidade de dormir, dor de cabeça, depressão |
| Gabitril | Normalmente utilizado em combinação com outros medicamentos anticonvulsivantes para convulsões parciais e algumas generalizadas | Tontura, fadiga, fraqueza, irritabilidade, confusão, ansiedade |
| Keppra | Utilizado com outros medicamentos anticonvulsivos para convulsões parciais | Cansaço, fraqueza, mudanças comportamentais |
| Lamictal | Trata convulsões parciais e algumas generalizadas | Poucos efeitos colaterais, mas possíveis tontura, exantema e insônia |
| Lyrica | Utilizado para tratar convulsões parciais | Tontura, sonolência, boca seca, edema periférico, visão turva, ganho de peso, dificuldade de concentração |
| Neurontin | Utilizado com outros medicamentos anticonvulsivos para tratar convulsões parciais e algumas generalizadas | Poucos efeitos colaterais duradouros, mas possivelmente cansaço e tontura durante as primeiras semanas de tratamento em particular |
| Fenitoína | Convulsões parciais e convulsões tônico-clônicas | Tontura, fadiga, fala mal articulada, acne, exantema, aumento de pelos (hirsutismo); em longo prazo, pode estar associado à debilidade óssea |
| Topamax | Utilizado com outros medicamentos anticonvulsivos para tratar convulsões parciais ou tônico-clônicas generalizadas | Tontura, fadiga, problemas de fala, nervosismo, problemas de memória, problemas de visão, perda de peso |
| Trileptal | Trata convulsões parciais | Cansaço, tontura, dor de cabeça, visão dupla |
| Depakote | Utilizado para tratar convulsões parciais, de ausência e tônico-clônicas generalizadas | Tontura, náusea, vômito, tremor, queda de cabelo, ganho de peso, depressão em adultos, irritabilidade em crianças, redução da atenção, em alguns casos piora da cognição; há alguns possíveis efeitos graves em longo prazo como debilidade óssea, edema de tornozelo, perda de audição, danos ao fígado, redução de plaquetas e problemas de pâncreas |
| Zonegran | Utilizado com outros medicamentos para tratar convulsões parciais | Sonolência, tontura, desequilíbrio de marcha, cálculos renais, desconforto abdominal, dor de cabeça e exantema |
| Valium, Klonopin, Tranxene | Efetivo no controle de curto prazo de convulsões como em um pronto-socorro | Cansaço, marcha desequilibrada, náusea, depressão, perda de apetite; em crianças, podem ocorrer sialorreia e hiperatividade |

No entanto, como já mencionado nesta discussão, estudos sugerem que o exercício possa precipitar convulsões em uma pequena porcentagem (~10%) das pessoas com epilepsia, particularmente naquelas com convulsões causadas por infecção, trauma ou AVC. Pessoas com epilepsia cujo nível de condicionamento seja baixo podem ser mais propensas a convulsões induzidas por exercício.[59] O personal trainer precisa estar ciente do tipo de distúrbio convulsivo que a pessoa tem, além de ficar alerta a sinais e sintomas sugestivos de convulsão. Muitas pessoas com epilepsia têm aura antes de uma convulsão. O personal trainer deve conhecer seu cliente e ser capaz de identificar sinais e sintomas que sugiram uma convulsão iminente.

Em geral, não há contraindicações ou restrições ao exercício para pessoas com epilepsia bem controlada. Na realidade, o esporte e o exercício regular devem ser incentivados com restrições mínimas desde que o controle de convulsão esteja dentro do ideal.

O personal trainer pode aplicar os mesmos princípios de exercício para pessoas com epilepsia como são recomendados para populações aparentemente saudáveis. Recomenda-se uma estratégia gradual e progressiva de atividade física e controle de peso. Com a autorização médica adequada e a adesão às orientações usuais, é seguro administrar testes de exercício submáximo para definir o condicionamento cardiorrespiratório, a força e a resistência musculares, a flexibilidade e a composição corporal iniciais. Com relação ao controle de peso, é importante notar que mesmo uma perda de peso moderada de 4,5 quilogramas pode afetar a disponibilidade biológica de medicamentos anticonvulsivos e, assim, aumentar o risco de efeitos colaterais. Também é importante observar que algumas pessoas com epilepsia podem estar em uma dieta "cetogênica" (baixo carboidrato, alta gordura, proteína adequada). Um estudo randomizado de 2008 demonstrou um claro benefício dessa dieta no tratamento de epilepsia refratária em crianças e há evidências limitadas de que ela também possa beneficiar adultos.[63]

Por fim, o personal trainer deve saber os primeiros socorros para convulsões, em particular do tipo tônico-clônico (grande mal). O quadro "Primeiros socorros para convulsões" descreve as medidas a se tomar durante uma convulsão e o estado **pós-ictal** (o período logo após a convulsão).

> Uma perda de peso de 4,5 quilogramas pode aumentar a biodisponibilidade de medicamentos anticonvulsivos e, assim, aumentar o risco de efeitos colaterais.

## Exemplos de opções cirúrgicas para epilepsia refratária

A forma mais comum de cirurgia de epilepsia é a lobotomia ou recessão cortical. Nesse procedimento, todo o lóbulo esquerdo ou direito, ou uma parte deles – lugares comuns de convulsões parciais simples e complexas, algumas das quais podem se generalizar para todo o córtex cerebral – pode ser removido cirurgicamente.

Outra opção em pacientes específicos nos quais as convulsões não são controladas por medicamentos é a estimulação do nervo vago (VNS, do inglês *vagal nerve stimulation*). Esse procedimento envolve implantar uma bateria plana e arredondada aproximadamente do tamanho de uma moeda na parede torácica do paciente. Fios finos são instalados sob a pele e dão a volta em torno do nervo vago no pescoço. Se o paciente tiver uma aura e sentir a aproximação de uma convulsão, a unidade de VNS pode ser ativada passando-se um pequeno imã sobre a bateria, que, em seguida, envia sinais para o nervo vago. A efetividade do sistema de VNS é imperfeita, visto que 33% das 32 mil pessoas com esse implante sentiram uma melhora significativa, 33% sentiram uma melhora relativa e 33% não sentiram nenhum benefício.

O personal trainer deve consultar o site da Epilepsy Foundation (www.epilepsyfoundation.org) para mais informações sobre esses e outros procedimentos cirúrgicos de epilepsia, sua efetividade, efeitos colaterais e assim por diante.

## Primeiros socorros para convulsões

1. Mantenha o cliente em decúbito ventral – deitado de cabeça para baixo, se possível.
2. Retire óculos e outros itens que possam quebrar e causar lesão.
3. Afrouxe quaisquer roupas apertadas, especialmente aquelas em volta do pescoço.
4. Não contenha o cliente.
5. Mantenha objetos longe do caminho do cliente.
6. Não coloque nada na boca do cliente.
7. Depois da convulsão, vire o cliente de lado na posição de recuperação (consulte as orientações RCP) para prevenir aspiração.
8. Observe o cliente até ele estar completamente alerta.
9. Avise o médico e a família do cliente.
10. O cliente pode não ser capaz de retornar ao exercício, mas avalie isso com o médico do cliente caso a caso.

## Paralisia cerebral

A **paralisia cerebral** (PC) é um termo utilizado para descrever um grupo de déficits musculoesqueléticos crônicos que causam debilitação do movimento corporal e da coordenação muscular. Ela é causada por dano em uma ou mais áreas do cérebro durante o desenvolvimento fetal, ou durante ou logo após o processo de parto, ou ainda na primeira infância.[88] A paralisia cerebral é caracterizada por limitações na capacidade de movimento, equilíbrio corporal e coordenação, e de manter a postura em virtude de dano nas áreas motoras do cérebro que controlam a função muscular e os reflexos espinais. Não se trata de uma doença progressiva, uma vez que o dano cerebral não se agrava. No entanto, condições secundárias, como espasticidade, podem se agravar e de fato se agravam com frequência se não forem tratadas, causando maior perda de movimento e mobilidade articulares, e potenciais contraturas (encurtamento permanente de músculos e tendões). Ver "Definições de paralisia cerebral – Termos relacionados" para definições de termos relacionados.

Sinais e sintomas característicos de PC incluem tensão muscular, espasticidade, movimento muscular involuntário, alterações de marcha, fraqueza muscular, descoordenação, e debilitação de fala e deglutição. Outros sinais e sintomas que podem ser notados são deficiências em sensação e percepção, visão e/ou audição debilitadas, convulsões, disfunção cognitiva e deficiências de aprendizado, bem como dificuldade de respirar em decorrência de deformidades posturais.

Do ponto de vista médico, a PC pode ser classificada pelo tipo de anormalidades musculares observadas. Além disso, o tipo de anormalidade muscular sugere o local da lesão cerebral:

- Um cliente com espasticidade acentuada provavelmente sofreu lesão no córtex motor do telencéfalo.[10,28]
- A atetose sugere lesão no mesencéfalo.
- A ataxia sugere lesão no cerebelo.
- A discinese sugere lesão nos núcleos da base.

Em formas mistas, que também existem, a lesão ocorre em múltiplas áreas.[10,28]

Para mais informações sobre as classificações de PC para esportes, consulte a 10ª edição do manual da CPISRA em www.cpisra.org. Embora originalmente projetada para a participação esportiva, esse sistema de classificação é uma ferramenta útil que pode proporcionar esclarecimentos ao personal trainer sobre o espectro de capacidades funcionais de pessoas com PC.

Embora a PC não possa ser corrigida, ela pode ser controlada para prevenir complicações e outras perdas de função e independência. As terapias medicamentosas se focam em reduzir a espasticidade, se houver, e melhorar a coordenação entre nervo e músculo. A fisioterapia e a reabilitação física são essenciais para aperfeiçoar ao máximo o crescimento e o desenvolvimento, prevenir deficiência, e minimizar a disfunção muscular e locomotora. Um programa de exercício contínuo pode ser de grande ajuda para pessoas com PC se tornarem e se manterem membros independentes e produtivos da sociedade.

A paralisia cerebral é uma condição irreversível, e a terapia medicamentosa e reabilitativa se concentram em controlar a espasticidade e a atetose, bem como melhorar a função e a coordenação neuromuscular.

### Tratamento da paralisia cerebral

O tratamento da PC envolve sobretudo o controle de complicações secundárias da lesão irreversível. Convulsões e tendências convulsivas ocorrem em 60% das pessoas com PC. Portanto, pessoas com PC podem estar tomando medicamentos anticonvulsivos, antiespasmódicos e relaxantes musculares. Além disso, muitas pessoas com PC têm outras complicações secundárias, incluindo dor articular, deformidades no quadril e nas costas, disfun-

### Definições de paralisia cerebral – Termos relacionados

**apraxia** – Incapacidade de realizar habilidades motoras finas e grossas voluntárias coordenadas.
**ataxia** – Movimentos voluntários descoordenados; muitos clientes com ataxia tem uma marcha de base larga com *genu recurvatum*, ou "joelho hiperestendido", e podem exibir tremores intencionais.
**atetose** – Movimentos de contorção lentos da musculatura apendicular.
**coreia** – Estado de movimento espontâneo excessivo, temporizado de forma irregular, que é intermitente e abrupto; o cliente é incapaz de manter as contrações musculares voluntárias.
**discinese** – Debilitação do movimento voluntário que resulta em contorção e movimentos repetitivos ou postura anormal.
**distonia** – Estado de movimentos excessivos, espontâneos, irregularmente cronometrados, que não são repetitivos e abruptos; o cliente é incapaz de manter contrações musculares voluntárias.
**espasticicidade** – Estado de tônus ampliado de um músculo, caracterizado por acentuação de reflexões de tendão profundo.
**mioclonia** – Contrações sincrônicas ou assincrônicas de uma parte de um músculo, um músculo inteiro ou um grupo muscular.

ção de bexiga e intestino e refluxo gastroesofágico para os quais também estarão eventualmente sendo medicados. Por fim, em geral, pessoas com PC são sedentárias e, portanto, propensas a diversos fatores de risco de DCV.

## Teste e treinamento de exercício de clientes com paralisia cerebral

Poucas pesquisas examinaram as respostas de exercício e os efeitos do treinamento de exercício em pessoas com PC. Antigamente, poucas pessoas com PC participavam de programas de atividade física formal ou informal. No entanto, um levantamento recente de mulheres com PC relatou que uma proporção significativa destas que levavam vidas independentes praticavam exercício regular (43% das entrevistadas indicaram que tinham praticado exercício de amplitude de movimento ou exercício aeróbio na última semana).[87]

O teste e o treinamento de exercício de pessoas com PC são complicados por fatores como deformidades, atetose, ataxia, descoordenação e espasticidade associados com frequência ao transtorno. Contudo, não há base patológica para esperar que pessoas com PC não se beneficiem da atividade física regular, a qual deve ser incentivada. As pesquisas nessa área estão crescendo e as que existem sugerem claramente que pessoas com PC podem obter benefícios com um programa regular de atividade física semelhante ao de pessoas sem o transtorno. Verschuren et al. relataram recentemente os resultados de um estudo randomizado entre crianças e adolescentes com PC.[90] Oitenta e seis jovens com PC classificados com Nível de Função Motora Grossa I ou II foram aleatorizados a um grupo de treinamento de exercício aeróbio e anaeróbio combinado duas vezes por semana por 45 minutos por sessão ou um grupo-controle. O projeto durou oito meses. Tanto a capacidade anaeróbia como a aeróbica aumentaram significativamente mais no grupo de treinamento de exercício combinado do que no grupo-controle. Scholtes et al. iniciaram um estudo aleatorizado de fortalecimento de membro inferior com crianças com PC, mas esses resultados não foram publicados até o momento.[80] A lista a seguir resume alguns dos achados de pesquisa relativos à treinabilidade de pessoas com PC.

- Melhora da capacidade de realizar atividades da vida diária.[28]
- Melhora da sensação de bem-estar e imagem corporal, condicionamento físico e qualidade de vida.[28,90]
- Aparente redução da gravidade de sintomas como espasticidade e atetose.[28]
- Melhora do consumo de oxigênio de pico, do limiar ventilatório, das taxas de trabalho em frequências cardíacas submáximas, da amplitude de movimento, e da coordenação e da habilidade de movimento.[28]
- Aumento da força e da resistência musculares, incluindo hipertrofia.[17,18]
- Aumento da densidade mineral óssea esquelética do colo do fêmur.[11]
- Melhora das capacidades ventilatórias de crianças de 5 a 7 anos.[40]
- Velocidade de marcha mais alta após o treinamento de força com melhora da simetria em força muscular.[17]
- Melhora das habilidades de orientação na água e na autoestima após exercício de natação em crianças do jardim de infância.[39]

Todas as pessoas com PC devem ser rastreadas adequadamente em busca de anormalidades musculoesqueléticas, DCV e fatores de risco de doenças crônicas como aterosclerose, diabete, artrite e hipertensão.[2] Clientes de alto risco com dois ou mais fatores de risco de DCV (hipertensão, dislipidemia, tabagismo, estilo de vida sedentário, idade superior a 40 anos, obesidade, diabete) ou com sintomas (dor no peito, dispneia, fraqueza ou fadiga crescentes, palpitações) devem passar por um exame clínico, incluindo um teste de exercício graduado monitorado graficamente por uma equipe profissional que inclua um médico. O cliente deve receber autorização médica antes de iniciar um programa de exercício de intensidade moderada. Além disso, muitas pessoas com PC estarão sob medicações para espasticidade, convulsões, perturbações de humor e outros problemas associados à PC. A Tabela 22.8 resume alguns dos medicamentos comuns prescritos a pessoas com PC, sua finalidade e seus efeitos colaterais comuns. O teste de condicionamento submáximo padronizado pode então ser recomendado para pessoas com PC que correm baixo risco e pessoas com risco que foram rastreadas adequadamente e liberadas por um médico. O personal trainer competente deve ser capaz de administrar testes submáximos nessas condições.

Em pacientes ambulatoriais com PC, o ergômetro de perna e o ergômetro de braço e perna são as modalidades preferenciais para o teste de exercício. A esteira pode ser utilizada por pessoas com PC que tenham bom equilíbrio e coordenação. Em razão da espasticidade ou da atetose, os pés do cliente podem precisar ser amarrados com correia nos pedais e é preciso prática suficiente para garantir um bom desempenho. Em pessoas não ambulatoriais com PC, o ergômetro de braço e o ergômetro de cadeira de rodas, se houver, são as modalidades de preferência para o teste submáximo. Os clientes devem usar luvas para evitar abrasões de pele, especialmente se utilizam uma cadeira de rodas. Para avaliar o condicionamento aeróbio, a caminhada de 6 a 12 minutos ou o impulso de cadeira de rodas podem ser apropriados. Esses testes, porém, presumem esforço máximo, visto que o objetivo é que os clientes percorram "a maior distância que conseguirem" no período cronometrado. Portanto, esse teste somente deve ser administrado em clientes de baixo risco e rastreados de forma adequada.

TABELA 22.8 Medicamentos comuns utilizados no tratamento de pessoas com paralisia cerebral

| Medicamento | Finalidade | Efeitos colaterais comuns |
|---|---|---|
| Bacoflen | Antiespasmódico, relaxante muscular | Sonolência, náusea, dor de cabeça, fraqueza muscular, tontura; a maioria dos efeitos colaterais é passageira |
| Dantrium | Antiespasmódico, relaxante muscular | Pode causar lesão hepática, deve ser monitorado por um médico; diarreia, tontura, sonolência, fadiga, vaga sensação de mal-estar, fraqueza |
| Botox | Antiespasmódico, aplicado por injeção | Dor de cabeça ou dores musculares após uma injeção |
| Flexeril | Antiespasmódico, relaxante muscular | Sonolência, tontura, insônia |
| Depakene | Anticonvulsivo | Pode causar lesão hepática, deve ser monitorado por um médico; náusea, vômito, indigestão |
| Valium | Sedativo, anticonvulsivo, relaxante muscular, ansiolítico | Sonolência, letargia, depressão, dor de cabeça, confusão, tontura, possível depressão respiratória |
| Dilantin | Anticonvulsivo | Sonolência, tontura, náusea, distúrbios do sono, dor de cabeça |
| Epival | Anticonvulsivo | Pode causar lesão hepática, deve ser monitorado por um médico; cautela em crianças com menos de 10 anos, nunca em crianças com menos de 2 anos; pode causar hemopatias |
| Klonopin | Anticonvulsivo | Pode causar lesão hepática, deve ser monitorado por um médico; sonolência, mudanças comportamentais, salivação |
| Tegretol | Anticonvulsivo, possivelmente para dor causada por lesão nervosa e transtornos do humor | Inchaço, aumento da pressão sanguínea, fala mal articulada, cãibras de perna, boca seca |
| Zarontin | Anticonvulsivo, particularmente de pequeno mal | Tontura, náusea, sonolência, letargia |

Testes comuns de flexibilidade e função muscular como o de sentar e alcançar e o de 1 RM podem ser administrados com segurança. Por fim, podem-se tirar medidas de espessura de dobra cutânea em diversos locais, de preferência em partes corporais não envolvidas, e somá-las para obter uma pontuação para estabelecer uma base com a qual avaliar as mudanças na composição corporal. Embora as equações válidas para prever a porcentagem de gordura corporal a partir de medidas de dobra cutânea sejam limitadas nessa população, a espessura total de 7 a 8 locais pode ser utilizada para monitorar o progresso.

> Pessoas com PC podem contar com um programa sistemático de exercício físico que gere benefícios à saúde e ao condicionamento semelhantes aos atingidos por pessoas sem PC.

## Orientações para teste e treinamento de exercício de clientes com paralisia cerebral

Embora as orientações para a prescrição de exercício para pessoas com PC sejam limitadas, não há motivo aparente para esperar que esse grupo responda de modo diferente de outros. A seguir, apresentamos uma lista de algumas orientações e precauções básicas para o teste e o treinamento de exercícios de pessoas com PC:

- Por causa das limitações de pessoas com PC, o personal trainer precisa ser criativo e, muitas vezes, modificar o equipamento e os exercícios.
- A maioria das pessoas com PC vai se beneficiar com uma estratégia equilibrada que aborde flexibilidade, força e resistência musculares e condicionamento cardiorrespiratório.
- Assim como os outros clientes, podem-se aplicar as orientações tradicionais; a meta deve ser intensidade moderada a vigorosa de 50 a 85% de $\dot{V}O_2$máx ou $FC_{reserva}$, 30 minutos ou mais por sessão, quatro ou mais dias por semana. Recomenda-se progressão gradual como em pessoas sedentárias sem a doença; em pessoas muito descondicionadas com PC, a recomendação é começar com 5 a 10 minutos, 2 vezes por dia, 4 ou mais dias por semana; aumentar a atividade física na vida diária também deve ser uma meta.
- Pessoas com PC podem praticar treinamento de força moderado de 8 a 12 exercícios por 1 a 3 séries de 8 a 12 repetições, 2 a 3 dias por semana em 40 a 60% do máximo, embora alguns exercícios precisem ser modificados. Em geral, não se devem utilizar sobrecargas máximas para a maioria das pessoas com PC.
- Em muitas pessoas com PC, a atetose e a espasticidade tornam o uso de pesos livres desaconselhável; se o cliente com PC utilizar pesos livres, são necessárias cautela extrema e observação cuidadosa.
- Todos os princípios-padrão, como evitar segurar o ar, 48 horas de repouso entre o trabalho dos mesmos grupos musculares, amplitude de movimento total e movimento controlado, devem ser aplicados atentamente a pessoas com PC.

- É importante dar atenção a desequilíbrios musculares, com exercícios escolhidos para melhorar quaisquer deficiências.
- É particularmente importante que pessoas com PC tenham um período de aquecimento aeróbio (10 a 15 minutos) e alongamento antes do exercício e resfriamento com alongamento adicional após o treinamento de força. Isso se deve ao risco significativo de perda de amplitude de movimento articular em pessoas com PC.
- Em razão da interferência de espasticidade, as orientações para o treinamento de flexibilidade nessa população incluem alongar todos os grandes grupos musculares até o ponto de tensão e segurar por 60 a 120 segundos cada. Deve-se dar atenção especial a áreas de amplitude de movimento limitada; o alongamento assistido pode ser útil se realizado com cautela; deve-se realizar o alongamento diário de músculos que estejam causando mais problemas nas atividades da vida diária.
- Os personal trainers devem estar cientes do fato de que muitas pessoas com PC têm dificuldades cognitivas, visuais, auditivas e de fala, e estar sensíveis a isso.
- Em virtude de problemas de equilíbrio e coordenação, recomenda-se supervisão com o uso de modalidades como esteira, treinador elíptico e máquina de esqui *cross-country*.
- O personal trainer deve dar destaque à nutrição adequada em pessoas com PC e, em particular, clientes com sobrepeso.

## Conclusão

O campo de prática dos personal trainers está em rápida expansão. Evidências crescentes apoiam a aplicação do treinamento com exercícios em diversas populações especiais, incluindo pessoas com transtornos neuromusculares variados. É forte o incentivo a níveis crescentes e contínuos entre moderados a altos de atividade física entre pessoas com LME, EM, PC e epilepsia. Os benefícios funcionais e à saúde com a prática do exercício regular para essas populações são semelhantes àqueles para outras pessoas quando as atividades são realizadas de maneira segura e efetiva. Muitas pessoas nesses grupos correm um risco maior de transtornos metabólicos crônicos, pelo menos parcialmente em função da alta frequência de inatividade física entre essas populações.

Os personal trainers que atuam sob a orientação de profissionais de saúde devem se esforçar para promover seus serviços para populações com os transtornos tratados neste capítulo. As recompensas intrínsecas de se trabalhar com pessoas que têm transtornos neuromusculares e outros transtornos como doença de Parkinson, distrofia muscular e síndrome pós-pólio são muitas e definitivamente tão relevantes quanto as obtidas trabalhando-se com outros clientes, esportistas ou não. Por fim, duas referências básicas que devem se tornar parte da biblioteca de qualquer personal trainer que trabalha com populações especiais são *ACSM's Exercise Management for Persons with Chronic Diseases and Disabilities* e *ACSM's Resources for Clinical Exercise Physiology*.[26,57]

## Questões para estudo

1. Por motivos como controle autônomo da frequência cardíaca e quantidades variáveis de massa muscular ativa, a PSE é um método apropriado para monitorar a intensidade de exercício aeróbio de clientes com qual das seguintes condições?
   A. Lesão da medula espinal.
   B. Esclerose múltipla.
   C. Epilepsia.
   D. Paralisia cerebral.
2. Sua cliente de 38 anos diagnosticada com esclerose múltipla é uma engenheira civil com queixa de fadiga muscular no membro inferior enquanto caminha e sobe escada nos locais de trabalho. Ela pratica 10 minutos em cada um dos seguintes equipamentos: estepe recostado, ergometria em bicicleta de braço–perna combinada e ergometria da parte superior do corpo, todos em uma frequência cardíaca de 90 a 100 batimentos/min. Ela também realiza duas séries de 10 repetições de puxada na polia alta, remadas sentadas, extensões de joelho e supino na máquina em 70% de 1 RM. Qual das atividades a seguir devem ser acrescentadas durante a próxima sessão de exercício?
   A. *Jogging* e agachamentos com salto.
   B. Ergometria de remo e adução de quadril sentada.
   C. Caminhada em esteira e *leg press*.
   D. Pular corda e saltos de caixa.
3. O personal trainer está trabalhando com uma cliente em perda de peso que tem um histórico de convulsões complexas parciais nos últimos três meses. A perda de peso recomendada para ela era de 10 quilogramas. Ao completar um teste de composição corporal pela segunda vez, o personal trainer descobriu que ela perdeu 4,5

quilogramas. Os resultados de composição corporal mostram que ela perdeu 4 quilogramas de gordura corporal e 0,5 quilograma de massa corporal magra. Qual das alternativas a seguir é a principal preocupação do personal trainer?

A. A taxa de perda de peso esteja rápida demais.
B. A perda de peso pode sugerir que ela esteja desidratada.
C. A perda de peso pode aumentar o risco de efeitos colaterais do medicamento anticonvulsivo.
D. Não há preocupações em particular em relação a essa perda de peso.

4. Um cliente diagnosticado com paralisia cerebral tem uso funcional dos membros inferiores. Qual dos modos de exercício a seguir exige a quantidade MÍNIMA de supervisão?

A. Caminhada em esteira.
B. Simulador de escada.
C. Bicicleta ergométrica.
D. Treinador elíptico.

## Questão de conhecimento aplicado

Preencha o quadro para descrever as contraindicações gerais de exercício e as questões de segurança para clientes com lesões da medula espinal (LME), esclerose múltipla (EM), epilepsia e paralisia cerebral (PC).

| Condição | Exercícios contraindicados | Precauções de segurança |
|---|---|---|
| LME | | |
| EM | | |
| Epilepsia | | |
| PC | | |

## Referências bibliográficas


1. American College of Sports Medicine. 2007. Position stand. Exertional heat illness during training and competition. Medicine and Science in Sports and Exercise 39 (3): 556-572.
2. Anderson, M.A., and J.J. Laskin. 2009. Cerebral palsy. In: ACSM's Resources for Clinical Exercise Physiology, 2nd ed., J. Myers and D. Nieman, eds. Baltimore: Lippincott Williams & Wilkins. Chapter 2, pp. 19-33.
3. Ascherio, A., K.L. Munger, E.T. Lennette, D. Spiegelman, M.A. Hernan, M.J. Olek, S.E. Hankinson, and D.J. Hunter. 2001. Epstein-Barr virus antibodies and risk of multiple sclerosis. Journal of the American Medical Association 286: 3083-3088.
4. Bauman, W.A., and A.M. Spungen. 2000. Metabolic changes in persons after spinal cord injury. Physical Medicine and Rehabilitation Clinics of North America 11: 109-140.
5. Birk, T.J., E. Nieshoff, G. Gray, J. Steeby, and K. Jablonski. 2001. Metabolic and cardiopulmonary responses to acute progressive resistive exercise in a person with C4 spinal cord injury. Spinal Cord 39: 336-339.
6. Bjarnadottir, O.H., A.D Konradsdottir, K. Reynisdottir, and E. Olasfsson. 2007. Multiple sclerosis and brief moderate exercise. A randomized study. Multiple Sclerosis 13 (6): 776-782.
7. Bradley-Popovich, G.E., K.R. Abshire, C.M. Crookston, and G.G. Frounfelter. 2000. Resistance training in paraplegia: Rationale and recommendations. Strength and Conditioning Journal 22: 31-34.
8. Burkett, L.N., J. Chisum, W. Stone, and B. Fernhall. 1990. Exercise capacity of untrained spinal cord injured individuals and the relationship of peak oxygen uptake and level of injury. Paraplegia 28: 512-521.
9. Burnham, R.S., and R.D. Steadrand. 1994. Nerve entrapment in wheelchair athletes. Archives of Physical Medicine and Rehabilitation 75: 519-524.
10. Cerebral Palsy International Sports and Recreation Association. 1991. Classification and Sports Rules Manual, 5th ed. Nottingham, England: CPISRA.
11. Chad, K.E., D.A. Bailey, H.A. McKay, G.A. Zello, and R.E. Snyder. 1999. The effect of a weight-bearing physical activity program on bone mineral content and estimated volumetric density in children with spastic cerebral palsy. Journal of Pediatrics 135: 115-117.
12. Comi, G., L. Leocani, P. Rossi, and B. Columbo. 2001. Physiopathology and treatment of fatigue in multiple sclerosis. Journal of Neurology 248: 174-179.
13. Commission on Classification and Terminology of the International League Against Epilepsy. 1981. Proposal for revised classification of epilepsies and epileptic seizures. Epilepsia 22: 389-399.
14. Commission on Classification and Terminology of the International League Against Epilepsy. 1989. Proposal for revised clinical and electroencephalopathic classification of epileptic seizures. Epilepsia 22: 489-501.
15. Curtis, K.A., T.M. Tyner, L. Zachary, G. Lentell, D. Brink, T. Didyk, K. Gean, J. Hall, M. Hooper, J. Klos, S. Lesina, and B. Pacillas. 1999. Effect of a standard exercise protocol on shoulder pain in long-term wheelchair users. Spinal Cord 37: 421-429.
16. Dalgas, U., E. Stenager, and T. Ingemann-Hansen. 2008. Multiple sclerosis and physical exercise: Recommendations for the application of resistance, endurance, and combined training. Multiple Sclerosis 14 (1): 35-53.
17. Damiano, D.L., and M.F. Abel. 1998. Functional outcomes of strength training in spastic cerebral palsy. Archives of Physical Medicine and Rehabilitation 79: 119-125.
18. Damiano, D.L., C.L. Vaughn, and M.F. Abel. 1995. Muscle response to heavy resistance training in spastic cerebral palsy. Developmental Medicine and Child Neurology 75: 658-671.
19. Davis, G.M. 1993. Exercise capacity of individuals with paraplegia. Medicine and Science in Sports and Exercise 25: 423-432.
20. Davis, G.M., and R.M. Glaser. 1990. Cardiorespiratory fitness following spinal cord injury. In: Key Issues in Neurological Physiotherapy, L. Ada and C. Canning, eds. Sydney: Butterworth-Heinemann. pp. 155-196.
21. Davis, G.M., and R.J. Shepard. 1988. Cardiorespiratory fitness in highly active versus less active paraplegics. Medicine and Science in Sports and Exercise 20: 963-968.
22. Davis, G.M., R.J. Shepard, and F.H.H. Leenen. 1987. Cardiac effects of short-term arm crank training in paraplegics: Echocardiographic evidence. European Journal of Applied Physiology 56: 90-96.

23. Davis, G.M., R.J. Shepard, and R.W. Jackson. 1981. Cardiorespiratory fitness and muscular strength in lower-limb disabled. Canadian Journal of Applied Sport Sciences 6: 159-165.
24. Davis, G.M., R.J. Shepard, and R.W. Jackson. 1991. Exercise capacity following spinal cord injury. In: Cardiovascular and Respiratory Responses to Exercise in Health and Disease, J.R. Sutton and R. Balnave, eds. Sydney: University of Sydney. pp. 179-192.
25. Davis, G.M., S.J. Tupling, and R.J. Shepard. 1986. Dynamic strength and physical activity in wheelchair users. In: 1984 Olympic Scientific Congress—Sports and Disabled Athletes, C. Sherrill, ed. Champaign, IL: Human Kinetics. pp. 139-148.
26. Durstine, J.L. 2002. ACSM's Exercise Management for Persons with Chronic Diseases and Disabilities, 2nd ed. Champaign, IL: Human Kinetics.
27. Ferrara, M.S., W.E. Buelly, B.C. McCann, T.S. Limbird, J.W. Powell, and R. Robl. 1992. The injury experience of the competitive athlete with a disability: Prevention implications. Medicine and Science in Sports and Exercise 24: 184-188.
28. Ferrara, M., and J. Laskin. 1997. Cerebral palsy. In: ACSM's Exercise Management of Persons with Chronic Diseases and Disabilities, J.L. Durstine, ed. Champaign, IL: Human Kinetics. pp. 206-211.
29. Figoni, S.F. 1986. Circulorespiratory effects of arm training and detraining in one C5-6 quadriplegic man. Physical Therapy 66: 779.
30. Figoni, S.F. 1993. Exercise responses and quadriplegia. Medicine and Science in Sports and Exercise 25: 433-441.
31. Figoni, S.F. 1997. Spinal cord injury. In: ACSM's Exercise Management for Persons with Chronic Diseases and Disabilities, 1st ed., J.L. Durstine, ed. Champaign, IL: Human Kinetics. pp. 175-179.
32. Figoni, S.F., R.A. Boileau, B.H. Massey, and J.R. Larsen. 1988. Physiological responses of quadriplegics and able-bodied men during exercise at the same oxygen uptake. Adapted Physical Activity Quarterly 5: 130-139.
33. Figoni, S.F., C.G. Gupta, and R.M. Glaser. 1999. Effects of posture on arm exercise performance of adults with tetraplegia. Clinical Exercise Physiology 1: 74-85.
34. Figoni, S.F., B.J. Kiratli, and R. Sasaki. 2009. Spinal cord dysfunction. In: ACSM's Resources for Clinical Exercise Physiology, 2nd ed., J. Myers and D. Nieman, eds. Baltimore: Lippincott Williams & Wilkins. pp. 58-78.
35. Franklin, B.A., K.I. Swentek, K. Grais, K.S. Johnston, S. Gordon, and G.C. Timmis. 1990. Field test of maximum oxygen consumption in wheelchair users. Archives of Physical Medicine and Rehabilitation 71: 574-578.
36. Gates, J.R., and R.H. Spiegel. 1993. Epilepsy, sports, and exercise. Sports Medicine 15: 1-5.
37. Hjentnes, N. 1977. Oxygen uptake and cardiac output in graded arm exercise in paraplegics with low level spinal lesions. Scandinavian Journal of Rehabilitation Medicine 9: 107-113.
38. Hjentnes, N. 1984. Control of medical rehabilitation of para and tetraplegics by repeated evaluation of endurance capacity. International Journal of Sports Medicine 5: 171-174.
39. Hutzler, Y.A., A. Chacham, U. Bergman, and I. Reches. 1998. Effects of a movement and swimming program on water orientation skills and self-concept of kindergarten children with cerebral palsy. Perceptual and Motor Skills 86: 111-118.
40. Hutzler, Y., A. Chacham, U. Bergman, and A. Szeinberg. 1998. Effects of a movement and swimming program on vital capacity and water orientation skills of children with cerebral palsy. Developmental Medicine and Child Neurology 40: 176-178.
41. Jackson, K., and J. Mulcare. 2009. Multiple sclerosis. In: ACSM's Resources for Clinical Exercise Physiology, 2nd ed., J. Myers and D. Nieman, eds. Baltimore: Lippincott Williams & Wilkins. pp. 34-43.
42. Jackson, R.W., G.M. Davis, P.R. Kofsky, R.J. Shepard, and G.C.R. Keene. 1981. Fitness levels in lower limb disabled. Transactions of the 27th Annual Meeting of the Orthopedic Society 6: 12-14.
43. Kammerman, S., and L. Wasserman. 2001. Seizure diagnosis: Part 1. Classification and diagnosis. Western Journal of Medicine 175: 99-103.
44. Kammerman, S., and L. Wasserman. 2001. Seizure disorders: Part 2. Treatment. Western Journal of Medicine 175: 184-188.
45. Kilef, J., and A. Ashburn. 2005. A pilot study of the effect of aerobic exercise on people with moderate disability multiple sclerosis. Clinical Rehabilitation 19: 165-169.
46. Kofsky, P.R., G.M. Davis, G.C. Jackson, C.R. Keene, and R.J. Shepard. 1983. Field testing: Assessment of physically disabled adults. European Journal of Applied Physiology 15: 109-120.
47. Kofsky, P.R., R.J. Shepard, G.M. Davis, and R.W. Jackson. 1986. Classification of aerobic power and muscular strength for disabled individuals with differing patterns of habitual physical activity. In: 1984 Olympic Scientific Congress—Sports and Disabled Athletes. Champaign, IL: Human Kinetics. pp. 147-156.
48. Korczyn, A.D. 1979. Participation of epileptic patients in sports. Journal of Sports Medicine 19: 195-198.
49. Laskowski, E.R. 1994. Strength training in the physically challenged population. Strength and Conditioning 16: 66-69.
50. Liaw, M.Y., A.C. Lin, P.T. Cheng, M.K. Wong, and F.T. Tang. 2000. Resistive inspiratory muscle training: Its effectiveness in patients with acute complete cervical cord injury. Archives of Physical Medicine and Rehabilitation 81: 752-756.
51. Linn, W.S., A.M. Spungen, H. Gong Jr., R.H. Adkins, W.A. Bauman, and R.L. Waters. 2001. Forced vital capacity in two large outpatient populations with chronic spinal cord injury. Spinal Cord 39: 263-268.
52. McCullagh, R., A.P. Fitzgerald, R.P. Murphy, and G. Cooke. 2008. Long-term benefits of exercising on quality of life and fatigue in multiple sclerosis patients with mild disability: A pilot study. Clinical Rehabilitation 22 (3): 206-214.
53. McLean, K.P., P.P. Jones, and J.S. Skinner. 1995. Exercise prescription for sitting and supine exercise in individuals with tetraplegia. Medicine and Science in Sports and Exercise 27: 15-21.
54. McLean, K.P., and J.S. Skinner. 1995. Effect of training position on outcomes of an aerobic training study on individuals with quadriplegia. Archives of Physical Medicine and Rehabilitation 76: 139-150.
55. Mellett, C.J., A.C. Johnson, P.J. Thompson, and D.R. Fish. 2001. The relationship between participation in common leisure activities and seizure occurrence. Acta Neurologica Scandinavica 103: 300-303.
56. Mulcare, J.A. 2002. Multiple sclerosis. In: ACSM's Exercise Management for Persons with Chronic Diseases and Disabilities, J.L. Durstine, ed. Champaign, IL: Human Kinetics. pp. 267-272.
57. Myers, J., W. Herbert, and R. Humphrey, eds. 2002. ACSM's Resources for Clinical Exercise Physiology: Musculoskeletal, Neuromuscular, Neoplastic, Immunologic, and Hematologic Conditions, 1st ed. Baltimore: Lippincott Williams & Wilkins.
58. Nakken, K.O. 1999. Physical exercise in outpatients with epilepsy. Epilepsia 40: 643-651.
59. Nakken, K.O., P.G. Bjorholt, S.L. Johannssen, T. Loyning, and E. Lind. 1990. Effect of physical training on aerobic capacity, seizure occurrence, and serum level of antiepileptic drugs in adults with epilepsy. Epilepsia 31: 88-94.
60. Nakken, K.O., and R. Lossius. 1993. Seizure-related injuries in multihandicapped patients with therapy-resistant epilepsy. Epilepsia 34: 846-850.
61. Nash, M.S., S. Bilsker, and A.E. Marcillo. 1991. Reversal of adaptive left ventricular atrophy following electrically stimulated exercise training in human tetraplegics. Paraplegia 29: 590-599.
62. National Institute of Neurological Disorders and Stroke (NINDS), National Institutes of Health. Multiple sclerosis: Hope through research. Updated July 1, 2010. www.ninds. nih.gov/disorders/multiple_sclerosis/detail_multiple_sclerosis. htm. Accessed October 20, 2010.
63. Neal, E.G., H. Chaffe, R.H. Schwartz, et al. 2008. The ketogenic diet for the treatment of childhood epilepsy: A randomized controlled trial. Lancet Neurology 7: 500-506.
64. Newman, M.A., H. Dawes, M. van den Berg, D.T. Ward, et al. 2007. Can aerobic treadmill training reduce the effort of walking and fatigue in people with multiple sclerosis: A pilot study. Multiple Sclerosis 13 (1): 113-119.
65. Noseworthy, J.H., C. Lucchinetti, M. Rodriguez, and B.G. Weinshenker. 2000. Multiple sclerosis. New England Journal of Medicine 343: 938-952.
66. Ogyniemi, A.O., M.R. Gomez, and D.K. Klass. 1988. Seizures induced by exercise. Neurology 38: 633-634.
67. Oligati, R., J.M. Burgunder, and M. Mumenthaler. 1988. Increased energy cost of walking in multiple sclerosis: Effect of spasticity, ataxia, and weakness. Archives of Physical Medicine and Rehabilitation 69: 846-849.
68. Oligati, R., J. Jacquet, and P.E. Di Prampero. 1986. Energy cost of walking and exertional dyspnea in multiple sclerosis. American Review of Respiratory Disease 134: 1005- 1010.
69. Peck, D.M., and D.B. McKeag. 1994. Athletes with disabilities: Removing barriers. Physician and Sportsmedicine 24: 59-62.
70. Petajan, J.H., E. Gappmaier, A.T. White, M.K. Spencer, I. Mino, and R.W. Hicks. 1996. Impact of aerobic training on fitness and quality of life in multiple sclerosis. Annals of Neurology 39: 432-441.
71. Petajan, J.H., and A.T. White. 1999. Recommendations for physical activity in patients with multiple sclerosis. Sports Medicine 27: 179-191.
72. Peterson, C. 2001. Exercise in 94 degrees F water for a patient with multiple sclerosis. Physical Therapy 81: 1049-1058.
73. Phillips, W.T., B.J. Kiratli, M. Sarkarati, G. Weraarchakul, J. Myers, B.A. Franklin, I. Parkash, and V. Froelicher. 1998. Effect of spinal cord injury on

the heart and cardiovascular fitness. Current Problems in Cardiology 23: 649-704.

74. Ponichtera-Mulcare, J.A. 1993. Exercise and multiple sclerosis. Medicine and Science in Sports and Exercise 25: 451-465.
75. Poser, C.M., D.W. Paty, and L. Scheinberg. 1983. New diagnostic criteria for multiple sclerosis: Guidelines for research protocols. Annals of Neurology 13: 227-231.
76. Rampello, A., M. Franceschini, M. Piepoli, R. Antenucci, et al. 2007. Effect of aerobic training on walking capacity and maximal exercise tolerance in patients with multiple sclerosis: A randomized crossover controlled study. Physical Therapy 5: 545-555.
77. Romberg, A., A. Virtanen, J. Ruutiainen, S. Aunola, et al. 2004. Effects of a 6-month exercise program on patients with multiple sclerosis: A randomized study. Neurology 63: 2034-2038.
78. Sadovnick, A.D., P.A. Baird, and R.H. Ward. 1988. Multiple sclerosis: Updated risks for relatives. American Journal of Medical Genetics 29: 533-541.
79. Schmitt, B., L. Thun-Hohenstein, L. Vontobel, and E. Boltshauser. 1994. Seizures induced by physical exercise: Report of two cases. Neuropediatrics 25: 51-53.
80. Scholtes, V.A., A.J. Dallmeijer, E.A. Rameckers, et al. 2008. Lower limb strength training in children with cerebral palsy: A randomized controlled trial protocol for functional strength training based on progressive resistance exercise principles. BMC Pediatrics 8: 41-48.
81. Snook, EM., and RW. Moti. 2009. Effect of exercise training on walking mobility in multiple sclerosis: A meta-analysis. Neurorehabilitation and Neural Repair 23 (2): 108-116.
82. Sopka, C. 1998. Sports medical concerns for conditioning athletes with disabilities. Strength and Conditioning 20: 24-31.
83. Spiegel, R.H., and J.R. Gates. 1997. Epilepsy. In: ACSM's Exercise Management for Persons with Chronic Diseases and Disabilities, J.L. Durstine, ed. Champaign, IL: Human Kinetics. pp. 185-188.
84. Sutherland, G.J., and M.B. Anderson. 2001. Exercise and multiple sclerosis: Physiological, psychological, and quality of life issues. Journal of Sports Medicine and Physical Fitness 41: 421-432.
85. Svenson, B., B. Gerdle, and J. Elert. 1994. Endurance training in patients with multiple sclerosis: Five case studies. Physical Therapy 74: 1017-1026.
86. Tantucci, C., M. Massucci, R. Piperno, V. Grassi, and C.A. Sorbini. 1996. Energy cost of exercise in multiple sclerosis patients with low degree of disability. Multiple Sclerosis 2: 161-167.
87. Turk, M.A., C.A. Geremski, P.F. Rosenbaum, and R.J. Weber. 1997. The health status of women with cerebral palsy. Archives of Physical Medicine and Rehabilitation 78: S10- 17.
88. United Cerebral Palsy, UCP Net. Cerebral palsy – facts & figures. www.ucp.org/ucp_generaldoc.cfm/1/3/43/43- 43/447. Accessed November 1, 2010.
89. Van Drongelen, S., L.H. van der Woude, T.W. Janssen, E.L. Angenot, E.K. Chadwiock, and D.H. Veeger. 2005. Glenohumeral contact forces and muscle forces evaluated in wheelchair-related activities of daily living in able-bodied subjects versus subjects with paraplegia and tetraplegia. Archives of Physical Medicine and Rehabilitation 86 (7, July): 1434-1440.
90. Verschuren, O., M. Ketelaar, J.W. Gorter, et al. 2007. Exercise training program in children and adolescents with cerebral palsy: A randomized controlled trial. Archives of Pediatrics and Adolescent Medicine 161: 1075-1081.
91. White, A.T., T.E. Wilson, S.L. Davis, and J.H. Petajen. 2000. Effect of precooling on physical performance in multiple sclerosis. Multiple Sclerosis 6: 176-180.
92. White, L.J., S.C. McCoy, V. Castellano, G. Gutierez, et al. 2004. Resistance training improves strength and functional capacity in persons with multiple sclerosis. Multiple Sclerosis 10 (6): 668-674.
93. Winnich, J.P., and F.X. Short. 1984. The physical fitness of youngsters with spinal neuromuscular conditions. Adapted Physical Activity Quarterly 1: 37-51.
94. Wise, J.B. 1996. Weight training for those with physical disabilities at Idaho State University. Strength and Conditioning 18: 67-71.
95. Yamasaki, M., K.T. Kim, S.W. Choi, S. Muraki, M. Shiokawa, and T. Kurokawa. 2001. Characteristics of body heat balance of paraplegics during exercise in a hot environment. Journal of Physiological Anthropology in Applied Human Sciences 20: 227-232.

## Recursos complementares

**Cerebral Palsy Research Foundation**
5111 East 21st St.
Wichita, KS 67208
www.cprf.org

**Epilepsy Foundation of America**
8301 Professional Pl.
Landover, MD 20785
www.epilepsyfoundation.org

**JAMA Patient Page: Multiple Sclerosis**
Journal of the American Medical Association
http://jama.ama-assn.org/cgi/content/full/293/4/514

**Multiple Sclerosis: MedlinePlus Interactive**
Health Tutorial
www.nlm.nih.gov/medlineplus/tutorials/multiplesclerosis/htm/index.htm

**Multiple Sclerosis Association of America**
706 Haddonfield Rd.
Cherry Hill, NJ 08002
webmaster@msaa.com
www.msassociation.org
856-488-4500
800-532-7667

**National Institute of Neurological Disorders and Stroke**
National Institutes of Health
Bethesda, MD 20892
www.ninds.nih.gov

**National Multiple Sclerosis Society**
733 Third Ave. 3rd Floor
New York, NY 10017-3288
nat@nmss.org
www.nationalmssociety.org
212-986-3240
800-344-4867 (FIGHTMS)

**National Spinal Cord Injury Association**
www.spinalcord.org

**Neurology Patient Page: Multiple Sclerosis**
www.neurology.org/content/68/9/E9.full

23

# Treinamento de força para clientes atletas

David R. Pearson, PhD, e John F. Graham, MS

**Ao término deste capítulo, você será capaz de:**

- Entender como aplicar sobrecarga e especificidade a um programa de treinamento para um cliente que se dedica a um determinado esporte.
- Compreender a importância, o papel e a aplicação de um programa de treinamento periodizado.
- Descrever os ciclos e as fases de um programa de treinamento periodizado.
- Entender como a sobrecarga e as repetições são manipuladas em um modelo de periodização linear e não linear.
- Elaborar um programa de periodização linear e não linear.

Os personal trainers têm a oportunidade de trabalhar com uma grande variedade de clientes. Muitos têm estilos de vida sedentários, praticam poucos exercícios recreativos e, em alguns casos, são descondicionados a ponto de desenvolver condições clínicas cardiovasculares ou metabólicas. No extremo oposto do contínuo de bem-estar, alguns clientes são muito ativos fisicamente, tanto em suas profissões como em seu tempo livre, e têm metas e aspirações competitivas. As necessidades de treinamento desses clientes esportistas são muito diferentes daquelas da população geral. A partir dos princípios básicos de elaboração de programa de treinamento detalhados no Capítulo 15, este capítulo descreve como desenvolver um programa periodizado mais avançado que ajude os atletas a atingir suas metas competitivas.

## Fatores na elaboração de programa

Os programas de treinamento de força são utilizados há muitos anos como parte de um programa de exercício total para aprimorar o desenvolvimento esportivo. Durante as últimas duas décadas, a efetividade de programas de treinamento de força bem planejados como método para melhorar o desenvolvimento corporal e o desempenho esportivo foi aceita com base na literatura científica.[1,2,21,22,30,35,36] Benefícios significativos podem ser obtidos com a aplicação sistemática e apropriada dos princípios de sobrecarga e especificidade – as duas máximas básicas do treinamento de força. Combinado com os princípios de periodização necessários para aprimorar ao máximo o estímulo de exercício, o treinamento de força oferece um dos métodos mais potentes e efetivos para aumentar as capacidades de desempenho muscular, melhorar o desempenho esportivo e ajudar a prevenir lesões.[9,13,35]

### Princípio de sobrecarga

O princípio de sobrecarga baseia-se no conceito de que o atleta irá se adaptar às demandas de maiores desafios fisiológicos ao sistema neuromuscular. Portanto, o estresse de treinamento ou as sobrecargas impostas aos músculos devem ser aumentados progressivamente para que haja ganhos.[13,30,35] Como explicado no Capítulo 15, o personal trainer pode aplicar a sobrecarga se aumentar a quantidade de peso levantado em um exercício, incorporar mais sessões em uma semana, incluir mais exercícios (ou exercícios mais complexos), ou acrescentar séries a um ou mais exercícios em um treino.

O texto deste capítulo foi adaptado de D. Pearson, A. Faigenbaum, M. Conley e W.J. Kraemer, 2000, "*National Strength and Conditioning Association's Basic Guidelines for the Resistance Training of Athletes*", *Strength and Conditioning Journal* 22 (4): 14-27; e J.F. Graham, 2002, "*Periodization Research and an Example Application*", *Strength and Conditioning Journal* 24 (6): 62-70.

## Especificidade de treinamento

*Especificidade* refere-se ao fato de os métodos específicos de treinamento produzirem mudanças ou resultados específicos. Em particular, quanto mais semelhante a atividade de treinamento for do movimento esportivo em si, maior a probabilidade de uma transferência positiva a esse esporte.[3,8,14,17,18,24,34] Embora os atletas possam aperfeiçoar sua velocidade e sua potência com um programa não específico ao esporte,[27] o programa mais efetivo é o que alinha as características metabólicas e biomecânicas do programa de treinamento à atividade esportiva. Esse nível de especificidade treina os sistemas metabólicos incluindo exercícios que reproduzam as velocidades articulares e os movimentos angulares do esporte. Portanto, o personal trainer deve elaborar o programa de treinamento de força para incluir pelo menos um exercício que imite o padrão de movimento de cada habilidade básica do esporte do atleta (ver exemplos na Tabela 23.1).

Embora um aumento na força de uma repetição máxima (1 RM) seja um resultado comum de todos os programas que envolvem o levantamento de sobrecargas pesadas, melhorar a capacidade do atleta de gerar força em velocidades muito rápidas exige treinamento em altas velocidades.[16] Portanto, melhorar a 1 RM por meio do treinamento de força pesado em velocidade lenta convencional não garante a melhora do desenvolvimento de força em movimentos esportivos balísticos (p. ex., arremesso com salto do basquetebol, arremesso do beisebol, corte no voleibol). Em vez disso, o personal trainer deve selecionar exercícios de potência e conferir sobrecargas moderadas para permitir que o atleta desempenhe os movimentos de forma explosiva.[3]

> Quanto mais semelhante a atividade de treinamento for do movimento esportivo em si, maior a chance de uma transferência positiva a esse esporte. Portanto, o personal trainer deve elaborar o programa de treinamento de força de modo a incluir pelo menos um exercício que imite o padrão de movimento de cada habilidade básica do esporte do atleta.

# Periodização do treinamento de força

Um dos desenvolvimentos mais importantes na teoria do treinamento esportivo é a promoção de conceitos relativos à periodização. A **periodização** é o processo sistemático de variações planejadas em um programa de treinamento de força ao longo de um ciclo de treinamento.[12,13,30,35] As metas básicas da periodização são atendidas com a manipulação adequada de volume e intensidade e com a seleção efetiva de exercícios. Um número expressivo de pesquisas demonstrou que esse conceito eleva ao máximo as adaptações de treinamento.[10,20] Uma das principais vantagens desse método de treinamento é o risco reduzido de sobretreinamento devido ao tempo intencional dedicado à recuperação física e mental.[13,23,30] Normalmente, apenas os exercícios centrais são periodizados, mas todos os exercícios podem sofrer variações em intensidade e volume.[13,29,30,35]

> A periodização é o processo sistemático de variações planejadas em um programa de treinamento de força ao longo de um ciclo de treinamento.

## Ciclos e fases

Programas periodizados costumam ser divididos em três ciclos distintos. O **macrociclo** é a divisão maior, que normalmente constitui todo um ano de treinamento, mas também pode ser um período de até quatro anos (p. ex., para um atleta olímpico). Os macrociclos normalmente abrangem dois ou mais **mesociclos** divididos em muitas semanas ou poucos meses. O número de mesociclos depende dos objetivos do atleta e, se aplicável, do número de competições esportivas contidas dentro do período. Cada mesociclo é dividido em **microciclos** que podem variar de 1 a 4 semanas, as quais incluem variações de treinamento diário e semanal.[5-7,11,13,30,32]

Em 1981, Stone et al.[31] desenvolveram nos Estados Unidos um modelo para força e esportes de potência modificando o programa de periodização criado pela União Soviética e pelos países da Europa Oriental.[35,36] Essa estratégia divide o programa de treinamento em quatro mesociclos, cada um com uma meta ou foco principal:

- **Fase de hipertrofia:** desenvolver uma base muscular e metabólica para o treinamento futuro mais intenso utilizando um programa de treinamento de força que inclua exercícios específicos ou não ao esporte praticados em um alto volume e baixa intensidade.
- **Fase de força:** aumentar a força muscular máxima seguindo um programa de treinamento de força que se foque em exercícios específicos ao esporte de volume e intensidade moderados.
- **Fase de força/potência:** aumentar a velocidade de desenvolvimento de força integrando exercícios de potência/explosão específicos ao esporte de baixo volume e alta intensidade.
- **Fase de competição ou pico:** atingir força e potência de pico com a prática de um programa de treinamento de força específico ao esporte com intensidade muito alta e volume muito baixo.

TABELA 23.1 Exemplos de exercícios específicos relacionados ao esporte

| Habilidade esportiva | Exercícios específicos relacionados ao esporte* |
|---|---|
| Drible e passe de bola | Passe de peito, abdominal reverso, supino com pegada fechada, *triceps pushdown*, flexão em profundidade |
| Chute de bola | Agachamento dividido, agachamento dividido com salto, abdução de quadril com cabo, adução de quadril com cabo, levantamento de perna |
| Nado crawl | Puxada na polia alta, avanço, elevação lateral curvada, salto em distância em pé, salto vertical com as duas pernas |
| Salto | *Power clean*, *jerk*, agachamento tradicional, arranco de potência, salto com as duas pernas unidas, salto para caixa, salto em barreira frontal |
| Golpe de raquete | Crucifixo com halteres, crucifixo inverso, rosca punho, rosca punho inversa, supinação de punho, pronação de punho |
| Remo | *Leg press* angulado, remada na polia baixa, remada inclinada com barra, salto com as duas pernas unidas, *sit-up* com os joelhos flexionados, *sit-up* em 45 graus |
| Corrida/corrida de velocidade | Afundo, estepe em caixa, levantamento terra com uma perna reta, *power clean*, *butt kicker*, balanço de braços parado, corrida de velocidade em descida, reboque assistido por parceiro, corrida de velocidade em subida, corrida de velocidade resistida por um parceiro |
| Lance/arremesso | *Pullover* com haltere, extensão de tríceps, elevação frontal, rotação interna/externa do ombro |

* Esta não é uma lista completa: muitos exercícios específicos relacionados ao esporte podem ser incluídos.
Adaptado com permissão de NSCA, 2000.

- **Fase de repouso ativo:** permitir a recuperação fisiológica e mental por meio de um treinamento de força de baixo volume e baixa intensidade ou com a prática de atividades físicas não relacionadas ao esporte.

Descobriu-se que as pessoas podem obter ganhos de força e potência maiores repetindo essa série de cinco monociclos mais de uma vez por ano.[13,30] O conceito de variação é um fator vital que explica a vantagem de realizar toda a série de fases de treinamento *três* vezes em um único ano em vez de apenas uma vez.[13,30]

## Variação na seleção de exercícios

Evidências empíricas sugerem que as variações na seleção de exercício para o mesmo grupo muscular resultam em maiores aumentos em força e potência do que um programa sem variação nos exercícios. Isso não significa que o personal trainer precise variar os exercícios realizados a cada sessão de treinamento ou que todos os exercícios devam ser alterados ao realizar uma mudança. No entanto, mudanças nos exercícios podem ser feitas a cada duas ou três semanas, ou alguns exercícios podem ser variados em uma sessão de treinamento sim, outra não (i. e., com duas sessões de treinamento relativamente diferentes realizadas de maneira alternada). No entanto, certos exercícios centrais precisam ser mantidos durante todo o programa de treinamento para que se possa fazer progresso contínuo nos principais exercícios.[25]

> Variações na seleção de exercício para o mesmo grupo muscular resultam em maiores aumentos em força e potência do que um programa sem variação nos exercícios.

# Modelos linear e não linear de treinamento de força periodizado

O modelo de periodização clássico geralmente é um programa linear, isto é, a intensidade de treinamento cresce gradual e continuamente, e o volume de treinamento diminui gradual e continuamente de um mesociclo para o outro. Se houver variação na sobrecarga dentro da semana ou do mesociclo, o número de séries e repetições para determinado exercício não se altera no decorrer dos treinos. Uma variação no modelo linear envolve variações dentro da semana ou do microciclo tanto na sobrecarga de treinamento definida como no volume de treinamento para a maioria dos exercícios centrais (senão para todos). Esse tipo de modelo de periodização é conhecido como **ondulatório** (ou *não linear*).[4,13,28]

## Modelo de periodização linear

Para o modelo linear, as flutuações semanais nos exercícios centrais ocorrem de modo que o treinamento de nível de repetição máxima (RM) (i. e., 100% da sobrecarga de treinamento designada) é realizado em um dia (conhecido como *dia pesado*). O treinamento subsequente na mesma semana para o mesmo exercício é realizado em um nível leve (sobrecargas 10 a 30% mais leves do que no dia de RM), em um nível moderado ou médio (sobrecargas 5 a 10% mais leves do que no dia de RM) ou ambos (dependendo se houver dois ou três treinos por semana) – tudo com as mesmas definições de séries e repetições (consulte a seção "Variação dentro da semana" para mais explicações). Um exemplo de programa linear (embora mostre apenas uma semana) é o "Exemplo de programa de força muscular" no Capítulo 15 (Tabela 15.23). As sobrecargas do dia leve são apenas 80% das sobrecargas de RM total do "dia pesado", mas o número de séries e repetições (i. e., volume) permanece o mesmo em todos os treinos. O progresso em um programa periodizado linearmente envolve um aumento gradual em intensidade ao longo de várias semanas (ou microciclos) de treinamento. Normalmente, o período dedicado a uma variação de sobrecarga de intensidade específica pode ser de 2 a 4 semanas. O programa termina com uma fase de repouso ativo antes do início de outro ciclo completo de treinamento ou de um período de temporada (competitivo).

> Um programa de periodização linear envolve aumentos graduais e contínuos na intensidade de treinamento e reduções graduais e contínuas no volume de treinamento de um mesociclo para o próximo, mas nenhuma variação no número designado de séries e repetições dentro de cada mesociclo.

## Exemplo de programa de periodização linear

Antes de iniciar o programa periodizado, o personal trainer deve recomendar que o atleta complete um programa de treinamento básico de 4 a 6 semanas de intensidade mais baixa. Esse programa introdutório possibilitará que o atleta aprenda a técnica de exercício, ganhe uma adaptação inicial ao estresse do exercício de força e se prepare para o primeiro ciclo de treinamento. As sobrecargas são normalmente muito leves (p. ex., 15 a 20 RM). Esse programa básico é especialmente importante para iniciantes e pode ou não ser utilizado com atletas treinados e experientes. A Tabela 23.2 resume os parâmetros das fases de periodização linear e a Tabela 23.3 apresenta um exemplo de programa.

- **Fase de hipertrofia/resistência.** Essa fase de 2 a 4 semanas é o início formal de um programa periodizado. O personal trainer deve instruir o atleta a praticar de 3 a 5 séries de cada exercício em uma intensidade que permita 8 a 12 repetições (cerca de 75% de 1 RM) com períodos de repouso de 1 a 2 minutos entre as séries e os exercícios. Isso vai criar um estímulo de volume mais alto e intensidade mais baixa.
- **Fase de força.** Usando a mesma extensão de ciclo de 2 a 4 semanas, o atleta pratica de 3 a 5 séries de 5 a 6 repetições por exercício com uma intensidade de cerca de 85% de 1 RM. É permitido um período de repouso de 3 a 5 minutos entre as séries e os exercícios.
- **Fase de força/potência.** Durante as próximas 2 a 4 semanas, o atleta realiza exercícios que permitam apenas 3 ou 4 repetições por 3 a 5 séries em 90 a 93% de 1 RM. O personal trainer também inclui exercícios de potência (p. ex., *push press*, *power clean*) com sobrecargas relativamente mais leves[3] para permitir movimentos rápidos e explosivos. Recomenda-se um período de repouso mais longo entre as séries para a recuperação adequada.
- **Fase de competição.** Durante um período de 2 a 3 semanas, o personal trainer aumenta ainda mais a sobrecarga para que ela permita apenas 1 ou 2 repetições em ≥ 95% de 1 RM (sobrecargas um pouco mais leves para exercícios de potência).[3] O atleta realiza 3 ou 4 séries de cada exercício com um período de repouso de 3 a 5 minutos. Essa fase possibilita levar as capacidades de força e potência ao máximo, o que é especialmente importante para esportes que exijam força máxima e desenvolvimento de força rápido.
- **Fase de repouso ativo.** Nesse momento, o atleta entra na temporada competitiva depois de uma semana de repouso ativo ou completa formalmente um período de repouso ativo de 1 a 3 semanas antes de retornar à fase de hipertrofia para repetir o programa periodizado.

TABELA 23.2 Resumo da elaboração de um programa de periodização linear (exercícios centrais)

| Fase | Período (semanas) | Séries | Meta (repetições) | Período de repouso (tempo) | Sobrecarga definida |
|---|---|---|---|---|---|
| Hipertrofia | 2 a 3 | 3 a 5 | 8 a 12 | 1 a 2 min | ~ 75% de 1 RM<br>80 a 100% de 8 RM a 12 RM |
| Força | 2 a 3 | 3 a 5 | 5 a 6 | 3 a 5 min | ~ 85% de 1 RM<br>80 a 100% de 5 RM a 6 RM |
| Força/potência | 2 a 3 | 3 a 5 | 3 a 4 | 2 a 3* min | 90 a 93% de 1 RM<br>80 a 100% de 3 RM a 4 RM |
| Competição | 2 a 3 | 3 a 4 | 1 a 2 | 3 a 5 min | ≥ 95% 1 RM<br>80 a 90% de 1 RM a 2 RM** |
| Repouso ativo | 1 | Sem treinamento de força | Sem treinamento de força | Sem treinamento de força | Sem treinamento de força |

1 RM, peso máximo para uma repetição; RM, peso máximo para o número de repetição definido.
* Alguns exercícios ou situações podem exigir um repouso de até 5 min.
** As sobrecargas para exercícios de potência (p. ex., *push press*, *power clean*) podem precisar ser reduzidas para permitir movimentos rápidos e explosivos (consulte o Capítulo 15 para detalhes sobre a definição de sobrecargas para exercícios de potência).
Baseado em Pearson et al., 2000,[26] e Graham, 2002.[15]

TABELA 23.3 Exemplo de programa linear de três dias

| Fase | Semana | Séries | Meta de repetições* | Duração do período de repouso | Segunda-feira<br>Dia pesado<br>100% da sobrecarga de treinamento definida | Quarta-feira<br>Dia leve<br>80% da sobrecarga de treinamento definida | Sexta-feira<br>Dia médio<br>90% da sobrecarga de treinamento definida |
|---|---|---|---|---|---|---|---|
| Hipertrofia | 1 | 3 | 12 | 1 | 67% de 1 RM; 100% de 12 RM | 54% de 1 RM; 80% de 12 RM | 60% de 1 RM; 90% de 12 RM |
| | 2 | 3 | 10 | 1,5 | 75% de RM; 100% de 10 RM | 60% de 1 RM; 80% de 10 RM | 68% de 1 RM; 90% de 10 RM |
| | 3 | 4 | 8 | 1,5 | 80% de 1 RM; 100% de 8 RM | 64% de 1 RM; 80% de 8 RM | 72% de 1 RM; 90% de 8 RM |
| Força | 4 | 3 | 6 | 3* | 85% de 1 RM; 100% de 6 RM | 68% de 1 RM; 80% de 6 RM | 77% de 1 RM; 90% de 6 RM |
| | 5 | 4 | 5 | 3* | 87% de 1 RM; 100% de 5 RM | 70% de 1 RM; 80% de 5 RM | 78% de 1 RM; 90% de 5 RM |
| | 6 | 5 | 5 | 3* | 87% de 1 RM; 100% de 5 RM | 70% de 1 RM; 80% de 5 RM | 78% de 1 RM; 90% de 5 RM |
| Força/potência | 7 | 3 | 4 | 3* | 90% de 1 RM; 100% de 4 RM** | 72% de 1 RM; 80% de 4 RM | 81% de 1 RM; 90% de 4 RM |
| | 8 | 4 | 3 | 3* | 93% de 1 RM; 100% de 3 RM** | 74% de 1 RM; 80% de 3 RM | 84% de 1 RM; 90% de 3 RM |
| | 9 | 5 | 3 | 3* | 93% de 1 RM; 100% de 3 RM** | 74% de 1 RM; 80% de 3 RM | 84% de 1 RM; 90% de 3 RM |
| Competição | 10 | 3 | 2 | 5 | 95% de 1 RM; 100% de 2 RM** | 76% de 1 RM; 80% de 2 RM | 86% de 1 RM; 90% de 2 RM |
| | 11 | 4 | 2 | 5 | 95% de 1 RM; 100% de 2 RM** | 76% de 1 RM; 80% de 2 RM | 86% de 1 RM; 90% de 2 RM |
| | 12 | 4 | 1 | 5 | 100% de 1 RM; 100% de 1 RM** | 80% de 1 RM; 80% de 1 RM | 90% de 1 RM; 90% de 1 RM |
| Repouso ativo | 13 | Sem treinamento de força | | | | | |

1 RM, peso máximo para uma repetição; RM, peso máximo para o número de repetições definido. Essas orientações aplicam-se apenas a exercícios centrais. Quanto às definições de sobrecarga, consulte o Capítulo 15 para uma explicação sobre a relação entre um porcentual de 1 RM e o número de repetições que normalmente pode ser realizado.

* Alguns exercícios ou situações podem exigir um repouso de até 5 min.

** As sobrecargas para exercícios de potência (p. ex., *push press*, *power clean*) precisam ser relativamente mais leves para permitir movimentos rápidos e explosivos (ver Capítulo 15).

*** O atleta deve completar o mesmo número da meta de repetições – não de maneira mais simples porque as sobrecargas são mais leves. Isso também se aplica aos exercícios de potência cujas sobrecargas ficaram mais leves em relação às definições do dia pesado. As porcentagens de 1 RM apresentadas para os dias leves e médios foram calculadas multiplicando-se as porcentagens de 1 RM do dia pesado por 0,80 e 0,90 (respectivamente).

Baseado em Pearson et al., 2000,[26] e Graham, 2002.[15]

## Modelo de periodização não linear

Um modelo de periodização linear varia a intensidade (sobrecarga) e o volume dos exercícios centrais no decorrer da semana. Isso difere do modelo de periodização linear que modula a sobrecarga, mas mantém o volume intacto. Por exemplo, a intensidade de um programa de quatro dias pode ser: segunda-feira, pesado; terça-feira, leve; quinta-feira, potência; e sexta-feira, moderado (os demais da semana são dias de repouso). Isso continua por determinado tempo até o atleta começar um período competitivo ou uma fase de repouso ativo de 1 a 2 semanas.

> Um programa de periodização não linear ou ondulante envolve vacilações dentro da semana ou de microciclo na sobrecarga de treinamento e no volume definido.

### Exemplo de programa de periodização não linear

Como recomendado antes do início do programa de periodização linear, o atleta pode precisar completar um programa de treinamento básico de 4 a 6 semanas que incorpore muitas repetições com sobrecargas leves (p. ex., 15 a 20 RM) para reforçar a técnica de exercício adequada e oferecer uma base para as fases posteriores. Um programa não linear pode utilizar o mesmo período que um modelo de periodização linear (i. e., 12 a 16 semanas). As sessões diferentes de treinamento são sequenciadas ou alternadas dentro de um microciclo de sete dias (ou mais). As características dos treinos de periodização não linear estão listadas na Tabela 23.4 e um exemplo de programa é apresentado na Tabela 23.5.

**Segunda-feira (dia pesado).** Este treino enfatiza a força muscular definindo 3 ou 4 séries de cada exercício com uma sobrecarga de 3 a 6 RM. Para promover a recuperação, o personal trainer deve permitir um período de repouso de 3 a 5 minutos.

**Terça-feira (dia leve).** As sobrecargas mais leves deste treino permitem mais repetições, mas ainda são repetições máximas (p. ex., 10 a 15 RM). O atleta realiza 2 a 4 séries de cada exercício com um período de 1 a 2 minutos de repouso entre as séries e os exercícios.

**Quinta-feira (dia de potência).** Existem dois esquemas de sobrecarga e repetição para este treino, dependendo do exercício. Para exercícios de potência, o atleta realiza 3 ou 4 séries de 2 a 4 repetições com 30 a 60% de 1 RM para permitir velocidades de movimento mais altas; todos os outros exercícios centrais recebem o mesmo número de séries, mas com 2 a 4 RM. Além disso, o personal trainer pode incluir exercícios pliométricos de potência (p. ex., com uma bola medicinal) para desenvolver o componente de potência no programa de treinamento de atletas treinados e experientes. Recomenda-se um período de repouso de 2 a 3 minutos para permitir repouso adequado para os exercícios de potência, mas as séries de 2 a 4 RM podem exigir tempo de recuperação adicional.

**Sexta-feira (dia moderado).** Esta sessão utiliza sobrecargas 5 a 10% mais leves do que no dia pesado ou, pelo menos, uma intensidade suficientemente reduzida que permita 8 a 10 repetições para 2 a 4 séries de cada exercício. Recomenda-se um período de repouso de 1 a 2 minutos entre as séries e os exercícios.

Um exemplo de programa de periodização não linear de três dias é realizar cinco séries com sobrecarga de 3 RM no primeiro dia de treinamento da semana (i. e., o dia pesado), três séries com sobrecarga de 10 RM no dia seguinte de treinamento (o dia leve) e 4 séries com sobrecarga de 6 RM no último dia de treinamento (o dia moderado). Também nesse caso, tanto a sobrecarga como o volume são modificados ao longo da semana.

## Efetividade dos programas periodizados lineares e não lineares

A efetividade de um programa periodizado é atribuída à variação sistemática que permite ao atleta recuperar-se adequadamente das sobrecargas e repetições definidas. Com frequência, utiliza-se o método não linear de periodização para que o treinamento possa continuar ao longo da temporada. Isso é especialmente importante para esportes com temporadas longas (p. ex., tênis, luta, basquetebol, hóquei). Em geral, durante o programa de temporada, a frequência de treinamento é reduzida e o volume de exercício é modulado em relação à quantidade de competição e volume da prática esportiva. O elemento-chave desse tipo de treinamento é a variação e a capacidade de proporcionar repouso após um período de treinamento ou competição.[25]

Além disso, embora algumas fontes sugiram que não haja diferença,[4] tudo indica que o modelo não linear é mais efetivo na promoção de ganhos de força muscular do que o modelo linear.[20,28,33] Um motivo provável é que o atleta não é exposto a intensidades de treinamento continuamente maiores. Em vez disso, um programa de periodização não linear aplica um estresse de treinamento

TABELA 23.4 Resumo da elaboração de um programa de periodização não linear (exercícios centrais)

| Fase | Séries | Meta de repetições | Extensão do período de repouso | Sobrecarga definida |
|---|---|---|---|---|
| Pesada | 3 a 4 | 3 a 6 | 3 a 4 min | 85 a 93% de 1 RM<br>90 a 100% 3 RM a 6 RM |
| Leve | 2 a 4 | 10 a 15 | 1 a 2 min | 63 a 75% de 1 RM<br>70 a 80% de 10 RM a 15 RM |
| Potência | 3 a 4 | 2-4 | 2 a 3 min* | **Exercícios de potência**<br>30 a 60% de 1 RM**<br>50 a 80% de 2 RM a 4 RM |
| | | | | **Outros exercícios centrais**<br>90 a 95% de 1 RM**<br>90 a 100% de 2 RM a 4 RM |
| Moderada | 2 a 4 | 8 a 10 | 1 a 2 min | 75 a 80% de 1 RM<br>80 a 90% de 8 RM a 10 RM |

1 RM, peso máximo para uma repetição; RM, peso máximo para o número definido de repetições.
* Alguns exercícios ou situações podem exigir um repouso de até 5 min.
** Para alguns exercícios, o personal trainer deve definir sobrecargas de 30 a 60% de 1 RM ou 60 a 80% de RM para permitir que o atleta as realize de modo explosivo (consulte a referência 3 para detalhes sobre a definição de sobrecargas para exercícios de potência). Outros exercícios centrais devem receber sobrecargas de 2 a 4 RM.
*** Ou sobrecargas 5 a 10% menores do que no dia pesado.
Baseado em Graham, 2002.[15]

que contribui menos para a fadiga neural acumulada.[19] Outra opção é que o personal trainer monitore o atleta bem treinado que está seguindo um programa não linear por causa da sobrecarga relativamente alta; por exemplo, mesmo o dia leve envolve sobrecargas de RM.[3]

> Durante a temporada, a frequência de treinamento é reduzida e o volume de exercício é modulado em relação ao número de eventos competitivos e ao volume de prática esportiva.

## Conclusão

Como não há nenhum tipo de treino que beneficie todos os atletas da mesma forma, o programa de treinamento deve mesclar o conhecimento da ciência de exercícios existente (p. ex., seguir os princípios de especificidade e sobrecarga) com as necessidades práticas da administração de um programa de exercícios individualizado. Para tanto, o personal trainer pode elaborar um programa de treinamento que atinja às necessidades do atleta e atenda às demandas específicas do esporte desse indivíduo.

TABELA 23.5 Exemplo de programa de periodização não linear

| | Dia 1 Dia pesado | | | | Dia 2 Dia leve | | | | Dia 3 Dia de potência | | | | | Dia 4 Dia moderado | | | |
|---|---|---|---|---|---|---|---|---|---|---|---|---|---|---|---|---|---|
| Semana | Séries | Meta de reps | Repouso (min) | Sobrecarga | Séries | Meta de reps | Repouso (min) | Sobrecarga | Séries | Meta de reps | Repouso (min) | Sobrecarga* (potência) | Sobrecarga* (outros) | Séries | Meta de reps | Repouso (min) | Sobrecarga*** |
| 1 | 3 | 6 | 4 | 85% de 1 RM<br>90% de 6 RM | 2 | 15 | 1 | 65% de 1 RM<br>70% de 15 RM | 3 | 4 | 3 | 30% de 1 RM<br>50% de 4 RM | 90% de 1 RM<br>90% de 4 RM | 2 | 10 | 1,5 | 75% de 1 RM<br>80% de 10 RM |
| 2 | 3 | 6 | 4 | 85% de 1 RM<br>95% de 6 RM | 3 | 15 | 1 | 65% de 1 RM<br>72,5% de 15 RM | 3 | 4 | 3 | 32,5% de 1 RM<br>52,5 de 4 RM | 90% de 1 RM<br>92,5% de 4 RM | 3 | 10 | 1,5 | 75% de 1 RM<br>82,5% de 10 RM |
| 3 | 4 | 6 | 4 | 85% de 1 RM<br>100% de 6 RM | 3 | 15 | 1 | 65% de 1 RM<br>75% de 15 RM | 4 | 4 | 3 | 35% de 1 RM<br>55% de 4 RM | 90% de 1 RM<br>95% de 4 RM | 3 | 10 | 1,5 | 75% de 1 RM<br>85% de 10 RM |
| 4 | 3 | 5 | 5 | 87% de 1 RM<br>92,5% de 5 RM | 4 | 15 | 1 | 65% de 1 RM<br>77,5% de 15 RM | 4 | 4 | 3 | 37,5% de 1 RM<br>57,5% de 4 RM | 90% de 1 RM<br>97,5% de 4 RM | 4 | 10 | 1,5 | 75% de 1 RM<br>87,5% de 10 RM |
| 5 | 3 | 5 | 5 | 87% de 1 RM<br>95% de 5 RM | 4 | 15 | 1 | 65% de 1 RM<br>80% de 15 RM | 4 | 4 | 3 | 40% de 1 RM<br>60% de 4 RM | 90% de 1 RM<br>100% de 4 RM | 4 | 10 | 1,5 | 75% de 1 RM<br>90% de 10 RM |
| 6 | 4 | 5 | 5 | 87% de 1 RM<br>97,5% de 5 RM | 2 | 12 | 1,5 | 67% de 1 RM<br>70% de 12 RM | 3 | 3 | 3 | 45% de 1 RM<br>65% de 3 RM | 93% de 1 RM<br>90% de 3 RM | 2 | 9 | 2 | 77% de 1 RM<br>80% de 9 RM |
| 7 | 4 | 5 | 5 | 87% de 1 RM<br>100% de 5 RM | 3 | 12 | 1,5 | 67% de 1 RM<br>72,5% de 12 RM | 3 | 3 | 3 | 47,5% de 1 RM<br>67,5% de 3 RM | 93% de 1 RM<br>92,5% de 3 RM | 2 | 9 | 2 | 77% de 1 RM<br>82,5% de 9 RM |
| 8 | 3 | 4 | 5 | 90% de 1 RM<br>92,5% de 4 RM | 3 | 12 | 1,5 | 67% de 1 RM<br>75% de 12 RM | 4 | 3 | 3 | 50% de 1 RM<br>70% de 3 RM | 93% de 1 RM<br>95% de 3 RM | 3 | 9 | 2 | 77% de 1 RM<br>85% de 9 RM |
| 9 | 3 | 4 | 5 | 90% de 1 RM<br>95% de 4 RM | 4 | 12 | 1,5 | 67% de 1 RM<br>77,5% de 12 RM | 4 | 3 | 3 | 52,5% de 1 RM<br>72,5% de 3 RM | 93% de 1 RM<br>97,5% de 3 RM | 4 | 9 | 2 | 77% de 1 RM<br>87,5% de 9 RM |
| 10 | 4 | 4 | 5 | 90% de 1 RM<br>97,5% de 4 RM | 4 | 12 | 1,5 | 67% de 1 RM<br>80% de 12 RM | 4 | 3 | 3 | 55% de 1 RM<br>75% de 3 RM | 93% de 1 RM<br>100% de 3 RM | 4 | 9 | 2 | 77% de 1 RM<br>90% de 9 RM |

*(continua)*

TABELA 23.5 Exemplo de programa de periodização não linear (continuação)

| | Dia 1 Dia pesado | | | | Dia 2 Dia leve | | | | Dia 3 Dia de potência | | | | | Dia 4 Dia moderado | | | |
|---|---|---|---|---|---|---|---|---|---|---|---|---|---|---|---|---|---|
| Semana | Séries | Meta de reps | Repouso (min) | Sobrecarga | Séries | Meta de reps | Repouso (min) | Sobrecarga | Séries | Meta de reps | Repouso (min) | Sobrecarga* (potência) | Sobrecarga* (outros) | Séries | Meta de reps | Repouso (min) | Sobrecarga*** |
| 11 | 4 | 4 | 5 | 90% de 1 RM 100% de 4 RM | 2 | 10 | 1,5 | 75% de 1 RM 70% de 10 RM | 3 | 2 | 3 | 50% de 1 RM 70% de 2 RM | 95% de 1 RM 90% de 2 RM | 2 | 8 | 2 | 80% de 1 RM 80% de 8 RM |
| 12 | 3 | 3 | 5 | 93% de 1 RM 92,5% de 3 RM | 3 | 10 | 1,5 | 75% de 1 RM 72,5% de 10 RM | 3 | 2 | 3 | 52,5% de 1 RM 72,5% de 2 RM | 95% de 1 RM 92,5% de 2 RM | 3 | 8 | 2 | 80% de 1 RM 82,5% de 8 RM |
| 13 | 3 | 3 | 5 | 93% de 1 RM 95% de 3 RM | 3 | 10 | 1,5 | 75% de 1 RM 75% de 10 RM | 4 | 2 | 3 | 55% de 1 RM 75% de 2 RM | 95% de 1 RM 95% de 2 RM | 3 | 8 | 2 | 80% de 1 RM 85% de 8 RM |
| 14 | 4 | 3 | 5 | 93% de 1 RM 97,5% de 3 RM | 4 | 10 | 1,5 | 75% de 1 RM 77,5% de 10 RM | 4 | 2 | 3 | 57,5% de 1 RM 77,5% de 2 RM | 95% de 1 RM 97,5% de 2 RM | 4 | 8 | 2 | 80% de 1 RM 87,5% de 8 RM |
| 15 | 4 | 3 | 5 | 93% de 1 RM 100% de 3 RM | 4 | 10 | 1,5 | 75% de 1 RM 80% de 10 RM | 4 | 2 | 3 | 60% de 1 RM 80% de 2 RM | 90% de 1 RM 100% de 2 RM | 4 | 8 | 2 | 80% de 1 RM 90% de 8 RM |
| 16 | Repouso ativo | | | | | | | | | | | | | | | | |

1 RM, peso máximo para uma repetição; RM, peso máximo para o número definido de repetições. Essas orientações se aplicam apenas a exercícios centrais. Quanto às definições de sobrecarga, consulte o Capítulo 15 para uma explicação da relação entre o porcentual de 1 RM e o número de repetições que normalmente podem ser realizadas.

* Para exercícios de potência, o personal trainer deve definir sobrecargas em 30 a 60% de 1 RM ou 60 a 80% de RM para permitir que o atleta as realize de maneira explosiva (para mais informações sobre a determinação das sobrecargas de treinamento para exercícios de potência, consulte a referência 3). Outros exercícios centrais devem receber sobrecargas de 2 a 4 RM.

** Alguns exercícios ou situações podem exigir repouso de até 5 min.

*** Ou sobrecargas de 5 a 10% menores do que as sobrecargas do dia pesado.

Baseado em Pearson et al., 2000,[26] e Graham, 2002.[15]

## Questões para estudo

1. Qual das alternativas a seguir corresponde ao exercício de treinamento de força mais específico ao esporte para um jogador de voleibol?
   A. *Push press*.
   B. Elevação de ombro lateral.
   C. Desenvolvimento sentado.
   D. *Leg press*.

2. Qual das alternativas a seguir é organizada do mais curto ao mais longo?
   A. Mesociclo, microciclo, macrociclo.
   B. Macrociclo, microciclo, mesociclo.
   C. Microciclo, mesociclo, macrociclo.
   D. Microciclo, macrociclo, mesociclo.

3. Qual das alternativas a seguir é a ordem das fases de um programa periodizado?
   I. Força/potência.
   II. Hipertrofia.
   III. Repouso ativo.
   IV. Competição.
   V. Força.

F. I, II, III, V, IV.
G. IV, III, II, I, V.
H. III, IV, II, V, I.
I. II, V, I, IV, III.

4. Um personal trainer inclui o exercício de agachamento tradicional livre no programa de treinamento de força periodizado linearmente do atleta. Qual é a sobrecarga para um dia de treinamento médio se a 1 RM do atleta é de 182 quilogramas e a meta de repetições é de quatro por série?
   A. 164 quilogramas.
   B. 148 quilogramas.
   C. 130 quilogramas.
   D. 116 quilogramas.

5. Um atleta capaz de levantar 102 quilogramas no exercício de agachamento tradicional livre para um máximo de cinco repetições usaria qual das seguintes alternativas se o treino pedisse que ele realizasse agachamentos tradicionais livres com 80% de suas 5 RM?
   A. 5 repetições com 102 quilogramas.
   B. 1 repetição com 102 quilogramas.
   C. 5 repetições com 82 quilogramas.
   D. 1 repetição com 82 quilogramas.

## Questão de conhecimento aplicado

Use a Tabela 23.3 como guia para preencher o quadro com as sobrecargas definidas para o exercício de supino para o programa de treinamento de força periodizado linearmente de um atleta bem treinado. Sua 1 RM é de 87,5 quilogramas (lembre-se de arredondar para baixo). Parta do princípio de que não há aumentos na força do atleta ao longo de todas as fases de treinamento, apesar do fato de que a 1 RM do atleta com certeza aumentaria ao longo do tempo. Além disso, consulte a Tabela 15.5 para determinar a relação entre um porcentual de 1 RM e o número de repetições que normalmente podem ser realizadas.

| Fase | Semana | Meta de reps | Terça-feira Dia pesado | Quinta-feira Dia leve | Sábado Dia médio |
|---|---|---|---|---|---|
| Hipertrofia/resistência | 1 | 12 | | | |
| | 2 | 10 | | | |
| | 3 | 8 | | | |
| Força | 4 | 6 | | | |
| | 5 | 6 | | | |
| | 6 | 5 | | | |
| Força/potência | 7 | 4 | | | |
| | 8 | 4 | | | |
| | 9 | 3 | | | |
| Competição | 10 | 2 | | | |
| | 11 | 2 | | | |
| | 12 | 1 | | | |

## Referências bibliográficas


1. American College of Sports Medicine. 1998. Position stand: The recommended quantity and quality of exercise for developing and maintaining cardiorespiratory and muscular fitness, and flexibility in healthy adults. Medicine and Science in Sports and Exercise 30 (6): 975-991.
2. Atha, J. 1981. Strengthening muscle. Exercise and Sport Science Reviews 9: 1-73.
3. Baechle, T.R. and R.W. Earle. 2008. Resistance training. In: Essentials of Strength Training and Conditioning, 3rd ed., T.R. Baechle and R.W. Earle, eds. Champaign, IL: Human Kinetics.
4. Baker, D., G. Wilson, and R. Carlyon. 1994. Periodization: The effect on strength of manipulating volume and intensity. Journal of Strength and Conditioning Research 8: 235-242.
5. Chargina, A., M.S. Stone, J. Piedmonte, H.S. O'Bryant, W.J. Kraemer, V. Gambetta, H. Newton, G. Palmeri, and D. Pfoff. 1986. Periodization roundtable. National Strength and Conditioning Association Journal 8 (5): 12-23.
6. Chargina, A., M.S. Stone, J. Piedmonte, H.S. O'Bryant, W.J. Kraemer, V. Gambetta, H. Newton, G. Palmeri, and D. Pfoff. 1987. Periodization roundtable. National Strength and Conditioning Association Journal 8 (6): 17-25.
7. Chargina, A., M.S. Stone, J. Piedmonte, H.S. O'Bryant, W.J. Kraemer, V. Gambetta, H. Newton, G. Palmeri, and D. Pfoff. 1987. Periodization roundtable. National Strength and Conditioning Association Journal 9 (1): 16-27.
8. Coyle, E.F., D.C. Feiring, T.C. Rotkis, R.W. Cote, F.B. Roby, W. Lee, and J.H. Wilmore. 1981. Specificity of power improvements through slow and fast isokinetic training. Journal of Applied Physiology 51: 1437-1442.
9. DeLorme, P. 1945. Restoration of muscle power by heavy resistance exercises. Journal of Bone and Joint Surgery 27: 645-667.

10. Fleck, S.J. 1999. Periodized strength training: A critical review. Journal of Strength and Conditioning Research 13 (1): 82-89.
11. Fleck, S.J., and W.J. Kraemer. 1988. Resistance training: Exercise prescription. Physician and Sportsmedicine 16: 69-81.
12. Fleck, S.J., and W.J. Kraemer. 1996. Periodization Breakthrough! Ronkonkoma, NY: Advanced Research Press.
13. Fleck, S.J., and W.J. Kraemer. 1997. Designing Resistance Training Programs, 2nd ed. Champaign, IL: Human Kinetics.
14. Gardner, G. 1963. Specificity of strength changes of the exercised and non-exercised limb following isometric training. Research Quarterly 34: 98-101.
15. Graham, J.F. 2002. Periodization research and an example application. Strength and Conditioning Journal 24 (6): 62-70.
16. H.kkinen, K., P.V. Komi, M. Alen, and H. Kauhanen. 1987. EMG, muscle fibre and force production characteristics during a 1 year training period in elite weightlifters. European Journal of Applied Physiology 56: 419-427.
17. Kanehisa, H., and M. Miyashita. 1983. Specificity of velocity in strength training. European Journal of Applied Physiology 52: 104-106.
18. Knapik, J.J., R.H. Mawdsley, and M.U. Ramos. 1983. Angular specificity and test mode specificity of isometric and isokinetic strength training. Journal of Orthopedic and Sports Physical Therapy 5: 58-65.
19. Komi, P.V. 1986. Training of muscle strength and power: Interaction of neuromotoric, hypertrophic, and mechanical factors. International Journal of Sports Medicine 7 (Suppl): 101-105.
20. Kraemer, W.J. 1997. A series of studies: The physiological basis for strength training in American football: Fact over philosophy. Journal of Strength and Conditioning Research 11 (3): 131-142.
21. Kraemer, W.J., M.R. Deschenes, and S.J. Fleck. 1988. Physiological adaptations to resistance exercise: Implications for athletic conditioning. Sports Medicine 6: 246-256.
22. Kraemer, W.J., S.J. Fleck, and W.J. Evans. 1996. Strength and power: Physiological mechanisms of adaptation. Exercise and Sport Science Reviews 24: 363-397.
23. Kraemer, W.J., and B.A. Nindl. 1998. Factors involved with overtraining for strength and power. In: Overtraining in Athletic Conditioning. Champaign, IL: Human Kinetics.
24. Moffroid, M.T., and R.H. Whipple. 1970. Specificity of speed of exercise. Physical Therapy 50: 1693-1699.
25. Pearson, D. 1997. Weight training. In: Physical Education Handbook, 9th ed., N. Schmottlach and J. McManama, eds. New York: Prentice Hall.
26. Pearson, D., A. Faigenbaum, M. Conley, and W.J. Kraemer. 2000. National Strength and Conditioning Association's basic guidelines for the resistance training of athletes. Strength and Conditioning Journal 22 (4): 14-27.
27. Pearson, D., and G. Gehlsen. 1998. Athletic performance enhancement: A study with college football players. Strength and Conditioning 20 (3): 70-73.
28. Poliquin, C. 1988. Five steps to increasing the effectiveness of your strength training program. National Strength and Conditioning Association Journal 10 (3): 34-39.
29. Sale, D.G., J.D. MacDougall, A.R.M. Upton, and A.J. McComas. 1983. Effects of strength training upon motor neuron excitability in man. Medicine and Science in Sports and Exercise 15: 57-62.
30. Stone, M.H., and H.S. O'Bryant. 1987. Weight Training: A Scientific Approach. Minneapolis: Burgess.
31. Stone, M.H., H.S. O'Bryant, and J. Garhammer. 1981. A hypothetical model for strength training. Journal of Sports Medicine and Physical Fitness 21: 342-351.
32. Stone, M.H., H.S. O'Bryant, J. Garhammer, J. McMillan, and R. Rozenek. 1982. A theoretical model of strength training. National Strength Coaches Association Journal 4 (4): 36-40.
33. Stone, M.H., J. Potteiger, K.C. Pierce, C.M. Proulx, H.S. O'Bryant, and R.L. Johnson. 1997. Comparison of the effects of three different weight training programs on the 1RM squat: A preliminary study. Presentation at the National Strength and Conditioning Association Conference, Las Vegas, NV, June.
34. Thepaut-Mathieu, C., J. Van Hoecke, and B. Maton. 1988. Myoelectrical and mechanical changes linked to length specificity during isometric training. Journal of Applied Physiology 64: 1500-1505.
35. Wathen, D., T.R. Baechle, and R.W. Earle. 2008. Periodization. In: Essentials of Strength Training and Conditioning, 3rd ed., T.R. Baechle and R.W. Earle, eds. Champaign, IL: Human Kinetics.
36. Zatsiorsky, V. 1995. Science and Practice of Strength Training. Champaign, IL: Human Kinetics.

# Parte VI

# Segurança

# 24

# Disposição e manutenção da academia e dos equipamentos

Shinya Takahashi, PhD

**Ao término deste capítulo, você será capaz de:**

- Entender o processo de concepção e planejamento da academia, as orientações de especificação da academia, o processo de seleção de equipamento de exercício e as exigências de espaço da academia.
- Entender as considerações especiais feitas sobre as necessidades da disposição do equipamento no caso de academias domiciliares.
- Identificar as orientações adequadas de manutenção e limpeza para todos os aspectos da academia e dos equipamentos de exercício.

Os componentes essenciais do personal training envolvem a avaliação de riscos à saúde, a seleção apropriada das análises e da interpretação de resultados, a elaboração de programas de exercício apropriados, e a instrução e o treinamento seguros e efetivos. Além disso, muitas vezes, os personal trainers são responsáveis pelo planejamento de academias, bem como pela manutenção dos equipamentos de exercício utilizados no local. Este capítulo discute os temas de projeto de academias, e disposição e manutenção do equipamento.

## Concepção e planejamento de instalações

Uma estrutura efetiva de uma academia exige um trabalho meticuloso e um plano bem organizado. Estruturar e planejar um local de exercício inclui quatro fases: pré-planejamento, planejamento, construção e pré-funcionamento.[8] Antes de iniciar qualquer uma dessas fases, deve-se formar um comitê de planejamento da unidade. O comitê deve ser composto por vários tipos de profissionais, incluindo, mas não se limitando a eles, administradores, equipe de gestão da academia, arquiteto, empreiteiro, advogado, uma quantidade representativa dos potenciais utilizadores e um personal trainer.[8] Em geral, essas fases são identificadas esteja o comitê considerando construir uma unidade nova esteja ele querendo expandir ou atualizar instalações preexistentes.

Um personal trainer deve estar envolvido nas quatro fases principais de concepção e planejamento de academias: pré-planejamento, planejamento, construção e pré-funcionamento.

### Fase pré-planejamento

Na fase pré-planejamento, o comitê conduz uma análise de necessidades e um estudo de viabilidade. Também cria um plano diretor, escolhe um arquiteto, esboça a possibilidade de uma futura expansão e usos alternativos das áreas dentro da academia.

Ao conduzir a análise de necessidades, o comitê deve fazer as seguintes perguntas:[8,11]

- Quem é ou será a clientela da unidade?
- Qual é o número máximo de utilizadores potenciais? Qual é o número esperado de utilizadores no primeiro ano e nos seguintes?

O autor gostaria de agradecer às contribuições de Mike Greenwood, que escreveu este capítulo para a primeira edição de *Personal training - Guia completo*.

- Onde a unidade será localizada? Quais são as características da localização (p. ex., central, residencial, próximo a ruas movimentadas, próximo a concorrentes)?
- Que programas e serviços são necessários?
- Qual é o orçamento disponível?
- Quais são as necessidades específicas da clientela em potencial?
- Qual é o principal foco da unidade?
- Quem supervisiona e conserva o local?
- Quando o local será construído e estará funcionalmente operacional?
- Qual é a expectativa de longevidade da academia?

Quando o comitê descobre que existe uma necessidade, o próximo passo é conduzir um estudo de viabilidade, que determinará se o projeto deve ser realizado. Como parte do estudo de viabilidade, o comitê determina o custo, a localização da unidade, as necessidades do programa e o projeto de uso das instalações. Em geral, se conduz uma **análise SWOT** - análise de forças, oportunidades, fraquezas e ameaças - como parte do estudo de viabilidade.[8]

Se os resultados da análise de necessidades e do estudo de viabilidade forem positivos, o comitê desenvolve um plano diretor, que explicará em detalhes as metas do projeto e os procedimentos necessários para atingi-las. O comitê deve determinar o objetivo primário desse novo local[11] e escrever objetivos secundários como as exigências de equipamentos - quantos e quais tipos de equipamentos cardiovasculares, pesos livres, seletorizados, de teste e de reabilitação serão necessários. Como parte desse processo, o grupo vai precisar reunir e analisar informações sobre equipamentos e instalações disponíveis no mercado no momento.[11] Se o objetivo for a expansão da unidade, essas informações devem ser especialmente úteis para quando forem necessárias atualizações.

Deve-se escolher um arquiteto e a escolha precisa se basear em um processo de licitação durante o qual o comitê avalia os custos e a experiência. É preciso escolher um arquiteto com credenciais excelentes e um currículo forte.[8]

Como parte do processo, o comitê deve considerar a expansão futura ou usos alternativos das áreas dentro da unidade. Isso pode fazer parte do plano diretor e incluir locais de expansão futura dentro ou próximos do local, bem como usos futuros alternativos das salas projetadas. Um erro comum é planejar as instalações com base nas necessidades atuais e não considerar nem planejar para necessidades futuras.[8,20]

### Fase de planejamento

A fase de planejamento pode levar alguns meses e o resultado final deve ser uma planta detalhada da nova unidade. O comitê vai executar a planta detalhada do plano da unidade trabalhando de maneira próxima com o arquiteto do comitê e com vários outros profissionais de gerenciamento e planejamento da unidade, bem como profissionais de saúde e condicionamento, incluindo o personal trainer. O planejamento deve levar em conta a questão espacial de equipamentos e instalações, e também licenças legais regionais de saúde e segurança.

### Fase de construção

A fase de construção toma a maior parte do tempo. Ao longo da fase de construção, o comitê de planejamento da unidade deve monitorar para garantir que o plano diretor e os prazos do projeto estejam sendo cumpridos de forma ordenada e também supervisionar a construção.[8]

### Fase pré-funcionamento

O recrutamento e o desenvolvimento da equipe para uma unidade são o foco da fase pré-funcionamento. Devem-se considerar as questões a seguir:[8]

- Quantos membros a equipe da unidade terá (equipe profissional, equipe em meio período, equipe de manutenção, estagiários etc.)?
- Qual nível de qualificação as vagas de trabalho exigem?
- Como as vagas serão anunciadas e a equipe será recrutada?
- Que processo de entrevista será utilizado?
- Quais serão os horários dos funcionários?
- Como os funcionários serão treinados?

## Orientações de especificação da academia

Os personal trainers devem conhecer as especificações estruturais da academia. A seguir, estão orientações para o planejamento de uma academia, primeiramente para a unidade como um todo e, depois, para a sala de treinamento de força em particular.

### Orientações para a academia em geral

- Muitas orientações se aplicam à academia como um todo, incluindo área de máquinas cardiovasculares, sala de treinamento de força, área de alongamento e outras áreas ou salas de condicionamento.
- *Corredores.* Segundo o Americans with Disabilities Act (ADA), a largura dos corredores deve ser de no mínimo 91 centímetros para acomodar cadeiras de rodas.[8,21]* Os corredores e as passagens de circulação precisam ter no mínimo 152 centímetros de largura.[21]

* NT: Segundo a lei brasileira n° 7853, de 1989, os corredores ou passagens devem ter largura mínima de 120 centímetros.

O piso deve ser nivelado pelas portas de entrada (i. e., o limiar da porta no piso não deve ser erguido acima do nível do piso). Se o limiar exceder 1,3 centímetro, o local deve ter uma rampa com inclinação de 12 centímetros para cada 1 centímetro de mudança de altura a fim de possibilitar o acesso à unidade.[8] Placas de saída de emergência não devem ser obstruídas e precisam ser claramente visíveis (p. ex., luz suficiente).[8]

- *Luz natural e janelas.* A luz natural tende a aumentar a motivação do praticante de exercícios,[19] por isso é desejável localizar as máquinas cardiovasculares perto ou de frente para as janelas. A sensação de espaço e a luz natural são pontos positivos para pessoas que praticam exercício aeróbio. Contudo, se forem instaladas janelas ou claraboias, é essencial avaliar com atenção a sua localização.[14] Se a luz ofuscante for um problema, ela pode ser reduzida de maneira significativa com a coloração da janela, ou com cortinas ou persianas.
- *Sala de reparo e manutenção.* Recomenda-se colocar uma sala de reparo e manutenção ao lado ou perto da sala de condicionamento[14] por motivos de conveniência quando equipamentos grandes e pesados precisarem ser transferidos para a sala.
- *Bebedouro.* A recomendação é de um bebedouro instalado perto da entrada das principais salas de condicionamento ou em outros locais de acesso fácil para os utilizadores. No entanto, ele não deve estar localizado onde possa ser uma distração para os clientes ou onde bloqueie o fluxo de passagem. O ADA exige que todos os bebedouros sejam instalados em uma altura que possa ser alcançada por uma pessoa em cadeira de rodas.[21]
- *Kit de primeiros socorros e* ***desfibrilador externo automático (DEA)****.* É desejável instalar um kit de primeiros socorros, bem como um DEA, dentro ou perto das salas de condicionamento para acesso imediato. Os DEA na academia devem ser localizados a menos de 1,5 minuto de caminhada de um local de incidentes em potencial.[21] O ADA exige que todos os aparelhos de DEA fiquem a uma altura em que possam ser alcançados por uma pessoa em cadeira de rodas.[21]
- *Música e ruído de fundo.* Recomenda-se que as academias sejam planejadas para manter o ruído de fundo abaixo de 70 decibéis e nunca exceder 90 decibéis.[21] Além disso, a exposição média ponderada no tempo (TWA, do inglês *time-weighted average*) ao ruído ocupacional é de 85 decibéis por um período de 8 horas.[17] Uma exposição a partir desse nível é considerada perigosa. Para proporcionar uma distribuição de som equilibrada para a música, os alto-falantes devem ser instalados em lugares altos em todos os cantos das salas.[18] Quando a sala tem pé-direito alto e a perturbação sonora é acentuada, pode-se considerar a instalação de painéis de som para reduzir esse problema. Na sala de treinamento de força, outra fonte de ruído são os próprios pesos. Anilhas sem cobertura de uretano são mais caras do que as de metal, mas podem reduzir o ruído de maneira significativa.
- *Requisitos elétricos.* Em geral, recomenda-se que as academias tenham tomadas de 110 e 220 volts, visto que alguns tipos de equipamento cardiovascular exigem tomadas de 220 volts.[14] Para garantir que se atenda aos requisitos elétricos, os planejadores devem consultar os fabricantes antes de tomar uma decisão final sobre qual equipamento adquirir. É conveniente que haja outras tomadas nas salas de condicionamento para aspiradores, purificadores e outros fins. Além disso, disjuntores diferenciais são dispositivos de segurança fundamentais para desligar a energia automaticamente no caso de curto-circuito proveniente de problemas de água ou isolamento.[14,21]
- *Controle de temperatura e umidade.* Uma faixa de temperatura recomendada para a academia é entre 22 e 26°C.[2] Outras recomendações de temperatura variam entre 20 e 22°C.[21] A temperatura pode mudar drasticamente dependendo da estrutura da academia, bem como do nível de uso (p. ex., janelas, portas, isolamento e número de praticantes). Além disso, a quantidade de equipamentos motorizados utilizados ao mesmo tempo pode afetar a temperatura. Portanto, um sistema de aquecimento e resfriamento pode ser o mais efetivo do ponto de vista financeiro e também o mais fácil de usar.[14] A capacidade dos sistemas de ventilação deve ser de no mínimo de 8 a 10 trocas de ar por hora e uma faixa ideal de 12 a 15 trocas de ar por hora.[14] Além disso, recomenda-se um misto suficiente de ar fresco externo e ar interno recirculado movendo-se pela unidade.[8] A circulação de ar ideal deve ser atingida por ventiladores de teto. Por exemplo, dois ou mais ventiladores podem facilitar a circulação de ar em um ambiente de 111 m$^2$. O nível de umidade ideal de uma área de condicionamento é 50% ou menos e nunca mais de 60%.[21] Além disso, climatizadores de ar podem ser utilizados em casos de odor excessivo.
- *Sinalização.* A sinalização deve ser instalada para mostrar claramente políticas operacionais, regras da academia, orientações de segurança, entradas, saídas, sanitários e assim por diante.[20,21]
- *Quadros de avisos.* Quadros ou monitores de avisos podem ser utilizados para exibir informações sobre eventos futuros, anúncios e materiais educacionais. Eles devem ser localizados próximos à entrada principal da academia onde possam ser vistos sem que bloqueiem o fluxo de passagem.
- *Telefones.* Os telefones devem estar localizados na sala do supervisor para fins de emergência. Outros telefones podem ser instalados na entrada frontal e devem ficar numa altura máxima de 1,2 metro para o uso de pessoas em cadeiras de rodas.[21]

- *Caixas de sugestão.* Uma caixa de comentários e sugestões pode estar localizada perto da entrada principal da academia.

## Orientações para a sala de treinamento de força

As salas de treinamento de força têm características únicas que exigem o cumprimento de orientações específicas.

- *Localização da sala de treinamento de força.* Uma localização ideal da sala de treinamento de força é no piso térreo perto dos vestiários e uma entrada de serviço para facilitar a entrega de equipamentos.[14] É recomendável localizar a sala de treinamento de força longe das áreas que exigem privacidade e ruído mínimo, como salas de aula, laboratórios, salas de computadores, bibliotecas ou quartos de hotel.
- *Espaço para supervisores.* A localização ideal da sala do supervisor é na sala de treinamento de força para que ele possa ver a sala toda ou, no mínimo, próximo à sala de treinamento de força para que seja facilmente acessível. Se a sala do supervisor estiver localizada na sala de treinamento de força, recomendam-se janelas grandes com uma vista não obstruída (p. ex., sem grandes equipamentos na frente das janelas).
- *Relação de funcionários por cliente.* A relação recomendada entre profissionais de condicionamento e clientes em uma sala de treinamento de força é por volta de 1:10.[1,9,14] Recomenda-se que as salas de força e condicionamento de ensino fundamental não excedam a relação de 1:10 instrutor por atleta, ao passo que as salas de ensino médio não devem exceder a relação de 1:15, já unidades que acomodam atletas ou clientes com idade acima do ensino médio não devem exceder uma relação de 1:20.[2]
- *Altura do teto.* A altura ideal do teto de uma sala de treinamento de força varia entre 3,7 e 4,3 metros.[14] Um erro comum ao escolher uma altura de teto para uma sala de treinamento de força é não permitir espaço suficiente para os dutos de ar de aquecimento e resfriamento, luminárias, cabos de serviço, fios e estruturas de encanamento.[14]
- *Janelas.* As janelas na sala de treinamento de força devem ter um mínimo de 51 centímetros acima do chão.[14] Isso vai ajudar a reduzir o risco de quebra por uma anilha ou haltere rolando no chão. Se possível, é melhor evitar colocar janelas onde é provável que observadores ou praticantes de exercício se encostem.[14]
- *Portas.* É desejável haver portas duplas com coluna central removível para a transferência mais fácil de equipamentos de exercício grandes e pesados na sala de treinamento de força.[14] Além disso, quando for programada uma faxina pesada, a abertura grande para a sala de treinamento de força facilita a mobilidade de equipamentos de limpeza e exercício para dentro e para fora da sala de treinamento de força.
- *Iluminação.* É desejável que, na sala de treinamento de força, a luz seja mais forte do que seria necessário em uma sala de aula ou escritório (i. e., 50 velas ou 538 lux). A recomendação de iluminação na sala de treinamento de força é de 75 a 100 velas ou 807 a 1.076 lux.[16,21] A ADA exige que todos os interruptores fiquem a uma altura acessível para uma pessoa em cadeira de rodas.[21]
- *Depósito.* A sala de treinamento de força exige mais espaço de depósito do que se poderia imaginar.[8] O depósito pode ser necessário para materiais e equipamentos de limpeza, vestuário dos funcionários, toalhas, equipamentos pequenos e acessórios de equipamento de exercício.
- *Espelhos.* Os espelhos na sala de treinamento de força devem ser instalados a pelo menos 51 centímetros acima do chão para que não sejam danificados por anilhas ou halteres rolando em sua direção ou anilhas encostadas neles (o diâmetro de uma anilha olímpica de 20 quilogramas é de cerca de 45 centímetros).[14] Os suportes de barra e todos os outros equipamentos de peso devem estar posicionados a pelo menos 15 centímetros de distância dos espelhos para reduzir o risco de quebra.[14] Se o suporte de halteres estiver localizado próximo a espelhos e correr o risco de se mover, talvez seja necessário fixá-lo (i. e., parafusá-lo no chão). Esteiras de proteção ou acolchoamento de proteção especial podem ser ancorados na base da parede ou no chão para ajudar a proteger os espelhos.[2]

Há vantagens em haver espelhos na sala de treinamento de força. Um espelho proporciona ao cliente *feedback* imediato durante o exercício. Além disso, oferece *feedback* para o personal trainer sobre a técnica de exercício pela visão do lado cego do corpo do cliente durante o exercício. Os espelhos também são motivacionais, pois os clientes podem ver as melhoras e mudanças em suas características físicas. Além disso, os espelhos melhoram a aparência da sala de treinamento de força e a fazem parecer mais espaçosa.

No entanto, os espelhos também têm efeitos negativos em potencial. Os clientes podem se distrair olhando o espelho e deixar de se concentrar na técnica adequada de exercício. Além disso, alguns clientes não gostam de se olhar no espelho.

- *Piso.* Para o material do piso na sala de treinamento de força, os carpetes são a opção mais econômica; eles também vêm em uma grande variedade de cores e têm uma aparência agradável.[5] Tapetes de borracha interligados normalmente oferecem mais acolchoamento e durabilidade do que o carpete; porém, pó, areia e outros resíduos têm mais chances de se incrustar nos espaços interligados entre os tapetes.[13] Em geral, recomendam-se cores mais escuras para o piso porque há menos risco de exibir poeira e manchas.[5] Embora uma superfície de revestimento de borracha seja a escolha mais cara, ela é a melhor opção de piso uma vez que é homogênea, e oferece mais acolchoamento e durabilidade.[13]

Um piso de madeira é a melhor opção para plataformas olímpicas visto que a superfície lisa e plana proporciona melhor contato para os pés.[2] A superfície do piso deve ter o nível adequado de absorção de choque e tração para minimizar o risco de lesões por alto impacto ou queda. Pisos suspensos ou tapetes de borracha são apropriados para exercícios pliométricos. Superfícies duras, incluindo concreto, asfalto, azulejo e pisos de madeira dura, não são superfícies adequadas para atividades de alto impacto.[10] Se a sala de treinamento de força não for localizada no piso térreo, é desejável uma capacidade de sustentação de carga de pelo menos 488 quilogramas por metrô quadrado para acomodar os equipamentos de exercício mais pesados e evitar qualquer dano estrutural pela queda de anilhas pesadas.[18,20]

- *Paredes.* As paredes de uma sala de treinamento de força com alto fluxo de passagem ou alta atividade não devem ter obstruções como barras estendidas, cabos, lâmpadas ou espelhos quebrados ou não protegidos, prateleiras ou outros acessórios.[7]

> Para garantir um ambiente de exercício seguro e efetivo, os personal trainers devem conhecer todos os aspectos das especificações da academia.

## Seleção dos equipamentos de exercício

Avaliar o equipamento de exercício para uma academia envolve três fases: desenvolvimento de critérios funcionais para o equipamento, avaliação das especificações e efetividade do equipamento, e avaliação das práticas comerciais dos fabricantes.[12] Além desse processo, são utilizadas duas outras ferramentas de planejamento – uma planta experimental e uma lista de prioridades.[13] A planta experimental reflete todos os objetivos primários e secundários do plano da academia. Ela também deve especificar os tipos e quantidades de equipamentos necessários.[13] A lista de prioridades deve ser desenvolvida com base na análise de necessidades da academia. A maior prioridade em toda academia é a segurança e a prevenção de lesões.

> Os personal trainers devem estar envolvidos em todas as três fases do processo de seleção de equipamento: desenvolvimento dos critérios funcionais, avaliação das especificações e efetividade, e avaliação das práticas comerciais dos fabricantes.

### Fase 1: Desenvolver critérios funcionais para os equipamentos

O primeiro passo na seleção dos equipamentos de exercício é desenvolver critérios que atendam às necessidades funcionais dos usuários para os equipamentos. Ao selecionar equipamentos de exercício de força, é fundamental entender a mecânica do equipamento (p. ex., sistema de came; sistema de alavanca; sistemas de resistência incluindo pressão de água, pressão de ar, pilhas de peso, placas de barra, molas, equipamentos hidráulicos e eletromagnéticos). Além disso, os planejadores devem analisar os tipos de movimentos a serem utilizados (p. ex., resistência externa constante dinâmica [RCDE], plano único ou multiplano isométrico, e isolateral e bilateral) antes de tomar a decisão final.

Por outro lado, ao selecionar equipamentos cardiovasculares, é essencial considerar a escolha dos tipos mais versáteis e populares de equipamento (p. ex., uma esteira pode ser utilizada para diversas velocidades de caminhada e corrida; algumas máquinas elípticas podem mudar os comprimentos de passada) a fim de atender às necessidades de uma grande variedade de populações visadas.

### Fase 2: Avaliar as especificações e a efetividade do equipamento

Com base na análise de necessidades da academia, podem-se utilizar as seguintes questões no processo de seleção do equipamento.

- Que grupos etários e níveis de condicionamento caracterizam os indivíduos que utilizarão o equipamento?
- Existe alguma prioridade a ser considerada para a compra do equipamento de exercício (p. ex., equipamento cardiovascular ou equipamento de treinamento de força)?
- Existem pontos de venda diferenciais da academia a serem considerados?
- Como se pode atingir a coordenação de cores?
- Qual deve ser o custo do equipamento?
- A empresa oferece sessões de treinamento de manutenção?
- A empresa oferece serviços de manutenção periódica?
- Com que velocidade chegam as partes de substituição do equipamento?

No caso do equipamento de treinamento de força, devem-se considerar as três especificações a seguir.

- Materiais estruturais (i. e., tamanho e extensão do aço).
- Materiais conectivos (p. ex., soldas, parafusos, porcas, luvas, colares, gaxetas, arruelas, fitas).

- Materiais que afetam a funcionalidade (p. ex., coxinetes, mancais, trilhos, polias, cabos, cintos, alças, molas, isoladores, lubrificantes, tinta, decoração, placas, lixamento e limadura).

É fundamental estimar a quantidade de equipamentos de que a academia precisa antes de tomar decisões de compra. Na maioria dos casos, o equipamento cardiovascular é um componente essencial da academia e a decisão de quantos equipamentos cardiovasculares são necessários deve ser uma prioridade. Na indústria de condicionamento, não existem padrões ou diretrizes específicos para estimar a quantidade correta de equipamentos cardiovasculares, mas é uma prática comum seguir alguns passos. O primeiro é determinar quantos membros utilizarão a academia durante qualquer período determinado de 2 horas, calculando 25% do total de membros.[21] O segundo é determinar o número total de membros que serão utilizadores diários, calculando 33% do valor de 25% obtido no passo 1. O terceiro passo utiliza um padrão já definido para quantos equipamentos a academia terá para um determinado número de utilizadores diários. Por exemplo, se a academia definiu um padrão de um equipamento cardiovascular para cada cinco utilizadores, uma academia que tenha 2.000 membros deve ter um total de 33 máquinas cardiovasculares.

Para maximizar a utilização do espaço, equipamentos cardiovasculares sem fios podem ser vantajosos. Enquanto equipamentos com cabos de alimentação são limitados em relação à localização, equipamentos sem fio podem ser instalados em qualquer lugar na academia. Alguns fabricantes podem ter um monitor de TV acoplável para o equipamento cardiovascular. Alguns oferecem painéis computadorizados que exibem canais de TV, se conectam à internet e assim por diante; obviamente, esses são mais caros. É possível reduzir as despesas instalando diversas telas grandes de TV nas paredes ou pendurando-as no teto em frente à área cardiovascular. Se a máquina exige um fio para conectar à TV a cabo ou por satélite, as opções de localização podem ser limitadas. Se for considerado um sistema computadorizado de acompanhamento de exercício para cada máquina de treinamento com pesos, bem como para as máquinas cardiovasculares, podem ser necessários mais fios e tomadas.

Embora não haja padrões ou diretrizes para quantos ou quais tipos de equipamento de treinamento a academia deve ter, isso pode ser determinado com base no espaço total da unidade, nas características demográficas dos membros (p. ex., idade, sexo, capacidades físicas), nas necessidades e preferências dos membros e em seus padrões de utilização. Uma recomendação comum é oferecer pelo menos uma área de treinamento de força em circuito para cada mil usuários.[21]

O ideal é ver e utilizar o equipamento se possível antes de tomar uma decisão final. Se o equipamento considerado principal opção for utilizado em uma academia da região, é uma prática comum visitar a academia para avaliar melhor esse equipamento. Em alguns casos, as empresas fabricantes, bem como os vendedores locais de equipamentos de saúde e condicionamento, se dispõem a oferecer uma unidade de demonstração para experimentar. Frequentar feiras comerciais de equipamento de exercício ou conferências de condicionamento e saúde é outra forma de ver o equipamento e encontrar representantes de vendas da empresa para obter mais informações. Pode haver uma taxa de desconto especial de conferência.

Também é aconselhável perguntar se a empresa de equipamento de exercício ou seu revendedor têm opções de valor residual para ajudar a reduzir o custo de uma nova compra. Além disso, é possível considerar a opção de locação.

## Fase 3: Avaliar as práticas comerciais dos fabricantes

O primeiro passo na avaliação das práticas comerciais dos fabricantes de equipamento de exercício é analisar os registros comerciais das empresas, a qualidade de seus produtos, seu serviço de atendimento ao consumidor e sua reputação geral. Para fazer isso, é fundamental entrar em contato com o máximo de representantes de vendas possível de uma grande variedade de empresas para aprender sobre seus produtos e serviços específicos. Os fabricantes ou revendedores devem poder fornecer uma lista de academias que têm os equipamentos específicos em consideração. Além disso, pode ser vantajoso fazer ligações para as referências para obter uma avaliação complementar dos equipamentos e serviços. Todos os fabricantes ou revendedores de equipamentos com produtos de má qualidade, mau atendimento ao consumidor ou outras práticas comerciais inaceitáveis devem ser eliminados da lista de consideração.[13]

Se a prioridade for manter as despesas baixas, o ideal é comprar mais equipamentos da mesma empresa, se não todos eles, visto que pode haver desconto por volume. Além disso, os custos de frete podem ser reduzidos encomendando-se uma grande quantidade de equipamentos de uma só empresa, uma vez que os custos de frete são determinados com uma base de volume segundo seu peso. No entanto, como cada fabricante tem suas próprias especialidades, é quase impossível adquirir a melhor qualidade de todos os equipamentos necessários para uma academia de um único fabricante.

Depois de determinadas as especificações de todos os equipamentos, deve-se pedir que os fabricantes e/ou revendedores selecionados ofereçam descontos. Depois que todos os descontos forem oferecidos, é hora de avaliar as ofertas e determinar a melhor proposta (i. e., o melhor preço para a melhor qualidade do equipamento). Pode ser necessário um pedido de compra. Não é raro realizar-se um pagamento antecipado de 50% no momento em que a compra é feita.[3] É fundamental ter uma compreensão clara do contrato com o fabricante ou revendedor incluindo data de entrega, obrigações de instalação e formas de pagamento.

### Depois de encomendar novos equipamentos de exercício: entrega e recebimento

Depois que novos equipamentos de exercício são encomendados, deve-se estabelecer uma data e um horário de entrega.[20] É comum o fabricante contratar uma empresa de frete para entregar o equipamento, especialmente no caso de grandes quantidades. É essencial entrar em contato com o fabricante e com a empresa de frete para confirmar a data e o horário de entrega. A principal responsabilidade da empresa de frete é entregar o equipamento, não instalá-lo. É importante definir, antes da entrega, quem será responsável pela instalação dos equipamentos novos. Isso deve ficar claro no momento do pedido do equipamento.

É preciso considerar o número de funcionários necessários no momento da entrega, de que forma o equipamento será transportado para áreas específicas da academia, se a academia ou parte dela precisa ser fechada durante o processo de entrega e se serão necessários equipamentos ou ferramentas adicionais como carrinhos e paleteiras. Assim que o equipamento novo for instalado, ele deve ser inspecionado atenciosamente; quaisquer defeitos devem ser documentados e também fotografados se possível. O fabricante ou o revendedor deve ser contatado assim que possível sobre as medidas apropriadas para a troca do equipamento com defeito. Registrar e preencher os números de série e modelo do equipamento para inventário é uma boa prática.

## Planta e organização do equipamento

São utilizados três tipos gerais de equipamento em uma academia: equipamentos para treinamento de força, para treinamento aeróbio, e para alongamento e exercícios calistênicos. A seguir, estão métodos de organização de equipamentos e outras considerações relevantes:

- Dispor a academia de modo a separar áreas de máquinas cardiovasculares, máquinas seletorizadas, pesos livres, plataformas de levantamento olímpico, alongamento, exercício calistênico e reabilitação.
- Agrupar os equipamentos de treinamento de força em locais separados na sala de treinamento de força com base na parte do corpo visada por eles (p. ex., peitoral, ombros, costas, membros superiores, membros inferiores, abdome). Um sistema de codificação de cores (p. ex., cores diferentes de revestimento) pode ajudar os usuários a identificar facilmente quais aparelhos são para quais músculos ou grupos musculares. Além disso, pode-se colocar um mapa para demonstrar onde estão localizadas máquinas específicas de treinamento de força.
- Pode-se dispor uma área de treinamento de força em circuito para que todos os principais músculos ou grupos musculares possam ser treinados de modo a economizar tempo.
- Os equipamentos de treinamento de força e as máquinas cardiovasculares podem ser dispostos com base nas marcas ou fabricantes. Quando se compra uma grande quantidade de equipamento de mais de duas empresas, esse tipo de disposição de equipamentos pode ser preferível.
- As máquinas cardiovasculares podem ser dispostas com base em seus tipos, como esteiras, máquinas elípticas, bicicletas, máquinas de remo e simuladores de escada. As escolhas de disposição podem ser afetadas pelo fato de a máquina precisar ou não de uma tomada.
- Considerações especiais, como acessibilidade e um ambiente inclusivo para pessoas com deficiências, devem entrar na organização do equipamento.
- Dependendo do tamanho da academia e do público visado, organizar as áreas de exercício com base no tipo de equipamento cria um uso de espaço eficiente.[14] Academias maiores que atendem mais clientes têm uma variedade maior de equipamentos, de modo que agrupar equipamentos com base na parte do corpo visada melhora a funcionalidade e o acesso.

> Os personal trainers devem estar familiarizados com todos os aspectos da disposição de equipamentos e das orientações de espaço para oferecer uma supervisão efetiva, bem como um ambiente de exercícios seguro.

### Disposição dos equipamentos

As orientações gerais na sequência devem ser seguidas para a disposição dos equipamentos em uma academia. Outros exemplos específicos são listados na Tabela 24.1, "Orientações para o espaço do usuário e o espaço de segurança de equipamentos".

- Equipamentos de exercícios que exijam um observador devem ser posicionados longe de janelas, espelhos e portas para evitar distração ou colisão com outros clientes; de preferência, devem ser posicionados em áreas que sejam facilmente supervisionadas e acessíveis.
- Máquinas mais altas (p. ex., polia alta, *cable column*) ou equipamentos mais altos (p. ex., *racks* de agacha-

mento, *racks* de potência) devem ser posicionados em áreas perto das paredes ou pilares para possibilitar maior visibilidade. Além disso, talvez precisem ser parafusados às paredes ou ao piso para maior estabilidade e segurança.

- *Racks* de halteres e anilhas costumam ser posicionadas junto às paredes. Equipamentos menores devem ser posicionados no meio da sala para aumentar a visibilidade e maximizar o uso de espaço. Existem no mercado *racks* de halteres com apenas um ou vários níveis. Deve-se tomar uma decisão sobre quanto espaço pode ser utilizado para esse fim e quantos halteres precisam ser disponibilizados para os clientes.
- Para o treinamento com pesos em circuito, as máquinas de treinamento de força normalmente são posicionadas em uma ordem de modo a que os grupos musculares maiores sejam treinados antes e os menores depois.[19] Além disso, dispor o circuito de forma que o usuário possa treinar os músculos ou grupos musculares de maneira alternada pode minimizar a extensão de intervalos necessários entre os exercícios (p. ex., supino, depois *leg press*).
- Uma área à parte destinada ao alongamento deve ser criada em uma sala de treinamento de força. Usualmente, a área de alongamento se localiza em um setor mais silencioso e com menor circulação. Além dessa área, é interessante dispor-se de alguns colchonetes de alongamento por questões de conveniência (p. ex., um usuário poderia se servir de um colchonete e encontrar algum outro lugar quando a área de alongamento estiver lotada demais).
- Máquinas cardiovasculares que exigem que os clientes fiquem em uma posição ereta ou que sejam mais altas (p. ex., esteiras, simuladores de escada, treinadores elípticos) devem ser posicionadas atrás das máquinas cardiovasculares que exigem que os clientes fiquem mais baixos no chão (p. ex., máquinas de peso, bicicletas ergométricas, bicicletas horizontais). Com esse posicionamento, as máquinas mais altas não vão atrapalhar o campo visual (p. ex., para ver a televisão) de clientes que estejam utilizando máquinas mais baixas.
- As esteiras e quaisquer outras máquinas cardiovasculares com partes expostas que se movem para fora devem ter espaço ao redor suficiente por motivos de segurança. Além disso, as esteiras não devem ser posicionadas perto ou ao lado de bolas medicinais ou bolas de estabilidade. Uma bola deixada no chão pode vir a ser sugada sob a esteira e causar lesão grave.
- Todos os equipamentos devem ser posicionados a pelo menos 15 centímetros dos espelhos.

## Espaçamento dos equipamentos

O espaçamento adequado de equipamentos vai facilitar o acesso às máquinas, o melhor fluxo de passagem e a execução mais segura do exercício. Também possibilita que o personal trainer supervisione a academia e interaja com os clientes de maneira segura e efetiva.

Existem duas funções principais para o espaçamento adequado de equipamentos. Primeiro, esta forma melhora a capacidade de supervisão do personal trainer e proporciona espaço suficiente para os clientes realizarem cada exercício de maneira segura (chamado **espaço do usuário**). Segundo, o espaçamento adequado também deve facilitar o acesso entre cada equipamento (chamado **espaço de segurança**) e melhorar o fluxo de passagem. A área de condicionamento deve proporcionar entre 7,6 e 15,2 metros quadrados por equipamento no piso.[21] Para servir com efetividade clientes cadeirantes, podem ser necessários mais de 91 centímetros em volta dos equipamentos. A ADA exige que cada equipamento tenha um espaço livre adjacente de pelo menos 76 centímetros por 122 centímetros.[21]

A Tabela 24.1 mostra as exigências totais de espaço (i. e., o espaço do usuário mais uma área de segurança) para vários tipos de equipamento de exercício.[14,21] As orientações a seguir para espaço de equipamento são sugeridas pela National Strength and Conditioning Association.[5,8]

### Fluxo de passagem da academia

- É necessário um fluxo de passagem suficiente em volta do perímetro das áreas de máquinas cardiovasculares e de força para permitir acesso livre ao equipamento para clientes e personal trainers. Cores, estampas de piso ou carpete podem ser utilizados para identificar passarelas ao longo da academia. Para servir efetivamente aos clientes cadeirantes, podem ser necessários mais de 91 centímetros.
- Pelo menos uma passarela deve dividir a sala para proporcionar acesso fácil e rápido de entrada e saída da academia em caso de emergência.
- Uma via não obstruída de 91 centímetros de largura deve ser mantida na academia em todos os momentos como estipulado pelas leis federais, estaduais e municipais. Nenhuma máquina ou equipamento deve bloquear ou atrapalhar o fluxo de passagem na academia.
- Embora a altura do teto não afete o fluxo de passagem no chão, o teto não deve ter itens pendurados (vigas, canos, luzes, placas etc.) e deve ser alto o bastante para permitir que os clientes realizem exercícios acima da cabeça e saltos. Recomenda-se um mínimo de 3,7 metros.

### Área de alongamento e exercício calistênico

- Uma área de alongamento que permita 12 a 18 metros quadrados de espaço por usuário é aceitável,[21] sendo que 15 metros quadrados é considerado o ideal.[7]

- Pode ser necessária uma área maior se o personal trainer auxiliar o cliente com o alongamento (p. ex., exercícios de facilitação neuromuscular proprioceptiva).

### Área de treinamento de força com máquinas

- Todos os equipamentos e máquinas de treinamento de força devem ser espaçados a pelo menos 61 centímetros, de preferência 91 centímetros, de distância.
- Se for realizado um exercício de peso livre em uma área de máquina de treinamento de força (p. ex., uma área de treinamento em circuito), é necessário um espaço de segurança de 91 centímetros entre as extremidades da barra e todas as estações adjacentes.[14]
- Máquinas multiestacionais podem ser uma opção melhor para algumas academias em função do formato da sala de treinamento de força, da disposição do equipamento e da quantidade de espaço disponível. Uma grande variedade de configurações pode acomodar os diferentes tamanhos e disposições do espaço disponível em uma academia. Se possível, recomenda-se mais de 91 centímetros de espaço entre as máquinas multiestacionais e as máquinas uniestacionais.

### Área de treinamento de força com pesos livres

- As extremidades das barras olímpicas e das barras de peso fixo nos *racks* devem ser espaçadas a 91 centímetros de distância.
- A área designada para os pesos livres deve conseguir acomodar três a quatro praticantes.
- Se o equipamento de treinamento de força não tiver *racks* de anilha (p. ex., *racks* de agachamento e *racks* de potência costumam ter *racks* de anilha), podem-se posicionar *racks* de anilhas próximos ao equipamento e bancos em que se carregam anilhas, mas não a menos de 91 centímetros de distância.
- *Racks* de halteres devem ser posicionados a pelo menos 15 centímetros de distância dos espelhos para reduzir o risco de quebra.[14] Pode ser necessário parafusar os *racks* no chão se eles sempre se moverem na direção do espelho. Esse movimento pode ocorrer quando os halteres são guardados pelos usuários.

### Área de levantamento olímpico

- As passarelas de perímetro em volta da área da plataforma devem ter entre 0,9 e 1,2 metro de largura.[8]
- O espaço necessário para a área de levantamento olímpico é de 3,3 metros quadrados.[15]

### Área de exercício aeróbio

- Uma área de segurança ideal de 91 centímetros deve ser oferecida em todos os lados das máquinas de exercício aeróbio (deve-se evitar o posicionamento excessivamente próximo às paredes) para permitir fácil acesso dos clientes e personal trainers que estiverem supervisionando, bem como por questões de segurança.
- A Tabela 24.1 apresenta orientações de espaço precisas, mas as recomendações comuns são 2,2 metros quadrados para bicicletas ergométricas e simuladores de escada, 0,6 metro quadrado para máquinas de esqui, 3,7 metros quadrados para máquinas de remo e 4,2 metros quadrados para máquinas de esteira.[6] Essas recomendações de espaço incluem a área de segurança entre as máquinas.

## Considerações especiais para academias em casa

Em uma academia em casa, existem considerações especiais por causa do menor espaço disponível. As considerações que se aplicam ao ambiente comercial, em relação ao espaço e ao equipamento disponível, também se aplicam a uma academia em casa mas, normalmente, em menor escala. Também é essencial proporcionar espaço suficiente para a instrução efetiva e para um ambiente seguro. Em muitos casos, o cliente pode procurar um personal trainer em busca de conselhos sobre compra do equipamento doméstico. Os clientes e os personal trainers precisam considerar diversos aspectos de riscos potenciais que possam existir em uma academia em casa, como questões do ambiente (p. ex., iluminação, temperatura, umidade etc.) e a segurança de crianças e animais de estimação.

> O personal trainer deve estar a par das compras de equipamentos de exercício domiciliares, das considerações especiais para o ambiente de academia em casa, bem como do espaço e da disposição do equipamento da academia em casa.

### Compras de equipamento de exercício em casa

A compra de equipamentos adequados para o exercício em casa é uma das maiores dificuldades que o personal trainer e o cliente enfrentam. São necessárias uma análise e uma avaliação rigorosas do equipamento para tomar uma decisão final, e devem ser levados em consideração os aspectos a seguir no processo de compra de equipamento de exercício domiciliar.

Devem ser tomadas algumas decisões fundamentais para a compra de equipamento para um ambiente doméstico. A primeira são as necessidades do cliente den-

TABELA 24.1 Orientações para o espaço do usuário e o espaço de segurança de equipamentos

| Tipo de exercício ou equipamento | Espaço do usuário e espaço de segurança necessários para equipamentos autônomos |
|---|---|
| Exercícios em decúbito dorsal e ventral (p. ex., supino, extensão de tríceps deitado) | **Fórmula**<br>(Comprimento real do banco de peso [um comprimento de espaço de usuário de cerca de 1,8 a 2,4 metros] + um espaço de segurança de 0,9 metro em cada lado*) *multiplicado por* (comprimento real da barra [um espaço do usuário de 1,2 a 2,1 metros] + um espaço de segurança de 0,9 metro em cada lado*)<br>**Exemplo**<br>Se um cliente que utiliza um banco de peso de 1,8 metro de largura para o exercício de supino com uma barra olímpica:<br>(1,8 + 0,9 + 0,9) × (2,1 + 0,9 + 0,9) = 14 metros quadrados |
| Exercícios em pé (p. ex., rosca bíceps, remada ereta) | **Fórmula**<br>(Comprimento do espaço do usuário para um exercício em pé de 1,2 metro + uma área de segurança de 0,9 metro em cada lado*) *multiplicado por* (comprimento real da barra [uma "largura" de espaço de usuário de 1,2 a 2,1 metros] + um espaço de segurança de 0,9 metro de cada lado*)<br>**Exemplo**<br>Se um cliente está realizando a rosca bíceps (em pé) utilizando uma barra de 1,2 metro de largura:<br>(1,2 + 0,9 + 0,9) × (1,2 + 0,9 + 0,9) = 9 metros quadrados |
| Exercícios em pé em um *rack* (p. ex., agachamento tradicional, desenvolvimento) | **Fórmula**<br>(Comprimento do espaço do usuário para um exercício em pé de 1,2 a 1,8 metro + uma área de segurança de 0,9 metro em cada lado*) *multiplicado por* (comprimento da barra olímpica [uma largura de espaço de usuário de 2,1 metros] + um espaço de segurança de 0,9 metro de cada lado*)<br>**Exemplo**<br>Se um cliente está realizando um agachamento tradicional em um *rack* de potência de 1,2 metro quadrado utilizando uma barra olímpica:<br>(1,2 + 0,9 + 0,9) × (2,1 + 0,9 + 0,9) = 11,7 metros quadrados |
| Área de levantamento olímpico (p. ex., *power clean*, afundo**; estepe**) | **Fórmula**<br>(Comprimento da plataforma de levantamento [um espaço de usuário de normalmente 2,4 metros] + um espaço de segurança de 0,9 a 1,2 metro em cada lado*) *multiplicado por* (comprimento da plataforma de levantamento [um espaço de usuário de normalmente 2,4 metros]) + um espaço de segurança de 0,9 a 1,2 metro de cada lado*)<br>**Exemplo**<br>Se um cliente está realizando o exercício de *power clean* em uma plataforma olímpica com um espaço de segurança de 1,2 metro:<br>(2,4 + 1,2 + 1,2) × (2,4 + 1,2 + 1,2) = 23 metros quadrados |
| Atividades de alongamento e aquecimento | **Fórmula**<br>(Um comprimento espaço de usuário de 2,1 metros) *multiplicado por* (um comprimento de espaço de usuário de 2,1 metros)<br>**Exemplo**<br>Se um cliente está realizando um alongamento de Hurdler modificado<br>(2,1) × (2,1) = 4,4 metros quadrados |
| Máquinas de exercício de treinamento aeróbio e de força | **Fórmula** (ver anteriormente as orientações gerais para equipamento aeróbio):<br>(o comprimento da máquina em si [um comprimento de espaço de usuário de 0,9 a 2,4 metros] + um espaço de segurança de 0,9 metro em cada lado*) *multiplicado por* (a largura da máquina em si [um comprimento de espaço de segurança de 0,5 a 1,8 metro] + um espaço de segurança de 0,9 metro de cada lado*)<br>**Exemplo**<br>Se o cliente está correndo numa esteira:<br>(2,1 + 0,9 + 0,9) × (0,9 + 0,9 + 0,9) = 10,5 metros quadrados<br>Se o cliente está realizando o exercício na máquina de supino sentado:<br>(1,5 + 0,9 + 0,9) × (1,2 + 0,9 + 0,9) = 9,9 metros quadrados |
| *Em uma unidade de exercício domiciliar*: dança aeróbia, *kick boxing*, exercícios calistênicos | **Fórmula**<br>(Um comprimento do espaço de usuário de 1,5 a 2,1 metros) *multiplicado por* (uma largura de espaço de usuário de 1,5 a 2,1 metros)<br>**Exemplo**<br>Se o cliente está se exercitando com um vídeo de dança em casa:<br>(1,8) × (1,8) = 3,2 metros quadrados |

* Se o exercício ou equipamento for posicionado entre um grupo de equipamentos semelhantes, o espaço de segurança deve ser de apenas 0,9 metro em *um* lado, porque o equipamento adjacente servirá de espaço de segurança do *outro*. Portanto, os cálculos de espaço de segurança devem ser: (comprimento do espaço de usuário + 0,9 metro) *multiplicado por* (largura do espaço de usuário + 0,9 metro).

** Embora o afundo e o estepe não sejam exercícios explosivos ou de potência e, portanto, não tenham de ser realizados em uma plataforma, a natureza "móvel" ou "deambulante" desses e de outros exercícios como eles seria beneficiada pela separação proporcionada por uma plataforma olímpica. Por isso, de um ponto de vista de segurança, eles são incluídos nessa linha.

Adaptado com autorização de NSCA, 2008.

tro de um orçamento predeterminado. A segunda é a quantidade de espaço de exercício disponível, incluindo altura do teto, largura da porta e outros aspectos estruturais da casa. Terceiro, examina-se a diversidade de equipamentos de exercício domiciliar disponíveis de empresas de confiança que ofereçam garantias interessantes. A internet é uma excelente maneira de encontrar equipamentos, mas é uma prática conveniente experimentar o equipamento se ele estiver disponível em uma loja da região. Além disso, como a maioria dos equipamentos de exercício são pesados, as taxas de frete e manuseio devem ser levadas em conta na decisão final. Em quarto lugar, o custo é sempre um fator importante, mas variedade, diversidade, portabilidade e eficiência de espaço também são considerações necessárias. Alguns personal trainers desaconselham a compra de equipamentos de exercício que possam ser desmontados e armazenados onde não sejam vistos porque essa prática pode criar uma barreira para acessar o equipamento e atingir as metas de exercícios.

## Questões de ambiente doméstico

Uma academia em casa apresenta outras questões de segurança que envolvem o acesso à área de exercício por crianças e animais de estimação. Questões elétricas são mais uma consideração de segurança.

- Para evitar lesão grave, crianças e animais de estimação devem ser mantidos a uma distância segura de tomadas elétricas e qualquer equipamento de exercício.
- Um portão vazado posicionado na entrada pode ajudar a promover um ambiente de exercício mais seguro.
- Se portas ou janelas dão acesso à área de exercício, elas devem permanecer trancadas quando o equipamento não estiver sendo utilizado. Para garantir a segurança do ambiente de estar, pode ser necessário desativar alguns tipos de equipamento (i. e., desligar fios de esteiras, remover acessórios de máquinas de força, remover pinos de peso de máquinas, remover anilhas de barras, posicionar barras fora do fluxo de passagem).
- O cliente e o personal trainer também devem garantir que a academia em casa tenha alimentação elétrica suficiente para suportar novos equipamentos.[19]
- Quando possível, as tomadas devem ser **disjuntores diferenciais residuais (DR)** protegidos com capacidades de voltagem de 110 e 220 para que a energia seja desligada automaticamente no caso de uma sobrecarga elétrica.[14] Também devem existir outras tomadas elétricas para aspiradores de pó e outros equipamentos e ferramentas elétricas.
- O cliente deve utilizar um colchonete para exercício no chão a fim de reduzir o acúmulo de transpiração em superfícies de carpete permanente.

## Disposição do equipamento em casa

Como a academia em casa é menor, tem menos equipamentos e atende menos pessoas do que uma academia comercial, todos os equipamentos fixos (p. ex., máquinas de exercício aeróbio e *racks* de halteres) costumam ser dispostos ao longo do perímetro da sala bem próximo às paredes. Deve-se usar o bom senso para evitar lesões e danos estruturais à academia (ver Fig. 24.1).

- O espaço de segurança em volta do equipamento normalmente é reduzido (p. ex., 46 centímetros em vez de 91).
- A recomendação de espaço para atividades como dança aeróbia, *kick boxing* e exercícios calistênicos é de 2,4 a 4,6 metros quadrados.[21]

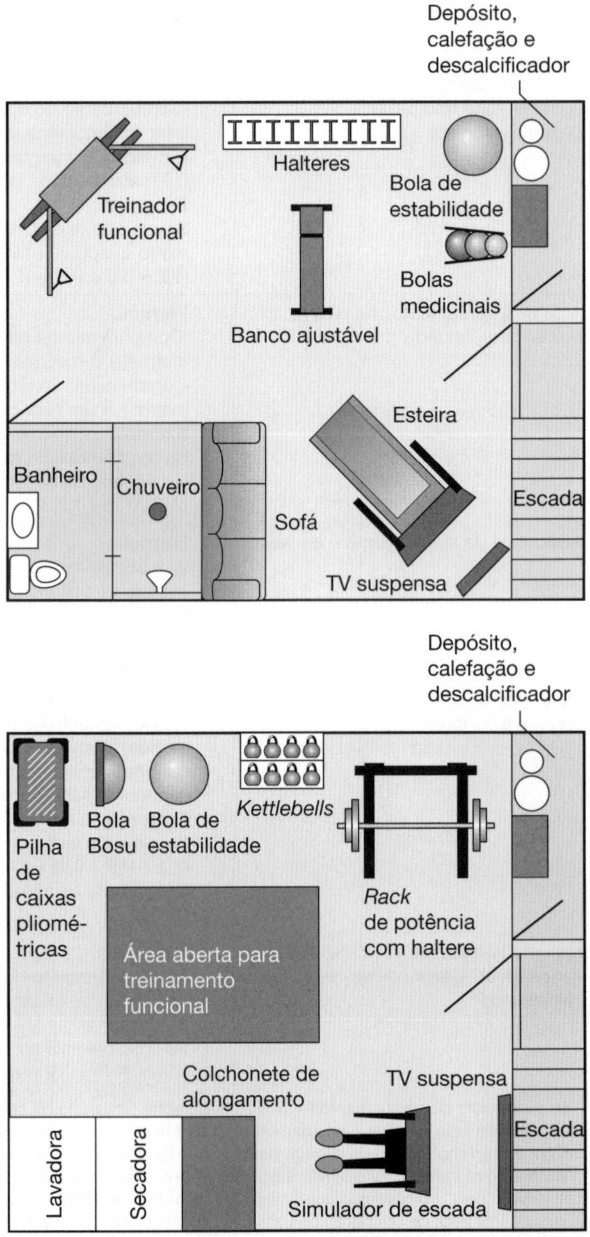


FIGURA 24.1 Dois exemplos de planta de academia em casa.

- Aparelhos de entretenimento, como televisões, aparelhos de DVD, rádios, leitores de CD ou tecnologias mais recentes na área de exercício, podem ser instalados em uma parede ou no teto para que o cliente possa assistir a vídeos instrutivos e ouvir música ou o noticiário.[21]

## Manutenção da academia e do equipamento

A manutenção da academia e do equipamento pode se tornar facilmente reativa em vez de proativa. Para proporcionar um ambiente seguro de exercício, o foco devem ser os procedimentos de manutenção preventiva. Os procedimentos de limpeza e manutenção regular não apenas garantem um ambiente seguro mas também aumentam a longevidade do equipamento de exercício. Deve-se estabelecer um cronograma diário, semanal e mensal de inspeção, manutenção e limpeza. Isso vai garantir a segurança dos clientes e o funcionamento adequado do equipamento. Os personal trainers devem conhecer todos os aspectos de inspeção, manutenção e procedimentos de limpeza dos equipamentos a fim de proteger seus clientes de lesões em potencial e evitar processos.

> A manutenção correta da academia e do equipamento não apenas promove um ambiente de exercício seguro como também aumenta a longevidade da academia e do equipamento.

### Manutenção da academia

Em muitos casos, a maioria dos membros utiliza uma sala de treinamento de força para seus treinos principais; portanto, a sala de treinamento de força se torna a imagem da academia como um todo. Áreas como as sob e entre os equipamentos podem ser difíceis de limpar de forma rigorosa. Portanto, a manutenção e a limpeza de academias deve começar com uma avaliação dos tipos de superfícies presentes e das dificuldades de manutenção e limpeza que podem surgir em cada área.

- Os personal trainers devem avaliar com frequência a condição de paredes, pisos e tetos, bem como a acessibilidade e o posicionamento seguro do equipamento.
- A limpeza da academia comercial muitas vezes é responsabilidade não apenas da equipe de limpeza mas também da equipe de personal training. Outra opção é contratar uma empresa de limpeza profissional.
- A limpeza da academia domiciliar pode ser feita pelo proprietário da casa ou pelo personal trainer. Se o personal trainer utiliza a academia domiciliar do cliente (personal training *in loco*), as obrigações de limpeza devem ser discutidas e determinadas junto com o cliente.

#### Piso

- O personal trainer precisa inspecionar, manter e limpar o chão regularmente.
- Pisos de madeira devem ser mantidos sem lascas, buracos, pregos sobressalientes, tábuas tortas ou parafusos soltos. A inspeção dessas áreas potencialmente problemáticas deve ocorrer diariamente durante a limpeza regular.
- Pisos ladrilhados devem ser tratados com agentes antifúngicos e antibacterianos, especialmente na área de exercício aeróbio. Os pisos ladrilhados também devem ser resistentes a escorregões e umidade e não devem apresentar acúmulo de calcário ou poeira.
- Os pisos de borracha flexível nas áreas de pesos livres e máquinas devem ser tratados com agentes antifúngicos e antibacterianos da mesma forma que o piso da área de exercício aeróbio. O piso de borracha deve ser mantido sem grandes fendas, cortes ou partes gastas.
- Tapetes interligados devem ser firmes, sem abas protuberantes e dispostos de maneira a não se separarem nem se enrugarem.
- A área de alongamento deve ser mantida sem acúmulo de pó. Os colchonetes ou carpetes não devem ser absorventes, e devem conter agentes antifúngicos e antibacterianos.
- O carpete deve ser mantido sem rasgos, e as passagens e áreas de grande fluxo devem ser protegidas com mais colchonetes. Todas as áreas devem ser varridas e aspiradas ou esfregadas de acordo com os horários de limpeza definidos.
- O piso deve ser mantido adequadamente firme e fixo, e todos os equipamentos fixados devem ser parafusados com firmeza no chão.

#### Paredes

- O personal trainer precisa inspecionar, manter e limpar as paredes regularmente. As superfícies das paredes incluem espelhos, janelas, saídas, áreas de armazenamento e prateleiras. As superfícies das paredes devem ser limpas duas ou três vezes por semana ou sempre que necessário.

#### Teto

- O personal trainer precisa inspecionar, manter e limpar o teto. A manutenção dos tetos na academia é muitas vezes negligenciada. Essa tarefa inclui as luminárias de teto e acessórios como lâmpadas, aparelhos de ar-condicionado, aparelhos de aquecimento, dutos de ar, *sprinklers* e canos, alto-falantes, monitores de TV e ventiladores de teto.

- Tetos apainelados devem ser mantidos limpos e qualquer painel danificado ou ausente deve ser substituído conforme necessário. Tetos abertos com canos e dutos expostos não precisam de remoção de pó regular, mas devem ser limpos quando necessário.

Consulte a *Checklist de segurança para a manutenção dos equipamentos de exercício e da academia* da National Strenght and Conditioning Association (NSCA) para uma lista de tarefas de manutenção e cronograma de limpeza da unidade.

## Manutenção do equipamento

Manter os equipamentos funcionais, limpos e seguros para o uso é uma parte fundamental das tarefas diárias do personal trainer. Equipamentos utilizados constantemente e que não são limpos ou preservados de forma regular podem ser perigosos para o cliente e para o personal trainer.

- Em uma academia comercial, a equipe de manutenção, os personal trainers e os representantes locais do equipamento devem limpar e fazer a manutenção do equipamento regularmente.
- Oferecer toalhinhas descartáveis de limpeza e um frasco de líquido de limpeza com panos perto do equipamento de exercício pode incentivar os usuários a limpar o equipamento antes e depois do uso. Além disso, ao limpar fluidos corporais, como suor, de uma máquina, recomenda-se utilizar luvas descartáveis com ou sem base de látex. Elas devem ser facilmente encontráveis na academia. Se essa não for uma opção, devem-se lavar as mãos com água e sabão após o equipamento ser limpo de suor ou qualquer outro fluido corporal.
- As limpezas menores dos equipamentos de exercício em uma academia podem ser responsabilidade do cliente; porém, é função do personal trainer realizar a manutenção e a limpeza correta e regular desse equipamento.

Consulte a *Checklist de segurança para a manutenção dos equipamentos de exercício e da academia* da National Strenght and Conditioning Association (NSCA) para uma lista de tarefas de manutenção e cronograma de limpeza da unidade.

### Área de alongamento

Equipamentos utilizados com frequência para alongamento incluem colchonetes, acolchoados, varas de alongamento, cordas elásticas e escadas de alongamento.

- Os colchonetes nas áreas de alongamento devem ser limpos e desinfetados diariamente em momentos oportunos.
- Os colchonetes não devem apresentar rachaduras ou rasgos.
- As áreas entre os colchonetes devem ser varridas ou aspiradas regularmente para evitar o acúmulo de pó e sujeira.
- A área de alongamento não deve conter bancos, halteres ou outros equipamentos que criem bagunça e possam danificar as superfícies dos colchonetes. Todos os equipamentos devem ser armazenados após o uso e as cordas elásticas devem ser fixadas em um base, ter seu nível de desgaste checado e ser substituídas quando necessário.
- Podem se considerar frascos de solução para limpeza e panos para limpar os colchonetes após o uso. Alguns itens devem ficar bem próximos do colchonete de alongamento, mas localizados de maneira a não apresentar risco.

### Área de exercício calistênico

Bolas de estabilidade, bolas medicinais, caixas pliométricas, escadas, cones, equipamentos de treinamento de equilíbrio, bancos inclináveis, bancos de hiperextensão e cordas de pular costumam ser utilizados na área de exercício calistênico.

- Todos os revestimentos de colchonetes e bancos devem ser desinfetados diariamente, e não devem apresentar rachaduras ou rasgos.
- As partes superior e inferior das caixas pliométricas devem ter superfícies antiderrapantes para uso seguro, e devem ser inspecionadas mensalmente em busca de desgaste excessivo.
- Outros equipamentos e acessórios devem ser inspecionados regularmente para a segurança funcional e devem ser limpos regularmente para estender sua durabilidade.

### Área de máquina de treinamento de força

Uma grande variedade de máquinas de treinamento de força disponíveis no mercado (p. ex., came, polia, cabo, cinto, corrente, cargas de placa, seletorizada, pneumática, isocinética) existem em modelos de única estação e múltiplas estações.

- Os revestimentos de banco e superfícies de máquinas que entram em contato com a pele devem ser limpos e desinfetados diariamente, e não apresentar rachaduras ou rasgos.
- Hastes-guia em máquinas seletorizadas devem ser limpas e lubrificadas duas ou três vezes por semana.
- Nenhuma máquina deve apresentar pinos, parafusos, cabos ou correntes soltos, nem partes gastas ou protuberantes que precisem de substituição ou remoção. Além disso, se as máquinas forem parafusadas no chão ou na parede, os parafusos deve ser inspecionados mensalmente por questões de segurança.

- As anilhas em máquinas de treinamento de força devem ser inspecionadas semanalmente em busca de rachaduras.
- Pinos extras em forma de L ou T para as máquinas seletorizadas e cintos devem ser mantidos em estoque para que os clientes não tentem improvisar com substitutos não seguros.
- Correntes, cabos, cintos e polias devem ser ajustados em termos de alinhamento, tensão e funcionamento suave adequados toda semana, uma vez que mesmo desalinhamentos pequenos podem provocar o desgaste prematuro e danificar cintos e cabos.

## Área de força com pesos livres

Os exercícios de força com pesos livres envolvem o uso de vários tipos de barras, bancos (com e sem colunas ou *racks*), *racks* de agachamento ou potência, barras, halteres, *kettlebells* e *racks* de peso para barras.

- Todos os equipamentos, incluindo equipamentos de segurança (cintos, correias, faixas, almofadas, correntes, luvas, travas, barras de segurança etc.) devem ser devolvidos às áreas adequadas de armazenamento após o uso para evitar obstrução da passagem.
- Todas as soldas de bancos e *racks* devem ser inspecionadas mensalmente ou quando necessário.
- Nos *racks* de agachamento e potência e em volta deles, o piso deve ser antiderrapante e limpo regularmente.
- Os halteres devem ser verificados com frequência em busca de porcas sextavadas soltas ou soldas quebradas.
- Uma placa de "Em manutenção" deve ser colocada visivelmente em equipamentos quebrados (mesmo em uma academia domiciliar) ou uma chapa pode ser colocada sobre um equipamento fora de funcionamento para impedir o acesso do usuário; de preferência, esses equipamentos devem ser removidos da área ou travados para não funcionarem.
- Nenhum acolchoamento ou revestimento deve apresentar rachaduras ou rasgos, e devem ser limpos e desinfetados diariamente.

## Área de levantamento olímpico

Nem todas as academias incluem uma área de levantamento olímpico, mas as que incluem normalmente têm uma plataforma de madeira separada para o levantamento, barras olímpicas, anilhas de borracha, *racks*, travas e caixas de calcário. A manutenção e a limpeza dessa área deve ocorrer regularmente.

- As barras olímpicas e barras onduladas devem ser lubrificadas e tensionadas adequadamente para manter as pontas da barra rotantes.
- Toda barra olímpica ou ondulada defeituosa deve ser substituída imediatamente.
- A estriagem (área áspera para o posicionamento da mão) em barras olímpicas deve ser mantida sem resíduos ou acúmulo de calcário por meio da limpeza e do escovamento ocasionais. Pode-se utilizar uma esponja de aço para tirar o resíduo de calcário acumulado na estriagem.
- A plataforma deve ser inspecionada em busca de buracos, cortes, fendas e lascas (dependendo do tipo de superfície) e ser varrida ou esfregada para remover o calcário. Materiais protetores (p. ex., uretano) na plataforma de madeira podem ser reaplicados se estiverem gastos.
- A área da plataforma deve ser livre de bancos, caixas e desordem de modo a proporcionar ao cliente espaço suficiente para a realização segura de exercícios explosivos e de potência.

## Área de exercício aeróbio

O equipamento cardiovascular é o segundo tipo mais popular de equipamento disponível na academia e é de importância crucial para a expansão da unidade.[21] Existe uma grande variedade de máquinas cardiovasculares disponíveis no mercado, incluindo bicicletas ergométricas, esteiras, máquinas de remo, bicicletas semirrecostadas, máquinas de corrida de velocidade, treinadores elípticos e máquinas de esqui.

- As superfícies do equipamento que entram em contato com a pele devem ser limpas e desinfetadas com frequência. Isso é especialmente necessário durante e após períodos de uso intenso. A limpeza e a desinfecção não apenas protege os clientes de condições insalubres, mas também estendem a durabilidade das superfícies do equipamento e mantêm sua aparência. Existem disponíveis no mercado recipientes para frascos de solução de limpeza. Caso se espere o uso intenso do equipamento de exercício, pode ser conveniente instalar recipientes e fornecer panos para que as pessoas possam limpar o equipamento após o exercício. Colocar colchonetes ou tapetes no chão para apanhar água, areia, pó e outros resíduos indesejados na frente de cada entrada pode ajudar a maximizar a limpeza e a aparência da academia.
- Todas as partes móveis (p. ex., cintos, correntes, juntas, pêndulos) devem ser lubrificados e limpos de duas a três vezes por semana ou assim que necessário.
- Durante o processo de limpeza, correias, cintos, pinos conectivos e parafusos precisam ter sua tensão ou desgaste verificados e serem substituídos assim que necessário.
- Aparelhos de medição, como medidores de revolução por minuto, devem receber a manutenção adequada; o fabricante costuma ser responsável por isso, mas é possível estender a vida útil do equipamento limpando o suor e o pó regularmente.

- As partes dos equipamentos, como assentos e bancos, devem ser fáceis de ajustar.
- Se o orçamento permitir, manter peças extras de equipamento para a substituição imediata pode ser uma prática adequada. Isso vai eliminar o tempo de entrar em contato com a empresa fabricante para encomendar uma peça e esperar sua chegada.

## Conclusão

O esforço meticuloso e o planejamento sistemático são os elementos básicos para o bom planejamento de uma academia. As quatro fases principais no planejamento da academia são o pré-planejamento, o planejamento, a construção e o pré-funcionamento. Os personal trainers devem conhecer todas as diretrizes de especificação da academia de modo a planejar uma academia segura e funcional. A seleção do equipamento de exercício para a academia é um processo multifacetado. As três fases principais da seleção de equipamentos de exercício são o desenvolvimento de critérios funcionais, a avaliação de especificações e da efetividade do equipamento e a avaliação das práticas comerciais dos fabricantes. Devem-se utilizar uma planta experimental e uma lista de prioridades para finalizar a seleção do equipamento certo para a unidade. Criar espaços adequados entre os equipamentos de exercício promove um melhor fluxo de passagem, a execução mais segura dos exercícios, a supervisão mais efetiva da unidade e a melhor interação com os clientes. Embora se aplique uma escala menor de planta de academia e disposição de equipamentos para uma academia em casa, os clientes e personal trainers precisam considerar diversos aspectos de riscos que possam existir, como questões do ambiente, e a segurança de crianças e animais de estimação. A manutenção dos equipamentos e da academia pode facilmente se tornar reativa em vez de proativa. A manutenção adequada do equipamento e da academia pode promover não apenas um ambiente seguro e higienizado mas também aumentar a longevidade da academia e do equipamento.

### Questões para estudo

1. Uma academia tem um número total de 3.000 membros e o critério da academia para equipamentos cardiovasculares é de uma máquina cardiovascular para cada quatro membros. Quantas máquinas cardiovasculares a academia deve ter com base na prática comum utilizada na indústria de saúde e condicionamento?

   A. 56. B. 62. C. 72. D. 81.

2. Quais das alternativas a seguir são as orientações adequadas para o uso de espelhos numa academia?

   I. 15 centímetros longe do equipamento.
   II. 51 centímetros longe do equipamento.
   III. 15 centímetros acima do chão.
   IV. 51 centímetros acima do chão.

   A. I e III apenas.
   B. I e IV apenas.
   C. II e III apenas.
   D. II e IV apenas.

3. Ao organizar o equipamento de exercício em uma academia, quais das orientações a seguir o personal trainer deve seguir?

   I. Posicionar máquinas de treinamento de força mais altas no meio da sala de treinamento de força para maior visibilidade.
   II. Os equipamentos para exercícios que exijam observadores devem ser localizados longe de janelas, espelhos e portas.
   III. As extremidades das barras olímpicas devem ser espaçadas a 91 centímetros uma da outra.
   IV. Todas as máquinas e equipamentos de treinamento de força devem ser espaçados a pelo menos 91 centímetros, de preferência 121 centímetros, um do outro.

   A. I e III apenas. B. I e IV apenas. C. II e III apenas. D. II e IV apenas.

4. Qual é a altura mínima do teto suficiente para exercícios acima da cabeça?

   A. 212 centímetros.
   B. 273 centímetros.
   C. 334 centímetros.
   D. 364 centímetros.

## Questões de conhecimento aplicado

Pressupondo-se estações únicas, calcule a área total recomendada necessária (em centímetros quadrados) para os seguintes equipamentos ou áreas de exercício:

A. Um cliente realiza o exercício de supino sentado (largura: 152 centímetros; comprimento: 91 centímetros).
B. Um cliente realiza o exercício de remada ereta usando uma barra de 152 centímetros de largura.
C. Um cliente utiliza um banco de pesos de 152 centímetros de largura para o exercício de extensão de tríceps deitado com uma barra curva "EZ" de 122 centímetros de largura.
D. Um cliente realiza o exercício de estepe em uma plataforma de levantamento olímpico de 244 centímetros com um espaço de segurança de 91 centímetros.
E. Um cliente realiza o exercício de agachamento frontal em um *rack* de potência de 137 centímetros quadrados utilizando uma barra olímpica.
F. Um cliente se exercita num simulador de escada (largura: 152 centímetros; comprimento: 91 centímetros).
G. Um cliente pratica um alongamento de tocar os pés sentado.

## Referências bibliográficas


1. Armitage-Johnson, S. 1989. Maintenance and safety: Maintaining a safe environment in the strength facility. National Strength and Conditioning Association Journal 11: 56-57.
2. Armitage-Johnson, S. 1994. Providing a safe training environment for participants, part I. Strength and Conditioning 16: 64-65.
3. Bates, M. 2008. Choosing the right equipment. In: Health Fitness Management, 2nd ed., M. Bates, ed. Champaign, IL: Human Kinetics.
4. Centers for Disease Control and Prevention. 2002. Nonfatal sports- and recreation-related injuries treated in emergency departments – United States, July 2000-June 2001. Journal of the American Medical Association 288: 1977-1979.
5. Coker, E. 1989. Weightroom flooring. National Strength and Conditioning Association Journal 11: 26-27.
6. Greenwood, M. 2000. Facility maintenance and risk management. In: Essentials of Strength Training and Conditioning, 2nd ed., T. Baechle and R. Earle, eds. Champaign, IL: Human Kinetics.
7. Greenwood, M. 2004. Facility and equipment layout and maintenance. In: NSCA's Essentials of Personal Training, R. Earle and T. Baechle, eds. Champaign, IL: Human Kinetics.
8. Greenwood, M. 2008. Facility organization and risk management. In: Essentials of Strength Training and Conditioning, 3rd ed., T. Baechle, and R. Earle, eds. Champaign, IL: Human Kinetics.
9. Hillman, A., and D. Pearson. 1995. Supervision: The key to strength training success. Strength and Conditioning 17: 67-71.
10. Holcomb, W., D. Kleiner, and D. Chu. 1998. Plyometrics: Considerations for safe and effective training. Strength and Conditioning 20: 36-41.
11. Kroll, B. 1989. Facility design: Developing the strength training facility. National Strength and Conditioning Association Journal 11: 53-55.
12. Kroll, B. 1990. Facility design: Evaluating strength training equipment. National Strength and Conditioning Association Journal 12: 56-65.
13. Kroll, B. 1990. Facility design: Selecting strength training equipment. National Strength and Conditioning Association Journal 12: 65-70.
14. Kroll, B. 1991. Facility design: Structural and functional considerations in designing the facility: Part II. National Strength and Conditioning Association Journal 13: 51-57.
15. Kroll, B. 1991. Structural and functional considerations in designing the facility: Part I. National Strength and Conditioning Association Journal 13: 51-58.
16. Kroll, W. 1991. Facility design: Aesthetics of the strength training facility. National Strength and Conditioning Association Journal 13: 55-58.
17. National Institute for Occupational Safety and Health. 1998. Criteria for a Recommended Standard: Occupational Noise Exposure. NIOSH Pub. No. 98-126. Cincinnati, OH: Author.
18. Patton, R., W. Grantham, R. Gerson, and L. Gettman. 1989. Developing and Managing Health/Fitness Facilities. Champaign, IL: Human Kinetics.
19. Polson, G. 1995. Weight room safety strategic planning - part IV. Strength and Conditioning 17: 35-37.
20. Sawyer, T., and D. Stowe. 2005. Strength and cardiovascular training facility. In: Facility Design and Management for Health, Fitness, Physical Activity, Recreation, and Sports Facility Development, 11th ed., T. Sawyer, ed. Champaign, IL: Sagamore.
21. Tharrett, S., K. Mclnnis, and J. Peterson. 2007. ACSM's Health/Fitness Facility Standards and Guidelines, 3rd ed. Champaign, IL: Human Kinetics.
22. Tharrett, S., and J. Peterson. 2006. Fitness Management: A Comprehensive Resource for Developing, Leading, Managing, and Operating a Successful Health/Fitness Club. Monterey, CA: Healthy Learning.

### *Checklist* de segurança para a manutenção dos equipamentos de exercício e da academia da NSCA

**Academia**

*Piso*

- □ Deve ser inspecionado e limpo diariamente.
- □ Os pisos de madeira não devem apresentar lascas, buracos, pregos protuberantes ou parafusos soltos.
- □ Pisos ladrilhados devem ser antiderrapantes; sem umidade ou acúmulo de calcário.
- □ Piso de borracha devem ser sem cortes, fendas ou buracos grandes entre as partes.
- □ Tapetes interligados devem ser firmes e dispostos sem abas protuberantes.
- □ Carpete não absorvente sem rasgos; áreas de desgaste protegidas por colchonetes.
- □ Deve-se varrer e passar aspirador ou esfregão na área regularmente.
- □ O piso deve ser colado ou fixado adequadamente.

*Paredes*

- □ As superfícies das paredes devem ser limpas duas ou três vezes por semana (ou com mais frequência se necessário).
- □ As paredes em áreas de grande atividade não devem ter utensílios, equipamentos ou quadros protuberantes.
- □ Os espelhos e prateleiras devem ser fixados com firmeza nas paredes.
- □ Os espelhos e janelas devem ser limpos regularmente (especialmente em áreas de grande atividade, como perto de bebedouros e nos batentes).
- □ Os espelhos devem ser posicionados a um mínimo de 51 centímetros do chão em todas as áreas.
- □ Os espelhos não devem ser rachados nem distorcidos (substituir imediatamente se forem danificados).

*Teto*

- □ Todas as luminárias e acessórios de teto devem ser espanados regularmente.
- □ Os painéis de teto devem ser mantidos limpos.
- □ Painéis de teto danificados ou ausentes devem ser substituídos assim que necessário.
- □ Tetos abertos com canos e dutos expostos devem ser limpos quando necessário.

**Equipamento de exercício**

*Área de alongamento e exercícios calistênicos*

- □ A área de colchonetes não deve ter bancos nem equipamentos.
- □ Os colchonetes e o estofamento dos bancos não devem apresentar rasgos ou rachaduras.
- □ Não deve haver espaços grandes entre os colchonetes de alongamento.
- □ A área deve ser varrida e desinfetada diariamente.
- □ O equipamento deve ser armazenado adequadamente após o uso.
- □ As cordas elásticas devem ser fixadas na base com um nó de segurança e seu desgaste deve ser verificado.
- □ As superfícies que fazem contato com a pele devem ser tratadas com agentes antifúngicos e antibacterianos diariamente.
- □ Deve haver materiais antiderrapantes nas superfícies superior e inferior, ou na base, das caixas pliométricas.
- □ O pé direito deve ser alto o suficiente para exercícios acima da cabeça (mínimo de 3,7 metros) e sem aparatos pendendo baixo (vigas, canos, luminárias, placas etc.).

*Área de treinamento de força com máquinas*

- □ Fácil acesso a cada estação (mínimo de 61 centímetros entre as máquinas, sendo 91 centímetros o ideal).
- □ A área não deve apresentar pinos, parafusos, cabos ou correntes soltos.
- □ Devem-se usar pinos seletorizados adequados.
- □ As faixas de segurança devem ser funcionais.
- □ As peças e superfícies devem ser lubrificadas e limpas adequadamente.
- □ Os encostos de proteção não devem apresentar rasgos ou rachaduras.
- □ As superfícies que entram em contato com a pele devem ser tratadas com agentes antifúngicos e antibacterianos diariamente.
- □ Não deve haver parafusos ou peças protuberantes que precisem ser apertados ou removidos.

- ☐ Cintos, correntes e cabos devem estar alinhados às peças da máquina.
- ☐ Não deve haver peças desgastadas (cabos desgastados, correntes frouxas, pinos gastos, soldas rachadas etc.).

*Área de treinamento de força com pesos livres*

- ☐ Fácil acesso a cada banco ou à área (mínimo de 61 centímetros de distância entre as máquinas, sendo 91 centímetros o ideal).
- ☐ As barras olímpicas devem ser espaçadas adequadamente (91 centímetros) entre as extremidade.
- ☐ Todo equipamento deve ser devolvido após o uso para evitar obstruções da passagem.
- ☐ Os equipamentos de segurança (cintos, aros, barras de segurança) devem ser usados e devolvidos.
- ☐ Os encostos de proteção não devem apresentar rachaduras ou rasgos.
- ☐ As superfícies que entram em contato com a pele devem ser tratadas com agentes antifúngicos e antibacterianos diariamente.
- ☐ Os pinos e peças de aparelhos (aros, barras curvas) devem ser fixados com firmeza.
- ☐ Colchonetes antiderrapantes devem ser usados na área do piso do *rack* de agachamento.
- ☐ As barras olímpicas devem girar adequadamente, e ser lubrificadas e tensionadas corretamente.
- ☐ Os bancos, racks de peso, suportes etc., devem ser fixados no chão ou na parede.
- ☐ Equipamentos não funcionais ou quebrados devem ser removidos da área ou bloqueados fora de serviço.
- ☐ Deve haver altura suficiente no teto para exercícios acima da cabeça (3,7 metros no mínimo) e sem aparatos pendendo baixo (vigas, canos, luminárias, placas etc.).

*Área da plataforma de levantamento olímpico*

- ☐ As barras olímpicas devem ser espaçadas adequadamente (91 centímetros) entre as extremidades.
- ☐ Todo equipamento deve ser devolvido após o uso para evitar a obstrução da área de levantamento.
- ☐ As barras olímpicas devem girar adequadamente, e ser lubrificadas e tensionadas corretamente.
- ☐ As barras olímpicas curvadas devem ser substituídas; a estriagem não deve conter resíduos.
- ☐ Aros funcionais.
- ☐ Calcário suficiente disponível.
- ☐ Faixas de punho, correias e faixas de joelho devem estar disponíveis, funcionais e armazenados adequadamente.
- ☐ Bancos, cadeiras e caixas devem ser mantidos longe da área de levantamento.
- ☐ Não deve haver buracos, cortes ou lascas no colchonete.
- ☐ A área deve ser varrida e esfregada para remover lascas e calcário.
- ☐ Deve haver altura suficiente no teto para exercícios acima da cabeça (3,7 metros no mínimo) e sem aparatos pendendo para baixo (vigas, canos, luminárias, placas etc.).

*Área de exercício aeróbio*

- ☐ Fácil acesso a cada estação (mínimo de 61 centímetros entre as máquinas, sendo 91 centímetros o ideal).
- ☐ Pinos e parafusos devem estar apertados.
- ☐ Peças funcionais facilmente ajustáveis.
- ☐ As peças e superfícies devem ser lubrificadas e limpas adequadamente.
- ☐ As faixas de pé e corpo devem ser seguras e sem rasgos.
- ☐ Os aparelhos de medição de tensão, tempo e revoluções por minuto devem ser adequadamente funcionais.
- ☐ As superfícies que entram em contato com a pele devem ser tratadas com agentes antifúngicos e antibacterianos diariamente.

**Frequência das tarefas de manutenção e limpeza**

*Diariamente*

- ☐ Inspecionar todos os pisos em busca de dano ou desgaste.
- ☐ Limpar (varrer, aspirar ou esfregar e desinfetar) todos os pisos.
- ☐ Limpar e desinfetar os estofados.
- ☐ Limpar e desinfetar o bebedouro.
- ☐ Inspecionar as conexões do equipamento com o piso.
- ☐ Limpar e desinfetar as superfícies do equipamento que entram em contato com a pele.
- ☐ Limpar os espelhos.

- ☐ Limpar as janelas.
- ☐ Inspecionar os espelhos em busca de dano.
- ☐ Inspecionar todos os equipamentos em busca de dano; desgaste; pinos, parafusos, cabos ou correntes soltos ou protuberantes; correias de pé e de corpo sem firmeza ou não funcionais; acessórios, pinos ou outros equipamentos com funcionamento ou uso inadequado.
- ☐ Limpar e lubrificar as partes móveis dos equipamentos.
- ☐ Inspecionar todos os encostos de proteção em busca de rasgos ou rachaduras.
- ☐ Inspecionar materiais antiderrapantes e colchonetes em busca de posicionamento inadequado, dano e desgaste.
- ☐ Remover o lixo.
- ☐ Limpar cortinas, ventiladores, dutos de ar, relógios e alto-falantes.
- ☐ Garantir que o equipamento seja devolvido e armazenado adequadamente após o uso.

*Duas ou três vezes por semana*

- ☐ Limpar e lubrificar máquinas aeróbias e hastes de guia em máquinas de treinamento de força seletorizadas.

Uma vez por semana

- ☐ Limpar (espanar) luminárias e fixações de teto.
- ☐ Limpar painéis do teto.

*Assim que necessário*

- ☐ Substituir lâmpadas.
- ☐ Limpar paredes.
- ☐ Substituir painéis de teto danificados ou ausentes.
- ☐ Limpar tetos abertos com canos ou dutos expostos.
- ☐ Remover ou colocar placas sinalizadoras em equipamentos quebrados.
- ☐ Encher caixas de calcário.
- ☐ Limpar estriagem das barras.
- ☐ Limpar a ferrugem do chão, de placas, barras e equipamentos com uma solução de remoção de ferrugem.

De NSCA, 2010, *NSCA's essentials of personal training*, 2ª ed., J. Coburn e M. Malek (eds.), (Champaign, IL: Human Kinetics). Reproduzido com autorização de NSCA 2008.

# Respostas às questões de estudo

**Capítulo 1**
1. A; 2. C; 3. B; 4. B; 5. D

**Capítulo 2**
1. B; 2. A; 3. D; 4. D; 5. D

**Capítulo 3**
1. A; 2. A; 3. D; 4. A

**Capítulo 4**
1. B; 2. A; 3. D; 4. C

**Capítulo 5**
1. A; 2. B; 3. C; 4. D

**Capítulo 6**
1. C; 2. B; 3. A; 4. C

**Capítulo 7**
1. D; 2. B; 3. C; 4. C

**Capítulo 8**
1. B; 2. C; 3. A; 4. B

**Capítulo 9**
1. B; 2. B; 3. C; 4. D; 5. B

**Capítulo 10**
1. D; 2. D; 3. C; 4. D

**Capítulo 11**
1. C; 2. B; 3. C; 4. A

**Capítulo 12**
1. C; 2. B; 3. B; 4. C

**Capítulo 13**
1. C; 2. B; 3. C; 4. A

**Capítulo 14**
1. D; 2. B; 3. D; 4. B

**Capítulo 15**
1. D; 2. D; 3. C; 4. A; 5. B

**Capítulo 16**
1. C; 2. B; 3. B; 4. A

**Capítulo 17**
1. A; 2. C; 3. D; 4. C

**Capítulo 18**
1. C; 2. A; 3. D; 4. B; 5. B

**Capítulo 19**
1. C; 2. D; 3. B; 4. C

**Capítulo 20**
1. D; 2. B; 3. C; 4. D

**Capítulo 21**
1. C; 2. A; 3. C; 4. B; 5. C

**Capítulo 22**
1. A; 2. C; 3. C; 4. C

**Capítulo 23**
1. A; 2. C; 3. D; 4. B; 5. C

**Capítulo 24**
1. B; 2. B; 3. C; 4. D

**Capítulo 25**
1. B; 2. A; 3. A; 4. A

Sugestões de soluções para as questões de conhecimento aplicado

## Capítulo 1

- Ao escolher exercícios para condicionamento aeróbio, prefira exercícios de sustentação de peso (caminhada, *jogging* etc.).
- Inclua o treinamento de força no programa de exercício e realize uma grande variedade de exercícios para todos os principais grupos musculares.
- Dê destaque à fase excêntrica (i. e., abaixamento do peso) durante o treinamento de força.

## Capítulo 2

Esta questão testa o conhecimento do leitor para utilizar a equação de Fick (2.6):

$$\dot{V}O_2 = (\text{FC} \times \text{VS}) \times a\bar{v}O_2$$

$$\begin{aligned}\dot{V}O_2 \text{ absoluto} &= (160 \text{ batimentos/min} \times 100 \text{ mL/batimento}) \times \\ &\quad (13 \text{ mL } O_2 \text{ mL/100 mL de sangue}) \\ &= (160 \text{ mL/min}) \times (13 \text{ mL } O_2 \text{ mL/100 mL sangue}) \\ &= 2.080 \text{ mL } O_2\text{/min}\end{aligned}$$

$$\begin{aligned}\dot{V}O_2 \text{ relativo} &= (\dot{V}O_2 \text{ absoluto})/(\text{peso em quilogramas}) \\ &= (2.080 \text{ mL } O_2\text{/min})/(77{,}10 \text{ quilogramas}) \\ &= 26{,}97 \text{ mL} \,.\, O_2.\text{kg}^{-1} \,.\, \text{min}^{-1}\end{aligned}$$

## Capítulo 3

| Atividade | Carboidrato | Gordura |
|---|---|---|
| Enquanto o paciente estiver sentado em uma cadeira ouvindo o personal trainer | Mínimo | Máximo |
| Os primeiros segundos do teste de esteira | Máximo | Mínimo |
| Durante um estágio em que o cliente atingiu o estado estável | Mínimo | Máximo (uma inclinação à gordura) |
| Ao fim do teste quando o cliente atinge o máximo | Máximo (uma inclinação ao carboidrato) | Mínimo |

## Capítulo 4

| Tipo de resistência externa | Exemplos |
|---|---|
| Pesos livres | Barras, halteres, exercícios calistênicos |
| Aparelhos de resistência constante | Polias, máquinas de contrapeso |
| Aparelhos de resistência variável | Máquinas com cames variáveis |
| Materiais elásticos | Faixas elásticas, faixas de alongamento, molas |
| Aparelhos de resistência adaptável | Dinamômetros isocinéticos, *flywheels*, equipamentos pneumáticos |

## Capítulo 5

| Sistema | Duas adaptações |
|---|---|
| Nervoso | • Aumento da amplitude de EMG<br>• Aumento da habilidade<br>• Aumento do recrutamento de unidades motoras<br>• Aumento da taxa de ativação de unidades motoras<br>• Redução da cocontração<br>• Aumento da sincronização de unidades motoras |
| Muscular | • Aumento da área de seção transversa<br>• Aumento do tamanho<br>• Mudança de subtipo de fibra do tipo IIx para o tipo IIa |
| Esquelético | • Aumento da massa/formação óssea |
| Metabólico | • Possível aumento da concentração de ATP e PCr<br>• Possível aumento da concentração de creatina quinase e mioquinase |
| Hormonal | • Aumento da concentração de testosterona<br>• Alteração da resposta de adrenalina<br>• Aumento da sensibilidade de receptores |
| Cardiorrespiratório | • Aumento do desenvolvimento de resistência e eficiência de corrida<br>• Aumento da capilarização<br>• Redução da mioglobina e da densidade mitocondrial |

## Capítulo 6

| Sistema | Duas adaptações |
|---|---|
| Respiratório | • Redução da ventilação pulmonar em exercício submáximo<br>• Aumento da ventilação pulmonar em exercício máximo<br>• Aumento das enzimas aeróbias musculares |
| Metabólico | • Aumento da potência aeróbia máxima ($\dot{V}O_2$máx)<br>• Aumento do limiar de lactato<br>• Aumento da utilização de gordura durante exercício submáximo<br>• Aumento da utilização de carboidrato durante exercício submáximo |

*(continua)*

| Sistema | Duas adaptações |
|---|---|
| Musculoesquelético | • Aumento da densidade capilar<br>• Aumento da densidade de mitocôndrias<br>• Aumento das enzimas oxidativas<br>• Aumento dos estoques de glicogênio |
| Cardiovascular | • Aumento do volume sistólico em repouso<br>• Aumento do volume sistólico em exercício submáximo<br>• Aumento do volume sistólico máximo<br>• Aumento do débito cardíaco máximo<br>• Redução da frequência cardíaca em repouso<br>• Redução da frequência cardíaca em exercício submáximo<br>• Aumento do volume sanguíneo<br>• Aumento do diâmetro da câmara diastólica final do ventrículo esquerdo |
| Endócrino | • Redução do crescimento de níveis plasmáticos de adrenalina e noradrenalina durante o exercício submáximo<br>• Redução da queda de níveis plasmáticos de insulina durante o exercício submáximo |

## Capítulo 7

| Nutriente | Necessidades diárias gerais |
|---|---|
| Quilocalorias | 4.667-5.600 (segundo a Tabela 7.3, estilo de vida vigoroso ou vigorosamente ativo) |
| Proteína (gramas) | 131-218 (1,2 a 2 g/kg) |
| Carboidrato (gramas) | 545-763 (5 a 7 g/kg; > 7 g/kg não deixaria espaço na quantidade de calorias para gordura e proteína) |
| Gordura (porcentual de quilocalorias totais) | 20 a 30% (faixa baseada na ingestão é de 99 a 164 g) |
| Gordura monoinsaturada (porcentual do consumo total de gordura) | Cerca de 10% |
| Gordura poli-insaturada (porcentual do consumo total de gordura) | Cerca de 10% |
| Gordura saturada (porcentual do consumo total de gordura | < 10% |
| Vitamina A | 900 mcg/dia |
| Vitamina E | 15 mg/dia |
| Cálcio | 1.000 mg/dia |
| Ferro | 8 mg/dia |

## Capítulo 8

1. Crie metas específicas, mensuráveis e observáveis:
   - O cliente apresentou uma meta *específica* de aumento de 40 quilogramas em 1 RM.
   - O crescimento da meta é *mensurável* (i. e., é determinado pela carga).
   - A meta é *observável* visto que o cliente e o personal trainer podem detectar visualmente que o *leg press* está carregado com a meta de peso e que a tentativa de 1 RM atinge ou não sucesso; não existe "meio-termo".
2. Identifique claramente os prazos:
   - O cliente definiu um prazo de seis meses.
3. Use metas moderadamente difíceis:
   - O aumento de 40 quilogramas é muito grande e pode precisar ser modificado (embora não se mencione o nível de treinamento do cliente; um cliente do sexo masculino saudável relativamente treinado pode ser capaz de atingir essa meta, mas outros tipos de clientes podem ter dificuldade).
4. Registre metas e monitore o progresso:
   - O cliente pode ser retestado a cada quatro a oito semanas para monitorar o progresso.
   - Um cartão de treino ou pôster na parede pode ser um motivador visual importante.
5. Diversifique o processo, o desempenho e os resultados:
   - Se o cliente conseguir suportar, um programa de treinamento de força periodizado (ver Capítulos 15 e 23) será o método mais efetivo.
6. Defina metas de curto prazo para atingir as metas de longo prazo:
   - Se o cliente for retestado a cada oito semanas (dois meses), suas metas de curto prazo podem ser atingir 1 RM de 115 quilogramas em quatro meses, depois 145 em seis meses.

7. Certifique-se de que as metas sejam internalizadas:
   - Como o cliente apresentou sua própria meta, é provável que já a tenha internalizado.
   - O personal trainer deve conversar sobre a meta com o cliente para descobrir por que ele apresentou essa meta em particular; isso vai ajudar o personal trainer a determinar que tipo de *feedback* ou motivação seria adequada para o cliente (p. ex., se o amigo do cliente tiver 1 RM de 140 quilogramas, a meta determinada pelo cliente de 145 quilogramas pode indicar uma orientação de meta mais voltada para o ego).

## Capítulo 9

Com base nas comparações dos limites de fatores de risco de doença arterial coronariana (Tabela 9.1):

- Histórico familiar: sem risco – o ataque cardíaco de seu pai ocorreu depois dos 55 anos de idade (o ataque cardíaco de sua avó não é um fator).
- Tabagismo: sem risco – ele é não fumante.
- Hipertensão: sem risco – pressão arterial está abaixo da leitura de 140 × 90 mmHg.
- Hipercolesterolemia: em risco – o colesterol está acima da recomendação de 200 mg/dL e o nível de HDL está no limite de 35 mg/dL.
- Glicose em jejum: sem risco – a leitura está abaixo da recomendação de 110 mg/dL.
- Obesidade: sem risco – o IMC é menor que 30 kg/m$^2$.
- Estilo de vida sedentário: em risco – o cliente é sedentário.

Com base nas categorias de estratificação de risco (Tabela 9.2), o cliente está em risco "moderado".

## Capítulo 10

| Cliente | Descrição | Componente de condicionamento a ser testado | Teste 1 | Teste 2 |
|---|---|---|---|---|
| Homem de 27 anos | Participa de corridas de 5 km há três anos | Resistência cardiorrespiratória | Corrida de 2,4 quilômetros | Corrida de 12 min |
| Mulher de 33 anos | Pratica treinamento de força regularmente há 10 anos | Força muscular | 1 RM de supino | 1 RM de agachamento tradicional livre |
| Mulher de 41 anos | Foi diagnosticada como obesa pelo médico | Composição corporal | Medidas de cintura | IMC ou índice cintura-quadril |
| Homem de 11 anos | Não tem experiência nem treinamento com exercício | Resistência muscular | Teste de abdominal de 1 min | Teste de flexão |

## Capítulo 11

Os dados da avaliação de condicionamento sugerem que a capacidade aeróbia da cliente é muito baixa. Um valor de $\dot{V}O_2$ máx de 26 mL.kg$^{-1}$.min$^{-1}$ está abaixo do 10º percentil para a faixa etária.

## Capítulo 12

O programa de treinamento pode incluir os seguintes exercícios, todos os quais envolvem os extensores do quadril:

### Exercícios de flexibilidade estática

- Afundo
- Joelho ao peito em decúbito

### Exercícios de flexibilidade dinâmica

- Avanço
- Avanço invertido
- Avanço de hóquei
- Avanço lateral
- Caminhada com joelho abraçado

### Exercícios calistênicos (para fortalecer os extensores do quadril)

- *Step*.

### Exercícios com bola de estabilidade (para treinar os extensores do quadril de forma ativa ou concêntrica)

- *Leg curl* em decúbito dorsal.

- Elevação de quadril em decúbito dorsal.
- Hiperextensões das costas invertidas.

## Capítulo 13

### Posição inicial

- Fiquem em pé, eretos, em extremidades opostas da barra, com os pés na largura dos ombros e os joelhos levemente flexionados.
- Segurem a ponta da barra com as mãos juntas em concha e as palmas voltadas para cima.
- Ao sinal do cliente, auxiliem com o levantamento e o equilíbrio da barra enquanto ela sai do rack.
- Solte a barra suavemente em harmonia com o outro observador.
- Mantenham as mãos a 5 a 8 centímetros abaixo das extremidades da barra.
- Movam-se de lado em harmonia com o cliente conforme ele se move para trás.
- Quando o cliente estiver posicionado, assuma uma postura na largura dos quadris com os joelhos levemente flexionados e o tronco ereto.

### Movimento para baixo

- Mantenha as mãos em concha próximas à barra – mas sem tocar nela – enquanto ela se move para baixo.
- Flexione levemente os joelhos, os quadris e o tronco, e mantenha as costas retas enquanto acompanha a barra.

### Movimento para cima

- Mantenha as mãos em concha próximas à barra – mas sem tocar nela – enquanto ela se move para cima.
- Estenda levemente os joelhos, os quadris e o tronco, e mantenha as costas retas enquanto acompanha a barra.

## Capítulo 14

| | Caminhada | Corrida |
|---|---|---|
| Posição corporal | • A cabeça deve ser mantida ereta, com os olhos voltados para a frente.<br>• Os ombros devem estar relaxados, mas não curvados.<br>• A parte superior do corpo deve estar posicionada diretamente sobre os quadris.<br>• O corpo deve estar ereto, com o tronco posicionado diretamente sobre os quadris. | • O mesmo para a caminhada (ver coluna à esquerda).<br>• A coluna lombar não deve ser arqueada. |
| Pisada | • O calcanhar acerta o chão e, em seguida, o peso é imediatamente distribuído pelo corpo por um movimento suave do calcanhar até os dedos.<br>• Sobretudo, esse movimento do calcanhar para os dedos se aproxima do lado externo do calcanhar e continua em frente e ligeiramente para dentro em direção ao dedo médio do pé na decolagem. | • O mesmo para a caminhada (ver coluna à esquerda).<br>• Deve-se evitar saltar a cada passo<br>Diferente da caminhada no seguinte aspecto:<br>• Alguns corredores de elite correm principalmente dos dedos para o calcanhar. |
| Ação dos membros superiores | • O membro superior esquerdo se move para a frente quando o pé direito pisa à frente.<br>• O membro superior direito se move para a frente quando o pé esquerdo pisa à frente.<br>• Os membros superiores se movem naturalmente com os ombros relaxados.<br>• Os cotovelos são mantidos flexionados em 90°.<br>• Os cotovelos passam relativamente perto das laterais do corpo.<br>• Os membros superiores e as mãos se movem basicamente em um movimento para a frente e para trás.<br>• As mãos não devem cruzar a linha média do corpo.<br>• No movimento para a frente, as mãos chegam à altura do peito na linha do mamilo.<br>• No movimento para trás, as mãos chegam ao osso ilíaco ao lado do corpo.<br>• As mãos ficam levemente em forma de concha. | • O mesmo para caminhada (ver coluna à esquerda).<br>Diferente da caminhada nos seguintes aspectos:<br>• Apenas parte da ação dos membros superiores ocorre nos ombros.<br>• Grande parte do movimento dos membros superiores vem do antebraço.<br>• O cotovelo não fica travado.<br>• O ângulo no cotovelo aumenta durante o movimento para baixo do membro superior e diminui durante o movimento para cima.<br>• Os antebraços são movimentados entre a cintura e o peito. |

# Capítulo 15

| Consulta inicial e avaliação de condicionamento | | |
|---|---|---|
| | Nível e experiência inicial de treinamento | Intermediário |
| | Avaliação de condicionamento | Teste de 10 RM para estimar 1 RM |
| | Principal meta do treinamento de força | Hipertrofia |

| Avaliação de capacidades de sobrecarga | Sobrecargas de 10 RM e a estimada 1 RM para os seguintes exercícios selecionados | | |
|---|---|---|---|
| | Exercícios (todos em máquinas de came) | 10 RM (quilogramas) | 1 RM estimada (quilogramas) |
| | Supino vertical | 27,5 | 37,5 |
| | Remada sentada | 22,5 | 30 |
| | Desenvolvimento | 20 | 27,5 |
| | Rosca bíceps | 15 | 20 |
| | Extensão de tríceps | 12,5 | 17,5 |
| | Extensão de perna | 32,5 | 40 |
| | Flexão de perna | 27,5 | 37,5 |

| Atribuição de sobrecargas | |
|---|---|
| | Faixa de repetição para atingir a meta de treinamento: 6 a 12 por série |
| | Meta de repetições: oito |
| | Faixa de sobrecarga (%1 RM) para atingir a meta de treinamento 67 a 85%1 RM |
| | %1 RM relativa à meta de oito repetições: 80%1 RM |

| Cálculo de sobrecargas de treinamento a partir da 1 RM estimada | Exercícios (todos em máquinas de came) | 1 RM estimada (quilogramas) | ´ | %1 RM relativa a 8 repetições (em forma decimal) | = | Sobrecarga de treinamento calculada | Treinamento atribuído (arredondar para baixo) |
|---|---|---|---|---|---|---|---|
| | Supino vertical | 37,5 | ´ | 80 | = | 29,6 | 27,5 |
| | Remada sentada | 30 | ´ | 80 | = | 24 | 22,5 |
| | Desenvolvimento | 27,5 | ´ | 80 | = | 22 | 20 |
| | Rosca bíceps | 20 | ´ | 80 | = | 16 | 15 |
| | Extensão de tríceps | 17,5 | ´ | 80 | = | 14 | 12,5 |
| | Extensão de perna | 40 | ´ | 80 | = | 32 | 30 |
| | Flexão de perna | 37,5 | ´ | 80 | = | 29,6 | 27,5 |

# Capítulo 16

| Tipo | Intensidade | Duração | Frequência | Metas |
|---|---|---|---|---|
| LSD | Mais baixo que o normal; 50 a 85% $FC_{reserva}$ | Mais longa que o normal; 30 min a 2 h | Não mais que duas vezes por semana | Melhorar o limiar de lactato; desenvolver resistência nos músculos envolvidos; promover uso da gordura; melhorar reservas de glicogênio |
| Pace/tempo: intermitente | No limiar de lactato; PSE de 13 a 14 (ou 4 a 5, dependendo da escala) | Intervalos de trabalho repetidos de 3 a 5 min alternados com intervalos de repouso de 30 a 90 s | 1 a 2 vezes por semana | Melhorar $\dot{V}O_2$ máx |
| Pace/tempo: contínuo | No limiar de lactato; PSE de 13 a 14 (ou 4 a 5, dependendo da escala) | Uma sessão de 20 a 30 min | 1 a 2 vezes por semana | Melhorar $\dot{V}O_2$ máx |
| Intervalado | A partir do limiar de lactato e de $\dot{V}O_2$ máx; 90% da FCR | Intervalos de trabalho repetidos de 3 a 5 min alternados com intervalos de repouso de 1:1 a 1:3 | 1 a 2 vezes por semana | Completar mais trabalho em um nível superior de intensidade que em uma sessão de exercício contínua; aprimorar a capacidade do corpo de liberar lactato do sangue |

## Capítulo 17

| | |
|---|---|
| Modo | Como a 1 RM de agachamento é 1,5 vez o peso corporal, ela pode realizar séries pliométricas para a parte inferior do corpo.<br>Sem saber a 1 RM de supino, não há como ter certeza se ela pode realizar séries pliométricas para a parte superior do corpo. |
| Séries específicas de atividade e intensidade | Escolha a partir das seguintes séries para a parte inferior do corpo:<br>• Virada de tornozelo (nível de intensidade: baixo)<br>• Salto vertical com as duas pernas (nível de intensidade: baixo)<br>• *Skipping* (nível de intensidade: baixo)<br>• Salto para caixa (nível de intensidade: baixo)<br>• Salto com as duas pernas juntas (nível de intensidade: médio)<br>• Agachamento com salto dividido (nível de intensidade: médio)<br>• Salto com as duas pernas (nível de intensidade: médio)<br>• Salto da caixa (nível de intensidade: médio)<br>• Salto em profundidade (nível de intensidade: alto)<br>• Salto em profundidade para segunda caixa (nível de intensidade: alto)<br><br>Se ela conseguir se qualificar para a pliometria da parte superior do corpo, podem-se incluir os seguintes exercícios:<br>• Flexão em profundidade (nível de intensidade: médio)<br>• *Power drop* (nível de intensidade: alto) |
| Frequência | 2 a 3 vezes por semana (desde que não resulte em sobretreinamento pela frequência das aulas de aeróbica) |
| Volume (Tabela 17.6) | 100 a 120 contatos totais (do pé) (visto que ela é treinada em força e pratica séries pliométricas agora durante a aula que dá) |

## Capítulo 18

Crianças, idosos e gestantes podem ter benefícios com o treinamento de força desde que os programas sejam bem elaborados, progressivos de forma sensata e supervisionados por profissionais qualificados. Os participantes devem utilizar roupas adequadas e a sala de exercício deve ser segura, sem riscos e climatizada sempre que possível. Todas as sessões devem começar com atividades de aquecimento e exercícios calistênicos menos intensos devem ser realizados durante o resfriamento. Embora as orientações de exercício de força variem dependendo das necessidades, metas e capacidades individuais. A seguir, estão recomendações gerais para crianças, idosos e gestantes.

### Crianças

- As crianças devem realizar de uma a três séries de 6 a 15 repetições em uma grande variedade de exercícios.
- Aumente a resistência gradualmente (p. ex., cerca de 5 a 10%) conforme a força aumentar.
- Inclua exercícios para as partes inferior, superior e média do corpo.
- Treine força em dois ou três dias não consecutivos por semana.
- Concentre-se no aprimoramento da habilidade, nos sucessos pessoais e na diversão.
- Elogie as crianças por fazerem um bom trabalho.
- Ofereça uma grande variedade de atividades e evite a separação em grupos.

### Idosos

- Verifique com o médico do cliente se há orientações de exercício específicas.
- Comece com 8 a 10 exercícios e utilize resistências que permitam de 10 a 15 repetições.
- Inclua movimentos uniarticulares e multiarticulares no programa de treinamento.
- Peça para os idosos realizarem exercícios de força em velocidade de movimento controlada.
- Clientes com dificuldades de equilíbrio devem começar com exercícios em máquinas que sustentem seu peso antes de progredir para exercícios com pesos livres e sustentação de peso.
- Concentre-se na qualidade de cada fase de movimento e no padrão de respiração correto.
- Pergunte com frequência aos clientes se entenderam as instruções e os procedimentos de realização do exercício.
- Ofereça reforço positivo para a técnica correta com *feedback* específico e sugestões para melhora do desempenho.

### Gestantes

- Verifique com o profissional de saúde da cliente antes de iniciar a prática.
- Utilize uma resistência que possibilite múltiplas repetições (p. ex., 12 a 15) para os principais grupos musculares e evite contrações isométricas.

- Os exercícios para o assoalho pélvico (Kegels) são um elemento importante do treinamento durante a gestação.
- As mulheres devem evitar se deitar de costas após o terceiro mês.
- Elas devem evitar a manobra de Valsava durante o treinamento de força, visto que segurar a respiração durante o esforço coloca pressão excessiva sobre o interior do abdome e do assoalho pélvico.
- As gestantes devem estar cientes das orientações de exercício seguro e devem saber quando reduzir a intensidade do exercício ou parar de se exercitar.

## Capítulo 19

### Modificações dietéticas

- Consulte um nutricionista habilitado.
- Escolha alimentos que se alinhem às origens culturas e étnicas do cliente.
- Escolha alimentos que ajudem a reduzir o risco de fatores de risco para DAC (p. ex., siga a dieta TLC).
- Crie um déficit de 500 a 1.000 kcal/dia.
- Mulheres: não mais que 1.000 a 1.200 kcal/dia (1.200-1.600 para mulheres que pesem mais de 75 quilogramas ou que se exercitem regularmente).
- Defina uma meta de perda de peso de 10% do peso corporal ao longo dos seis primeiros meses, depois defina novas metas.
- Busque atingir uma perda de peso de 0,45 a 0,9 quilograma por semana.
- Altere as opções de alimento para reduzir o consumo de calorias e gordura.

### Orientações de programa de exercício

- Aumentar gasto para ajudar a contribuir para a redução (déficit) do consumo alimentar de 500 a 1.000 kcal/dia.
- Busque atingir modo, intensidade e duração de atividade que gaste pelo menos 150 kcal/dia (1.000 kcal/semana); progrida em direção a 300 kcal/dia (2.000 kcal/semana).
- Comece todos os exercícios em nível baixo.
- Condicionamento aeróbio:
  - Modo: atividades de baixo impacto
  - Frequência: cinco dias por semana (ou diariamente)
  - Duração: pode começar com duas sessões diárias de 20 a 30 minutos cada; a meta futura é de 40 a 60 minutos por dia
  - Intensidade: 40 ou 50 a 70% do $\dot{V}O_2$ máx
- Treinamento de força:
  - Comece com exercícios calistênicos
  - Intercale com exercícios aeróbios
- Treinamento de flexibilidade:
  - Frequência: diária (ou pelo menos cinco dias por semana)

### Sugestões de apoio à mudança no estilo de vida

- Automonitoramento:
  - Registre comportamentos, hábitos e atitudes de atividade e dieta (p. ex., use o "Diário de dieta e atividade Pequenos passos, grandes mudanças").
  - Identifique os obstáculos ao exercício regular.
- Recompensas:
  - Oferecer recompensas grandes ou pequenas, tangíveis ou intangíveis (do personal trainer, do cliente, da família ou do grupo de apoio do cliente).
  - Pequenas recompensas são dadas por atingir pequenas metas; grandes recompensas, por metas grandes.
- Definição de metas:
  - Defina metas de curto prazo realistas e graduais para atingir metas maiores de longo prazo.
  - Preencha e assine um autopacto de atividade/exercício.
- Controle de estímulo:
  - Identifique sinais sociais ou ambientais que desencadeiem respostas indesejadas.
  - Modifique esses sinais e determine formas de controlar a situação.
- Incentive mudanças de comportamento no consumo alimentar:
  - Coma mais devagar.
  - Use pratos menores.
  - Não pule as refeições.
  - Com o tempo, desenvolva técnicas que funcionem bem com o cliente específico.

# Capítulo 20

Programa inicial de exercícios

| | Modo | Intensidade | Frequência | Duração | Problemas de exercício |
|---|---|---|---|---|---|
| Hipertensão | Exercício aeróbio:<br>• Caminhada<br>• *Jogging*<br>• Natação<br><br>Exercício de força (exercícios multiarticulares):<br>• Máquinas de peso<br>• Faixas elásticas<br>• Treinamento em circuito | Exercício aeróbio:<br>• 40% do $\dot{V}O_2$ máx<br>• 8 PSE na escala de 6-20<br>• Gasto de 700 kcal por semana<br><br>Exercício de força:<br>• 16 a 20 reps<br>• 50% de 1 RM<br>• 1 série | Exercício aeróbio:<br>• 3 dias por semana<br><br>Exercício de força:<br>• 2 dias por semana | Exercício aeróbio:<br>• 15 min<br><br>Exercício de força:<br>• 30 min | • Se a pressão arterial for estágio 1, cancele a sessão de exercício e aconselhe o cliente a conversar com o médico.<br>• Evite a manobra de Valsava. |
| IAM | Exercício aeróbio:<br>• Não limitado, mas inclui caminhada em esteira quando possível | Exercício aeróbio:<br>• 40% do $\dot{V}O_2$ máx<br>• 9 PSE na escala de 6-20<br><br>Exercício de força:<br>• 20 reps<br>• 1 série | Exercício aeróbio:<br>• 3 dias por semana<br><br>Exercício de força:<br>• 2 dias por semana | Exercício aeróbio:<br>• 15 min | • Monitore o cliente em busca de angina, palpitações, falta de ar, diaforese, náusea, dor no pescoço, dor no braço, dor nas costas ou sensação de fatalidade iminente.<br>• Evite a manobra de Valsava |
| AVC | Exercício aeróbio:<br>• Ergômetro<br><br>Exercícios de força<br>Exercícios de resistência<br>Exercícios de coordenação e equilíbrio | Exercício aeróbio:<br>• 30% do $\dot{V}O_2$ máx<br>• 9 PSE na escala de 6-20<br><br>Exercício de força:<br>• Com o tempo, procure atingir 2 séries de 8-12 reps | Exercício aeróbio:<br>• 3 dias por semana<br><br>Exercício de força:<br>• 2 dias por semana | Exercício aeróbio:<br>• 5 min<br><br>Exercício de flexibilidade:<br>• Antes e depois de cada sessão (pelo menos 5 min) | • Equilíbrio e força são afetados.<br>• Não se pode determinar 1 RM; comece com cargas de treinamento de força muito leves |
| DVP | Exercício aeróbio:<br>• Caminhada<br><br>Exercício de força:<br>• O mesmo para clientes hipertensos | Exercício aeróbio:<br>• Caminhe até doer, pare, depois repita, e assim por diante | Exercício aeróbio:<br>• Quase diariamente | Exercício aeróbio:<br>• 10 min | • Clientes do DVP não podem caminhar mais de 2 a 5 min sem ter de parar e repousar em virtude da dor na panturrilha |
| Asma | Exercício aeróbio:<br>• Caminhada<br>• *Jogging*<br>• Natação<br><br>Exercício de força:<br>• Treinamento de força geral | Exercício aeróbio:<br>• 11 PSE na escala 6-20<br><br>Exercício de força:<br>• 16-24 reps | Exercício aeróbio:<br>• 3 dias por semana<br><br>Exercício de força:<br>• 2 dias por semana | Exercício aeróbio:<br>• 5 min | • Monitore a intensidade por PSE e pela sensação de falta de ar<br>• Evite temperaturas extremas |

# Capítulo 21

1. Confirme com o médico, o fisioterapeuta ou o treinador esportivo se há restrição de movimento após a alta. Muito provavelmente esse indivíduo será liberado para realizar qualquer atividade física que tolere. Os exercícios de força para o membro inferior devem dar ênfase à musculatura em volta do quadril, do joelho e do tornozelo. Considerando-se que o tornozelo vai servir como base de apoio para atividades de subida, enquanto sustenta o equipamento pesado sobre a parte superior do corpo, serão importantes os exercícios que reforcem e desenvolvam mais a musculatura do tronco do *core*. Por fim, o programa de exercício deve integrar atividades funcionais que favoreçam a força e a potência muscular necessárias para a realização de todas as tarefas relativas às atividades da vida diária. Esse indivíduo pode obter benefícios com a integração de atividades pliométricas e equilíbrio que envolvam padrões de movimento e postura unilaterais.
2. O personal trainer deve conversar com o médico para identificar o procedimento cirúrgico (i. e., enxerto de tendão patelar, de posteriores da coxa ou outro) que foi realizado e se há questões de recuperação em curso

a se atentar ao momento da alta. Também seria benéfico obter uma avaliação da ADM articular, da flexibilidade e da força muscular atuais em todo o membro inferior, com ênfase em particular no quadril e no joelho. Considerando-se que não haja deficiências residuais ou padrões de movimento assimétricos, essa cliente provavelmente está preparada para participar de um programa de prevenção funcional projetado progressivamente. Um programa de prevenção efetivo vai incorporar atividades de força, equilíbrio e pliometria que deem destaque a padrões multidirecionais unilaterais e bilaterais com mecânica, técnica e controle de movimento adequados. Também pode ser benéfico considerar se o joelho reparado cirurgicamente está no membro de chute ou no de sustentação (durante o chute) e integrar séries específicas ao esporte para acomodar essa característica de desempenho. Os programas de prevenção típicos vão durar aproximadamente seis semanas e incluir de uma a três sessões por semana.

## Capítulo 22

| Condição | Contraindicações de exercício | Preocupações de segurança |
|---|---|---|
| LME | • Exercitar-se de 2 a 3 h depois de uma refeição<br>• Exercitar-se enquanto estiver doente | • Lesões por uso excessivo nos ombros, punhos e cotovelos<br>• Lesões relativas a calor e frio<br>• Retorno venoso fraco<br>• Espasticidade<br>• Hipotensão induzida por exercício<br>• Acolchoamento extra nos equipamentos |
| EM | • Possivelmente o teste de força muscular<br>• Avançar rapidamente as sobrecargas de treinamento de força<br>• Intensidades de exercício aeróbio vigorosas/altas (i. e., exercitar-se até a exaustão)<br>• Exercícios orientados a habilidades complexas<br>• Exercitar-se no agravamento | • Sensibilidade e intolerância ao calor<br>• Fadiga<br>• Desidratação<br>• Espasticidade de abdutores/adutores do quadril<br>• Perda sensorial, equilíbrio deficiente<br>• Desequilíbrio muscular entre as articulações (agonista e antagonista)<br>• Depressão |
| Epilepsia | • Possivelmente exercício vigoroso | • Efeitos de perda de peso entre os efeitos colaterais da medicação<br>• Convulsões |
| PC | • Aquecimento e alongamento breves ou inexistentes | • Convulsões<br>• Contraturas<br>• Má coordenação, mau equilíbrio<br>• Dor articular<br>• Espasticidade |

## Capítulo 23

| Fase | Semana | Meta de reps | Terça-feira<br>Dia pesado | Quinta-feira<br>Dia leve | Sábado<br>Dia médio |
|---|---|---|---|---|---|
| Hipertrofia/resistência | 1 | 12 | 60 kg | 45 kg | 52,5 kg |
| | 2 | 10 | 65 kg | 52,5 kg | 60 kg |
| | 3 | 8 | 70 kg | 55 kg | 62,5 kg |
| Força | 4 | 6 | 75 kg | 60 kg | 65 kg |
| | 5 | 6 | 75 kg | 60 kg | 65 kg |
| | 6 | 5 | 77,5 kg | 60 kg | 67,5 kg |
| Força/potência | 7 | 4 | 80 kg | 62,5 kg | 70 kg |
| | 8 | 4 | 80 kg | 62,5 kg | 70 kg |
| | 9 | 3 | 80 kg | 62,5 kg | 72,5 kg |
| Competição | 10 | 2 | 85 kg | 65 kg | 75 kg |
| | 11 | 2 | 85 kg | 65 kg | 75 kg |
| | 12 | 1 | 87,5 kg | 70 kg | 80 kg |

## Capítulo 24

A. (1,2 metro + 0,9 metro + 0,9 metro) × (0,9 metro + 0,9 metro + 0,9 metro) = 8,1 metros quadrados

B. (1,2 metro + 0,9 metro + 0,9 metro) × (1,5 metro + 0,9 metro + 0,9 metro) = 9,9 metros quadrados
C. (1,5 metro + 0,9 metro + 0,9 metro) × (1,2 metro + 0,9 metro + 0,9 metro) = 9,9 metros quadrados
D. (2,4 metros + 0,9 metro + 0,9 metro) × (2,4 metros + 0,9 metro + 0,9 metro) = 7,6 metros quadrados
E. (1,3 metro + 0,9 metro + 0,9 metro) × (2,1 metros + 0,9 metro + 0,9 metro) = 12,1 metros quadrados
F. (1,5 metro + 0,9 metro + 0,9 metro) × (0,9 metro + 0,9 metro + 0,9 metro) = 9,9 metros quadrados
G. (2,1 metros) × (2,1 metros) = 4,4 metros

## Capítulo 25

Segundo os padrões de prática prevalecentes, se o indivíduo se recusar a completar um PAR-Q ou a oferecer quaisquer informações a título de rastreio, deve-se realizar um termo de isenção/liberação de responsabilidade prospectivamente ou, pelo menos, um formulário de esclarecimento de risco antes de o serviço ser oferecido. O personal trainer não deve examinar o cliente nem recomendar um programa para tratar sua condição médica. O personal trainer não deve desenvolver um programa para reabilitar o joelho do cliente.

# Glossário

**ação muscular concêntrica** – Ação muscular em que o músculo é capaz de superar a resistência, levando a seu encurtamento.

**ação muscular excêntrica** – Ação que ocorre quando um músculo não consegue desenvolver tensão suficiente, é superado por uma sobrecarga externa e, por isso, se alonga progressivamente.

**ação muscular isométrica** – Ação que ocorre quando um músculo gera força contra uma resistência, mas não a supera, de modo que não ocorre movimento.

**aceleração** – Aumento de velocidade.

**actina** – Um dos dois principais miofilamentos; liga-se à miosina para causar uma ação muscular.

**adenosina trifosfatase (ATPase)** – Uma enzima que hidrolisa (ou quebra) o ATP e provoca liberação de energia.

**agonista** – Músculo que se encurta para realizar uma ação concêntrica.

**alavanca de primeira classe** – Alavanca para a qual as forças aplicadas e resistivas agem em lados opostos do eixo.

**alavanca de segunda classe** – Alavanca em que as forças aplicadas e de resistência agem no mesmo lado do eixo, mas em que a força aplicada age através de um braço de momento mais longo que o da força de resistência.

**alavanca de terceira classe** – Alavanca em que as forças aplicada e de resistência atuam no mesmo lado do eixo, mas a força de resistência atua através de um braço de momento mais longo que o da força aplicada.

**alongamento balístico** – Movimento rápido e brusco em que uma parte do corpo é colocada em movimento e o impulso a leva por toda sua amplitude de movimento até os músculos serem alongados aos limites.

**alongamento dinâmico** – Semelhante ao alongamento balístico, uma vez que utiliza velocidade de movimento, mas o alongamento dinâmico evita saltos e inclui movimentos específicos ao esporte ou padrão de movimento.

**alongamento estático** – Alongamento realizado em velocidade constante, em que a posição final é mantida por 30 segundos. Um alongamento estático inclui o relaxamento e o alongamento simultâneo do músculo visado.

**amenorreia** – Ausência de menstruação por pelo menos três ciclos menstruais consecutivos.

**anabólico** – Referente à síntese de moléculas maiores a partir de moléculas menores.

**análise de impedância bioelétrica (BIA)** – Teste de composição corporal que mede a quantidade de impedância ou resistência a uma pequena corrente indolor.

**análise SWOT ou FOFA** – Método estratégico de análise de forças, oportunidades, fraquezas e ameaças.

**anatomia funcional** – A relação entre estruturas corporais e função, especialmente com relação ao movimento.

**angina** – Dor no peito relacionada à redução na circulação coronariana.

**ângulo de penação** – Ângulo entre a direção das fibras musculares e uma linha imaginária entre a origem e a inserção do músculo.

**ansiedade de estado** – A experiência real de ansiedade, caracterizada por sensações de apreensão ou nervosismo, acompanhadas por maior excitação fisiológica.

**ansiedade de traço** – Percepção potencial ou probabilidade de que determinada situação cause ansiedade.

**antagonista** – Um músculo, em geral anatomicamente oposto ao agonista, que pode impedir ou refrear uma ação muscular causada pelo agonista.

**antropometria** – Ciência da medição aplicada ao corpo humano; geralmente inclui medições de altura, peso e circunferências corporais selecionadas.

**aquecimento específico** – Tipo de aquecimento em que os movimentos são realizados de maneira a imitar o esporte ou atividade (p. ex., *jogging* lento antes de correr ou levantamento de sobrecargas leves no supino antes de levantar as sobrecargas de treinamento).

**aquecimento geral** – Tipo de aquecimento que envolve a realização de atividades básicas que exigem movimento dos grandes grupos musculares (p. ex., *jogging*, ciclismo ou pular corda).

**aquecimento passivo** – Tipo de aquecimento que envolve o recebimento de calor externo ou a manipulação de tecido (p. ex., banho quente, compressa térmica ou massagem).

**aterosclerose** – Processo degenerativo progressivo pelo qual o revestimento interior das paredes arteriais se torna endurecido e inelástico.

**átrio** – Câmara superior do coração que bombeia sangue para a câmara inferior do coração (i. e., ventrículo).

**atrito** – Resistência ao movimento de dois objetos ou superfícies que se tocam.

**auscultar** – Ouvir os sons do corpo com a utilização de um estetoscópio.

**autoconversa** – A "voz interna" do cliente.

**autodeterminação** – Desejo de participar de uma atividade para realização pessoal em vez de um desejo de atender às expectativas dos outros.

**autoeficácia** – Sensação de autoconfiança na própria capacidade de realizar ações específicas (p. ex., atingir uma meta em curto prazo) rumo a um resultado bem-sucedido.

**autorização médica** – Aprovação de um médico que indica que um cliente está apto a se exercitar.

**avaliação de saúde** – Processo para rastrear um cliente em busca de fatores de risco e sintomas de doenças pulmonares, metabólicas e ortopédicas, a fim de aumentar ao máximo a segurança durante o teste e a participação em exercícios.

**betabloqueador** – Droga que se opõe aos efeitos estimulantes da noradrenalina e é liberada pelas terminações nervosas nos betarreceptores; utilizada para o tratamento de angina, hipertensão, arritmia e enxaqueca.

**betaoxidação** – Série de reações que modificam os ácidos graxos em acetil-CoA, a qual pode entrar no ciclo de Krebs para produzir ATP.

**bioenergética** – Vias de energia do metabolismo.

**bloqueador alfa** – Droga que se opõe aos efeitos excitatórios da noradrenalina liberada pelas terminações nervosas simpáticas nos alfarreceptores, e que causam vasodilatação e redução na pressão sanguínea.

**bloqueador dos canais de cálcio** – Antagonista do cálcio que age diretamente sobre as células de músculo liso dos vasos sanguíneos para causar vasodilatação; usado para o tratamento de angina e hipertensão.

**bola de fluido** – Fluidos e tecidos abdominais mantidos sob pressão pelo diafragma e pelos músculos abdominais para sustentar a coluna vertebral de dentro para fora.

**braço de momento** – Distância perpendicular do eixo de rotação até a linha de ação de força.

**bradicardia** – Frequência cardíaca em repouso de menos de 60 batimentos/minuto.

**cadeia cinética aberta** – Movimento durante o qual a parte mais distal do corpo fica livre para se movimentar; ocorre normalmente com movimentos da parte inferior (ou superior) com os pés (ou mãos) fora do chão e, em geral, envolve empurrar ou puxar contra uma máquina.

**cadeia cinética fechada** – Refere-se a um movimento durante o qual o deslocamento da parte mais distal do corpo está significativamente restringido ou fixado; ocorre muitas vezes com movimentos da parte inferior (ou superior) do corpo, com os pés (ou mãos) no chão.

**cadeia de transporte de elétron (CTE)** – Série de reações oxidativas que refosforilam ADP e ATP.

**campo de prática** – Limites legais que determinam a extensão dos deveres profissionais do personal trainer.

**capacidade aeróbia** – *Ver* consumo máximo de oxigênio.

**capacidade funcional** – *Ver* consumo máximo de oxigênio.

**capacidade vital forçada** – Volume de ar movimentado que resulta da inspiração e da expiração máximas.

**cardiomiopatia hipertrófica** – Condição de causa desconhecida que resulta no espessamento de uma parte do músculo do coração.

**carga** – Quantidade de peso definida para uma série de exercício.

**catabólico** – Quebra de moléculas maiores em moléculas menores.

**causa aproximada** – Causa que precede imediatamente e produz efeito.

**cetose** – Altos níveis de cetonas na corrente sanguínea causados pela decomposição incompleta de ácidos graxos.

**ciclo de alongamento-encurtamento (CAE)** – Série de três fases que explica as reações mecânicas e neurofisiológicas a um movimento pliométrico.

**ciclo de Cori** – Processo gliconeogênico que ocorre no fígado em que o lactato é convertido em glicose.

**ciclo de Krebs** – Série de reações utilizadas para produzir ATP, indiretamente, que utiliza carboidrato, gordura ou proteína como fonte de energia após a modificação em acetil-CoA.

**cinemática** – Descrição de movimento com relação a espaço e tempo, sem considerar os torques ou forças envolvidos.

**cinética** – Avaliação do movimento considerando forças e medidas relacionadas a forças.

**codificação de taxa** – Controle da taxa de disparo de unidades motoras (i. e., número de potenciais de ação por unidade de tempo).

**componente elástico em série (CES)** – As estruturas que, quando alongadas, têm a capacidade de armazenar energia que pode ser liberada após uma ação muscular concêntrica imediata.

**comportamento-alvo** – Comportamento que é o foco para a mudança ou o aprimoramento; também chamado *operante*.

**comprimento de passada** – Distância percorrida a cada passo.

**confiabilidade** – Expressão da repetibilidade ou previsibilidade de testes repetidos.

**consentimento informado** – Documento legal de proteção que informa o cliente sobre quaisquer riscos inerentes associados ao teste de condicionamento e à participação em um programa de exercícios.

**construto** – Processo neural que não pode ser observado diretamente, mas deve ser inferido indiretamente pela observação do comportamento.

**consumo excessivo de oxigênio após o exercício (EPOC)** – Consumo de oxigênio acima dos valores de repouso usados para restaurar o corpo à condição pré-exercício; também denominado *débito de oxigênio*.

**consumo máximo de oxigênio ($VO_2$ máx)** – A capacidade mais elevada de consumo ou utilização de oxigênio pelo corpo durante o esforço físico máximo; também conhecido como *capacidade aeróbia, potência aeróbia máxima* ou *$VO_2$ máx* e, em alguns casos, *capacidade funcional.*

**contraindicação** – Atividade ou prática desaconselhável ou proibida por causa de determinada lesão.

**contrato** – Promessa ou desempenho juridicamente vinculativo dado em troca de outra promessa ou desempenho apoiado por pagamento adequado – algo de valor.

**convulsão** – Descarga elétrica descontrolada dentro de qualquer parte do cérebro que causa sintomas físicos ou mentais que podem ou não estar associados a convulsões.

**danos** – Perdas econômicas ou não devidas a uma lesão; quando há quebra de contrato, é devida uma indenização à parte violada.

**débito cardíaco (DC)** – Quantidade de sangue bombeado para o coração por minuto expressa em litros ou mililitros (i. e., VS × FC).

**débito de oxigênio** – *Ver* consumo de oxigênio pós-exercício (EPOC).

**decúbito dorsal** – Deitar-se de costas, voltado para cima.

**decúbito ventral** – Deitar-se de barriga para baixo.

**déficit de oxigênio** – A diferença entre a quantidade de oxigênio necessária para o exercício e a quantidade de oxigênio realmente consumida durante o exercício.

**definição de metas** – Estratégia para aumentar o nível de participação ou provocar uma mudança comportamental.

**delito** – Violação de um dever legal além de uma violação de contrato que resulta em dano civil ou lesão; pode ser a base de um processo civil que peça indenização.

**desaceleração** – Redução de velocidade.

**desfibrilador externo automático (DEA)** – Equipamento portátil que identifica os ritmos cardíacos, utiliza estímulos auditivos e/ou visuais para direcionar a resposta correta e transmite o choque apropriado apenas quando necessário.

**desvio-padrão de medida** – Diferença entre a pontuação observada de uma pessoa – qual foi o resultado – e a pontuação real de uma pessoa, uma pontuação teoricamente sem erro.

**dever de cuidado** – Obrigação de oferecer um padrão de cuidado adequado.

**dever jurídico** – Obrigação reconhecida por lei que exige que uma pessoa siga determinada conduta que reflita o padrão de cuidado.

**diabete melito gestacional** – Começo de uma condição diabética que ocorre apenas durante a gestação.

**diabete melito tipo 1** – Doença em que as células betapancreáticas são destruídas por um processo autoimune que leva à deficiência absoluta de insulina; antigamente conhecida como *diabete melito insulino-dependente (DMID).*

**diabete melito tipo 2** – Doença que resulta na resistência à insulina nos tecidos periféricos e no déficit de produção de insulina das células betapancreáticas; antigamente conhecida como *diabete melito não insulino-dependente (DMNID).*

**dieta de baixa caloria (DBC)** – Dieta com baixo teor de calorias, mas com alto teor de nutrientes para atingir déficit calórico.

**diferença arteriovenosa de oxigênio ($DAVO_2$)** – A diferença no teor de oxigênio do sangue arterial em comparação com o sangue venoso expressa em mililitros de oxigênio por 100 mililitros de sangue.

**disjuntor diferencial** – Equipamento para proteger contra eletrocussão que desliga uma corrente elétrica quando há diferença entre a quantidade de eletricidade que passa pelo equipamento e a que retorna ou quando há um vazamento de corrente do circuito.

**dislipidemia** – Níveis anormais de lipídios (gorduras) no sangue, na composição de lipoproteína ou ambos.

**disreflexia autonômica** – Manifestação de uma lesão da medula espinal que perturba a regulação normal de pressão arterial.

**distensão** – Lesão em músculo.

**distonia** – Contrações musculares breves e recorrentes que resultam em movimentos repetitivos de torção ou postura anormal.

**doença arterial coronariana (DAC)** – Doença ou disfunção do sistema cardiovascular (p. ex., aterosclerose, infarto do miocárdio, angina).

**doença pulmonar obstrutiva crônica (DPOC)** – Condição ou disfunção do sistema pulmonar (p. ex., bronquite crônica, enfisema, asma).

**duração** – Medida da extensão de tempo de uma sessão.

**efeito térmico do alimento** – Aumento do gasto de energia acima da taxa metabólica em repouso, causado pela digestão e assimilação de alimento.

**eficiência** – Quantidade de potência mecânica gerada por determinada quantidade de contribuição metabólica.

**eixo** – Ponto em volta do qual as alavancas giram.

**eixo de rotação** – Linha imaginária em torno da qual ocorre a rotação.

**elasticidade** – Capacidade de uma fibra muscular de retornar ao comprimento de repouso original após um alongamento passivo.

**endomísio** – Tecido conjuntivo que envolve as fibras musculares individuais.

**energia mecânica** – Capacidade de realizar um trabalho mecânico.

**entorse** – Lesão em ligamento.

**epilepsia** – Doença em que há perturbação da atividade das células nervosas no cérebro, causando convulsões.

**epimísio** – Tecido conjuntivo que envolve todo o corpo do músculo.

**equação de Fick** – $DC = VO_2 \div DAVO_2$.

**equivalente metabólico (MET)** – Consumo de oxigênio em repouso, geralmente estimado como 3,5 mL $O_2.kg^{-1}.min^{-1}$.

**esclarecimento de risco** – Defesa para o personal trainer segundo a qual o cliente sabe que há riscos inerentes à participação em uma atividade, mas mesmo assim decide participar voluntariamente.

**esclerose múltipla** – Transtorno imunomediado (autoimune) caracterizado pela inflamação e pela degeneração progressiva do tecido nervoso.

**esfigmomanometria** – Medida da pressão arterial utilizando uma braçadeira e um estetoscópio para auscultar os sons de Korotkoff.

**espaço do usuário** – Área recomendada de que um cliente precisa para praticar um exercício com segurança.

**espasticidade** – Estado de aumento do tônus de um músculo, caracterizado pela acentuação dos reflexos de tendões profundos.

**especificidade** – Estratégia para treinar o cliente de determinada maneira para produzir uma mudança ou resultado em particular.

**esqueleto apendicular** – Subdivisão esquelética que consiste em cintura escapular, membros superiores, membros inferiores e pelve.

**esqueleto axial** – Subdivisão do esqueleto que consiste em crânio, coluna vertebral e tórax (caixa torácica).

**estado de mal epiléptico** – Convulsão que dure mais de 30 minutos ou que ocorra com tanta frequência que a consciência não seja restaurada.

**estado pós-ictal** – Período imediatamente posterior a uma convulsão.

**estágio de prontidão** – O grau ou a extensão em que o cliente está pronto para começar um programa de treinamento.

**estenose aórtica** – Estreitamento da aorta.

**estratificação de risco** – Método para classificar inicialmente os clientes como em risco baixo, moderado ou alto de doença coronariana, periférica, vascular ou metabólica.

**etapa limitadora de taxa** – A reação mais lenta em uma série de reações.

**exercício de potência (ou explosivo)** – Exercício central estrutural que é realizado de maneira propositalmente muito rápida.

**exercício estrutural** – Exercício que sobrecarrega o tronco (coluna vertebral) e impõe estresse à coluna lombar.

**exercício intermitente** – Várias sessões mais curtas de exercício intercaladas com períodos de repouso.

**exercício multiarticular** – Exercício que envolve movimento em duas ou mais articulações primárias.

**exercício uniarticular** – Exercício que envolve movimento em apenas uma articulação primária.

**exercícios auxiliares** – Exercícios que envolvem movimento apenas em uma articulação primária e recrutam um grupo muscular menor ou apenas um grupo muscular ou área maior.

**exercícios calistênicos** – Treinamento de força em que o cliente utiliza o próprio peso corporal como forma de resistência.

**exercícios centrais** – Exercícios que envolvem movimento em duas ou mais articulações primárias e recrutam um ou mais grandes grupos ou áreas musculares.

**facilitação neuromuscular proprioceptiva (PNF)** – Tipo de alongamento que envolve um parceiro e tanto movimentos passivos como ações musculares ativas (concêntricas e isométricas).

**faixa de frequência cardíaca-alvo (FFCA)** – Frequências cardíacas mínima e máxima por unidade de tempo que são definidas para uma sessão de exercício aeróbio.

**fascículo** – Feixe de fibras musculares.

**fase de amortização** – Período entre as fases excêntrica e concêntrica.

**fator de risco coronariano** – Característica, peculiaridade ou comportamento que afeta a probabilidade de desenvolver doença cardiovascular.

***feedback*** – Conhecimento dos resultados ou noção de sucesso ou fracasso.

**fibra muscular** – Unidade estrutural do músculo. Também conhecida como célula muscular.

**fibra muscular do tipo I** – Tipo de fibra muscular caracterizada pela taxa lenta de ação e relaxamento, alta atividade metabólica aeróbia e alta resistência à fadiga. Também chamada *fibra oxidativa lenta* ou *de contração lenta*.

**fibra muscular do tipo IIa** – Tipo de fibra muscular caracterizada pela taxa rápida de ação e relaxamento, atividade metabólica aeróbia moderada e glicolítica elevada, e resistência moderada à fadiga. Também conhecida como *fibra glicolítica oxidativa rápida*.

**fibra muscular do tipo IIx** – Tipo de fibra muscular caracterizada pela taxa rápida de ação e relaxamento, alta atividade metabólica glicolítica e baixa resistência à fadiga. Também chamada *fibra glicolítica rápida*.

**flexibilidade** – Capacidade de uma articulação de se mover por toda uma amplitude de movimento (ADM) ideal.

**força** – Ação mecânica aplicada a um corpo que tende a produzir aceleração.

**força-velocidade** – Aplicação ou desenvolvimento de força máxima em altas velocidades.

**fórmula de Karvonen** – Método para determinar a frequência cardíaca de exercício que leva em consideração a idade e a frequência cardíaca em repouso do cliente.

**frequência** – Número de treinos realizados em determinado período (normalmente uma semana).

**frequência cardíaca em repouso (FCR)** – A frequência cardíaca associada à taxa metabólica de repouso do cliente. *Ver também* taxa metabólica de repouso.

**frequência cardíaca máxima (FCM)** – Frequência cardíaca máxima real.

**frequência cardíaca máxima prevista por idade (FCMPI)** – A frequência cardíaca máxima influenciada pela idade (i. e., 220 – idade).

**frequência cardíaca reserva ($FC_{reserva}$)** – A diferença entre a frequência cardíaca máxima de um cliente e a frequência cardíaca em repouso (i. e., FCMPI – FCR).

**frequência de passada** – Número de passos por minuto.

**fuso muscular** – Órgão sensorial dentro das fibras musculares que transporta informações sensoriais sobre comprimento e velocidade do alongamento para o sistema nervoso central.

**gerenciamento de risco** – Faceta do plano de emergência elaborado para reduzir e controlar o risco de lesão da participação do cliente e, portanto, o risco de exposição à responsabilização. O gerenciamento de risco pode envolver auditorias internas ou externas para identificar potenciais problemas, bem as ações tomadas para melhorar a prestação segura de serviços e reduzir as chances de acontecimentos indesejáveis e possíveis processos jurídicos.

**glicogênio** – Forma armazenada de glicose.

**glicogenólise** – A quebra do glicogênio.

**glicólise** – Série de reações usadas para produzir ATP que utilizam apenas glicose ou glicogênio como fonte de energia.

**gliconeogênese** – Formação de glicose a partir de lactato e fontes sem carboidrato.

**hiperinsulinemia** – Altos níveis de insulina no sangue.

**hiperlipidemia** – Concentrações elevadas de colesterol, triglicerídeos, lipoproteínas ou a combinação destes.

**hipermobilidade** – Condição que permite que as articulações do corpo atinjam uma amplitude de movimento que excede a amplitude de movimento normal.

**hiperplasia** – Aumento do número de fibras musculares.

**hipertensão** – Pressão arterial sistólica ≥ 140 mmHg ou pressão arterial diastólica ≥ 90 mmHg (ou ambas).

**hipertrofia** – Aumento na área de seção transversa da fibra muscular.

**hipoglicemia** – Nível de glicose sanguínea ≤ 65 mg/dL.

**indicação** – Atividade que vai beneficiar um cliente lesionado.

**inervação** – Estimulação de uma célula muscular por um nervo motor.

**infarto do miocárdio** – Resultado da morte do tecido cardíaco decorrente da oclusão do suprimento sanguíneo; também conhecido como ataque cardíaco.

**ingestões diárias recomendadas (RID)** – Recomendações atuais para a ingestão de vitaminas e minerais; substituiu as *Referências de Ingestão Diária*.

**início do acúmulo de lactato no sangue (OBLA)** – O ponto em que as concentrações de lactato atingem 4 mmol/L durante o exercício de intensidade crescente.

**intensidade** – Demanda ou dificuldade de uma sessão de exercício que determina a duração do exercício e a frequência de treinamento.

**interactância de infravermelho próximo (NIR)** – Teste de composição corporal que mede as mudanças na absorção de luz em vários pontos anatômicos; às vezes é chamado *reatância de infravermelho próximo*.

**intervalo de repouso** – Intervalo entre duas séries.

**isocinética** – Atividade muscular dinâmica em que a articulação se move por amplitude de movimento em velocidade constante.

**Kegels** – Exercícios para os músculos do assoalho pélvico que envolvem a contração e o relaxamento dos grupos musculares da região pélvica.

**lactato** – Produto final da glicólise; marcador mais comum de aumento do metabolismo anaeróbio durante o exercício.

**largura da pegada** – Distância entre as mãos quando posicionadas em uma barra.

**lei de Wolff** – Lei que afirma que a densidade óssea vai aumentar em resposta ao estresse mecânico.

**licenciamento** – Processo formal pelo qual um órgão de licenciamento sancionado pelo Estado concede a determinados profissionais a permissão e o direito de oferecer serviços especializados.

***liftoff*** – Movimento de saída da barra dos suportes de um banco ou *rack* para uma posição em que o cliente possa começar o exercício.

**limiar de lactato (LL)** – Intensidade de exercício em que o lactato sanguíneo começa um aumento abrupto acima da concentração inicial.

**linha de ação de força** – Linha ao longo da qual a força age, passando pelo ponto de aplicação da força.

**lipoproteínas de alta densidade (HDL)** – Proteínas produzidas no fígado que contêm a maior quantidade de proteína e a menor de colesterol; quando elevadas, contribuem para a redução da incidência de doença arterial coronariana.

**lipoproteínas de baixa densidade (LDL)** – Proteínas que transportam sobretudo colesterol; quando elevadas, contribuem para o aumento da incidência de doença arterial coronariana.

**lipoproteínas de densidade muito baixa (VLDL)** – Proteínas que transportam sobretudo triglicerídeos; quando elevadas, contribuem para o aumento na incidência de doença arterial coronariana.

**macrociclo** – A maior divisão de periodização, normalmente composta de dois ou mais mesociclos.

**manobra de Valsalva** – Ato de segurar a respiração que contribui para manter a pressão intra-abdominal; o cliente tenta expirar com a "garganta fechada".

**mecanismo de Frank-Starling** – Mecanismo pelo qual o volume sistólico do coração aumenta proporcionalmente ao volume de sangue que preenche o coração (volume sistólico final).

**mesociclo** – Divisão de um programa periodizado que dura de várias semanas a alguns meses.

**meta de curto prazo** – Passo atingível que aproxima o cliente de atingir uma meta de longo prazo.

**meta de desempenho** – Meta avaliada por um padrão de desempenho de autorreferência pessoal (p. ex., desejo do cliente de bater o próprio recorde).

**meta de longo prazo** – Estratégia de sequenciamento e combinação de metas de curto prazo para atingir o resultado principal do cliente.

**meta de processo** – Meta avaliada pela quantidade de esforço durante uma atividade (p. ex., o desejo de exibir uma técnica de exercício perfeita).

**meta de repetições** – Número de repetições que um cliente deve realizar para um exercício.

**meta de resultado** – Meta avaliada por comparação social (p. ex., desejo de vencer um oponente).

**método de porcentual de FCMPI** – Método para determinar a frequência cardíaca de exercício levando em consideração a idade do cliente.

**método de teste-reteste** – Estratégia para promover a confiabilidade repetindo um teste com o mesmo indivíduo ou grupo.

**microciclo** – Divisão de um programa periodizado que dura de uma a quatro semanas e pode incluir variações diárias e semanais de treinamento.

**miocardite** – Inflamação do músculo cardíaco.

**miofibrilas** – Elementos de uma fibra muscular que consistem sobretudo em actina e miosina.

**miofilamentos** – As duas principais proteínas em uma miofibrila (i. e., actina e miosina).

**mioglobina** – Proteína que contém ferro em células musculares que armazenam oxigênio para uso na respiração celular.

**miosina** – Um dos dois miofilamentos principais; liga-se à actina para causar uma ação muscular.

**mitocôndria** – Organelas celulares especializadas em que ocorrem as reações do metabolismo aeróbio.

**modo** – O tipo específico de exercício ou atividade que será realizado durante uma sessão de exercício.

**momento** – Propriedade de um corpo em movimento determinada pelo produto da massa pela velocidade.

**momento de força** – *Ver* torque.

**morte súbita** – Morte que ocorre inesperada e instantaneamente ou dentro de 1 hora após o início dos sintomas em um paciente com ou sem doença cardíaca preexistente conhecida.

**motivação** – Construto psicológico que influencia o comportamento, comprometimento, atitude e vontade de se exercitar.

**movimento angular** – Movimento em que um corpo roda em torno de um eixo.

**movimento curvilíneo** – Movimento ao longo de uma linha curva.

**movimento linear** – Movimento ao longo de uma linha reta ou curva.

**movimento retilíneo** – Movimento ao longo de uma linha reta.

**movimento rotacional** – Produto da força exercida sobre um objeto pela distância em que gira.

**mudança de estilo de vida terapêutica (TLC)** – Modificação do estilo de vida que inclui dieta, atividade física e perda de peso.

**MyPlate** – Representação visual que apresenta as recomendações do USDA de tipos e quantidades de alimentos a se ingerir diariamente.

**nado livre (crawl frontal)** – Estilo de natação com uma posição corporal reta em decúbito ventral, um movimento alto de membro superior e batida de pernas.

**negligência** – Não se adequar à conduta em um padrão aceito geralmente ou não agir como uma pessoa razoavelmente prudente agiria nas mesmas circunstâncias.

**normotenso** – Com pressão arterial normal.

**oclusão trombótica** – Bloqueio decorrente de um coágulo sanguíneo.

**ondulante** – Referente a um tipo de programa de treinamento periodizado que envolve vacilações dentro da semana ou de microciclo de sobrecarga e volume de treinamento.

**órgão tendinoso de Golgi** – Órgão sensorial localizado entre os tendões da região musculotendínea que reconhece as mudanças de tensão no músculo.

**osteoporose** – Doença caracterizada pela desmineralização do tecido ósseo que resulta em redução da densidade mineral óssea.

***overreaching*** – Treinamento de exercício de curto prazo, sem recuperação suficiente, que excede a capacidade do indivíduo.

***overstride*** – Passada de caminhada ou corrida em que o pé acerta o chão muito adiante do centro de gravidade do corpo, causando um efeito de frenagem.

**padrão de cuidado** – Série de critérios para os deveres apropriados de um personal trainer. *Ver também* campo de prática.

**padrão de referência por critério** – Método de comparar dados que envolve uma combinação de dados normativos e opiniões de especialistas para identificar um nível específico de progresso.

**padrão de referência por norma** – Método de comparar dados que envolve a comparação do desempenho de um cliente com o desempenho de outros na mesma categoria (p. ex., pontuações percentis).

**PAR-Q (Questionário de prontidão para a atividade física)** – Ferramenta de avaliação para rastreio inicial de clientes aparentemente saudáveis que querem praticar exercício de intensidade baixa e identificar clientes que precisem de rastreio médico adicional.

**paralisia cerebral** – Grupo de déficits musculoesqueléticos crônicos que provocam debilitação do movimento corporal e da coordenação muscular.

**paraplegia** – Lesão aos segmentos torácicos T-2 a T-12 causando deficiência de tronco, membros inferiores, órgãos pélvicos ou uma combinação destes.

**pegada alternada** – Pegada na qual uma mão fica pronada e a outra, supinada.

**pegada com o polegar** – Pegada em que o polegar envolve a barra de modo que ela é completamente segurada na palma da mão.

**pegada falsa** – Pegada em que o polegar não envolve a barra mas, em vez disso, é posicionada próximo ao dedo indicador.

**pegada neutra** – Pegada em que a palma da mão fica voltada para dentro e os nós dos dedos apontam para o lado, como em um aperto de mão.

**pegada pronada** – Pegada em que a mão segura a barra com a palma voltada para baixo e os nós dos dedos para cima.

**pegada sem o polegar** – *Ver* pegada falsa.

**pegada supinada** – Pegada em que a mão segura a barra com a palma voltada para cima e os nós dos dedos para baixo.

**percentil** – Porcentagem de dados na pontuação do cliente ou abaixo dela.

**percepção subjetiva de esforço (PSE)** – Sistema de autoavaliação que leva em conta todas as respostas do corpo a uma intensidade de exercício em particular.

**perimísio** – Tecido conjuntivo que envolve grupos de fibras musculares (fascículos).

**periodização** – Processo sistemático de variações planejadas em um programa de treinamento de força ao longo de um ciclo de treinamento.

**piruvato** – Precursor do lactato durante as últimas etapas da glicólise.

**pivô** – *Ver* eixo.

**plano frontal** – Plano vertical que divide o corpo ou os órgãos em partes frontal e posterior.

**plano sagital** – Plano vertical que divide o corpo ou os órgãos em partes esquerda e direita.

**plano transverso** – Plano horizontal que divide o corpo ou os órgãos em porções superior e inferior.

**plasticidade** – Tendência de um músculo de assumir um novo comprimento maior após um alongamento passivo, mesmo depois de a sobrecarga ter sido removida.

**posição anatômica** – Posição em que uma pessoa fica em pé, ereta, com os braços para baixo nas laterais do corpo e as palmas das mãos voltadas para a frente.

**posição de contato corporal de cinco pontos** – Posicionamento adequado do corpo para maximizar a estabilidade e a sustentação da coluna em exercícios em posição sentada ou decúbito dorsal.

**potência** – Taxa de realização de trabalho, normalmente expressa como trabalho dividido por tempo ou força vezes velocidade.

**potenciação** – Aumento na atividade do músculo agonista causado pelas respostas reflexivas dos fusos musculares e a liberação de energia elástica armazenada.

**potencial de ação** – Mudança (inversão) temporária na carga elétrica de um músculo ou neurônio quando estimulado.

**pré-adolescência** – Período antes do desenvolvimento de características sexuais secundárias, correspondendo mais ou menos às idades de 6 a 11 anos para meninas e 6 a 13 anos para meninos.

**pré-eclâmpsia** – Hipertensão induzida pela gestação.

**precaução** – Atividade que um cliente lesionado pode realizar sob a supervisão de um personal trainer qualificado e de acordo com as limitações do cliente e a reprodução de sintomas.

**pressão arterial diastólica** – Pressão exercida contra as paredes arteriais entre os batimentos quando não há sangue ejetado do coração ou através dos vasos (diástole).

**pressão arterial média** – Pressão sanguínea média em todo o ciclo cardíaco (i. e., [(PAS – PAD) ÷ 3] + PAD).

**pressão arterial sistólica** – Pressão exercida contra as paredes arteriais conforme o sangue é ejetado à força durante a contração ventricular (sístole).

**princípio do tamanho** – Recrutamento de mais unidades motoras maiores como resposta à maior necessidade de força.

**produto de taxa por pressão** – Estimativa do trabalho do coração (i. e., duplo-produto; FC × PAS).

**progressão** – Aumento gradual e constante na intensidade de um programa de exercício.

**prolapso da válvula mitral** – Doença cardíaca valvular caracterizada pelo deslocamento de uma camada anormalmente espessa da válvula mitral no átrio esquerdo durante a sístole.

**protocolo de teste** – Procedimentos necessários para administrar um teste confiável.

**punição** – Qualquer ato, objeto ou acontecimento que *reduza* a probabilidade de comportamento futuro visado (quando a punição ocorre na sequência desse comportamento).

**quadriplegia** – Lesão entre o segmental torácico mais alto (T-1) e cervical mais alto (C-1) da coluna resultando em deficiência dos membros superiores, tronco, membros inferiores e órgãos pélvicos.

**razão de troca respiratória (RTR)** – A razão do volume de dióxido de carbono expirado pelo volume de oxigênio consumido conforme medido na boca.

**razão trabalho–repouso** – A relação entre a duração do intervalo de exercício e o intervalo de recuperação.

**recrutamento** – Processo em que as tarefas que exigem mais força envolvem a ativação de mais unidades motoras.

**reflexo (de alongamento) miotático** – Ativação de fibras musculares extrafusais alongadas previamente que ocorre em resposta ao alongamento.

**reflexo de alongamento** – Contração imediata de um músculo causada pelo alongamento rápido desse músculo.

**reforço** – Qualquer ato, objeto ou acontecimento que *aumente* a probabilidade de futuro comportamento visado (quando o reforço vem após o comportamento visado).

**regra 2 por 2** – Uma orientação que pode ser utilizada para aumentar a sobrecarga quando se completam duas ou mais repetições acima da meta de repetições na série final de um exercício em duas sessões de treinamento consecutivas.

**renúncia** – Contrato que serve como evidência de que o cliente lesionado renunciou ao direito de processar por negligência.

**repetição máxima (RM)** – Maior quantidade de peso que pode ser levantado com a técnica apropriada por um número específico de repetições.

**repetições (ou reps)** – Número de vezes em que um movimento ou exercício é completado.

**repetições forçadas** – Repetições completadas com sucesso com o auxílio de um observador.

**requerente** – A pessoa "lesada" que abre um processo ou uma queixa na justiça.

**resistência periférica total** – Impedância do fluxo sanguíneo causada por exercício, estimulação nervosa, metabolismo e estresse ambiental.

**resistência-velocidade** – Capacidade de manter a velocidade de corrida por período extenso (normalmente mais que 6 segundos).

**retículo sarcoplasmático** – Sistema de redes altamente especializado em uma fibra muscular que armazena íons de cálcio.

**retorno venoso** – Retorno do sangue do corpo (periferia) ao átrio direito.

**réu** – A pessoa processada ou acusada em um tribunal.

**rotina dividida** – Rotina de exercício em que diferentes grupos musculares são treinados em dias ou sessões de treinamento diferentes.

**sarcômero** – O segmento de uma miofibrila entre duas linhas (faixas) Z adjacentes, representando a unidade funcional do músculo esquelético.

**sarcopenia** – Perda muscular devida à idade.

**série** – Grupo de repetições realizadas de maneira consecutiva.

**série complexa** – Dois exercícios diferentes para o mesmo grupo muscular principal são completados em sucessão sem um período de repouso intercalado.

**síndrome de Marfan** – Transtorno genético do tecido conjuntivo; os sintomas incluem marcha irregular e inconstante, tipo corporal alto e magro, com membros e dedos longos, flexibilidade articular anormal, pés chatos, ombros curvados e deslocamento da lente óptica. As complicações incluem enfraquecimento da aorta, a qual pode romper se não for tratada.

**síndrome metabólica** – Qualquer combinação de três ou mais das seguintes condições pouco saudáveis: obesidade abdominal, triglicerídeos elevados, HDL baixos, hipertensão e alta glicose em jejum.

**sistema civil** – Sistema jurídico que se aplica aos direitos particulares do indivíduo e, portanto, às responsabilidades ou obrigações pessoais que devem ser reconhecidas e seguidas ao lidar com outras pessoas.

**sistema de fosfagênio** – Conjunto de reações químicas mais simples necessárias para produzir ATP.

**sistema nervoso simpático** – Parte do sistema nervoso que, quando estimulada, acelera vários sistemas do corpo (aumenta a frequência cardíaca).

**sistema oxidativo** – Grupo de reações químicas utilizadas para produzir ATP por meios aeróbios com uma variedade de fontes de energia.

**sobrecarga** – Estresse ou intensidade de treinamento maior que aquela com o que o cliente está acostumado.

**sobrecarga de teste** – Sobrecarga estimada baseada em um porcentual do peso corporal do cliente.

**sobrecarga progressiva** – Processo pelo qual o estresse de treinamento é alterado à medida que o cliente se torna mais bem treinado, permitindo que continue a avançar rumo a uma meta de treinamento específica.

**sobretreinamento** – Condição em que o cliente treina demais e/ou não repousa o suficiente, resultando em redução da capacidade de exercício, lesão ou doença.

**sons de Korotkoff** – Vibrações ouvidas pelo uso de um estetoscópio, como resultado do fluxo sanguíneo através de uma artéria restringida.

***sprint* contra resistência** – Método de aumentar o comprimento da passada e a força-velocidade aumentando a produção de força de reação do solo do cliente durante a fase de sustentação.

***sticking point*** – Parte mais difícil do exercício que normalmente ocorre logo após a transição da fase excêntrica para a fase concêntrica.

**subluxação** – Deslocamento parcial das superfícies articulares.

**taquicardia** – Pressão arterial em repouso de mais de 100 batimentos/min.

**taxa metabólica de repouso (TMR)** – Medida das calorias necessárias para manter o metabolismo normal.

**tendinite** – Inflamação de um tendão.

**teste de campo** – Avaliação realizada fora do laboratório que não exige treinamento extenso ou equipamento caro.

**tetraplegia** – *Ver* quadriplegia.

**torque** – Tendência de uma força girar um objeto em torno de um eixo.

**trabalho** – Produto da força exercida sobre um objeto pela distância em que o objeto se move (i. e., força × distância).

**treinamento complexo** – Combinação de treinamento de força e pliométrico.

**treinamento cruzado** – Método de combinar vários modos de exercício dentro de um único programa de exercício.

**treinamento de corrida de velocidade com assistência** – Método para aumentar a frequência da passada fazendo o cliente correr em velocidades maiores do que ele é capaz de atingir de maneira independente.

**treinamento de *pace/tempo*** – Tipo de programa de treinamento que envolve uma intensidade de exercício no limiar de lactato.

**treinamento de resistência muscular** – Programa de treinamento de força projetado para visar à capacidade de um músculo ou grupo muscular de se contrair repetidamente ao longo de um período extenso. Também chamado treinamento de resistência de força.

**trifosfato de adenosina (ATP)** – A molécula universal de transporte de energia produzida em todas as células vivas como meio de capturar e armazenar energia.

**triglicerídeos** – Grupo de compostos de gordura que circulam na corrente sanguínea; a forma de armazenamento predominante de gordura.

**tropomiosina** – Proteína ligada à actina, que impede que esta se ligue às pontes cruzadas de miosina.

**troponina** – Proteína, ligada à tropomiosina que, quando ativada, a altera para permitir a ligação entre a actina e as pontes cruzadas de miosina.

**uma repetição máxima (1 RM)** – A maior quantidade de peso que pode ser levantada com a técnica adequada em apenas uma repetição.

***understride*** – Marcha de caminhada ou corrida em que o pé dá passadas curtas demais, causando desperdício de energia.

**unidade motora** – Nervo motor e todas as fibras inervadas por ele.

**validade** – Grau em que o teste ou o item do teste mede o que deve medir.

**vantagem mecânica** – Relação do comprimento do braço do momento em que a força age até a extensão de um braço de momento em que uma força de resistência atua.

**variação** – Mudança deliberada das definições variáveis de elaboração do programa para expor um cliente a estressores de treinamento novos e diferentes.

**variável de elaboração de programa** – Aspecto de um programa de exercício que, quando manipulado adequadamente, leva a um resultado seguro, efetivo e específico à meta.

**velocidade angular** – velocidade rotacional de um objeto.

**ventrículo** – Câmara inferior do coração que age para bombear sangue (o ventrículo direito bombeia sangue para os pulmões, o esquerdo, para o corpo).

**violação do dever** – Conduta de um personal trainer que não condiz com o padrão de cuidado.

**visualização** – Capacidade do cérebro de criar e evocar imagens mentais capazes de gerar respostas emocionais positivas e melhorar a motivação.

**volume** – Quantidade total de peso levantado em uma sessão de treinamento (i. e., repetições totais × peso levantado por repetição) *ou* número total de repetições completadas em uma sessão de treinamento (i. e., número de repetições realizadas em cada série × número de séries).

**volume corrente** – Quantidade de ar movida durante a inspiração ou a expiração a cada respiração.

**volume diastólico final** – Volume de sangue do átrio esquerdo que está disponível para ser bombeado pelo ventrículo esquerdo.

**volume sistólico** – Quantidade de sangue ejetado pelo ventrículo esquerdo expressa em mililitros de sangue por batimento.

**zona de repetição máxima (zona-alvo de RM)** – Faixa de repetições que o cliente busca realizar utilizando o maior peso que consiga.

**zona de segurança** – Área recomendada entre cada equipamento para melhorar o fluxo de tráfego de entrada e saída, bem como pela academia.

# Índice remissivo